赵洪钧医书十一种

医学中西结合录
修订版

赵洪钧 著

U0200235

学苑出版社

图书在版编目（CIP）数据

医学中西结合录/赵洪钧著 . —修订本 . —北京：学苑出版社，2019. 10
（赵洪钧医书十一种）

ISBN 978 - 7 - 5077 - 5798 - 9

Ⅰ . ①医…　Ⅱ . ①赵…　Ⅲ . ①中西医结合 - 研究

Ⅳ . ①R2 - 031

中国版本图书馆 CIP 数据核字（2019）第 199655 号

责任编辑：黄小龙

出版发行：学苑出版社

社　　址：北京市丰台区南方庄 2 号院 1 号楼

邮政编码：100079

网　　址：www. book001. com

电子邮箱：xueyuanpress@ 163. com

销售电话：010 - 67601101（销售部）、010 - 67603091（总编室）

印 刷 厂：北京通州皇家印刷厂

开本尺寸：710mm × 1000mm　1/16

印　　张：48. 875

字　　数：801 千字

版　　次：2019 年 10 月第 1 版

印　　次：2019 年 10 月第 1 次印刷

定　　价：198. 00 元

出版说明

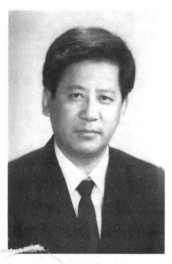

赵洪钧先生

"宁可架上药生尘，但愿世间人无恙。""不为良相，愿为良医。"自古以来，中国的医生都有一种普济苍生的大胸怀。每一个用心做医生的人，都值得人们尊敬。事实上，做好一个医生，很不容易，那是对一个人品德、悟性和毅力的极大考验。赵洪钧先生就是一位难得的好医生。

赵先生出生于1945年，1968年毕业于原第七军医大学，后长期在原籍做临床工作，直至1978年考取中国中医研究院首届中西医结合研究生。1981年研究生毕业后，在河北中医学院任教15年。1996年辞去教职，1998到2000年在英国行医一年半。后主要在故乡河北省威县白伏村应诊，诊务之余从事中医和中西医结合临床与基础理论研究。可以说半个世纪以来，赵先生不是在做临床，就是在做临床研究。传统中医讲究"半日临证，半日读书"，赵先生可谓此中典范。和赵先生面谈出版事宜的时候，也可以感觉到他是一个快意恩仇的真君子。

近些年来，网上流传着一些关于赵先生的争议。比如先生当年因为论文《近代中西医论争史》引起争议，没有在中国中医研究院拿到硕士学位证。赵先生对于读经典的看法，对于某些中医人和中医书的看法，也引起了很多人的争议。在今天来看，这些事情都已成为过眼云烟，对于某些人和事来说，是非对错已经不重要，不过，学术上的论争，却可以继续，并且大家可以有理有据地一直辩论下去，这样才有利于学术的提升。

我们大家都知道，作为中医，著书立说是很不容易的。很多书稿，要么校释古文，要么汇集临床医案，而就某些学术问题，举例子，讲逻辑，然后总结出自己观点的著作极为少见。赵先生的大多数著作观点鲜明，论据充分，发人深思，是中医书里的佳品。从赵先生的临床疗效和他的著作来看，赵先生可谓是"博古通今，医贯中西，学验俱丰"。这就是本社不计盈亏，出版《赵洪钧医书十一种》丛书的原因。好的著作，应当分享给读者，流传于后世。

以下简单介绍一下本套丛书 11 个分册：

《近代中西医论争史》是赵先生的处女作，也是他的成名作，更是近代中西医关系史的开山之作，填补了医学史研究的一大空白。此书一出版，好评如潮。在国内，该书被有关学界指定为研究生必须精读的书。美国著名汉学家席文教授（N sivin）为此书做了 17 页的英文摘要，刊登在《CHINESE SCIENS》1991 年 10 月号。韩国学者李忠烈已经把此书译为韩文，正在出版中。

《内经时代》不但"笔酣墨畅，才气横溢，锐不可当"（周一谋先生语），而且被认为是"20 世纪中医史上出现的少数几个奇迹之一"（郭文友先生语）。此书确有"一览众山小"的气概，给人以理性的震撼和启迪。台湾"中央"研究院语言历史研究所李建民研究员称此书"小景之中，形神具备"，"值得反复咀嚼"，确实有益于"一切和《内经》打交道的人，更快、更好地把握《内经》"。

《希波克拉底文集》是赵先生的译著，是了解西方古典医学的第一手资料。希波克拉底是西方医学的始祖，西方第一部医学专著以他的名字命名为《希波克拉底文集》。

《中西医比较热病学史》也是开创性的工作，既有历史意义，也有重要的现实意义。作者通过对中西医热病的概念、诊治等方面的比较，探讨怎样使更多的临床医生能看病。

《伤寒论新解》展现了赵先生及其导师马堪温先生在逻辑学、科学学、伤寒学以及中西医结合方面的深厚功底。该书以全新的视角，提出了不少仲景学说的新观点。

《中西医结合二十讲》分析了涉及中西医结合的 20 个重大理论问题，理清了中医经典及其与旧学的关系，深化了中西医结合理论，并运用现代科学阐述了一些中西医结合的独到见解。该书内容或可对中西医结合的科研方法、政策制定等提供一些参考。

《医学中西结合录》是赵先生的临床佳作，其中验案近 900 例，涉及中西医内、外、妇、儿、五官、皮肤各科，是先生 40 年临床心血的浓缩。从中不难看出，作者在中西医理论和临床方面的深厚造诣，值得中西医临床工作者认真参考。

《赵洪钧临床带教答问》是赵先生 40 年中西医临床经验的总结，由临证真传和医理心典两篇组成，详述了先生临床诊疗感悟和在诊疗过程中遇到的医案的评述与分析，立论精辟，有重要的临证参考价值，是中医临床医师不可缺少的指导书。

《赵洪钧医学真传》浓缩了赵先生的医学思想。此书由博返约、授人以纲、示人以巧，殊为难得。内容分为理法传心和临床示范两部分，理法传心部分是作者多年来读书、临证、治学的感悟和真确心得；临床示范以内、外、妇各科分门别类收录病例，每种疾病虽用药不同而治病相同，以体现同病异治的特点。凡论深入浅出，言简意赅。

《赵洪钧医学真传续：方药指迷》是赵先生在中药和方剂方面的经验之作。正如先生所说："虽然不敢说，有关方药的拙见对后人很有帮助，但毕竟是我殚精竭虑，读书、临证五十年所得。把它们带进坟墓我心有不甘。"此中拳拳之心，很是感人。该书重点阐述作者临床最常用的中药 60 多种。介绍每一种方药，都是先略述其功效，接着列举较多的古今名医验案，进一步说明。这样就像跟着古今名医诊治疾病，临床经验少的人能够印象深刻，专家也能从中有所收获。

《赵洪钧医论医话选》为赵先生数十年来的各种医论医话的合集，有的讲解经典，有的论医学教育，有的谈医德医风，有的研讨医学史，内容丰富，观点独到新颖，可读性强。孟庆云老师称赞赵洪钧老师有史家的眼光和思维，令人境界超升；阐释的中西医学要蕴及其闪光点对读者有思路的启迪和激扬；勇于批判现实中的浊流和妄论，催人锐意进取。

这次《赵洪钧医书十一种》丛书的面世，得到了河北中医学院和各界朋友的大力支持，谨致谢忱。也欢迎读者诸君多提宝贵意见。

黄小龙

2019 年 7 月

修订说明

    本版主要在旧版的基础上，改正了一些客观错误，增加了几个病案，并请老同学史载祥主任医师赐下一篇简短的序言。

赵洪钧

2019 年 5 月 15 日于石家庄寓所

内容提要

　　本书是作者数十年临床实践中西医结合的总结，内容涉及中西医内外妇儿皮肤五官各科，以内科、妇科为主，又以目前的常见病、多发病、疑难病为主。全书以约800个典型病案为主要内容，对有关理论和防治方法做了深入浅出的介绍。其中对感染性疾病、高血压病、心脑血管病、滥用皮质激素和抗生素的不良反应、不孕、月经不调、老年病、心因性疾病、虚损以及慢性呼吸道和消化道疾病尤其有独到的理论见解和易于掌握且效果可靠的治法。大量详细生动的医案，特别方便读者借鉴。本书适于中西医工作者参考，尤其适合中青年临床医生、特别是中青年中医临床医生阅读。

史载祥序

洪钧兄是我们原中国中医研究院首届（1978）中西医结合研究生班的班长。他的严于律己、宽厚待人以及举重若轻的组织能力，给全班同学留下了深刻的印象。其毕业暨学位论文《近代中西医论争史》遭遇的特殊经历，更是在现代中医发展史上，留下了浓墨重彩的一笔。

其后续著作如《内经时代》《中西医比较热病学史》《伤寒论新解》和《中西医结合二十讲》等，均获国内外有关学界好评如潮。

总之，我原以为，洪钧兄主要在医学史方面造诣深厚，即便涉及中西医临床，也只是在理论方面探索不已，及至看到《医学中西结合录》，才惊奇地发现，赵兄在中西医临床各科都有卓越的疗效。书中约800个生动的验案，证明了他的临床功夫非同凡响。

书中的突出成就举不胜举，只要你肯认真读一遍《医学中西结合录》，便知吾言不妄。赵兄的临床著作还有《赵洪钧临床带教答问》《赵洪钧医学真传》和即将出版的《方药指迷》。据我所知，国内同行还没有人涉及如此广博的临床领域且如此出类拔萃。

当然，洪钧兄不仅仅是一位医学匠人，他的仁爱之心和诚信济世的大医情怀，也饱含在上述著作当中。我相信，当代医界必将从中获得全面的教益。学苑出版社决意出版《赵洪钧医学全集》，此书必将和更多的读者见面，实在是我国医界的一大福音。

2019 年 3 月 14 日于北京中日友好医院

陈东枢序

洪钧先生潜迹乡里已经很久了。

不少中医同道，大概已经忘记了这个不该忘记的人。

两年前，《思考中医》的热销，一度让埋头业务因而有点孤陋寡闻的我有些吃惊，甚至心灰意冷。因为我自认为是喜欢读书的，而拿起《思考中医》却读不下去：朴素的中医学竟然被玄化得如此陌生。直到有一天，看到洪钧先生发表在《中国中医基础医学杂志》上的评价《思考中医》的文章，才发现原来自己也有同调。更令我高兴的是，又听见洪钧先生的声音了。先生的那篇文章在网络论坛里广为流传，自然褒贬不一。关于其中的学术争鸣，甚至一些比较尖刻的语言，现在都已忘记了。至今萦绕于怀的是，一个网友写道，要关注洪钧先生这个"新人"。看来不少人不知道洪钧先生那时已经年过花甲，更不知道他意气风发、特立独行的过去。

洪钧先生是我非常敬仰的学者。当年读研究生时，他的《近代中西医论争史》被导师指定为必须精读的作品，我还托好友从先生处寻得《中西医比较热病学史》《内经时代》等。十年前读的书，具体内容大多忘记了。谋生以来，很少有静心读书的机会，赵先生的著作也没有温习。然而，至今难忘当时的兴奋无以言表，只觉得每一页都有新的信息。先生的博学、睿智、严谨、敬业、正直给我留下了深刻的印象。十余年前，自己年少轻狂又喜附风雅，夜读唐诗，每每拍案叫绝，经常博得寝室学友的晒笑。为何句而拍案，早已忘却，但当时大呼痛快的情形还令人怀念。如今，面对先生的这部《医学中西结合录》书稿，仿佛又回到当年激情满怀、因一本好书而欢欣鼓舞的时候。

原来，辞去河北中医学院的公职之后，先生一直在故乡行医。

本书就是先生的一生心血所集。一年前，先生在电话中约我为这部著作写个序，犹豫再三，未敢动笔。如今，此书即将出版，先生还是盛情相约，只能不揣浅陋而为之，正所谓，事到万难须放胆了。

大概很多早就知道先生的人和我一样，此前从未料到他如此精于临床。

本书足以见证，先生数十年身体力行中西医结合，也足以见证先生慎思明辨、从容于中西医之中的智慧。

何以要中西医结合，本书前言已有恳切的交代。结合的结果如何，读者不难从本书近千个验案中得出自己的结论。

本书涉及的理论面广，所举验案完整、详细、生动，特别是先生说理深入浅出，介绍的思路和方法切合临床实用，值得中西医同道参考。所以，我相信，中青年同道结合实践细读本书，便不难成为一方良医。目前，我国也正需要千万个这样的良医。

我一直困惑不解的是，至今有一些"铁杆中医"对"中西医结合"颇有微词，甚至还见到一些文章，声称要为曾经学过一些西医知识的中医院校的毕业生"洗脑"。我一直坚定地认为，岐黄中人一定要抛却门户之见，在坚守中医大道的前提下，借鉴并吸收现代医学知识，以解除患者的病痛为最终目的，才是正途。

先生在前言里说："本书取名《医学中西结合录》显然有意借助先贤（张锡纯）的神光。"其实，这完全是因为洪钧先生与先贤精神相通。张先生说："人生有大愿力，而后有大建树。一介寒儒，伏处草茅，无所谓建树也，而其愿力固不可没也。老安友信少怀，孔子之愿力也；当令一切众生皆成佛，如来之愿力。医虽小道，实济世活人之一端。故学医者，为身家温饱计则愿力小；为济世活人计则愿力大。"我相信，本书读者不仅能学到赵先生数十年实践中西医结合的思路与方法，更能体会到先生面对每一个病人恫瘝在抱的精神。为医者，不仅要有精湛的医术，更要有悲天悯人、关心民瘼的情怀。锡纯先生如是，洪钧先生如是，我们亦应如是。

2008 年 12 月 22 日凌晨写于散人小筑

自 序

近代医学大家张锡纯先生是河北人，他的名著叫作《医学衷中参西录》。本书取名《医学中西结合录》显然有意借助先贤的神光。如此不避附骥尾之嫌，是因为洪钧也是河北人，应该而且自信继承了先贤的学术思想。

怎样概括先生的学术思想呢？洪钧是先生传记和年谱的作者，自信了解比较准确。15 年前，洪钧曾以个人名义访问盐山寿甫医院（先生讳锡纯，字寿甫，河北盐山人），院中同仁垂询办院方针，曾进言曰：寿甫先生的大作名为《医学衷中参西录》，最后行道场所名为"中西会通医社"，故先生的学术思想应概括为"中西会通，衷中参西"八个字，贵院自应继承发扬先生的思想。至于救死扶伤，则是先生大著自序开篇即揭明的志向，无论中西医界，均应遵循。

近半个世纪以来，《医学衷中参西录》的印行数量，为近代任何一家之言的医书所不及。此期间，凡入中医之门者，没有读过此书并受其影响者极少。洪钧投身于中西医关系和中西医结合研究，就是受先生和时代的影响。此前曾经写过几本书，主要探讨中西医关系史和中西医结合基本理论。一晃 40 年过去了，老之已至，有必要把自己的临床见解和经验整理一下留给后人，于是写成本书。

不过，此书取名虽然酷似先贤的大著，内容范围却不完全相同。《医学衷中参西录》是先生的医学全书。他的全部医学理论见解和临床经验都在那部书里。本书则主要是洪钧的临床理论见解和经验介绍。关于中西医关系的一般看法和中西医结合的基础理论见解，请参看旧著《近代中西医论争史》《内经时代》《中西医比较热病学史》《伤寒论新解》和《中西医结合二十讲》等。

如上所说，张先生的中西医汇通是衷中参西的。本书讲中西医结合，这与先贤的思想有何异同呢？

洪钧以为，中西医汇通与中西医结合的内涵和目的完全相同，都是为了最终实现"融会贯通，合为一体"。至于怎样理解"融会贯通，合为一体"，当代认识应该和近代甚至二十年前有所不同。本书中随时体现拙见，较为系统的浅见，请参看《中西医结合二十讲》的绪论。

中西医结合存在"衷中"还是"衷西"的问题。"衷中参西"还是"衷西参中"地汇通或结合，取决于个人的知识结构和正在从事的专业。

"衷中参西"和"衷西参中"双方共进搞中西医汇通或结合是一件大好事。排斥任何一方都是不明智的。多一些人研究中医没有什么不好。所以，读者认为本书是"衷中参西"还是"衷西参中"无关紧要，只要它在中西医临床结合方面值得参考就是好事。

读者不难看出，本书的编排以西医疾病体系为主。这也是本书与《医学衷中参西录》明显不同处。近半个世纪以来，中西医临床结合走的路基本就是西医辨病与中医辨证相结合。目前，不仅医界已经习惯这样做，公众也更容易接受这种方式。所以，这样做不仅由于洪钧的临床结合偏于"衷西参中"，而且是时势使然。

有的读者可能还是要问：为什么非要中西医结合呢？

我看道理很实际也很浅显。

病人要的是疗效，医生的责任是治好病。一套办法治不好，就用两套。两套办法协同得好，就是中西医有机结合。

我相信，绝大多数同道本人、子女和父母得了病，都不会为了"信仰"拒绝中医或西医。单用中医或单用西医治不好，中西医结合着治好了，是很实际的选择。假如是自己开业，能中西医结合治病，对自己和病人都有益无害。

又，古人云：一事不知，君子之耻。中国的西医完全不了解中医或反之，应该感到惭愧。所以，尽管不可能要求一切同行全面精通中西医，在本职范围内，尽量多了解并掌握一些最邻近的学科的理论和技术并融会贯通，不能算是对中国医生的苛求。中国的医家互相了解最方便，没有任何必要画地为牢，自我限制。能结合而不结合或有意无意地排斥中医或忽视西医，对社会不好，对病人不好，对自己不好，对自己的亲友不好，对医学发展也不好，显然很不明智。

洪钧对中西医结合发过许多议论，根本上还是出于上述朴素认识。

读者不难看出，本书涉及的病种远比西医临床教科书所载病种少。病种这么少，称得起"中西结合录"吗？其中不载的病种读者如何参考呢？

对此需要说明以下几点：

一是本书不是洪钧的全部临床经验总结，纯西医治疗经验或单用西药疗效就很好的病种，一般不在本书介绍；

二是不少洪钧年轻时很常见的病种如疟疾、脑炎、流脑、麻疹、猩红热、脊髓灰质炎等，目前已近绝迹，没有必要再介绍；

三是本书不是在杂志上介绍少见病，故一般不介绍少见病。

总之，书中涉及的都是目前最常见而且比较难处理的病种。这显然对一般临床医家最有参考价值。掌握了这些病种的中西医结合处理方法，对读者处理多数少见、疑难病也有参考价值。不过，洪钧坚信，本书对一切专家——包括尖端领域的专家也有参考意义，期待着来自各方面的批评。

从纯科学角度介绍本书，序言该结束了。然而，临床医学从来不是纯科学，她很自然地负载着高尚的人文精神。近来我国医界的一些人明显背离传统价值观念，于是，不仅张先生的学术思想应该继承发扬，他的医德风范更是值得当代医界深刻反省。

先生从医的祖训是"润身及人"。他自己的宏愿是"济世活人""不为良相，愿为良医"。这一道德标准虽然算不上"毫不利己、专门利人"，但是，读过《衷中参西录》的人必然体会到先生的崇高精神，特别是他的诚信态度。他在故乡时的诊所名"志诚堂"，终生治学临证没有愧对"志诚"二字。可惜先生的精神被医界某些人淡忘了。此种现状使洪钧非常不安。

洪钧辞去公职十年，没有工资和福利，只能以医为业谋生，不可能做到毫不利己，专门利人，但在治学和临证方面都坚守诚信。治学方面的诚信，主要是从不违心地迎合某些流行但自己认为不正确的见解，而且不惮指出前人或时贤的明显错误。临证方面的诚信，首先是把病人的利益放在第一位，其次是不夸大自己的医疗水平。全心全意为人民服务的境界固然很难达到，坚守医生的道德底线——在保证疗效（病人的第一要求或利益）的前提下兼顾经济效益则不难。为了坚持诚信治学，洪钧曾经付出极大代价。临证方面是怎么做的，读者从本书中不难了解。

目前，国民卫生保健面临的临床难题和近代大大不同了。比如，《医学衷中参西录》中，只有一处非正式提到高血压，心脑血管病和癌瘤也很少提到，而目前高血压、癌瘤、动脉硬化以及由此引起的心脑血管病，早已成为临床医家面临的最严重的问题。洪钧认为，像解决传染病那样彻底解决这些问题不大可能，但是，中西医协同作战仍然是最好的选择。换言之，在预防为主的基础上，应该中西医结合地研究如何解决这些问题。本书在何种程度上做到了中西医结合以及有无明显错误，还望读者批评指正。洪钧不反对部分专家致力于不孕不育、男性病、减肥、美容美发等研究，但是，目前危害国人健康最严重疾病，毕竟是高血压、心脑血管病、癌瘤、糖尿病以及与其密切相关的心因性疾病。希望一切有才华的人更多在这方面用力。如果本书对一般中西医道友，特别是有志于中西医结合的青年有些帮助，洪钧就可告慰于先贤如寿甫先生了。

2008 年 5 月赵洪钧于白伏故居

目　　录

第一章　中药心得

第一节　关于选购药材

治病宜选用地道药材，人人皆知，但是，中药材无不来自"生药"——天然的植物、动物和矿物等，因此，即便是地道药材，质量又有三六九等。加之，有些同名药材传统上就不是一个品种，同名植物药甚至不是一个科属，即便属于一个"种"，还有产地不同。对此，古今本草学家还常常弄混，病家不可能自己判断药材是否地道以及质量如何。临床医家比病家的有关知识多一些，但是，不经常亲自抓中药的人，很可能不熟悉"饮片"（为了方便入煎等加工过的"生药"）。如果医生最初学的知识不牢靠，又没有不断更新、充实，感性知识和理性知识都会越来越少，于是，按他开的方子取的药，再让他来看，也会说不清饮片是否地道以及质量如何。"名医"也可能如此。

我国人工培育生药，至少有 1 千多年。目前最常用因而产销量最大的植物药和动物药，大都是人工培育的。和野生品种相比，这样的药材不那么天然了。不过，一切农牧产品，无不有天然的质量差别，还有产地不一和饮片加工是否规范的问题。矿产品也如此。假如再有意造假（近来并非很少见），问题就更加复杂。

总之，判断药材是否地道和质量如何，首先需要经验。初学者和病家，不可能一眼便知药材是否地道以及质量是否上乘。此种能力也不可能只通过书本学会。感性认识只能来自亲眼看看、亲自闻闻、亲口尝尝，最好在自己身上治病试试。目前，亲自采集或去产地、药厂等处参观考察中药的机会太少了。临床医家应该多到中药房里看看。最好每年听一两次中药学家针对临床医生讲的课。

所以，尽管大多数中药饮片以及手工产品如阿胶等，可以直接凭感官迅速判断是否地道以及质量如何（西药不可能如此），下文正面讲中药时，却不可能通过文字介绍有关经验。至于如何对生药进行实验室鉴别和检测，更是生药专家才能掌握的。故下文涉及具体药物时，一概不讲自然属性、炮制要求、质量鉴别等内容。这里只给读者几个侧面把握药材质量的要点。

1. 选购或使用贵重药材，如虫草、野参、鹿茸、牛黄、麝香、珍珠、羚羊角等，最宜审慎，因为不法者容易造假获利。笔者极少用此类药材。

2. 非贵重药材，供过于求，价格便宜时，质量必然好而且不会有假。比如，某年成都药材市场人参滥市，便宜到 10 元 1 千克，劣质人参只能丢弃。这时就不会有劣人参、假人参。反之，某种药材一旦脱销，价格腾贵，就会出现以次充好甚至完全造假。比如，地黄曾经一度供不应求，数月内从数元 1 千克涨至 20 多元，就出现了伪劣地黄。2007 年 3～6 月，有人垄断当归，该药价格几乎翻三番，达 100 元 1 千克，质量反而普遍下降。2003 年"非典"时期，金银花价昂贵到 400 元 1 千克。如此昂贵，据理质量不该有问题，实则不然——愈昂贵，愈多伪劣。然而，供应奇缺时，不得不退而求其次。比如，因为哄传白萝卜预防"非典"，敝县的白萝卜曾经价值 12 元 1 千克，然而，那时群众不问质量，只要是白萝卜立即抢购光。这是市场机制使然，用中药的同行要心中有数。不得已使用质量较差的药材时，用量要大一些。

3. 植物和动物药材，最怕陈旧。即便是质量很好的地道药材，一旦经年，难免变质、霉烂、虫蛀等，疗效至少减半，甚至全无疗效而且有害。笔者曾在医药公司购牵牛子 1 千克，种下去均不出苗，嚼尝毫无药味，即因太过陈旧，完全不堪用。故医家不常用而必备的药物，需妥善预防变质、霉烂、虫蛀等。病家买药最好去生意兴隆的药店，那里一般不会有太过陈旧、霉烂或虫蛀的药材。

4. 1979 年左右，笔者在京时，先是见那里的饮片相当好。后来见朋友从上海带去中药，药材质量和饮片加工水平又非北京可比。故通都大邑，药材质量一般比较好。其中生意兴隆的药店里，药材质量更加可靠，方便时要去这些药店买药。

5. 一方名医而备有饮片和成药，质量应该较别处可靠。身居偏远地方，最好在这些名医处取药。

6. 生僻药类多陈旧，除不易变质的石质药外，尽量不用。

总之，中药饮片有待严格规范和管理。这虽然是主管部门的责任，临床医家却应该在可能的范围内择优选用。

第二节 关于煎药和服药

中药和方剂书上要求都可遵循。本书中的要求比较简便。

1. 常规煎药所需时间

非危急情况而煎服中药，一般煎两次。首煎40分钟，二煎20~30分钟。每煎1小时以上亦可，但40分钟已足。病家愿意煎3次也无害处，但第3煎药力即很小。如果药剂很大，比如超过300g，最好煎3次。

2. 常规煎剩药液量

本书中凡未特别注明者，即要求两煎各剩药液150ml左右，两煎混合与不混合均可。但是，没有煎药经验者常常剩得或多或少，故笔者均预先告诉病家，每煎剩少至50ml多至300ml左右，也不必疑惑，仍可服用。

3. 常规服药时间

非危急病证，以夜间睡前服和上午安静时服用最好。但也不拘于这两个时间。只要服药时心平气和，环境安静，服药后能安卧30分钟左右就好。又，患者往往问饭前服还是饭后服。这是受西医影响。由于不少西药"刺激胃"，需要饭后即服。这样药物被食物冲淡，胃肠反应减小。所以，饭后服的意思是饱食后即服。而饭前服的原意是空腹服。中药传统讲"食远服"或"食近服"，即空腹服还是不空腹服。病情紧急，急煎急服，自然不拘时间，此外都宜食远服。所谓食远，指进食一个半小时后。

本书凡方后注"常规水煎日一剂"者，煎服法即如上述。

4. 急煎急服

急性病或危急情况，服药不拘时间，即急煎急服。急煎指武火快煎20分钟即可服用，并继续武火快煎。往往要连进2剂或更多。但急服不一定要求一次服很多，患者也往往不能多服，故一般是频服。即每次一两口，频频服下，病情好转后即可减慢服。这样既做到了急病急治，又不至于过量。

5. 变通快煎法

金银花、薄荷、连翘、砂仁以及用于泻下的生大黄等，需要快煎或后下，但是，方中又常有快煎不透者。古书如《伤寒论》常有先煎后煎的详细要求，病家很难掌握。对含有快煎药的方子，笔者的变通办法是：首煎15分钟左右，二煎40分钟或略久。这样方便且病家容易掌握。

6. 机器煎药

近年来，机器煎药逐渐多见。据笔者的经验，机器煎药效果可靠，可放心让机器煎药。

第三节　常用中药中西医结合心得

笔者不喜用贵重药、生僻药。大路药的传统药理，无烦介绍。下面介绍常用中药的中西医结合心得。

一、容易中西医结合理解的中药

不少中药药理是容易中西医结合理解的。

按当代临床中药学分类，此类药物有：催吐药、泻下药、驱虫药、杀虫药、化痰止咳平喘药、止血药、消食药、安神药、利水渗湿药等。

说此类药容易中西医结合，基于：①其药理容易被直觉或常识理解；②容易被实验证实而且已经证实；③西医也有类似疗法和药物；④有的"中药"原来是或也是"西药"；⑤已经有了不止一版的《中药药理学》，绝大多数此类药物的现代药理已经清楚。

总之，尽管有的上述药物的现代研究还不是很清楚，却不是医家容易感到困惑的问题。加之，有几类药——如催吐、驱虫——现在很少用，故不必详细探讨。不过，为了让读者对中药的中西医结合理解完整一些，下面还是逐类扼要介绍一下有关见解。

1. 催吐药

吃饭是人体后天第一需要，美味佳肴吃得太多却会引起呕吐。故中西医催吐药都是胃不能忍受的东西。曾经用过的中枢性催吐药只有脱水吗啡。为了治病而催吐，自然应该用能够引起呕吐，又不会严重伤害胃的药物。中西医无不如此。明乎此即应牢记：非催吐方药，而引起呕吐，大多提示药不对证或药物的副作用太大（比如用栀子汤类，不能达到呕吐的程度），也应该明白，为什么用吐法要中病即止。严重虚弱的患者不宜用吐法。极少数人，见药即吐，不属此例。

目前，中药教材中的涌吐药一般只有常山、瓜蒂、胆矾等。它们都是通过刺激胃黏膜而反射性地引起呕吐。

常山、瓜蒂刺激胃,主要是因为太苦。实际上,一切很苦的药,都会伤胃阳而引起恶心呕吐。

胆矾是天然的硫酸铜矿产。此药不苦,但对胃黏膜刺激强烈。西医也曾经广泛使用它催吐。

仲景就很少用吐法,目前更少用。如果不是因为胃内容物太多,也不是需要洗胃的问题,用吐法最好使用中西医都用过的饱和食盐水。它不会引起中毒,也不会严重伤胃。至于因为口服毒药、消化道梗阻或昏迷而需要洗胃或长时间保持胃内空虚时,使用胃管等排出胃内容物就是现代吐法。中医完全可以接受。

2. 泻下药

中西医在这方面早就大体一致。早期的西医也用大黄泻下,至今也有不少西医使用大黄制剂。番泻叶和芦荟则是中用的西药。目前不分中西医都用。

只是,涉及复方时,有关理论稍微复杂一些。这里粗略讲几句泻下药理。

目前还常用的大黄、番泻叶和芦荟等都能直接刺激肠管,增加肠蠕动,抑制水吸收,因而泻下。

芒硝和西医用以通便的硫酸镁药理作用全同,都是因为不能被吸收,通过高渗增加了肠管内的液体而泻下。故硫酸镁和芒硝可以互相代替。口服25%甘露醇泻下,也是因为它不能被吸收。

蓖麻油、甘油等润下,是因为它们不能被吸收并且使大便松软润滑。中药火麻仁、郁李仁、松子仁等润下,应该是通过此种作用。只是,入煎剂不可能煎出多少油脂,润下作用很小。

常用的中医攻下复方为大承气汤。此方由大黄、芒硝、厚朴、枳实组成。大黄、芒硝何以泻下,见上文。厚朴、枳实使胃肠收缩频幅增加,因而全方泻下作用强大。

甘遂、大戟、巴豆、牵牛子等,都是通过剧烈刺激肠管,促进蠕动的同时又引起大量渗出而泻下逐水。服用时最好制成丸剂或装入胶囊等,以便主要在肠内起作用。古人使用过的斑蝥,西医曾经作为外用发泡剂(巴豆也可以外用发泡),故刺激作用极大。此类药毒性很大,虽有现代研究证实多种疗效,还是要慎重使用。

3. 驱虫药

驱虫药的药理必然是麻痹或杀死肠道寄生虫。

大约 30 年前，肠内寄生虫——特别是肠蛔虫，还非常多见。那时，笔者曾经一次打下蛔虫上百条，也为蛔虫性肠梗阻患者做过手术。近 10 多年来，没有听说还有那样严重的肠蛔虫症。其他肠道寄生虫也日渐少见。中医曾经广泛使用过的驱蛔药使君子，大约宋代来自南海。曾经以它为主做成的"宝塔糖"，是非处方药，中西医都用。目前还偶见且西药效果不很可靠的寄生虫病是绦虫病。驱除绦虫用大量（60g 左右）南瓜子很安全，因为南瓜子也是食品。只是，西医发明了多种驱虫药，目前驱虫很少用中药。

4. 杀虫药

指外用的杀虫药。目前还比较常用的是硫黄。最常用它治疗疥疮。此种用法更不必分中西医。以凡士林为基质，配制 5%～10% 的硫黄软膏，显然比用香油好制作，使用也更方便。西医曾经口服硫黄作为缓泻剂，中医也知道此种作用，但中医口服主要为了补肾阳。此种作用很难证实，目前极少用。

外用硫黄很安全。笔者曾经大半身涂抹硫黄细粉多日，没有不良反应。在含硫黄很高的温泉中洗澡治疗皮肤病，更说明外用硫黄的安全性。

又，自西医看，抗疟药属于抗寄生虫药，有的中药教材单列为一类。由于疟疾在国内绝大多数地区已经绝迹，教材也不再按古代理论讲抗疟药理，从略。

5. 化痰、止咳、平喘药

今中药教材大多把它们编在一起，不过，无论自中医还是自西医看，化痰、止咳和平喘，都不是一回事，只是它们之间的关系比较密切。

气管、支气管内有痰必须咳出来，故痰是咳嗽的原因之一。不过，剧烈的咳嗽大多不是因为痰多，而是因为气管受到剧烈刺激。这时最需要止咳。痰多而且咳嗽，自然影响呼吸。但是，造成喘——呼吸困难的直接原因常常主要不是咳嗽、痰多。故喘重时不是重用止咳、祛痰药治疗。

最有立竿见影作用的止咳中药是粟壳，其原理和西药可待因完全相同——抑制呼吸中枢。

又须知，咳嗽和呕吐、腹泻一样，不是都应该立即止住。痰只能通过咳嗽排出，痰多时一味止咳是错误的。

那么，中医的化痰、去痰是什么意思呢？

其一是和西医一样，通过口服药物刺激气管和支气管分泌，让稠厚的痰变稀而容易咳出。

其二是消除慢性炎症，从而不再生痰——炎症分泌物。

这一点需要多说两句。

中医把痰看作一种病因。这里的"痰"或"痰饮"不仅仅指气管和支气管分泌物。凡七窍、二阴排出的黏液，甚至软组织特殊感染（最多见的是淋巴或皮肤结核）排出稀而粘的液体，都可以看作痰或痰饮。故中医有吐法和下法排痰。此种疗法对某些疾病可以有效，但古典理论不可能说清为什么，目前很少用。至于"怪病为痰"之说，只是一种猜测，古人也不认为是确论。

显然，把结核性感染的病因看成痰是错误的。其他"痰饮"也不是因而是果。西医的有关认识更本质一些。排出黏液过多，大多是慢性炎症的结果。如果不是慢性炎症所致，顽固痰饮常常提示更危险的情况——癌瘤。

中医的祛痰法，比如最常用的二陈汤系列（包括温胆汤等）应该有消除慢性炎症，特别是呼吸道和消化道慢性炎症的作用。

不过，当感染性炎症比较严重时，最好中西医结合治疗。即在使用抗菌药的同时服用祛痰方剂。如果正夺明显，还常须温阳补气。

常用中药中，祛痰作用最明显的是桔梗。实验证实其祛痰机理略同氯化铵。止咳作用最明显的是半夏，其镇咳机理可能是中枢性的。川贝母和浙贝母兼有祛痰、止咳和松弛气管平滑肌 3 种作用，以前两种作用为主。

今教材所列止咳平喘药不包括麻黄、细辛、五味子等。较重的呼吸困难使用它们（杏仁、苏子、百部等）效果不好。如何中西医结合地治疗呼吸困难，见本书呼吸系统疾病和心脏病。

6. 止血药

笔者较少使用仙鹤草、生地榆、大蓟、小蓟、白茅根、血余炭、花蕊石等止血药。之所以如此，一方面是由于目前的急性大出血，很少先就诊于中医。另一方面是笔者认为，出血主要不能靠对症用药。比如，门脉高压和消化性溃疡出血，在中医大多是泻心汤证。这时，上述止血药最多只能是辅助药物。本书妇女病中载月经过多案相当多，笔者只提出要重用三七。当然，笔者的认识和经验还是有限的，不是反对读者处理此类问题时使用其他止血中药。

7. 消食药

此类药物中，最常用的是三仙和鸡内金。

三仙中，山楂富含维生素 C，其消肉食的作用主要由于其中的多种有机酸（维生素 C 也很酸），刺激胃酸和蛋白酶分泌，同时提高胃蛋白酶活性。故山楂的作用略同数十年前西医常用的稀盐酸合剂和目前还常用的胃蛋白酶。神曲极接近西药干酵母。其作用是通过补充维生素 B 族帮助消化，即中医所谓消谷食。麦芽含淀粉酶，促进淀粉分解，更是典型的消谷食。

三仙帮助消化、加强营养的作用虽然不是所有病人都需要，但是，即便对热病也无害。因此，笔者使用三仙的频率很高。

按：笔者常用生三仙。三仙炒得过了火，成了焦三仙，就破坏了有效成分。当代青年同道都应该知道为什么，以及即便炒该炒到什么火候。

治内伤虚证使用补益药的同时，加用它们既可补充营养也有利于补益药吸收。治外感虚证如桂枝汤证加用三仙更可以强化补中作用。

需要消导的中医所谓慢性脾胃病以及西医所谓慢性胃病、肝病，自然更应该用它们。只是胃酸过多的胃病如消化性溃疡不宜使用山楂。

三仙没有偏热、偏寒的弊病，热病急证用之也无害处。只是像大承气、白虎汤证等不宜用三仙。

我几乎不用鸡内金，有的患者告诉我口服其细粉出现腹泻。故该药之所以消食，可能不完全像中药药理说的促进胃液分泌，而是还可以促进胃肠蠕动。

8. 安神药

当代药理已经证实了朱砂、枣仁、远志等药物的镇静、催眠等作用。但须知，中医治失眠，主要不是靠安神药，即还是要在辨证施治的基础上加用它们。比如，朱砂安神丸以朱砂命名，却不能认为它是方中的君药，因为此方的适应证是心火亢盛，阴血不足。天王补心丸主要也不是靠远志、枣仁、柏子仁补心。

不过，睡眠不佳是很常见的当代问题。顽固或严重失眠，不迅速解决睡眠问题，其他症状都不可能缓解。为此，笔者常常使用西药镇静药（最常用安定、舒乐安定和奋乃静）作为治标之法。

一般认为，使用安定容易产生依赖性，但是，朱砂、枣仁等有无依赖性尚无定论。因为安定等方便、经济且相当安全，目前长期使用安定的人相当多。至今没有疗效可靠而且经济、方便的中医治法代替安定等。

9. 利水渗湿药

至今为止的研究结论是：茯苓利尿可能通过醛固酮拮抗作用；猪苓和泽泻利尿主要作用于肾小管。总之，中药利尿和西药利尿的目的和药动过程大体相同。必要时要中西药同用。

但须知，古人即常常提示使用利尿药要适可而止。不需要利尿而利尿，则走泄真气。

这一点尤其值得当代西医注意。因为双氢克尿塞（即氢氯噻嗪）、速尿（呋塞米）和安体舒通（螺内酯），特别是速尿作用强大，目前常见长期或大量使用导致低钾或低钠。

最容易过用利尿药的病证有三：

一是肝硬化、门脉高压腹水；二是急慢性肾病水肿；三是滥用皮质激素后的水钠潴留。

希望读者注意，肝硬化腹水和肾病水肿不可能重用利尿药解决。滥用皮质激素造成水钠潴留后，再重用利尿药，必然使低血钾更加严重。

总之，使用利尿药要避免出现低钾和低钠——特别是前者。

笔者如何纠正这种偏差，见本书"呼吁停止滥用皮质激素"和"肝脏病"。

二、较难中西医结合理解的中药

此类药物最具中医特色，目前也比上述药物更重要。中西医结合地理解它们之所以比较难，是由于：①西医药理无此说，如补气药；②中医理论本身有歧义，如补气药之"气"和理气药之"气"含义不同；③现代中药药理待斟酌，如"补血"不等于"促进造血"；④传统理论待重新认识，如解表药。

以下逐类扼要说明拙见。限于篇幅，每一类药只举几味最重要的重点说明。

1. 参芪并论说补气

参指人参、西洋参和党参。芪指黄芪。

今人参、洋参都是栽培品种，野参极少故几乎无人用。仲景时代的人参，应该是今党参的野生品种。

李时珍时代，人参已经有人工栽培。那时，还没有西洋参（原产地在北美洲的五加科植物），也没有人工栽培的党参。

目前，最常用的参是人工栽培的党参。其次是人工栽培的人参——李时珍称之为辽参。

金元之前，医家对人参的重视远远超过黄芪。那时也不强分补气和补血。

黄芪的补气作用特别受到重视，始于易水学派，特别是创制补中益气汤的李东垣。不过，直到李时珍，他虽然把黄芪放在《本草纲目·草部》第二位（前三位依次是甘草、黄芪、人参），还是不认为黄芪的补气作用可以和人参并列。

李时珍认为，人参"治男妇一切虚证"，即它不是只补气。按中医概念分析，血属于气，故补气药可以补血。

当代中医都知道参芪是补气药，而且是最重要、最常用的补气药。

若问：它们分别补什么气？何时必须用参而不必用芪？何时必须用芪而不必用参？何时最好二者同用？

当代中药教材，未能提纲挈领地交代古人的看法。

关于参芪的当代药理研究结论非常多，至今也不能给如何临床应用这两味药一个简明实用的答案。

我的看法如下：

所谓补气，有三方面意义。即：①强化机体机能——耗能过程的气化；②促进消化吸收——加速补充营养物质之气；③促进生成生命物质之气——强化同化过程。

②本来包括在①当中。由于人体获得供能物质的自然途径只有消化吸收，把②独立。

参具备上举①②③方面作用，但作用③较弱。

芪的作用限于③且较强。

于是，为了达到目的①、②或①＋②必须用参而不必用芪；此外最好参芪同用。

比如，治疗典型的能量代谢低下，如西医所谓甲状腺功能减退，必须用参而不必用芪。治疗典型的生命物质不足，如低蛋白（必兼有其他严重营养不良）、贫血和中医说的血虚、痈疽久败疮等，优先用芪，但参芪同用更好。

又须知，大虚危候必须用参而且要用大剂量。黄芪也用于大虚，却不足挽救危候。它用于补益目的时，一般不必使用大剂量。补阳还五汤大量用黄芪是因为严重气虚，且黄芪可以调整血压并改善脑供血。

为了加深理解如何用参芪补气，再中西医结合地略说几句。

一切生命活动——包括消化吸收，都是耗能的，所以，一切生命活动不足，首先要用参。这就是为什么《本草经》说：人参"补五脏"。《名医别录》说：人参"主五劳七伤""补五脏六腑"。李时珍说：人参"治男妇一切虚证"。

如果从气血角度分析，上举作用①是强化机能之气化；作用②是通过促进消化补充营养物质之气；作用③就是补血肉。

不过，今教材更重视人参的补脾作用，说"人参是补脾要药"。

此说不确。

人参可以补脾是不错的，比如，四君子汤和参苓白术散之所以益气健脾，补中益气汤之所以补脾胃气虚，主要是其中的人参能够强化消化吸收，从而促进补充供能物质。

但是，一定要知道，人参可以补一切脏腑之气。它是第一补益要药，而不仅仅是补脾要药。四君子、参苓白术和补中益气的作用也不限于健脾。

因此，尽管传统用于补肾气的方子金匮肾气丸、右归饮等方法中没有人参，我用此类方法时常常加用党参或人参。治疗心气虚、肺气虚、肝气虚（今少见此说）需要用参也不言而喻。

人参既可以补后天，也可以补先天。大虚危候，尤其要重用参。

以西医而言，消化机能不足，中间代谢低下，乃至一切器官功能不足，都优先用参。

黄芪的主要作用是强化中间代谢的同化过程，即把消化吸收的物质变为人体的生命物质，如蛋白（包括多数酶、抗体等）、血细胞和其他组织等。

这就是为什么，《本草经》说：（黄芪）主治"痈疽久败疮""补虚"。《名医别录》说它"补丈夫虚损，五劳羸瘦……益气，利阴气"。张元素说它"治虚劳自汗，补肺气……实皮毛，益胃气"。

参芪补益为西医强壮、兴奋剂所不及的是：适应证和安全范围都很广。它既可用于低代谢率的虚证，也可以用于高代谢率的虚证。既可用于大虚危候，更常用于慢性虚证。既可用于失眠，也可以用于多困。既可用于肠蠕动过快导致的腹泻，也可以用于胃肠张力不足导致的腹胀。既可用于低血糖，也可用于糖尿病。只要在中医辨证属于气虚，用之即效。比较大量地使用——比如60g左右，也不会像麻黄素、咖啡因或甲状腺素过量那样出现中枢过度兴奋或高代谢率。

当然，参芪也不能随意使用。中医说的实火、胃腑积聚等典型实证和气郁、气滞、气逆等非典型实证，用参芪都宜审慎。即便是虚证，大量长期使用人参也会出现抑郁等不良后果。

近来，参芪都有了单味的静脉注射剂，当代中医应该积极并善于使用它们。

附：人参改善睡眠的亲身体验

1998年11月底，我赴英国工作。出国前少不了一些准备和应酬，再加上追着太阳飞了10个小时，到达时又有朋友接待，难免劳瘁。于是自觉倦怠、头昏、无力。可是，当地时间晚7点上床却睡不着，服了两片安定还是不能入睡。于是用滚开水泡红参大约30g，约半小时后一次服下。我原以为，要很晚才能入睡，干脆下楼和导师马堪温先生谈话。没想到，不到半小时，困得支持不住了。那种困是我很少有的，于是上楼一觉睡到次日早晨8点多。起床后，自觉完全恢复，时差一下子倒了过来。

不过，不要以为人参就是镇静剂。睡眠充足、精神好的时候用上述剂量不会发困而是精力更好。

又，我还多次因乏力、腹胀满服用人参归脾丸后迅速排出较多的大便（不是腹泻）而感到腹内宽松舒适。这虽然是复方的作用，却足以证明，腹胀满不是只宜攻。人参对消化道也不是只抑制蠕动。

又，刺五加和人参是同科植物，它的补益作用、特别是调节神经略同人参。我曾经给患者刘安朝开刺五加片，他服两片就感到多困。又曾经给他输液用刺五加注射液，输液中即大睡，自称从来没有睡得那么好。

2. 归地并论说补血

李时珍之前，补血首选当归，故《本草纲目》引韩惒语：血药不容舍当归。

我认为，当归作用非常广泛。所谓补血，不仅指补益中西医说的血液，而是有助于促进一切生命物质的生成，即加强中间代谢的全部同化过程。

谚云：十个方子九当归。考诸古今处方，当归出现的概率虽然不会达到90％，却是最常用的补益药之一。使用频率和参芪不相上下。它补血又活血，传统上认为是"补血之圣药"。故若选一味药补血，古人首选当归。《金匮要略》中就有当归生姜羊肉汤。若选两味，则选当归、黄芪。《兰室秘藏》就有当归补血汤——只用当归、黄芪两味。故无论西医所谓贫血，还是中医所谓血虚，施治都应该首选当归。而且，一切血虚，除非有中满和泻泄，都可以优先选用当归。至于月经不调，习惯上更是首选当归。

四物汤这个著名的局方，就是首选当归补血。

或问：四物汤中还有川芎、白芍和熟地。就补血而言，三者中哪一味更重要呢？

我的看法是：熟地更重要。

古人云：川芎为血中之气药。古今中医很少说它有补益作用（李时珍说：血虚宜之），而是典型的活血化瘀药，足见它不重在补血。

今中药教材一般不把白芍归入补益药，故此药虽然也有补益作用，当代中医却不强调它的补血作用。

熟地的补益作用则毫无疑问。它的补血作用应该略同甚或超过当归。

经方肾气丸，就是以干地黄为君。

或问：肾气丸用于补肾，后世从无异议。至张景岳又创左归、右归，以壮水、益火为要义，为什么尊见以为熟地略同当归而补血呢？

答：张景岳所谓补阴，即广义的补血。李时珍的看法也支持拙见。他说：（熟地）"填骨髓，长肌肉，生精血，补五脏内伤不足，通血脉，利耳目，黑须发，男子五劳七伤，女子伤中胞漏，经候不调，胎产百病。"

可见，一切精血、肌肉不足都可以用熟地。如果和人参对看，则人参强化全身之气化，熟地补全身之精血。张景岳制两仪膏，就是用人参、熟地两味。此方由"药中四维"的两维组成，是气血两补、阴阳同补的最有效配伍。

只是，需要再次说明，中医所谓补血，不限于治疗出血、血虚或西医说的贫血，而是在解决这些问题的同时"填骨髓，长肌肉，生精血"，即为全身增加物质基础。

或问：现代中药药理研究结论，是否支持以上见解呢？

答：实验证实了当归、熟地"促进造血功能"的作用，只是如上所说，这样证实只从字面上理解的"补血"，因而是不完整的。"补血"远远大于"促进造血功能"。简明的理解"补血"，就是补血肉。

实验证实熟地的其他作用相当多。我认为，"增强免疫功能"也属于"补血"。

其他的实验药理不再重复。略提一点中药药理学中没有涉及的亲身体验。

我曾经单煎熟地约60g亲自服用。服用后感到有力的心跳——常人在休息状态时是感觉不到心跳的。故熟地有强心作用。这一经验可以解释为什么炙甘草汤大剂量使用干地黄。

3. 中西结合说理气

理气是何意呢？

主要是调整或促进消化道平滑肌蠕动，即强化胃肠动力。中医也叫行气、下气。对其他平滑肌蠕动也有调整作用。

近年，西医研发出吗丁啉、西沙必利等胃肠动力药，作用略同中医理气，但不如中药照顾周到。比如，治疗早孕反应，常用陈皮止呕，却不宜用吗丁啉。

最常用的理气药有：厚朴、枳实、木香、乌药、香附、大腹皮、陈皮等。

上举七味药中，香附、大腹皮和陈皮的作用较弱，其余使用常用量都会明显的下气——多出虚恭。其中又以木香的作用最强。香附重点作用于子宫，其他理气药可以互相替代。

另有中药如槟榔、莱菔子等也有明显的下气作用，但习惯上不归入理气药。

理气药几乎都性温，故除下气作用外，还应该略有促进其他代谢的作用。

陈皮的理气作用很温和，目前最常用。上文提及，它的燥湿化痰作用是纠正较轻的慢性炎症。

此药药源充足，质量可靠且价格低廉，本书煎剂处方中，陈皮出现的频率极高。相信多数同行也很常用陈皮。

李时珍为广用陈皮提供了理论依据。他说：（陈皮）"同补药则补，同泻药则泻，同升药则升，同降药则降"。所以，陈皮应该是应用最广泛的理气药。只是此药略偏温燥，阴虚、内热或燥实为主又须理气时，使用它要适当配伍。

西医曾经使用陈皮酊健胃，应该是同时利用其理气和燥湿作用。

在我看来，青皮、佛手等药的作用略同陈皮。

4. 抗菌、解热说清热

最具代表性也最常用的清热药有：黄芩、黄连、黄柏、金银花、连翘、龙胆草、知母、石膏、大青叶、板蓝根、丹皮等。

关于清热药的现代药理研究大都无可怀疑。主要药理作用有三：①抗感染；②解热；③抑制免疫。三种作用中，古今最重视因而最常用的是抗感染。

已经有多种单味或复方口服或注射剂大面积临床应用。如双黄连、清开灵等。这是中药现代化的重要进展。

如何恰当使用上述注射剂，请看本书"呼吁停止滥用抗生素和中药清解制剂"。

为了给读者提供一点感性知识，把《本草纲目》中比较有说服力的古人的经验或看法附在下面。

李时珍说："予年二十时，因感冒咳嗽既久，且犯戒，遂病骨蒸发热。肤如火燎。每日吐痰碗许。暑月烦渴，寝食几废，六脉浮洪。遍服柴胡、麦门冬、荆沥诸药，月余益剧，皆以为必死矣。先君偶思李东垣治肺热如火燎，烦躁引饮而昼盛者，气分热也。宜一味黄芩汤，以泻肺经之火。遂按方用片芩一两，水二盏，煎一盏，顿服。次日身热尽退，而痰嗽皆愈。药中肯綮，如鼓应桴，医中之妙，有如此哉！"

李时珍的病，显然是感冒后继发感染。黄芩如此有效，足证其抗感染效果很好。

"连翘之用……为疮家圣药"（张元素），"十二经疮药中不可无此"（李杲），"与鼠粘子同用治疮疡，别有神功"（王好古），"为十二经疮家圣药"（李时珍）。古人对连翘治疮疡的作用评价如此之高而且一致，足见连翘有很可靠的抗感染作用。

按：李时珍的临床思想，属于易水学派——更重视温补。然而，正是这个学派深化了对黄芩和连翘的认识。

清热药如何解热，是现代研究解决得不很好的问题。特别是生石膏能否解热、如何解热，至今没有公认的理论。

我的看法是：清热药解热主要不是加速散热，而是抑制产热。此种作用主要通过口服产生。白虎汤的解热机理如此。生石膏的解热机理尤其如此。

5. 姜附回阳与扶阳

回阳乃用峻药、重剂紧急扶阳之意。

回阳之代表经方为四逆汤。此方由附子、干姜、甘草三味药组成，故姜附为扶阳要药。二者之中，附子尤为重要。

旧作《伤寒论新解》讨论四逆汤时说："四逆汤为仲景治伤寒极要害而有捷效之方。用之得当，每有夺命之效。当用不急用，或用之不当，便危在旦夕。"

"中医所谓回阳，略同于西医治冷休克。"

"现代研究对附子的抗休克药理作用是肯定的，机理是通过强心作用抗休克，而且可证实其强心作用不随煮沸时间延长而降低，其毒性却大为削弱。可知古人的经验可靠。但药物化学研究尚不能肯定其强心成分、却可肯定不是蓄类物质。附子的毒性主要是使心律紊乱，甚至心跳骤停。"

若撇开四逆汤看姜附，它们的作用又不限于抗休克。

换言之，中医用姜附不都是为了抗休克，而是促进血液循环从而促进能量代谢。

按传统理论，姜附扶阳，是它们能够"温里"。故姜附用于里寒证。

典型的里寒证表现为：①形寒；②肢冷；③恶寒不恶热；④脉沉细或沉迟；⑤舌淡；⑥精神萎靡。在伤寒还多见⑦呕吐、腹泻，特别是下利清谷。再进一步发展，就会有⑧冷汗不止。

具备了症状①至⑥，已经是典型的四逆汤证（可以再加温补药）。出现症状⑧，就更加危险。

无论内伤外感，但见"下利清谷"，即须使用姜附。

若非外感，症状①至⑤和⑦、⑧都表示阳虚，如果同时具备2、3证或更多，就是严重阳虚，要重用姜附。

若问：自西医看，阳虚是何意呢？

就是能量代谢低下。

典型的四逆汤证虽然是休克，也有明显的能量代谢低下。

如此说来，阳虚不是也可以用人参纠正吗？

当然可以。古人也认为人参可以扶阳。不过，若有明显的里寒，还是加用姜附或以附子为君好。附子理中丸就是这样组方的。

古人有参附汤，目前有参附注射液。此方由"药中四维"的两维组成，是温阳补气的最有效配伍。

6. 寒温并论说解表

这个问题涉及重大理论，传统影响根深蒂固，故比较复杂。这里只说要点。

我的看法是：没有专门的解表药，也没有专门的解表方。表证也没有特定的治法。除下法之外，传统上说的治病八法中的其他七法都可以治表证。于是，除泻下药之外，其他药物也都可以用来解表。至于用什么法，遣什么药，基于对表证的进一步辨证。

那么，为什么很久以来就有解表药和解表方呢？

解表药和解表方来自表证概念。表证和解表之说始自《伤寒论》，故有关理论源远流长。

然而，即便保存表证概念，也不能说有专门的解表药和解表方。

由于读者习惯于旧说，看到上面这句话必然不解甚至以为是咄咄怪事。

中药学各论开头就是众多的解表药，方剂学各论开头就是众多的解表方，怎么会没有专门解表的药和方呢！

为此，进一步说明如下：

假如认为有专门的解表药和解表方。那么，言下之意就是：这些药和方①只能用于解表；②不能用于非表证；③此外的方和药不能解表。

情况显然不是这样。

比如，桂枝汤这个中医第一方在仲景书中就同时用于妊妇不能食等。方中的桂枝、芍药、生姜、大枣、甘草，应用范围之广，更是医家共知的。

再如，今方剂教材说麻黄细辛附子汤可以解表，那么，为什么附子不属于解表药呢！

再如，再造散的前两味药是黄芪、人参，其中还有附子、川芎等，为什么解表药中没有人参、黄芪和川芎呢？

读者可能拿温病方支持旧说，实际上也站不住脚。

比如，李时珍称连翘为"疮家之圣药"，今中药教材把它和金银花一起归入清热解毒药，为什么重用二者的银翘散成了"辛凉解表方"呢？

再如，桑叶味甘苦，为什么桑菊饮也是"辛凉解表方"呢！

其实，生活常识也告诉我们没有专门的解表方药。

比如，喝一大碗热面条儿汤再温覆取汗也治热病初起，如何认识这个解表药或解表方呢？莫非热面条儿的功用不是疗饥、补充热量而是解表吗？那样，没有表证时不是不能吃面条儿了吗！

今中药教材把解表药分为发散风寒药和发散风热药，读者可能拿古人认为表证需要发散的看法为旧说辩护。然而，如果表证需要的就是发散，桂枝汤中为什么还要用芍药、大枣和甘草就无理可说，且不说桂枝辛甘发散之说是否无可怀疑。

如果说辛温药的发散作用有经验基础的话——这种认识基于吃生姜等辛辣食物时多见出汗——辛凉药的发散作用只能是想象的。实际上，桑菊、银翘等也没有多少辛味。

尤其说不通的是：假如表证最需要发散，就不应该有再造散和麻黄细辛附子汤这种扶正（按：准确地说，麻黄附子细辛汤是扶阳法）解表方。

如此说来，到底怎样治表证呢？

很简单，就是要辨明寒热虚实。

证属寒，用温法，代表方如麻黄、桂枝；证属热，用凉法（即小清热法），代表方如桑菊、银翘、柴胡；证属中气虚因而表虚，用补中益气法，代表方如桂枝；证属阳虚，用扶阳法，代表方如麻黄细辛附子；证属气虚，用扶正（即补益）法，代表方如再造散等；证属实，用汗法（即攻法），代表方如麻黄汤。

总之，只有表证的诊断不能据以施治，只有再辨出寒热虚实（有时也要辨阴阳）才能定出治则。治则不能变，遣药组方有多种选择。所以，前人解表所用方至少上百。从理论上讲，可以成千上万。

最后，表证是什么意思呢？

按伤寒理论就是邪在表。这个表包括皮毛，也包括头颈四肢。按温病理论是邪在肺，再通过肺合皮毛联系到卫。

中西医结合理解表证，就是热病初起反应状态。

之所以有众多解表方，是因为古人创制这些方剂时用于伤寒初起——那时叫解表。后人勉强把此说搬到温病，并且把其中出现概率较高的药说成解表药。

7. 麻桂并论说发汗

笔者对麻黄、桂枝两味药的详细看法，见旧作《伤寒论新解》中的"麻黄汤新解""桂枝汤新解"和《中西医结合二十讲》中的"中药药理学应说清中医特色"。

简单说来，麻黄之所以发汗、平喘和利尿，都是麻黄碱的拟肾上腺素作用。

桂枝的主要作用是补中益气。桂皮醛促进胃肠蠕动，从而促进消化吸收，是它能补中益气的药理基础之一。

桂枝还有补肾阳的作用，故除非丸剂，我很少用肉桂，而喜用桂枝代替肉桂。

桂枝对一切慢性炎症，特别是最常见的慢性支气管炎和急慢性胃肠炎，都有较好的疗效。这种作用不是因为桂枝可以直接抗菌，而是因为它有扶正作用。

我认为，桂皮醛对支气管平滑肌也有扩张作用。

所以，《本经》说：（桂枝主治）上气、咳逆、结气、喉、吐吸，利关节，补中益气。久服通神，轻身不老。

拙案中，使用桂枝的概率非常高。桂枝用量超过30g，有时可以出现腹泻——大便略稀，但无腹痛，也不会严重腹泻。对此不必紧张。即一般照样疗效满意。当然，也可以减少用量。

然而，今中药学教材中没有发汗药，今方剂教材中没有发汗方。于是，曾经是中医治病八法之首的汗法，有源无流了。今人说不清汗法为什么能治表证。有的读者可能看不到旧作，故再结合麻桂说一下发汗要点。

①汗法居于八法之首，有认识上的历史根源。盖发汗是人体抗邪反应的本能之一。在自然病程中，体温达到顶点就出汗，患者的痛苦减轻。热病最为古代医家重视。于是，医家很早就寻求人工发汗。中医使用的药物发汗法以麻黄汤最早而且最典型。又，早期中医认为，解表只有汗法。于是应该更早出现的桂枝汤，也长期被视为汗法。

②发汗和发热紧密相关。发热是热病必有的现象，亦即人体正气和邪气斗争的必有现象。热病自然出汗，是正邪斗争剧烈的表现。出汗以消耗正气为代价。这种正邪斗争和战争一样，一般不是一战而决。即多次发冷——发热——出汗反复。每一个回合中，都伴随着机体免疫能力波动、感染被抑制和正气消耗。

③药物发汗是激化正邪斗争的结果，麻黄的此种作用最为典型。后世的多数辛温方应该略有此种作用。据笔者的经验，藿香正气水的此种作用最明显。

④按照拙见，桂枝汤的作用是补中益气。这种作用是给人体补充能量。即给正胜邪提供物质基础。据理言，它也可以轻微加剧正邪斗争，但不应属于汗法。

⑤患热病之后，必然正邪相斗争。于是，必见发热和出汗（按：由于体质不同，有的人感冒很少发热）。多数热病可以不药而愈。医家的责任是审时度势，因势利导地进行干预。所谓审时度势和因势利导，就是辨证论治。

⑥伤寒家治表证，全在因势利导。表实证是正气充实、正邪斗争剧烈，这时用麻黄汤就是激化正邪斗争，以便速战速决。表虚证是因为正气虚弱而正邪相争缓和。这时只能扶助正气。所有的辛温方，都是在某种程度上体现这两个原则。

⑦温病家重在药物祛邪，没有发汗法。西医的解热止痛药也略有加速产热的作用，它的发汗解热机理不同于麻黄。皮质激素出汗解热，是全面抑制正邪斗争的结果，几乎和麻黄药理相反。除非正邪斗争过于激烈，不能用于解热。

8. 不必辨证使用的降压中药

所谓不必辨证，指不必按中医传统理论考虑它们的寒热温凉攻补等性质，凡见高血压即可使用。实际上，仍然是辨证使用，只不过辨出了"高血压"这个证。

此类药物有：川芎、牛膝、茯苓、钩藤、香附、葛根、白芍等。

以下只简单介绍关于川芎和牛膝的拙见。

（1）川芎

现代研究已经证实此药有降压作用。它的提取物川芎嗪早已广泛用于脑血管病等。它又是速效救心丸的主要成分，足见川芎特别适用于心脑血管病。

复习一下古代文献，更有助于理解它为什么适用于高血压。

历代本草和著名医家都重视此药。若论其功用，最重视的还是它治头痛。《本经》关于此药主治的第一句是：中风入脑头痛。寇宗奭说：今人用此最多，头面风不可缺也。张元素说：能散肝经之风，治少阳厥阴经头痛，及血虚头痛之圣药也。李杲更说：头痛必用川芎。如不愈，加各引经药。

至于它为什么治头痛，李时珍的看法最有代表性。他说，芎䓖为血中气药，血虚宜之，气郁宜之。按今日中医理论，气为血之帅，即川芎肯定是活血的。中药学也早已把它归入活血化瘀药。

然而，《本草纲目》引用《梦溪笔谈》说：两个久服川芎治头痛的人，后来突然死亡。大约此后，中医有川芎走泄真气之说，于是不像金元之前那样，很多人长期服食此药了。明清文献中，没有发现类似记载。（洪钧按：本来想使用批注，但试了几次不成功。我查过《梦溪笔谈》，没有发现此说。但核对《本草纲目》确实如此。李时珍是转引的寇宗奭之说，可能寇氏看到的版本和现在不同。——加工后请删去此按语）

如此说来，使用川芎不是要顾忌很多吗？

这要看如何理解所有上述经验和事实。

我们已经知道，猝死是重症心血管和脑血管病所致。导致心脑血管病的主要原因是高血压。高血压则是慢性顽固头痛的最常见的原因。于是，不应该是久服川芎导致了猝死。祸首倒是高血压。死者久服川芎，必然因为它可以缓解高血压引起的头痛等。于是，川芎必然对高血压有效。只有这样才能解释前人记述的全部经验和事实。

现代研究更加证明了这一点。曾经广泛使用的川芎嗪，就是川芎的提取物。今中药学教材已经采用此说。它不但可以稳定持久地降血压，还能扩张冠脉和脑血管。因此，对各期、各型高血压，川芎都应该是首选的中药。如果再参看《名医别录》已经用它治疗"腰脚软弱，半身不遂"，《本经》也有此意（治痉挛缓急），则古人早已用它治疗脑血管病后遗症。

因此，本书中治高血压，川芎常在煎剂处方之首。

（2）牛膝

今教材也把它归入活血化瘀药，从这一角度看，它可以有降压作用。但是，李时珍之前的记载，未能明确提示它治高血压。现代研究证明它的降压作用短暂，却能明显地降低全血黏度。

喜用此药的寿甫先生用它治"脑充血"（实指是高血压），主要理论是说它长于引血下行——此说最早出于朱丹溪，原话是引诸药下行。

细读《本草纲目》，可知此药早期被用作补药。

另，古人很重视此药对小便不利、特别是尿血的作用，故我治血尿和老年性尿频、尿急、尿失禁也必用牛膝。

又，此药目前分为怀牛膝和川牛膝，我更常用怀牛膝。

总之，本书高血压验案中，牛膝常是煎剂处方的第二味药。

9. 关于生石膏和其他石质药

提倡热病重用石膏，特别是再三强调要用生石膏的是张锡纯先生。先生的见解不再重复。由于先生的提倡，近数十年来石膏药材都是生石膏块，即稍微打碎的石膏矿。大约从《医学衷中参西录》风行，熟石膏即从药市上绝迹。笔者从未见用熟石膏者。

开生石膏块是为了保证所用是生石膏。但是，入煎时又需打碎，据理言越碎越好，为了煎出有效成分也。寿甫先生专门强调必要时可直接服用石膏细末，谓细末一钱效用超过一般打碎入煎的石膏一两。目前由于机器加工普及，市场上常见石膏粉。此粉极细，远非手工研碎的细末可及。只是，医家往往不敢肯定是生石膏粉。其实，将熟石膏加工成细粉冒充生石膏，对药商来说是大大提高了成本，他们不会这样做赔本儿生意造假。不过，此事总需药检部门统一标准，以释医家、病家之惑。

显然，机器加工的石膏细粉药效大大提高。直接口服不必说，入煎时同样要大大减少用量。笔者掌握的原则是：用旧时分量的十分之一。具体还要看服药后的反应。寿甫先生的见解是正确的——见一次大便不实，石膏即需减量或停用。

类似问题还有龙骨粉、牡蛎粉、赭石粉等。这些石质药用原分量虽无大害，却没有必要再用那么大剂量，一般用旧时分量的十分之一即可。此类问题同样需要药政部门规范标准。

10. 关于中成药

《国家基本药物——中成药》载药1800种。市场上的中成药种类繁多，新品种日新月异。药商和较大的医疗机构自然应该尽量备全。个体医生则不可能也不必备全。本书常用的成药如下：

补脏腑类：补中益气丸、金匮肾气丸、人参健脾丸、人参归脾丸、香砂养胃丸、天王补心丸、朱砂安神丸。

舒肝解郁类：逍遥丸。

祛寒湿理气类：藿香正气水。

清热泻火类：龙胆泻肝丸。

导滞逐实类：槟榔四消丸。

有的厂家把传统的大蜜丸改制成小浓缩丸，这是一种重要进步。这一剂型改革节约了资源，没有增加成本，却使很多不能服用大蜜丸的患者，比较容易坚持用中成药。故凡有浓缩丸者，最好不用大蜜丸。

读者不难看出，本书拙案中使用的中成药，很少有上举11种之外者。详细拙见，请看有关病案和"补中益气治百病"等。

读者还可看出，上述成药以补益者为多。若综看全书拙拟煎剂，也更常用补益法。笔者相信，目前求治于中医者，确实以虚证更多见。

最后，透露一下笔者把握中医治法的捷径：用好五脏温清攻补方。

说这是捷径，是因为按中医理论，全身疾病都不出脏腑虚实寒热。掌握了有关要方，一切疾病都有活法。再简单一点，虚多与寒相关，实多与热相关。补益不远甘温，攻泻不远苦寒。故也可以说，全身疾病都不出脏腑虚实。于是，中医治法的要点就是：用好五脏补泻方。临床上最常见的是心脾肾虚，于是最常用的就是心脾肾的补益方。撮此要治内伤无往不适，治外感也思过半。

用于脏腑补泻的成药市场上全备，笔者用煎剂或西药的同时，常常再加成药。这样药力接续，且病大好后即可只服成药。

第二章 输液要点——中西医结合看输液

第一节 概 说

如果用一句话概括自中医看输液，就是：这一手段是绕过了（常常因为不得不绕过）脾胃运化，直接向经脉中补充水谷之精气（包括水、盐、糖、氨基酸、维生素、ATP 和脂肪乳等），也是直接输入本来要经过脾胃运化的药物（已有多种静脉用的单味和复方中药制剂，西药种类更多），还可以直接补充"人之神"的"血气"（血液及其制品）。

显然，输液是很重要的西医治疗手段，而且是中医完全应该认同的。

早在 20 世纪之初，就有生理盐水静脉滴注，但很少用。输液比较普及，是在 1940 年代中期之后。这是由于直到这时，有关输液理论、制药技术和输液设备才解决得比较好的缘故。

这一理论和技术，是医学的重大进展。它使医家在抢救某些危重疾病时，有了全新的、常可夺造化之功的手段。

和输液密切相关的输血手段，初步成熟于第一次世界大战期间，但是，广泛使用输血手段也是在 1920 年代之后。于是，输液和输血相得益彰。

此前以及那时常见的严重呕吐、腹泻导致的重症脱水；大面积烧伤导致的严重体液丧失；各种原因导致的长期不能进食水；外科急腹症和各种急性大出血等，没有比较成熟的输液、输血手段很少获救。恰当输液、输血常有夺命之效。

再加上这时抗生素发明，1940 和 1950 年代成为西医临床疗效飞速提高的时期。这时的西医，才称得上现代医学。

不过，直到 1965 年左右，我国县（不含县）以下医疗机构中还很少输液。这是由于，不但当时我国多数基层医务人员理论水平不足，输液药品和设备也很少。

输血涉及的理论和技术问题相对简单，多数基层医生不会遇到输血问题。不过，有条件输血的大夫也要记住：输血实际上也是输液，只不过"血液"这种"以奉生身，莫贵于此，独得行于经隧"的液体不是人造的。除采血时使用抗凝剂、少量生理盐水或葡萄糖溶液之外，不要在要输的血液中加入任何药物。

近年我国也逐渐普及了"静脉营养"。这是更先进的输液疗法。长期的"静脉营养"要通过中心静脉，需要专用设备和不太复杂的手术。不过，几乎一切"静脉营养"制剂，都可以通过外周静脉输液。于是，当代医家有了更完备的输液手段。

输液为什么有夺命之效呢？

如果一言以蔽之：这是由于输液能把强有力的外因直接变为内因。

稍微详细点说，可分为四点：

①常识都知道，大量失血，人不死也很危险。这时输血显然是最有效的治法。又，血液不但是人体中最活跃的体液，正常血容量更是维持正常循环所必须。其中所含的营养要素和其他生物活性物质，也最为全面。故凡严重营养不良、特别是低蛋白和各种免疫力严重低下，都可以输血。至于严重贫血和血小板减少等，输血也是最立竿见影的疗法。

②如果机体因为各种原因导致严重内环境紊乱，失去全部或大部调控、代偿能力，其他手段不可能帮助内环境恢复常态，输液可以迅速有效地直接干预、纠正，使之恢复。

③机体长期不能进食水时，输液提供了前所未有的，保证基本营养以维持生命活动，从而争取治疗时机的手段。

④当机体需要大量或多种药物快速干预时，输液能使多种药物不通过消化道，也不通过肌肉或皮下，大量快速又可控制地进入血液循环，从而分布全身或到达预期器官。

然而，输液这种夺命手段必须恰当使用，否则会适得其反。

这就要求医生必须首先在理论上过关，而后还必须在实践中不断充实。

然而，输液理论差不多是西医理论中最复杂的。掌握这一理论，首先要求扎实的生物化学知识。较好地掌握生物化学，又要求扎实的无机、有机、分析、物理、胶体化学知识。药理知识——实际上多是药物化学知识——也必须扎实自不待言。

所以，即便较好完成正规高等医学教育的人，如果有关知识不全面（不少人毕业后很少读书，没有新的知识补充，还会忘记学过的东西）、不能融会贯通，遇见复杂情况就会处理不当。加之，有关病理情况变化迅速，需要随时把握，调整措施，于是，即便大医院的资深大夫，对此处理不当的情况也不少见。

最考验医生关于输液的理论知识和技术水平的病种是：大面积烧伤、急性肾功能衰竭和重症急腹症等。它们常导致严重水电解质平衡紊乱、严重酸碱平衡紊乱，而且患者较长时期不能进食。这时又常常并发严重休克（部分急性肾衰因为严重休克发生），对输液水平的要求就更高。

好在上述病种和危重复杂情况相对很少见，多数医生、特别是基层医生，只需要把问题上交，不必独立处理。于是，输液看起来似乎是很轻松的事。

有的同行可能觉得上述说法是神乎其词、危言耸听，因为时下输液太普及了。那么多没有完成高等教育的医生动辄输液，每天给几个、十几个病人输液。一个病人可以连续输液一个月或更长，不是很少见意外而且常常疗效满意吗！

是的！目前确实不把输液看得那么神秘了。特别是随着大液体质量普遍提高，一次性输液器迅速普及，许多药物直接制成静脉滴注制剂，输液的安全性、简便性远非20多年前可比。打吊针、打提溜儿、吊瓶子、吊水、输水这些口语方言的出现，说明各地的老百姓也很熟悉输液了。甚至可以说，如果不让输液，很多医生就不会治病了。换言之，输液已经成为当今多数医生自认为最熟悉、最拿手因而最常用的手段。

尽管如此，笔者还是认为不恰当的输液很常见。虽然多数不恰当，不至于立即出现重大意外或事故，了解有关要点还是必要的。

如上所说，对不少人来说，把这个问题讲深透不大可能。本书也不是为了讲输液。愿意深透了解的人，尽可以通过其他途径学习。这里只讲些要点，而且主要结合目前常见的偏差并交代本书中的有关问题。

再次强调，近年来我国滥用输液疗法的现象非常严重。

看看下面所述的事实，足以看出，国人对输液过于偏爱。

"据有关部门公布的统计数字，2006 年，全国医药企业累计生产各类大输液达 52.6 亿瓶，每个中国人平均约有 4 瓶，而去年美国人均消耗输液仅约 0.04 袋。

"中国使用大输液较多（洪钧按：显然不是较多）与国情有关。不少中国老百姓相信：去医院"挂水"后病会好得快一些，而口服固体制剂的作用要慢一些。

"相反，西方人却不大愿意接受输液治疗而更倾向于使用对人体更安全的口服制剂。中西两种不同的用药观念，决定了我国输液产品市场在今后很长时间里仍将保持增长势头。"（《医药经济报》2007 年 10 月 12 日第 4 版）

洪钧以为，国人人均消费的大液体是美国人的 100 倍，显然不是病人造成的国情，而是医界普遍严重误导的结果。这里提供的数字是很令人吃惊的。读者必知，输液中还要输入大量其他药物。其中很多是非常昂贵的。于是，可以断言，国人人均消费的很多西药，也是美国人的 100 倍。

为什么会出现这样严重的误导呢？

只能是市场化的医疗使很多医生为了赚钱造成的。

普遍滥用输液疗法不仅在治疗上出现许多严重问题，也给国民经济造成严重污染。

第二节　输液要点

下面正式讲输液要点。

一、输液的种类

按照目的不同，目前流行的输液可以分为三种。

1. 用药输液

即"通过静脉滴注药物"。目前最常见的这种输液，一是多种抗菌药用于治疗感染性疾病（注意！大都是感冒因而常常是滥用）；二是预防、治疗脑血管病和促进脑血管病后遗症恢复的很多药物这样用。

2. 支持输液

主要用于进食不足或完全不能进食水的病人。输液是为了支持营养、维持生命活动以争取治疗时间。医学术语称这种输液为"支持输液"或

"支持疗法"。本书中所说"支持输液"即此意。书中或不讲具体怎样输。笔者大体如何作，请参看下文。

3. 纠正输液

即主要为了纠正内环境紊乱，比如脱水、酸中毒、低血钾等。对这种输液，医学界似乎还没有通行的术语。本书中就叫"纠正输液"。

当然，同时出于两种或三种目的的输液也不少见。纠正输液，就是在同时支持输液和用药输液。

二、关于用药输液

病情较轻，完全没有营养问题（注意！盐和水也是营养要素，特别是水，常比别的营养更重要），液体尽量少用，即液体内的药物浓度不超过说明书的要求即可。

注意某些药物不可同瓶输入，故需预先参看药物手册。

高浓度的药物，输入不宜太快，最初 10 分钟左右尤其要慢（按：开始是快速输入 20ml 左右，而后减慢，观察 10 分钟左右），以便早期处理可能出现的不良反应。此后也要按照要求的速度滴注。结束前十分钟左右最好也慢一些，让机体适应。

有心、肾功能不全的病人，液体更要尽量少用，特别是少给盐（包括氯化钠、氯化钾、碳酸氢钠等）。比如，最常用的青霉素类，就不是非用盐水溶解不可，笔者常用 5% 的葡萄糖溶解。此类患者输液速度更要慢一些。

若没有心、脑、肾问题，既然费事输上液，加上 10% 葡萄糖 500ml（限于成人，且同时加入氯化钾 1.0g、维生素 C1.0g）比较好。

但也不要太慢。笔者常见有人昼夜不停才输入不足 1000ml 液体。病人完全没有时间下床，不但很疲劳，护理也困难。具体如何掌握，不是几句话能说清的。只提请积累经验和随时观察。

无论何种输液，最好让病人保持卧位或半卧位。这样出现不良反应的机会减少，出现后一般也比较轻，处理也比较方便从容。

出现不良反应后，不一定立即拔除输液针。最好立即换用 10% 的葡萄糖慢滴。这样保持了输液通道，便于静脉用药处理。

三、关于支持输液

1. 首先确定输液量

完全不能进食水者，成年人每天不少于 1500ml，一般不超过 3000ml。

进食较少者，粗定为1000ml。有慢性心、肾功能不全者，不超过1500ml。

2. 其次确定输什么

完全不能进食水的成年人（本文不讨论小儿输液），既要给糖，又要给盐。其中盐水500ml，其余均可给10%的葡萄糖。每500ml葡萄糖液体中加入氯化钾0.5～1g。没有其他营养问题，即不再加任何药物。进食较少者，只给10%的糖和氯化钾。即一般不必给生理盐水。有慢性心、肾功能不全者，钠尽量少给或不给，钾大体上减半给。

目前凡输液，几乎都要在葡萄糖内大量加入维生素C。笔者没有见过这样用的严重不良反应。不过，若看一下说明书，维生素C的最大用量是每天2g（近来有的说明书上定为5g）。支持输液可以加入此药，但不必超过2g。

目前常常把液体和药物"分组"。但是，分组的结果常常忽略了液体总量是否合适，以及给了多少盐和多少糖——且不说还有意无意地浪费药物。

3. 再其次确定输液顺序和速度

顺序是：先盐后糖。实际上，盐水中最好也加上葡萄糖。一般是500ml盐水中，加入50%葡萄糖40～60ml和氯化钾0.5g。

速度是：没有心、肾功能、特别是心功能不全者，应该快一些，掌握在一个半小时左右输500ml。有心功能不全者，速度大体慢一半。但须随时观察反应，若有明显呼吸困难或呼吸困难加重，就要更慢。

除了小儿，都要用7号头皮针，因为要慢容易，小号针头则很难快。

开始和结束都要慢一些。开始是快速输入20ml左右，而后减慢，观察10分钟左右，无不良反应就加快。最后50～100ml也要慢一些，因为快速给浓度比较高的糖突然停止，患者常会出现低血糖反应。若患者可以饮水，最好于结束输液前20分钟口服一杯糖水。

4. 再其次是液体的温度

冬天或比较冷的时候（室温低于15℃），液体最好预先加热或在近头皮针处，用热水袋等加温。粗略掌握进入静脉的液体温度接近体温。很凉会越输越慢，很热会感到疼痛而且危险。

5. 最后是给钾的疼痛问题

500ml液体中加入1g氯化钾，多数患者会感到疼痛。肢体远端感觉敏锐，疼痛更重。但不能忍受者很少见。疼痛沿着静脉递减，时间稍久，也会减轻。钾是必用的，不能因为疼痛完全不用。必要时一是尽量接近肢体近端输液，二是减少用量。减少一半，一般不再疼痛。但注意，完全不能进食者，每日给钾（按氯化钾计）不可少于2g。

6. 关于静脉营养

支持输液就是静脉营养，只是这种静脉营养，不可能把人体需要的能量和营养物质都给够。其中，最容易给够的是水、多数电解质和重要维生素。供能物质的缺口，只好消耗机体的储备或消耗组成机体的生命物质——主要是脂肪和蛋白质。所以，即便没有疾病的特殊消耗，长期输液的患者还是会日趋消瘦。于是，近来提出了"静脉营养"概念。所谓"静脉营养"，就是通过中心静脉，输入人体需要的全部能量和营养物质。当然，这一手段主要用于长期完全不能进食者。

目前已经可以通过这一手段，使完全不能进食水的人维持数年。

只是出现了滥用这一手段的倾向。

比如，给没有明显营养不良的择期手术患者，术后使用水解蛋白、氨基酸、脂肪乳等制剂，不但没有必要，还会出现不良反应。为此付出的经济代价，常常高出使用比一切静脉营养制剂疗效都好的全血。

总之，除非术前有严重营养不良，或者肯定患者在3周内完全不能进食，无必要使用静脉营养疗法。必要时完全可以通过外周静脉输入部分"静脉营养"制剂，解决普通静脉输液制剂供能和营养成分不足的问题。

四、关于纠正输液

这种输液最复杂，而且内环境紊乱越严重，涉及的问题越多。故下面所说更是原则性要点。情况很复杂、危重时，知识、经验、药物和设备（包括生化检验）条件不足者不要处理。

首先是判断病人身上缺什么。知道缺什么，才知道补什么。第一步是判断缺盐为主还是缺水为主。盐不能以固体的形式从机体中丧失，水却能以不含盐（如不可见的汗中几乎没有盐，唾液中盐也极少）或含盐很少的形式丧失。所以，缺盐必然同时有缺水，缺水则不一定缺盐。

为此先说脱水。

内环境紊乱首先是脱水。脱水分为高渗性、低渗性和混合性三种。关于脱水程度和如何计算脱水量从略。

低渗脱水以缺盐为主，必然导致血容量减少，因而以休克为主要表现。比较轻的低渗脱水没有口渴，尿量不少而且清亮。缺盐主要见于严重呕吐、腹泻——特别是严重呕吐、大面积烧伤、重症急腹症和长期大量使用强利尿药。

高渗脱水以缺水为主，一般不出现血容量明显减少，故很少见休克，而以口渴，尿少而黄或无尿，口唇、皮肤干燥皱缩为主。缺水主要见于多日不能进食水、持续高热、多次大汗、多次大量使用脱水药等。

混合性脱水的表现介乎上述二者之间。

再请注意，缺盐时必然同时有缺水，只是缺盐是主要矛盾。缺水时，机体内盐的绝对量也减少，只不过这时体液内盐的浓度较高。

无论何种脱水，严重时都可见眼球凹陷、闭眼不全。再严重时都可以出现昏迷、休克，至此就可能迅速死亡。高渗脱水最后休克属于中医说的上脱，主要不是因为血容量减少。详说从略。

五、脱水的反面——水钠潴留

由于古典型霍乱早已绝迹，严重食物中毒和过去常见的严重婴儿腹泻也很少见，加之输液疗法普及，不脱水的也常输液，可能脱水的早就输液，目前，内科病而导致严重脱水的相当少见。反之，由于输液常同时滥用皮质激素，水钠潴留很常见。结果是：一方面很多医生荒疏了关于脱水的处理；另一方面对水钠潴留和往往同时伴有的低血钾认识不足。缺钾目前主要见于滥用激素而给钾不足。

六、关于缺钾

脱水一般不导致缺钾，多数情况下血钾还可能比较高。但是，抢救脱水首先是大量补充不含钾的液体，这时就会出现缺钾。那么，开始就补钾不是更好吗？答案是否定的。这是由于高渗脱水、比较严重的低渗脱水和混合脱水，必然尿少，甚至无尿。钾只能通过尿排出，无尿或尿很少时，补钾可以导致高血钾，而高血钾也是很危险并难处理的情况。所以，抢救脱水的老原则是：先盐后糖，见尿给钾。

然而，近年时髦一种令人难解的诊断：缺钾或低钾。其实，这不能算诊断。因为这一术语中不包括病因，也不足以指导治疗。即便果真血钾低于正常，它也只是某种疾病的病理变化之一。补钾不能从根本上解决问题。至于很多人用口服氯化钾治疗此"病"，只能说害处不大。

除周期性低血钾之外，比较常见的是碱中毒和肝硬化腹水长期利尿、给糖而补钾不足。目前除了上面说的滥用激素导致储钠排钾，因而在水钠潴留的同时多有低血钾之外，就是只给糖不给钾。故有必要说一下如何给糖并恰当给钾的问题。

七、关于给糖

葡萄糖是人体最重要的供能和营养物质。读者必知，严重低蛋白（比如肝硬化腹水）虽然很不好，却长期不会死人。低血脂的危险性更小。各种严重脱水虽然危险，一般也不会数小时内死人。目前流行的低钾说法，也不是危急情况。低血糖稍重则立即出现生命危险。其表现先是心慌乏力、面色苍白、颤抖出汗，自觉不支。不久就会昏迷，再接着就是惊厥，不及时给糖很快就会死亡。直到这时，静脉推注 20ml50% 的葡萄糖，大多立即缓解。尽管这种情况不是很常见，却足以说明给糖很重要。

所以，输液中要重视给糖。特别是患者不能进食或严重营养不良时，更要尽力多给糖。

给多少呢？

常温下正常成年人静卧，每天需要消耗 300g 左右的葡萄糖来维持基本生命活动（即基础代谢）。所以，完全不能进食时，给足糖很困难。反之，不缺盐时，几天不给盐也没有关系。常见很多资深大夫，这时只用 5% 的葡萄糖而且量不大，这对不能进食或营养不良者很不恰当。除了婴幼儿严重脱水（本文不讨论小儿输液问题，这里顺便提及），笔者主张都使用 10% 的葡萄糖，必要时还要加用 50% 的葡萄糖。只是要注意同时补钾。原则上，每输入 50g 葡萄糖（即 10% 葡萄糖 500ml）给氯化钾 1g。

然而，在纠正脱水输液时，糖——葡萄糖大液体——是被看作水的。为什么呢？因为只要内环境紊乱不是很严重，机体还有能力利用输液这一强大的外因时，输入的糖会很快变成糖原储存或分解掉（因为维持生理和纠正病理都需要能量），于是，输入的葡萄糖大液体就等于输入水了。或问：那么为什么不干脆输入蒸馏水呢？答案是：不但纯水不能输液，凡低渗液体都不能输液，因为会导致溶血。所以，尽管静脉注射 2ml 纯水不会有什么危险，从理论上讲却是完全错误的。

八、关于酸中毒

与输液关系密切的是代谢性酸中毒，这里不讨论呼吸性酸中毒。

代谢性酸中毒的原因很多，涉及的理论问题相当复杂，有余力者最好自己复习。要点如下。

糖尿病的酮症酸中毒，有病史、昏迷和所谓烂苹果味等供诊断，其发病和治疗原理从略。

其他代谢性酸中毒，都是因为严重体液丧失（严重呕吐、腹泻、反复大汗、急腹症和大面积烧伤等）又完全或几乎不能进食水导致的。这时必然有脱水（和电解质平衡紊乱）因而尿少甚至无尿。机体为了获得能量，只能动用脂肪和蛋白质。没有足够的糖同时参与生物氧化，尿又很少，必然造成酸性产物淤积。故只要脱水比较严重，必然有代谢性酸中毒。

较重的代谢性酸中毒，都应该有深而大的呼吸——机体"企图"通过多呼出二氧化碳减轻体液的酸性。

较轻的此种酸中毒，只要输液量和给盐、给糖适当，机体会利用这一条件自动调整而解决。这时不必使用碱性药。严重时，则往往需要使用碱性药。具体如何使用，从略。但要知道，碱性药同时也是"盐"。常用制剂无不是高渗的。已经有了严重脱水，不能直接输入这种高渗的药物。一般说来，普通执业医生不要处理这种情况。

滥用皮质激素也会导致酸中毒，理论说明和处理原则从略。

笔者多次见到，个体开业医生大量使用碳酸氢钠输液，却说是为了开胃帮助消化。看来，不大可能让他们掌握酸中毒的处理。这时要把病人送到当地最好的医院。

九、关于碱中毒

理论更复杂，也远较酸中毒少见，从略。

十、关于输液问题的中西医结合

首先，重复一遍本文开头的话。

如果用一句话概括自中医看输液，就是：这一手段是绕过了脾胃运化，直接向经脉中补充水谷之精气，也是直接输入本来要经过脾胃运化的药物——目前已有多种静脉用的单味和复方中药制剂，西药种类更多。

输血用于治疗大量失血，这种常识就容易理解的疗法，古代中医也必然认同。

总之，输液是很重要的西医治疗手段，而且是中医完全应该认同的。

所以我看，不必强分输液（包括输血）属于西医还是中医。

试看，尽管中医没有输液手段——因为受时代限制不可能有此种手段——却有有关认识和至今还相当有效的治法。

理论方面，不能进食水就会消耗、衰竭、脱水。这种靠常识就能理解的问题，中医自然知道。

伤寒理论中，忌反复大汗、反复大下的主要原因之一是为了避免脱水。

更重要而且至今很有效的治法，是少阴病的急救回阳法。只要辨证准确，此类休克大多可以单用中药迅速治愈。结合西医输液，必然效果更好，而且可以挽救单用中药疗效不好的情况。

温病学派注重护阴液，就是尽量避免高渗脱水。温病学家还发明了增液汤等和西医输液相通的治法。

至于中医治疗上脱，主要就是针对高渗或混合性脱水导致的休克。这种治法至今也有西医不及之处。

就是西医说的感染中毒性休克，及其恶果弥漫性血管内凝血，结合中医也大多会取得更好的疗效。

不过，掌握上述中医治法，除了读书之外，更需要实践。只是，当代中医很少碰到上述问题，于是，能够真正继承的人不是很多。多数有才华的人都去研究当代时髦——如不孕不育、男性病、肥胖等——的疾病了。这是时势使然，至少暂时无法改变。

目前输液中，还特别常用清开灵、双黄连等。这也是与输液有关的发明。只是目前使用不当的比较多。和输液不当一样，造成这种偏差不是医学理论本身。本书中不但随时结合病例提出浅见，而且有专题讨论。希望拙见对有关同行有所帮助，倘有高明者不吝赐教，则深深感谢。

输液问题可以写成而且有过多种厚书——即专著。上面7千多字，显然只能是要点。其中很少谈及专业性强的理论，很复杂的问题更是一律从略。不过，有一定理论基础的朋友，读读它还是很可能有收获，对本书中的有关病例也会体会更深一些。

第三章　辅助诊断略论

笔者在此要表达的中心意思是：任何先进的辅助诊断手段，都不能代替医生的医学知识和经验，更不能代替医生的责任心和爱心。绝大多数常见病和部分少见病的诊断，不是非做辅助检查和检验不可。目前，特别是在比较大的医院里，先进的、昂贵的，然而患者不需要的检查、检验手段用得太多了。结果是，一方面浪费了卫生资源，加重了患者和社会的经济负担，另一方面导致年轻一代医生的诊断能力下降。无论从医学科学、医学伦理学，还是从卫生经济学哪方面看，这种不良倾向都需要纠正。

相信多数读者，不会从上面的话中得出，笔者反对一切辅助检查和检验的结论。但是，笔者还是要说一下，辅助诊断手段的认识论意义。

从认识论角度看，重要仪器的介入，代表着诊断革命。所以，笔者不仅赞颂一切科学技术进步，而且主张一切科学技术手段，都应该尽快拿来作为诊断、治疗和预防的工具。随着科学技术的飞速进步、生活水平提高以及公众对医疗保健水平的要求越来越高，辅助诊断手段会越来越多，使用越来越普遍。

然而，这不是说仪器使用越多越好，更不是说仪器要在诊断过程中占据主导地位。诊断工具毕竟是人创造的。是人支配工具，而不是工具支配人。支配人的是大脑。一切辅助诊断手段，都是医生有目的地搜集或处理信息的工具。仔细询问病史、认真做视触叩听和望闻切永远是最重要的。是否以及何时采用何种辅助诊断手段，都应该有充分的病史和体检依据。包括健康体检在内，都不是用仪器拉大网就能解决问题。在诊断过程中，辅助诊断手段的作用只能是"辅助"的。仪器获得的任何信息，最后还是要由医生判断其意义。

然而，特别"喜欢"仪器的人，不是这样认识的。

他们认为，病史采取和查体做得如何无所谓，使用高新尖辅助诊断手段的多少，才是医生水平的标志。他们企图把搜集和处理信息的工作都交给仪器，于是离开辅助科室就不能治病。这种人还常以"循证医学"自诩，似乎只有仪器提供和处理的信息才能作为客观证据。

至于有的人把 CT 等完全视为赚钱的工具，已经不是认识问题，而是严重的医德问题。

总之，我对滥用辅助诊断手段的风气深表忧虑。

比如，测体温可以用红外探测仪或红外线热扫描成像。先进的此种仪器不但比体温表更精确，而且可以报告全身体温的动态影像结果。它比体温表远远先进，不久的未来很可能普及。令人担心的是，只要某些人觉得它省脑筋而又现代化，特别是更有利于创收，那时又会有很多人滥用它。

本书的病例中，很少罗列仪器检查、化验结果。这主要不是笔者生不逢时，笔者也不认为自己的有关知识很不足。近 20 年来，笔者处理的病种涉及临床各科，自信还可以在多数临床科室独当一面，但还是不赞同目前过多使用辅助诊断手段的倾向。

笔者坚信，对学验俱丰的医生来说，大多数疾病除了体温表、听诊器和血压计之外，不需要任何仪器就可以确诊。

读者若不信，请问：有什么高新尖的仪器，可以代替血压计甚至切脉诊断高血压吗？感冒流行时，莫非还要一大套辅助检查、化验诊断流感吗？这两种病不是当今最常见的病种吗？摆在那里的皮肤病，莫非大都需要辅助检查吗？有什么仪器可以测出当今最常见的心理病因吗？

自然，辅助诊断手段该用时还是要用。

为此，简单说明一下关于主要辅助检查、化验项目的诊断价值的拙见。只是由于目前的倾向是滥用或过分依赖辅助手段，下文对这些手段的局限性说得多一些。

第一节 关于影像学检查

现代意义上的医学影像学诊断手段肇始于 X 光。目前使用最滥的是 CT 和磁共振。

所谓影像学检查，即是设法看影儿的。它们不如裸眼直视的、手能摸到的、耳朵能听到的东西可靠。只是由于人的眼没有穿透能力，才有必要借助影像学仪器。宏观形态病变才能看到影儿。不怀疑宏观病变，就不需要影像检查。

一、关于 X 光

在所有影像学手段中，X 光最早发明、贡献也最大。它无疑是划时代的辅助诊断手段。1895 年发现它，次年就有了 X 光机。对这种发明的实用价值，不必进行统计学研究评价。骨损伤或骨病、特别是前者，可通过它得出无可怀疑的明确诊断。现代战伤中常见的体内金属异物，通过它更能瞭若指掌。在某些手术中，它还是医生随时参看的依据。20 世纪的前 70 年，正是肺结核猖獗时期。X 光对诊断此病的贡献，更是过来人尽人皆知。

希望读者记住，对骨损伤、骨病、体内金属异物、肺结核和其他肺部疾患的影像学诊断还是 X 光更有用，不必也不宜用 CT 或磁共振代替它。

X 光对于急腹症、特别是肠梗阻和上消化道穿孔，具有重要诊断价值。不过我还是要强调病史和查体的重要性。这两种病的诊断，主要还是靠病史、查体和医生的经验。

为此，讲一件终生难忘的往事。

简单说就是：由于忽略病史，过分信赖 X 光结果，一例胃穿孔未能及时诊断，按幽门梗阻手术，终于未能挽回。

患者是我的当家侄子，在县医院住了一个月，恰好我当时（1974）在地区医院进修。转到地区医院时，门诊接诊、X 光检查和术前处理，都是各科主任亲自动手，我忽略了亲自详细问诊并查体。而患者大概是在 10 天前发生的胃穿孔。这时，膈下游离气体看不到了。腹膜炎的表现也几乎消失了。又输液纠正两天才手术——预定胃切除。结果，一打开腹腔，主任立即满头大汗。可想而知，腹腔污染严重。穿孔相当大，又在污染当中浸泡了 10 天以上，单纯修补没有希望愈合。如何处理呢？主任方寸已乱，我建议做全胃切除，他却再无心恋战。严重老溃疡病，本来体质很差，这时一般情况更不好（但没有休克），就更不敢做下去了。

患者当时 43 岁，我至今记得他反复说：能让我再活 5 年就好了，那时孩子大了，我可以放心走了。然而，他失去了机会。尽管，即使术前诊断无误，治愈的可能性也不足 10%（穿孔已经太久、太大且污染严重），我却有责任尽量术前确诊。

二、关于 CT

CT 是 X 线和计算机技术结合的产物，和 X 光一样是诺贝尔获奖项目，当然进步意义很大。不过，和单纯 X 线相比，其主要价值是在颅内占位病变的诊断上更准确、简便而安全；对四肢、脊柱和胸腔内病变的诊断价值则不比 X 线高；对腹内脏器虽然可以得出 X 线得不到的影像，但是，由于腹部触诊相当容易，它提供的超出触诊价值的结果不多。目前，CT 检查的阳性率太低，与为此而付出的经济代价相比，得到的诊断信息太少了。常有人说，最先进的 CT 可以发现直径 0.5cm 以下的肿物，这恐怕有些夸张。况且，即便能发现此种阴影，进一步判断其性质还是需要医学知识。

为说明这一点，讲一个正在整理此文时碰到的典型例子。

患者蒋某，2007 年 4 月 6 日在威县县医院做的 CT（CT 号 33521）报告如下：

图像所见：右侧胸廓稍塌陷，胸壁骨质未见异常。右上肺体积缩小，其内可见片状、条索状高密度阴影及蜂窝状低密度阴影。其内可见气管通气征……左肺透亮度增高，纹理稀疏。纵隔结构向右移位。气管前腔静脉后可见肿大淋巴结。两侧胸腔无积液，胸膜无肥厚。

印象：1. 右上肺（1）干（？）性肺炎并肺间质纤维化（2）大叶性肺炎。请结合临床。建议治疗后复查。2. 左肺气肿。3. 纵隔淋巴肿大。

病家当天拿着 CT 片子来咨询，我一眼就看出是肺结核。

患者的病史和临床表现也相当典型。从略。

为了让患者使用免费的抗结核药，我让他去县防疫站检查。那里给他照了免费的 X 光胸片，却因为痰检阴性不承认是肺结核也不出报告。自然也不给药。

只好先做抗结核（开始同时抗化脓性感染 4 日）治疗。

抗结核治疗两周后，4 月 22 日患者开始吐血样痰。23 日再次让患者带着我写的条子（排除肺结核）去县医院就诊。这次，X 光胸片报告是：

右上肺呈片状及条索状阴影，密度不均，有数个低密度区。余（一）。印象：右上纤维空洞型肺结核。

为什么 CT 大夫没有诊为肺结核呢？不是 CT 影像表现不典型，也不是他们不会读 CT 片子，而是他的医学知识和经验太少了。防治肺结核是防疫站的主管大夫职责所在，不知道出于何种原因如此掉以轻心。

又，县医院内科和 CT 大夫都应该知道，肺部病变最好拍 X 光胸片，而不是做 CT。为什么非做 CT 不可呢？

可见，CT 不能代替医生的知识和经验，更不能代替医生的责任心。

三、关于磁共振

核磁共振原理的发现也是诺贝尔获奖项目，但实现类似 CT 成像，必须和高性能的计算机相结合。这一设施的发明，不是诺贝尔获奖成果。实际上比较普及在 CT 比较普及 10 多年之后。磁共振的成像原理与 CT 不同。给我印象最深的是：它能在一个片子上显示全身的大动脉。从理论上讲，X 光和 CT 也有可以做到这一点，技术上很困难。我认为，作为影像技术它确实和 CT 一样是划时代发明。但是，它提供给医生的还是因为组织的疏密不同（在片子上是透光多少不同）而形成的影像。所以，和 X 光相比，它的诊断意义没有本质进步。对完全不了解正常影像的人来说，任何影像检查结果都毫无意义。只有精通正常人体形态学和病理人体形态学的人，才有可能解读影像学检查结果的含义。

目前的不良风气是：有意地让患者多做几种或几次影像学检查。常常是：X 光或 CT 已经足供参考，还是再做一次磁共振。这是很坏的风气。

四、关于超声

与 X 光和 CT 相比，超声检查对人体几乎没有损伤，对环境的污染也很小。加之此种手段在获得心、肝、胆、胰、脾、肾、子宫和胎儿的诊断信息方面比 X 光和 CT 更有意义，笔者比较看好超声辅助诊断。再考虑到它相对经济，怀疑上述器官的疾病时，更值得优先选用。产前检查和其他例行体检，也有必要采用超声。

第二节　关于心电图

自从 1970 年代中期，心电图逐渐在我国县以上医院普及。目前，很多个体小诊所就有。所以，单纯的心电图仪，已经不是什么先进设备。除多导心电图、门诊患者连续监测心电图外，监护病房和手术室中连续心电监测也很普及了。不过，它的主要诊断意义没有重大突破。

心电图主要有哪些诊断价值呢？

一是判断死亡，即确认心跳完全停止。不过，若说只有通过心电图才能确认死亡，恐怕连偏爱心电图的人也不会同意。因为听不到心音，颈动脉无搏动，呼吸停止，瞳孔散大，对光反射消失，已经足以断定死亡。这时再做心电图，不过是走形式。警察见到一具冰凉僵硬的尸体，也不会再做心电图。

二是用于诊断心率和心律失常，这是心电图的强项。

比如，心率超过每分钟 150 次，听诊和切脉就数不清，心电图可以给出准确的心率。不过，不能说严重心动过速，没有心电图就不能诊断并治疗。医生不必说，不少病人自己在家里就知道出现了心动过速，而且会自己采取有效措施。

更有价值的是，心电图可以诊断严重的房室传导阻滞，这时往往意味着要安装起搏器或做心脏移植。这是尖端的专科问题。一般大医院的医生也不可能掌握。普通医生的责任是：怀疑或发现这种情况时及时上交。

再有常见且重要的心律失常是房颤。不过，这种绝对心律不齐通过切脉和心脏听诊也极少漏诊。因为不但很容易听出此种心律不齐，还由于它最多见于慢性风湿性心脏瓣膜病，很容易通过听诊发现应该伴有的典型杂音。

其他心律失常，主要是各种异位搏动或逸博，不过，这时心电图虽然可以判断属于何种心律紊乱，却不能据以制订特殊治疗方案，换言之，对指导治疗意义不大。

三是用于诊断冠心病。心电图普及之初，医生对这方面的意义期望最大。不过，即便单从诊断方面看，它意义也不能令人满意。有经验的医生诊断典型的心绞痛不需要心电图。反之，典型的心绞痛缓解后，心电图常常没有异常。实际上，心绞痛几乎都不是根据心电图诊断的。至于发现病人不知道的陈旧性心肌梗死，治疗就更难着手。医生显然不能过分依赖这一仪器。退一步说，心电图给出了明确的、可靠的诊断，对确定治疗原则却帮助不大。没有心肌梗死的冠心病，不用说西医处方基本上一样，即便有心肌梗死，不同部位心肌梗死的治疗原则也无大区别。

更令人丧气的是，心电图对冠心病有 15% 左右的误诊。医生能完全信赖它吗？

四是用于诊断心肌炎。这也是心电图的强项，却也有 15% 左右的漏诊——有心肌炎而心电图正常，还有 10% 以上的误诊——无心肌炎心电图提示此病。于是，知识和经验不足者，就会因为依赖心电图犯错误。

最后，慢性风湿性心脏瓣膜病很常见，不是医生也能听出杂音明显，而心电图完全无助于确诊瓣膜病及其常有的心衰。对先心病和高心病也大体如此。这 3 种病应该是相当严重了，加在一起应该比冠心病还要常见，心电图对它们的诊断没有意义，故不可对它评价过高。花很多时间去分析轻微心电图异常，不如把时间和精力花在仔细询问病史和认真的视触叩听上。

为此，也讲一次很不愉快的经历。

2004 年参加了一位热衰竭型中暑——这是我的诊断——会诊。请来的"专家"问病史、看病人没有花几分钟，却老是拿着几次心电图翻来覆去地看个没完。最后，他的诊断是："前间壁心肌梗死"，主张每天输液不超过 1000ml，不能给盐，硝酸甘油绝对要用。我提示他：两年前类似发作时，曾经在 12 个小时内给患者输液 21000ml，其中大约盐糖各半。心梗或严重冠心病心衰耐受这样输液是绝对不可能的。目前酷暑，给这么少的液体，还要持续几天这样治疗，后果非常危险。"专家"听不进去。于是，我不管他的"诊断"，催促赶快安装空调。结果是：空调安上不足 1 小时，专家的措施还未及起作用，病人就大好了。心电图（当时已经上了监护）之不可靠，由此可见一斑。

又，我本人的心绞痛相当典型，间断发作了大约 20 年，做心电图从来没有发现异常。最近病情一度加重，心电图还是完全正常。那么，在我的知识、经验、切身感受（症状典型且用药速效）和心电图结果之间，我否定哪一方呢？

我只能否定心电图报告，尽管我从来不对此病战战兢兢。

为说明心电图的不可靠，下面再举最近的一次经验。

邻人某男，61 岁，2008 年 6 月 19 日下午在田间劳动时突然发作严重典型心绞痛——突然发作的以胸骨后为主的胸部憋闷绞痛伴大汗淋漓，自觉不支。他立即被 120 接走，但中途突然完全缓解。到了县医院（距县医院只有 5km），做心电图完全正常。他没有住院而是回来找我——去县医院之前未及找我。我说：尽管心电图无异常，还是典型的心绞痛。因为我知道他的父亲于 9 年前猝死，死前数小时有过心绞痛（死后别人告诉我的，尽管不是医生的话，也相当可靠）。他本人也于上年发生过较轻的急性脑血管病。故虽然他的血压一直不高或略高，还是应该断定他的心脑血管都有了问题。他将信将疑，只拿速效救心丸备用。

我嘱咐他不要再劳动，最好完全卧床。他却自恃一向身体强壮，次日一早又去田间，结果轻劳动约 5 分钟，再次发作典型的心绞痛，经紧急使用速效救心丸、心痛定（即硝苯地平）、安定，同时嚼服红参片，口服刺五加注射液、黄芪注射液和参麦注射液迅速好转。这时他终于认为病情较重，愿意接受中西医结合治疗。2日后，由于患者总不愿意接受现实——到处游走，还想试着劳动，心绞痛频繁发作，常用药不能完全控制，只好让他再次就诊于县医院。这次住监护室3天，普通病房4天，心电图每天做，只有可疑的T波倒置。每天静脉滴注消心痛（即异山梨酯）等，一直没有发作，于30日下午出院。7月1日上午10时，又频繁发作3次且比较严重，立即打120。120到达时疼痛刚缓解，立即做的心电图完全正常。随120来的心电图医生说问题不大。我说：那么就不必按冠心病治了吗？心电图医生说：最好还是按冠心病治。可见，心电图只是有点参考意义。就这个病人而言，完全不能靠心电图诊断。

如果认为心电图才是诊断冠心病的依据，该患者就没有心脏病。于是，一切治疗中的措施都是误治。

现在该怎么治呢？我的处理如下：

心痛定片10mg 日3次

消心痛、速效救心丸备用——一旦发作立即舌下含化。

输液：10%葡萄糖400ml＋刺五加注射液80ml＋黄芪注射液20ml＋参麦注射液10ml＋氯化钾0.5g。日一次。

中药煎剂：人参15g，党参15g，川芎10g，怀牛膝20g，全瓜蒌15g，薤白10g，桂枝20g，当归10g，白芍20g，五味子10g，甘草5g。常规水煎，日一剂。

如此治疗3日，效果很好——后两天没有发作心绞痛。

没想到患者对"仪器查不出来的病"不甘心。没有和我商量于7月4日去石家庄省医院就诊。

更不应该的是：4日他凌晨3点起床，5点出发去石家庄，往返800里，晚上6点返回。那一天是入夏以来最热，他租的是没有空调的小面包，于是，路上发作心绞痛3次。好在带着药，可以缓解。在省医院心脏二科做了：安静时交流肌电漂移心电图，结果临界或可疑；心脏彩超：主动脉瓣钙化、三尖瓣少量返流、左室舒张功能减低——都无特异意义；DR正位胸片示左心室增大，双肺、隔未见异常；负荷试验阳性——75W开始，75W结束。3分29秒后出现心绞痛。但心电图还是不很典型。

省医院也是按冠心病给他开的药。

当晚9时左右，他还到人群热闹处聊了一会儿天。

5日凌晨2时半左右，他的妻子慌忙来叫我，说他情况不好。

我立即起床去看时，果然情况不好。

他已经含化消心痛、速效救心两次，不能缓解。我立即让他含化第3次并口服安定5mg，还是无效。于是立即打120，大约5分钟后，120还没有从医院出发，他出现了典型的阿斯氏综合征——心跳骤停猝死时的典型表现之一——于是猝死。

该患者的猝死固然有他本人的责任——逞强好胜，不遵医嘱——但也说明不可全信心电图。在仪器、临床表现和经验之间，医家应该更相信临床表现和自己的经验。

第三节 关于脑电图和脑血流图

在我的经验中，这两种手段从来没有对确立或推翻脑内疾病起到决定性的作用。以癫痫病和偏头痛而言，从理论上讲脑电图对它们有重要诊断意义。然而，大概没有人认为，有了脑电图依据才能诊断癫痫和偏头痛。90%以上的癫痫和偏头痛不是根据脑电图诊断的。脑血流状态自然是重要的。但是，脑血流图不能预报脑血管病。如果已经发生了急性脑血管病，再作脑血流图更没有什么意义。

第四节 关于传统三大常规

传统三大常规即血、粪、尿常规检验。

笔者年轻时，住院医生必须会亲自做这三大常规。在教学医院，有了化验报告还必须再亲自做。那时，这些检验是手工的。现在，至少血、尿常规是仪器"自动"出结果了。

它们的诊断意义是什么呢？

一、关于血常规

血常规提供的数据是：白细胞计数及分类；红细胞计数；血小板计数；血红蛋白含量等。

上述数据，一般只有血红蛋白含量、血小板计数有相对特异诊断价值。不过，低血红蛋白稍微严重，是化验前医生就相当清楚的，化验只是证实一下贫血程度。一般说来，没有这种证实照样可以治病。只有三种情况稍微例外。一是巨幼细胞贫血，二是高血红蛋白症，三是恶性贫血。不过，都相对很少见。血小板过低，一般也是化验之前就料到的，化验也只是证实一下。

白细胞计数只有在极特殊的情况下，才有特异诊断意义。比如，总数超过每立方毫米5万就可以大体确诊白血病，但化验之前一般也已经料到。

其余计数多少和分类情况，都只有非特异诊断价值，进一步诊断还要靠医学知识（主要是对可靠病史以及认真体检所得的分析）、观察和进一步化验。进一步检验，主要是周围血涂片和骨髓涂片。这一步检验对感染和贫血的性质、血小板形态，白血病以及那时比较常见的疟疾诊断意义较大。不过，并非总是能得到确切结果，医生的知识和经验，在诊断方面还是处于主导地位。

血常规之外，以往还比较常做的血液化验有血沉、出凝血时间等。它们也不能提供有特异诊断价值的结果。

二、关于粪常规

粪常规目前很少做了。20多年前，它对不少常见病的诊断意义倒是很大。比如，中毒痢开始以高热昏迷为主要表现，需要和其他热病鉴别。一个肛门指诊涂片化验，基本上就可以确诊或排除中毒痢。诊断阿米巴痢疾，也是非化验大便不可。至于肠蛔虫，粪检发现虫卵是无可怀疑的依据。此外，大便潜血也具有重要意义，而且是病史推断、视触叩听和其他化验不能代替的。目前，上述病种大都很少见了。

三、关于尿常规

尿检验是值得提倡的项目，因为取得这种废弃物很容易，又没有任何痛苦和危险，经济代价也很低。目前的尿常规自动化验同时给出10几个指标。其中至少尿糖、蛋白、红细胞、脓球、尿胆原等有重要诊断意义。

第五节 关于肝功能化验

这是常做的血液生化检验。若问：到底是医生诊断严重肝功损害在先，还是做了肝功之后才能得出肝硬化的诊断呢？答案应该是：医生有了相当充分的肝硬化依据，才让病人去化验。所以，绝大多数情况下，肝硬化的诊断，检验结果总是马后炮。经验多的医生，往往一眼就会高度怀疑重症肝病——即便没有容易看出的黄疸。对较重的肝病来说，认真的体检加上详细病史，漏诊的可能性极小。几乎所有肝功指标异常，都是因为血浆蛋白异常的反映。而肝功受损，不是只造成血浆蛋白低或比例倒置。到这种地步，肝脏功能已经很差了，故有必要发明更敏感的检验方法。

过去，转氨酶不属于肝功指标，目前多见同时报告。拙见以为，这样更可取。因为肝细胞不断坏死，就是肝脏正在受损，只是过去的肝功指标可能不呈阳性而已。

黄疸不是肝病特有的，不过，一旦肝病出现黄疸，需要化验才能确诊肝病的情况很少。比较重的肝病，经验丰富的医生往往一眼就能看出来。再经过详细询问病史和视触叩听，极少误诊。

第六节 关于其他血液生化检验

血红蛋白、血沉和血细胞比容测定都属于血液生化检验，肝功能更是血液生化检验。这些检验的意义上文大都交代过。此外，目前常做的血液生化检验提供的信息主要有：血糖、尿素氮、肌酐、肌酸、钾、钠、氯和二氧化碳结合力等。血糖的意义很清楚，糖尿病患者和疑似病人都有必要检验。急慢性肾病患者都有必要做尿素氮、肌酐、肌酸、钾、钠、氯和二氧化碳结合力等。假如有水电解质和酸碱平衡紊乱，应该从速化验钾、钠、氯和二氧化碳结合力等。但须知，即便是抢救严重的急性肾功能衰竭，有关血液生化检验结果也只能供参考。换言之，在决定如何干预时，还是医生的知识和经验处于主导地位。

第七节 关于血流变学检测

高血压病、心血管病、脑血管病和老年病等首次就诊或住院之初做一次血液流变学检验是必要的。中年以上的人例行体检也最好做。但是，一定要知道：无论是生理还是病理情况下，血液流变学要素都远不如循环动力学（或称血流动力学）要素重要。在循环动力学要素当中，最重要又最容易获得的指标就是周围动脉压——即血压。一定不要把血液流变学检测看得比测血压更有意义。也不要把有创的血流动力学检测（如心内导管等）手段看得比血压计更重要。

第八节 关于内窥镜

早期的内窥镜如鼻腔镜、外耳道镜、直肠镜、喉镜、阴道镜、直肠镜等都是比较简单的设备。但它们很有用。比如，鼻腔异物、耵聍栓塞、手术人工流产等，没有这些设备都很难完成。没有直肠镜，也很难做直肠手术。这些手段扩大了直接望诊的范围，古代中医也必然欢迎它们。乙状结肠镜和膀胱镜的构造复杂一些，意义却不是很大。

近年内窥镜的重大进展是光纤维内窥镜。其中最受重视，目前又最流行的是胃镜。笔者以为，胃镜的价值很有限，请看慢性胃炎中的拙见。

治疗性内窥镜可以做微创手术——主要是某些胆囊手术——意义较大。

第九节 关于仪器自动检验

手工检验允许有20%的误差，"自动"化验误差可能较小，但是，无论怎样自动，总是要人操作，误差永远难免。比如，第一步采血样和第二步把很少的血（全血、血浆或血清）注入自动分析仪的专用容器，还是要手工操作。这两步都可能出现严重误差。于是，"自动"检验结果的可靠性也要打折扣。假如检验人员的责任心和技术有问题，结果更不可靠。笔者年轻时，经常亲自动手核对化验结果（怀疑结果不可靠时），多次发现50%左右的误差。所以，经常警惕化验误差。总之，我原以为全手工检验不很可靠，后来发现高新尖的"自动"仪器化验同样不很可靠。

曾经做过一次实验研究，其中的血液生化检验是用当时最先进的进口"自动"化验仪器做的。岂知，取样注入仪器的容器时，不但手工操作可能出现更大的误差，仪器还要反复调试——第一次结果连化验人员也不相信。看来，所谓"自动"分析仪，也常常不可靠。

第十节 关于危重病监护

危重病监护这个术语是英文 critical care 的义译，意思是对病情危重患者的连续病情监测、治疗和护理。但是，它得以实施，无疑是由于有了多种现代电子信息仪器。这些仪器，大多是辅助诊断手段。监护虽然包括治疗和传统护理，但是，它的最有代表性的手段却是连续病情监测，亦即电子仪器连续提供辅助诊断信息。故可以把它看作广义的辅助诊断手段而且可以称之为电子监护。

一般认为，最需要监护的情况有：严重创伤、烧伤、脑外科或心外科手术后、急性呼吸功能衰竭（包括成人呼吸窘迫综合征）、哮喘持续状态、心肺复苏后、急性左心功能衰竭、休克、严重心律失常、急性心肌梗死、不稳定型心绞痛、高血压危象、急性肾功能衰竭、严重水和（或）电解质失调、急性肝功能衰竭、急性胃肠道出血、急性出血性胰腺炎、糖尿病昏迷、播散性血管内凝血（DIC）、甲状腺危象、急性中毒、癫痫持续状态等。

电子监护对上述情况有多大价值呢？我的看法如下：

一、关于一般监护

一般监护能连续"自动"提供的诊断信息只是"生命体征"，即体温、脉搏、血压、呼吸。但须知，通过非电子手段获得这些信息非常容易。只是，当需要连续准确了解几个病人的生命体征时，有了电子监护，医护人员不必不停地奔走测量。

最需要紧急干预的生命体征异常，是即将或出现了心跳骤停。故一般监护需要相应的心脏复苏设备和技术，否则，意义很小。至于监护病房内的心脏复苏的成功率有多少，心内科和心外科专家也不敢说有五分之一。

急性心肌梗死、严重心律失常、心源性休克和心脏手术后早期最容易心跳骤停，但是，即便是这些情况，监护时间也不宜过长。我相信，那些熟悉这一手段的医护人员患了心肌梗死和不稳定型心绞痛，也很难耐受连续数日的监护——除非电子仪器是无线的。

故一般监护最适用于严重外伤抢救或其他大手术中，它可以随时提供生命指征，免去了反复手工测量的麻烦，也有助于随时纠正危及生命的严重问题。

其次是用于深昏迷患者的生命指征监测。

最后是终末患者的监测——这种用途显然意义不大。

除非上述情况，电子监护不但不必要，还有害。

比如，给门脉高压大出血患者做监护，不能预报再次大出血，也不能发现小量出血。周围都是仪器，身上安装着许多电极，会使患者非常紧张。他几乎完全不能翻身，甚至不能伸屈肢体，再加上不时测血压，于是不能入睡，这样折腾几天必然有害。

再如，高血压危象和失血性休克是和血压关系密切的两种危重情况。观察血压对病情和疗效的判断固然是重要的，但是，不停地测血压则不必要而且可能妨碍治疗。一旦病情明显缓解，再频繁地测血压和连续心电图监测更是不良刺激。

总之，一般电子监护只是在某些情况下，可能比人工监护发现危急情况更快、更准确一些。除非随时可能心跳骤停的情况和严重伤病手术抢救中，不必使用。否则，只能加大工作量，对患者有害，且不说大大增加了不必要的经济负担。

二、关于特殊监护

特殊监护等于把某些实验室诊疗手段搬到床头。它的核心目的是连续监测重要系统或脏器的功能。按重视和常用程度，依次是：心血管系统、呼吸系统、肝功能、肾功能等监测。

我的看法是：同时连续监测几个系统或多器官实际上很难做到，也没有必要。故特殊监护限于专科或专病病房，即主要监测一个系统或器官的功能状态。

电子仪器能随时提供系统或器官的功能状态数据固然好，但临床医家要更重视自己的感官和经验。

比如，看一眼面色再切一下脉，几秒钟之内就对心血管系统的功能状态得出相当可靠的判断。急性呼吸衰竭更是不能等到测出肺泡氧分压等才能做出诊断。

肝功能异常检验结果对非危重情况的肝病判断还常常滞后，危急情况下更不能过分依赖检验。

急性肾衰的诊断和疗效判断对生化检验依赖性，大于其他器官疾病。但是，对学验俱丰的医生来说，没有任何生化检验照样可以成功地抢救肾衰。反之，医生的知识和经验不足，给他配备最先进的生化检验手段还是不可能抢救成功。

第十一节　两种很好的辅助诊断手段的启示

笔者从医以来，最好的辅助诊断手段是近年推广的怀孕和糖尿病检验试纸。它们安全、准确、方便、经济，是近乎完美的手段。

由于计划生育和相关知识普及，目前多数农村妇女也会自己使用试纸检验是否早孕。

30多年前，诊断早孕常用的青蛙法既麻烦又不很可靠，但还是比切脉更可靠。那时的中医同事诊断早孕，也常常让病人验尿。

大约三分之二的早孕妇女的脉象确实比较典型——滑而有生机，但总有些难以言传。试纸让早孕妇女很容易地自己看到结果，它的意义远非切脉可比。

30多年前，多数县级医院不能查血糖。那时查尿糖的原理是中学生就明白的银镜反应，只是需要在试管里烧。虽然病人也可以掌握，却不如试纸准确、方便。

以上两种辅助诊断手段提示我们：数十年内，随着科技进步，心电图和彩色超声之类的辅助诊断手段，有可能像目前的手机这样小巧、方便而且可以自动出报告。目前看似复杂的多数血液生化检验，也很可能在数十年内变得非常简便而且准确。

这是否意味着那时的做医生很容易或者不需要内科医生了呢？

显然不是。

因为，只有具备足够的医学知识和经验（还需要一定的设备或药物），才能根据报告做相应处理。

于是，无论辅助诊断手段如何进步，都不能代替医生的医学知识和经验，更不能代替医生的爱心和责任心。

如果疾病因为心理因素所致，诊断就完全不能靠物质手段，而是要靠医生的知识、经验、爱心、责任心和处理心理问题的艺术——其中包括医生的人格力量。

附：一个辅助诊断较多的病例

本村村民蒋QZ，女，72岁，2007年5月12日在威县县医院做的辅助检查和检验结果如下：

心电图：窦性心动过速（105次/分）；中度ST压低；异常心电图。

血常规17项：只有白细胞略高（10.5×10^9/L）。

尿常规11项：潜血2＋；蛋白2＋；亚硝酸盐1＋。

血液生化32项：葡萄糖8；Na低限；球蛋白4.9；A/G0.6；LDH高；HBDH高；TG略高；LDL高。其余包括乙肝6项均在正常范围。

上述检查检验不是我让病家去做的。

不能说这些辅助检查、检验结果完全没有用处，但从中看不出患者病危。

我从来没有让该患者去医院做过辅助检查和检验，却在15年前给她诊断了高血压，12年前诊断了肺心病，6年前又诊断了高心病。她自然长期有心衰，但单用强心、利尿西药效果不好。12年中一直在中西医结合治疗。抗高血压的西药没有停过，她不能服中成药，每年服中药煎剂30付左右。处方大体如下：

川芎10g，怀牛膝15g，陈皮15g，川朴5g，茯苓10g，半夏8g，五味子10g，附子10g，干姜4g，桂枝20g，白芍15g，熟地15g，大云15g，生姜20g，生甘草4g。常规水煎，日1付。

她自己也买过蛤蚧等服用。感冒合并感染较重时，也给以较大剂量的青霉素等。她曾经多次因为感冒后继发感染和（或）心衰加重而病情危重，都迅速挽回。

我相信，单靠西医或单靠中医治疗，患者至迟在5年前即已死亡。上述危重情况的诊断，也没有必要使用体温表、血压计和听诊器之外的辅助手段。

但是，两周前患者感冒之后上述治疗效果不满意。

患者的脉象一直洪滑，脉压差一直很大。血压波动在200~130/100~60mmHg。最近血压140~130/80~60mmHg。

早先，治她的心衰，地戈辛（又名地高辛）蓄积量可以达到3片。这次蓄积2片就恶心呕吐不能食。勉强治到可以右侧卧，但无力坐起。咳嗽较重，西药无效。很少进食，又不能大量输液。服中药也有些困难，于是告知病家是否请别人看看。

病家拿来上述结果，还是希望我继续尽力而为。

现在简单说一下上述辅助诊断结果的意义。

①心电图提示冠心病心肌缺血，不提示肺心病和高心病。但是，按照病史、症状和查体，患者的病还是肺心病、高心病为主，不能只按冠心病治疗。

②白细胞略高可能是继发感染未能控制。

③如果不了解病史，很可能根据尿常规的异常诊为肾病，那样就是误诊。因为，该患者的肾功能受损，是长期高血压、动脉硬化的必然结果之

一。

④血液生化异常结果中比较重要的是：Na 低限；球蛋白 4.9；A/G0.6；LDH 高；HBDH 高。Na 低限（134.9mmol/L）可能与最近使用双氢克尿塞（即氢氯噻嗪，25～50 mg，两周内断续使用共约 15 次）有关。但几乎在正常范围，患者又有心衰，不宜按低钠处理。球蛋白高导致蛋白比例倒置，最合理的解释是长期心衰引起的肝硬化所致。心电图不提示心肌梗死，心肌酶却明显增高，不结合病史，很难取舍。我的经验是，感冒可以引起心肌酶增高。

据此处理，就是抗感染、小量输液、尽量用中药纠正心肌缺血和心衰（最好给氧，但患者不愿意住院）。

显然，没有上述辅助诊断结果，也是如上处理。

其实，此次治疗也曾经大好。病情反复而且顽固，是她的姑娘给她洗头并擦澡致感冒反复较重。这是我看过上述结果之后才问出来的。故无论中西医治病，还是病史最重要。

如上处理 3 天，患者明显好转，可以下床自理生活。

第四章　感染性疾病

笔者亲历因而见证了，我国医界和感染性疾病做斗争的历史近 40 年，又曾经从事过医学史研究，故以下所说既有经验之谈，也是理性的历史回顾。

感染性疾病指微生物和寄生虫感染人体导致的疾病。其中大多数有传染性，曾经是威胁人类生命和健康的最严重的一类疾病。

目前，此类疾病中，有的——特别是烈性传染病，已经基本上成为历史。没有消灭的病种，都不会迅速危及生命，也极少见大范围暴发流行。不从事传染病工作的同行，甚至没有见过某些曾经很常见的病种。

不过，人类基本上摆脱传染病噩梦，只有二三十年。再上溯三四十年，回到 1930 年代，西医对多数感染性疾病还束手无策。那时的西医教科书对此类疾病的流行病学、病因学（少数疾病如肝炎的病因，那时还不很清楚）、临床表现、诊断和鉴别诊断叙述非常详细。一提到治疗，常常是：无特效疗法。于是，医家对病人能做的，就是护理、饮食和对症处理。因而，很多疾病死亡率极高。

何以如此呢？很简单。

微生物病因学发端于 1870 年左右，此前不可能有特效疗法。磺胺和抗生素研制成功，都是 1930—1940 年代的事。

那么，中医方面怎样呢？

此类疾病在中医属于外感或热病，即伤寒和温病。中医有"疫病"或"瘟疫"等病名，特别强调其传染性。"鼠疫"（plague）、"霍乱"（cholera）这两个曾经居于多数国家法定传染病之首的疾病，在中国更是直接使用的中医病名。"疟疾""痢疾""天花""白喉"和"麻疹"等也是西医拿来的中医病名。"伤寒"在西医虽然指伤寒杆菌导致的特定疾病，却因为它作为传染病的多见而且具有代表性，西医使用了容易和中医混淆的名称。

除"疟疾"之外，1935 年左右的西医，对上面提到的疾病和没有提到的"痨病（结核）""肺炎""乙脑""流脑""猩红热"等很常见的传染病都没有特效疗法。

总的来说，1940 年代之前，中医治疗感染性疾病，曾经长期领先。

如此说来，中医早就认识了致病微生物和寄生虫吗？

那倒不是，但中医疗法中，暗含了比较有效的抗感染药物。同时，辨证论治还有抗感染治疗不能包括的长处。详细拙见，请看《中西医结合二十讲》第十六讲。

不过，热病同样是古代中国人的大敌。

二十年前（1987），笔者曾经如下说：

"中国古代医家最著名者，以热病专家为多，如张仲景、刘完素、吴有性、叶天士等。直至近代，最有成就的中医仍以善治热病成名。如张锡纯善用石膏治寒温，恽铁樵用麻杏石甘汤治猩红热，均为人熟知。那时，中医最足以己之长与西医抗辩者，即讥西医治热病效果不佳。拙作《近代中西医论争史》，载有陆渊雷批评西医对传染病重诊断而疗效不佳的文字，可供参考，兹不再录。

陆氏的文章发表于 1929 年，四十年后，笔者开始治病。临床十年，常苦于与热病纠缠。疟、痢之外，时有流行的病种为麻疹、流脑、乙脑、小儿麻痹、猩红热等。每至高峰，人心恐慌，卫生部门紧张。尽管西医特效疗法已大大丰富，死亡者亦常有。其时在基层处理这些问题，以西医为主，而中西兼用。从患者利益出发，并无门户之见。此事应从 1954 年说起。

1954 年，河北省石家庄市，以中医为主治疗乙脑取得突破，是 1949 年后发掘中医取得的第一个重大成果。此后迅速推广至全国。至笔者治病时，早已成为常规。更推而广之，其他热病亦多中西结合治疗。然而，时隔八年，据最近统计，绝大多数传染病发病率均大幅度率下降，尤以乙脑、小儿麻痹为明显。以河北省为例，1985 年全省报告乙脑 263 例，小儿麻痹 13 例，其中只有乙脑病死亡 23 例。笔者相信，十年之内，乙脑和小儿麻痹将基本绝迹。

四十年前（按：指 1964—1968），笔者在南方学医，知道南方有几种常见的传染病少见于北方。如血吸虫病、钩端螺旋体病、钩虫病、丝虫病等即是。黄癣在某些局部之多见，亦令人忧虑。今不在南方看病又十余年，已无感性知识。查看《中国卫生年鉴》可知，这些病亦可望在十数年内基本消灭。

笔者相信，所有传统上认为属传染病者，均可望于 2000 年左右被基本消灭，而渐渐在医家和世人心目中淡漠。再研究它们主要是医学史家的事情了。"

按：流感和乙肝、特别是乙肝的流行现状，说明拙见过于乐观，但它们没有短时期内导致大量人口死亡则属实。特别是乙肝，如果没有现代诊断手段，公众不会知道还有这样的传染病。笔者以为，乙肝并非近几十年出现的新病种，也不是近几十年来才呈现高感染率。总的来说乙肝是很温和自限性疾病，公众不必对它总是恐惧。

据说，相当张仲景写《伤寒论》的前后百年间，不仅中国出现过"家家有僵尸之痛，室室有号泣之哀，或阖门而殪，或举族而丧"的惨象，那时的大疫亦曾横扫亚、欧、非三大洲，导致西罗马帝国衰亡。此后，中外文献均常见大疫。

古时，战乱、灾荒之后必有大疫是理所当然的。与战乱、灾荒无关的大疫亦动辄死亡数十万，此种例子举不胜举。

今后，人类也许再也不会目睹大疫之后，赤地千里，横尸百万、城郭空虚，田园荒芜的景象了。当代人类平均寿命普遍提高，主要归功于热病学进步。

若问：热病学如此造福人类的原因何在？今敢断言，并非由于临床疗效的提高。任何特效疗法的发明与推广，均不能阻止热病流行，更不能使之消灭。欲消灭某种热病，必先有特效预防手段的发明，而后实行社会化的预防。推而广之，这一结论亦适于一切流行病。

欲说明这一结论，不必证以世界医学史，中医热病学史即足为据。

先举疟疾为例。

早在《内经》时代，中医对其症状观察已甚详，几不亚于当代普通医生的经验。发明较可靠的疗法不晚于汉末。然而，此病始终为中国大害，故综合性方书无不视为大病而专章论述。金人张子和《儒门事亲》说："余亲见泰和六年丙寅（公元 1206 年）征南师旅大举，至明年军回，是岁瘴疠杀人，莫知其数。昏瞀懊憹，十死八九……次岁疟病大作，侯王官吏，上下皆病，轻者旬月，甚者弥年。"

古人每谪守云贵或用兵于西南，必先顾虑疟疾伤人，不仅金代为然。无论伤寒学家、温病学家均重视此病，而终于治不胜治。至解放初，此病仍在 20 余省、市、自治区流行。一般年份，估计发病 5 千万人。因预防不力，七十年代初，黄淮平原和江汉平原仍发生大面积暴发流行。1973 年，苏、鲁、鄂、豫、皖五省发病 1298 万人。（按：该年的疟疾爆发流行也波及我的故乡，印象中约四分之一的人发病）目前，此五省发病人数约占全国发病总数的 80%，以往流行猖獗的云贵两广等省，因预防有力，反近消灭。我们对消灭此病大可乐观。

中医对霍乱的诊断和治疗定型亦大体与疟疾同时。古时未能严格区分急性胃肠炎、食物中毒和真霍乱。然而，诸方书论霍乱重视的仍是西医所称霍乱。近人考定真霍乱自 1820 年传入中国，并引此后数年各地流行资料为据，其实并不完全可靠。《外台秘要》辑霍乱特重"转筋"，云"凡转筋能杀人，起死之法，无过于灸"。应承认那时已有真霍乱（西医所谓古典型霍乱）。李东垣《内外伤辨惑论》记元人围攻大梁（今开封）半月，因疫病作而解围。后百日内，城内大疫病死约百万人。笔者以为，中国有记载的鼠疫或霍乱为害之残暴莫如此时。

1901 年北京霍乱流行，中医治疗效果远较西医为好，因而为西人重视。然此后，仍不时流行。1932 年不全统计，城市流行三百多处，患者近十万，死亡三万余。1949 年后，古典霍乱已绝迹，副霍乱偶在局部流行，然其病甚轻，已不构成威胁。霍乱之消灭亦归功于预防。

鼠疫或系域外传入（近代国外医界认为鼠疫中心在中国）。读者多知道师道南"鼠死行"及《俞曲园笔记》所载史实。当时，"人死如坼堵""其得活者，千百中一二而已"。1911 年鼠疫传入东北，当时哈尔滨居民二万，死亡六千。

猩红热，中医称喉痧，有专书。此病不若鼠疫、霍乱可怕。然 1902 年上海流行时，死亡 1500 人。其病死率不如白喉高，但发病率特高。因此，自天花控制后，它成为儿科病中第一大病。近代名医张锡纯、恽铁樵均善治此病，然恽氏最聪慧之爱子竟死于此病。笔者专业临证时，此病仍常见，经验所及，无治死者。后渐少见，近年疫情报告愈少。

即便中医泛称之伤寒，亦未因《伤寒论》出而匿迹。《外台秘要》之印行，即因宋皇佑间"南方州军，连年疾疫、瘴疠，其尤甚处，一州有死十余万人"。张元素主"古方不宜治今病",张子和教人"莫滞仲景纸上语"都说明其疗效不满意。温病学家出,竟说遇百温病方有一伤寒、遇百伤寒方有一阴证。然而,温病学派之疗效亦不能令人满意。学而不精者不必举,即其制法人,如叶天士据舌诊有死证十余条,吴瑭综温病死法五大端。其时,常医治温病重证亦约半死半生。自清初至近代,温病学家辈出之地莫如吴县(今苏州吴中区)、武进。杭嘉湖一带温病名医随处皆是,然其病温而死者,不比它处少,大疫之兴或比别处多。明乎此,即知治疗不足恃。

那么,疗效提高对消灭和控制感染性疾病,完全无意义吗?

当然不是。真正特效疗法发明,必然基于对病因的真正认识,因而和预防手段会大体同步出现。

不过,感染性疾病的消灭或控制,确实主要不是靠治疗,也不是只靠医界。生活水平提高和卫生知识普及,对任何疾病的控制都是最重要的。

西医防治传染病,最聪明的手段是免疫。主动免疫用于防,被动免疫用于治。其中,主动免疫尤其成就辉煌。目前完全或基本上靠主动免疫消灭或控制得很满意的病种有:天花、伤寒、白喉、脊髓灰质炎、乙脑、麻疹等。被动免疫也经常使用,但不能说疗效立竿见影。所以,氯霉素等发明之后,对伤寒这种细菌性疾病,极少再用被动免疫疗法。人类历史上,第一个通过主动免疫手段消灭的传染病——天花——是病毒性疾病。

然而,近30多年来,陆续发现的几种病毒性传染病(AIDS、病毒性肝炎、人禽流感等),主动免疫手段对它们不灵了——至少不像"传统"的"种牛痘"等那样灵而且非常简便经济。被动免疫手段,也远远不像过去那么灵。

所以,当代医学对某些感染性疾病,还是有些无奈。2003 年的"非典"就给中国人上了很难忘的一课。近年来经常出现的"人禽流感"预警,也常常使公众和医学界如临大敌。

更有讽刺意味的是:大多数感染性疾病退出了历史舞台,对付它们的手段反而更多了。当前层出不穷的抗微生物新药,要比当年和传染病斗争激烈时使用得远远普遍。用量之大,更是过来人当年难以想象。

笔者亲历因而见证了,我国医界和感染性疾病做斗争的历史近 40 年,又曾经从事过医学史研究,以上所说既有经验之谈,也是理性的历史回顾。

至此读者应能理解,为什么本书列出了"感染性疾病"这个曾经包容病种很多的题目，却主要介绍笔者对几种病毒性疾病的看法和经验。

第一节　感冒和流感性感冒

感冒和流感是目前最常见的外感病。近年来，不时弥漫流感恐惧。笔者以为，其中有某些认识上的误区。以下试结合中西医有关知识、特别是流感的疾病史，略述个人看法。

【流感和流感恐惧】

近年来，医学界不断发出这样的信号："流感"或"人禽流感"随时可能发生全球性的大规模暴发流行而且会呈现高死亡率。

于是，全世界不时弥漫着紧张空气。

笔者以为，发出这样的信号，有一定的理论根据，更有历史原因造成的职业敏感。公众虽然不可对"流感"完全掉以轻心，却也不必总是战战兢兢。

为什么主流医界的传染病专家对"流感"这么如临大敌呢？

主要是1918—1919年的大流感，伴随着欧洲人口大量死亡，使世界医学界至今不能摆脱流感恐惧。

其实，当年流感在欧洲的高发病率和人口大量死亡，不能完全归罪于流感。

有充分的证据说明，那次流感起源于美国。就是参加第一次世界大战的美军把流感带到欧洲。然而，当年的美国发病率远比欧洲低，死亡人数更有限。

当时的中国也曾经派兵参战，却没有发生"大流感"并且大量死人。

死人最多的是大战主战场欧洲，故不能认为流感病毒是大量死人的主要原因。主要原因应该是战争破坏使生活条件急剧恶化。

可靠的流感疾病史也足以证明，流感不是大量死人的主要原因。

20 世纪有过 5 次世界性流感大流行，分别发生于 1900、1918、1957、1968 和 1977 年。为什么只有 1918—1919 年的大流行死人最多呢？

本人少时的记忆中，1956 年的大流行最厉害。当时威县中学的发病率在 90% 以上，却没有 1 例死亡。

从医之后，故乡也曾经多次发生较严重的流感。印象中是：沿门阖户，几乎人人难免。死亡却很少见。

这说明，即便流感呈现高发病率，也不意味着高死亡率。

自 1977 年至今 30 年，再没有出现世界范围内的大流感，说明当代世界具有抑制大流感的因素。

现代社会有哪些抑制流感大流行的因素呢？

最重要的因素应该是生活条件以及相应的医疗条件大大提高。比如，国人不能温饱者已经很少，多数人感冒后往往是用药过多而不是失治。发达国家的生活和医疗条件更好。2003 年，我国为防治"非典"投入的人力物力——包括各种高技术手段，是二战之前（更不要说古代）不可想象的。

其次，世界范围内的人口频繁流动，不可能再在某一地区形成高易感性的变异病毒，也是不容易出现大流感的现代因素。

然而，1918 年的欧洲流感噩梦至今难忘，当代传染病专家的担心也有道理。

任何呈暴发流行的传染病，对政治、经济和其他社会生活影响都很大。对国家来说，应该很重视此类疾病，制定应急预案。不过，很难想象再出现 1918～1919 年欧洲那样的流感大流行，特别是死那么多人。

面对禽流感，也应该这样看问题。

从理论上讲，禽流感有在人间暴发流行的可能性。但是，可能性是从来都有的，数十年之前比现在的可能性更大。然而，已知的流感病史不能证明曾经出现过禽流感的人间大规模暴发流行。故可能性非常之小。

至今为止报告的人禽流感，只有极少数散发病例，而且只有危重病例。

可惜，由此得出的潜推理是：人禽流感不出现则已，一旦出现都是危重症。于是，如果出现高发病率（即流行），必然伴随高死亡率。

就这样，近十年出现了世界性的禽流感恐惧。

其实，传染病专家应该很清楚，医学史上从来没有这样的呼吸道传染病。不能预设禽流感一旦在人间流行，全部或多数患者都是重症——严重肺炎因而呼吸衰竭。

至今只偶见散发重症病例，最合理的解释只能是：禽流感已经在人间流行，但重症或死亡率很低很低。

总之，当代传染病专家有责任监测流感。国家主管部门也要给以足够的重视，但不应该也不可能让整个医学界甚至全社会长期处于紧急状态。

为什么这样说呢？因为：

①预防流感的高科技手段，不可能全民动员突击发明。

②基层或普通医生没有责任也没有条件进行流感的病因学诊断。

③至今尚无可靠的流感预防手段供普通医生使用，普通医生也不可能进行这方面研究。

④治疗方面，普通感冒与流行性感冒并无原则区别。西医至今没有治疗流感的特效疗法，中西医结合治疗是治疗流感和普通感冒的最佳选择。因而，普通医生应该具备中医治疗热病的基本知识。

【流感和"非典"】

公元 2003 年，中国人经历了一大劫难——"非典"（非典型性肺炎之简称）。虽然全国总共只死了几百个人，估计经济损失却不下数千亿元。加之全民动员，全国持续紧急状态半年多，很像经历了一场不大不小的战争。

国外称此病为"呼吸窘迫综合征"，英文缩写为 SARS。

这个外国名字和"非典"都不是标准的诊断术语。

关于"非典"的病因，有人说是一种冠状病毒，有的说是衣原体，还曾经认为是黏液病毒。最后，冠状病毒说得到国际医学界的认可。不过，从病因学、流行病学和临床表现来看，此病都和"流感"没有什么区别。

流感导致的肺炎，即表现为"呼吸窘迫综合征"。

1947年译为中文的第7版《希氏内科学》说："无并发症之单纯流感，预后极佳……发生肺炎后，预后便严重了。在各种不同情况下，其死亡率亦从15%～60%不等。不同程度的紫蓝症和呼吸频促是最重要的两个预后象征。特别是薄紫色型的和不断增加之呼吸促迫几乎一定是死亡的指征。"

其实，2003年的结果足以证明，"非典"不像担心的那么严重。

我的家乡邢台市，恰好处于北京和广州两大重要疫区之间。境内高空有数条航线。从境内穿过的陆路交通干线有京广和京九铁路、104和106国道等。曾经有大量从疫区、特别是从北京流出的人口通过各种交通工具、甚至徒步经过，却没有一例在本地发病的"非典"。假如"非典"的传染性很强或发生概率很高，数万平方公里的邢台市没有一例就不可思议。

然而，"非典"时期的逻辑是："流感"约等于"非典"，"非典"约等于SARS，SARS约等于死亡。

于是，对"非典"的恐惧源于对流感的恐惧。

准确地说，"非典"只是流感流行时相当少见的一个症型。

把这个症型和流感混同，不但在医界引起混乱，还导致全民紧张。

那么，真的发生了"非典"是否情况严重呢?

答案是：确实相当严重，因为至今没有特效药。

不过，需要指出，流感发生病毒性肺炎——即"非典"——的概率很低。即便发生，也不能认为目前还有90年前的死亡率。

如果，流感合并的肺炎不是病毒性的，预后就更好。

由于抗生素控制继发细菌性感染效果很好，二战之后的流感死亡率很低。精确统计很难做到，可以用"很少见死亡"来形容。

二战之前——即抗生素发明并普遍使用之前，情况就不是这样。那时的死亡率至少是目前的10倍。加之那时生活水平和医疗条件很差，特别是在战争和饥荒年代，死亡率就更高。

假如能够充分发挥中西医结合防治流感的优势，医家就有更多的主动权。

【感冒和流感】

数十年前，西医把"感冒"分为"普通感冒"和"流行性感冒"。近

20 多年来，西医把"普通感冒"称为"其他呼吸道病毒性疾病"。

其实，"其他呼吸道病毒性疾病"也不是完全不传染。其病因、临床表现、并发症、治疗和预后等，与流感也不是截然不同。

当代医学把病毒视为感冒和流感的病因，有其正确的一面。但是，即便对流感来说也不能认为完全正确。

普通感冒无疑是人体与其共生的病毒之间的平衡破坏。

导致这种平衡破坏的因素主要是受寒。

所以，中医最早称多数热病为伤寒有道理。后来，比较文雅的人称外感为"感冒风寒"，再后来简称为"感冒"，成为标准的医学术语。

英语口语也称感冒为"catch cold"或"catch a chill"，直译就是受凉、着凉、伤寒。译为"感冒"也很准确。至于"influenza"及其简称"flu"，来自意大利语，意思也是"受寒"。

流感病毒开始不是寄生在人体之内，却应该认为是生物链的组成部分。

所以，从理论上讲，不能认为病毒这一构造最简单的物种是人类的克星。

应该说，人类不可能消灭病毒，病毒也不可能消灭人类。

于是，普通感冒和流感，将是医界经常面临的挑战，人类永远不可能彻底消灭它。

预防固然是重要的，但一般医家面临的问题——即日常保健——是治疗。

如上所说，感冒和流感的治疗原则没有区别。

能否恰当处理感冒和流感，是考验中西医基本功的试金石，而且，中西医结合治疗是比较好的选择。

【感冒治疗要点】

如上所说，感冒和流感是目前最常见的外感病，社会和医界每年要为此付出极大的努力和其他代价。

感冒和流感虽然是很常见的"小病"，却可以因为治疗不当变成很难治的"大病"，甚至致死。目前治疗感冒和流感最常见的偏差是：滥用皮质激素、抗生素和中药清解制剂。此种滥用，常造成严重的后果，见"呼吁停止滥用皮质激素"和"呼吁停止滥用抗生素和中药清解制剂"。

不过，笔者相信，即便不滥用上述药物，能否恰当处理感冒和流感仍然是考验中西医基本功的试金石，而且，中西医结合治感冒和流感是比较好的选择。

感冒和流感既好治又难治。

说感冒和流感好治，是指比较强壮的人，患感冒和流感可以不药而愈。

不少人亲自告诉我，每患感冒或流感多喝开水再睡一觉就好了。还有不少人，感冒和流感后喝一大碗加姜的热流食，蒙上被子出点汗就好了。更强壮的人感冒和流感后做强力劳动或打两趟拳，出点汗就好了。另有多数人，感冒和流感后自购非处方的中西成药，也会很快恢复。

但是，有的人非恰当治疗便迁延不愈，而且还可以由此引起许多并发症，甚至因此死亡。这些人就是虚人，特别是中气虚、肺气虚、肾气虚者。

中西医结合治疗感冒和流感的要点是：

①先看虚实

虚人感冒和流感单用西药效果不好。中医治疗应该使用伤寒法，无论是否同时服西药，病初即可补。如拙见所说，桂枝汤即是补法。若病人不欲服煎剂，可用补中益气丸。壮实人患感冒和流感多数可不药而愈，单用非处方的西药即可较快恢复。中医治疗实人感冒和流感多使用温病法，银翘散、桑菊饮都是清热解表法，但不可清热太过。

②再看寒热

寒重，用辛温法，热重，用辛凉法。

③恰当处理寒热虚实夹杂

小柴胡汤对大多数不太严重的寒热虚实夹杂感冒和流感有满意的疗效。若虚人热重，可用甘温法酌加清热药。实热证，即重用清热法。在表者如银翘散、寒解汤等。表里大热，用白虎汤法。只要大法不错，具体方剂不必拘泥。

④推荐藿香正气水

传统认为，此法用于夹湿的外感初起。其正治是"内伤湿滞，外感风寒"。故风寒夹湿，最宜用藿香正气法。据笔者的经验，不夹湿的表寒实证，也可以使用藿香正气水代替麻黄汤。成药藿香正气水最经济简便，而且疗效好。藿香正气丸不如正气水效捷。近年上市的藿香正气软胶囊和滴丸，其价格是正气水的 10 倍以上，但疗效不如正气水。

此药尤其适用于西医所谓胃肠型感冒和流感。

它适用于感冒和流感，又适用于"闹肚子"，是家庭常备良药。只要不是实火，感冒、流感和"闹肚子"用它都有很好的疗效。所以，不一定拘于暑天或秋初感冒和流感（即夹湿）才用它。只是，虚弱较重时要慎用，用时要同时扶助正气。能进食者，用糖水送服此药和补中益气丸即可。进食很少者，可以输液给足热量。

此药的说明书上注明：不宜在服药期间服用滋补性中成药。为什么我说它可以和补中益气丸同用呢？

假如确有内伤湿滞，如西医所谓胃肠型感冒和流感，只服此药即可，即不宜同时服用补中益气丸。不夹湿的感冒和流感，其人体虚，又不便服桂枝汤等，即可与补中益气丸同用。

藿香正气水的缺点是口感不好——辛辣药味较大。儿童和某些成人服用困难。这时可以使用滴丸。

总之，只要辨证准确，大法不错，不必拘泥具体方子。自己习惯于何种方子或手头什么方药方便，用之即可获得良好疗效。

有多种治疗感冒的非处方西药，多数患者服用它们的同时再加上休息、多饮水也能痊愈。虚人感冒较重可以输液"扶正"。但除非继发感染明显，不必使用抗生素，更不宜大剂量使用抗生素和皮质激素。

注意，西医的支持输液"扶正"不能和中医的补益气血"扶正"完全互相代替。一般而言，中医扶正适应证更广，疗效也更好。

不过，感冒和流感变证百端。凡出现变证，最好中西医结合治疗。以下试列举较多的验案。

【验案】

案1　反复感冒病情复杂危重

为说明感冒和流感失治、误治后果严重，先举20多年前内人的病为例。

内人禀赋较弱，却不注意调摄，1985年反复感冒几乎丧生。简单经过如下。

1985年春节前大雪极冷，她探亲时火车门被冻结几乎不能开，因而途中感冒。岳家暖气不热，加之勉力做些家务，探亲期间感冒没有完全恢复。返回时适逢澡堂开放，她洗澡后头发全湿回家。结果，次日（星期天）即发烧。服常用西药略好，周一即去上班。不料，周末洗澡后又头发全湿着回家。此前已经多次提醒她注意，不听，我颇生气，说：如此不注意，小心发烧没有人管你！

果然，次日又发烧。她又挣扎着上了两天班即卧床不起。

这时发烧不重，在 37.5℃ 左右。但是，严重心慌、乏力、头晕、恶风寒、恶心、呕吐不能食。于是不得不管。先是请人开小柴胡汤一剂不效，随即开始中西医结合治疗。

西医就是支持输液数日。

中医方面，服小柴胡汤时，她的脉象微细，面色萎黄，舌淡苔白略厚。按脉证不宜用小柴胡，而应该用桂枝汤加味。后来我用的大体上是黄芪桂枝五物汤与二陈汤合剂加党参，重用桂枝、生姜。起初还曾经加用附子、干姜。就这样还是恢复很慢。卧床不起月余。下床之后，同事见其虚弱严重，还以为她有性命之虞。

康复之后，她深感几乎丧命，从此不敢小觑感冒。

2007 年 1 月附记：

2006 年 12 月 28 日，内人再次感冒较重。我正在南方，是她自己主要靠中药治好的。略记如下：

病重的原因是：家兄到石家庄住院，病情危重，她要每天去探望或照顾，还要照顾侄女等。这样奔走 10 天，对她来说已经劳瘁。恰好又赶上大姐病逝，28 日她必须去乡下参加葬礼。葬礼在露天举行，她受了风寒，自觉嗓子疼，全身乏力。因为久已不在石市住，家里没有常用药，于是服用了别人的补中益气浓缩丸 8 粒和阿莫西林 0.5g。当晚应酬吃饭，饭后步行回家，再次受风寒。这时她恶寒加重，有不严重的寒战，几乎自己不能倒水。半夜里转为恶热——体温到了顶点，但不出汗。天将明找到 2 片 VC 银翘片口服，见小汗。汗后体温 38.7℃。上午 10 时又升至 39.2℃，咽痛、咳嗽加重。于是让儿子把她接去，开始服中药煎剂等如下：

桂枝 15g，白芍 15g，生甘草 5g，生姜 15g，大枣 5 枚，连翘 12g，黄芩 10g，陈皮 10g，半夏 10g，牛蒡子 10g，桔梗 6g，茯苓 10g，白术 10g。

常规水煎日一剂。

口服阿莫西林 0.5g 日 4 次。

连续用上方 2 日，再无恶寒，常有小汗出，咽痛好转，最高体温 38.7℃。但咳嗽很深、饱胀、食少。

12 月 31 日：煎剂去白术、牛蒡子，加三仙各 10g。

2007年1月1日：腹痛、腹泻，大便无臭味，显然是阿莫西林导致的伪膜性肠炎。于是停用西药。中药加黄芪12g。

此后至5日，体温正常，咳嗽好转，但食少乏力。于是，上方去连翘，加党参、五味子各10g。至1月8日大体康复。

现在看来，上述治疗不是很恰当。早期使用抗生素也可以，但不宜口服阿莫西林。正如在她身上的反应，阿莫西林会引起伪膜肠炎。最好是肌内注射青霉素（常用量即可，支持输液中加入亦可）。中药煎剂凉热并用无误，但生姜用量要大一些。又，最好早用党参、五味子。体温下降后，更应该用上党参。

案2　感冒误治病危

2005年1月底2月初，感冒流行，我每天处理他医误治而迁延不愈或病情复杂危重的病人。下面介绍一个因为误治而危重的典型病例，但愿读者不要犯这样严重的错误。

郭某，男，71岁，威县东郭庄村人，2005年1月20日初诊。

上午，门人和亲戚陪同患者的亲属来请，说患者住在县医院已经15天，越治越重，院方没有明确诊断，只是告病危，希望我去看一下再让病人出院。我说：去看一下是可以的，但是，我不能让病人出院，因为没有那样的情理。

结果是病家自动出院，傍晚请我去家里诊视。

病情十分危重。

患者昏迷，大小便失禁，极其消瘦，轻度呼吸困难，全身中度僵硬，腹部凹陷，双眼不能闭合，瞳孔略大正圆，对光反应存在。出院时体温38℃，目前37.5℃。没有典型的肺气肿体征，左胸听不到心音，右胸心音较强。左上肺呈管状呼吸音，全肺均可闻及呼气末粗啰音。叩诊心界缩小，全肺均无叩实。血压140/90mmHg。脉象弦滑略数。因为不能张口伸舌，只见舌尖干瘦苔白而糙。

病家已经准备好后事。询问病史却使我大吃一惊。

原来，15天前患者去医院就诊时，还可以自己上下3层楼做各种检查、化验。当时是按心衰收住院的。然而，还可以上下3层楼的人，即便有心衰也不必住院。住了15天，治成这样，病家不满可想而知。

于是查看医院的检查化验结果。

照了1次胸片，做了2次CT、2次彩超、多次心电、多次血常规、一次血流变、多次尿常规、1 次肝功能等。除胸片显示肺纹理增重外，其余没有有价值的发现。由于患者一直不能进食，近两天院方又怀疑胃癌，还想做消化道造影或胃镜，但患者已经不能坐起，又半昏迷，只好作罢。

看来，目前很多同行离开仪器不会治病了。可惜，做了这么多检查、化验却把简单问题弄得很复杂，治疗基本上是错误的。

其实，患者入院前的病史很简单：原有轻度老慢支，正值感冒流行，感冒 4 天，轻度发烧、咳嗽、食欲不佳。

年高体弱，有轻度老慢支，感冒 4 天未愈没有什么奇怪。没想到就这样按心衰住院了。

怎么治的呢？

由于每天有微机打出的逐项收费单，用药情况很清楚。大体是：

常用的抗生素和双黄连、清开灵、甲硝唑、环丙沙星等都用过，每天都要用三种以上。

皮质激素每天用，但不是每天超大剂量。

强心药几乎每天用。

速尿（即呋塞米）几乎每天用。

令人不解的是，还多次静脉使用硝酸甘油、高渗盐水、碳酸氢钠和硫酸镁等。

更为错误的是：虽然昼夜吊着瓶子，每天输液却不超过 1200ml，而且其中只给 5% 葡萄糖 500ml，其余都是盐。

可能有人说：心衰病人不能多给液体。那么，为什么给那么多盐呢？况且又给高渗盐水、碳酸氢钠等？病人长期进食很少，不给糖，能量从哪里来呢？

家属确认，住院 15 天，患者体重减轻 5kg 以上。显然是错误的治疗导致严重消耗。

问题还不仅造成严重消耗。上述误治都可以导致病人昏迷，但最主要的是给液体量和给糖严重不足，却同时使用强利尿药，再加上皮质激素的副作用导致严重的内环境紊乱——包括脱水，全身僵硬也是结果之一。病人尚未死亡已经是万幸了。

上述治疗毫无章法，任何疾病都会被治得越来越重。所幸尚无休克、惊厥，还不是毫无希望。

怎样抢救呢？

按照上述拙见，自然应该大量输液，特别是多给糖，多给钾，最好同时静脉给补益中药的同时服中药煎剂。

于是，立即连夜输液，争取24小时内给液体6000ml，其中10%的糖5000ml，每500ml糖中加氯化钾1g，维生素C 0.5g，刺五加注射液20ml，黄芪注射液2.5ml。1000ml盐水中也加入50%的葡萄糖120ml，氯化钾1g。

中药煎剂处方如下：

党参30g，黄芪30g，当归20g，白芍30g，元参20g，生地黄20g，熟地黄20g，五味子20g，麦冬20g，生山药30g，甘草10g，三仙各20g，生姜20g。

常规水煎日一剂。

两煎剩一大碗，首煎后即开始灌服，每服不拘量，尽量多服。

如上处理至次日黎明，患者基本清醒。虽然烦躁，但嘱咐后事滴水不漏，并且拒绝再服药。

下午再次请出诊：液体输入大约5000ml，因为跑针暂停。患者已经很清醒。我跟他不熟，第一次出诊时认不出他来，这时他却知道我是长辈（邻村又有亲戚关系），而且听从我的劝告，继续服药。脉象略如前，舌质仍瘦，大部苔白厚，但中心无苔且干裂出血。自中医看这是胃气严重受损，属于比较难纠正的情况。呼吸困难好转，心前区心音仍然较弱，左肺管状呼吸音基本消失。

但是，体温升高至39℃。

嘱咐继续输液大体如前，静滴青霉素钠480万单位，肌注链霉素1g。

体温超过39℃时，给地塞米松1~2mg。

中药煎剂上方各药均减半，加桂枝15g。

输液量大体减半，其他原则如前，原因已如上述。这里说一下为什么还要用皮质激素。

长期用激素后，由于体内长期存在大量的外源性激素，肾上腺皮质功能被抑制，不可骤然完全停用激素。那样可以出现肾上腺危象，表现之一是高热。所以，尽管该患者的发烧反复不一定是停用激素的缘故，却需要继续小量使用激素——逐渐减量至皮质功能恢复。

骤停激素即便不出现危象，患者也常常自觉全身不适，心慌乏力，毫无食欲，精神淡漠等。这种表现很像大量使用激素的副作用。鉴别要点是：再用小量激素，症状即明显缓解。

由于病情改善，可以进流食，自 2 月 25 日起，输液量减至 1500ml，其中包括复方氨基酸 250ml。

2005 年 2 月 3 日第 3 次去看（据理应该每天看，但病家不请不便去），患者精神相当好，可以自己在床上大小便，心肺听诊已经大体正常，但舌心干裂仍未全好，食欲不佳。

煎剂中加西洋参 10g，山茱萸 15g，输白蛋白 10g。其余处理大体如前。

这个患者治疗很费力，到 2005 年 2 月 4 日为止，治疗 15 天。中间曾经试用辛凉清热中药，但体温仍然可达 38℃，没有继续用。所以，尽管总的看来逐渐好转，却没有脱离危险。这时我不得不回省城与家人过春节，只能通过电话了解病情，指导治疗。当晚来电话说，患者自觉全身酸楚，食欲不佳，嘱咐次日加用小量激素。

2 月 6 日：上午肌注地塞米松 1mg，口服强地松（即泼尼松）5mg。其余处理大体同前。下午回电说，患者自觉好转，全身不适明显减轻，体温接近正常，食欲好转。

2 月 7 日：上午 10 时来电话说，昨天下午至今没有明显不适，体温最高 37℃，曾有全身小汗，出汗后自觉舒适。食欲改善，精神好，舌心干裂消失，无苔处欲长舌苔。看来患者基本痊愈，嘱咐继续处理如昨天，不必再肌注地塞米松。8 日是除夕，暂停输液 3 日。

2 月 12 日：来电话说，过去 5 天中，病情稳定，只输液一天，给糖 1000ml。体温基本正常，精神、食欲可，二便可。还每天口服强地松 5mg，嘱 4 日内逐渐减量停用。暂停中药，注意将息。

案 3 感冒滥用激素而难治

杜某，男，13 岁，威县梁庄村人，2001 年 6 月 1 日初诊。

反复发烧 20 多天。开始如感冒，在家输液数日，热退而反复。又在邢台住院多日，曾做多方检查化验无特殊发现。病后几乎每天使用皮质激素。近日每天发烧两次。分别为上午 10 时至下午 2 时，下午 7 时至半夜。最高均达 39℃ 以上。目前患者衰弱，食少，喜冷食。自觉全身沉重、头痛、头晕、关节酸沉。二便可。脉略数而弱，舌淡苔白稍厚。处理如下：

桂枝 15g，陈皮 10g，半夏 8g，白芍 15g，当归 8g，党参 10g，黄芪 10g，柴胡 5g，连翘 10g，葛根 10g，薄荷 3g，茯苓 10g，五味子 8g，生石膏粉 10g，三仙各 10g，生甘草 5g。常规水煎每日 2 剂。

藿香正气水 1 支日 2 次；人参健脾丸 6g 日 2 次；补中益气丸 9g 日 2

次；50%葡萄糖20ml日2次。

读者看到上方可能不解。其中也不是一味药不可少。比如，三仙可有可无。50%葡萄糖只是为了代替糖水。因恐病家忘记用糖水服藿香正气，把它也作为常规口服。人参健脾丸不一定使用，补中益气则不可少。同时使用藿香正气，就是要激起机体的免疫能力。自中医看，患者仍有表证，却同时有内热，又气虚明显。必须表里兼顾，温清兼施。直接用小柴胡，则嫌药轻。

此外，同时支持输液，每天1500ml。此次没有使用抗生素。

6月4日二诊：近3日每下午4时开始发烧，半夜可达40℃，而后渐退。患者难受不支，在家自用羚羊角汁2次。可进食，仍欲冷食。厌油。每天大便，稍干。脉舌象略如前。面色苍白。T 37.7℃。

口服药仍守上方。输液量如前，其中加用青霉素0.8g。肌内注射链霉素1.0g日一次。

6月7日三诊：用青霉素后有皮疹反应，昨天停用。自昨天起体温再未超过37.6℃。自觉比此前舒适。进食较差。有时欲呕。二便正常。患儿仍渴，但不欲饮水。脉略数，舌质转红，苔稍厚。T37.5℃。

口服药藿香正气水减半，煎剂去陈皮、半夏、黄芪如下：

葛根10g，连翘12g，薄荷3g，白芍10g，当归8g，党参10g，柴胡5g，茯苓10g，生石膏粉10g，三仙各10g，生甘草6g。水煎日2剂。

注意！至此煎剂都是每天两剂。又，虽然煎剂改方，治则仍然大体如前。

6月9日四诊：近3日体温未超过37.5℃。青霉素反应完全消退。患者仅有嗓子小疼，其余无大不适。进食可。略渴，饮水少。脉舌象大体正常。T 36.5℃。

煎剂略如前，改为每日一剂。口服成药如前。

6月16日五诊：已经5天体温正常，但今晨又达38℃。昨晚曾经洗澡，可能着凉。无任何严重不适。面色略见苍白。脉有热象。舌稍淡，苔微黄。T38.6℃。

加增效联磺2片日2次。

地塞米松0.75mg×2片、APC2片，体温超过39℃各口服1片。

6月22日六诊：以往6天中，有3次高热。一般情况可。脉仍数。今日在县医院查血常规、胸透均无异常。血沉略快。烧高时，有左肋下疼。

处理如前。

6月28日七诊：以往6天有高热2天。饮食、二便均好。脉仍有热像。舌可。

上方不变，APC改为1片日3次。

7月4日八诊：以往6天仅第一天体温高达40℃。此外仅一天为37.5℃。其余4天无发热。关节痛消失。但食欲不佳。大便每日2~3次，稍稀。面色仍苍白。煎剂去生石膏，加桂枝12g，川芎6g，陈皮10g，半夏8g。其余处理如前。藿香正气改为每日2支。

7月13日九诊：九天来再无发烧。面色已转红润。无不适。脉舌象正常。仍守前方，但告知煎剂和成药可以隔日交替服。意思是逐渐停药。

按：像打仗一样，这个病治得很艰苦。若非我略有虚名且病家再无选择，不会坚持靠我治疗40天。我若心无定见，患者也极可能不治。也难为这位少年，坚持服药这么长时间。此案也是滥用皮质激素的恶果（败血症）。由于目前感冒滥用激素非常普遍，把它放在这里。

或问：现在有那么多强效的抗生素和其他抗菌药，莫非不能治好败血症？

答案是：只要按照目前流行的治法——大剂量多种抗生素轮番和激素同时使用，医家永远不知道出现了何种败血症。一般也想不到败血症。

案4　虚人感冒表虚多汗

本村人赵某之母，74岁，1988年隆冬发病。

患者有不很严重的老慢支10多年，生活尚可自理。主诉感冒3、4天来，不断全身出汗，因而更加怕冷（恶寒）、怕风（恶风）——有老慢支者本来怕冷、怕风。脉象滑弱略数，舌质淡紫——缺氧所致，不是瘀血。

最初我不很相信患者多汗，因为她怕烟火，没有生火取暖，屋里很冷，据常理不应该汗出不止。但仔细看面部，的确满布小汗。摸摸身上，也略有潮湿感。看来有汗恶风毫无疑问，于是治以伤寒法。

单纯太阳伤寒表虚证，正治使用桂枝汤。患者有老慢支，属于喘家，按仲景法加用厚朴、杏仁。若漏汗不止，需用桂枝加附子汤。

患者虽然不是大汗不止，我给患者用的还是桂枝加附子汤再加厚朴、杏仁。结果一剂汗止，三剂病愈。

这个患者，不是很严重，但是，单用西药——包括大量输液并大量使用抗生素，肯定疗效不好。再用激素，病情会急转直下而难以收拾。

老太太 2003 年逝世，享寿 89 岁。看来，只要注意调摄，老慢支患者也可以高寿。

案5 普通感冒病危

邻人赵某，男，73 岁，2007 年 3 月 7 日初诊。

患者为彪形大汉，天赋强壮。他 9 岁丧父，11 岁就能独立耕种土地，16 岁就成为全村有名的壮汉。他经常说，从 11 岁至 72 岁，从未吃药肌内注射，也从未患过大病。偶尔感冒，喝两大碗加姜的面条，盖上被子出点汗就好。近年来仍有兼人的饭量，故一直放着一大群羊。无论严寒酷暑，阴晴雨雪，每天都要放羊 6 个小时以上。自诩体力不比一般青年人差。然而，近来却因为感冒治疗不当，病情危重复杂。

简单病史如下：

2006 年 12 月底，他患了感冒。主要症状是：头痛，身痛，恶寒，乏力。他原有腰肌劳损，故腰痛较重。还有阵发性脐周隐痛。自治（即进热流食、多加姜并温覆）十数日不好，即请某医生肌内注射 4 次。肌内注射有效——病若失。但停药次日，突然冷热高烧。于是，又请某医生输液约一周。输液也有效——病若失。可是，停止输液次日，病情再次反复，而且较前更重。体温曾经高达近 40℃。于是去县医院就诊，CT 报告为椎间盘脱出。又做封闭、针灸、按摩并同时服中药约 10 日益重。恰好这时我回籍。

他还勉强可以下床，但食量大减——相当常人一半。恶寒、乏力、腰痛、腹痛、下半身酸沉严重。双手颤抖，昼夜全身不适，夜间难以入睡。自称体重下降 10kg 以上。

脉象滑数无根，舌可。体温 38℃。处理如下：

附子 12g，桂枝 20g，党参 12g，黄芪 15g，川芎 10g，香附 8g，当归 10g，白芍 15g，熟地 15g，半夏 8g，陈皮 10g，乌药 10g，山萸肉 15g，五味子 10g，三仙各 10g，生甘草 5g，生姜 30g。常规水煎日一剂。

金匮肾气丸 9g 日 3 次；藿香正气水 5ml 日 3 次；香砂养胃丸 6g 日 3 次；布洛芬片 0.1g 日 3 次。

3 月 9 日再诊：自觉大好。睡眠大体正常。体温正常。近 2 日大便 5 次，不稀，自觉腹内舒适，食量增加。脉见洪数无根。上方煎剂去乌药。另加干晒参 30g 单煎即服。暂停香砂养胃、布洛芬、藿香正气水。

3 月 11 日再诊：仍偶有阵发性脐周不很严重的腹痛，再加香砂养胃、布洛芬、藿香正气水。并另加干晒参30g，丹参15g单煎即服。

3月13日再诊：食量接近常人，仍偶有阵发性脐周不很严重的腹痛。

3月15日再诊：除腰部酸沉外，无特殊不适。但食量、体力仍不如前。仍守第一方。

按：患者的病情反复、加重并且复杂、危重，不完全是前医的责任。若患者注意调摄，好转后彻底休息保养一周以上，可能不反复。但是，感冒之初即用地塞米松，常常反复。如果大量使用一周以上，体质强壮的患者也会长时间不能恢复。该患者的众多症状——特别是食少、乏力、难眠、体重大减、严重虚弱，主要是激素的副作用所致。假如再误治一次，即有性命之虞。

案6　严重表虚

刘某，男，40岁，城内干部，2002年7月15日就诊。

感冒四五天，经西医治疗——包括输液，益重。自觉头晕、心烦，开空调即头痛、欲呕并呃逆。二便可，饮食减少，睡眠不实，气不舒，好叹息。身形略胖，脉象细弱，舌苔略厚。血压126/100mmHg。

正值酷暑，如此怕凉，可见表虚严重。处方如下：

桂枝20g，白芍15g，党参10g，黄芪10g，五味子10g，甘草5g，生姜15g，陈皮10g，茯苓10g，半夏10g，川芎10g，龙骨粉10g。常规水煎日一剂。

人参健脾丸9g日3次。

藿香正气水5支，加入煎剂药液中服，每剂加一支。

服上方一剂，诸症悉退。

当时不知道疗效如何。2004年4月13日，患者来看车祸后遗症，主动提及上次的疗效，记述如上。

案7　凉热并用治感冒

传统上治温病初起，用桑菊饮和银翘散（虽然不少古今医家批评吴鞠通用桂枝汤治温病初起，拙见以为并非大误），我更喜欢重用葛根和连翘，特别是连翘。张锡纯先生说用它之后患者常常比较长时期地遍身小汗，随之热退不再反复。因此，对热重的温病型感冒我常重用连翘。前几年，连翘很便宜，质量也很好，我常用15～30g。注意！最好用青连翘！

黄某，男，52岁，威县姜霍寨人，回族，1997年1月27日初诊。

感冒发热出汗，服西药不愈。脉象浮滑略数，舌红苔白略厚。

葛根 15g，连翘 20g，陈皮 10g，茯苓 10g，半夏 10g，桂枝 20g，白芍 10g，党参 10g，附子 8g，川朴 6g，甘草 5g。常规水煎日一剂。

服上方 3 剂病愈。

这是一个凉热并用的方子。但感冒误治日久，也可以出现表里皆热。请看下案。

附：郑 FZ，男，8 岁，广宗油布村人，2000 年 6 月 7 日初诊。

当年 2 月 19 日首次感冒发烧，经治症状迁延不愈。4 月 13 日再次发烧，至今近 2 月迁延不愈。体温一般不超过 38.5℃，也偶可在 39℃以上。曾在县医院做多种检查化验，除白细胞为 $12 \times 10^9/L$ 外，无异常。口服和肌内注射药物不计其数，输液 10 多天，仅偶尔略好。一般情况可。一向食少，但仍可食。脉滑，舌红苔黄略厚。T38℃。近来恶热，不恶寒。处理如下：

葛根 10g，连翘 10g，柴胡 5g，黄芩 5g，金银花 10g，生石膏 10g，生甘草 4g，党参 10g。常规水煎，日 1 付。

补中益气丸 4.5g 日 2 次。

6 月 11 日再诊：病情大好。近 4 日体温未超过 37.3℃，目前体温 37.2℃。脉舌象大体正常。守前方。

按：患儿不是典型的白虎汤证，但无疑表里有热且兼虚，故上方接近白虎加人参汤意。由于发热时间很长，特别是肯定用过皮质激素，患儿的体温不很容易数日内完全正常。

案 8　用藿香正气水切身体会

1994 年夏末一天，本人因吹风扇感冒。自觉恶寒、全身酸楚不适且无汗，即取藿香正气水 2 支（20ml）服下，大约 30 分钟后，汗出病解。

这样的切身体会在我有多次。2007 年 6 月中旬我因感冒小流行受染，也是只服此药 1 支大好，2 支即愈。

案 9　真是神水

患者是一位十七八岁的青年男子，有肝炎家族史，本人也因曾患肝炎而比较瘦弱。1995 年夏天，因比较严重的呕吐、腹泻就诊。进诊室前还呕吐一次，量比较大，为所进食物。立即让他口服藿香正气水 1 支。3 天后，他的叔父就诊时说：您给我侄子喝的真是神水，前天他到家就觉饿，喝了一大碗面，再没有吐泻。患者及其父亲的肝炎都曾经我治疗，是邻村王王目人，记不清姓名了。

案 10 藿香正气和补中益气同用治表虚

孟某，男，35 岁，威县职教中心教员，1997 年 3 月 19 日就诊。

感冒 2 日，饮食可，流涕，有汗，不恶寒，乏力，脉弱。T 36.4℃。

按伤寒法，此证当按表虚治。但是，病情不严重，患者不欲服煎剂，即开藿香正气水 1 支、补中益气丸 1 丸，糖水送服，日 2 ~ 3 次，次日即愈。

案 11 藿香正气水治不明原因突然腹泻

2004 年 12 月 6 日，二哥突然腹泻数次。除了适逢"大雪"节气之外，找不到任何原因。立即给他口服藿香正气水 20ml。服药时已是晚上 9 点，次晨即完全恢复。

由于我经常用藿香正气水，很多村民知道它"管用"，常常指名来买，但冬季往往供应不足。又，厂家制此药获利很少，近来有停产的迹象。

案 12 普通感冒服藿香正气水一次即愈

村民某，男，50 岁，2008 年 6 月 18 日中午就诊说：昨晚着了凉，现在有点发烧，全身不舒服。查体温 38.5℃，脉浮，舌可。于是给他藿香正气水 2 支，嘱用糖水一次服下，下午就见他在田间劳动而且对我说：那药很管事儿，喝下去不大会儿就好了。

案 13 糖尿病患者感冒

蒋某，男，55 岁，威县王王目村人，1997 年 3 月 8 日初诊。

患糖尿病半年余，正在治疗中。近日感冒发烧，全身不适。脉象沉滑有力，舌红苔白。处理如下：

葛根 20g，连翘 15g，陈皮 10g，茯苓 15g，半夏 10g，白芍 15g，竹茹 12g，生石膏 15g，三仙各 10g，生甘草 4g。常规水煎日一剂。

3 月 11 日再诊：证减，脉舌象略如前。守上方。

3 月 15 日 3 诊：感冒仍不甚利落。脉舌象略如前，原方加补中益气丸。

3 月 20 日 4 诊：病若失。

看来，不加用补中益气丸，此证仍会迁延。

案 14 五苓散证变通治疗

姜某，男，15 岁，威县姜藿寨人，1997 年 2 月 21 日初诊。

感冒发烧用西药数日口渴，但饮水则吐，不能进食，并有头痛。出示所服西药，可以认出有地塞米松一次 2 片（2mg）。体中形寒，脉象滑而稍数，舌淡苔白腐。T 36.6℃，腹部无明显压痛和包块。仿五苓散意给煎剂如下：

桂枝 20g，茯苓 15g，白术 10g，泽泻 10g，甘草 5g，陈皮 10g，生姜 15g，川朴 6g，苍术 10g，党参 10g。嘱一日连服 2 剂并多饮暖水。

次日再诊，诸症悉减，舌仍淡，苔白稍厚，脉象略见滑数。再给原方 2 付，同时给香砂养胃丸和甲氰咪胍（即西咪替丁）2 日量，服完即愈。

案15 感冒误治病情复杂

蒋某，男，72 岁，威县东郭庄人，1997 年 3 月 4 日初诊。

进行性食欲减退月余。20 多天前曾经感冒，用药不详。但此后食欲益差。目前夜间盗汗，头面恶风。其人瘦弱，精神倦怠。脉象略见弦滑，舌红略干，苔黄白稍厚。睡眠、二便可。

年过 50 见进行性食欲减退，首先应该怀疑胃癌。但患者于感冒后病情加重，即应考虑治疗不当。目前的表现是表证未解，虚实夹杂又寒热夹杂。处理如下：

葛根 15g，连翘 15g，桂枝 20g，黄芪 15g，防风 10g，党参 15g，白芍 12g，白术 10g，陈皮 10g，半夏 8g，麦冬 10g，五味子 15g，竹茹 15g，三仙各 10g，甘草 5g。常规水煎日一剂。

食母生（即干酵母）10 片日 3 次；多酶片 3 片日 3 次；人参健脾丸 6g 日 2 次。

3 月 8 日再诊：盗汗、恶风好转、食欲改善，仍口中无味。脉舌象略如前。继续用原方 3 日痊愈。

案16 感冒误治病情复杂

姜某，女，34 岁，威县姜藿寨人，1997 年 3 月 4 日初诊。

感冒后反复低热近一个月。已经输液 20 余日，服中药数剂不效。目前头晕、呕吐、乏力、失眠，面色时红时黄，脉滑稍数，舌红苔白。一般情况尚可，T 36.2℃。

目前的表现，主要是滥用皮质激素所致。特别是面色时红时黄，是比较典型的激素副作用表现。其余症状也都常见于滥用激素。但该患者没有表现为阳虚、水肿。虽然体温不高，却仍有热象，也有虚象，故使用小柴胡加味。

柴胡 8g，黄芩 6g，半夏 10g，党参 10g，白芍 12g，桂枝 20g，葛根 10g，当归 10g，川芎 10g，五味子 15g，远志 10g，酸枣仁 12g，陈皮 10g，

竹茹 12g，甘草 5g，生姜 15g。常规水煎日一剂。

补中益气丸 9g 日 2 次；安神补心丸 9g 日 2 次；安定片 5mg 睡前服。

3 月 8 日再诊：诸症悉退。继续服上方 3 日巩固疗效。

案 17　虚人感冒

王某，女，53 岁，河北医科大学中医学院职工，2006 年 3 月 4 日初诊。

患者本来身体不错，2 年前乳癌术后，体质转差，多次感冒求治。此次感冒月余，服中西药物多次反复不愈。近日症状加重。终日鼻塞、清涕不止、恶风寒、食少饱胀、全身无力、时有咳嗽。体形略瘦，面色萎黄，脉象沉细，舌淡苔白。处理如下：

党参 10g，黄芪 10g，桂枝 15g，白芍 15g，当归 6g，川芎 6g，陈皮 10g，茯苓 10g，半夏 6g，生姜 40g，大枣 5 枚（掰），甘草 4g。常规水煎日 1 剂。

3 月 7 日再诊：病情大好，不再流涕，鼻塞好转，其他症状均去。再服 3 剂巩固。

11 月 18 日打电话到威县说：又感冒服药治疗 20 多天不效。目前以咽痛、咳嗽为主。咳痰困难，偶或咳出灰色黏稠块状痰。电话告知下方：

党参 10g，黄芪 10g，桂枝 15g，白芍 12g，半夏 10g，牛蒡子 10g，桔梗 6g，陈皮 10g，生甘草 5g，连翘 10g。常规水煎日 1 剂。

服上方 3 剂症状好转，去牛蒡子再服 3 剂痊愈。

案 18　感冒咳嗽

梁某，女，70 岁，河北医科大学中医学院家属，2006 年 12 月 23 日初诊。

咳嗽 3 天，越来越重。自觉痰深，不易咳出。夜间咳重时，双足伸出贴在墙上凉一凉似乎略好。又食欲不佳。处方如下：

黄芪 15g，桂枝 15g，白芍 10g，白术 10g，陈皮 10g，茯苓 10g，半夏 10g，五味子 10g，桔梗 6g，炒杏仁 10g，厚朴 8g，生甘草 5g，生姜 30g，大枣 5 枚（掰）。常规水煎日 1 剂。

服上方 3 剂咳止。

案 19　感冒合并鼻旁窦炎

此证是比较常见的感冒并发症，而且比较痛苦又比较难治。之所以痛苦和比较难治，是因为鼻旁窦感染后引流不畅。脓液封闭在鼻旁窦内，张力和感染导致比较严重的头痛。低头或咳嗽用力时疼痛尤其严重，还会引起头晕眼花、全身不适、眼球憋胀，牙痛等。全身用西药抗生素或重用清热解毒方剂，药物很难进入鼻旁窦，往往效果不好。治疗此证虽然不一定中西医结合，但是，了解鼻旁窦的解剖对使用中药颇有好处。

比较严重的鼻旁窦炎，特别是上颌窦炎积脓较多时，最好在穿刺排脓的同时使用中西药物。但是，穿刺法或近来推广的吸脓法需要特殊设备和训练。如果不是严重的上颌窦炎，比较便捷的方法是让鼻旁窦引流通畅的同时，让抗生素进入鼻旁窦。这一方法还是我在做学生时学到的。操作如下：

患者仰卧，先用小量收缩血管的滴鼻药滴鼻。过去常用麻黄素滴鼻液，现在的滴鼻净即萘甲唑啉很好。等 1~2 分钟，患者会感到鼻腔很通畅。让患者再次仰卧，尽量头低位，接近鼻孔朝天。这时再滴入抗生素滴鼻液（目前的氯霉素眼药水就很好）每次 2ml 左右——即滴入药物应该较多。此时让患者紧闭口，并捏紧鼻孔，用力吸气，而后张口，重复 3、4 次即可。

这样做的目的，第一次是让鼻旁窦通向鼻腔的细孔尽量通畅，第二次是造成鼻旁窦腔内负压，脓液部分流出的同时抗生素进入鼻旁窦。

上述操作没有任何危险，痛苦也很小，效果又好，值得推广。

需要指出的是，大量滴入滴鼻净并且咽下，可以出现恶风寒——颇象太阳中风。一般不必处理。略重时按表虚服药即好。但最好是注意滴鼻净不要滴入太多——一侧不超过 3 滴。

上述处理之外，如果完全不谙中医，可以同时使用一般剂量的青霉素等。若患者虚弱食少，可以支持输液 2、3 日。有条件时最好服中药下方：

川芎 10g，菊花 15g，白芷 5g，辛夷 5g，苍耳子 8g，桂枝 15g，当归 8g，白芍 15g，陈皮 15g，党参 10g，连翘 15g，三仙各 10g，生甘草 4g。

热象明显加黄芩 8g，生石膏粉 10g。也可加服龙胆泻肝丸 3~6g 日 2 次。虚象明显，可同时口服补中益气丸。这样不但效果好，且不易反复。

总之，此证不是大病却因为常常多日迁延不愈，近年广告宣传很厉害，病家治疗比较积极。我每年都要如上处理数十例，十九速效。

附：高年感冒需温补

说高年感冒需温补，岂非是说高年人大多体虚吗？

是的。常言说：人过四十往下衰，此话不假，尽管按照现代观念四十岁还不算老年。假如患者年过六十，无论内伤外感，都要想到正气已夺。

请看下面两个相关病案。

邻村王某，是老赤脚医生，2007 年 12 月 28 日来请出诊给他的母亲看感冒，自然提起 10 天前他父亲感冒病危又意外地转危为安。

先说她母亲的病。

老太太 78 岁，一向身体很好，去年犯过几天高心病轻度心衰，服我开的中药迅速好转。这次因为长她十岁的老伴儿病重近两个月，难免劳瘁。27 日早饭后自觉恶寒、乏力，于是休息并服儿子的西药。今天仍不见好，且干咳、食欲益差。患者精神、气色尚可。脉微弦，舌可。体温 37.8℃。血压 150/90mmHg。处方如下：

人参 10g，党参 15g，黄芪 15g，当归 10g，白芍 15g，川芎 12g，熟地 20g，白术 5g，五味子 10g，山萸肉 10g，陈皮 20g，茯苓 10g，生姜 30g，生甘草 5g。常规水煎，日 1 付。

这时王某问：可否输液？是否适用抗生素？

我说：可以输液，但不是非输不可。抗生素使用一般剂量无大害，若使用大剂量则害处较大。

结果服上方 3 剂痊愈。

以下说他父亲的病。

10 天前他请我给他父亲看病时，自己认为不过是走形式，因为他的父亲年纪太大，病太重，时间也太久了。

他的父亲 88 岁，一个多月前感冒起病。近两年我曾经给老先生看过两次重病，均效果很好。这次因为王某近来经商忙碌和信心不足——他父亲年纪太大了，一直没有请我。不过，自西医看，他的措施已经很充分：病后每天输液之外，还多次使用人血白蛋白、脂肪乳等。抗生素更是用过多种。然而，老爷子一天比一天重。我去看的前两天，几乎不能进食水，还腹泻严重——显然是菌群交替症。这时老爷子对儿子说：你这医生白当。给我治了这么多天，越治越重！

闻听此言，王某甚为震惊——原来老人求生欲望很迫切而且对自己很不满意。他本来认为治得已经很充分了，自己的孝心也尽到了，却没有想到父亲不满意。这就是他为什么还要来请我。

那时，老先生确实已经很严重：严重消瘦，呼吸急促，无翻身之力，几乎说不出话来。心衰很明显。脉细弱且频见结代，舌干嫩无苔。

给他开的方子和上面给老太太开的几乎相同，总之是一派大补：温补为主，兼顾补阴。

第二天我打电话问了问：说中药勉强服了四分之一剂。

第三天又问了问：说服药困难，腹泻不止。于是在电话中说了一下如何尽量输液。如果能找到参附注射液，试用两天。

此后再无消息。

今天来请我时王某才说：没想到出现了奇迹！

原来，5天前，老先生眼看不行了，众人连忙给他穿上寿衣。没想到穿上寿衣气不断，于是继续灌中药。数小时后，情况越来越好。4日前腹泻完全停止。今天的进食情况已经接近发病前。我去看了看他，他表情愉悦地对我说：又爬出命儿来了（死不了的意思）。

案20　感冒后口内麻木5月

李某，男，48岁，威县四马坊村人，2005年6月1日初诊。

发烧并口内麻木5月余。起病于上年农历十一月，开始曾经发烧至38℃左右。先在本村治疗不效，即去县中医院诊治。服中药后，曾经多次大汗，此后即感恶风寒而且口内麻木不适。又服西药，多次腹泻，病益重。此外还做过多次多项检查、化验，多次输液。曾按鼻炎、咽炎、口腔炎、白细胞过低、脑血管病等治疗，无效。患者一般情况尚可，食欲尚好，大小便无明显异常。脉象略大，舌质略淡嫩而胖，苔黄而浮。患者又称自上年发病前后至今，常感恶寒并全身不适。又常不自觉流清涕。近来体温在37℃左右。又称，曾经口服柴胡注射液，每次4支，有缓解症状之暂效。

此病之初显然是并不严重的感冒，虽然略有虚象，还是可以不药而愈。但是，多次误汗、误下之后，病情复杂——导致表里俱虚。此后的治疗，没有加重病情，但也不可能病愈。尤可怪者，医生曾嫌患者进食过多。说这样冲淡了药物，因而疗效不好。其实，患者支持这长时间，病情没有严重恶化，正是因为他的食欲和消化吸收功能比较好。又，患者长期低热，应该与病初曾经滥用皮质激素有关。曾经食量较大，也应该是激素的副作用。目前的脉大应属虚象，虽有黄苔，但苔浮而舌质淡嫩，仍应按虚证治。处方如下：

党参10g，黄芪15g，桂枝20g，当归10g，白芍15g，苍术8g，川芎10g，陈皮10g，茯苓10g，半夏8g，五味子8g，三仙各10g，甘草6g，生姜 20g。常规水煎日 1 剂。

补中益气丸 9g 日 3 次；香砂养胃丸 6g 日 3 次。

嘱咐患者，不要再服任何解热药。

服上方五日，诸症悉去。

案 21　感冒后低热头晕半年

李某，女，18 岁，威县四马坊村人，2002 年 6 月 5 日初诊。

半年前感冒后遗留低热、头晕、颈后痛至今不愈。曾按鼻炎治疗无效。最初有失眠，曾经服用安定、刺五加、谷维素、维生素 B_1 等。饮食可、二便可。心下有空感似饥，进食不能缓解。脑 CT 检查无异常。脉象略见洪数，舌象大体正常。血压 120/70 ~ 60mmHg。T 36.7℃。

处理如下：

川芎 8g，五味子 8g，党参 10g，葛根 15g，黄芪 10g，三仙各 10g，陈皮 10g，茯苓 10g，当归 8g，白芍 10g，甘草 4g，知母 5g。常规水煎日 1 剂。

逍遥丸 6g 日 3 次；人参健脾丸 6g 日 3 次；龙胆泻肝丸 3g 日 3 次。

6 月 6 日再诊：无明显改善，亦无加重。仍守上方。

6 月 12 日四诊：诸症悉退，T 36℃。脉转滑而略数，舌象接近正常。继续服药 3 日巩固疗效。

案 22　感冒后低热月余

张某，男，42 岁，威县张藿寨村人，2005 年 8 月 7 日就诊。

感冒、发烧、腹泻后低热月余不愈。自觉头晕、乏力。一般情况可，脉舌可。

处理如下：

陈皮 10g，茯苓 10g，半夏 8g，当归 10g，白芍 10g，桂枝 20g，川芎 8g，党参 10g，黄芪 15g，白术 5g，连翘 6g，川朴 5g，枳实 5g，三仙各 10g，生甘草 5g。常规水煎日 1 剂。

补中益气丸 9g 日 2 次；藿香正气水 1 支日 2 次。

10 月 11 日：陪同其侄女就诊，说服上方 3 日即愈。

案 23　感冒后低热

李某，女，36 岁，威县油坊村人，2007 年 3 月 14 日就诊。

大约 10 年来，这是她第三次因为感冒后低热、多梦、失眠等就诊。首次就诊是因为感冒后在本村肌内注射、吃药、输液约 10 日低热不退。服中药一诊即愈。但记录未查到。第二次就诊于 2004 年 2 月 29 日，就诊前也在三处吃药、肌内注射不效。当时低热 10 余日，最高 37.5℃。一般情况尚可，饮食二便无大异常。脉舌象大体正常。服下方一诊即愈。

柴胡 6g，当归 10g，白芍 15g，川芎 8g，白术 5g，苍术 5g，党参 10g，黄芪 15g，桂枝 15g，陈皮 10g，茯苓 10g，三仙各 10g，生甘草 3g，生姜 20g，大枣 10 枚（掰）。常规水煎日 1 剂。

补中益气丸 9g 日 2 次。

此次感冒先在本村就医服药 10 日。目前低热、多梦、失眠伴腰痛。脉象可，舌中多裂且后半剥苔。上方加金匮肾气丸 9g 日 2 次。

案 24 感冒后头痛鼻塞

高某，女，28 岁，未婚，2006 年 4 月 4 日初诊。

感冒后头痛、眼胀、鼻塞约 2 周，服西药不愈。一般情况好，脉舌象大体正常。患者的哥哥是中气虚体质，她也比较高而瘦。处理如下：

党参 10g，黄芪 15g，桂枝 15g，当归 10g，白芍 15g，陈皮 10g，茯苓 10g，半夏 8g，川芎 8g，三仙各 10g，甘草 4g，生姜 15g。常规水煎日 1 剂。

补中益气丸 9g 日 2～3 次。

4 月 10 日再诊：仅有眼胀，余症均好。守上方。

9 月 2 日来诊：近一周感冒肌内注射后，体温偏低，同时头痛、头晕、乏力并自觉发热。饮食可，二便可，睡眠可。一般情况好。脉舌象无大异常。T 35.5℃。

处理如前。患者对前两次就诊结果满意。她说：这 5 个月自觉很好。

案 25 感冒后头痛数月

翟某，男，20 岁，威县翟庄人，2003 年 2 月 17 日初诊。

游走性头痛数月，近日以两太阳穴为主。病始于外出打工感冒。多方治疗不效。夜间多梦，白天面红发紫。左耳有灌水感。近日食欲差。二便可。脉可。舌大质红。血压 120/90mmHg。处理如下：

菊花 15g，葛根 10g，钩藤 15g，川芎 12g，怀牛膝 12g，黄芪 10g，党参 10g，柴胡 6g，当归 8g，白芍 15g，黄芩 8g，陈皮 10g，茯苓 10g，半夏 6g，三仙各 10g，龙骨粉 10g。水煎一日 2 剂。

逍遥丸 6g 日 2 次；龙胆泻肝丸 6g 日 2 次；安定片 5mg 晚 1 次。

2 月 21 日再诊：诸症悉退。头痛、眼酸胀，多梦、食欲不佳均消失。

面部不再发红。

按：不滥用皮质激素，感冒也可以有后遗症，主要是乏力、纳差、头晕以及类似轻微感冒症状。过用汗法，是原因之一。此案则肯定是滥用激素之故。如此青春年少，紊乱数月不能自行调整回归常态，对年幼和老弱患者滥用，后果可想而知。

案26　常感冒并乏力

刘某，男，48岁，高速公路工地司机，山东人，2005年9月27日初诊。

近半年常感冒并乏力，久服西药无效。2001年曾做胆囊切除术。饮食时好时坏。多困，能睡但常感劳累。大便时稀。体形中等，面色苍黄，神情倦怠。脉可，舌多裂纹，苔少。处理如下：

党参10g，黄芪15g，当归10g，白芍15g，川芎8g，熟地15g，五味子10g，茯苓10g，生山药15g，陈皮10g，半夏8g，川朴5g，三仙各10g，甘草4g。常规水煎日1剂。

补中益气丸9g日3次；人参健脾丸6g日3次。

10月13日再诊：精神、体力好转，不再多困。仍似有感冒，较前轻。近有心下悸。患者要求只取上方煎剂。

案27　感冒后高血压

崔某，女，59岁，威县十里村人，2000年9月13日初诊。

双目沉涩，视物不清，头沉（不疼）半年余。起病因该年2月感冒。又好心乱、怕惊。此外无大不适。饮食、二便可。不乏力。体略丰，神可。视力可。外眼和眼球压力正常。脉象沉弱，舌苔白略腐厚。血压166/90mmHg。无高血压既往史。处理如下：

菊花15g，枸杞子10g，川芎8g，怀牛膝10g，五味子8g，苍术8g，生山药15g，熟地15g，黄芪15g，柴胡6g，葛根20g，丹参8g，三仙各10g，生甘草4g。常规水煎日1剂。

金匮肾气丸9g日2次；鱼肝油1粒日2次。

上方服至10月1日，自觉大好。但血压156/90mmHg。于是停用上方，改用复方利血平1片日2次，并嘱坚持服用。

2001年6月11日再诊：感冒后全身乏力，咳嗽。血压130/70mmHg。一般情况可。脉沉弦略有力。舌红苔黄。

处理如下：

连翘 12g，葛根 10g，黄芩 5g，桔梗 5g，陈皮 10g，半夏 8g，甘草 5g，白芍 10g，川芎 6g，生甘草 5g，三仙各 10g。常规水煎日 1 剂。

藿香正气水 1 支日 2 次；增效联磺 2 片日 2 次；咳必清（即喷托维林）片 50mg 日 2 次。

按： 患者没有再诊，但血压不再高，去了一个隐患。她这次感冒不重，却来就诊服中药，说明对上次的治疗满意。

案 28　感冒后头痛数月

李某，男，20 岁，威县七级人，2005 年 4 月 15 日初诊。

自年前开始两太阳穴疼痛。首次发病时正在感冒。开始为发作性，年后几乎每天疼。时轻时重，重时难忍。饮食、二便、睡眠可。最近在县医院诊为神经性头痛，用药无效。体形中等，神可。脉略弦，舌略红。血压 110/60mmHg。处理如下：

柴胡 6g，当归 10g，白芍 15g，黄芩 8g，川芎 8g，葛根 15g，五味子 5g，茯苓 10g，菊花 10g，钩藤 15g，党参 10g，薄荷 6g，骨粉 10g，三仙各 10g，生甘草 5g。常规水煎日 1 剂。

逍遥丸 6g 日 2 次；刺五加 3 片日 3 次；谷维素 3 片日 3 次。

4 月 20 日再诊：症减，脉舌象大体正常。守上方。

案 29　感冒后胸闷咳嗽 2 月

岳某，男，22 岁，威县董李庄村人，2003 年 6 月 1 日初诊。

胸部憋闷，咳嗽、气短近 2 月。起病自感冒。曾经输液等治疗无效。饮食、二便、睡眠可。一般情况可。面色苍白。脉弱，舌胖嫩苔润。处理如下：

陈皮 10g，茯苓 10g，半夏 8g，党参 8g，黄芪 8g，当归 8g，白芍 10g，桂枝 10g，川芎 6g，升麻 3g，枳实 5g，三仙各 10g，生甘草 5g。常规水煎，日 1 付。

补中益气丸 9g 日 3 次；人参健脾丸 6g 日 3 次。

6 月 6 日再诊：自觉大好。继续服上方 5 日巩固。

案 30　反复发热

吴 GJ，男，17 岁，威县吴王母村人，2004 年 7 月 28 日初诊。

自 7 月 1 日起反复发热至今不愈。曾经输液 8 天，缓解数日。近日又发热如前。一般在 38℃左右。又曾经多次吃药和肌内注射，偶有暂效。曾在县医院查血、尿、照胸片和结核菌素试验均无异常。发热时全身不适，恶热不恶寒，口干欲饮，烧退后无不适。饮食、二便、睡眠均可。一般情况可。脉可，舌红苔黄厚润。

处理如下：

柴胡 6g，连翘 10g，黄芩 10g，葛根 15g，知母 8g，生石膏粉 10g，茯苓 10g，白芍 10g，川芎 6g，三仙各 10g，生甘草 5g。常规水煎，日 1 付。

藿香正气水半支日 2 次；龙胆泻肝丸 3 克日 2 次；逍遥丸 3 克日 2 次。

8 月 1 日再诊：再未发热，脉略有弦象。守前方。

8 月 5 日三诊：一直未发热，自觉完全恢复。前方去藿香正气水。

案 31　低热一月

李岩，男，21 岁，住城内，2003 年 8 月 4 日初诊。

低热一个月，一直在输液。一般体温 37.5℃左右。37.7℃以上即全身不适并咳嗽，但痰不多。恶寒，饮食稍差，二便可，睡眠可。面色苍白。脉滑，舌暗红，苔白厚。处理如下：

陈皮 10g，茯苓 10g，半夏 8g，葛根 10g，黄芩 10g，党参 8g，川芎 8g，桂枝 12g，淡豆豉 10g，白芍 12g，三仙各 10g，生甘草 5g。常规水煎，日 1 付。

藿香正气水半支日 3 次；补中益气丸 9g 日 3 次；龙胆泻肝丸 3 克日 3 次。

按：煎剂和成药都是凉热并用。8 月 7 日即体温正常。患者又就诊 2 次，没有改方。

案 32　感冒半年不愈

刘某，男，30 岁，威县东关人，2001 年 6 月 6 日初诊。

自春节前至今感冒始终迁延不愈。自觉心中热气上升，终日劳累感。又烦躁、痰多、健忘且睡眠不佳。常服非处方感冒药，无效。一般情况可，脉滑略数，舌苔略厚。

处理如下：

党参 10g，黄芪 15g，五味子 10g，当归 10g，白芍 15g，川芎 8g，熟地 15g，陈皮 15g，茯苓 10g，半夏 8g，柴胡 6g，栀子 3g，连翘 10g，枳实 6g，三仙各 10g，生甘草 4g。常规水煎，日 1 付。

人参归脾丸 9g 日 2 次；刺五加片 3 片日 2 次；谷维素片 30mg 日 2 次。

服上方 12 日基本康复。此后，患者每感冒必尽量服中药。有时没有感冒但精力不佳时也服略同上方。患者经济条件较好，近 6 年来，每年服中药煎剂在 50 付以上。患者的妻子更是虚弱体质，也是每感冒必尽量服中药。一般给她开桂枝、补中益气和二陈汤合剂。总之是以补益为主。有的同行可能认为按患者初诊的脉证，拙拟之方不恰当。他们更倾向于使用清心火、除烦热、滋阴血、祛痰饮之剂。于是药用生地、栀子、黄连、麦冬、淡豆豉、竹沥、贝母等。拙见以为，如此处方，近期疗效也可能比较好，但不宜久服。多年来的经验告诉我，凡感冒日久不愈，宜于甘温补气，不宜于滋阴清热。即还是要补益气血为主。平时间断服用平补气血之剂，对这样体质的人也有好处。

案 33　从孙子的感冒说起

案1介绍了如何治内人的感冒，可能有的读者还是以为感冒无足轻重，或者怀疑笔者对其他至亲是否同样治疗。下面结合孙子和另一个儿童的病再次说明感冒治则。

2007年孙子刚过5岁，1月12日夜间发烧、咳嗽，次日一早送给我治疗。立即用的方子如下：

连翘 12g，黄芩 8g，桂枝 12g，白芍 12g，桔梗 6g，半夏 8g，陈皮 10g，茯苓 10g，五味子 8g，生甘草 5g，生姜 20g，大枣 5 枚。水煎，分 4~6 次两天服完。

服药后体温曾经高达 40.2℃，但 48 小时内，即便再次高热我也不会给他用西药。那几天学院内有几个小孩子病了，也大体用药如上。我自己感冒倒是有时求简便，同时使用中西医成药。

体温升至 40.2℃后，不久见汗，但汗不彻身。退至 39℃后，再次迅速升至 40℃。此时表里大热，另煎药如下方：

连翘 20g，黄芩 10g，生石膏 10g，甘草 5g。

首煎快煎 10 分钟左右，二煎 20~30 分，共煎取 200ml 左右。首煎后即服下 1/3。再煎后又服 1/4。

13 日终夜体温在 38.5℃以上。

14 日早仍在 38℃。继续以上两方交替服。下午熟睡中汗彻身，傍晚降至 37.7℃。

15 日早，体温 37.2℃，他要求起床玩耍，起床玩耍约 3 小时。

注意！表里大热时，可以照用白虎汤或人参白虎汤。我更倾向于上方。

这样治有什么好呢？不是可以早用西药，迅速退热吗？

当然，如果不是超大剂量滥用，即同时使用适量的解热西药和抗生素、甚至小量可的松，必然速效。只是那样有些小题大做，常见过汗或退热后反复且常常食欲难恢复。感冒初起，没有明显的继发感染，不宜使用抗生素。故虽然此儿在大约 48 小时中，体温一直在 38.5℃ 以上，39℃ 以上也持续了 7、8 个小时，但精神一直不很差，40℃ 时还能进米粥多半碗，也可以不断饮水，就是胃气受损不大。目前，显然不会再有大反复。

又，此儿不在我身边时，也因感冒服过略同上方（电话告知方子）。而且我嘱咐他的父母，发热 2 日后反复不愈，再使用青霉素。如果咳嗽吐痰较重，最好使用青霉素 4 天左右（80 万单位肌内注射日 2 次）。

顺便说一下青霉素。

我行医近 40 年，早年也多次给自己使用青霉素，至今效果很好。尽管用量比过去大了，我却不相信现在的细菌都那样抗药，因而必须用最新一代的抗生素。也没有见过，大剂量使用新药多么立竿见影。

反之，目前的流行治法，常会出现严重问题。

为了对比，把另一个病例写在这里。

2004 年春节前后，我在石市整理《中西医结合二十讲》。一天，儿子的朋友的男孩子，感冒发热久治益重就诊。男孩儿那时 9 岁，平时身体相当好。适值感冒流行，他起病就是感冒毫无疑问。恰好他和一位某大医院退休的儿科护士对门住，于是，开始就上了西医儿科治疗感染发热的"先进"措施。已经输液大约 15 天，抗生素用过好几种。我记得的有：阿奇霉素和菌必治（即头孢曲松）。还用过氧氟沙星、清开灵、双黄连等。皮质激素可能没有用大量，但肯定用过。然而，发热虽然已经不高，还是每天可达 38℃。更严重的是，由于一直食欲不好，而且越来越差，患儿病后体重下降大约 5kg。他面色萎黄，精神淡漠，不断恶心，脉象滑弱，舌苔白略厚。如果没有大剂量使用激素，恶心不能食就是大量长期使用抗菌药的结果。特别是阿奇霉素、氧氟沙星的这一副作用最明显而常见。

于是，立即停用此前的一切药物。因为他长期食少，还需要支持输液 4 日左右。每天液体量 1500～2000ml，其中给盐水 500ml。由于需要多给些糖（争取每天给 130g），葡萄糖大液体都用 10% 的，盐水中也要加入 50% 的葡萄糖 60ml。每天给钾 3g。青霉素 400 万单位（0.4g）加入盐水中。其他如维生素 C 用不用均可。

中药如下：

党参 10g，黄芪 10g，当归 8g，白芍 10g，川芎 6g，桂枝 10g，陈皮 10g，茯苓 10g，半夏 8g，生甘草 3g，生姜 25g。水煎每日一付分 2～3 次服。

如上处理，次日食欲改善，第3天体温正常，一周大好。

这个男孩儿，就诊前竟然花费近3000元。本来可以不药而愈的病，几乎出现危急情况，付出的各方面代价如此之高，真是令人叹息。

为此，再不厌其烦地说一下，怎样中西医结合地认识和处理感冒。

多数读者应该知道，目前最常见的热病是感冒，也应该相信，至少90%的患者，可以不服药或者只服非处方药即可痊愈。

不服药的患者怎样好的呢？

显然就是靠机体的抵抗力。

机体靠什么手段消灭致病微生物呢？

主要手段有3种。

一是体温升高。

二是非特异免疫能力——白细胞和巨噬细胞的吞噬作用。

三是可能有的特异免疫能力——即便发病前没有，发病时间略长就应该有一些。

三种手段中，前两种关系密切。

吞噬细胞放出热原，使机体发热，也同时给机体积极应付敌人的信号。反过来，发热增强机体的白细胞和巨噬细胞的吞噬能力。

这一切反应需要的物质和能量从何而来呢？

显然，最好是来自饮食，因为此外只能动用储备——不管储备充足与否。当然，也可以静脉补充热量等，这大概是为什么目前动辄输液，严重意外却很少见。然而，输液毕竟是很特殊的方法，能够进食时最好不输液。

由此，我们就可以理解，为什么伤寒家治热病初起的典型方子，是桂枝汤和麻黄汤。

桂枝汤以给机体补充物质基础为主，强化免疫作用为次。免疫也需要补充的物质支持。

麻黄汤的功用是强化免疫反应，特别是使体温快速升高。

桂枝汤用于表虚，麻黄汤用于表实。

总之都是因势利导，调动机体的免疫能力消灭病因。

温病家的治法接近西医。辛凉解表药多有抑制致病微生物的作用，也有解热作用。不过，辛凉药对病毒是否有直接抑制或杀灭作用不能肯定。

但是，不像麻黄那样促进发热，因而不会强化免疫是肯定的。

西医治热病，首先或主要针对致病微生物，致力于发现，也确实发明了不少针对致病微生物的"特效药"。

假如没有"特效药"，就设法使用被动免疫手段。

然而，对感冒或流感病毒，至今没有特效药。被动免疫手段也很不成熟。

于是，西医治此类病，只能对症治疗。

对症治疗的原则是：维护机体自然疗能的同时，解除突出的痛苦，随时控制出现的合并感染。

这样就能明白，为什么教科书上治感冒从来没有皮质激素疗法（抑制免疫），并明确说：高热（38.5℃以上）与身痛较重者可用镇痛退热药，但应防止出汗过多所致的虚脱。儿童禁用阿司匹林，防止 Reye's 综合征的发生。如有继发性细菌感染，针对病原菌及早使用适宜的抗菌药物。

反观近来很多西医（包括大医院的资深大夫）治此病，常常违背上述原则。

案34　我的上感

我的体质不算差，也不算很强。30 岁之前，经常因为上感诱发扁桃体炎。较重的大约每年 4 次。每次都要高热 3、4 天，高热前后还要低热或中等热 3、4 天。所谓高热，在我是 39.5℃以上。

凡感冒必因受风寒引起。倘病前因劳累、紧张或饮食不周等"上火"，病情即重。故虽然扁桃体炎确实和平时潜伏在上呼吸道（特别是扁桃体上有隐窝）的微生物有关，却不能把此病完全归罪于微生物。此病常常是一侧好了，对侧再加重，不能完全用感染来解释。

不能完全用微生物感染解释的病还有"红眼病"。此病也常见一侧好了另一侧再重。少时的我，几乎每年夏天患此病，也几乎每次都是双眼先后病。那时的常识也知道为什么患此病——我自幼很少睡午觉，又特别喜欢游泳，于是难免"上火"。尽管那时的池塘里很不干净，却不能说"红眼病"（也多次患外耳道炎）仅仅是感染的结果。

还有一种病——反应性皮炎，更能说明问题。我没有亲自患过此病，却多次见过。其典型表现是：先有某处皮肤感染，而后突然出现远离感染部位的躯体或肢体（下肢最多见）对称性的大面积皮肤病变，即这些地方出现了此前感染的细菌感染。情况大都相当严重。若问：为什么绝大多数人发生局部感染不出现这种情况，少数人却对称性地出现呢？显然不能说是微生物自己选择了对称部位，只能说这是机体对微生物的一种比较特殊的反应。不过，这种情况也要用足量的抗生素。因为一般是球菌感染，应该用青霉素或青霉素族。中医治则是清热解毒。

还应该提及，扁桃体炎和气候也有关系。

我在重庆待了 5 年，没有发生一次扁桃体炎。

1969 年回到北方，又多次得这个老毛病。于是，1974 年冬，做了手术。

此后，上感不再那样频繁，也不再有典型的扁桃体炎。注意！若切除不很彻底，还是可以出现类似扁桃体炎的情况，这时必然见颌下淋巴结和颈前淋巴肿大疼痛。

抗生素对扁桃体炎是否有效呢？

我的切身体会是：不可期待像控制其他感染那样效果好。

据我上百次亲身经历，此病一般 7 天左右好转（注意！典型的红眼病，也是 7 天左右好，这是家乡群众的常识）。肌内注射青霉素等一般不能缩短病程。口服抗菌药也是这样。故我很少给自己注射青霉素治此病。当然，这不是说严重时也不要用抗菌药——因为它可以引起扁桃体周围脓肿和相当难处理的颌下脓肿，进一步就是败血症。

总之，我患过大大小小的感染性疾病几百次。其中感冒的次数自然最多（按：成人平均每年有 1～3 次病毒性呼吸道感染，故多年不感冒的人很少见）。但是，2006 年之前，从来没有自觉危重过。

这次相当重的因果和自治情况如下：

先是因感冒小流行，我没有逃脱。但不严重，服用几次中西药，基本上好了。只是遗留的咳嗽比较顽固。这时我照常工作，还常常熬夜。又有些小发热，咳嗽咳痰比较多。于是，服用补中益气丸的同时，肌内注射了几次青霉素。2、3 天之后自觉大好。

这时又不注意——曾经熬夜到天亮。

隔日，再次有些小发热，咳嗽咳痰比较多。

接着是大雨一天之后下小雨。天气凉爽，上午工作了 2 小时左右，突然发冷相当重。

赶快服了两丸补中益气和 2 片增效联磺，盖上被子等待出汗。

没想到持续发冷将近 3 个小时。起初有轻度寒战和相当严重的骨节烦痛。

注意！凡还在发冷，就是体温还要升高。这时必然手足凉，患者蜷缩，愿意多盖、盖紧被子。呼吸也比较急促——因为心跳快。面色多见发黄，但口唇可以淡紫。寒战严重时，尤其如此。手足转温，就是体温到了顶点。很快就要出汗。

我这次有点特别，体温到了顶点，自觉大热，还是不出汗。

这时我很疲惫，下床走路不稳，自己给自己肌内注射很可能不解决问题，却不能自己给自己输液了。

尽管不知道给多少人输过多少次液，自己却从未输过液。本来想保持这一纪录，这次却感到不得不输了，因为反复时间太长了，从来没有这样严重过，进食已经很困难。于是，打电话让门人来。输液和静脉用药如下：

液体 2500ml，除 500ml 盐水外都是 10% 的糖。菌必治 2g，双黄连 3 支，10% 氯化钾 3 支（30ml），维生素 C 4g，地塞米松 4mg（入壶）。

需说明，地塞米松是输最后一瓶液体时用的，而且是两次用的，因为虽然表里大热，还是不出汗。

这种情况是较大量使用抗生素和双黄连的最佳适应证，也是适量使用皮质激素的适应证。

天快黑了才出汗，一夜遍身汗不断，但不是大汗淋漓。天亮前体温正常。再没有反复。

接着服中药如下：

党参 20g，黄芪 20g，当归 15g，白芍 15g，川芎 15g，陈皮 15g，半夏 10g，五味子 10g，川朴 6g，三仙各 10g，生甘草 5g，生姜 20g。

第二天的液体是我自己给自己输的。液体 1000ml。抗生素改用青霉素，再没有使用菌必治和双黄连。

隔了一天自己又输了一次。

中药服了一周。

总之，这次的病就是感冒继发呼吸道细菌感染。自中医看，是 12 小时内，从典型表证发展到表里大热或气分大热。

发展到这么严重，是自己不注意的结果，年纪略大也应该是原因之一。

案 35　家兄的"感冒"

2006 年 12 月，我赴南京等地讲学前不久，二哥因"感冒"后严重呼吸困难，住县医院治疗。出行后，他又曾经住公认市、省最大、最好的医院治疗，最后高度怀疑"特发性肺纤维化"或"间质性肺炎"，总花费超过2万元。由于院方明确说没有特效疗法，而且预后极差。他于12月27日出院回家，后来即在家中西医结合治疗。

这里把家兄患病的前因后果、治疗经过较为详细地交代一下。其中自然会说明我的看法和如何用的中药。

2006年，家兄虚龄73岁（以下所说都是虚龄），从来没有大病。只是，他很不注意摄生。年轻时，常常大量饮酒，又一直吸烟。好在没有酒癖，也没有明显的气管炎。再就是，他很少做体力劳动。近年年高，体力活动尤其少。

中国人有一句俗语：七十三、八十四，阎王不请自己去。毛泽东就说过这句话，他老人家也确实在虚龄84岁逝世。当然，周恩来和朱德也在同年逝世，他们既不是七十三，也不是八十四。故常人不认为这样的俗语有道理。

不过，人总是有心理问题。我却没有预先想到家兄这样比较明白的人，也会这样。

按：长兄也有过这样的问题。先是72岁时，他很紧张，因为父亲72岁病故。73岁时，也紧张过。2006年，他75岁了，不再紧张。其实，随着年纪大，人总是距告别人世越来越近。关于长兄的病，见老慢支和肺心病案1。

进入2006年，家兄开始特别注意自己的健康。春天和夏初，他两次去县医院做全面检查，除血流变稍稍异常之外，一切正常。然而，他还是让我的同学开了老年人常服的药物。入冬，又听人劝说做了感冒预防注射——长春出的裂解疫苗。

这些措施，事后他都给我讲过，我没有在意。因为，他没有任何心、肝、肾、脑病的迹象（长期吸烟，肺应该有点问题）。我对预防流感的药物，也不看好，却没有意识到，他原来是对73这个不吉利的岁数，犯了惦记。

不过，家兄也不听我的话：真正关心健康要戒除烟酒嗜好，同时注意锻炼，做些力所能及的田间劳动或每天散步5~10公里。他每天坐在躺椅上看电视大约5个小时。此外，还常常每天打牌2小时左右。烟酒茶都没有戒。近几年，常常提醒他注意锻炼，总是不听，也就放弃了。

他是 10 月下旬做的预防流感注射，没想到，11 月初就"感冒"了。大概因为症状轻微，又打了预防针不久，他没有告诉我。不但如此，其间还大约连续半个月，每晚打牌约 2 小时。结果，11 月 25 日突然病情加重——低热、阵发剧烈咳嗽、大量吐稀白黏痰、轻度呼吸困难、饱胀食少。查其口唇、指甲、舌质，都有轻度缺氧。血压 120/80mmHg。体温 37.5℃。双下肺湿啰音。脉滑无力，舌苔白厚。立即服中药如下：

陈皮 15g，半夏 10g，茯苓 10g，桂枝 20g，白芍 15g，黄芩 10g，桔梗 8g，川贝母 8g，川朴 10g，三仙各 10g，甘草 5g，生姜 20g。常规水煎，日 1 付。

还须说明，家兄是典型的过敏体质。30 年前，对多数抗生素过敏，此后极其少用抗生素。近年新发明的抗生素，他不敢用，我也很慎重。加之，此次发热很轻或不发热，没有用抗菌西药。

服药 2 日，效果不好，呼吸困难加重。静坐时没问题，也可以平卧，但稍微活动就气短。于是去县医院检查。结果：胸透见肺纹理增重、肺淤血，心电图显示前壁广泛缺血和右束支传导阻滞。他不愿意住院，又在家里治了 2、3 天，继续阵发咳嗽，吐稀黏痰。

因为家中室温比较低，又不便给氧，呼吸困难时有加重，于 12 月 3 日住县医院治疗。

当天做的血液生化报告示：肌酸肌酶同工酶（CKMB）、乳酸脱氢酶（LDH）、羟丁酸脱氢酶（HBDH）都在正常高限的 2 倍左右。其余在正常范围。

西医处理是我的同学主持的。大体是：持续给氧，小量输液。其中加用心痛定、异山梨醇酯和速尿等。口服止咳剂。开始给他用的是链激酶、蛇胆川贝口服液等，效果不好，最后还是甘草片最好。用了几天阿奇霉素，次日即呕恶食少，于是停用。

4 日我去看，情况略好。但缺氧仍然明显，静卧即可看出呼吸急促，说话气短。脉象略数，来疾去疾，立即开中药煎剂如下：

红参 100g（另包单煎），党参 20g，黄芪 20g，五味子 20g，麦冬 25g，山萸肉 30g，附子 30g，熟地 30g，桂枝 30g，白芍 25g，川芎 15g，茯苓 30g，川朴 10g，陈皮 20g，甘草 8g。

人参单煎，加水 400ml，剩 200ml 左右。其余共煎，加水 800ml，两煎共剩 400ml 左右。而后和人参煎液混合，分次服用，拟 36 小时内服完。

5 日去看，西医处理如前。情况大好，自己摘掉氧气，下床和病友闲谈约 1 小时。进食明显好转。脉象接近正常。嘱煎剂中人参减至 60g，其余如上方。

7 日去看，比 4 日情况好，但不如 5 日。由于口唇和口周出现血痂样疱疹，改方如下。

西洋参 60g（另包），红参 20g（另包与西洋参同煎），党参 20g，黄芪 20g，五味子 20g，麦冬 25g，山萸肉 30g，附子 30g，熟地 30g，桂枝 30g，白芍 25g，川芎 15g，茯苓 30g，川朴 10g，陈皮 20g，甘草 8g。煎服法同上方或 2 日服完。

因为早已应邀赴南京等地讲学，要先去石家庄准备数日，从那里出发。9 日我离开威县时，去医院里看他，情况仍然没有大改善。我和同学交换看法之后，即出行。2007 年 1 月 5 日回到石家庄，7 日专程回威县去看他。

原来，他在 12 月 14 日转到邢台市人民医院。

12 月 18 日，邢台市人民医院请会诊的小结如下：

主因胸闷、气喘 20 天入院，即往体健。

查 T36.7℃，P125/分，R40 次/分，Bp120/70mmHg，呼吸困难，口唇发绀，双肺呼吸音粗，可闻及典型爆炸音。心率 125 次/分，律齐，各瓣膜听诊未闻及杂音。腹软，肝脾肋下未及，双下肢无水肿。血气分析：PH7.45；PO_2 36mmHg；PCO_2 32mmHg。

生化检查：肝功能、肾功能、钠、钾、氯、肌酸激酶、乳酸脱氢酶均正常范围；免疫球蛋白 G、A，IgM，抗链 O，类风湿因子，均正常范围，C - 反应蛋白 22.99mg/L。

心肌超声：右室扩大，右房内径值高限，二尖瓣三尖瓣少量反流，肺动脉高压（轻～中），左室舒张功能减低，主肺动脉及其分支增宽。

心电图示：完全性右束支传导阻滞；血常规正常范围；肺 CT（见报告）；血沉 57mm/H。

诊断：急性间质性肺炎。

给予利复星 0.4g 静点，1/日；米乐松 80mg 静点 1/日；对症治疗。治疗 3 天，症状有所好转，请上级医师会诊，指导治疗。

总之，一切检查和化验都只提示心肺有问题，而且以肺为主。只是，所谓"间质性肺炎"是相当少见而且是西医认为预后极差的病。邢台市人民医院的医生坦率地承认：不敢积极治疗。但经过上述治疗，似乎略见好转。不过，需说明，我离家时嘱咐过，无论住院期间如何治疗，我开的中药不要停，故基本上没有停服过。

家兄没有请省里的医生会诊，而是直接去河北医科大学附属二院住了院。先在急诊室住了一天，12月19日按"急性间质性肺炎"住进呼吸内科。

住二院至12月27日，做了20多项辅助检查和化验。不一一介绍结果。总之是，除心肺（肺为主）外，不提示其他疾病。其间用药有：

左氧氟沙星（静点）、头孢呋辛钠（静点）、胰岛素（小剂量）、单硝酸异山梨醇酯（静点）、安赛马（口服祛痰剂）、富露施（乙酰半胱氨酸——口服祛痰剂）等。

上述处理显然没有照顾"间质性肺炎"或者"特发性肺纤维化"。

但是，12月27日从医大二院出院时，高度怀疑"特发性肺纤维化"。主任处方如下：

泼尼松15mg3/日，4周后每周递减5mg。

硫唑嘌呤25mg2/日4周后递增至150mg。

利复星0.2g静脉滴注2/日。

丹参滴丸10丸口服3/日。

罗红霉素150mg口服2/日。

以上是我1月8日整理出来的情况。

特发性肺纤维化病因不明，治疗方面皮质激素可能有效，但要用特大剂量——每千克体重泼尼松1mg。其余就是控制合并感染和对症治疗。

间质性肺炎是否独立的疾病，病因是什么，西医也没有定论。

陈灏珠主编的《实用内科学》第十版1461页上，只载有"脱屑性间质性肺炎"，应该是"间质性肺炎"的一种。其中提及：

此病"病因未明。有些患者在发病时有急性呼吸道感染，许多作者考虑支原体或病毒可能为其病因。亦有些作者提出，本病可能为免疫性疾病。"

"本病可发生于任何年龄。呼吸困难、体重减轻和干咳为最常见的症状。体征阴性，或于肺底听到细啰音。半数患者有杵状指。"

"X线表现，两肺有对称性磨玻璃模糊阴影，在肺底部最显著。"

"从临床症状、X线表现只能做出拟诊。"

"早期应用泼尼松40～60mg/日，有显效。但也有患者停药后症状又复现，继续用药后又见好转。"

我认为，上述说法中，最足以作为推理依据的是：泼尼松有显效。即此病最可能是免疫性疾病。

考虑到家兄是过敏体质，此病很可能与预防流感注射有关。病初的轻微感冒症状，可能不是感冒。

二院做了21项免疫检验（包括另做的甲、乙、丙肝病原学检验），没有1项异常。

家兄的症状、体征和X线表现，也比较典型。我最初记述的症状和体征见上文。病后确实体重明显减轻。不过，长期进食很少，这一点没有说服力。

需说明，1月7日，我一到家就让他试停吸氧，2、3个小时后，没有不适，于是让他自己掌握断续吸氧。

其余治疗怎么办呢？

正在用的西药，显然主要是抑制免疫疗法——类似器官移植后的抗排异用药。后3种药，不过是预防感染和改善可能有的冠心病。

再参看，在邢台市人民医院用米乐松后有所好转，皮质激素是要用的。但是，我不想持续用大量，故自1月2日（电话中告诉的）已经减为40mg/日，自1月8日起，每天递减5mg直到15mg/日，而后观察。硫唑嘌呤则不递增。丹参滴丸和罗红霉素自1月8日停用。

中药处方如下：

西洋参20g，人参10g，党参10g，黄芪10g，当归15g，白芍10g，川芎10g，附子10g，桂枝15g，五味子10g，山萸肉15g，川朴8g，枳实8g，甘草4g。常规水煎，日1付。

或问：此方是否会加剧免疫反应因而抵消了泼尼松的抑制免疫作用呢？

答：据我的经验，不会。比如，我治疗过敏性哮喘和牛皮癣都常常同时使用小量皮质素（泼尼松不超过15mg/日或地塞米松不超过3mg/日）和与上方类似的煎剂，都能同时发挥双方的作用，而且皮质素的副作用会被限制到很小。

在家兄身上效果如何，还有待观察。

2007年1月12日：自今天开始，西药只用泼尼松片5mg日3次。中药如前。

1月14日：电话称，病情稳步好转。除大便稍困难外，无不适。食欲相当好。体温一直正常。咳嗽很少。电话中听不出气息不足。

又，一周前就可以下床坐位大便，按说已经可以下床了。考虑到高年重病之后，又值隆冬，还是让他多卧床一段时间。

1月18日：病情稳定。仍在断续吸氧。服药如前。

1月28日我再次专程回乡看望，左肺底部仍可闻吸气末啰音。立即照了一个胸片，仍显示左肺底部肺炎。

2007年4月14日：自3月5日开始，波尼松再次逐渐减量，今天完全停用。同时停用中药。其间中药曾经试用大剂量黄芪（每天60g）2周，又曾经试用血府逐瘀汤5天。但听诊仍可闻双下肺粗湿啰音，左肺比较明显。波尼松减至每天2.5mg时曾经4天食欲较差并上腹饱满，加用香砂养胃丸逐渐好转。

又，2月中旬已经下床。3月中旬已经开始到户外缓慢散步。

目前再照胸片还会有左下肺间质性肺炎。考虑到再去检查，家兄心理负担会加重，决定不做辅助检查。除非病情反复，近期不再使用任何药物。

2007年5月15日：病情稳定。今天听诊，右肺正常，左肺底部可闻粗湿啰音。10日前曾经感冒一次，体温高达39℃，没有出现呼吸困难。用桂枝汤、补中益气合剂迅速痊愈。看来，此前的治疗效果满意。

又，家兄服用波尼松的副作用值得一提。

用量减至每日15mg时，食欲亢进仍比较明显。他自然有面部虚肿和毛发——特别是眼眉生长旺盛。但与众不同的是：头发明显增多，特别是大半白发转黑。

7月28日记述：1个月前曾经因为感冒再次呼吸困难加重并上腹不适、食欲不佳。我建议家兄再次服用泼尼松5mg日3次，金匮肾气丸和补中益气丸各9g日3次。他没有服泼尼松，坚持服成药至今。病情再次稳定。尽管左肺底仍可闻及细湿啰音（右肺底也有，但很少），即间质性肺炎没有好，情况还是比较满意。

顺便说一下中成药有效且很经济。

按标准零售价，金匮肾气丸10丸1盒1元5角，补中益气1元4角。这样每天各3丸只花不足9角钱。这么便宜的药即便终年服用，目前多数国人均能承受。这两种成药几乎是我最常用的，自然不限于家兄的病。一般疗效甚好。很多老病人自购间断服用。

又，他一直服用着甘草浸膏片每天 9 片左右，自觉不服不舒适。此药有类似皮质激素的作用，这是为什么没有嘱咐他坚持服用，他却没有停用。

8 月 23 日记述：19 日发现头顶部和双手背点滴样牛皮癣。立即外用氟轻松软膏，今天大好——皮损基本消失，气色也较前好。此症的出现，很可能和间质性肺炎原因略同。假如肺炎因此减轻，就是佳兆——邪气外出。正在观察中。仍在不间断地服用金匮肾气丸、补中益气丸和甘草片。

2008 年 6 月 1 日：病情一直稳定。

案 36　感冒典型表实证

2007 年，堂嫂 79 岁，4 月 15 日凌晨 2 时突然寒战。侄子迅速请我赶到时，寒战仍未止。脉见沉紧而数。立即给她口服藿香正气水 10ml，氯酚黄敏 2 片。寒战持续约 40 分钟后，开始恶热。此时脉象略见洪数，体温 40℃，开始出汗。于是我回家休息。上午 9 时左右我去看时，她已经下床，也略进早餐，正在摘菜，自称无大不适。脉略有虚象，舌可。鉴于患者年高，给她输液 1000ml，其中加入青霉素 480 万单位，头孢菌素 1g 预防继发感染。此后再未反复。

堂嫂所患是什么病呢？

适逢感冒小流行，寒战高热就是流感所致。不过，像这样严重寒战高热起病的流感也很少见。特别是像堂嫂这样的年龄，更少见反应如此激烈者。能有这样激烈的反应，说明她的抵抗力还相当强。

按：不少青年同道，可能没有见过这样典型的寒战。为此，用文字描述一下并扼要说明有关问题。

先是背部发冷，十几秒或几秒钟之内即开始冷得全身颤抖。这时病人蜷缩，但又全身肌肉颤抖（包括磕打牙）。颤抖很严重的人，下肢最初甚至不能蜷缩，而是双腿在床上抖动如敲鼓几分钟。患者一再要求多盖被子，但盖得再多还是冷得发抖。摸摸手足必然很凉，可以凉至肘和膝，一般不过腕和踝。面色必然苍白，甚至可以青紫，口唇和指甲尤其如此。呼吸急促，就像刚跑完百米赛跑。头痛可轻可重，但骨节酸痛是必有的。一般腰部最厉害，自觉像折了一样。这样持续大约 40 分钟，手足不再发凉时，寒战停止。几分钟之内，开始发热恶热——一般体温要在 40℃ 左右。患者舒展身体，自己或请他人帮助去掉被子并迅速全身出汗。一般出汗很多而且遍布全身。出汗时自觉舒适。大约 2 小时内，逐渐热退汗止。

堂嫂的寒战和以上描述几乎完全相同——只是没有头痛。

由于抖动剧烈，寒战之始切脉很困难。这时可以短时间无脉，有脉也表现为沉紧而数。及至恶热时，脉象即浮数甚至洪数。寒战时舌质淡紫，恶热时转为色红。

寒战的意思，就是冷得发抖。就像人一丝不挂地待在数九寒天的风雪中的感觉和表现。测体温却在迅速升高。及至恶热出汗时——体温到了顶点，又像站在暑天的烈日下。因为最痛苦的阶段是发热恶热前，故称之为寒战。

读者不难理解，这是感染性疾病，正邪激烈斗争的表现。

单看寒战时的体温变化，不自主的全身横纹肌剧烈抖动是为了快速产热。故大约 40 分钟内，体温急剧上升 4℃ 左右。不过，正邪斗争的"目的"，显然不仅仅为了升高体温，而是调动一切免疫机能消灭病原体。换言之，寒战这种应激状态，是人体消灭病原体必需的。快速升高体温，只是宏观的整体反应。较高的体温，能增强免疫机能，有助于人体消灭病原体。明乎此，就应该知道，非寒战状态的发热，也是正邪斗争必需的。治热病，不能见发热就立即使用解热药退热。一般的手段不可能让寒战迅速或立即停止，也不应该那样做。

病初起即表现为寒战，是典型的表实证或伤寒麻黄汤证。此种情况，不宜用温病治法。藿香正气水略同麻黄汤，故堂嫂的病一战而决。

感染性疾病都可以出现寒战，但最常出现寒战的是疟疾。

疟疾早已绝迹于北方，目前南方也很少见。为加深读者的印象，把古人形容疟疾的一首打油诗录如下：

冷来时冷得在冰凌上卧，热来时热得在蒸笼里坐。疼时节疼得天灵破，颤时节颤得牙关挫。只被你害杀人也么歌，真个是寒来暑往人难过！

疟疾之所以周期性地寒战，是因为疟原虫周期性地在红细胞内繁殖成熟。这时大批红细胞同时破裂，大量小疟原虫和热原突然进入血液，人体必须紧急应对。

其他病原体，不会周期性地在人体内突然大量释放毒素。但是，凡出现寒战状态，必然因为感染较重且机体急起相争。

不过，包括疟疾在内，也不是总表现为寒战高热。典型的隔日疟，初起可以是持续高热半天左右，而后呈现典型的隔日寒战约三周，此后即不再典型。

人体不能总处在应激状态，故寒战高热时间一般不超过4小时。若非疟疾，寒战也不会反复多次出现。古时治热病，一战不解，可以再战。再战不解，就有危险。尽管数战而病解者也不是很少见，毕竟有些弄险。目前有中西医手段供同时使用，不应该发展到三战而病不解。

如上所说，寒战是正邪激烈斗争，必然严重消耗正气。疟疾的两次寒战之间，有将近48小时的"停战状态"供机体恢复，其他热病则没有这么长的"停战状态"。加之常常有呼吸或消化严重受损，机体之不能耐受再三寒战不言而喻。

目前的热病很少见严重或反复寒战，但是，明白寒战背后的含义，对处理非寒战状态的热病，会更加心中有数。

案37 幼儿感冒误治

很多哺乳期幼儿服我开的中药且疗效甚好。可想而知，这样的小孩子最多得的病是感冒发烧。他们的父母为了方便，常常要求给孩子肌内注射或灌西药，再不行就输液——目前相当常见。然而，由于滥用某些药物，常常反复久治不愈。此案是最近内人和我先后看的，希望引起读者的注意。

本村患儿赵某，男，9个月，2007年5月24日就诊。

发烧始于5月初，在某诊所服药不退。次日肌内注射仍不退。再次日输液半瓶热退，遂连续输液5天。停药数日，再次发热、咳嗽、痰鸣、拒食。又在该诊所服"消炎颗粒"2日无效，症状加重，并有较重的口腔溃疡，5天不大便。服护彤颗粒无效。20日住县医院儿科。输液之外，服用那里给的阿奇霉素、丽珠肠乐、布洛芬混悬液3日无效（却花费400元），又见全身散在红丘疹和小疱疹。于是就诊要求服中药。

患儿发育可，精神萎靡，面色苍白萎黄，微喘。体温38.7℃，口腔多处小溃疡，双肺痰鸣音，全腹胀。全身散在丘疹和血痂。舌淡，苔白。处理是：

党参4g，黄芪6g，五味子3g，麻黄1.5g，生石膏粉5g，桂枝5g，白芍5g，陈皮5g，半夏3g，茯苓5g，三仙各5g，生甘草2g，生姜6g。常规水煎不拘次数24小时服完。

25 日：喘停，仍咳嗽有痰，皮疹见退。T 38.2℃。其母自用布洛芬混悬液，嘱其停用。仍守上方。

26 日：T 36.7℃，诸症均轻。但大便 2 次略稀。前方去生石膏。

28 日：体温正常，面色、精神大好。偶有咳嗽，大便正常。口腔溃疡和全身丘疹均愈。予前方一付，嘱 2 日服完。

以上是内人的治疗记录。她告诉我结果时，我说：此儿不宜用生石膏，补益药种类和用量也较小，可能再次反复。

果然，6 月 16 日再次就诊。已经发烧、咳嗽吐痰 5 天并再次去过县医院，那里说是肺炎，但照胸片无异常，又发现血红蛋白 77g/L。输液 2 日无效。体温 38.5℃。面色苍白、萎黄。双肺满布粗湿啰音。就诊时是晚上 9 点。立即取药如下：

党参 10g，黄芪 12g，白术 4g，当归 6g，白芍 10g，川芎 6g，熟地 12g，五味子 6g，陈皮 10g，茯苓 8g，半夏 6g，桂枝 12g，三仙各 10g，附子 5g，麻黄 2g，川朴 3g，生甘草 4g，生姜 20g。

嘱回家立即煎药，加糖调味不拘量喂服，48 小时服完，多服一些也没关系。一定不要用西药退热。即便体温达到 40℃，只要不见昏迷、惊厥，不要退热。

6 月 17 就诊：患儿的母亲说，当夜即服完上方第一煎（会洒掉、吐出一部分）天亮前热退，再未发烧。咳嗽大好，只有较轻的痰鸣。食欲、精神亦好。再取上方一付。煎服法如前。让他的母亲口服力勃隆 4 片日 3 次。患儿同时口服自购的铁剂口服液。告诉她，贫血要 1 个月左右才能纠正过来。此期间最好一直服中药上方。

总之，发育营养颇好的小孩子，感冒发热不宜求医太积极。医家也不要用药太积极。一般给小量非处方药即可。发热 3 日不退，可以给小量青霉素。除非高热持续超过半天且出现神昏或惊厥，给皮质激素（一般同时给大量抗生素）绝对错误。极少有感冒继发感染非输液不可者。该患儿就肯定这样错误处理过。一旦错误处理反复如上，用中药大体如上是最好的选择。

读者切记，患儿反复发烧出现该患儿的情况，无论是否贫血，中药治则都是大补气血、温化寒痰。方中不是一味不可少，剂量也可以略做改动。但参、芪、归、地、二陈、桂枝最好一味不少。上方我是直接用手抓的，第一付的剂量实际上相当于方上的一付半。就是这样的剂量，患儿 24

小时服完，也不必顾忌。

8月22日再诊：感冒发热3日，肌内注射3次，每次迅速热退，但次日仍发热。于是又来要求服中药。患儿一般情况颇好——虽发热而精神不减。只是进食不如前。10日前查血红蛋白为105g/L。取中药如6月16日方。

按：患儿一般情况大好，此次不是非服中药不可，但服中药还是必然速效。

案38　幼儿感冒误治

本村村民赵某之子，10个月，2005年3月初感冒。先在本村肌内注射4日，发烧反复又咳嗽痰多而喘。于是按肺炎住县医院儿科。住院8天一直输液并大量使用进口抗生素和皮质激素。花费千余元！出院时热退、喘止，但患儿面色苍白萎黄、精神淡漠、腹胀满、不欲食且咳嗽未全好。5天后再次发烧反复并咳嗽痰多而喘，昼夜哭闹。又在某诊所肌内注射1天不效，准备再次住院，恰好这时我回乡。患儿的祖父坚持让患儿就诊服中药。一般情况如上述。中等呼吸困难，3米之外即可闻及痰鸣，全肺粗湿啰音。体温38.5℃。处理如下：

党参8g，黄芪10g，五味子5g，陈皮8g，茯苓8g，半夏4g，麻黄1.5g，桂枝8g，川朴2g，当归6g，白芍8g，川芎5g，熟地8g，附子2g，生甘草2g，生姜10g。

上方两煎，剩150ml左右，加糖调味，不拘量喂服。争取24小时内服完。体温在39.5℃以下，不要用药退热。

青霉素钠40万单位肌内注射日2次。

如上处理3日，体温接近正常，咳喘大减，腹胀好转，食欲改善，停用青霉素。继续用中药2日，症状完全消失。

然而，为图省事，患儿感冒后他的父母还是去肌内注射，半年后再次出现上述情况。此次没有去住院即来诊，只用略同上方的煎剂治愈。

案39　感冒后遗症

李某，女，50岁，威县张霍寨村人，2002年3月29日初诊。

春节前感冒发烧，肌内注射、吃药后感冒稍好，但出现双下肢软弱无力，活动不便并双手麻木、酸胀、虚肿。又脊柱上段憋胀。饮食、二便、睡眠、月经大体正常。体略丰，神可，面目虚肿。脉舌象大体正常。血压150/80mmHg。

处理如下：

川芎 10g，怀牛膝 15g，桂枝 15g，茯苓 10g，白芍 15g，五味子 10g，陈皮 15g，半夏 8g，当归 10g，党参 10g，连翘 6g，丹皮 6g，三仙各 10g，生甘草 4g，生姜 20g。常规水煎，日 1 付。

金匮肾气丸 9g 日 3 次；心痛定片 10mg 日 3 次；双氢克尿噻片 25mg 日 3 次。

4 月 4 日再诊：面目虚肿大减，双小腿、双手和脊柱感觉如前。脉象略见滑数。上方西药改为日 2 次。煎剂去丹皮、连翘，加熟地 15g，黄芪 15g。

4 月 9 日再诊：除下肢略感软弱外，它症均去。血压 120/80mmHg。守前方。

按：该患者共就诊四次，显然比重症感冒初起要难治得多。此案也是滥用皮质激素的恶果。全身虚肿是水钠潴留，肢体软弱是低血钾、肌肉萎缩发炎的缘故。类似关节炎的表现是因为表虚而风寒入里。较重的此种情况很难治。现在看来，首次煎剂用丹皮、连翘不妥。加上附子，可能效果更好。

案 40 感冒半年不愈

李某，女，51 岁，威县四马坊村人，2000 年 9 月 5 日初诊。

自农历四月二日感冒咳嗽、吐痰至今反复不愈。又经常乏力、鼻塞并右头部憋闷。病时轻时重，曾经肌内注射、输液、服中药均无明显疗效。饮食、二便可。平时即睡眠不很好。前年有类似发作。体形中等，神可。脉象细弱，尺脉尤甚。还可以做一般劳动。舌苔略厚而黄。血压 130/80mmHg。处理如下：

陈皮 15g，茯苓 10g，半夏 8g，干姜 5g，五味子 10g，桂枝 15g，桔梗 8g，川芎 8g，当归 10g，白芍 15g，川朴 5g，黄芪 15g，黄芩 10g，连翘 15g，生甘草 5g。常规水煎，日 1 付。

9 月 14 日再诊：诸症悉减，脉舌象均见好。血压 120/80mmHg。守前方。

按：该患者正在向老慢支发展。很多老慢支、肺气肿、肺心病就是这样来的。即治疗不周，还要照常劳动，感冒、咳嗽必然日久不愈。一般连续 2 年如此，支气管的病变就不再可逆。不过，像本案这样服中药一诊即大好的很少见。

案 41　低热心悸等半年不愈

李某，女，47 岁，威县东郭庄人，2001 年 10 月 6 日初诊。

自春末开始常低热、心悸、气短、重时无力说话至今不愈。病初有高烧、咳嗽、吐痰，曾经多次输液有效，但停药后稍劳即犯。曾在县医院检查心肺无异常。近来体温在 37℃ ~ 37.5℃ 之间。出虚汗且有盗汗。常不欲食，强食不难受。脉弦滑有力，舌前半如杨梅。心肺听诊无异常。血压 160/80mmHg。处理如下：

党参 10g，沙参 10g，麦冬 5g，黄芪 15g，当归 10g，白芍 15g，生地 10g，熟地 10g，五味子 6g，陈皮 10g，桂枝 15g，茯苓 10g，半夏 6g，三仙各 10g，川朴 5g，生甘草 6g。常规水煎，日 1 付。

补中益气丸 9g 日 3 次；金匮肾气丸 9g 日 3 次。

10 月 11 日再诊：仍诉食欲不佳。见饭欲呕。服药后大便稍稀。昨晚未睡好。上眼睑虚肿。脉仍见弦滑有力。舌前半仍如杨梅。T 36.9℃。血压 140/70mmHg。中药守前方。西药加安定 5mg 每晚服。支持输液 5 天。

10 月 17 日再诊：体温再未超过 37℃。自觉舒适或偶有小不适。脉象洪滑略数。舌可。血压 140/80mmHg。煎剂去桂枝，加知母 8g。余如下：

人参健脾丸 12g 日 3 次；天王补心丸 9g 日 3 次；复方降压片 1 片日 1 次；安定 5mg 每晚服；刺五加片 3 片日 3 次；谷维素 30mg 日 3 次。

按：如此处理至 10 月 29 日，自觉症状消失。但体温仍偶可超过 37℃。综看病史和上述治疗过程，患者就是感冒起病。高烧、咳嗽、吐痰是继发感染。反复不愈应该是滥用皮质激素、抗生素和中药清解制剂的结果——特别是滥用激素之故。区区感冒弄到如此难治的地步，记在这里，希望读者注意。

案 42　反复感冒

蒋某，女，30 岁，威县张王母村人，2000 年 5 月 27 日初诊。

食少、乏力、手颤 7 个月。起病因上年冬天感冒并生气。多方治疗不愈。曾按心脏病治疗无效。两个月前在石家庄做胃镜诊为慢性胃炎，服丽珠得乐无效。正在服刺五加、谷维素等。体瘦，面黄，形困，神倦。脉弱，舌淡苔白厚。处理如下：

陈皮 10g，茯苓 10g，半夏 10g，川芎 8g，党参 10g，白术 6g，桂枝 20g，防风 10g，生甘草 4g。常规水煎，日 1 付。

9 月 17 日再诊：上次就诊一次，诸症悉去。近日又感冒、咳嗽、头

晕。脉弱，舌润。煎剂原方加黄芩 10g，生姜 20g。成药加补中益气丸 9g
日 2 次。

11 月 29 日再诊：近日因为生气，又感背寒、心悸并心前区不适。卧
位尤重。自测体温 37℃。饮食可。大便隔日一次。面色黧黑。脉沉弱，舌
可。煎剂原方加柴胡 5g。成药改服逍遥丸 6g 日 2 次。

按：此证初诊并非感冒，最后就诊也不是感冒。无论是不是，用上方
均效。按胃炎或神经衰弱服西药则效不佳。

案 43　感冒 10 年

姜某，男，48 岁，威县姜七里村人，2001 年 1 月 9 日初诊。

感冒 10 年，反复不愈。有时需每天服药。近年冬夏均好犯。此次发作
后输液 7 天。目前最痛苦的是前后头痛，特别是左眼疼痛不能睁。常感乏
力，从未高烧，偶有低热。大便时干时稀。时有上腹胀满。体形中等，形
困，神倦。脉象略见弦滑而数，舌可。左眼结膜明显充血，角膜溃疡，无
虹膜睫状炎。T36.8℃。处理如下：

党参 10g，黄芪 15g，当归 10g，白芍 15g，川芎 8g，熟地 15g，五味子
8g，附子 5g，桂枝 20g，陈皮 10g，茯苓 10g，半夏 10g，川朴 6g，三仙各
10g，生甘草 6g。常规水煎，日 1 付。

补中益气丸 9g 日 3 次；人参健脾丸 6g 日 3 次。

以上内服。

连翘 20g，黄芩 20g，黄柏 15g，当归 10g，生大黄 10g。加水 600ml 煎
沸 5 分钟，凉温洗眼。每天三四次。2 日后弃去，另煎一付。

氯霉素滴眼液 1 支 + 地塞米松 1mg 白天点眼，红霉素眼膏睡前点眼。

1 月 12 日再诊：角膜溃疡好转，头痛减轻。似感腹内不适。脉转滑
弱，舌淡苔灰。煎剂如前。成药加金匮肾气丸 9g 日 3 次。洗眼和滴眼药如
前。

如上处理至 2 月 4 日，诸症悉退，脉舌象接近正常。但有时仍有类似
感冒症状。嘱停止洗眼、点眼，继续服用中成药。

按：感冒 10 年，必有明显正夺。角膜溃疡也是正夺之故。故内服药一
直温补。患者过于勤劳，不注意调摄，也是导致正夺的原因之一。

案 44　感冒后眩晕

吴某，男，17 岁，威县吴王母村人，1997 年 1 月 26 日初诊。

近一年多次感冒后眩晕。发作时天旋地转，频繁呕吐，故不敢动。此

次感冒于一月前。开始有高烧，肌内注射吃药热退后即眩晕。曾多次就诊于县医院，诊为梅尼埃综合征，服眩晕停有暂效。体形中等，面色苍白。脉弦滑有力，舌苔白厚。血压 120/90mmHg。体温 37.1℃。处理如下：

柴胡 10g，黄芩 10g，半夏 10g，党参 12g，白芍 15g，桂枝 20g，菊花 12g，五味子 15g，茯苓 12g，川芎 10g，生甘草 6g，生姜 20g。常规水煎，日 1 付。

安定 5mg，奋乃静 4mg，每晚服。

1 月 29 日再诊：头晕大好。脉略滑数，舌稍红。前方去西药。

2007 年 6 月 22 日就诊：此前 10 年中眩晕没有复发。近日感冒后又感头晕，且食少、乏力、多困、多睡。二便可。服西药数次无效。体形中等，说话气力不足。患者做厨师七八年，无明显咳喘史。脉弦滑有力，舌红嫩，苔不厚。血压 116/80mmHg。处理如下：

柴胡 6g，当归 10g，白芍 15g，苍术 5g，茯苓 10g，五味子 10g，党参 12g，桂枝 20g，川芎 10g，菊花 12g，半夏 8g，生姜 20g，甘草 5g。常规水煎，日 1 付。

逍遥丸 6g 日 2 次；人参归脾丸 9g 日 2 次。

一诊即愈。

按：10 年前的病是比较典型的内耳性眩晕。此病一般始于感冒，是前庭半规管因为上感发炎渗出所致。这一平衡器官功能受损，就出现眩晕。典型的表现是：患者静卧不敢睁眼，更不敢扭头。否则，天旋地转，频频呕吐。这种眩晕也大多有体虚因素。10 年前的煎剂是小柴胡加味。疗效很好。当时开安定、奋乃静大概是为了镇静止呕。但不是必需。2007 年的病情体虚更明显，去掉黄芩是鉴于明显脾肺虚。注意！不能见脉弦滑有力，即认为证属实。

案 45 感冒后遗症

刘某，女，26 岁，威县南古城村人，2004 年 2 月 23 日初诊。

6 年前感冒后遗留头轰响、咳嗽等症。咳嗽渐好，但头响不好。每遇噪音头即如共鸣。又两耳内常如蹿火并耳鸣。饮食、睡眠、月经、小便可。大便偶干。可劳动，但体力不佳。体略瘦，神稍倦。脉滑弱，舌稍淡，苔白腻，中心剥苔。血压 106/82mmHg。处理如下：

党参 10g，黄芪 15g，陈皮 10g，茯苓 10g，半夏 8g，川芎 6g，五味子 5g，当归 8g，白芍 10g，附子 5g，菊花 8g，桂枝 15g，葛根 10g，三仙各

10g，生甘草 6g。常规水煎，日 1 付。

逍遥丸 6g 日 2 次；金匮肾气丸 9g 日 2 次。

2 月 28 日：家属来取药，说病小好。服药后颈部酸沉，小便黄。取药如前。

3 月 6 日就诊：头轰响大好。脉舌象略如前。右耳仍有时有火热感。血压 110/76mmHg。守上方。

按：这样的感冒后遗症颇少见。此证必不可按实火治，需补益且引火下行。

案 46　感冒误治风寒入里病危

本村村民赵某之妻，1997 年仲夏病重时 82 岁。她的身体一向很好，起病因一个多月前感冒发烧。起初肌内注射、服药迅速好转，但停药 2 日复发。又输液数日大好，停药后再次复发。发热之外，这时出现腰及腰以下关节肿胀、疼痛且腹痛不能食。又连续输液 10 多日益重。家属已经准备好后事，恰好这时我回乡，家属求治。

患者已经完全卧床 20 多天。面色萎黄苍白，十分消瘦（本来是高瘦体形，这时更瘦）。下肢及腰部完全不能屈伸且疼痛难忍。进食很少，便秘。脉细弱而数，舌淡瘦而嫩，苔白厚腻。体温 38℃。血压 160/100mmHg。询问是否曾经全身虚肿，家属称是。处理如下：

①支持输液。其中加青霉素钠 480 万单位、维生素 C 3g、刺五加注射液 60ml、黄芪注射液 10ml。

②中药煎剂：川芎 10g，怀牛膝 15g，羌活 8g，独活 8g，防风 15g，桂枝 20g，附子 10g，五味子 10g，当归 10g，白芍 15g，熟地 15g，党参 12g，白术 6g，苍术 6g，川朴 6g，陈皮 15g，茯苓 10g，半夏 8g，红花 5g，三仙各 10g，生甘草 5g，生姜 30g。常规水煎，日 1 付。

③针刺：中脘、关元、双太仓、双环跳、双风市、双气街、双委中、双三里、双膝眼、双承山、双条口、双伏兔、双阴阳陵泉、双三阴交、双丰隆、双太冲、双涌泉、双行间等每日十穴交替。

④按摩：腹部、腰部和下肢中等力度的按摩，除揉搓肌肉外，重点被动屈伸关节。前两天向家属示范如何按摩，而后由家属做。

这个病也治得很艰苦。体温在一周内正常，食欲于十日后恢复，停止支持输液。但 45 天后患者才勉强可以下床。至年底才活动如前。若非患者家庭条件很好——经济无问题且子女孝顺，极可能不治。

患者 2005 年 90 岁逝世。逝世前不久还可以自理生活。

这就是中医说的风寒入里——入腹、入关节、入骨。西医自然认为是关节炎，病理是对化脓性感染免疫异常。但是，患者病初就是感冒，出现此种复杂而严重的情况就是因为滥用皮质激素等导致严重表虚而邪气入里。至此，一般西医治法不可能痊愈。类似验案请对看上文案 5。他们都是很强壮的人，误治尚且如此。虚弱者误治，后果可想而知。

第二节　带状疱疹

【概说】

带状疱疹是比较常见的出疹性疾病。关于此病的病因学、流行病学和临床表现，西医教科书上有非常详细的叙述。

简言之，此病是一种病毒感染所致。西医无特效疗法。它可以不药而愈，较重时最好中西医结合处理。

此病的临床表现非常典型。疱疹出现之前数日即常有不同程度的局部疼痛，而后在疼痛部位出现疱疹。此种疱疹虽然几乎可以发生在任何部位，却以胸背部最常见，而且亲眼看过一次就会认准。

多年前的病例大都没有留下书面记录。以下举近年熟人和亲属的几个病例。

由下述病案可知，青少年患者很少，故此病与年高体弱有关。

【验案】

案 1　疱疹脱痂后剧烈神经痛

本村村民潘某，女，2005 年 60 岁时右头面部发生带状疱疹。急性期没有找我看。脱痂后因典型的右三叉神经上支剧烈疼痛就诊。由于她是一个比较黑的人，又天色已晚，首次就诊没有发现她的额面部色素沉着。当即给予眶上神经利多卡因封闭和卡马西平口服。次日又疼痛剧烈求治，这次才发现色素沉着。原来是约 2 周前，患带状疱疹所致。疼痛很严重，每发作即卧倒呻吟不止。她又有顽固的消化性溃疡，口服止痛西药是禁忌。又不能进食水。脉象细弱，舌淡。处理如下：

①支持输液；

②卡马西平片 0.1g 日 2 次；

③香砂养胃丸 6g 日 3 次；

④中药煎剂如下：陈皮 10g，茯苓 15g，半夏 10g，川芎 10g，钩藤 20g，桂枝 15g，白芍 15g，香附 8g，苍术 5g，甘草 5g，生姜 20g，党参 10g，黄芪 15g，生姜 20g。常规水煎，日 1 付。

患者的疼痛相当顽固，如上处理一周。中间仍有时因为疼痛剧烈需要利多卡因局部封闭。不过，此次病愈后，患者的溃疡病明显好转。此前非常瘦弱，此后体重明显增加。患者一直脾胃虚寒。上方的治则是：理气健脾活血止痛。一定不要使用苦寒清热之剂。

案 2　典型带状疱疹

本村村民马某，女，68 岁，2005 年初秋发生左头面部带状疱疹，与上案先后不差一个月。开始只在左眼下有小片发红并感刺痛，没有在意。3 日后左头面部严重肿胀并出现典型疱疹。肿胀甚至波及右头顶、颈部和前胸，只是疱疹局限在左头面部。全身反应明显，体温一度高达 39℃，严重呕恶不能食。于是在支持输液的同时服用中药。先服龙胆泻肝汤加减三付，肿胀明显消退，再无热象。即予健脾理气略加活血、利湿法收功。没有遗留神经痛。该患者也是比较虚弱的体质而且以脾胃虚弱为主，不可过用苦寒清热药。如果胃阳严重受损，导致呕恶严重不能食，疱疹很可能迁延不愈或者如上案那样遗留顽固的疼痛。

案 3　背部带状疱疹

导师马堪温先生，1999 年 74 岁时在英国患后背部带状疱疹。当时我恰好也在英国。去看望他时恰值病较重。他的疱疹在两肩胛骨之间，范围约 10cm×10cm。疼痛不很剧烈，但终日不止，夜间尤其难受，故他口服了止痛西药。不料西药胃肠反应明显，恶心呕吐使他很疲惫。西医对此病无特效疗法，英国的医生只能对症处理。于是我加用中药清热利湿之剂。先生的体质相当好，还是花了一个多月才完全康复。

值得一提的是，先生对此次发病的切身体会。

发病前他忙于准备一次讲演。讲演前，会议组织者安排他住在一个相当好的宾馆里。当时适值盛夏，房间相当热（按：英国夏天一般不热，宾馆大多没有夏季空调），夜间没有睡好。早起洗澡时贪凉，于是受了风寒。看来，感染此病也与受风寒和抵抗力低下有关。

又，疱疹往往沿着神经感觉支分布。发于躯干者最常见也最典型：疱疹一般出现在一侧，沿脊神经的感觉支分布。民间常称之为"腰带疮"或"缠腰龙"，而且认为，如果长满一圈，即有危险。西医也认为，如果呈泛发——即范围很大且不限于一侧，则病情严重。何以如此，还没有满意的解释。大约此病毒容易侵袭外周神经，故疱疹出现之前即常见比较严重的局部刺痛。有的患者脱痂后还有典型的神经痛。此种神经痛，可以迁延1年以上。笔者没有见过如此顽固者。

案4 严重腰腹部带状疱疹

2006年，二嫂67岁，于4月下旬患严重的带状疱疹。

发病前适值种棉花。她虽然不亲自劳动，却在地里待了两天。华北的春天忽冷忽热，又恰值大风。于是，一开始她自认为是劳累感冒。自觉全身不适，尤以右腰部及右腹部疼痛明显。按感冒服药2日无效。随即出现自右腰背至下腹部，多处面积较大的带状疱疹。不但疱疹部位疼痛难忍，还有腹中急痛。自觉腹胀不通。服木香顺气丸、槟榔四消丸和板蓝根冲剂各6g3次无效。于是急煎下方：

板蓝根50g，连翘25g，菊花15g，甘草5g，丹皮10g，川朴10g，枳实10g。

首煎10分钟，2煎20分钟左右。冲服木香顺气丸6g。

服药一剂，腑气通，自觉大好。可以进流食。仍自觉内外发热，服西药出大汗而退热不尽。又见舌大而色淡，于是改用中药下方：

连翘25g，菊花15g，丹皮15g，党参20g，甘草5g，生石膏细粉10g。

服上方一剂热退尽，自觉好转。但大面积疱疹有部分溃疡糜烂。于是用下方煎汤热敷：

板蓝根30g，连翘20g，白芍20g，红花5g。

加水约1500ml，开一两沸即用新毛巾浸药液热敷，每天3~4次。

热敷后自觉舒适。大约一周后完全脱痂。没有后遗症。

案5 带状疱疹脱痂后疼痛不止

李某之母，78岁，威县吴王母村人，2004年8月21日初诊。

右腰部带状疱疹 20 多天。未出疹时即剧痛。在县医院治疗后已经脱痂，但疼痛不止，夜间尤重。疱疹部位遗留红色瘢痕。一般情况可。脉滑数有洪象，约 10 次一代。舌尖红，苔白略厚。又患高血压 10 余年。病中曾犯心动过速一次。血压 160/70mmHg。

处理如下：

川芎 7g，当归 7g，白芍 12g，香附 6g，怀牛膝 15g，茯苓 10g，连翘 10g，龙胆草 5g，茵陈 10g，菊花 10g，丹参 6g，三仙各 10g，生甘草 5g。常规水煎，日 1 付。

龙胆泻肝丸 6g 日 2 次；安定片 2.5mg 睡前服；布洛芬 0.1g（半片）日 2 次。

8 月 26 日再诊：疼痛大减。脉稍数不见洪象。守前方。

8 月 31 日：家属来取药，称基本上不再痛。

案 6　较轻的带状疱疹

赵某，男，70 岁，威县西河洼村人，2007 年 5 月 16 日初诊。

半月前左侧胸背发生带状疱疹。已经结痂，仍有小痛。曾经输液数日，至今食少。体瘦，神倦，面苍。脉可，舌暗。处理如下：

党参 10g，陈皮 15g，茯苓 10g，半夏 8g，川芎 10g，香附 8g，桂枝 20g，当归 8g，白芍 15g，三仙各 10g，生甘草 4g。常规水煎，日 1 付。

香砂养胃丸 6g 日 2 次；逍遥丸 6g 日 2 次。

6 月 18 日陪同妻子就诊，称服上方 2 日即食欲好转、疼痛停止。

案 7　高血压并带状疱疹

吴某，男，66 岁，威县吴王目村人，2004 年 2 月 19 日初诊。

心悸并心前区疼痛一周，已做心电图示心动过速。疼痛呈一过性皮肤刺痛。无压痛。左胸背已出现典型带状疱疹。一般情况可。脉洪滑略数。舌暗苔粘。血压 180/90mmHg。处理如下：

川芎 8g，怀牛膝 15g，钩藤 15g，菊花 10g，连翘 10g，丹皮 8g，知母 6g，三仙各 10g，生甘草 5g。常规水煎，日 1 付。

龙胆泻肝丸 6g 日 2 次；复方降压片 1 片日 3 次；脉通丸 1 粒日 3 次。

如上处理至 29 日，症状基本消失。

第三节 结核病

【概说】

"结核"和"痨病"都是当年把西医名词译为中文时，取自中医的病名。结核的中医原意是皮下或不很深的慢性"核"样包块，大多是今所谓淋巴结核。古代中医又称之为瘰疬，形容其常常成串、成团且破溃。"痨"和"痨病"则大多相当于"肺结核"。近年西医把各种结核病统称为结核分枝杆菌感染。出于习惯和顺口，还是简称它们为结核病。

1950年代之前，结核病比现在的艾滋病甚至癌瘤还要可怕。

古代中医说的"骨蒸""传尸""痨""痨病"或"痨瘵"多数是结核病，那时常常可以灭门。二战结束时，结核病在美国居于国民死亡原因第7位。但是，在15～45岁的人群中，除了意外伤害，结核病居死亡原因之首。所以，那时的结核病人人闻之色变。不少读者可能知道：白求恩大夫几乎因肺结核英年早逝。蔡锷将军39岁死于喉结核。鲁迅先生死于肺结核。在我看来，他的父亲死于结核性腹膜炎。

单用中药能够治好某些结核病。有兴趣的读者，可以参看《医学衷中参西录》，治疗慢性咳嗽吐痰带血并且发烧的几个病例。明代人薛己的医案中也有比较典型的病例。目前则需要发挥中西医结合治疗结核病的优势。

不过，总的来说，中医对"痨病"的本质认识不清。首先，中医所谓"痨病"不都是结核病。古人也不可能发现结核、痨、瘵、痨瘵、骨蒸、传尸、瘵病原来是一种病因所致。

其次，以最多见的痨或痨瘵而言，凡慢性咳嗽、发烧并有明显消耗者，都可以称为痨病。西医说的慢性支气管炎也有人视为痨病。

再其次，临床症状完全缓解，不等于该病痊愈，即还可能复发并传染。更重要的是，中医虽然知道此病可以传染，却没有可靠的预防手段。所以那时，特别在城市，该病的流行一直不能控制。

该病得以严格控制，一是认识到结核杆菌，从而加强预防；二是随着生活水平提高，卫生条件改善，发病率不断降低；三是抗结核药的发明并普遍使用，现症病人不断减少。

最早的可靠的抗结核西药是1944年发明（临床推广在1950年后）的链霉素，但是，单味西药以雷米封（1952年发明，即异烟肼）作用最强，只是该药可以损害肝脏和和周围神经。此后发明的利福平、乙胺丁醇、卡那霉素等，抗结核作用都不如链霉素和雷米封，故一般用于久用上述两种药物效果不好的病人。

近年来，世界卫生组织很重视结核病，此病还是相对很少见了。从2003年开始，我国对结核病、特别是其中的肺结核实行免费治疗，故可断言，此病很快就要基本绝迹。

下面是我认为比较有意义的几个病案，重点介绍结核病的中西医结合治疗经验，供读者参考。

【验案】

案1　混合型结核性腹膜炎

谷某之妻，威县赵七里村人，32岁，1987年6月初诊。

患者病情严重，不能下床，丈夫把她抱到我的检查床上。简单病史如下：

她有3个孩子，3年前第三胎生产后患肺结核，经治一度缓解。但抗结核治疗不够充分，加之过度劳累、饮食不周等原因，不久复发。再次经过将近一年的治疗，肺部病变不再活动，但病情益加复杂。继续抗结核治疗无效。患者持续低热，心慌，自汗，胸部满闷，腹痛腹胀，食少乏力，大便溏泻，日见消瘦。曾经多位中西医诊治，越治越重。不得已请神、卜卦无所不求。最后皈依天主教，仍然日渐加重（请神、卜卦和奉教等是数年之后了解患者的人就诊时告诉我的）。

察其面色苍白萎黄，十分消瘦，身高 175cm 左右，体重大约 40kg。语声低微，不断微喘，不能自述病史。脉象细数，舌淡苔白。体温 37.7℃。心肺听诊无大异常。腹部稍膨隆，全腹柔韧，有轻度压痛。可闻高调肠鸣。

显然，患者有结核性腹膜炎，而且属于粘连和腹水混合型。

病史不很典型时，诊断结核性腹膜炎不是很容易。那时的实验室辅助物理和化学诊查手段，无助于诊断此病。笔者曾经亲见，某大医院把结核性腹膜炎误诊为慢性阑尾炎手术致死。看来，做医生还是需要经验。没有见过结核性腹膜炎的同道，对此病腹部触诊的典型表现可能难以掌握。教科书上称之为"揉面感"，不知道这样形容是否容易掌握。

不过，这个患者有确切的结核病史，诊断无疑问。

中医怎样认识此病呢？

笔者在旧著《伤寒论新解》中曾经指出：仲景说的"脏结"，有的很可能是结核性腹膜炎。目前西医或简称此病为"结腹"。所以，我认为古代中医可能做过病理解剖。可惜，此后的中医书中再找不到类似证。我们只能说这是虚实夹杂，以虚为主，几乎脏腑都有虚损的疾病。此证之实，以腹内积聚、胃腑气郁为主，此外均属虚证。治疗的要点是平补气血、健脾理气并略加活血化瘀药。若一味理气化瘀，必然破气，而越治越重。又，此证虽有腹水型，但施治不能重在利水。看了患者此前用过的几个方子，没有一个是重补的。难怪疗效不好。拙拟处方如下：

党参 10g，黄芪 15g，当归 10g，白芍 15g，川芎 10g，熟地 20g，红花 5g，白术 10g，茯苓 10g，生山药 20g，乳香 3g，没药 3g，桃仁 10g，三仙各 10g，川朴 10g，甘草 5g。常规水煎，日 1 付。

这个方子患者连续服了一年，接着又断续服了 2 年。在我的病人中，她是坚持服中药煎剂时间最久的。甚至，我说可以停服了，病人还是服了一段儿。她能这样坚持治疗，原因有二：

一是见轻虽慢，但一直见好。一年中，患者从完全卧床到能够坐起，再到能够下床，再到可以做简单家务，最后可以做较轻的田间劳动。

二是患者的丈夫是一个意志坚强，身体强壮又明白事理的人。妻子病重时，他的母亲也卧病在床。他要种地，还喂着牲口，加上三个孩子，负担之重可想而知。但是，他却能坚持让妻子充分治疗。没有这样的丈夫，医生不可能治好她的病。

为了减轻病家的经济负担，服上方一个月，病情稳定之后，就把方子给了病家。这样可以直接去中药批发点购药，少花些钱。

停服煎剂之后，我让患者继续服用人参健脾丸、逍遥丸或补中益气丸（按：现在看来，加用金匮肾气丸效果更好）。

2003 年，她的丈夫带着已经结婚的儿子来看病，说她仍在断续服用成药。

患者至 2019 年仍健在。

案 2 肺结核治疗不当病危

石某，男，64 岁，威县徐固寨村人，1996 年 11 月 6 日请出诊。

他医越治越重，宣布束手，嘱咐预备后事，病家请我出诊，勉尽人力。

患者十分虚弱，不能自述病史。家属说：本来患者还能参加较重的田间劳动，约半月前，突然开始冷热发烧、走路不稳、食少乏力。村医用感冒药不效，又输液用青霉素等数日也不效。去县医院检查，诊断为"肺结核"，即回家治疗。近 11 天来，每天输液，同时使用链霉素、青霉素、清开灵、利福平、雷米封、维生素 B_6、利尿药、镇静药等。但越治越重。近十日进食很少，而且越来越少。近 2 日几乎不进食。患者自觉胸满不能食，多吐黏痰，精神日差，愈益消瘦，无翻身之力。曾有全身浮肿，已经消退。脉细弱、舌嫩、暗红、苔黏腻。血压 85/55mmHg。

仔细询问病史，得知患者发病前即食量减少而乏力，但因秋收繁忙，坚持劳动。3 年前曾患"肺炎"。

检查见患者严重消瘦，精神淡漠，心音弱，左肺多啰音。

辨病与辨证：

（1）患者的病是否肺结核呢？

病史和体检所得，都不是过去最常见的浸润型肺结核典型表现。按过去结核病分型，患者的表现应是亚急性播散型。没有胸片，此型肺结核很难与其他急性感染性疾病鉴别。所以，诊断肺结核，还是要借重 X 光检查结论。近年来，由于各种因素，典型的浸润型结核病临床表现很少见。过去常见午后低热、夜间盗汗、咳痰咳血、两颧潮红、消瘦乏力、食欲不振等同时出现，现在很少见了。

（2）既然是肺结核为什么越治越重？

这是由于治疗上的失误。此前治疗上明显的错误有：

①发病之初必然用过大剂量皮质激素（一般是地塞米松），它不但导致或加重结核病播散，还导致全身水肿。

②抗结核药自然应该用，但不一定同时用三种，特别是利福平会影响食欲，开始最好不用。

③怀疑有合并感染，可以用几天青霉素，但是，使用超大剂量且同时过用清开灵、双黄连常常出现阳虚。

④使用利尿药——特别是速尿消除水肿，会使患者更加乏力、精神不好、食欲不佳。因为大剂量地塞米松导致水钠潴留的同时导致低血钾，再用利尿药会使血钾更低。而低血钾的主要表现就是乏力、精神不好、食欲不佳甚至呕吐。

（3）患者是否真的无望呢？

病情相当严重，但是，自中医看不是不治之症，自西医看不是不治之病。辨病方面不怀疑癌瘤，没有迅速危及生命的休克、大出血、高热不退、昏迷、心衰等。辨证方面，没有伤寒和温病所说的死症。

（4）自中医看是何证呢？

应是气血不足、脾不健运、胃阳不振之证。

中西医结合治疗：

西医方面支持输液、尽量补钾。

患者目前以食欲不佳、极其乏力、精神淡漠为主。已经使用大量抗结核药，不再发烧，不必担心结核继续扩散。故暂时停用抗结核药，也停用青霉素、清开灵等。西医方面只给支持输液。每天输液 2500～3000ml，其中盐水 500ml，糖 230g，钾（氯化钾）5g，维生素 C 3g，维生素 B_6 100mg。

中医方面给以平补气血、健脾醒胃之剂。处方如下：

党参 15g，黄芪 15g，白术 10g，陈皮 10g，茯苓 10g，半夏 10g，当归 10g，白芍 15g，川芎 10g，五味子 10g，生三仙各 10g，桂枝 15g，厚朴 5g，甘草 5g，生姜 20g。常规水煎，争取每天两付。

如上处理五日，诸症悉减，进食正常，可以下床。

于是，停止支持输液，服用中药的同时继续西医抗结核治疗。患者共服上方 24 剂。次年春天，可以继续劳动如前。

按：患者及其亲属，从此信余颇坚。但是，由于经济条件等原因，有重病治疗仍然不及时、不充分。他长年劳累，是个很瘦的人，2000年却患了严重的高血压。我给他开了常用的西药，嘱咐他一定要坚持服用。劳累或心情不佳时尤其要坚持用药。可惜，2001年他停药一年，结果于2002年因脑血管病致残。急性期之后就诊时，十分后悔。看来，社会保健不是只靠医学界就能解决好的。

案3　结核性腹膜炎肠梗阻术后

李某，男，50岁，威县王王目村人，2000年9月25日就诊。

此次因前天头晕跌倒发现高血压就诊。已经在家输液并口服用心痛定、脉通、维脑路通（即曲克芦丁）等。血压130/80mmHg，脉象有力。体形消瘦，精神困倦。

嘱服西药的同时服下方：

川芎10g，怀牛膝15g，当归10g，黄芪20g，丹参8g，茯苓10g，党参10g，五味子8g，生山药15g，白芍12g，熟地15g，甘草5g，三仙各10g。常规水煎，日1付。

上方服用6剂，当年无消息。

按：1998年春天，患者曾经因为不全性肠梗阻住院手术，也是我主持治疗的，补充记录在此。当时的印象是：患者短小瘦弱，面色苍黑，没有腹部手术史，但有长期反复发作的腹痛腹泻。中西医结合保守治疗5天，效果不满意。于是手术。术中发现，梗阻是陈旧性结核性腹膜炎粘连所致。没有切除肠管，因而没有做肠吻合。此外就是患者家庭条件不好。此次患者补充说，术后仍有腹泻——大便一天一次而稀。于是患者必然营养不好。

2001年4月17日再诊：左半身瘫痪一天。

前一天早饭时突然左半身瘫痪，眼下自觉全身酸软乏力。左半身完全软瘫。发病时血压150/80mmHg，目前126/70mmHg。脉大，小便频数并轻度失禁，大便2日未解。神志清楚，进食可。处理如下：

黄芪25g，川芎10g，葛根10g，柴胡6g，五味子10g，党参10g，白芍15g，白术10g，当归10g，红花5g，生山药15g，熟地15g，陈皮10g。常规水煎，日1付。

上方共服12付，可以勉强自理生活，再无消息。

按：此证后两次就诊，不是因为结核，但后来的病应该和曾患结核性腹膜炎有关。故归入结核病。我们可以责备患者或病家治疗不积极，但是，设身处地地想一想——常年多病，已经花费很多——就知道他没有条件做到。

案4 结节型结核性腹膜炎

十里村女性患者，1988年春天就诊时约45岁。主诉低热、腹痛、乏力、食欲不佳月余。曾在县、地医院就诊，怀疑腹内肿瘤。虽未确诊，家属十分恐慌。患者一般情况尚可。脉象、舌象可。心肺听诊无异常发现。腹部触诊有明显柔韧感，右下腹有边界不清的包块并有不很严重的压痛。

患者没有结核病史，故诊断尚难确立。让患者去医院做进一步检查，家属执意不再去，说：一切请您费心，虽死无憾。

于是按结核性腹膜炎处理，西药抗结核治疗的同时服用中药煎剂如下：

当归12g，白芍12g，川芎10g，熟地15g，红花5g，乳香3g，没药3g，桃仁10g，党参10g，黄芪15g，白术8g，茯苓10g，生山药20g，陈皮10g，川朴6g，三仙各10g，甘草5g。常规水煎，日1付。

此方与案1所服几乎全同，不必再说方义。

由于患者将过中年，加之身体一般情况和家庭条件都比较好，恢复很快。服上方50付之后，不但自觉症状完全消失，腹部触诊的柔韧感和包块也基本消失。于是停用中药，嘱继续抗结核治疗一年。

案5 脊柱结核术后病危

戚某，男，28岁，威县程志庄人，1995年7月28日请出诊。

5个月前，因胸9~10椎结核，在临清市的聊城地区第二人民医院住院手术。术后不久，切口附近出现3处窦道。窦道不断流脓，每天低烧，食欲不佳，面色苍白，十分瘦弱，经常感冒，一般情况很差。更为严重的是：双下肢麻木瘫软过膝，大小便半失禁。脉象弦滑，舌淡苔白略厚。体温37.8℃，血压100/80mmHg。正在服用利福平、雷米封、维生素B_6、维生素C等，同时肌注链霉素1g日1次。

患者低烧以及一般情况不好，显然是手术打击和脊柱结核继续活动的表现，这也是为什么手术失败。近乎截瘫的表现是什么原因呢？脊柱结核可以出现截瘫——椎体破碎压迫脊髓的结果。那样，患者就几乎无望恢复。不过，该患者不是典型的截瘫，因为胸10椎以下、腹股沟以上的皮肤感觉正常。所以，下肢麻木瘫软和大小便半失禁，应该是雷米封的副作用所致的多发神经炎。

最近，患者去过临清的医院，院方让其再次住院。但是，病家的经济力量已经枯竭，不可能再住院，对医院也丧失信心。绝望中请我去看，希冀万一。所以，当病家听我说至少还有七分希望时，欣喜异常。处理如下：

①停用雷米封，链霉素用不用均可。加服地巴唑，继续服用维生素 B_6、复合维生素 B、维生素 C 和鱼肝油。

②中药煎剂：党参 15g，太子参 10g，黄芪 25g，当归 15g，白芍 10g，川芎 15g，熟地 15g，白术 10g，茯苓 15g，生山药 15g，乳香 4g，没药 4g，陈皮 10g，阿胶 15g，桔梗 10g，川朴 6g，甘草 5g。常规水煎，日 1 付。

显然，中药治疗原则和上述结核性腹膜炎案，没有大区别，就是平补气血，活血化瘀，略加理气药。

如上处理一周后，病情好转。主要是体温下降，食欲改善，切口流脓减少，大小便失禁基本恢复。但是，下肢麻木瘫软完全恢复用了 3 个多月的时间。

由于病家经济困难，病情稳定之后，就让家属自己按方去药材公司批发药物。这样可以少花钱。后来将中药全方制成散剂，在保温瓶内泡服，不限量代茶饮，这样又免去煎药的麻烦。

慢性重病，病家经济困难，治疗要尽量经济简便。比如，这个患者这么年轻，有一个孩子，妻子要照顾他，无法下地劳动，经济来源枯竭。所以，除了告诉他的父亲替他照顾承包的土地，并给他力所能及的经济支持之外，还必须尽量让他少花钱。尽管如此，6 个月后，患者恢复不久，又为了挣些钱勉强做生意复发（切口再次溃破），于是又花了大约 3 个月的时间最后康复。

2006 年初夏，患者夫妇带着儿子来看营养不良（深恐儿子也患结核病）。话及 11 年前，感激莫名。又称近年家庭经济情况大好，自力更生盖了新房，希望能再到他家去看看。

按：脊柱结核患者的全身情况大多不好，手术往往失败。最好能中西医结合治疗。此案若术前或术后早期恰当使用中药，即便出现窦道，也会较快愈合，一般也不会出现多发神经炎。笔者亲自做过一例腰椎（3、4）结核手术。经双下腹八字形切口，从腹膜后抵达腰椎，刮除病灶，填塞链霉素粉。术前患者一般情况相当好。术后还是出现一侧腹股沟窦道。不过，加用中药不到一个月即彻底康复。故即便患者一般情况较好，也有必要术前或术后早期结合中医治疗。

笔者还曾治愈比此案更复杂危重的脊柱结核手术失败患者，见下案。

案6 脊柱结核术后病危

张某，女，26岁，威县杨庄村人，1988年春末初诊。

主诉腰背痛2月余，逐渐加重，在县医院就诊多次，按风湿治疗无效。约5天前发现腰部后突，腰背痛突然加重。一般情况尚可，详细询问病史，称睡眠可，饮食略减，二便可，月经量少，近来略感乏力，似有发烧。查见腰第2~3椎明显后突，局部明显压痛。脉象滑弱，舌象大体正常。体温37.5℃。

我知道患者的父亲是一个老肺结核病人，根据上述病史和检查所见，立即做出腰椎结核的诊断，并告诉她可选择的治疗方法和可能出现的结果。

这时患者自然很恐慌，她并非不相信我的诊断，但终于去邯郸某医院做了手术。结果术后两次病情危重，不得不请我出诊。

第一次是术后大约两个月，出现下肢麻木无力，大小便失禁。按雷米封导致的多发神经炎治愈。具体方药，略同上案。

不料，病家又听信了广告宣传，去邯郸某"名医"处买来秘制的散剂。口服大约10天，即出现严重的恶心呕吐，完全不能进食，拖延数日，几乎不支。于是再次请我出诊。我知道这位"名医"。他在1950年代，曾经使用汞和砷制剂治疗梅毒，故我猜测这一次是重金属中毒。经过中西医结合治疗总算挽回了生命，但是，患者卧床一年多才基本恢复。

我至今难忘患者的困难情景。

她不能坐起，大小便只能在土炕上挖个坑，便盆在下面接着。严冬和盛夏时的痛苦，可想而知。即便这时，她的身旁还一边睡着一个孩子。其中一个，断奶不久（按：2007年患者同村人就诊，称此子夭折）。她住的房子不能完全避风雨，室内更是凌乱不堪。这样的家庭，再加上长期看病花费，经济困难不难想象。所幸，终于痊愈。

所以，我认为，无论是否手术，对脊柱结核都要中西医结合治疗。即便术前一般情况较好，也应该在使用抗结核药的同时服用中药至少两周，术后再继续服中药一个月以上。若一般情况很不好，坚持较长时间服中药就比西药抗结核治疗和手术更重要。

服用什么方子呢？可以大体如上案。为尽量照顾周到，提供一个大体可以通用的煎剂处方如下：

党参 15g，太子参 10g，黄芪 25g，当归 15g，白芍 15g，川芎 15g，熟地 15g，白术 10g，茯苓 15g，生山药 15g，乳香 4g，没药 4g，陈皮 10g，阿胶 15g，桔梗 10g，川朴 6g，甘草 5g。常规水煎，日 1 付。

总之，必须把一般情况纠正得比较好，再手术。术后坚持中西医结合治疗直到基本恢复。全身情况不好时不宜手术，勉强手术十之八九要失败而加速死亡。

为此，顺便讲一个我没有亲自治疗的病例。

患者是某较大医院办公室工作人员的妹妹，年龄十四五岁。患胸 9、10 椎结核，西药抗结核治疗数月，不见好转，一般情况越来越差：进食日少，逐渐消瘦，中度贫血，精神日减，低热不退且呈严重消耗状态。同时还出现了逐渐加重的下肢麻木瘫软，大小便失禁。骨科医生以为即将发生截瘫，于是勉强手术。

手术时我恰好在场，上述情况就是亲眼看到病人同时看了看病历才知道的。

结果是手术完全失败，患者于术后大约 2 个月死亡。

这个患者的病情虽然严重，却正当生命力旺盛的年龄，若能恰当地中西医结合治疗，出现上述情况的可能性很小，极有可能挽回。

附记：2006 年 9 月 13 日：患者张某夫妇带着女儿来咨询——女儿背痛，害怕也得母亲得过的病——主动提起 18 年前的那场病。因为恢复得相当好，她不像有过严重慢性疾病的人，我已经完全不认识她。

案 7　结核性胸膜炎漏诊

李某，男，40 岁，威县四马坊村人，1989 年 2 月 27 日初诊。

右上腹刺痛伴呼吸困难 8 天。3 天前去县医院胸透诊为肺炎，用大剂量青霉素治疗无效。阵性咳嗽，每天下午冷热发烧。患者为彪形大汉，面色晦黄，呼吸急促，右下胸轻度叩浊，听诊可闻及胸膜摩擦音。脉数，舌淡紫苔白。

当即诊断为结核性胸膜炎，处理如下：

链霉素 1.0g 肌内注射日 1 次（皮试）；雷米封片 0.2g 口服日 3 次；维生素 B₆ 20mg 口服日 3 次；地塞米松 1mg 口服日 3 次。

中药煎剂：

桔梗 12g，炒杏仁 12g，桃仁 12g，红花 5g，川芎 10g，葛根 20g，连翘

15g，黄芩 15g，茯苓 15g，甘草 5g。常规水煎，日 1 付。

至 3 月 6 日之前，处理大体如上。

3 月 6 日抽胸水约 800ml，地塞米松改为每日 1mg。

中药煎剂改为下方：

当归 10g，白芍 15g，川芎 10g，桂枝 20g，五味子 10g，陈皮 15g，桔梗 12g，炒杏仁 12g，桃仁 12g，红花 5g，茯苓 15g，甘草 5g。常规水煎，日 1 付。

如上处理至 5 月初，自觉症状基本消失。停用中药，嘱继续抗结核治疗一年。

按：结核性胸膜炎是很难漏诊的。有胸透手段，特别是发现胸腔积液，更不应该漏诊。90% 以上的胸膜炎是结核性的，故凡青壮年出现该患者的症状和体征，即可诊为结核性胸膜炎而立即进行抗结核治疗。当然，最好做一次胸部 X 线检查。

结核性胸膜炎最好中西医结合治疗。现在看来，该患者首次就诊时的中药煎剂处方不大好，最好在 3 月 6 日的处方中再加参芪熟地。

2007 年 3 月 21 日就诊：患者对 18 年前的胸膜炎印象深刻。对我推翻县医院的 X 光报告，立即按结核性胸膜炎治疗记忆犹新。自称 18 年来从无大病。近日略感左胸不适并食少乏力，深恐旧病复发。查患者的右胸仍有轻度塌陷，但双肺呼吸音完全正常。治以健脾理气、调胃和中之法，并告知不必担心。

案 8　难以置信的新肺结核病例

刚整理完上面几个病案，突然来了难以置信的新病人。他只有 18 岁，却极难挽回。与其说他的病是结核杆菌感染所致，毋宁说是社会环境、家庭条件和自己的心理状态造成的。精神环境和心理状态无法改变，就不可能痊愈。看来，结核病还远远不是历史。

患者沙某，男，18 岁，威县城内黄街人，回族，2004 年 8 月 4 日初诊。

已经在石家庄市结核病防治所和胸科医院（原省结核病院）住院治疗 2 个月，诊断没有疑问。令人惊异的是，即便 30 年前，国人生活水平很低，医疗条件远比现在差的时候，笔者也没有见过这样的病人。

发病原因和发现、治疗的简单经过如下：

患者的家庭经济条件并不差。父母只有他和他的一个姐姐。长于经商的回族同胞，这些年多数挣了不少钱。他家有新盖的楼房，还有可观的存款，根本没有衣食之忧。但是，他和母亲的感情很好，与父亲的关系总是紧张。偏偏3年前母亲病逝。不久，父亲患脑血管病留下后遗症，父子之间的交流更少。姐姐结婚后，家庭更加冷清。这时他已经辍学，却没有事做。于是白天睡大觉，夜间泡网吧。经常随便在街上买点什么，一天胡乱吃一顿饭。结果，本来高大强壮的他，身体日渐瘦弱。没有工作，没有朋友，生性暴躁的他又变得孤僻。简言之，他不关心别人，也很少有人关心他。病了很长时间，自己不去看，也没有人想到他已经身患重病。

直到2个多月前，快不能下床了，姐姐才陪着他去检查。

可叹的是，最初几次去医院，每次都作仪器检查化验，胸片照过2次，却没有诊为肺结核。直到做了第二次CT，才怀疑此病。而他的病史和胸片表现是那么典型。他长期发烧，经常咳嗽，吐痰带血，左肺大部纤维化，当时还有空洞和胸腔积液，右肺中上段也广泛累及。但愿是多数同行对此病生疏了。

患者身高大约180cm，体重大概不足50kg，面色萎黄晦暗，不时咳嗽。走几步就气短。这是他初诊时给我的第一眼印象。

察其脉象细数，舌瘦苔少，右肺呼吸音可，左胸塌陷，完全叩实，左肺完全管状呼吸音。看来，左肺功能基本丧失。所幸右肺功能受损不严重，否则，他就完全不能下床了。

姑姑和姐姐陪同他就诊，但是，当着我的面3个人不断因为琐事争吵。看来患者的家庭成员和亲戚都生性暴躁。所以，还没有看那些检查化验结果我已断定他的病很难治好。

就诊前正在接受充分的抗结核治疗，免费的和不免费的药物用了五六种。还在用其他抗生素治疗肺部合并感染。不能说治疗完全无效，但很不满意。体温始终没有控制到38℃以下。咳痰带血始终没有完全停止。体重仍呈下降趋势。加之肺部纤维化略微加重了呼吸困难，他对治疗效果极不满意而丧失信心。

患者和家属是主动要求服中药的。但是，此病已经不可能单靠医生和药物治好。

嘱继续抗结核治疗，但抗结核药不要超过4种，同时注意预防副作用。

给他定的中医治则是：疏肝理气、平补气血、调理脾胃略加活血药。

处方如下：

柴胡 5g，当归 10g，白芍 15g，川芎 8g，熟地 20g，党参 10g，黄芪 15g，茯苓 10g，陈皮 10g，半夏 6g，生山药 20g，五味子 10g，红花 5g，三仙各 10g，甘草 5g。常规水煎，日 1 付。

同时服用成药逍遥丸、补中益气丸和人参健脾丸。

方子无何特殊，很容易开出。

但是，让患者摆脱不良心态非常困难。他两次就诊我都耐心地开导将近一个小时，但他已经处于自闭状态，没有积极反映。亲属偶尔插一句话，他们就吵起来。看来我无力回天，于是告诉其姐丈预后不好。

亲属又来取药 2 次，不知结果如何。

2005 年 3 月 20 日：此案颇让我感到惊奇，患者今天又来就诊了，而且情况大好。这里再补充几句关于患者家庭情况的信息。

一周前我就听说患者要来就诊。原因是他的父亲再次发作脑血管病，和我的本家侄子住在一起。他们交谈多了自然会提到我。患者的姐姐对上一阶段中药的疗效很满意，告诉我的侄子要来就诊，而当时我恰好在省城小住。对我来说，重要的是：侄子向我提供了患者的更准确的家庭背景。

原来，患者的母亲是自杀的，患者的姐姐也因此出现一段精神病。那时患者 15 岁，受到这样的精神打击，长时期消沉毫不意外。他的母亲大概也有精神问题。自杀的原因是不愿意伺候患脑血管病的丈夫。其实，她丈夫的后遗症不严重。最近住院之前还可以做生意。又，患者三代单传，祖孙三代都是父子不和。这样的家庭情况，患者一般不会很快完全告诉医生。所以，此前我虽然知道患者丧母并与父亲感情不好，却不很理解患者为什么那样自闭。

说上述话，是为了强调真正全面了解患者的心理环境并不容易。医生一定要在这方面多用些功夫。

无论如何，现在患者是明显好转了。那么，当初为什么没有持续服用中药呢？其中可能有我的责任——当时我的话使病家在某种程度上丧失信心。所以，尽管服完最后一次的中药之后，患者明显好转，却没有继续服药。当然，也有病家的客观原因。这次陪患者就诊的是他的表兄。他的姐姐生产不久，还要照顾刚出院的父亲，所以，再没有更近的亲人陪同他。所以，很想找我再看，却拖了一周才来。

不过，患者的心理状态明显好转，不但有了笑容，还能积极配合我的诊治。对未来也充满了希望，这是很难得的。

上年服完中药即不再发烧。目前面色接近正常，仍然消瘦，但体重增加在 10kg 左右。中医治疗就是继续服用上述方药。患者显然不可能完全康复（肺功能不可能完全恢复），但有可能日后从事轻体力劳动。至少数年之内不会出现垂危情况。医患双方对未来都抱有更多的信心。

案9　感冒误治诱发亚急性播散型肺结核

本村村民赵某之母，73 岁，2005 年 2 月 1 日初诊。

患者是我一墙之隔的邻居，全家人都很尊信我。所以，开始我不明白为什么这次拖到很危重才找我看。

原来，患者的外甥女婿在不远的地方开诊所，听说姨妈感冒了，外甥女主动送来了丈夫习惯用的感冒药。药吃下去也有效，但不断反复。这样治了大约 20 天，终于支持不住了。2 月 1 日晚 10 时左右，才请我看。

当时患者体温 38℃，却处于半昏迷状态。不能进食 1 天多，大小便完全失禁，自然完全不能自述病史。

家属已经做好了预后不良的思想和部分物质准备。但我看不是很严重。

看看所服的西药，每包 10 多个药片，其中有地塞米松 2 片。此外还有注射剂林可霉素、安痛定（即安尼利定）和地塞米松。

正值感冒流行，患者初病就是感冒没有问题，问题又出在地塞米松上。子女说：服药、肌内注射后就出大汗，随之热退。

然而，患者开始服药后几乎不睡，又多饥。昨天开始明显上腹不适，不能食。这更证实了病情加重是激素的副作用。加之患者明显全身水肿，面色紫红，滥用激素更加毫无疑问。

因为预定 2 月 4 日（8 日是除夕）回省城，立即连夜中西医结合处理。

西医就是支持输液 2500ml，加入青霉素 480 万单位。

中医煎剂处方如下：

桂枝 20g，白芍 15g，党参 10g，黄芪 10g，茯苓 15g，陈皮 10g，半夏 10g，附子 6g，川芎 10g，三仙各 10g，甘草 10g，生姜 15g，大枣 7 枚（掰）。常规水煎即服。

输液、服药至夜间 12 点，体温升至 39.5℃，患者昏睡叫不醒。静脉给地塞米松 2mg。

2 日一早再看，黎明大汗之后，体温下降至正常。患者完全清醒，进挂面一碗，自称舒适。脉略大，舌暗红苔黄厚。故虽然暂时热退，病实未解，且热已入里。又，患者有腹泻，虽然不很严重，在伤寒却是比较难处理的问题，不可冀其数日内痊愈。

于是继续输液，使用青霉素并服中药一帖如下：

黄芩10g，连翘20g，葛根20g，白芍15g，三仙各10g，甘草6g，生姜10g。

3日早晨再看：前夜体温再度升高至39.5℃，正在出汗，患者安睡，切耳前脉平稳，没有叫醒患者以免扰动。子女称患者夜间可以自己用便盆小便。午后患者睡醒，面带笑容，自称无大不适并连声致谢。脉象略数，舌质仍红，舌苔较前薄。未再腹泻。全身水肿基本消退，面色接近正常。

4日一早我回省城。4日、5日病情不清楚。

2月6日：上午电话说，患者体温仍在38℃左右，昨下午稀便一次，自觉无大不适。舌质略红，苔灰黑。嘱继续支持输液，给青霉素480万单位，地塞米松2mg，中药煎剂减黄芩5g。下午电话称患者自觉继续好转，体温37.8℃，可以进流食，未再大便。

2月7日：上午电说患者无不适（患者十分克己，故不能完全相信），进食较前多，大便略稀。体温35.9℃，全舌苔白较厚。症状和舌象都比昨天好，但下午很可能会有反复——用激素大汗热退且低于正常，多有反复。嘱继续处理如昨天。

2月12日：除夕、元旦暂停治疗3日，没有严重反复。但昨天和今天体温又高达40℃，有短时神昏。来电称舌苔稍退，舌质仍红，脉象有力，烧退后进食略如常人。3天未大便，嘱输液1500ml，其中加用氨苄青霉素（即氨苄西林）0.8g。中药用白虎汤（按：此前腹泻，忌用此方）。

2月13日：电话称发热仍不退，我看病情不能用化脓性感染解释，建议住县医院进一步诊治。

患者住院15天，大约第4天胸透怀疑有胸水（胸腔积液），家属电话与我联系一次，我建议再照胸片，此后未再联系。3月13日我返乡后，才知道下述情况。

原来，患者发生了亚急性播散型肺结核，显然是滥用地塞米松导致的恶果。

此后主要是抗结核治疗。但请读者注意，免费的抗结核"组合"（异烟肼300mg×2片＋吡嗪酰胺片500mg×4片＋盐酸乙胺丁醇片250mg×6片＋利福平胶囊300mg×2粒）用量过大。患者服用数日即出现严重反应，先是严重呕恶不能食，不久心衰病危。于是停药数日加服中药调理脾胃、平补气血之剂转危为安。此后即减半服用免费的抗结核"组合"。如此半年之后，大体恢复。

2007 年 8 月，患者可以自理生活，还偶尔可以照看一下重孙女。

然而，病家为此总花费一万多元，近半年不得安宁。患者心衰病危时，一度想放弃治疗。经我力劝才服用了几天中药，幸而再次转危为安。但总的来说，其中也有我的部分责任——未能在 3 日内高度怀疑结核扩散。写在这里，希望读者不再犯这样的错误。

2019 年 2 月 28 日附记：患者 85 岁，仍存活。

案 10　肺结核咳喘

许某，男，55 岁，威县南里村人，2003 年 5 月 13 日初诊。

咳嗽、气短、低烧 2 月余。一向体健，既往无类似发作。不能活动，不能仰卧，否则气短。一个月前，照胸片诊为肺结核，正在抗结核治疗。但咳嗽气短不见大好且听力下降。从未吐血。痰不多。饮食、二便、睡眠可。无明显下肢水肿。体形中等，神可。脉滑稍弱，舌淡苔长。已经戒烟。处理如下：

党参 10g，黄芪 15g，五味子 8g，当归 10g，白芍 15g，川芎 6g，陈皮 10g，茯苓 10g，桂枝 15g，三仙各 10g，生甘草 6g。常规水煎，日 1 付。

补中益气丸 9g 日 3 次；金匮肾气丸 9g 日 3 次。继续西药抗结核治疗。

5 月 19 日再诊：咳喘大减，不再发烧。可慢步行。守上方。

5 月 25 日：病情大好——自己骑摩托车就诊。再未发烧。听力见好。脉舌象略如前。仍守前方。

按：抗结核西药无助于扶持正气。此病无不属虚，故最好中西医结合治疗。中药补益气血不但有助于杀灭结核分枝杆菌，还必然减轻抗结核药的副作用。

案 11　纤维空洞型肺结核

蒋某，男，57 岁，2007 年 4 月 6 日就诊于威县县医院。当天他的妹妹拿着 CT 片子（CT 号 33521）来咨询。CT 报告如下：

图像所见：右侧胸廓稍塌陷，胸壁骨质未见异常。右上肺体积缩小，其内可见片状、条索状高密度阴影及蜂窝状低密度阴影。其内可见气管通气征……左肺透亮度增高，纹理稀疏。纵隔结构向右移位。气管前、腔静脉后可见肿大淋巴结。两侧胸腔无积液，胸膜无肥厚。

印象：1.……右上肺：①干（?）性肺炎并肺间质纤维化；②大叶性肺炎。请结合临床。建议治疗后复查。2. 左肺气肿。3. 纵隔淋巴肿大。

报告描述的是典型的肺结核的影像。如果"干性肺炎"是"干酪性肺炎"脱漏"酪"字，此印象大体正确。不过，同时怀疑"大叶性肺炎"，说明 CT 医生心中无数。

病家问患者得的是什么病，县医院的门诊大夫说不清，却希望病人住院。开的临时处方是青霉素、氧氟沙星、地塞米松、川芎嗪静脉注射液等。

上述诊治如此不得要领，我让患者就诊。病史和查体所得如下：

大约 20 天前起病，似乎感冒。咳嗽之外，每下午自觉轻微冷热发烧。于是在本村服感冒药和甘草片大约 10 日。服药后，咳嗽和发烧都不见好转，食欲越来越差，明显消瘦且严重乏力。近二日几乎不进食。咳痰量较大，痰粘而稀，从未带血。既往无结核病史。

患者十分消瘦（本来体瘦，近来更瘦），精神萎靡。口唇干燥，轻度脱水貌。右上胸廓轻度塌陷，轻度叩浊。右肺呼吸音减弱。双手轻度杵状指，无明显缺氧。体温 37.8℃。脉滑略大略数，舌苔白略厚。

显然，病史和查体所得也很支持肺结核诊断。

为了让患者得到免费的抗结核药，又让他去县防疫站检查。那里给他做了免费的胸片，却因为痰检阴性不承认是肺结核也不出报告。

于是治疗如下：

①支持输液每天 1500ml。

②硫酸链霉素 1g 肌内注射日 1 次。

③异烟肼 500mg 静滴日 1 次。

④青霉素 480 万单位静滴日 1 次（4 日后停用）

⑤中药煎剂：党参 10g，黄芪 15g，五味子 10g，当归 10g，白芍 15g，川芎 8g，生地 10g，熟地 10g，红花 5g，陈皮 15g，茯苓 10g，桂枝 15g，三仙各 10g，生甘草 4g。常规水煎，日 1 付。

⑥补中益气丸 9g 日 3 次。

如上处理一周，患者自觉大好。主要是食欲明显改善——食量超过发病前。精神也日渐好转。痰量减少。体温最高仍可达 37.8℃。停用青霉素，其余处理如前。

21 日偶见少量紫红色痰。22 日咳血样痰较多。23 日让患者带着我写的意见再次去县医院照胸片。报告结果是：

右上肺呈片状及条索状阴影，密度不均，有数个低密度区。余（－）。

印象：右上纤维空洞型肺结核。

初诊时，用上了最先进的辅助诊断手段，为什么县医院的大夫不能确诊肺结核呢？

不是病史、体征和CT影像不典型，而是他们的医学知识和经验太少。防治肺结核对防疫站的主管大夫是职责所在，不知道出于什么原因如此掉以轻心。

可见，再先进的辅助诊断手段也不能代替医生的知识、经验和责任心。

4月24日：中药煎剂去红花、桂枝，加三七粉3g冲服日2次。

4月25日：病家带着县医院的胸片报告，再次去防疫站，得到免费的抗结核"组合"一月量。于是停止静脉给药。开始服用免费的抗结核"组合"。中药如前。此后，患者的食欲、精神继续大好。咳嗽减轻，咳痰带血明显减少。

5月4日：病情继续好转。体温正常已经一周，几乎不再咳嗽，痰中偶有很少量的血。食欲大好，自觉无大不适。停用硫酸链霉素。

患者服中药40付，恢复如一年前。停用中药，继续抗结核治疗。

最后，说明一下患者为什么会得肺结核及其预后。

患者是湖北襄樊某工厂的退休职工，50岁时与妻子离异。他没有再婚，子女都跟着妻子，5年前回原籍和老母一起生活。他性情孤僻，是顽固的烟民，又好饮酒。身体越来越差。这样的心理状态、体质和不良嗜好，终于导致潜伏的结核菌死灰复燃。他愿意在抗结核西药治疗的同时服用中药，肺结核病会在近期治愈。但是，他的心理环境太差，长远地看，不可能高寿。

案12　可怕的结核病案

李SG，男，5岁，威县油坊村人，2008年5月17日初诊。

患儿于2007年9月以发烧、咳嗽起病。在本村服药、肌内注射、输液约1周病情反复，于是住县医院治疗。在县医院住院6天，诊为脑炎（病毒性？），即转入邢台市人民医院住院治疗。在那里住院6天，诊为结核性脑膜炎，即转入邢台市结核病医院住院。那里诊为原发性肺结核和结核性脑膜炎，住院16天，效果不满意，又转入河北省儿童医院住院治疗。在那里住院两次，共 100 多天，又多次门诊复查，终于不好。

2008 年 4 月 3 日门诊复查脑脊液结果是：浅黄色、微浊、蛋白定性阳性、细胞总数 1250×10^6/L、WBC110×10^6/L（参考值 0~10）、多核细胞 10%，单核细胞 90%，GLU126.8mmol/L，蛋白 1.07g/L。

2008 年 5 月 8 日的头颅 CT 结果是：检查描述：原诊左颞点状低密度阴影，脑积水；本次平扫示：左颞可见点状低密度阴影（同前），脑室系统扩张，脑沟裂不宽，中线结构物无移位，与 2008 年 1 月 9 日片比较无明显变化。诊断结果：左颞点状低密度，脑积水。

2008 年 5 月 8 日最后一次门诊复查脑脊液结果是：WBC260×10^6/L，N85%，C15%。葡萄糖 1.35mmol/L，蛋白 2.05g/L。（未见化验单，其余脑脊液检验结果不详）医生在病历本上写的是：较上次脑脊液检查结果细胞数增加，糖降低，蛋白增高。建议到北京儿童医院进一步诊治。

于是，病家立即去了北京。

总之，说此案可怕，不是结核病多么可怕，而是患儿在约 8 个月中先后在县、市、省四家医院住院，花费近七万元，不但没有治好，且病越治越多。最后去北京儿童医院就诊，那里还是让他住院，病家再没有财力，也失去了信心，于 5 月 16 日从北京回乡，次日就诊于我。

假如您是患儿的父母，这么长时间奔走求医，花这么多钱，只有这一个子女（病家因此获准生第二胎），最后还是凶多吉少，必然早已战战兢兢。

这时就诊于我，对我也有些压力，不过，我看不是很严重。

这么长时间的病史，家属不可能记清详细诊治经过，最好参看全部住院病历复印件。但是，由于要交出病历复印件才能在"新农合"部分报销药费，患者的多数住院记录都交上去了。好在漏下了第一次在省儿童医院住院时的出院小结如下：

入院时情况：

患儿李 SG，男孩，4 岁，主因间断发热。咳嗽伴呕吐一月于 2007 年 10 月 14 日入院。查体 T37℃，R22 次/分，P106 次/分。神志清晰，精神反应可，全身皮肤无黄染，无皮疹及出血点，双瞳孔等大正圆，对光反射灵敏。颈抵抗，咽充血，双肺呼吸音清，未闻及干湿啰音，心音有力，心率 96 次/分，律齐，未闻杂音，腹软，肝脾未触及。四肢肌力正常，膝腱反射正常存在，左侧巴氏征阴性，右侧巴氏征阳性。

住院诊治经过

患儿病例特点：4 岁男孩，1 个月来间断咳嗽、呕吐，3 天前呕吐较前频繁，时有头痛；当地查胸部 CT 示：原发性肺结核。检查头部 CT 示：脑内多发异常信号，基底池周围脑膜及小脑幕多发样硬化，脑脊液白细胞总数增高，多核为主，蛋白阳性；入院后查体：咽部充血，双肺呼吸音清，无罗音，心音有力，无杂音，右侧巴氏征阳性。入院后检查：血沉 28mm/h，肝功能 ALT98u/L，AST102u/L，GRP8.5mg/L。血常规 WBC7.7 × 10^6/L，脑脊液检查回报：无色透明，蛋白弱阳性，细胞总数 210 × 10^6/L，白细胞 70 × 10^6/L，多核 24 个，单核 46 个，氯 119.9mmol/L，葡萄糖 2.12mmol/L，蛋白 0.55g/L，墨汁染色阴性，未发现抗酸杆菌。胸片示：右肺门模糊。头颅 CT：双侧大脑半球及脑干多发大小不等片状低密度影，幕上脑室扩张。诊断：1. 原发性肺结核；2. 结核性脑膜炎。治疗上：1. 先后给予头孢曲松、氯霉素、环丙沙星、青霉素抗感染；2. 异烟肼、利福平、吡嗪酰胺、链霉素联合抗痨治疗（即抗结核治疗）；3. 补充氨基酸、多种维生素加强支持疗法；4. 给予三磷酸胞苷二钠营养脑细胞，甘露醇静推减低颅内压力；5. 鞘内注射异烟肼、地塞米松共 11 次。6. 甘草酸二钠、葡醛内酯保肝将酶。11 月 19 日检查脑液：无色透明，蛋白阴性，细胞总数 90 × 10^6/L，白细胞 10 × 10^6/L，多核 1 个，单核 9 个，氯 119.9mmol/L，葡萄糖 2.21mmol/L，蛋白 0.23g/L。12 月 3 日复查脑脊液回报：无色透明，蛋白阴性，细胞总数 1220 × 10^6/L，白细胞 270 × 10^6/L，多核 70%，单核 30%，氯 124.9mmol/L，葡萄糖 3.56mmol/L，蛋白 0.54g/L。复查肝功能及电解质正常，头颅 CT 示：幕上脑积水，左颞叶点状低密度影。患儿目前无咳嗽、头痛、呕吐，颈部抵抗已经明显减轻，共住院 51 天，好转出院。

出院时情况

患儿无发热、头痛、呕吐，精神饮食可，大小便正常。查体：颈部无抵抗，咽无充血，双肺呼吸音稍粗，未闻及干湿啰音，心音有力，心率 118 次/分，律齐，腹软，无压痛，肝脾未触及，双侧巴氏征阴性。

出院诊断

1. 原发性肺结核 2. 结核性脑膜炎

出院医嘱

继续抗痨治疗：异烟肼 0.2qd（日 1 次）利福平 0.15qd（日 1 次）链

霉素 0.25gqod（隔日 1 次）乙酰唑胺 0.15gbid（日 2 次）吡嗪酰胺 0.125tid（日 3 次）强地松 10mg qd. 。12 月 6 日减为 5mg 日 1 次。

1 周后来院复查脑脊液

住院医师：辛 SX 主治医师：辛 SX 2007－12－4

我相信，患儿第二次住儿童医院还是大体如上治疗的。

在邢台市人民医院和邢台市结核病院的治疗原则也不会有大出入。

不过，这里先不讲西医治疗中的得失，而先说一下患儿初次就诊于我时的情况、我的处理以及近期疗效。

患儿精神萎靡，面色移鷥青，明显虚肿，多毛发和细胡须。走路不稳，弯腰困难（需慢慢蹲下），但神志清楚，很合作。头痛不明显，近 10 天没有呕吐。体温偶可达 37.5℃。家属说他食少，但食后无大不适。二便、睡眠可。脉舌象可。手足心发热。心肺查体无大异常，腹部平坦柔软，无压痛。肝脾未触及。无颈抵抗。巴氏征阴性。已经停用链霉素 3 个月，正在服用雷米封、利福平、吡嗪酰胺、乙酰唑胺和泼尼松。其中泼尼松每 3 天口服 1 次 5mg。其余用量如出院医嘱。

处理如下：

人参 10g，党参 10g，黄芪 15g，当归 8g，白芍 10g，川芎 8g，熟地 15g，怀牛膝 10g，白术 3g，苍术 3g，五味子 8g，陈皮 10g，桂枝 15g，茯苓 10g，生三仙各 10g，生甘草 3g，生姜 15g。常规水煎日 1 剂。

补中益气丸 9g 日 2 次

金匮肾气丸 9g 日 2 次

泼尼松减量为每 3 日口服 1 次 2.5mg。

按：上方就是大补气血之剂——略加活血、利气、消导药。

读过上述病案之后，对此案的中医处理原则应无疑义。患儿明显气血不足也没有什么疑问。只是，他还有多毛发和细胡须并虚肿——长期使用地塞米松和泼尼松所致——但不是很严重。上方已经有参芪归地和桂枝、茯苓，不必再使用附子、泽泻等温阳利水——用上亦无不可。他的精神萎靡的原因之一也是长期使用皮质激素的结果。走路不稳和弯腰困难主要也是皮质素的副作用——肌肉萎缩所致。此外还需注意的是，患儿长期使用大剂量的抗痨药，也会损害肝脏而影响食欲和消化。上方在对抗这一副作用方面也肯定有好处。

6 月 17 日三诊：精神、体力、食欲、食量均明显大好。虚肿基本消退。面部和口唇周围毛发减少。走路、弯腰、蹲踞起立大体正常。脉舌象大体正常。近20天来体温未超过37℃。泼尼松已经停用1周。患儿很乖，他服中成药有些困难，但服煎剂很顺利——他说中药味道很好。家长颇感欣慰。

继续服中药煎剂如上。其他抗痨药，剂量减半。

按：5月底至6月16日我赴香港参加学术会议，但上方一直是每天1剂。到目前为止的疗效应该说相当满意。

患儿第一次就诊时我就说过：既然西医治疗这么长时间效果不好，我不赞同再去复查脑脊液或再做其他西医诊治，但家长愿意去我也无权禁止。

6月23日四诊：一般情况大好。体温一直正常。饮食、二便、睡眠均好。除不严重的盗汗外，无自觉症状。快步跑似乎不很稳。脉舌象正常。患儿还是很乖：主动和周围的人说话而且有礼貌，思路清楚。

今天证实了我的估计：家属说，患儿第二次住省儿童医院时，西医治疗和第一次基本相同。

读者不难看出，加用中药治疗35天来，西药一直在减量，患儿的病情大好。没有任何理由认为近期内会有大反复。假如2周后病情继续好转，基本上即可认为此病近愈。

讨论：

1. 患儿初次就诊于我时，医院的诊断是否可靠呢？

答：应该说可靠，但不全面，他们至少没有说明患儿为什么会得此病。

为了让西医同道对此案了解更清楚，下面附上患儿在北京就诊的记录。

首儿科专家门诊：

特诊：2008年5月12日，李SG，男，4岁（洪钧按：患儿不足5周岁，故这里写的是4岁）。2007年9月患病毒脑炎，抽二次，无昏迷。在当地住院治疗，约半年后出院，诊断："结脑"。目前智力正常，行走乏力。5月8日腰穿治疗：细胞数940，白细胞260。未烧。一般可，??（＋），脑征（－）。双肺呼吸音粗。腹软。NS（－）。R：CT，脑室扩张。血常规＋CRP。市儿童结核科×××（专家签名）

阅外院片：头颅（洪钧按：指河北的CT）：幕上脑室扩张。室旁脑白质密度减低。左侧外囊处及右侧尾状核头部外侧脑实质内可见低密度灶。回脑室饱满。颅底脑池模糊不清。中线结构未见异常。印象：上述所见考虑为：结核性脑膜脑炎；梗阻性脑积水合并室旁水肿。

胸片：右肺下叶背段胸膜下可见高密度阴影；右肺门增大；腔静脉后淋巴结肿大；心影正常。印象：考虑为肺 TB，原发综合征。

上述均请结合临床及其他检查综合分析定性。×××（CT 医生签名）

血常规＋CRP 结果：WBC4×10^9/L，HGB124g/L，C 蛋白反应小于 1。（洪钧按：余略）

又一专家写的是：结脑、肺 TB，治疗 8 月……结脑合并脑积水；肺结核……住院钱不够，回当地治疗。×××（另一专家盖章）

按：以上专家的记录很简略，还有几个字看不清，但内行人能懂，我也无法代专家写详细。

总之，河北儿童医院和北京儿童医院的诊断基本相同。

不同的是：河北：结核性脑膜炎；北京：结核性脑膜脑炎

北京的更准确。即脑部不仅仅脑膜受侵袭，脑也受侵袭。左侧外囊处及右侧尾状核头部外侧脑实质内可见低密度灶，就是这里有结核病灶。

2. 那么，患儿为什么会得结核病而且又发生结核性脑膜脑炎呢？

答：肺结核原发性综合征，是通过呼吸道感染的。尽管家属没有结核病史，还是可以因为接触其他人感染。不过，原发性综合征绝大多数不会很严重，也很少见扩散。即便不经抗痨治疗，多数最后只剩下右肺尖很轻的纤维化——其中可以有结核菌潜伏，也可以没有。该患儿去年 9 月发烧可能是肺结核原发性综合征，但更可能是上感。当然，即便是上感，此前也患过原发性综合征。不过，假如那时不使用皮质激素，即便不用抗痨药，一般也不会加重结核活动并扩散。一旦使用皮质激素，又不使用抗痨药，结核扩散就是必然的。

所以，患儿在威县医院时，已经有了结核亚急性播散——不仅仅肺、脑膜和脑受损，只是肺部和脑部更明显一些。脑膜和脑内有病灶，只能是血行播散的结果。

3. 前医的处理有何不当呢？

答：村医只会用大剂量皮质激素和非抗痨的抗菌药不必说，县医院怀疑病毒性脑炎也会处理如上。试看首次住省儿童医院还是首先用头孢曲松、氯霉素、环丙沙星、青霉素抗感染，就知道不是把抗痨放在第一位。

其实，用这些药害处很大。特别是不该使用氯霉素。再加上口服泼尼松的同时，鞘内注射地塞米松，皮质激素用量太大。于是，用了多种大剂量的抗痨药却效果不好——最后的脑脊液化验和 CT 都显示结核在活动。特别是脑脊液，几乎是脓血性的。这就是为什么主管医生慌了神。最后是，使用的抗痨药种类太多，剂量太大。这样，似乎对结核杀灭作用大，但对机体免疫力损伤更大。须知，没有机体免疫力，任何药物都不可能消灭感染。

4. 最近可否完全停用抗痨药呢？

答：既然肯定了结核病诊断，不能完全停用。但两周后即只用雷米封和乙酰唑胺，而且用量只有住院时的 1/2。持续使用一年左右，其间可以换用其他抗痨药。

5. 患儿的预后如何呢？梗阻性脑积水会因为中西医结合治疗消除吗？

答：就目前结果来看，应该说预后不错。至于脑积水，我略有不同看法。

患儿的脑室扩张主要是右脑室。如果仔细看患儿，会发现他的头很偏——小时候没有把头睡好——右侧远比左侧大。这样就会在几处 CT 片上显示右脑室远比左侧大，而非脑积水所致。假设如此，患儿的脑积水至少很轻。此外还要想到的是，多次鞘内注射地塞米松和雷米封，必然影响脑室——一般是使脑室扩大。加之全身营养不好，也可能如此。但愿我的判断是对的。不过，即便真有梗阻性脑积水，经如上治疗也不是不能好。试看，至今一直明显好转，完全没有脑积水加重的表现，就更乐观一些。

6. 您肯定目前好转就是加用中药，西药减量的结果吗？

答：上述记录很清楚，没有其他解释。如果有的读者还是不信，只好请他碰到此类患者时如此用药（中药可以照用上方）自己看结果了。当然，最好做一次有对照的临床观察研究。可惜，我没有条件。

第四节　呼吁停止滥用皮质激素

【理论说明】

这里所谓皮质激素，指肾上腺皮质激素中的糖皮质激素。目前滥用的是糖皮质激素中的地塞米松和强地松（泼尼松），特别是地塞米松。此药非常便宜，供应充足，既有片剂，又有针剂，可以口服，可以肌内注射、静脉注射，还可以用于封闭，使用非常方便，已经被滥用到无以复加的程度。

这两种激素都是人工或半人工合成的。

人工合成皮质激素，主要是因为从动物肾上腺中提取产量很小、成本很高，产量和价格限制不可能广泛使用。其次是为了克服天然糖皮质素水钠潴留作用强而抗炎、抗过敏（抑制免疫）等作用较弱的缺点。没有料到，这给滥用提供了物质条件。

顾名思义，糖皮质激素是调控糖代谢的。然而，它对盐和水代谢也有相当强大的作用。主要是潴钠、潴水、排钾。目前常用的皮质激素中，地塞米松差不多水钠潴留作用最小、抗炎等作用最强。但还是有明显的水钠潴留作用。它的常用量是每天 1～2mg（前些年的范围是每日 1～20mg）。但是，即便每天服用 1 片（0.75mg 或 1mg），多数人一周之后就会出现水钠潴留所致的全身虚肿。

除了替代疗法，使用它们都造成体内皮质素过高。于是，除了导致水钠潴留，还抑制蛋白合成、促进蛋白分解和其他糖元异生、提高血糖等。由此应该明白，为什么手术后或严重外伤后要禁用皮质激素——它会严重妨碍切口、伤口、骨折愈合。糖尿病患者使用皮质激素也要十分审慎。

水钠潴留的同时又促进排钾。这是加速糖元异生、促进蛋白分解，因而机体组织被分解的必然结果。不少人使用小剂量皮质激素后就有食欲亢进，主要是因为糖的生物燃烧被抑制。

不过，地塞米松等到底如何干预糖代谢（和神经—体液调节），目前的理论有矛盾。药物学说它常引起失眠、多饥。但生理、病理和药理书上都说皮质素提高血糖，这可以解释诱发糖尿病，那么，多饥就无法解释，因为不大会初用激素就出现糖尿病多饥。这个问题还有待研究。但外源激素干预机体调节的强大作用常常是副作用，是无疑问的。使用任何激素都要充分注意。

临床上，皮质激素主要用于四个目的：

一是替代疗法：体内皮质激素分泌太少时，需要外源性激素补充。这是它的最佳用途或适应证。目前最常见的病种是腺脑垂体功能低下导致的皮质激素分泌不足。不过，这时不宜用地塞米松。以目前市场供应情况而言，最好用强地松。一般每天 5mg 即可。

二是抗炎、抗过敏：皮质激素抗炎、抗过敏确实有效。但须知，这是严重抑制机体免疫能力或机体反应性的结果。机体的免疫力下降、反应性低下，意味着已有的感染扩散、加重，并且容易出现新的感染而且不容易控制。所以，除非不得已，不宜使用。用而有效，要尽快撤下来。但是，一用大剂量，往往很难迅速撤下来。

三是解热：皮质激素用于高热持续不退，确实有迅速退热的作用。这是导致目前滥用激素的主要原因。一开始是"医生"们"知道"激素原来可以迅速退热。于是见发热就用，后来干脆凡是可能发烧的病——如最常见的感冒——就用。再后来就加大剂量。他们认为疗效和剂量成正比。滥用就这样不可收拾了。

　　或问：激素能够迅速退热，多用些有什么不好呢？

　　答：简单说是因为：免疫是机体抗病的主要手段，发热是机体对抗绝大多数感染必须有的免疫反应。皮质激素严重抑制免疫，除非免疫反应过于剧烈，感染性疾病使用皮质素都是错误的。即便免疫反应过于剧烈，用皮质素也只是权宜之计。

　　如果举例类比，感染而使用皮质素，就像国家被侵略而让她的军队休眠，后果如何不言而喻。

　　或再问：多用几种强效的抗感染药不是可以对抗入侵的病菌吗？

　　答：再好的抗菌药也不能完全代替机体的"防务"。抗菌药杀灭病菌，同样要以机体的免疫功能为主导。况且，抗菌药不但有副作用，它的所谓抗菌作用还会破坏与人体共生的细菌群落平衡而出现菌群交替——即非致病菌或条件致病菌又致了病。结果完全帮倒忙。

　　所以，即便是持续高热不退也不应该反复大量使用。解决不了发烧的原因，一味退热，只能坏事。高热病人初用激素，会迅速大量出汗，因之暂时热退。热退后病人面色苍白或发黄。这是过汗导致阳虚。如果发热的原因不能控制，再用激素可以无效。更多的情况是，患者不再发热或只发低热。病情被掩盖，一旦反复（反复很多见），就很难处理。问题是，很多"医生"这时继续大量使用，病情就变得更复杂。上面说的副作用更严重。免疫力低下、感染扩散、水钠潴留、低血钾、内环境其他条件严重紊乱和中医说的阳虚、阴虚、阳气外越等都会随着激素用量增大、持续时间长而加重。加之，这些副作用之间互相加重，病情就会更加复杂难治。总之，出现一系列很难纠正的问题。

　　四是解毒：皮质激素是否能解毒（致病微生物的毒性产物），没有充分的理论根据。重度感染时使用它有效，主要还是因为它的抑制免疫和退热（也是抑制免疫的结果）作用。虽然有的教科书上有解毒之说，笔者持保留态度。

　　长期使用皮质激素，即便不是大剂量，也必然导致水钠潴留、低血钾、免疫低下、感染扩散、类克兴氏综合征、骨质疏松、肌肉萎缩等，还常常诱发或加重糖尿病、癫痫、高血压、脑血管病、冠心病、消化性溃疡、长期低热、性功能障碍、精神病、月经紊乱、不孕不育和畸胎等。

　　大剂量或超大剂量使用，可以短时间内导致死亡。

　　还须指出，大剂量皮质激素一般是和大剂量抗生素（也常常是滥用，见"呼吁停止滥用抗菌药和清解制剂")同时使用的。抗生素不能完全对抗激素使感染恶化的副作用，反而会因为加剧滥用抗生素出现更多的耐药菌株或菌群交替现象。

因此，笔者已经多次大声疾呼：滥用皮质激素已经成为我国医界的一大问题。除了对所有执业医师进行有关理论再教育之外，主管部门有必要进行监管。

为充分证明拙见从而引起医界足够重视，下面附上较多的典型病例。

【病案举例】

案1　滥用激素致死

这是一个没有经过我治疗的病人，但大体可以肯定是滥用激素致死的。

死者是一个七八岁的小姑娘，是我的邻居家的孩子。她家的大人和亲属有病绝大多数要找我。小姑娘的哥哥曾经病重是我治好的。所以，开始我不知道这次为什么没有找我看。

1998年春末一天，有人告诉我这个小姑娘"突然"死了，我还不大相信，因为竟然没有找我看过，而在我的印象中，小姑娘的身体很好。后来人们告诉我大体原因：近来小姑娘的一位姨姥姥在城里行医突然出名。她专门治小孩，病人相当多，小姑娘有病不找我可以理解了。小姑娘大约于4天前感冒，找她的姨姥姥肌内注射并吃药。死亡当天还去做过肌内注射。

后来有的同行告诉我，这位姨姥姥最喜欢使用地塞米松而且用大量。对她的至亲用量就可能更大，结果导致死亡。

这不禁使我想到，周围有三四个相当"有名"的同行死过妻子或孩子。他们都是因为"发烧"而死的。现代条件下，发烧（其中大多数感冒起病）死人是很难想象的。我知道，死者的丈夫或父亲都喜欢大量用激素。看来，多数人滥用激素的确很盲目，因为不会有意滥用治死自己的亲人。

案2　滥用激素致死

庞某，男，65岁，威县李家寨村人，1996年12月1日初诊。

病情危重，亲属请我出诊。

患者不能自述病史。他人代述的病史大体如下：

大约两周前，患者感冒发烧。他和邻村的某业余"医生"关系很好，于是多次到他那里肌内注射并吃药。烧退之后，没有严重的恶心呕吐，却不能进食。近八九天来，持续昏睡，完全不能进食饮水。4天前在县医院做 CT、心电图等检查化验无异常，于是回家输液。大便可，小便混而黏稠。再三呼叫，患者偶尔呻吟而不能回话。脉象弦迟，舌淡而干。无明显巩膜黄染，腹部平坦，稍微柔韧，左肺呼吸音弱。血压 170/70mmHg。T：36.8℃。

近日一直在输液，每天不超过 1000ml，其中大量使用清开灵、氨苄青霉素和地塞米松。

病情如此严重，按说应该让患者住院。但患者去过医院，花钱不少，没有闹清什么病。家属执意不再去。我曾经多次给患者的亲戚看过重病。家属的意思是请我来断死期的，只好勉强在家治，但说明已经很危险，24 小时内无明显好转，即属不治。

我知道，患者的朋友"医生"，治感冒的常规是大量使用解热药和皮质激素，所以敢断言这是滥用激素的结果。

西医辨病：皮质激素导致严重内环境紊乱、昏迷、中度高渗脱水、第一期高血压。

中医辨证：阴阳虚竭、清窍失养、中气大坏。

西医处理：停用地塞米松，继续输液，争取每天输 2500ml 以上。其中盐水 500ml，糖 250g，钾 4～5g，氨苄青霉素 8g。

中药：估计患者不能服药，但还是取下方一剂：

熟地 30g，生地 20g，桂枝 15g，白芍 15g，山萸肉 15g，生姜 15g，附子 10g，甘草 5g，川朴 6g。水煎，不拘次数服。

12 月 3 日：家属来诉，昨天下午 5 时患者寒战，半昏迷，尿急，心律慢。中药勉强服了三分之一，输液只能坚持到 1500ml。

看来患者早已有败血症，前几天不发烧是大量激素掩盖了病情。于是再次说明病危。没有开中药，嘱咐继续输液。次日，患者死亡。

或问：像 12 月 1 日那样，患者还有无希望呢？

答：如果一切抢救措施充分而又及时，最多还有一半希望，但是，这时即便住院也不一定能按我的医嘱输液。其中既有家属的耐心，也有医护人员的责任心。在家抢救，不能随时监督用药，及时掌握治疗情况，基本上没有希望。

案 3 滥用激素致死

张某，威县时家庄人，男，55 岁，1997 年 12 月 10 日初诊。

患者的姐姐嫁在我村，他没有子女，因为病重由外甥接来请我看。

体温、脉搏、呼吸、血压都在正常范围，心肺和腹部体检大体正常。但患者精神淡漠，极其乏力，语声低微，自觉心慌不支。此外就是毫无食欲而且恶心。

这种表现使我非常吃惊。一个多月前，我还见他来帮助姐姐家秋收秋种。那时身体相当好。仔细询问病史才知道是滥用激素所致。

大约 10 天前，患者感冒发烧，先是在本村买药。买卖双方都"知道"用非处方感冒药和皮质激素治感冒。结果是吃药几天不好，反而加重——反复高烧且完全不能进食。于是请邻村的医生输液。

这位医生更是喜欢大剂量使用激素，同时大量使用抗生素，还好莫名其妙地大量使用碳酸氢钠。其理论是：食欲不好，多输点苏打，改善食欲。真是令人哭笑不得。故请读者注意，滥用激素导致内环境紊乱之后，要慎重使用碱性药。大剂量的激素可以造成酸中毒，但是，这种酸中毒不是用碱性药的适应证。大量使用碳酸氢钠会进一步加重紊乱，特别是加重低钾。其中原理从略。

从中医角度看，只有舌苔灰黑粗厚而糙预后不良。

患者的姐丈希望我尽力挽回。我说：抢救两天也可以，但是，病人最多只有一半可能性抢救过来。如果不怕病人最后死在你家，我就试一试。

病家终于选择住院治疗。大约 36 小时后，患者死亡。

案 4　滥用激素病危

1991 年 4 月一个周末，我回乡探亲。晚上大约 10 点钟，村民某慌忙来找，说兄长病危，刚才听说我回家，请我去看。

患者赵某，当时大约 65 岁。我进屋时见好几个人在炕上围着他，敛服就放在旁边。患者全身虚肿，呻吟不止，频频嘱咐后事。询问病史大体如下：

约 10 天前，患者感冒发烧。先是请本村的医生肌内注射、吃药不好。又请邻村一位名声相当大的医生治疗。这位医生最拿手的是：输液中超大剂量使用激素和抗生素。他治疗三天，越治越重。病家还保存着药盒和药瓶。我看了看，地塞米松从每天 40mg 增加到 100mg。患者不但全身虚肿，还有严重腹部胀满。自觉心慌气短，严重濒危感，一阵阵昏迷。已经三天未进食水，一天没有小便。

这时患者不发烧，脉象沉弱稍数，舌淡苔白厚水滑。

病家再三请我尽力。可是，那时只休息星期天，周一要授课。必须黎明赶早车回省城备课，只好破釜沉舟一试。开的方子如下：

附子15g，干姜10g，桂枝30g，白芍15g，五味子20g，陈皮10g，茯苓20g，半夏10g，生姜30g，甘草5g。

嘱咐病家立即抓药，立即煎服。到凌晨2时不见大好，即去住院。结果，天快亮时病家来报喜。说：服药后病人大好，喝了一大碗稀粥，自觉舒适，您放心走吧。

上面这个方子，那时只值7毛5分钱。至今还有人说7毛5分钱救了一条命。

或问：为什么这个病人抢救恢复这么快，上面那两个病人终于死了呢？

简单说就是：这个病人虽然因为滥用激素导致内环境紊乱，但是输液量充足，当时以水钠潴留为主。自中医看，以阳虚水泛为主。其他病理变化不很严重，也没有菌血症。所以，使用温阳利水的治法可以迅速纠正。如果再像以前那样治几天，特别是输液不当，抗生素使用不当，就不仅仅是水钠潴留了。输液不足会在细胞外水钠潴留的同时又细胞内脱水。补钾不足，会造成严重低血钾。给糖不足会因为多器官营养缺乏而功能紊乱、衰退。抗生素使用不当，会造成菌群失调进而导致败血症。那样就不可能迅速挽回，一般很难挽回。

案5　皮质激素导致脓胸

1974年春天，我处理过8例小儿脓胸，至今难忘。

那时麻疹还隔数年大流行一次，那年正值麻疹大流行。8例脓胸患者都是麻疹合并肺炎引起的，而且都使用过皮质激素。

由于普遍接种，目前麻疹接近消灭。偶尔见到，也很轻。那时的麻疹则病情严重。一般要高烧7～10天，大约1/3的患儿合并肺炎。抗生素发明之前，麻疹的死亡率常常高达25%，多数死于肺炎（当年王清任观看内脏，就是当地麻疹患儿大量死亡）。一旦合并肺炎，发烧会持续更久。患儿长期发烧，进食水很少，必然迅速虚弱。抗生素广泛使用之后，肺炎大多可以迅速控制，死亡率下降至3%以下（目前可控制在0.2%以下）。然而，1970年代，激素使用逐渐增多。那时主要使用氢化可的松（注射剂是酒精溶剂，必需静脉给药）和强地松（口服）。如上文所说，激素可以迅速退热，病家和部分医生往往因此认为病情大好而停止用药。于是暂时掩盖的感染暗中扩散，病情必然反复，而且很难控制。脓胸就是这样引起的。

这 8 例脓胸都抢救过来了，也给我很深的印象。那时不是大剂量使用激素，还出现如此严重的后果。大剂量或超大剂量使用的后果可想而知。

按：脓胸的治疗要点是：1. 多次抽取脓液的同时胸腔内注入抗生素；2. 全身使用抗生素——青、链霉素即可；3. 恰当的支持疗法；4. 营养很差时给全血；5. 呼吸困难严重时给氧；6. 中药给以平补气血之剂。

犬子那年 2 岁多，也患了麻疹。起初我坚持不用抗生素，更不用激素。发烧一周后，疹子出齐、热退。2 日后，再次发烧咳嗽，合并肺炎。起初我还是坚持没有用抗生素。后来表里大热，舌红苔少，用犀角地黄汤后热退，但不尽。终于还是加用青霉素才迅速退尽，不再反复。看来还是中西医结合更好。

至此，又想到母亲多次讲过三哥死于麻疹。

三哥大约死于 1940 年，死时四五岁。那年也是麻疹流行。当时贫苦人家是不可能请医生看病的。但母亲知道，只要孩子能喝水，一般不会死。三个孩子同时患麻疹，她老人家几乎昼夜不休息，随时让孩子喝温开水。本来，三哥的病情也大好了，开始下床活动。这时爷爷偏要给三哥剃头。剃头之后，三哥再没有起床。他一直拿着母亲给的三个铜板在被窝里玩，直到高热昏迷而死。麻疹在冬春流行，天气寒冷。旧时没有任何取暖条件，热病初愈是不能剃头的。爷爷是个明白人，不知道为什么犯了那样的错误。事过多年，母亲不再很悲痛，但是多次讲这个故事，总是旧痛难忘，对爷爷也有些不满。

抗生素对麻疹本身无效。但是，1970 年代，抗生素供应已经比较充足，别的医生早已常规使用抗生素预防麻疹合并肺炎。作为医生，我不会找不到青、链霉素。只是，我还是认为母亲的经验自中西医看都有道理。犬子患麻疹之初，一直能够进食水，没有性命之虞，不给他用抗生素。后来终于用了 3 天，但相信比早用好。使用抗生素"预防"感染，不是明智之举。

至于使用激素，我至今非常谨慎。

案 6　滥用激素导致消化道出血和幽门梗阻

赵某，男，62 岁，威县马塘寨村人，1994 年 2 月 15 日初诊。

患者无胃病史，近来因为感冒发烧，西医治疗一周，致上腹胀满、大量呕吐、食少。查患者一般情况可，脉沉、舌淡，上腹饱满，明显振水声。血压 160/100mmHg。详细询问得知，西医治疗口服药和输液中都用过较大剂量的地塞米松。又，患者清楚地记得，1993 年 11 月 8 日曾经大量便血一次，也是在治疗感冒发烧之后，而且便血前有上腹胀满、烧心（胃灼热）。

故基本上可以断定，这两次都是滥用激素诱发的上消化道溃疡并且出现并发症。患者没有高血压史，目前血压高至少和滥用激素有关。

处理：

①禁食水；

②支持输液；

③口服甲氰咪胍、盖胃平；

④中药煎剂处方如下：党参 15g，黄芪 15g，桂枝 20g，白芍 15g，香附 10g，吴茱萸 4g，茯苓 10g，半夏 10g，厚朴 5g，云木香 5g，甘草 5g，生姜 15g。常规水煎，日 1 付。这是黄芪桂枝五物汤加味。加的是补气、温胃、理气药。

2 月 16 日：家属来诉，未再大呕吐，亦未便血或黑便。继续处理如上。

2 月 17 日：患者就诊，自称大好，可以进食，面色转红。血压 130/90mmHg。取中药 3 付善后。

这样的经验很多，下面再举一例。

案 7　滥用激素导致幽门梗阻

本村村民赵某，2004 年 83 岁。他鳏居近 30 年，仍然可以自己照顾承包土地，按说身体相当好。只是，他从年轻时就有典型的消化性溃疡。近 5 年中两次出现幽门梗阻，都是滥用激素引起。第一次是 2000 年感冒后肌内注射、吃药都用不算很大量的激素所致。那次，禁食水、胃肠减压、输液（无人给他煎中药，故很难让他服中药煎剂）十多天才缓解。所以，他注意感冒时尽量不用药，用药也找我用中成药。可是，2003 年秋天，再次出现幽门梗阻。这次是好心的朋友送给他两种药片，治疗他的肩膀痛所致。这两种药片是消炎痛（即吲哚美辛）和地塞米松。服用的当天就引起上腹不适，4 天后即上腹胀满、大量呕吐，不能进食。结果，再次禁食、输液，总算挽回了。

患者高年鳏居，还能自力更生，说明他的胃病不很重，身体底子相当好。但我相信，两次幽门梗阻得不到及时而恰当的处理都会致命。

所以，给有胃病的患者使用皮质激素，要更加小心（消炎痛也忌用）。

案8　滥用激素病情危重且复杂

姜某，女，53岁，威县东郭庄人，2005年1月25日初诊。

10天前感冒起病，并无发烧。先在本村肌内注射用青霉素等，病情加重。主要是自觉多饥、失眠、心慌、乏力、气短、全身虚肿。又到某诊所输液用清开灵、双黄连等2天，上述症状更加严重，几乎不能下床。继续服该诊所开的西药3天，病情不见改善，又出现手指尖发麻，几乎不支，前来求治。

患者面色紫红，明显虚肿。静坐时微喘，语声低微。脉象弦细，舌红苔少。血压110/80mmHg。

病情至此，不能说已经很危重，却已经很复杂难治。如果继续上述误治，数日后即有性命之虞。

患者的全部症状都是典型的地塞米松副作用。我已经记不清碰到多少这样的情况了。

患者的丈夫同时感冒，同时肌内注射，也出现了失眠、多饥、心慌。但他的身体很强壮，过了几天渐渐好了。

总之，虽然患者不知道除青霉素、清开灵、双黄连外，其余用的什么药，但即便我不知道他医凡感冒就大量用激素，也可以肯定这是滥用激素的结果。

显然，患者开始根本不需要使用激素，也根本不需要使用青霉素。任何教科书上都没有说过感冒之初应该使用这两种药，但是，这种毫无理论根据的滥用风气竟然愈演愈烈。

先说一下滥用地塞米松为什么会出现上述症状。

失眠、多饥是神经功能紊乱和糖代谢紊乱的结果。水肿是水钠潴留的结果。乏力是低血钾的表现。心慌气短是水钠潴留和低血钾，导致心脏收缩无力并血容量增加的结果。

自中医来看，面色发红是肾阳之气外越的表现，舌红苔少是肾阴虚的表现。

大剂量使用激素退热，最初表现为阳虚的居多。较长时期使用，多数会出现阳气外越，即西医说的克兴氏综合征表现之一。

患者没有慢性气管炎病史，感冒之初咳嗽也不重，现在的气短主要是激素的副作用所致。

患者同时有水肿、心慌气短和舌红苔少（阴虚的指征）和阳气外越，中医治疗有些困难，因为不宜完全使用温阳利水法，既温阳又滋阴需要照顾周到。

处方如下：

山萸肉15g，五味子15g，麦冬15g，茯苓15g，熟地15g，生山药15g，党参10g，黄芪10g，白芍15g，丹皮8g，桂枝15g，陈皮10g，川朴5g，甘草5g。常规水煎，日1付。

口服金匮肾气丸、补中益气丸各9g日3次。安定片0.5mg睡前服。

1月30日二诊：自述服上方1付即无濒危感。目前面色紫红、全身虚肿、心慌、气短、乏力、不眠、多饥、手麻等症状均好转，唯自觉右眉棱骨痛。脉象、舌象大体正常，右眼眶明显压痛。看来目前主要是额窦炎。考虑到滥用激素导致的紊乱不会完全恢复，继续使用上方。同时使用负压滴鼻的方法将氯霉素滴入额窦，具体操作从略。

2月4日：介绍他人就诊。来人说姜女士头痛痊愈，此前诸症悉退。

案9　滥用激素发烧迁延不愈

姜某，男，24岁，威县王家陵人，2004年9月11日初诊。

35天前因为受凉发烧，输液一周，同时用青霉素、安灭菌（即复方阿莫西林）、清开灵、病毒唑（即利巴韦林）、地塞米松等，但至今热退不尽。体温在37.5℃左右，自觉头沉、背酸，不能做重体力劳动，其余无大不适。脉大而弦，舌红苔白厚。血压正常。

西医辨病：滥用激素后遗症。

中医辨证：表未解兼内热。

治疗：柴胡5g，连翘8g，葛根10g，菊花10g，白芍15g，生石膏粉15g，甘草5g。常规水煎，日1付。

疗效：服上方5剂，诸症悉退。

这是比较典型的清表里热的方子。只说明一下为什么生石膏用如此小量。

目前虽然还常见生石膏块，但也常见机器加工的极细粉。这种细粉的清热作用大约是人工捣碎石膏块的10倍，所以，不能再像张锡纯先生那样经常用一两甚或半斤以上。同样，目前的龙骨、牡蛎也常常加工为极细粉，用量可以减至旧时的1/5～1/10。不过，龙骨、牡蛎用旧时的分量问题不大。生石膏细粉，则要慎重。原则上是，只要见一次大便不实，即需减量或停用。这也是锡纯先生经常告诫的。

若再问为什么。道理很简单。凡石质药物——比如一块赭石，不粉碎很难煎出有效成分。粉碎越细，用量越小。

案10 滥用激素致长期低热

患者李某，女，21岁，威县油坊村人，1994年8月6日初诊。

低热伴前头痛一年，经中西医多次治疗不效。体温偶尔可至37.5℃，一般不超过37.3℃。终日头痛不止，此外无特殊不适。身体消瘦，面色㿠白，食欲稍差，睡眠偶尔不好。二便、月经大体正常。脉细弱而数，舌淡胖，苔白稍厚。血压100/80mmHg，体温36.9℃。

不详细询问病史，也可以疏方。但是，近年来我每年大约治疗上百例这样的长期低热，有的反复低热2年以上，绝大部分是滥用激素引起的。问之，果然是发病前不久曾经因感冒发烧输液数日，几次大汗后遗留此症。

西医辨病：滥用激素致体温调节紊乱。

中医辨证：过汗伤阳、伤气，清阳不升，气虚头痛。处方如下：

党参15g，黄芪15g，五味子15g，桂枝15g，柴胡5g，升麻5g，当归10g，白术10g，桔梗10g，川芎10g，甘草5g，生姜20g。常规水煎，日1付。

补中益气丸9g，日3次。

服上方5日后，头痛减轻，血压110/80mmHg，体温未再超过37℃。又2日后，脉象正常，头痛大减，血压110/75mmHg，续服3日痊愈。

按：滥用激素导致长期低热是很常见的一种不良后果。不及时恰当处理，常常迁延数月，有的会数年。这种低热一般不超过37.5℃，有的甚至在正常范围。这是由于有的人基础体温低，接近37℃的体温对他来说就算高了。体温略高，患者却很难受。头痛、头晕、乏力、全身酸痛冷热感等，就像总在感冒。

为什么会出现这种情况呢？

从西医药理角度看，这是因为滥用皮质激素导致的调节紊乱，形成病态的调节周期。体温调节紊乱只是神经—体液调节紊乱的一个方面，只不过是体温容易测出来而已。

从中医角度看，这是典型的阴阳平衡紊乱。实验研究已经证明，皮质激素严重干扰阴阳平衡。最多见的是导致肾阳虚，也可以导致肾阴虚。更准确一点说，这是肾气阴阳失衡在体温上的表现。

所以，治疗上既要补肾阳，也要滋肾阴，既要补气，也要补血，既要解表，也要和里。总的来说要偏重补益，给体内阴阳平衡增加物质基础。除非有明显的内热，开始照用桂枝汤也是正确的，因为这是滋阴和阳、补中固表第一法。

这种低热，虽然不是危重情况，却不是很容易治。下面再附一例。

案11 滥用激素致长期低热

李某，女，40岁，威县东郭庄人，1996年7月12日初诊。

自春节开始头痛、头晕、乏力、低热不退至今。体温最高只有37.5℃。曾在县医院诊为鼻窦炎，但是，中西医治疗不效。最初服止痛片有暂效，不久亦无效。自称病初全身虚胖，至今仍明显发胖。此次病前不好出汗，近数月容易着凉，且全身憋胀出汗。饮食、二便、睡眠可。脉象沉细而弦，舌暗红苔略厚。血压100/80mmHg，T：36.8℃。

仔细询问病史，原来春节前夕患者曾经感冒发烧输液数日。当时即出现全身虚肿。勉强过完春节，头痛等症状即明显。所以，可以肯定，身体发胖和各种不适都是激素的副作用所致。

目前患者的脉象、舌象和血压都提示虽有内热但正气不足。处理如下：

桂枝15g，白芍15g，菊花10g，川芎10g，柴胡10g，葛根15g，党参10g，黄芪15g，丹皮10g，当归10g，茯苓15g，五味子15g。常规水煎，日1付。

补中益气丸9g日2次；龙胆泻肝丸3g日2次．

7月14日再诊：自觉好转，体温36.9℃，脉舌象均好转。血压110/80mmHg，处理同前。

7月16日三诊：自觉继续好转，脉舌象接近正常。血压110/70mmHg。仍偶有不适。改方如下：

柴胡10g，黄芩10g，半夏8g，党参10g，白芍15g，桂枝15g，葛根20g，连翘15g，丹皮6g，茯苓10g，竹茹12g，陈皮10g，川朴5g。常规水煎，日1付。

藿香正气水10ml日2次。

7月22日4诊：近日体温最高37.1℃，无明显不适。继续服上方4日善后。

此案虚实寒热夹杂，故治疗温清补泻兼施。好在患者食欲、睡眠均好，否则很难处理。

案 12 滥用激素致奔豚证

李某，女，40 岁，威县吴王目村人，2004 年 8 月 21 日初诊。

近半年常犯上腹部抽泣样动悸，近十多天来发作频繁。卧位时尤多犯，并有乏力、多困。近日头疼，此外无大不适。发作似与劳累、气恼有关。曾经针刺，无明显疗效。又曾多次服用中西药物，无效。其人瘦弱，神志清楚，面色黧黑，脉象滑弱，尺脉不可及，舌象大致正常，血压 110/70mmHg。

根据上述脉证，已经可以疏方。但是，这样奇怪的主诉似乎不能满足于劳累、气恼所致的神经官能症来解释。于是进一步询问病史。

原来，患者于春节后不久曾因发烧输液多日。首次动悸就发生在输液中。当时还发现血压略高。此后每次感冒服药后，血压就略高。患者又补充说，常感心悸。

看来，此病首先应该怀疑滥用激素所致，因为见发烧就大量使用激素已经是"常规"。患者的主要表现很接近于仲景所说的"奔豚"证。此证主要因为过汗所致，而滥用激素常常导致过汗。再联系每次感冒服药后就有轻度血压升高，更应该怀疑滥用激素所致，因为时下凡感冒就给激素很流行。总之，滥用激素可以解释所有症状。

乏力、多困、头疼是脾虚的表现。滥用激素之前患者可能有脾虚，但是，滥用激素会使之加重。心悸是近半年才有的。这是脾虚变为心脾两虚。

西医辨病：滥用皮质激素致神经官能症。

中医辨证：心脾两虚奔豚证。

处方：柴胡 5g，当归 10g，白芍 15g，白术 10g，茯苓 15g，甘草 5g，薄荷 3g，川芎 6g，桂枝 15g，陈皮 10g，半夏 6g，党参 10g，黄芪 10g，龙骨粉 10g。常规水煎，日 1 付。

逍遥丸 6g 日 2 次；补中益气丸 9g 日 2 次；人参归脾丸 9g 日 2 次。

疗效：服上方之后再未发生动悸。五日后再诊，乏力、多困也明显好转。唯略有头疼。继续服上方五日，诸症悉退。

按：处方的煎剂和成药用意相同，似乎可以不用舒肝法，因为疗效满意，终于未改。

案 13 产褥热滥用激素病危

张某，女，30 岁，威县宋庄人，1994 年 8 月 1 日请出诊。

第四胎产后 17 天，高烧 7 天，仍有白色恶露。曾大量使用抗生素、激素并服中药不效。发烧 38℃ ~39℃，昼夜不停。原有恶心食少，昨天腹泻数次，今晨稀便一次。患者心慌、头晕、难眠、恶心、烦躁。体形略丰，面部虚肿，口唇紫暗，脉滑数无根，心率 144 次/分，齐，舌紫红，苔黑。无乳一天。自称发烧后未出大汗。血压 100/80mmHg。

西医辨病：产褥热、感染性休克早期、窦性心动过速、滥用激素副作用。

中医辨证：产后温病、气津两伤欲上脱。

显然病情危重。

嘱渐减激素，每天给液体 10% 的葡萄糖 1500 ~2000ml，给钾 4g，维生素 C5g，生理盐水 500ml。中药下方一付：

党参 20g，麦冬 15g，山萸肉 20g，五味子 15g，连翘 15g，二花 15g，丹皮 15g，黄连 5g，知母 5g，生石膏 30g，陈皮 10g，甘草 5g。

水煎两次剩一大碗，每服一大口，见大便稀即减慢服。

8 月 2 日：家属来诉，症大减，已出汗，体温降至 37℃，不再烦躁，亦未大便。

8 月 3 日：家属来诉，体温未再超过 37.5℃，血压 110/85mmHg，心率 90 次/分，病人无不适，仍未大便。嘱停用激素。煎剂加阿胶 15g。

自 8 月 4 日停用抗生素。中药逐渐减去生石膏，共服中药 10 付痊愈。

按：产褥热很少见了，这是新法接生和抗生素的功劳。新法接生和抗生素普遍使用之前，产褥热居产妇四大死亡原因之首（其余是大出血、子痫和破伤风）。该患者发生产褥热，大概因为多产，不敢去医院生产。病这么重，还是不去住院治疗，原因略同。

案 14 滥用激素加重高血压

刚某，女，51 岁，威县东街人，1997 年 3 月 27 日初诊。

2 月余前，感冒用药后终日头晕、严重乏力至今不愈。此外尚感心下满闷，夜间多梦。体形中等，精神可，脉象沉弦有力，舌稍胖有裂纹。血压 200/100mmHg。

患者此前不知道有高血压，前医也没有给她测过血压。我知道患者有明显的高血压家族史——其成人血亲曾经就诊的几乎都有高血压——故可以断定患者不是最近才患的此病。但时下治疗感冒流行滥用激素，必然加重高血压。

处理如下：

复方降压片 1 片日 3 次；心痛定 10mg 日 3 次；脉通丸 1 丸日 3 次；朱砂安神丸 9g 日 2 次。

川芎 12g，怀牛膝 15g，茯苓 15g，木香 5g，黄芪 15g，五味子 15g，白芍 15g，当归 12g，菊花 15g，丹参 10g，丹皮 10g，川朴 5g，甘草 5g。常规水煎，日 1 付。

4 月 4 日再诊：诸症略减，脉象见缓和，血压 180/100mmHg，守上方。

4 月 9 日 3 诊：又有感冒。血压 200/100mmHg，脉舌象如前。复方降压片改为 2 片日 2 次。

4 月 17 日 4 诊：血压 160/90mmHg，诸症悉减。嘱继续服上方五天，而后坚持服用降压西药。

案15　滥用激素病危

王某之母，63 岁，威县东关人，1988 年 11 月 26 日请出诊。

曾经县城内几个名医治疗约一周，诊为急性肾衰，宣布不治，让病家准备后事。这时必须通知娘家人，是娘家人请我看一下以免后悔。岂知一看大谬不然。

病人已经不能自述病史，亲属代述简况如下：

患者有高血压约十年，一直坚持服药。虽然身体不很好，老夫妇俩还可以独立生活。大约 10 天前，感冒发热，先在附近诊所诊治无效，即请城内比较有名的医生诊治，但是越治越重。开始患者可以下床，也可以少量进食。输液 3 天之后，即不能下床，进食也越来越少。近 3 日无翻身之力，几乎持续昏睡，完全不能进食水，尿量很少。

看了看昏睡中的病人，眼睑水肿严重，同时有明显的全身水肿。脉象弦细略数，叫醒后勉强可以探舌。舌质略胖而淡，苔白略厚。体温不高，血压 200/100mmHg。心肺听诊无明显异常，腹胀明显。

于是查看前医开的输液单子。原来，近一周来一直大量使用地塞米松（30mg 左右），同时还几乎用遍了城内可以买到的各种抗生素，而且无不大量使用。还多次使用清开灵、双黄连等中药清解制剂。给的液体以盐为主，包括碳酸氢钠。

曾去县医院作过多种检查、化验，均无明显异常。

患者还在吊着瓶子，其中输的就是盐水加地塞米松、菌必治、清开灵等。于是立即换上10%的葡萄糖加氯化钾（病家邻近一个大药房，买药很方便）。

这时患者的子女和娘家人问我病情如何。

我说：急性肾衰完全可以排除，目前情况是治疗不当所致。虽然比较重，但按我的办法治，至少有八成把握可以在一周内基本恢复。病家将信将疑。

急性肾衰为什么可以排除呢？

前医诊为肾衰，根据大概就是水肿、尿少和呕恶不能进食。但是病人此前没有任何可以出现急性肾衰的原因。水肿、尿少和呕恶不能进食，显然是大量使用激素导致水钠潴留和低血钾的结果。特别是患者有比较严重的高血压，使用激素更是错误的。加之给盐过多，水肿就更加严重。至于各种抗生素和清开灵等，都没有使用的必要，无必要就是滥用而且会有害处（具体害处从略）。

西医处理原则是：停用激素和一切抗生素、清开灵等，迅速纠正水钠潴留和低血钾，同时尽快把血压控制在安全范围。具体方法从略。

中药煎剂处方如下：

附子10g，桂枝15g，茯苓15g，泽泻8g，陈皮10g，半夏10g，党参10g，黄芪10g，五味子10g，川芎10g，怀牛膝15g，川朴5g，甘草5g，生姜30g。常规水煎，日1付。

关于中药方义也不再细说。

结果是患者24小时后就明显好转，一周后即可下床。此后又活了12年。

案16 滥用激素诱发消化道大出血

侄子文波，2005年40岁，于2月2日突然消化道大出血。

他于2001年夏天首次出现轻度腹水和下肢水肿，黄疸可疑，但有典型肝病面容和蜘蛛痣。按重症肝炎中西医结合治疗迅速好转。因为劳累等原因，2004年11月再次出现腹水，而且比上一次严重。经过中西医结合综合治疗，病情迅速再次缓解。除腹水未完全消除外，几乎没有任何自觉症状。因为曾经再三嘱咐他一定要注意休息，坚持服药，他也从没有腹壁静脉怒张和脾大，此前连黑便也没有过，我很纳闷为什么会大出血。问他最近有什么异常。原来，1月30日他自觉感冒，在附近买了几包感冒药。服药当晚几乎整夜不能入睡，却没有其他不适。这是他从来没有过的，即睡眠一向很好。此后两天睡眠仍然不好。终于在 2 月 2 日凌晨呕血两口，天亮前便血两次。看了看剩下的一包"感冒药"，其中有 3 片地塞米松，其他 10 来片不能明确辨认。所以，基本上可以断定，大出血是滥用地塞米松所致。至于出血是诱发了消化性溃疡（有肝硬化者，更容易诱发溃疡）还是加重门脉高压所致，都有可能。这时他的腹水加重，全身轻度水肿，一般情况明显恶化。虽然没有出现休克，却要紧急处理。好在出血经过中西医结合处理（中药用的是泻心汤加三七粉）迅速停止，但腹水很难控制。一周内给白蛋白 9 支（10g1 支），腹水仍然比较明显。

此前都是我在家给他治疗的，连一次肝功也没有做过。准备近日去省城住最好的医院，请专家尽力。其实，专家也没有什么好办法。两年多前我就明确告诉他的父亲，自腹水出现开始，肝硬化患者平均存活 5 年左右，要说服侄子一定要清心寡欲，不要劳累，不要生气，坚持治疗，就有可能存活 10 年以上。尽管侄子不很听话，这次突然大出血使病情危重，却是滥用激素给我的切肤之痛。

案 17　滥用皮质激素诱发精神病（此案在"其他精神病"中只有案名）

张某，男，17 岁，威县张王目村人，2005 年，9 月 4 日初诊。

一月前发烧起病，先在本村服药、肌内注射、输液，热未全退而精神异常。于是住县医院治疗。县医院仍然输液，治疗 8 天，病情益加严重。遂转往临清聊城地区第二人民医院治疗，临清继续输液 6 天，不惟热退不尽，精神益加错乱。于是就诊于我。

目前体温在 37.2℃ 左右，但患者终日哭笑不休。其人瘦弱，神情烦躁。回话无条理。自称有多种不适，且怀疑多种疾病。目前其他症状以恐惧、烧心、胃纳不佳为主。脉象滑弱，舌大并大面积剥苔。

问此前输液情况，家属称用了许多贵药，已经花费五六千元。再问是否用过地塞米松，家属称从未停止使用过，最多每天用过 5 支。

显然，这是滥用地塞米松的恶果。患者虽然瘦弱，但生命力正旺，感冒发热，原可不药而愈。治疗至此，岂非医家之耻！

患者从无精神病史。家族史中，我知道他的外祖母晚年曾患不严重的精神病。总之，若非滥用激素，必不会此时患精神病。

又，长期低热和剥苔是很常见的滥用皮质激素反应，总之，此证因滥用皮质激素所致毫无疑问。治疗如下：

党参 10g，黄芪 15g，五味子 10g，桂枝 20g，当归 10g，白芍 15g，川芎 10g，陈皮 10g，茯苓 15g，柴胡 5g，川朴 6g，龙骨粉 10g，甘草 5g，生姜 15g。常规水煎，日 1 付。

逍遥丸 6g 日 1 次；香砂养胃丸 6g 日 3 次；补中益气丸 9g 日 3 次；安定片每晚 5mg；奋乃静片每晚 2mg。

9 月 10 日再诊：诸症悉减，但不尽。仍守前方。

患者未再就诊。约 2 月后，他的叔父就诊，说患者 2 诊后即愈。

或问：可否完全不用西药。

答：就此案而言，应该可以。但是，若躁狂明显，则非用不可，而且一般要用较大剂量。上面这个剂量对非精神病而言，也是较小剂量，况且只在睡前服。我看还是同时使用为好。

案 18　滥用皮质激素感冒迁延不愈

董某，男，26 岁，威县王王目村人，2006 年 6 月 30 日初诊。

一个多月前，感冒起病，在家输液 8 天，用清开灵、病毒唑、青霉素、地塞米松等热退却出现诸多不适。近一个月来以头痛、头晕、极其乏力、多困、低热、食少为主。所谓低热，只是在 37℃ 左右。曾在县医院检查血、尿、脑电图等，均无特殊发现。按鼻炎治无效。曾经血压偏低。他医准备再次给他输液，前来求治。体形略瘦，面色晄白，精神倦怠。脉大而滑，舌苔略厚而润。血压 110/70mmHg。处理如下：

柴胡 6g，当归 10g，白芍 15g，白术 8g，茯苓 10g，菊花 10g，桂枝 15g，党参 10g，黄芪 15g，五味子 10g，陈皮 10g，川朴 5g，半夏 8g，川芎 6g，三仙各 10g，甘草 4g。常规水煎，日 1 付。

逍遥丸 6g 日 3 次；补中益气丸 6g 日 3 次。

7 月 10 日二诊：曾经大好，停药 4 日又有小不适。查其气色大好，脉舌象接近正常，继续服用上方。

案 19　滥用激素诱发可疑癫痫

陈某，女，24 岁，威县吴庄村人，2004 年 10 月 29 日初诊。

约 40 天前，夜间突然抽风急症住县医院。当时诊为病毒性脑炎，但住院后从未发烧，于是，10 天后出院。抽风前，患者曾因发烧服药、肌内注射、输液 2 周左右。其间大量使用多种抗生素和地塞米松。患者至今自觉发热、干呕、头痛、腹胀、不眠、不欲食。体形消瘦，神倦而躁。近来体温没有超过 37.2℃。双下肢有难以形容的不适。脉象弦数，舌淡胖多齿痕。处理如下：

陈皮 12g，茯苓 10g，半夏 8g，桂枝 15g，白芍 15g，川芎 8g，五味子 8g，当归 8g，柴胡 5g，党参 10g，黄芪 10g，三仙各 10g，甘草 4g，生姜 25g，大枣 6 枚、附子 10g，龙骨粉 10g，川朴 6g。常规水煎，日 1 付。

补中益气丸 9g 日 2 次；香砂养胃丸 6g 日 2 次。

患者没有因此再诊。

2006 年 11 月 15 日，患者来看皮肤病，称服上方 5 日诸症悉退。

按： 为什么怀疑患者的抽风是癫痫呢？因为皮质激素可以诱发癫痫见于一切药理书。病毒性脑炎的诊断几乎没有依据。就诊时的其他表现都可以用皮质素的副作用来解释，抽风也只能这样解释。

案 20　滥用激素出现孕纹

郭某，女，17 岁，威县郭庄人，2005 年 7 月 19 日初诊。

2 月余前先有高烧，而后低热反复至今。常胸腹满闷、打嗝。曾照胸片，做 CT，无特殊发现。又曾怀疑结核病。一直治疗无效。一般情况可，脉舌象大体正常。右大腿可见多数典型孕纹样皮损。处理如下：

柴胡 5g，当归 10g，白芍 15g，茯苓 10g，薄荷 5g，陈皮 10g，半夏 8g，党参 10g，黄芪 10g，川芎 8g，桂枝 10g，五味子 8g，三仙各 10g，生甘草 5g，生姜 20g。常规水煎，日 1 付。

逍遥丸 6g 日 2 次；补中益气丸 9g 日 2 次。

7 月 23 日再诊：体温仍在 37℃ 左右。一般情况可。脉可，舌苔略厚腐。煎剂去柴胡、薄荷，加附子 6g，苍术 8g，五味子 8g。成药去逍遥丸，加香砂养胃丸 6g 日 2 次。

此后，体温再没有超过 37℃。但是，至 8 月 27 日最后就诊，孕纹仍未完全消退。

按： 孕纹样皮损是水钠潴留迅速发胖的结果。在长期使用皮质激素者，不是很少见。有的人使用常用量一个月，就可以出现。刚成年的姑娘，没有大病，治成这样，是很坏的后果。

案 21　大胆使用皮质素的开业医

2007 年 2 月 4 日夜间，正在整理上述病案，中医学院体育教师的丈夫登门求治。他是另一学院的退休体育老师，身材魁梧，虽然已经 65 岁，平时仍然活动敏捷、精神矍铄。起病因多食冷硬不易消化的食物而腹内不适，2 日后发热 38℃左右。因为学校已放假，去附近某诊所治疗。开业医为他输液 3 日，发热反复。当天上午输液中，又发热至 38.5℃。开业医说：若输完液发烧不退，我就关门停业！果然，迅速出大汗热退。不料，患者出汗不止，半天换内衣 3 次。自觉心慌，故夜间求治。切脉感寸口皮肤粘腻（按：这时才问出汗出不止，半天换内衣 3 次），脉象弦滑略数，血压 160/100mmHg。上午他要求开业医把输液用药写在病历本上。其中载氟美松用量 0.5g。照此记录，应该是用了 5mg1 支的地塞米松 100 支——不大可能。应该是开业医不知道如何写 50mg。即便如此，也是大剂量。故患者已经汗出不止，心慌气短，严重恶风寒，几乎无食欲。处理如下：

陈皮 10g，茯苓 10g，半夏 8g，桂枝 20g，白芍 15g，附子 10g，党参 10g，五味子 8g，防风 10g，三仙各 10g，生甘草 5g，生姜 30g。常规水煎，日 1 付。

按：目前，在很多西医同道看来，一次使用地塞米松 50mg（0.05g），不算离谱。不少大医院的资深大夫也这样用。这位开业医大概是他们的学生。这样的用法毫无理论依据。该患者更完全没有使用激素的指征。

这位开业医确实该关门了，只是患者不愿意因此打官司。

患者只服用我开的中药一付，心慌、出汗、恶风等好转，但热退不尽。2 月 5 日，他去某省级医院就诊，那里怀疑他患了肝脓肿。真是病越治越重又越治越多。后来的情况不清楚。下面再介绍一个因为滥用激素也怀疑肝脓肿的病案。

案 22　滥用激素致可疑肝脓肿

孔某，女，45 岁，威县时家庄村人，1994 年腊月请出诊。

患者还住在县医院里，她的丈夫请我出诊去那里看。这种情况不是没有过，确实不多。之所去得比较积极，是因为患者是我的孤寡舅母的侄女，她对我的舅母很照顾，也是舅母的唯一的娘家人。那时舅母还在世，我这个做外甥的不如她这个做侄女的照顾老人更方便。这是我的一点私心，说出来不怕见笑。

更有意思的是，患者的主治医生是我的从初中到大学时的同学，又是我的金兰之交。这位同学也脱产学过中医。我则从来没有脱产学习过中医——只有做研究生时是例外，但我做研究生时不是研究临床。坦率地说，我的这位老兄不是真懂中医。尽管我们关系很好，我去医院时没有和他见面。

患者的病相当危重。简单病史如下：

大约两周前，感冒高热起病。在本村吃药、肌内注射数日不效。又请邻村一位小有医名的人输液等 3 日发烧反复更加严重。于是住进县医院。在县医院已经住了 8 天，发烧反复如前。那时，县医院里还没有 CT，其他能做的辅助检查做遍了。而且大多不止做了一次。但是，除了白细胞计数特高之外，没有其他有价值的发现，也找不到病灶。

看了看医院使用的药物，输液之外，就是当时县里有的抗生素、抗菌药和皮质激素。

这时患者已经消耗得很厉害。不能吃、不能睡、全身虚肿、恶心胀满、心慌乏力，不能下床一周。脉滑数无力，舌淡胖苔白厚。予中药处方如下：

陈皮 15g，茯苓 15g，半夏 8g，党参 15g，当归 10g，白芍 15g，川芎 10g，熟地 15g，桂枝 15g，连翘 15g，白术 6g，苍术 6g，三仙各 10g，生甘草 5g，生姜 30g。常规水煎，日 1 付。

服上方后，次日高热持续不退数小时。我告知病家会这样，却使我那位学兄很紧张。

就这样，我这边添柴——甘温扶正，他那边泼水——更大量使用抗生素和激素，我们僵持 3 天，病家自动出院。出院的前一天，我的学兄不甘心，按肝脓肿给患者作了肝穿刺——因为患者说有肋下胀满。

出院后，中医处理大致如上。西医就是支持输液，其中加青霉素 480 万单位日 1 次。另肌内注射链霉素 1.0g 日 1 次。

如此处理，3 日后体温接近正常，1 周后大体痊愈。

数月之后，我的这位表妹专门设宴款待。席间她提出要在县电视台上颂扬我并同时谴责县医院。我只好告诉她我和那位县医院的主治医生的关系，而且说明他已经非常尽力。

读者须知，该患者只靠西医不是不能好。关键就是停用激素——抗生素用量已经很大，不必增加。可惜，当今多数西医同行不明白这一层。他们总认为：大量使用皮质激素控制体温，再大量使用抗生素和其他抗菌药就会解决问题。

按：典型的肝脓疡大多是阿米巴性的。这样的脓肿很典型——脓肿很大，肝肿大也很大。穿刺脓疡并同时使用依米定效果常常很好。西医就是这样治。但自中医看，出现阿米巴肝脓疡也是正夺之过。只是脓肿很大时，穿刺抽出脓液还是必须。同时使用中药会效果更好。其他化脓性感染也可以出现肝脓肿，但很难穿刺抽出而且有危险。中西医结合处理如上，是最佳选择。但无论如何，一定要停用皮质激素。

此案原始记录丢失，2007 年 8 月 15 日与病家电话核实大体情况后凭记忆记述如上。

第五节　呼吁停止滥用抗菌药和清解制剂

【理论说明】

抗生素是 20 世纪 30 年代末以来西医的重大发明，在治疗感染性疾病方面，曾经有过极大的贡献。目前，抗生素仍然是治疗某些感染性疾病所必需的。不过，笔者估计，近年我国的抗生素 80% 以上被滥用。

青霉素和头孢菌素类（青霉素钠、氨苄、先锋、菌必治等）被滥用最为严重。

滥用到什么程度呢？

佛莱明在实验室首次发现青霉素于 1929 年，但被冷落了 10 年。1939 年被再次发现。小规模工业生产于 1940 年代初。二战后期，盟军校级以上军官受重伤或患重病才有可能使用它。那时一次用 4 万单位就效果很好。1970 年代，笔者主要作西医临床。那时，一次用 80 万单位就是大剂量。近年来，从大医院到个体医生都经常一次使用 1000 万单位左右。如果说，皮质激素的滥用在较大的医院相对少见的活，滥用抗生素则始于大医院而且至今不比基层好。

读者或问：病人有感染，为什么不能大量使用抗感染药呢？

答：须知，目前最常见的急性感染性疾病是感冒和流感。抗生素对它们是无效的。绝大多数此类患者可以不药而愈。即便服药，只需很简便、经济的非处方药即可。少数患者可以继发化脓性感染，其中比较严重的最好使用青霉素等，但绝对不需要大量。问题是：很多人把化脓性感染等同于发热，于是，见感冒发热立即大量使用青霉素等。甚至没有发热也大量使用"预防感染"。滥用就这样成为风气。怀疑其他感染的疾病（大多以发热为根据）更是大量使用一切"新"而"贵"的抗菌药轮番轰炸。他们认为，用药种类多、剂量大病就会好。况且，医生还要创收呢！

造成此种现象，有客观条件，更有主观或制度原因。

客观方面，直到 20 世纪 70～80 年代，国内常用抗生素还有时供应紧张，所以，那时没有普遍滥用抗生素的客观条件。

大约从 20 世纪 80 年代末，我国的抗生素种类和产量都达到世界一流水平。这给滥用抗生素提供了物质条件。

其间，群众收入水平不断提高，对医疗高消费有一定的承受能力，这也是滥用抗生素的客观条件。

主观方面，自从我国把医疗推向市场，"医"和"药"都迅速搞活了。市场化的医疗必然以追求利润为主要目的。滥用药物——特别是比较贵重的药物必然成为风气。这是滥用抗生素的制度和主观原因。

笔者略感欣慰的是，最近出台了监管抗生素使用的文件，尽管很难说此种管理手段效果如何。

滥用抗生素是我国严重浪费卫生资源的现象之一。此类浪费还包括滥用其他药物和滥做各种检查、化验等。不过，滥做各种检查、化验，主要是增加医疗消费或资源浪费。滥用药物则还要产生许多严重的副作用。

目前，以滥用皮质激素危害最大，其次就是滥用抗生素。

滥用抗生素与滥用皮质激素密切相关。从纯医学角度看，后者危害更大，是我国医界最严重的技术问题。从卫生经济和医学科学双方同时看问题，滥用抗生素的危害更大，因为它严重地浪费资源的同时又产生许多副作用。

新抗生素上市之初，一般都非常昂贵。医生可能认为"新药"疗效更好，而且又增加收益，何乐而不为呢！病人受风气的影响，也认为"新"而贵的药物应该疗效更好，致使不想用这些贵重抗生素的医生也常常不得不用。于是滥用很难遏制。

滥用中药清解制剂也和滥用抗生素有关。其中最常用的是静脉注射剂双黄连、清开灵等。中西医都认为它们相当于抗生素，往往和抗生素同时使用。同样造成严重的资源浪费并产生严重的副作用。

笔者没有参加过医疗事故鉴定，却听说过因为滥用抗生素和清解制剂突然致死的事故。

至于滥用没有突然致死也会产生副作用，很多同行可能至今不很清楚。关于资源浪费方面，不必再说。下面主要从医理方面说一下滥用的害处。

先从中医角度说。

清解制剂是经过现代炮炼的苦寒清热解毒复方。滥用它们，必然伤阳。患者表现为面色苍白或萎黄，舌淡，神倦，乏力，食欲不佳等。不及时纠正，这些症状都会长时间不愈。由于它们用于治热病，不适当地或过用清解法还会造成热退不尽，迁延不愈。抗生素几乎没有一种不苦，确实很接近中药清解制剂。自中医看，滥用抗生素也必然产生类似滥用清解法的副作用。

从西医角度看，危害如下。

①严重过敏——可以突然死亡。②产生菌群交替现象——致病菌可能被杀灭，却导致其他细菌、特别是非致病菌致病，而且很难控制。③产生耐药菌株。④机体免疫力降低。⑤其他说明书上就有的或未提及的副作用。

以下举例说明。

【病案举例】

案1　滥用抗生素和清解法热病迁延不愈

张某，威县张禾寨人，1997年12月请出诊。

患者80岁，有不太严重的老慢支。一个月前，因感冒发烧，老慢支加重。先是请本家的村医治疗。吃药、肌内注射、输液10多天，病情加重。于是让同样是村医（不是本村）的女婿来治。治了10多天，还是越治越重。病情垂危，已经预备后事，请我看一看以免后悔。女婿正在病家，我详细问了一下所用药物。大约凡是县里能够买到的抗生素和其他抗菌药都用了，青霉素类更是用的超大剂量——每天10g以上。清开灵、双黄连也多次大用——比说明书规定大一倍。同时还用地塞米松每天40mg左右。

患者的情况是：卧床不起20多天，近两天一阵阵昏迷，完全不能进食，每天低热，咳吐大量稀白痰，全身虚肿，腹部胀满。脉象细弱，舌质淡胖、苔白厚水滑。其他就是典型的老慢支和肺心病体征。

我嘱咐继续输液，不要再用抗生素和清开灵、双黄连等，皮质激素在4日内逐渐停用。还嘱咐以后像这种情况尽量不用激素，抗生素也不必用这么多。

中药处方如下：

陈皮15g，茯苓15g，半夏10g，桂枝20g，干姜8g，党参10g，五味子15g，附子10g，甘草5g，生姜20g，川朴5g。常规水煎，日1付。

送我回家的路上，恰好有一家中药店，于是，让病家取药3剂回去以便尽快煎服。

3日后没有消息，我以为病人已故。

岂知，1998年2月，患者的儿子又来请。他说：去年患者服药一剂就可以进食，服完三剂基本恢复，所以没有再来请。这次病情与去年相同，已经治了10多天，还是越治越重，务请再次临诊。

到了病家一问，前医的治疗还是从前那一套。患者的表现也略同上一次。

开的方子自然还是略同上方。结果还是一周内痊愈。

2000年9月21日，再次出现上述情况，处理如前。

2001年4月26日，再请出诊。这次感冒才4天，但已经用了大剂量抗生素、清开灵和皮质激素3天。患者脉象洪滑，舌干而瘦，咳嗽痰少，神志不清。这次的中药处方如下：

党参10g，白术10g，陈皮10g，茯苓10g，半夏8g，五味子10g，桂枝20g，白芍12g，川朴6g，甘草7g，连翘12g，葛根10g，三仙各10g，川芎6g，生姜20g。常规水煎即服。

服上方3剂，病情大好。但是，后来略有反复。断续治疗至5月8日方告痊愈。后来患者曾出现"轰热"，这也是激素的副作用所致。中药煎剂无大改动，加用金匮肾气丸和补中益气丸。

2001年初冬，我回省城赶写《中西医结合二十讲》。大约腊月中旬，患者的儿子打电话说，他父亲的老毛病又犯了，已经请村医和妹丈治疗一个月，越治越重，问我如何处理。我告诉他可以去请我的门人，终于未能挽回。

案2　滥用抗生素和清解法热病迁延不愈

2004年11月29日，张ML——即上案的儿子——又来请。这次是她的母亲病重。老太太 81 岁，也有不很严重的老慢支。大约 2 周前感冒起病，口服西药 2 天无效，注射西药 2 天又无效，即开始输液，共输了 10 天，病情益加严重。由于 ML 还记着我的嘱咐，提醒医生不要轻易使用皮质激素，这次输液只在开始用了 2 天。用量不详。但是，氨苄青霉素、菌必治、清开灵等一直大量使用。由于患者出现明显心动过速和频发早搏，前医不敢再治。

其实，老太太的情况比当年她的老伴儿要好。她还可以平卧，只是稍一动就气短。还可以进食，也没有昏迷。脉象细数，频见结代，舌淡苔少。血压 120/60mmHg。双肺可闻呼气末粗湿啰音。桶状胸比较典型，但无明显颈静脉怒张。无明显水肿，虚汗不断，夜间需服安定才能入睡。前几天大便不通，服缓泻药后，大体正常。

西医辨病：老慢支、肺心病、心衰。

中医辨证：老年外感痰喘，伤寒表虚证。

处方如下：

中药煎剂：桂枝加附子汤、二陈汤合剂加味。陈皮 10g，茯苓 10g，半夏 8g，五味子 10g，桂枝 20g，附子 8g，白芍 10g，干姜 5g，川朴 5g，甘草 5g，生姜 20g。常规水煎即服。

地高辛半片（0.125mg）日 2 次；金匮肾气丸 9g 日 3 次；补中益气丸 9g 日 3 次。

12 月 5 日：明亮来取药，说病情大好。患者可以自由翻身起坐，进食较前多。出汗停止。睡眠改善。脉象仍见结代。地高辛改为每天半片。其余同上方 5 日量以巩固疗效。

案 3 滥用红霉素致不能进食

戚某，女，52 岁，威县第十营人，1997 年 4 月 25 日初诊。

右乳房下部肿块 4 年，近来有小痛。半月前在县医院做活检后肿块增大疼痛严重。在家输液用红霉素，肿痛不减反而不能食。一般情况可，肿块约 6 cm×10 cm×5cm。脉沉滑略数，舌暗红，苔黄厚暗绿。T：36.9℃。

患者目前的病是"治"出来的。

肿块肿大痛重是活检做得不好：活检切口小而深，特别是在组织疏松的乳房取活检，经验不足者很容易形成较大的血肿。

不能进食是因为滥用抗生素：即便静脉给药，红霉素也有明显的胃肠反应。常常出现食欲不佳甚至恶心呕吐不能食。患者输液使用红霉素之前，是可以进食的。所以，不能进食完全是滥用红霉素的缘故。

上述治疗不当若不能及时纠正，对患者的打击将很大。因为活检关乎下一步大手术，关乎是否癌瘤，也就是关乎生死。处在这种境地，即便是医生，也会惶恐。开始治疗就如此不顺利，病人的心理压力可想而知。

或谓：这只是红霉素的副作用所致，不应该算滥用。

答：活检是无菌手术，术后肿痛不是感染所致，不必用抗生素。不必用而大量用就是滥用。况且，即便预防感染，也不应该首选红霉素。

于是嘱咐继续支持输液 2～3 天，停用红霉素，不再使用任何抗菌药。

乳房肿块湿热敷。

中药服用下方：当归 10g，白芍 10g，川芎 10g，黄芪 15g，红花 5g，贝母 5g，桔梗 8g，陈皮 10g，半夏 10g，连翘 20g，白芷 10g，木香 5g，生姜 20g，三仙各 10g，甘草 5g。常规水煎，日 1 付。

5 月 1 日：家属来诉，病情大好，继续服上方 3 剂善后。

案 4　滥用抗生素等低热不退

石某，男，57 岁，威县时家庄村人，2006 年 8 月 1 日初诊。

感冒后低热、全身不适、乏力等反复不愈一个多月。近 20 天来不超过 37.8℃。先后在不同的地方输液共约 10 天，曾经大量使用青霉素、菌必治、清开灵、地塞米松等。一般只能缓解一两天。即便这一两天，也常常自觉恶风寒。其间照胸片 2 次，做 CT 1 次，验血多次。胸片有典型的老慢支表现，血沉略高，县医院想按结核病治疗，但痰检结核菌阴性。又怀疑风湿，要他继续输液如上，患者感到无望来诊。

其实，一听患者说话，就知道他有不太重的呼吸困难——一般是肺心病，尽管没有典型的颈静脉怒张等。他一伸手让切脉，就看出明显的肝掌。于是问他有无老慢支、是否嗜酒。（按：肝掌明显而没有腹水和肝病面容，即可大致断定是嗜酒的结果）果然无一不对。他说，三四年前曾经就诊，当时我力劝他戒烟酒，但他两年前才戒烟。嗜酒如前。

患者的病史、体征和胸片、CT 结果如此典型，肝掌又如此明显，前医没有做出肺心病的诊断，更没有发现肝掌，却死抓住略高的血沉做文章，真是不可思议。况且，大量使用多种抗生素和皮质激素就能治愈血沉略高么！

一般情况可，静坐时微喘，食欲可，大便日 2～4 次。脉滑略数，舌淡苔白厚。处理如下：

附子 10g，干姜 3g，桂枝 15g，陈皮 10g，茯苓 10g，半夏 8g，五味子 10g，当归 10g，白芍 15g，川芎 8g，党参 10g，黄芪 15g，白术 5g，苍术 5g，甘草 5g。常规水煎，日 1 付。

金匮肾气丸、补中益气丸各 9g 日 2 次。

8 月 6 日再诊：服上方次日，体温正常，未再反复。静坐时不见喘，脉象大体正常，舌象略如前。

8 月 11 日三诊：诸症未再反复。患者已经戒酒，希望改善肺心病。嘱继续服用上方。并告诉他，不便服用中药煎剂时，服用上述成药也有效。

8 月 17 日四诊：今天去县医院查血沉、做胸透，报告称肺部炎症消失，血沉正常。患者愿意继续服上方一两周。

案 5　该用抗生素不用

赵某，女，50 岁，威县管安陵村人，2005 年 11 月 19 日初诊。

25 天前忙于摘棉花时，左腋下疼痛并冷热发烧。服药、肌内注射热退后又劳动 2 日加重。输液用青霉素 1 天，即改用菌必治、环丙沙星。这时他医怀疑乳癌。径去省四院（肿瘤医院）诊治。排除乳癌后，继续输液至今，却没有使用青霉素等。患者仍自觉疼痛，并惶恐、纳差。二便可，口干。起初体温曾达 40℃，最近 37.5℃左右。一般情况可。脉象略见洪数。舌红，苔黄白厚腻。左腋窝正中可及边沿不清的包块，有轻压痛，无波动感。处理如下：

柴胡 6g，黄芩 15g，连翘 15g，当归 8g，川芎 8g，红花 5g，陈皮 10g，生石膏 5g，怀牛膝 10g，丹皮 8g，知母 8g，三仙各 10g，生甘草 5g。常规水煎日一剂。

增效联磺片 2 片日 2 次。

腋窝湿热敷。每天至少 4 次，每次 30 分钟以上。

静脉点滴青霉素 0.8g 日 1 次。

按：此案是典型的腋下淋巴结炎，因为手臂创口感染所致。不是复杂情况。这时，除使用抗生素外，患者必须休息。炎性包块伴发烧数日，却怀疑乳癌，毫无道理。就诊时患者仍然惶恐。为了让发炎的淋巴结尽快消散，上方中抗菌药用量偏大。

附：腹股沟淋巴结炎

邻村某女，25 岁，2007 年 11 月 20 日初诊。

约 10 天前，发现右腹股沟部疼痛性肿块并有恶寒，已经他医输液 9

天，肿块变小，仍感疼痛。一般情况好。右腹股沟淋巴结肿大且有压痛。脉舌象无大异常。处理如下：

连翘20g，牛蒡子10g，菊花10g，红花6g，怀牛膝15g，当归10g，白芍15g，川芎10g，乳香4g，没药4g，陈皮15g，茯苓10g，生甘草5g。常规水煎，日1付。

11月27日再诊：已无任何不适，局部仍可触及较大、较硬的淋巴结。继续服上方5日停药。

按：最常见淋巴结炎就像本案这样出现在腹股沟（大腿根儿）。这种淋巴结炎绝大多数是患肢有破伤或其他感染。一般很容易找到最初的感染处，但此案没有找到明显的感染处——天气已冷，没有让患者脱裤子。淋巴结炎是因为细菌随着淋巴回流感染了淋巴结——淋巴结的责任是防止细菌等感染进入血液。故同样的情况还常见于腋窝。也可见于肘窝内侧，但那里的淋巴结较小，有时难发现。颌下和颈部淋巴结炎，多见于上呼吸道感染之后。因为这时多注意全身反应，往往忽略颈部的淋巴结肿大。此种感染可以很严重——严重颌下脓肿在旧时是可以致命的，猩红热尤其容易继发此证。

西医治此类感染最多用青霉素类，大多效果很好。

中医治此证，最高的境界也是求消散于未成脓疡。所用药物的功效大多与抗生素相同，如连翘、二花、公英、黄连、黄芩、黄柏、鼠粘子（即牛蒡子）、桔梗等。但又不完全一样——一般还要用两味活血理气药，如川芎、白芷、香附、陈皮等。假如感染形势严峻——大红、大肿、大痛、大热，就要改为集中清热解毒，常常还要用一两次大黄攻下。已经成脓，就有外治法。从来不作外科的人，读古书对这一部分很难读懂，必须有人带教学。中医治脓疡，最具特色的治法是托里排脓法或内托法——补益气血。不经常处理疮疡的人，也不大会真懂其道理因而不大会用。

由于抗生素的普遍使用以及群众生活水平和卫生知识大大提高，目前很少见严重疮疡。

此案的西医处理没有错误，但我相信一开始就中西医结合治疗，效果更好。

案6　老抗生素疗效仍然可靠——我的切身经验

自1970年正式做医生以来，我工作过的单位有：县以下医疗单位、县医院、地区（市）医院和省级医疗单位。自己因病用过各种比较老的抗生素：如青霉素、链霉素、氯霉素、地霉素（即土霉素）、四环素、洁霉素（即林可霉素）、庆大霉素、新霉素、红霉素等。由于工作关系，更是经常接触抗生素和非抗生素类的抗菌药。按照很多同行的逻辑，老抗生素在我身上效果不会好。如果我患了感染性疾病，应该使用最新一代的抗生素或抗菌药，而且应该使用大剂量或超大剂量。其实，完全不是这样。

目前最常见的细菌性感染，是感冒或流感后继发化脓性感染。

出现了这种情况，青霉素至今对我和我的至亲疗效很好。

目前最老的青霉素是青霉素 G 钠。它和 20 多年前最常用的青霉素 G 钾分子结构基本相同。只是后者是钾盐，肌内注射时很疼，至少理论上不宜于静脉注射。由于青霉素钠盐可以静脉滴注，超大剂量使用抗生素，就是从青霉素钠盐普遍使用之后开始的。我从来没有给自己和至亲使用过超大剂量的青霉素，尽管和 20 多年前相比，用量也比较大了。

比如，我也有轻度的老慢支，却不很在意。熬夜写东西时，抽烟比较多。于是，冬天流感局部小流行时，总要感冒两次。不过，感冒之初从来不用抗菌药，而是在咳嗽、发烧 2 日还不好才使用。一般是自己给自己肌内注射青霉素钠 160 万单位，日 2 次。有时再口服增效联磺 2 片日 2 次。一般用一次就病情缓解，故没有连续用过 4 天以上。

再如，犬子的犬子 2001 年出生。他早产 1 个月，出生时体重只有 2200g，体质不算好。对他我也从来不积极或大量使用抗生素。近 2 年，他也发生过比较重的感冒后呼吸道化脓性感染三四次，我的处理原则都是至少高热两天之后才用抗生素——也是青霉素钠盐。用量和用法是：80 万单位肌内注射日 2 次，一般不超过 4 天。总是疗效满意。因此，嘱咐他的父母，我不在石家庄时，孩子发热之初不要使用任何抗生素。中等热以上 2 日不退再使用。就用青霉素钠 80 万单位，肌内注射日 2 次。然而，他们还是有时不听话。2005 年冬天，孩子感冒发烧竟然输液八九天，青霉素用量很大，还用了菌必治、清开灵等。结果，咳嗽、低热迁延不愈两个月，体重下降近 2kg，我回石后给他服用中药并注意保养 1 个月才好。

总之，青霉素钠在我本人和至亲身上的疗效足以证明，它至今疗效很好。我相信，其他青霉素类新药，都不如它。对化脓性球菌感染，头孢菌素也不比它效果好。

又须知道，当感染性疾病以正气不足为主要矛盾时，抗生素和其他抗菌药都效果不好。

比如，由于赶写本书过于劳累，2007年2、3月我的身体不大好。一次感冒之后，咳嗽、痰多、低热10多天不好。为了体验一下大剂量的抗生素效果如何，我也给自己用了一次大剂量：静脉滴注头孢菌素1g、青霉素钠800万单位。然而，效果不明显，还是改服中药才逐渐好转。

案7 小病大用抗菌药而无效

吕XJ，女，50岁，威县城内干部，2007年11月8日初诊。

约40天前，右足有轻微的脚气感染，在棉花地里走了一趟似乎加重——有不严重的疼痛，小腿上有两处小红肿。于是立即去县医院就诊。那里给她输液每天使用青霉素80万单位X12支、甲硝唑1克（两瓶），连续10天，似乎略好。停药2日后病情反复，于是又在某诊所输液使用先锋霉素V（即头孢菌素V）每日1g连续8天。但病情不见进退。停药一周病情似乎略重，于是又去邢台市人民医院（即老地区医院）就诊。那里让她再单纯使用青霉素，但每天改为两次，每次0.8g。如此使用10天之后，再改为每天一次0.8g。同时，让她每天用抗生素药水洗脚3次，每次用庆大霉素10支，甲硝唑5支。如果见好，改为输液每天一次，每次青霉素0.8g。10天后果然见好——但不是大好。于是改为每天一次。如此又输液5天，又有反复，地区医院的医生又让她外用大量达克宁软膏（多抹软膏，而后用塑料纸包住脚），如此两天，更加严重。于是就诊。

患者一般情况尚可，饮食、二便、睡眠、精神、体力均可。脉象略见洪滑有力，舌红苔黄略厚。问患者何时有高血压，说已经约10年并有冠状动脉供血不全。此外无重病史。查右足背近足趾处有不很严重的红肿热痛和簇状小疱疹，自觉局部小痒痛。血压150/100mmHg。处理如下：

1. 停用此前一切中西药物。

2. 口服中药煎剂如下：

连翘20g，黄芩10g，黄柏15g，栀子6g，丹皮10g，菊花15g，茵陈10g，牛子10g，生地15g，白芍15g，怀牛膝15g，生石膏粉10g，生甘草5g。常规水煎，日1付。

3. 口服成药龙胆泻肝丸6g日2次

4. 外洗煎剂

生大黄30g，黄芩20g，黄柏20g。加水半洗脸盆，开一两沸之后凉温洗患足，日2~3次。

按：如上处理，自中医看也有些小题大做了。鉴于西医治疗用药量如此之大，时间如此之长而不好，暂如此。当然，就脉证而言，如上中医处理，也没有错误。且看效果如何！

又，30年前患者的母亲病危，经我抢救迅速转危为安。她近日打听到我在家故积极求治，言谈之间仍然感激不尽而且很信任，故我用药不必顾忌。她的高血压也是单靠诊脉即断定。血压高10年，有点冠不全也在情理之中。按说降压西药最好继续服用，但我相信上述中医处理能够同时控制血压。家属说前医曾经怀疑丹毒（这大概是为什么用如此大量抗菌药），但目前没有任何丹毒表现。

上方是一派苦寒。我很少用这样的方子。

11月13日再诊：诸证悉减。肿胀消退过半，疼痒基本消失。疱疹完全消退。自我感觉很好。脉象柔和略沉，不再见洪而有力，舌可。血压120/80mmHg。患者又称，此前大便常不通畅。服药后大便日一次，不稀且通畅。再次询问病史得知，患者先后就诊于威县县医院、中医院和邢台市人民医院共输液使用抗菌药38天，从来没有大好。又患者此前服用的降压西药是：心痛定1片、卡托普利1片、尼群地坪1片，各日3次，尼夫达1片日2次。自昨天始，由于自觉舒适（患者对血压高很敏感）停用了心痛定。处理如前。

11月20日三诊：诸症悉退。脉象略见沉弱。血压100/70mmHg。

按：上方不是攻下剂，但多数人服用后会有轻度稀便。看来患者此前多内热，如此长期大量使用抗生素不能清除内热，可见此类西药不能完全代替苦寒清热的中药。目前，他的血压完全正常且欲偏低，也是加用上方的结果。

案8　滥用抗菌药伤胃阳

冉QZ，男，26岁，威县油坊村人，2007年12月11日初诊。

双耳外耳道肿疼、耳鸣20天，服西药10多天，肿疼、耳鸣不好而上腹胀满、烧心、不欲食。面色略见㿠白，一般情况可。脉象大体正常，舌淡苔略厚。

处理如下：

生姜30g，陈皮20g，半夏8g，茯苓10g，香附8g，川芎8g，党参10g，桂枝20g，附子10g，苍术6g，生三仙各10g，生甘草4g。常规水煎，日1付。

香砂养胃丸6克日2次。

2008 年 1 月 2 日再诊：服上方 2 日，外耳道疼痛和腹部不适即完全缓解。仍有轻耳鸣。守前方。

按： 面白之人，大多阳虚，一般不宜苦寒。患者去看的西医最喜大剂量使用抗生素和其他抗菌药如阿莫西林、增效联磺、吡哌酸和氧氟沙星等，而且一般同时给两种以上，未免伤胃阳。假如本来胃不好，早已呕吐并完全不能进食了。

又，患者说双耳肿疼，我仔细看（戴上额带镜）无明显红肿，故此证一开始就不是湿热，用抗菌药——略同苦寒清热，是错误的。上方有引火下行之意。

第六节　病毒性肝炎

【概说】

病毒性肝炎——特别是最常见的乙型肝炎（下称乙肝），成为我国当代医界和社会沸沸扬扬又有些令人感到困惑的问题。

一般认为现状如下：

全世界乙肝病毒携带者约 3.5 亿，我国约占 1/3。即约 10% 的国人为乙肝病毒携带者（略同病毒表面抗原 HBsAg 携带者）。我国每年新发病毒性肝炎 200 万例，其中 20%～25% 为乙肝。乙肝发病后，大部分痊愈，约 10% 的病人转为慢性肝炎，并与肝硬化、肝癌密切相关。全国慢性肝炎患者约有 1000 万。随着乙肝疫苗的接种，儿童中 HBsAg 携带率下降到 2% 以下。

绝大多数乙肝病毒携带者，没有临床症状，往往在健康体检中被发现。他们是 HBV（乙肝病毒）的宿主，对 HBV 传播起着巨大的作用。HBV 主要以血液传播、母婴传播。人群的密切接触也是重要的传播途径。

然而，一般又认为，我国人群乙肝感染率高达 60%。于是，国人无人能够避免接触 HBV。

不过，按上述统计数字推算，即便反复接触，只有 1/10 的可能性成为 HBsAg 携带者。这些人发生急慢性乙肝的可能性又只有大约 1/30。每年全国因急性乙肝死亡者不会超过 2000 人。加之，乙肝不会像 1988 年上海甲肝那样暴发流行——短时间内 30 多万人发病，故乙肝不是多么严重的问题。

如果再联想人类文明史已有数千年，20 年前还没有肝炎免疫预防手段，乙肝却不是越来越多，就更不必对它感到恐惧。

况且，公认急性病毒性肝炎是一种自限性疾病，绝大多数患者可以不药而愈。于是，对乙肝更不必如临大敌。

之所以要有足够的重视，是因为病毒携带者基数大。

最好的办法是推广乙肝疫苗预防注射，逐渐减少病毒携带者。

可是，医界似乎又不是这样看问题。

比如，没有任何自觉症状而检验出"大三阳"——乙肝病毒表面抗原（HBsAg）、乙肝病毒 e 抗原（HBeAg）和乙肝病毒核心抗体（抗 - HBc）阳性，医家就认为等于患了乙肝。甚至，只有"小三阳"（HBsAg、抗 - HBe、抗 - HBc 阳性）或一阳、二阳，也认为很危险，必须设法"转阴"。

于是，近年来，某些"医生"们对乙肝最热衷、最常做干预就是"乙肝转阴"。

据我的经验，急性乙肝（慢性见"肝脏病"）确实不难治，也不算常见。让"乙肝转阴"则相当困难，而要求"转阴"者是那么多。大多数 HBsAg 携带者没有任何自觉症状，于是在中医无证可辨。他们要求服中药，只能参考西医理论用药。

其实，西医干预对乙肝转阴，效果照样不满意。

即便如此，有些西医同行还是有偏见。

服中药之后，"转阴"了。他们说是自动转阴的，因为有的人没有任何干预也会"转阴"。可是，用西医办法干预（拉米定夫、干扰素等）一年左右，患者花费两三万，其中有的"转阴"了，却认为是西药干预的结果。

我怎样以中药为主治急性乙肝或让乙肝转阴呢？

就是加强机体免疫力。

发明乙肝病原学诊断手段以前，无自觉症状的病毒携带者，不会被视为病人。其中必然有不少人会自动"转阴"（一般认为一年内可达30%）。急性乙肝大多经过休息、营养即可痊愈。

没有药物干预的痊愈或转阴，只能是机体的免疫功能起的作用。于是，中医药防治乙肝，应该重在加强机体免疫力。据我所知，补益气血药大都可以提高免疫力。加之，拙见以为"肝从脾治"。于是，基本方法就是补气血、健脾胃。其余加减，以疏肝理气为主。因为即便毫无症状，一旦检验阳性，人们立即忧心忡忡，于是，常见肝郁气滞。

只是，乙肝患者和病毒携带者、特别是年轻人，忌讳别人知道。好转之后，往往没有反馈。有的患者治疗结果如何，不得而知。故近年虽然接诊过上百个乙肝病毒携带者，效果比较好、记录比较全的只有不足10案。

总之，在我看来，乙肝虽有待进一步认识，却不是很严重的问题。近年国人为此付出的代价，有些小题大做。

【验案】

案1　乙肝大三阳完全转阴

本村村民高某，女，18岁，2002年升学体检发现乙肝"大三阳"。

她的肝功能正常，但有食欲不佳、身体消瘦、头晕乏力等。给她开的方子如下：党参10g，黄芪15g，五味子10g，当归10g，白芍15g，川芎8g，熟地15g，红花5g，陈皮10g，半夏8g，白术5g，苍术5g，桂枝15g，三仙各10g，生甘草4g。常规水煎，日1付。

人参健脾丸12g日2次；食母生15片日2次；肝泰乐片（即葡醛内脂片）0.3g日3次。

服上方10天左右，自觉症状消失。3个月后，检验乙肝五项完全正常。

案2　急性乙肝痊愈并部分转阴

孙某，女，22岁，聊城人，2003年6月20日初诊。

约20天前，先自觉全身无力，小便黄，球结膜黄染。检验乙肝8项，为HBsAg、抗-HBc和HBV-DNA阳性。住聊城市医院治疗后，转氨酶从1000降至400多。B超示脾大。就诊时为出院第3天，仍略感乏力。一般情况可。食欲较病初好。二便、睡眠可。脉舌象无大异常。处理如下：

五味子 10g，柴胡 6g，当归 10g，白芍 15g，川芎 8g，熟地 15g，茵陈 10g，茯苓 10g，党参 10g，黄芪 15g，陈皮 10g，川朴 5g，三仙各 10g，生甘草 5g。常规水煎，日 1 付。

人参健脾丸 12g 日 3 次；肝泰乐片 0.3g 日 3 次；食母生 10 片日 3 次。

7 月 8 日再诊：5 天前查乙肝 8 项，结果略如前。守上方。

7 月 30 日三诊：病情大好。乙肝免疫检验，仅抗 - HBc 阳性。

案 3 乙肝大三阳部分转阴

孙某，女，19 岁，威县乔庄村人，2002 年 6 月 15 日初诊。

数月前，有左肋下胀疼。最近检验发现乙肝"大三阳"。目前除略乏力、食量略减之外，无不适。一般情况可。脉象沉弦，舌可。血压 120/60mmHg。

处理如下：

柴胡 6g，当归 10g，白芍 15g，川芎 8g，香附 8g，白术 5g，苍术 5g，陈皮 10g，茯苓 10g，半夏 8g，桂枝 15g，党参 8g，丹参 6g，枳实 5g，三仙各 10g，生甘草 5g。常规水煎，日 1 付。

逍遥丸 6g 日 2 次；人参健脾丸 6g 日 2 次；食母生 15 片日 2 次。

上方服至 8 月 15 日，乙肝检验结果为 HBsAg 和抗 - HBc 阳性。

案 4 乙肝小三阳转阴

王某，男，20 岁，威县中学学生，2002 年 6 月体检发现乙肝小三阳。他没有任何自觉症状。身体略瘦，神可，脉可，舌红，苔白略厚。

处理如下：

党参 10g，黄芪 15g，五味子 10g，当归 10g，白芍 15g，川芎 8g，熟地 15g，红花 5g，陈皮 10g，半夏 8g，白术 5g，苍术 5g，三仙各 10g，生甘草 4g。常规水煎，日 1 付。

人参健脾丸 12g 日 2 次；食母生 15 片日 2 次；肝泰乐片 0.3g 日 3 次。

服上方 10 日，改服下方：

党参、黄芪、五味子、当归、川芎、熟地、茯苓、首乌各等份，共为粗末。每天 100g 在热水瓶内用滚开水浸泡代茶饮。

服上方共 2 月。一年后，从他的同学处得知，他的乙肝全部转阴。

案 5 乙肝小三阳部分转阴

本村村民赵某，男，20 岁，2004 年 3 月 10 日初诊。

体检验血发现乙肝小三阳，无自觉症状，脉舌象正常。要求治疗。处理如下：

党参 10g，黄芪 15g，当归 10g，白芍 15g，川芎 8g，熟地 15g，五味子 10g，桂枝 15g，陈皮 10g，川朴 5g，三仙各 10g，生甘草 5g。常规水煎，日 1 付。

人参健脾丸 12g 日 2 次。

服上方 30 日，查乙肝为 HBsAg 和抗－HBc 两项阳性。又继续服药 60 日。

案 6　乙肝转阴

刘某，女，24 岁，聊城人，2003 年 9 月 18 日初诊。

结婚半年，化验发现乙肝 HBeAg、抗－HBc 阳性。无自觉症状。体略瘦，脉舌可。处理如下：

陈皮 10g，茯苓 10g，半夏 8g，党参 10g，黄芪 10g，当归 10g，白芍 10g，川芎 8g，熟地 15g，五味子 5g，川朴 5g，三仙各 10g，生甘草 5g。常规水煎，日 1 付。

肝泰乐片 0.3g 日 3 次；食母生 10 片日 3 次。

原来，患者的丈夫也化验乙肝阳性如上，即二人同时服上方。至 11 月 15 日，夫妇均感大好。化验转阴。

案 7　轻症乙肝

赵某，女，14 岁，威县赵里村人，2004 年 7 月 6 日初诊。

上年秋天发现乙肝大三阳，曾服中药百付，近来化验为小三阳。二便、睡眠可。食少、乏力，不能骑自行车上学。体形中等，神倦。脉滑数，不任重按。舌淡，苔白略厚。处理如下：

陈皮 10g，茯苓 8g，半夏 8g，五味子 6g，党参 8g，黄芪 10g，当归 8g，白芍 10g，川芎 7g，桂枝 15g，莪术 5g，三仙各 10g，生甘草 5g。常规水煎，日 1 付。

人参健脾丸 12g 日 3 次；香砂养胃丸 6g 日 3 次；食母生 10 片日 3 次；肝泰乐片 0.3g 日 3 次。

7 月 15 日再诊：自觉大好，脉象亦大见好，舌象接近正常。守前方。

服上方至 8 月中旬，自觉症状完全消失，脉舌象均正常。患者没有复查乙肝抗原和抗体。

案 8　丙型病毒性肝炎

关某，男，30 岁，威县彩寨村人，2004 年 4 月 14 日初诊。

上年 10 月化验为丙肝。先是多困、乏力，查出脾大、胆道结石、前列腺炎等。曾在县医院、邢台、临清、石家庄等地检查，结果略同。长期治疗，无明显疗效。至今劳累后右胁肋隐痛并乏力、多困等。一般情况可，脉稍大，舌苔略黄。饮食、二便可。处理如下：

党参 10g，黄芪 10g，当归 10g，白芍 10g，川芎 8g，熟地 15g，香附 5g，茯苓 10g，桂枝 15g，茵陈 10g，栀子 4g，三仙各 10g，生甘草 5g。常规水煎，日 1 付。

人参健脾丸 12g 日 2 次；人参归脾丸 9g 日 2 次；肝泰乐片 0.3g 日 3 次；食母生 10 片日 3 次。

上方连服 2 月，症状基本消失。因为患者的母亲死于肝病，深恐复发，又断续服用 2 月。煎剂或略有加减，成药人参归脾丸后来换用补中益气丸。

案 9　乙肝低热

陈某，男，4 岁，威县程志庄村人，2001 年 7 月 30 日初诊。

反复低热月余，体温不超过 38℃，久治无效。半月前在邢台市人民医院化验为乙肝大三阳。但按肝炎服西药低热仍不好。食欲大体正常。发育营养可。面色苍白。脉舌象大体正常。处理如下：

党参 8g，黄芪 10g，茯苓 10g，陈皮 10g，当归 8g，白芍 15g，五味子 5g，桂枝 10g，川芎 4g，香附 4g，三仙各 10g，生甘草 5g，生姜 10g。常规水煎，日 1 付。

食母生不拘数代零食。

8 月 2 日再诊：服上方后再未发烧。面色仍见苍白。脉舌象大体正常。上方加力勃隆 1 片日 3 次，肝泰乐片 50mg 日 3 次。

患儿坚持服上方两个月，没有再复查乙肝。假如，低热就是乙肝所致，则乙肝是很温和的小毛病。自中医看，无论何种原因导致的上述低热，中医治则都大体如上。

第五章　循环、造血系统疾病

【概说】

一、循环概说

循环系统是人体中唯一无所不至的、极其活跃的、同时进行大量物质、能量和信息传递的系统。

医界至今奉行循环停止（亦即心跳停止）的死亡标准。意思是说，只要循环功能还存在，其他系统或器官功能停止，都可以看作是局部的、暂时的、可逆的。即便是不可逆的，也不会立即导致整个生命活动停止。一旦循环停止，人的生命活动就不能再延续或恢复了。

可见，循环存在与否，是生与死的充要条件。

之所以如此，是因为机体的一切器官和组织，都必须有起码的血液供应才不至于"死"——缺血坏死。其中最要害的器官心脏本身和脑，更是不可须臾或缺血液供应。比如，皮肤可以耐受血供停止两三天或更久；四肢供血完全停止不超过 2 小时，也不会坏死。一旦恢复血液供应，就会完全恢复；断肢在 2℃保存 10 小时左右，还能再植成活。而大脑供血停止三四秒钟就可能昏迷，停止 20 秒钟以上，即便再恢复血液供应，也很难完全恢复。至于心脏，一旦完全没有血液供应，就意味着心跳骤停而且一般是不可逆的。

普通人奉行呼吸停止的死亡标准。其实，呼吸停止几分钟甚至十几分钟（包括不用人工呼吸），还有可能不死。循环停止十几秒钟，复苏成功的机会就很小。假如不是单纯的心跳骤停——其他系统也有严重问题——复苏的希望更为渺茫。总之，一旦循环停止，一切生命活动就迅速结束。

由此可见，循环系统之重要。

读者或问：不是说神经系统对人体的生命活动最重要吗？

答：是的！从社会学的角度看人体，神经系统——特别是大脑皮质尤其重要。大脑皮层功能严重丧失者，不能被视为社会意义上的人。

从生物学角度看人体，神经系统——特别是中枢神经也是最重要的。人体的高级、复杂功能（如反射、随意运动等保证机体内外协调的功能），首先靠神经系统实现。

但是，如上所说，人体的一切器官和组织，都必须有起码的血液供应才不至于"死"。其中最要害的器官心脏本身和脑，更是不可须臾或缺血液供应。目前最常见、对人类生命威胁最大的心脑血管病就是这些地方的循环先出了问题。于是，即便就整体高级生命活动而言，循环的重要性也仅次于神经。对人体局部或基本生命活动来说，则循环比神经更重要。

血液循环无所不至，它的异常可使全身各系统、器官和组织出现病态。反过来，其他一切系统、器官的异常也都可以引起循环系统疾病。

由于与外界没有直接接触，而与体内关系非常密切，循环系统疾病以"内伤"或内源性疾病为主。

循环系统疾病，特别是高血压、动脉硬化及其各种并发症已经成为当代社会的流行病。此类疾病一般病程很长，难以根治，急症多，死亡率高，致残率高，对中西医来说都是严重的挑战。

值得特别提出的是：循环系统疾病，特别是当代流行病，其病因和发病环节很复杂。病因以社会、心理和遗传因素为主。单靠医学界，特别是单靠治疗远远不足以解决问题。面对当代流行病的挑战，除了动员全社会努力预防之外，我国医学界应该尽量发挥中西医结合的优势。

二、中西医结合循环解剖、生理、病理要点

中医有心主血脉之说，也有明确的血液循环理论。动脉这个术语就是直接使用的中医概念并由此产生静脉概念。中医循环理论形成的基础和很多具体内容不同于西医，但是，认为血液循环无所不至，而且在维持生命活动中极其重要，是和西医一致的。

本书读者都系统学过解剖，没有必要再介绍心脏和血管的解剖常识，也没有必要再就中西医循环学说进一步会通。以下所说的循环生理、病理只简介与临床关系最密切的要点，而且尽量讲得通俗实用。

循环系统由心脏和血管构成。

心脏是循环系统的核心和主要器官，没有它就谈不上循环。心跳骤停，循环就骤停。生理情况下，心跳快，循环就快。即单位时间内心搏量增加，还往往伴有脉压增大。

流体循环必须有管道。所以，血管也很重要。血管异常比心脏异常还要多见而且常常更难解决。

可以把循环系统看作一个带泵的管道系统。心脏是它的泵，血管是它的管道。只是这一生物循环管道系统与机械的循环管道系统有下述不同。

其一是，心脏这个循环中心和动力来源的生物泵，其动力来自心脏本身肌肉的收缩，而不像机械泵的动力来源于蒸汽、内燃或电力等。

其二是，心脏的正常收缩力，也要有足够的血液供应。所以，心脏的血液供应又是循环功能的重中之重。

其三是，心脏的自律性。心脏跳动的频率和节律虽然也受中枢和内分泌调控，但失去调控后——比如离体心脏——还能够"自主"跳动。机体如此努力保证心跳也说明循环的重要。

其四是，血管循环无端却又不是封闭的。在其毛细血管部分，血液要和其他细胞外液进行活跃而大量的交换。循环能实现其功能，正是由于这种交换——把氧气和养料送给组织，同时把废气废料运走。

其五是，血管不是刚性的机械管道，而是有弹性、可舒缩并且逐步分支、变细的。血管的阻力、容量异常，特别是前者，通常是导致血压异常的关键环节。

从上述简介可知，保证循环系统功能正常的基本条件有三。

一是心脏排血的功能正常。

关于心脏的生理、病理要点，见心脏病，这里只在必要时涉及。

二是血管要"通"，特别是动脉要"通"。

不通的地方必然缺血。缺血严重，就会坏死——习称梗死。缺血、梗死发生在不太重要的部位或器官，一般不会危及生命。如果发生在心、脑、肺、肾等生命必需器官或者缺血坏死范围太大，就会迅速危及生命。冠心病、脑血管病之所以危险，原因在此。特别是脑血管病，即便幸而不死，也常见瘫痪等残废，比癌瘤更可怕。

三是循环中的血液要维持一定的压力，特别是动脉压力不能远离常态。

在漫长、复杂、迂曲管道中，没有动脉压就不会有定向的血液流动。那样，即使血管通畅，血液也不会循环。此外，毛细血管内外的压力差还是保证血液与其他细胞外液进行交换的必要条件。

这种压力低了不行，高了也不行。

机体如何维持动脉压呢？

这个问题比较复杂。

简言之，动脉压主要靠心脏收缩力和周围阻力（又称外周阻力）两个因素维持。

稍微详细说，维持正常动脉压——即"血压"的条件有五。

一是足够的心脏收缩力。

心脏收缩是血液循环的动力来源，没有它就没有血压。这一点很好理解。

二是适当的血液容量。

没有血液也谈不到血液循环，因为空管道内不可能产生血液压力。绝对的血容量不足，血压会很低甚或无血压，主要见于急性大出血、严重脱水等紧急情况。相对的血容量不足，主要见于某些严重过敏或剧痛造成的微血管突然扩张。无论何种原因导致血压过低或无血压（必有全身有效循环血量不足），都叫作休克。

血容量过多是否引起高血压呢？答案是一般不会。详说从略。

三是正常的血管容量。

血管不是刚性管道，它可以而且不断舒缩。不过，大动脉和大静脉的容量相对很小。它们的舒缩不会导致整个血管容量大起大落因而血压剧烈波动（按：脉压大小主要取决于大动脉弹性）。容量血管指毛细血管及其两端的微动脉和微静脉。它们急剧扩张时，可以容纳几乎全部血液，于是出现严重的相对血容量不足而休克。所以，血管容量主要在病理情况下影响血压。

四是周围血管——主要是小动脉——的阻力。

这一点可能比较难理解。掌握专业书上的论述需要扎实的流体力学基础，这里举例说明。

先举一个不很贴切的例子。比如荆江之前的长江水流湍急，就是由于河道迂曲狭窄因而阻力大，汛期必然水位高，压力更大。一到武汉，江面宽阔，水流变缓。到了南京，江面更宽，水流更平缓，就是因为江面宽阔，阻力变小，压力也变小。

比较贴切的例子是水泵抽水。如果在四寸泵上接以二寸管子，水泵的负荷就会加重。为什么？因为周围管道口径变小增大了阻力，水泵不得不费更大的力气往外压水，于是，管道内的压力升高。这时可能出现两种危险后果。一是烧坏了泵，二是憋崩了管子。血压过高时就会出现类似情况。反之，在二寸泵上接以四寸管子，出水的压力就会很小而达不到应有的扬程。

周围阻力主要由哪一级的小动脉决定呢？就是接近毛细血管的微动脉。

五是血管的顺应性——主要是大动脉的弹性。

这个因素主要影响脉压。老年人多数脉压增大，就是因为大动脉弹性不好。

六是血液黏滞性。血液不是理想流体而是一种胶体，其黏滞性也影响血压。近年比较重视血液流变异常，但总的来说它对血压的影响不如上述因素重要。

明白上述要点之后，循环系统疾病的治疗原则就不难掌握。简言之，就是设法保证血管通畅，并把血压维持在比较理想的高度。至于避免出现心跳骤停和血管破裂，特别是要害部位的血管破裂更是不言而喻。具体措施见有关疾病。

近年来，西医方面特别重视血液流变学而且传染给了中医。其实，影响血液循环的主要因素还是循环动力状态。其中影响血压的主要因素是小动脉阻力，其次是心脏收缩力，再其次是微血管紧张程度。指出这一点不是说血液流变学毫无价值，而是说它不如循环动力学更重要。高血压就是最常见的宏观循环动力异常。治疗心脑血管意外等疾病，都要首先重视纠正循环动力状态。

心脏收缩力是产生血压的原动力，上面说小动脉阻力对循环动力状态——特别是血压最重要，可能有些难理解。所以多说几句。

没有心脏收缩就谈不上血压，心脏收缩力对维持血压当然至关重要。心脏收缩力很差，就会出现心源性休克，这也是比较常见而且危重的情况。不过，心脏异常一般不会导致高血压，而高血压必然损害心脏，因此必须重视高血压。

就没有心脏收缩就不可能有血压来说，心脏在维持血压方面是主动的。

然而，没有心跳，人就死了，不必再讨论血压。

所以，只能在心跳存在的前提下讨论血压。这时，心脏在维持血压方面基本上是被动的。生理情况下如此，病理状态下尤其如此。比如，仇人见面，分外眼红，就是由于副肾上腺素突然大量进入血液，大部分小动脉突然收缩，阻力增加，心脏不得不增加收缩力。所以，血压升高，主要是小动脉收缩的结果。这时，副肾素（即肾上腺素）也同时作用于心脏，使之跳动加快而且收缩力增大。这也是血压升高的必备条件，但是，不如小动脉收缩影响大。心脏不得已努力收缩，是为了在血压升高的情况下尽量保证"正常的"血液供应。不过，高血压稍久，就很难保证全身血液供应完全正常。所以，从中医角度看，高血压都有某种程度的气滞血瘀。

三、血液概说

自西医看，血液是循环系统实现其功能的载体，又是一切器官、组织、细胞得以实现其功能的首要必备条件。

中西医对血的总体认识并无区别。

中医说：人之所有者，血与气耳。血气者，人之神。又说：手得血而能握，足得血而能步，目得血而能视。总之，血是最重要、最活跃的生命物质。供血严重不足，任何器官都会失去功能。

说血液是循环系统实现其功能的载体，意指：包括氧气在内，人体吸收的一切能量和物质都必须通过循环中的血液才能到达需要它们的地方。人体中间代谢的废物也只能通过血液运走。当人体摄入能量和物质不足而需要调动储备时，也只能通过循环中的血液运送。内环境不断更新、调整，又保持相对稳定，也是非有循环中的血液不可。

血液的功用还不止于此，内分泌和免疫物质的产生、运送，也都离不开血液。血液中的白细胞等在人体抵抗感染等方面的作用，更是造血系统特有的。所以，尽管血液在信息调控方面不如神经神经系统重要，在物质代谢方面，则循环中的血液比神经系统更重要。

关于造血功能、血液组成等详情，请参看组胚、生理、生化书。

第一节　高血压病

【一定要重视高血压】

中医没有血压概念。西医认为：高血压是以体循环动脉压增高为主要表现的临床综合征。显然，高血压是"证"或"症"而不是"病"，它只是对体循环动力状态的不完整的病理生理诊断。

不过，由于循环无所不至，又是高等动物生命活动中最活跃的系统，它的动力状态异常，必然影响深刻而广泛。所以，对血压升高这个症，应予足够的重视。

目前，导致人类死亡的前几位病种是心血管病、脑血管病、癌瘤、糖尿病等。多数心脑血管病是高血压病的后果，部分糖尿病和高血压相关，于是，高血压成为危害人类健康和生命的第一大病。

防治高血压必须动员全社会努力，单靠医生或医学界不可能取得理想结果。但是，医生应该走在前面。他们对此病的病理生理学、医学社会学和卫生经济学等各方面的理解都应该比公众更深刻。

据笔者所知，医界的现状不大令人满意。

比如，1999 年《实用内科学》第 10 版还认为，我国的高血压发病率远远低于发达国家。这说明，医界对我国高血压流行病学现状不够知情。近来的报告证明，高血压的发病率在我国多数地区 35 岁以上的人群中都超过 30%，即已经超过了多数欧美国家。笔者曾经在英国城乡行医近 2 年，又长期在我国基层行医。感性认识是：目前我国高血压发病率远远高于英国。我国的心脑血管病——特别是急性脑血管病的发病率尤其高。

所以，先强调以下几点。

一是呼吁一切临床大夫重视高血压。

二是医家一定要重视血压计。

三是中西医都有必要掌握脉诊在诊断高血压方面的意义。

为什么重视高血压，无须重复了。谨再次提醒一切同行：无论您是什么专科专家，也无论您的地位和声望多么高，都要随时想到高血压。绝大多数患者首先找基层医生就诊，基层同行更要重视高血压。

为什么要重视血压计呢？

因为这一构造简单、操作方便、极其经济的工具是诊断高血压的唯一可靠手段。X 光、心电图、脑电图、超声波、CT、磁共振、纤维内窥镜、放射示踪、血液生化和其他一切复杂检查、化验，即一切高新尖因而昂贵的辅助诊断手段，都无助于高血压诊断。足以确诊或完全排除高血压的仪器，只有血压计。

许多病人自己备有血压计，他们和亲属会测血压。如果不少医生忽略这一手段，甚至不会测血压，就是当代医学界的耻辱。

为什么要掌握脉诊对高血压的诊断意义呢？因为：

①诊脉最简便易行，医生不应该忽视这一举手之劳的诊法。

②脉诊确实对诊断高血压有重要意义。

③脉诊是中医四诊之一，中医更应该深研脉诊对高血压的诊断意义。

关于脉诊对高血压的诊断意义请看下附有关病案。

【高血压发病要点】

高血压分为原发性和继发性，原发者占 90% 以上。

继发者，指血压异常增高只是其他已知疾病的一个症状。

原发者，也不是单一病因所致。教科书上说，原发性高血压的病因大约有：精神因素（即恼怒、紧张、忧愁、思虑、恐惧等恶性精神刺激）、肾素－血管紧张素－醛固酮因素、遗传因素、摄钠过多因素、高胰岛素因素等。

其实，嗜盐也基本上属于遗传或体质因素，肾素和高胰岛素因素则与精神因素密切相关。所以，上述因素基本上是精神因素和遗传因素两类。

笔者以为，高血压主要是一种社会、遗传和心理疾病。近20年来，我国高血压发病率上升速度，大体和社会发展速度平行，足以说明这一点。利益驱动的市场经济引发各种矛盾；知识爆炸和高科技导致现代社会的快节奏；伴随生活水平提高出现的普遍不良行为（生活无规律、嗜烟、嗜酒、吃喝风、过度营养、体力活动迅速减少），是我国高血压高发的主要原因。

那么，高血压到底是怎样形成的呢？

在交代循环生理、病理时已经说过，影响血压的因素有：心脏收缩力、小动脉紧张程度（即周围阻力）、血管顺应性、血液容量、血管容量和血流变因素。

但须知，生理情况下，上述因素对血压的影响就不是平行的。对高血压来说，上述因素的重要性更不是平行的。无论原发者还是继发者，高血压发病的核心环节都是小动脉阻力增加（主动脉缩窄是例外，但极其少见）。

简言之，血压异常升高是因为小动脉阻力增加时，为了尽量保证血液供应，心脏收缩力不得不增加的结果。

血管顺应性，主要指大动脉的弹性。这个因素，主要影响脉压。大动脉弹性不好，脉压增大。

血液容量异常增大和血液黏稠，也可以导致某种程度的血压升高，但不是必然的，也不会导致血压很高。

血管容量一般只在病理情况下起作用，而且主要是导致血压过低，即休克，故与高血压相关性很小。

什么原因导致小动脉收缩因而阻力增加呢？

继发性高血压各有特定的原因，但是，导致高血压的关键环节也是小动脉阻力增加。不同疾病的具体病理从略。

在原发性高血压中，导致小动脉阻力增加的始动因素，主要是恶性精神刺激，特别是恼怒和精神紧张。有明显高血压遗传倾向的人，小动脉阻力基础较高而且更容易因为恶性精神刺激进一步增高。

所以，可以一言以蔽之：原发性高血压发病的始动因素就是恶性精神刺激。

据笔者的经验，长期恶性精神刺激，可以使任何人发生高血压。

大动脉弹性不好，是动脉硬化的结果。下面顺便说一下高血压和动脉硬化。

【高血压和动脉硬化】

高血压和动脉硬化是两种病，但二者常常同时存在、互相加重。

动脉硬化是怎么回事呢？

老年人都有不同程度的动脉硬化。这是衰老的表现之一，不一定视为病态。

目前重视的动脉硬化叫动脉粥样硬化，是脂代谢异常的结果。

由于当代人生活水平迅速提高，体力劳动减少，常常出现过度营养，即肥胖。肥胖本身就容易出现动脉硬化。如果再常进高脂肪、高胆固醇饮食，更容易导致粥样硬化。不过，粥样硬化还与遗传因素、烟酒过度、恶性精神刺激有关，所以，它和高血压常常并存，成为当代流行病就不是偶然的了。

近几十年来，传统上以谷物为主食的东方人，特别是日本人和中国人，高血压和动脉硬化的发病率高于西方人。目前，20 多岁的中国人发生动脉硬化的已经不是很少见。二战结束之初，还极少见。那时，英美人出现动脉硬化的平均年龄比中国人要早差不多 15 岁。看来，国人的体质对"现代化"还不是很适应。动脉硬化和高血压往往需要同时防治。

【高血压为什么可怕】

故乡的群众有一句话，足以说明高血压之可怕。

他们说：高血压是风瘫底儿。

风瘫者，脑血管病所致的瘫痪也。底儿者，基础也。

确实，虽然不是高血压必然发生脑血管病，绝大多数脑血管病却因为高血压发生。

脑血管病者，脑血管意外之简称也。比较标准的说法叫：急性脑血管病。

血管意外——破裂出血、梗塞、栓塞、严重痉挛——可以发生在人体的任何器官和组织。只是，大脑内的血管比较薄弱，脑血管周围的支撑组织（即脑）松软脆弱，更容易发生意外，而大脑是人体的中枢，这里发生血管意外，后果更严重而已。

高血压之可怕还不止于此，长期高血压必然导致以下四种恶果。

一是高血压迫使心脏不得不长期努力收缩，因而导致心脏（左心室为主）肥厚。这已经是病态。然而，肥厚的心脏迟早不足以对抗周围循环阻力——即大循环的高血压——因而出现急性左心衰竭。这是极危重的情况。好在这种情况抢救、治疗得当，可以长时期缓解。问题是，心脏过度肥厚收缩力反而会减弱，于是出现慢性左心衰竭或全心衰竭。更有甚者，过度肥厚的心脏本身往往得不到足够的血液供应，结果就出现类似冠状动脉供血不足。长此以往，会导致心肌硬化，于是无可救药。

二是高血压会导致血管意外。其中血管破裂多同时有动脉硬化因素，即脆弱的血管被憋破了。血栓形成多有动脉硬化因素，但是，单纯动脉硬化极少形成血栓。换言之，血栓形成患者绝大多数是老高血压病人，而且是高血压突然加重诱发的。小动脉严重痉挛如果是全身性的，就是高血压危象。如果以脑内血管为主，就是高血压脑病。严重的高血压脑病，除了大脑供血不足以外，还常有脑水肿。

血管意外可以发生在任何系统和器官。心肌梗死，就是发生在心脏上的血管意外。

即便不出现血管意外，长期高血压也必然导致某些脏器供血不足。比如老年高血压患者的头晕很难完全缓解，就是大脑供血不足很难完全纠正的缘故。

三是长期高血压会危及肾脏。这是由于肾小球大半由血管构成，其中大半又是小动脉。高血压发病的核心环节既然是小动脉痉挛因而阻力增加，肾脏就很难不受损害。实际上，肾脏还是导致小动脉痉挛的重要中间环节。详说从略。

四是高血压会加速、加剧动脉硬化。详说从略。

总之，由于血液循环无所不至，高血压除了首先增加心脏负担之外，必然导致循环不良，即全身供血不足。冠心病、脑血管病和高血压造成的肾脏损害等，不过是急性危重情况或重灾区表现。

【西医治疗高血压要点】

和治疗其他疾病一样，治疗高血压最好也治根儿，即除去病因。然而，即便是继发性高血压，多数也很难除根儿。原发性高血压的病因主要是精神和遗传因素，就更难除根儿。所以，治疗高血压的药物至今大体还只能治标。消除引起心理问题的社会原因、恰当的心理治疗和患者的恰当摄生才是治本。

西医如何治疗呢？

西医认为，调控血压的因素有心脏收缩力、小动脉紧张程度（即周围阻力）、血管顺应性、血液容量、血管容量和血流变五个方面。治疗自然针对这五个环节。主要有：

①镇静药缓解精神紧张。

②扩张血管药物——目前种类最多、使用最广。

③脱水或利尿药减少血容量（多半个世纪以前有放血疗法，显然不是好办法）。

④改善血流变状态的药物。

⑤可能软化血管的药物。

总之，治疗高血压的要点就是要坚持服用上述药物。

多数患者或常说的缓进型高血压，要长期坚持服药。急进型高血压、高血压危象和高血压脑病等紧急状态时，治疗要点也是要迅速控制血压。

过去曾经有过睡眠疗法等，近来也有过据说疗效很好的其他非药物疗法。然而，值得而且能够推广、实际上也应用最广的，还是疗效可靠而且经济简便的药物。

【推荐首选复方利血平】

坚持服什么药呢？

由于高血压需要长期坚持治疗，疗法是否简便经济，因而能否坚持治疗就很重要。中药、特别是煎剂，很难长期坚持服用，所以，一般要坚持服西药。单用西药效果不好，或病人要求服中药时，再考虑中西医结合治疗。

坚持服用什么西药呢？

近年发明了很多降压西药，见于药物手册的有上百种，目前常用的有几十种。医生和病人常常觉得眼花缭乱，不知道用什么好。不少人认为新发明的药物应该疗效更好。实际上并非如此。下面简单说一下笔者的看法。

上文提及，西医治疗高血压通过五个环节。

其中最重要的环节是扩张小动脉。

目前最常见的降压药物也以能够扩张小动脉者最多。

扩张小动脉的机理大致有：①镇静中枢以抑制收缩血管的活性物质分泌；②阻断交感神经兴奋的神经递质作用；③拮抗钙离子；④肾上腺素受体阻断剂；⑤温和地直接扩张周围血管。

利血平几乎具备上述全部作用。如果再和其他药物组成复方，更能作用于导致高血压的五个环节控制血压。特别是该药使用的历史最久，已经证明它不但疗效可靠，而且没有严重的副作用。加之此药是最经济而且供应最充足的此类西药。所以，笔者首先向病人和医生推荐复方利血平——又称复方降压片。

1956 年左右，利血平从一种印度民间草药蛇根中提炼出来，是最早发明的有可靠效果的降压药物。单用此药既可扩张小动脉，也有镇静作用，至今仍然是比较好的药物。当然，它也有不足，读者可从药物手册中查到。据笔者经验，单方利血平也极少见严重副作用。

复方利血平，是在加强降压作用的同时减少副作用。药物书上说它适用于早中期高血压。其实，所有高血压初次发现时，都应该首选此药。老高血压患者也不要轻易放弃此药。

何以如此呢？

如上所说，影响血压的因素有：心脏收缩力、周围阻力（即小动脉紧张程度）血液容量、血管容量和血管顺应性。

复方利血平几乎可以通过所有上述影响血压的因素降低血压。

目前市场上的复方利血平组方大体如下：

利血平、双氢克尿塞、异丙嗪、硫酸双肼屈嗪、泛酸钙、三硅酸镁、氯化钾、维生素 B_6、维生素 B_1 等。

显然，此药中的利血平、硫酸双肼屈嗪重点扩张小动脉；双氢克尿塞重点减少血容量；异丙嗪和利血平重点解除精神紧张，因而在缓解小动脉痉挛的同时缓解心脏过度收缩。总之，这是一个照顾很周到的复方。

另一个复方"降压 0 号"或"北京降压 0 号"方义和复方降压片差不多，读者可以根据自己的理解和习惯选用。

还有其他类似复方制剂，都不如复方利血平供应充足。在肯定其他制剂优于复方利血平之前，医家最好有公认的首选药。

再次强调，在高血压形成机理当中，有关因素不是平行的。形成高血压的核心环节是小动脉过度紧张，此外都不是造成高血压的关键环节。

导致小动脉过度紧张的始动因素，最多见的是恶性精神刺激、特别是精神紧张和郁怒。

控制高血压应该首先解除小动脉痉挛，并最好同时解除精神紧张。

利血平、特别是复方利血平恰好重点从这两个环节上缓解高血压，所以，它应该作为首选药。

【比较好的西药配伍】

复方利血平虽然可以作为首选药，而且已经是一个复方，但是，比较复杂、严重或顽固的高血压，单用复方利血平疗效不满意。针对不同情况，笔者常用的西药配伍如下。

1. 有冠心病者配伍心痛定、尼群地平等，即加用扩张全身小动脉又重点扩张冠脉的药物。

2. 有较明显大脑供血不足者配伍尼莫地平等。即加用扩张全身小动脉又重点扩张脑动脉的药物。大脑供血明显不足，除脑血管病倾向之外，以较严重而且顽固的头晕、头痛为主要表现。

3. 血压很高或很顽固但没有危象或脑病时，用两种以上的降压药再配伍双氢克尿塞等。注意！初服利尿剂量（25～50mg）的双氢克尿塞，降压效果常很迅速而明显，久服作用减弱还会导致低血钠和低血钾。所以，不宜也不必长期使用利尿剂量的双氢克尿塞。复方利血平中双氢克尿塞含量很小，故可以长期使用。

4. 有危象或脑病出现时，必须加用甘露醇、速尿、氯丙嗪、硫酸镁等。用甘露醇和速尿，是因为脱水和强利尿药可以在迅速降血压的同时降低颅压。

5. 有心衰时配伍卡托普利、倍他洛克、依那普利、血压达静（即双肼屈嗪）等，因为此类药可以同时扩张小动脉和小静脉，减轻心脏负荷。但须牢记，控制高心病心衰——特别是急性心衰，首先是减轻心脏负荷——即从速把过高的血压降下来。为达此目的，以使用双氢克尿塞或速尿为主。

6. 多选几种降压药物，用比较小的剂量，比只用一两种而用大剂量疗效更好而且副作用小。不过，长期服用时也不必超过3种。

7. 有动脉硬化者配伍有关药物。其中水杨酸钠很经济，用量小，使用方便，副作用少，每个患者都可以使用。此外还有多种药物供选择。笔者以为，还是脉通丸（又名复方亚油酸丸）照顾周到。

8. 有的医生主张最好交替使用降压药物，即使用时间长了换一换。此种看法不够全面。

降压药药理不尽相同，从理论上讲此说有理。实际上容易造成混乱。一是频繁更换会使病人无所适从；二是医生常常不便观察换用药物的效果。故凡是正在使用的药物疗效稳定最好不换，若换就要严密观察一段时间以确认疗效不比此前差。

还需注意！恰当配伍固然比较好，但关键还是把血压降到安全水平。降不到安全水平，随时都可能出现危急情况。这个水平因人而异，不过，能降到临界水平或正常范围而没有不良反应最好。若上述配伍不能达到此目的，就需要使用其他配伍或加服中药。

又，对服用多种药物的患者，要告诉他轻重主次。即让他知道什么是降压的，什么是辅助的。笔者多次见过有的老高血压患者，只服丹参片、脉通丸、PAS、阿司匹林肠溶片、地巴唑等没有降压作用，或只有温和的降压作用的辅助药，而停用主要降压药，因而血压仍然很高，就是因为他们不清楚药物的轻重主次。

【为什么高血压很难除根儿】

如上所说，原发性高血压的主要病因是遗传和精神因素。

遗传体质很难改变。

精神紧张等各种恶性精神刺激能否避免呢？

据笔者的经验，长时期精神过度紧张，几乎所有的人都可以出现高血压。避免精神紧张，肯定能大大降低高血压的发病率。

但是，几乎没有人能够做到完全避免恶性精神刺激。也许少数社会群体（比如虔诚的僧侣）可以如此，多数社会群体则难免精神纷扰。

这是由于，在很大程度上，人生的意义在于有喜怒哀乐，即人生不能没有感情。但有情有性又总是控制适度，一般人做不到。特别是在当代这个提倡竞争的社会中，许多人的人生乐趣在于追求精神刺激。还有不少人为了谋生、上进或完成人生的基本任务，免不了过多恶性精神刺激或情志过度，所以，高血压的病因在理论上就不可能完全消除。

【中药治疗高血压要点】

用中药治疗高血压（暂不考虑非药物疗法），总起来还是要辨证论治。但是，根据笔者的经验或理解，中药治疗可以分为辨病遣药和辨证立法两方面。

所谓辨病遣药，指川芎、牛膝、茯苓、钩藤、香附、芍药等可用于一切高血压。这些药物没有明显的寒热和峻烈的补泻作用，不会因为误用出现严重偏差，而且它们有安神、活血（暗含扩张血管）或利尿作用，因而自西医看也可以降低血压。至于曾经上市而且广泛使用过的降压灵，是从中国的蛇根中提炼出来的。虽然它曾经西化，再改为中用亦无不可，只是不如西化节约资源。

所谓辨证立法，就是在传统理论中加入血压这个因素辨证施治。不过，笔者所见的高血压证型与许多同行熟知的很不相同。请参看下附病例。

【病案举例】

案1 典型重症高血压漏诊

温 GL，男，51 岁，威县西街人，1992 年 5 月 10 日初诊。

自述因为生气，后头部攻痛月余。还有颈后大筋攻胀，视物不清。体形略瘦，神躁。脉象弦急而硬，舌象大体正常。血压 260/140mmHg。

这是一例典型的重症高血压，肯定不会是患病不久。但患者说没有高血压病史。最近他多次在城内找比较有名的医生诊治，居然没有发现高血压，真是不可思议！患者不但有典型临床表现，而且有典型的脉象。略知高血压的典型脉象，这样的病人是绝不会漏诊的。但是，我还是没有想到血压这么高。幸好，患者没有出现高血压危象——多数患者不到这么高就出现危象了。

西医辨病：三期高血压。

中医辨证：肝阳上亢。

治疗：单纯看血压这么高，应该按高血压危象或高血压脑病抢救了。但患者尚无危象出现，而且从未用过降压药，先使用常用降压药即可。我的习惯是先用复方降压片 1 片日 3 次，心痛定片 10mg 日 3 次，其他辅助药物如 PAS、脉通丸、五福心脑康等任选一种即可。

患者不愿意服中药，故没有开中药。

5 月 18 日再诊：自觉症状缓解大半。但脉象、血压没有变化。于是加用中药煎剂如下：

川芎 15g，怀牛膝 15g，白芍 20g，钩藤 20g，菊花 15g，红花 15g，桃仁 12g，龙胆草 10g，茯苓 15g，葛根 15g，汉防己 12g，车前子 12g，木香 5g。常规水煎，日 1 付。

中药方义从辨证来，不必详说。只说几味药。

　　川芎是我对每一位高血压患者都用的。古今名医，比如李时珍、张锡纯等对此药有所顾忌。但我相信它应该是治疗高血压的首选中药。理由见"中药心得"。

　　牛膝也是几乎每一位患者必用的，这是继承了张锡纯先生的经验。

　　按传统理论，葛根升阳，不宜使用。为什么还要用呢？其实，升阳不等于升血压。仲景用它治疗项背强几几——接近颈强。现代研究证实，此药可以改善脑血供应并有温和的降压作用（见于《中药学》教材）。所以我也常用于有颈强的高血压。又，此药很平和，性微凉，用于这个病人尤无不妥。

　　服上方三剂之后，患者大睡三小时。醒来之后，自觉症状消失。脉象弦硬大减，血压 210/120mmHg。舌尖红，苔黄。上方加黄连 5g 再服三剂。

　　5 月 22 日三诊：血压 190/110mmHg，脉象大好，无何不适。于是停用中药，嘱咐患者一定要坚持服西药。患者再没有就诊，不知结果如何。

　　顺便介绍一点关于高血压脉诊的心得。

　　上面这个病人有典型的高血压脉象——弦急而硬。此外，凡见脉象洪大弦急——高血压直接表现在寸口脉上，即可诊为高血压。诊脉经验不多的人大概也能从这种脉象想到高血压——只要他肯费举手之劳，而不是一味想给病人做 CT 等花大钱的检查。

　　还有一种典型的脉象，是脉沉甚至沉细，轻取不见，但是越是重取越有力。如果不耐心重取，就会诊为虚寒脉，漏掉高血压。

　　此外，六脉平和者也可能患有高血压。所以，凡是年过四十，或虽然年轻却有疑似高血压表现者，一律要测血压。

　　更应该注意的是，有的病人脉象微细，似有似无，也可患有高血压。这样的病人最容易漏诊。

　　还有六脉皆无的高血压患者，见后附病案 9。

　　总之，诊脉可以肯定有高血压，但不能排除高血压。而且，血压到底多么高，还是要靠血压计测量。

　　总之，要珍视血压计这个很简便经济的工具。脉诊经验不足者，更要重视它。除血压计之外，一切高新尖、花钱多的检查化验手段都不能诊断或排除高血压。希望一切临床大夫都要重视血压计。测血压也是举手之劳，万勿轻视。

　　再结合这个病人说一下典型的高血压头痛。

这个病人有攻头、攻颈后大筋、视物不清。三者都是高血压所致。特别是前两者，是高血压的典型表现。教科书上说，典型的高血压头痛是后头痛。但是，对各种长期头痛的病人都要想到高血压。如果有"攻颈后大筋"——类似于"颈强"（有的教科书上称为"颈部板硬"）——患者感到似乎有两根棍子在颈后撑着，就是很典型的高血压表现。需注意的是，有些低血压的病人也可以有类似症状，但是比较轻。究其原因，应该都是大脑供血不足。

附1 12年后患者的儿子就诊

温 QY，男，40 岁，威县西街人，2006 年 10 月 21 日初诊。

近二三年反复发作头脑不清爽、精力不好，近一个月来加重。曾经诊为神经衰弱，多次服用安神宝、健脑安神等无明显效果。体形中等，神情倦怠。饮食、睡眠、二便均好。脉象沉滑有力，舌象正常。血压 160/96mmHg。此前从来没有发现高血压。问他父母有无高血压患者。他说自己是 GL 的儿子，是母亲命他前来就诊的。原来，病情缓解后，GL 没有遵嘱坚持治疗。不但如此，他还是一个工作狂，经常每天工作 18~20 小时。结果，1993 年因严重脑血管破裂抢救数小时无效死亡。GL 是个白铁匠，小有积蓄。可惜，他患高血压以至死亡都是心疲力竭挣钱的结果。QY 的母亲很后悔，深恐儿子像父亲一样，命他前来就诊。

处理如下：

川芎 10g，怀牛膝 15g，当归 6g，白芍 15g，菊花 20g，钩藤 20g，茯苓 10g，五味子 10g，陈皮 10g，桂枝 15g，三仙各 10g，甘草 4g。常规水煎，日 1 付。

复方利血平 1 片日 3 次；心痛定片 10mg 日 3 次；脉通丸 1 粒日 3 次。

按： QY 的病情相当轻，但显然不是最近才有血压高。他的不适也完全应该用高血压解释。他没有接父亲的班，却忙于做生意，自称压力大因而紧张。这样的年龄出现高血压，就是意料之中的事。

10 月 29 日再诊：自觉大好，一般情况好。脉舌象大体正常。血压 142/90mmHg。仍守上方。嘱 3 日后即可停用中药煎剂，但西药要坚持服用。特别是紧张、劳累或心情不好时更要按医嘱服用。今后，凡有明显不适，首先注意是否血压升高。

2007 年 4 月 6 日再诊：两天前，患者经营的造纸材料厂失火，损失过半。因而自觉头痛、头晕、精力不支就诊。自称上年就诊后，坚持服西药各日一次，一直自觉很好。失火时他刚从外地赶回，面对大火，自我安慰，还是难免焦虑和紧张。察其神情憔悴，血压 136/86mmHg。脉象弦滑，舌可。嘱继续服用原方西药。中药煎剂加柴胡。另加逍遥丸 6g 日 3 次，天王补心丸 9g 日 3 次。

附 2　15 年后患者的孙子就诊

温 JY，男，19 岁，威县西街人，2007 年 8 月 20 日他的父亲（即庆永）带他初诊。

上年 6 月发现肺结核，经西医治疗（曾在省胸科医院住院）近愈。仍有体瘦、食少、多汗。近来因感冒，咳嗽、吐痰、咽部不适一周不好，很恐惧。盖刚刚经多方证明，结核病已愈，不再传染，复学一个月，若咳嗽日久不愈，他人会以为其结核复发，不得不再次休学。今后可能会永远失去上学机会。面色黄白，身体消瘦，精神倦怠。脉弱，舌大红。5 天前照胸片无结核复发表现。处理如下：

党参 12g，黄芪 15g，当归 10g，白芍 15g，川芎 8g，熟地 15g，桂枝 25g，陈皮 15g，茯苓 10g，半夏 10g，五味子 10g，三仙各 10g，生甘草 5g。常规水煎，日 1 付。

金匮肾气丸 9 克日 2 次。

补中益气丸 9 克日 2 次。

服上方 10 日，食少、多汗、咳嗽、吐痰均大好。体重增加 3kg。面色、精神如常。9 月 24 日在省胸科医院照胸片，见右肺中上段散在条索状阴影——无结核活动。次日，他的祖母带他就诊，对我给他家祖孙三代看病深表感谢且希望孙子继续服一段中药。又称凡有疑难重病一切仰仗。

按：单用西药 1 年多，一般情况还是不很好，故结核病最好中西医结合治疗。该患者若开始即同时服中药，可保 2 月左右一切大好。详见"结核病"。

又，医生对患者的家庭、生活、性格以及社会关系等了解愈多，越有助于诊断治疗。比如，该患者的父母离了婚，父亲再婚，他跟着祖母生活，就是他的祖母单独来为他取药时才知道的。这一心理环境，对他的病不利。故欲提高国民卫生保健水平，要从提高基层医生基本功做起，因为他们很容易了解患者的有关情况。可惜，目前遍地是"走穴"的"专家"和铺天盖地的各种广告。基层医生的训练却无人抓。

案 2　心脾两虚型高血压漏诊

不要以为只有基层医生会漏诊高血压，有的病人跑了好几个省、（市）

地甚至首都的大医院，还是漏诊了。而患者的病就是高血压——没有别的病。这样的经验有多次，下面介绍比较典型的一例。

本宗孙媳，34岁，2005年12月23日初诊。

患者在石家庄做服装生意。她不是大老板，每天出摊儿，虽酷暑严寒，出摊儿12小时以上，中间不休息。雇用了两个人，还是自己经营为主。收摊之后，还要做饭、洗涮等。加之生意上的竞争，必然思虑、紧张。这样长期心疲力竭，自中医看，很容易导致心脾两虚（心疲力竭就是此意）。从西医看，容易发生中枢神经调节紊乱。最常见的是，各种神经官能症和高血压。

她一直在外做生意，没有找我看过病。这次病了一个多月，花费三四千元，越治越重。打电话到老家，想回去看，才知道我刚回到石市小住。

介绍上述情况的意思是：医生一定要了解患者的生活、工作、经历、目前心理状态等情况。内伤病尤其如此。

扫描一般情况：营养、发育、神志、气色、动作等无大异常，只是眼周发暗，提示睡眠、休息不足。

问诊很不顺利。按说是自家人，叙述病史不应该紧张。她很精明而且就诊前有准备，更应该说得有条理。但是，说了几分钟，不得要领。经过仔细询问，病史要点如下。

①母亲是高血压患者。

②本人上年2月发现高血压，一般每天服用一次复方利血平和心痛定各一片。但此次病重后，反而停了。

③中秋节前后曾经因为高血压输液一周。早在那之前，就有头痛、失眠、乏力和食欲不佳。

④11月20日首次病重。主要是突然发冷、心慌、头痛加重、极其乏力，颇感不支。冷感从足部往上发展，直到心里。摊位邻近公认河北最大、最好的医院，立即去看专家。专家说：天冷了，怕冷不是病。做了心电图等检查，没有异常，却开了价值七、八百元的"新药"，说是治心脏的。因为新药很贵，患者认为肯定比利血平等好，就停用了老药。三天后，再次病重。到附近诊所看，发现血压170/120mmHg。诊所的医生说输液能治高血压。连续输了18天，精神越来越差，终日不愿意起床，连饭也懒得吃，而且仍然有时发冷。心慌，头痛、乏力、睡眠不好等则一直无改善。患者一向食欲很好，发病前约1月，食欲锐减，但一直可以强食。六

脉浮取不见，中取滑弱略数，重取似无。舌前半略暗红，苔薄黄略粗。血压 150/110mmHg。

看来并不复杂。

西医诊断：第二期高血压；可疑曾经出现轻度高血压危象。

中医诊断：心脾两虚兼肾阳虚。

处理如下：

①告知病因和注意事项。同时强调，高血压不会一劳永逸，但不要害怕。

②停用现服药物，重新用复方利血平片 1 片和心痛定 10mg 日 3 次。

③人参归脾丸 9g 日 3 次。

④煎剂处方：党参 10g，黄芪 15g，茯苓 15g，白术 5g，苍术 5g，五味子 10g，川芎 10g，怀牛膝 15g，当归 10g，桂枝 20g，附子 10g，远志 10g，生枣仁 15g，陈皮 10g，厚朴 5g，甘草 5g，生姜 15g。常规水煎，日 1 付。

服用上方 3 日即感大好，因为劳累略有反复。继续服用 10 天诸症悉退。

再说一下前医的诊治。

①专家竟然那样说，不可思议。西医专家漏诊高血压，是耻辱。这样的专家太多了。

②诊所的大夫靠输液治高血压，完全为了赚钱。输液不是不能控制高血压，但除非是危象或脑病，不是输液的适应证。高血压常常终生不愈，显然不能天天输液。他显然也不知道如何输液处理危象和脑病。

③突然加重时，应该是较轻的高血压危象。

④停用口服降压西药，完全错误。患者不懂，医生难道也不懂！

⑤他们都不知道中医如何看此病。

⑥患者说不清病史，是因为医生一直在误导。

又，患者有头痛、恶寒等，若一开始去看的是中医专家，可否看作外感呢？如果不详细问病史，很可能。不过，脉象明显属虚，即便按外感治，用麻黄附子细辛汤或再造散，效果应该比较好。试看拙拟之方，和再造散区别不大。这就是辨证施治的长处——不辨内伤外感有时也可以。

按：凡心脾两虚型高血压，单用西药效果不好。血压下降了，病人可能更难受，故最好同时使用中药。

案 3　高血压漏诊

李某，女，65 岁，威县东郭庄人，2000 年 7 月 22 日初诊。

近 10 日乏力、走路不稳且记忆力很差。走路不稳主要是不能控制的突然快走且容易跌倒，故不敢活动。在他处服西药无效。体形中等，神躁。饮食可，大便可，小便频数。曾经血压不稳，已经一年未服降压药。脉弦滑有力，舌淡苔白多裂。血压 200/90mmHg。处理如下：

川芎 10g，怀牛膝 15g，菊花 15g，黄芩 10g，龙胆草 3g，丹参 10g，丹皮 8g，茯苓 10g，黄芪 10g，陈皮 10g，三仙各 10g，生甘草 4g。常规水煎，日 1 付。

复方降压片 1 片日 3 次；尼莫地平片 10mg 日 3 次；脉通丸 1 粒日 3 次。

7 月 28 日再诊：自觉好转，走路略感乏力，就诊时可以自己上下三轮车。脉仍有弦象，舌略如前。血压 180/80mHg。仍守上方。

按：如此之大的脉压，是较重的动脉硬化所致。这时可以随时出现意外。共济失调应该是小脑供血不足的表现而不是震颤麻痹，故二诊时明显缓解。曾经有高血压，却停药很久，病情必然加重。前医必然没有按高血压处理。

案 4 高血压漏诊

孙某，男，74 岁，威县张王目村人，2003 年 2 月 21 日初诊。

患者年高且病重，请出诊。症状主要是反复多睡、不食约两个月，多方治疗不效。他医亦无明确诊断。体形略丰，神志清楚，面色苍白。脉弦细，舌象大体正常。血压 200/110mmHg。耐心询问病史得知，因为生气发病。此前患者有很轻的高血压，前医根本没有想到此病。处理如下：

川芎 10g，怀牛膝 15g，菊花 10g，当归 10g，白芍 15g，柴胡 5g，薄荷 4g，五味子 10g，钩藤 20g，陈皮 10g，川朴 8g，茯苓 10g，三仙各 10g，甘草 5g。常规水煎，日 1 付。

逍遥丸 6g 日 3 次；复方降压片 1 片日 3 次；输液：培他啶（即倍他司汀）盐水 500ml，10% 葡萄糖 500ml，10% 氯化钾 10ml，刺五加注射液 20ml×3 支。

2 月 22 日家属来诉：病情好转。

2 月 24 日家属来诉：病情大好。血压 150/100mmHg。停止输液，继续服用中药 5 付。注意停用中药后坚持服用降压西药。

案 5 高血压漏诊

李某，男，45 岁，威县吴王目村人，2002 年 6 月 26 日初诊。

患病半年多，在县医院多次检查化验无异常。现在以口内苦酸、胸闷为主，其余无大不适。服西药多种无效。饮食、睡眠、二便可，体力可。脉沉滑有力，舌暗红苔略粗厚。血压170/120mmHg。

显然是高血压漏诊了。

处理如下：

柴胡5g，黄芩8g，龙胆草4g，连翘8g，香附8g，川芎10g，怀牛膝15g，茯苓10g，白芍15g，三仙各10g，枳实8g。常规水煎，日1付。

龙胆泻肝丸6g日2次；复方降压片1片日3次；左金散（黄连6份吴茱萸1份）2g，日2次。

7月1日再诊：症状基本消失，脉转柔和，血压160/110mmHg。处理如前。

案6　原发性高血压首次发现

张某，男，65岁，威县张王目村人，2000年6月3日初诊。

自述头痛约一年，时轻时重，以两太阳穴和前头痛为主，同时有面部沉重感。曾经多次服药无效，亦不知何病。体形适中，精神气色无异常。舌象大体正常，脉象弦滑有力。血压175/100mmHg。

辨病：原发第一期高血压。

辨证：肝阳上亢。治疗如下：

菊花15g，川芎10g，怀牛膝15g，钩藤15g，白芍15g，丹参10g，龙胆草8g，黄芩10g，栀子5g，茯苓10g，泽泻5g，甘草5g。常规水煎，日1付。

复方降压片1片日2次；心痛定片10mg日2次。

6月7日二诊：头痛大减，脉象柔和，两太阳穴仍感不适，头目不清。血压130/90mmHg。嘱中药继续服四剂即可停用，但西药不可完全停用并经常检查血压。

按：头痛一年，没有发现高血压，说明前医忽略此病。此案单用西药降压效果也应该比较好。但是，中西医结合治疗对缓解症状见效更快。在高血压症状中，最难缓解的是头晕。因各人表达不同，患者可以说头脑不清、头昏、头沉、头懵等。高血压持续越久，头晕越难完全缓解。

案7　心脾两虚型高血压

本村村民赵某，首次发现高血压时26岁。那是1988年，他的妻子患先兆子痫，病情较重。没想到妻子还没有躺倒，他却心慌体颤，不能下床了，只好同时照顾他。见他瘫软在床，面色发黄，开始以为是恐惧所致。

查其脉象大数而芤，血压190/110mmHg。看来不仅仅是一时恐惧。

显然，这是心脾两虚型的高血压。此前不知道他是否有高血压，但此后血压一直不正常。每遇较重的精神刺激，就出现上述情况。这时增加西药用量，血压可以降低，但心慌无力更重。加服二三剂人参归脾汤，才能好转。于是嘱咐他在坚持服用降压西药的同时，自备人参归脾丸、天王补心丸间断服用。

2001年3月27日就诊记录如下：

老高血压，好心悸。此次以头晕、心悸、眼花为主。脉滑弱，舌淡苔白。血压154/100mmHg。嘱降压西药和人参归脾丸（9g日3次）继续服用。同时服下方：

党参10g，黄芪15g，川芎10g，怀牛膝15g，麦冬8g，五味子10g，当归10g，白芍12g，桂枝12g，陈皮10g，三仙各10g，生甘草6g。常规水煎，日1付。

4月3日就诊：病大减。脉象大体正常。血压130/86mmHg。上方加附子8g。

2007年4月9日附记：近6年来，患者没有出现上述情况。

案8　脾虚型高血压

高某，女，45岁，威县城内人，2000年6月25日初诊。

发现高血压二三年，未坚持服降压西药。近数月反复头皮胀、头懵、乏力、多困、不欲食。体形中等，面色黧黑，脉舌象大体正常。血压150/110mmHg。嘱坚持服降压西药并服下述成药：

人参归脾丸9g日2次；逍遥丸6g日2次。

8月12日再诊：服上方5日后自觉大好。不再多困、乏力，食欲也好。但头懵不甚好。血压140/90mmHg。脉舌象如前。照取上方。

案9　高血压无脉

刘某，女，66岁，威县王高寨人。2004年9月30日初诊。

患者是来看尿频和尿失禁的。她曾于2002年农历11月底患脑梗死（基底动脉）住院。急性期过后，除说话不很清楚、大口喝水困难之外，又有比较严重的尿频。当时曾经派人来求方子。我已经忘记了，这次就诊才说起。

目前患者勉强可以自理生活，但行动迟缓，精神淡漠，面色㿠白。

使我意外的是，患者六脉皆无。再诊颞浅动脉、足背动脉，也完全不见搏动。然而，据家属说，她从40来岁就有高血压，至今还在服用有关药物。血压130/80mmHg。

高血压而脉微细不是很少见，完全无脉者这大约是第三次经验。

所以特别提请读者注意：不能据脉微细甚或无脉排除高血压。

家属补充说，患者年轻时就有脉象细弱。患脑梗死前，血压经常在170/100mmHg以上。那时就医，医生也说脉象微细。

患者探舌困难，舌稍胖而淡。

此外，患者还偶尔发作典型的心绞痛——胸骨后闷痛向左臂尺侧放射，用消心痛有效。

值得注意的是，家属说从前服用复方丹参片时，心绞痛发作频繁。停用后，轻了。这里再次提请同行注意：

由于高血压及其合并的心脑血管病非常多见，目前活血化瘀中药，特别是丹参和丹参制剂使用偏滥，故提请注意久用或大量使用丹参会破气。患者主要表现为面色苍白、心慌乏力，若有冠心病或脑血管病后遗症，都会加重。我几乎从不用丹参及其制剂，希望读者使用时要适可而止。除丹参外，其他活血化瘀药，也要想到它们的破气作用。

患者显然有严重气虚，此种气虚至少和久用丹参有关。

西医辨病：三期高血压、基底动脉梗死后遗症、冠心病心绞痛。

中医辨证：中风后遗症、胸痹证、中气虚兼肾气虚证。

处方：川芎10g，怀牛膝15g，熟附子10g，桂枝20g，五味子15g，金樱子10g，生山药20g，熟地20g，茯苓10g，山萸肉15g，党参15g，黄芪20g，当归10g，白芍15g，陈皮10g，甘草5g。常规水煎，日1付。

金匮肾气丸、补中益气丸各9g日3次。

服上方后，患者的尿频明显好转，因而去姑娘家暂住。没想到姑娘家的门台很陡，患者一不小心栽下去，导致颅外伤硬膜外血肿住院手术。术后第2天请我去看，还是全身表浅的小动脉都无搏动，股动脉搏动力量和幅度也较小，血压却不低。

案10 不典型的高血压危象

这是我年轻时的一次经验。时间大约是1972年，患者是一位60多岁的老年男子。家属用板车把他拉到县医院，因为不能站立行走，就在板车上检查。家属说患者一向身体尚可，近一周来一直不吃不喝，卧床嗜睡。问他哪里不舒服，他说："很难受，说不清哪里不好"。于是门诊医生请我会诊。

患者身体消瘦，侧身静卧，面色青白。四肢可以屈伸，可以回话，定向力正常，但语声低微。于是先诊脉。脉象沉弦，愈重取愈有力。测血压为 200/120mmHg，诊为高血压危象住院治疗，约 3 日后好转出院。

案 11　典型高血压危象

患者刘某，女，35 岁，威县副食公司职员，1973 年初冬发病。

5 年前，因先兆子痫遗留高血压不愈，一直坚持治疗，效果不好。近日忙碌且心情不佳，于晚间 10 时左右突然不支。自觉头痛欲裂，恶心呕吐，心慌出汗，全身憋胀颤抖，大小便失禁，有濒死感。脉象弦滑有力而数，舌淡苔白。血压 230/130mmHg。病重当天和前一天曾测血压，均在 180/90mmHg 左右。

诊断：高血压危象。

西医处理：①25% 硫酸镁 10ml 臀部深层肌内注射；②氯丙嗪 25mg 肌内注射；③25% 甘露醇 250ml，快速静脉滴注（30 分钟左右输完）。

中药治疗：川芎 15g，怀牛膝 25g，钩藤 20g，茯苓 20g，白芍 20g，葛根 15g，香附 10g，龙骨 30g，丹皮 10g，党参 10g，五味子 15g，山萸肉 10g。立即取药，快煎，频服。

中药不可能在 30 分钟以内服下，故首剂中药煎好时，甘露醇已经输完。这时，血压略有下降，自觉症状仍无明显好转。于是在重复西医处理的同时，服用中药。服中药 30 分钟后，自觉大好，血压降至 170/90mmHg。

案 12　轻症高血压突然出现危象

胡某，女，65 岁，威县南胡章人，2002 年 3 月 31 日初诊。

自述近 2 日头晕、头痛、颈部板硬感、视物不清、全身颤抖、心慌无力、失眠、胸满、口苦无味，一阵阵濒危感。舌象大体正常，脉滑重按有力。血压 200/100mmHg。

这是比较典型的高血压危象。

患者知道有高血压，但没有坚持服药。由于他医说她有冠心病，故常常服用速效救心丸和脑宁（一种复方止痛西药）。其实，绝大多数冠心病因为动脉硬化和高血压导致。控制冠心病的要点首先是控制高血压，因为降血压比较容易，血压下降不但截断了高血压和动脉硬化互相加重的恶性循环，降压药如心痛定等又重点扩张冠脉，而控制动脉硬化不是一日之功。冠脉扩张药物只是出现心绞痛时急救的治标措施。止痛西药也能加重高血压。总之，此前的处理是错误的。

处理如下：

川芎 10g，怀牛膝 15g，五味子 10g，党参 10g，茯苓 15g，龙骨粉 10g，钩藤 15g，白芍 10g，丹皮 10g，枸杞子 15g，远志 6g，甘草 5g，陈皮 10g。常规水煎，日 1 付。

复方降压片 1 片日 3 次；心痛定片 10mg 日 3 次。

4 月 7 日再诊：自觉大好，仍有轻度颈部板硬感。一般情况好，脉象仍有力，血压 144/80mmHg。

4 月 14 日 3 诊：病情稳定，脉象仍有力，睡眠好，血压 120/70mmHg。

短时期内血压控制到完全正常，说明病情不严重。但是，患者此后又忘记坚持控制血压。2003 年 3 月 4 日，再次因高血压危象就诊，故即便是不很严重的高血压也一定要坚持用药，严密监视血压情况。

2006 年 5 月 15 日再诊：此次以头痛、头重、鼻塞起病。先后输液 20 余日。越治越重，不时全身颤抖、头痛欲裂，欲大小便，不得已就诊。仍大体守上方，一诊即好。当年 10 月 18 日再次因头晕就诊，一诊即效。

案 13　高血压出现心衰才就诊

李某，女，57 岁，威县吴王目村人，1997 年 3 月 27 日初诊。

自述坐位时心下撑胀，稍活动即心慌、气短、出汗伴睡眠不好 10 多天。体形略胖，眼圈发暗，脉象沉滑有力，舌淡嫩苔白，下肢轻度水肿。血压 270/140mmHg。

患者从不知道患有高血压，目前显然有轻度心衰。其人无子女，深恐发生脑血管病，求治迫切。处理如下：

复方降压片 1 片日 3 次；心痛定片 10mg 日 3 次；脉通丸 1 丸日 3 次。

中药煎剂：川芎 10g，牛膝 15g，麦冬 15g，五味子 15g，丹参 10g，白芍 15g，茯苓 15g，泽泻 12g，红花 5g，黄芪 20g，竹茹 15g，陈皮 10g，甘草 5g。常规水煎，日 1 付。

血压这么高，而且出现心衰，按说应该紧急处理。但是，患者从未用过降压药，也没有用过中药，可以从缓。脱水、利尿、强心药都没有用。

3 月 30 日再诊：一般情况大好，诸症悉减。脉象仍弦滑，血压 200/110mmHg。

4 月 6 日 3 诊：症状继续好转，血压降至 170/95mmHg。嘱继续服用上方 3 日即停用中药，但要坚持服用西药，勤测血压。

案 14　忌讳高血压的患者

王某，男，47 岁，广宗塘町人，2004 年 12 月 6 日初诊。

近数年每至冬天，好犯两太阳穴交替头疼。此次发作 20 余日，疼重时心慌出汗。大便略干，其余无大不适。其人身材中等，面色黧黑，结膜发红，脉有弱象。舌苔白厚而润。已戒烟酒且注重锻炼。血压 170/120 ~ 110mmHg。

此案显然是典型的原发性高血压。问患者知道血压高否，说：10 多天前，测过一次，医生说，低压高，我不很愿意承认。

奇怪的是，那位医生不用高血压解释头疼，而按三叉神经痛治疗。其实，极少见三叉神经痛出现于两侧，而且三叉神经痛一般不在太阳穴部位。

患者不是真的讳疾忌医，愿意接受中西医结合治疗。处理如下：

复方降压片 1 片日 3 次；脉通丸 1 丸日 3 次；龙胆泻肝丸 6g 日 2 次。

中药煎剂：川芎 10g，牛膝 15g，菊花 10g，钩藤 20g，五味子 10g，红花 5g，丹皮 10g，白芍 15g，茯苓 10g，川朴 5g，甘草 5g。常规水煎，日 1 付。

12 月 11 日再诊：头痛大减，不再出汗。大便正常。脉舌象略如前。血压 140/90mmHg。原方加陈皮 15g。

按：患者经商，能完全戒除烟酒，可见相当注意身体，预后应该很好。

案 15　精神放松高血压自愈

郭某，男，40 岁，威县东郭庄人。2004 年 11 月 28 日陪伴妻子来看月经过多。我知道大约十年前他就有比较严重的高血压，问他近来血压情况如何。他说：好了！近一年从来不高！我问他怎么回事。他说：那些年和老人（指父母）住在一起，一直紧张，现在不紧张了。

我对他家的情况很清楚。他的父亲是早期建筑承包商中比较成功的。岂知，钱多了引起许多家庭矛盾。父子不和，兄弟不和，妯娌不和，闹得沸沸扬扬，周围十村八里几乎无人不知。他的父亲患有老慢支，最后于前年因食管癌病逝，多次请我看病，并亲自告诉我家事。老先生很固执，家庭矛盾主要是他对儿子要求过高所致。郭某是他的小儿子，算是比较得宠的。但郭某也很难做人：尽量顾全兄弟关系，又不能和父亲直接冲突。加之经济上的利害得失，他经常战战兢兢。父母去世后，他才得以解脱。

我深知多数高血压和精神状态关系密切，但没有想到郭某的高血压完全是精神紧张所致，而且精神放松之后竟然完全缓解。

案16 遭家庭变故低血压变高血压

本村村民赵某，生于长寿世家。在我知道的他家六代人中，第6代已经超过20岁。在他之前从来没有中风患者，也没有高血压患者。他本人身材比较高大，但直到65岁时血压还维持在100/65mmHg左右。他比较明智而且处世灵活，又不算勤勉，按说很难患高血压。然而，2002年他一度血压升高至190/100mmHg，治疗将近一年才恢复。

他患高血压以及基本痊愈，都典型地说明此病和精神状态严密相关。

他的家庭变故主要是儿子经商出了事故，赔钱较多，而部分债务在他名下。债主都是亲戚朋友，家庭内部也因为经济问题矛盾重重，闹得他内外交困半年多，结果出现高血压，睡眠也长期不好。好在服药可以控制，没有出现并发症。经过一年多的治疗，债务也逐渐还清，家庭矛盾缓和，血压又稳定在110/70mmHg。2004年他70岁，这样的血压算是偏低了。这正是长寿综合征的特点之一。

案17 精神紧张低血压变高血压

患者是夫妇俩，丈夫郑某，妻子王某。他们同年36岁，都是小学教员，都曾经多次因其他疾病就诊。夫妇都性情温和，一向血压偏低。发生高血压起因是想违规超生——已有一子10岁，想再生一女。怀孕后，妻子请病假，丈夫托人人找关系。没想到怀孕6个月胎死腹中，先后住县、市医院近两个月。女方并非典型的妊娠中毒，但引产后血压渐渐升高持续4个月不愈。妻子住院，丈夫要奔波，于是全家长期乱了套。结果丈夫的血压也开始高。

2006年6月5日第8次就诊：夫妇俩均已大好。自觉已无何痛苦。俩人的血压都是100/70mmHg，看来已经偏低了。但是，到上次就诊为止，他俩的血压还是偏高。因为即将结束治疗，谈话较多。

丈夫说：虽然托的人拍胸脯、打保票，我还是放心不下。一听说计划生育心里就打咕咚。住了院她的生命有危险，我一个人照顾她还要四处打点。搞得经济也紧张。折腾了将近俩月，于是失眠、心慌、头痛，血压高了。

妻子说：觉得很后悔，差点儿要了命。弄不好还很可能受严重处分。

现在总算没大问题了。她的血压不很高，但长期心慌，全身憋胀、虚肿、游走痛。

他俩的治则大体相同，都是中西医结合治疗。西药口服复方利血平片1片、心痛定片10mg，日2～3次。中药大体如下：

川芎10g，怀牛膝15g，党参10g，黄芪15g，五味子10g，山萸肉10g，茯苓10g，钩藤20g，菊花10g，白芍15g，丹皮8g，陈皮10g，，三仙各10g，甘草5g，桂枝15g。常规水煎，日1付。

人参归脾丸、天王补心丸各9g日2～3次。

案18　高血压心气虚

阎SY，男，52岁，威县徐固寨村人，2007年11月2日初诊。

患者一向体健，加之尚有一子未完婚，虽年过半百，仍在建筑队做架子工。3天前在高空中自觉头晕、头痛、心慌。下班后在村医处测血压约170/100mmHg。村医给降压西药10日量。昨天患者自觉心慌不支，村医复查又谓其有心脏病且甚重，让他速去县医院检查。由于患者的亲友多人病重就诊于我疗效尚好，他没有去县医院检查而求治于我。目前仍以头晕、心慌为主。因深恐不治，昨夜一宿未睡。其人体瘦、形困。脉弦数且绝对不齐，舌可。血压180/100mmHg。

处理如下：

党参15g，黄芪20g，五味子10g，当归10g，白芍15g，远志10g，生枣仁15g，川芎12g，怀牛膝15g，桂枝20g，陈皮20，茯苓15g，生三仙各10g，生甘草5g。常规水煎，日1付。

人参归脾丸9g日2次。

天王补心丸9g日2次。

前医给的降压药继续服用。

11月7日再诊：自觉大好，脉舌象大致正常。血压140/70mmHg。

按：患者突然病重与过于劳累和紧张有关。他近来每天上班连赶路需要12小时以上。脚手架高20米但防护不很好。不过，村医说他的心脏病很严重，也使病情加重。村医的担心不无道理，但患者听说后很紧张。他的心律是典型的房颤，少见于冠心病和高心病。患者的病就是高心病并冠心病。我没有让患者去做心电图等检查。没有使用强心西药，一诊即大好。

此案也可以用炙甘草汤。我看如上处理更好。

案 19 新近发现的高血压

陈某，男，48 岁，威县王王目村人，1997 年 5 月 6 日初诊。

发现高血压 10 天，此前偶有头痛，不知道血压高。正在服用两种降压西药和脉通丸，效不佳，仍感头痛、头晕、头懵。饮食、二便可，睡眠不佳。体形中等，神可，脉弦滑有力，舌胖嫩，苔不厚，血压 226/126mmHg。

按：凡长期头痛者，特别是年过四十，一定要想到高血压。患者已经服药 10 天，血压还这么高，肯定不是初起。很可能血压高已有数年。嘱其停用前医给的药物，服用下方：

川芎 10g，怀牛膝 15g，黄芩 12g，菊花 12g，红花 5g，茯苓 10g，黄芪 25g，麦冬 12g，五味子 15g，白芍 12g，当归 10g，乌药 5g。常规水煎，日 1 付。

复方降压片 1 片日 3 次；心痛定片 10mg 日 3 次。

5 月 10 日再诊：头痛、头懵减轻，仅略似有麻木感，右脉仍有力，左脉弱，舌象无变化。一般情况同前，血压 175/110mmHg。

守原方 4 日后，诸症悉退，嘱其坚持服用降压西药。

案 20 高血压头面攻疼

耿某，女，53 岁，漏记里居，1997 年 3 月 16 日初诊。

患高血压、动脉硬化数年，近 2 月头痛，攻左眼，伴双眼视力下降，左眼流泪，偶有心悸，服中西药并输液不效。饮食可，大便干，小便可，多梦，头痛以右后大筋为主。体形中等，精神困倦，轻贫血貌。脉象沉弦滑而有力，舌苔黄略厚。血压 140/85mmHg。处理如下：

菊花 10g，川芎 10g，牛膝 10g，葛根 20g，麦冬 15g，五味子 18g，枣仁 15g，当归 12g，大云 12g，茯苓 15g，党参 10g，黄芪 20g，白芍 10g，山萸肉 15g，生山药 15g，川朴 8g。常规水煎，日 1 付。

杞菊地黄丸 9g 日 2 次。

3 月 20 日再诊：诸症悉减，脉象好转，面色仍见微黄。血压 130/80mmHg。舌暗苔黄略厚。原方去山萸肉、生山药，加丹参 10g，丹皮 10g 巩固疗效。

按：此案应怀疑有青光眼。记录中没有提及。可能是当时疏忽。

案 21 高血压头痛

韩某，女，46 岁，威县七里苏人，1997 年 5 月 15 日初诊。

左耳后头疼近 2 月，疼痛自肩部上攻至后头部。曾服中西药物好转，目前仍须每天服用止痛片。睡眠不佳，疼痛呈跳动样，几乎持续一白天，阵发加重。体略丰，脉象沉弦有力，舌稍嫩，苔可。血压 186/106mmHg。处理如下：

川芎 12g，怀牛膝 15g，菊花 15g，茯苓 15g，葛根 15g，麦冬 10g，五味子 15g，丹参 10g，丹皮 10g，当归 10g，白芍 10g，生地 10g，竹茹 10g。常规水煎，日 1 付。

复方降压片 1 片日 3 次；心痛定片 10mg 日 3 次；朱砂安神丸 9g 日 3 次。

5 月 20 日再诊：诸症悉退。血压 150/90mmHg。脉仍有弦象，继续服上方 3 日。嘱咐坚持服用降压药。

案 22　高血压牙痛

孙某，男，66 岁，威县东河洼村人，2003 年 5 月 4 日初诊。

牙痛反复不愈 1 个月。先是见冷即痛，逐渐加重。服止痛药有暂效，但不久恶寒头痛、流涕等。又按三叉神经痛治疗无效。又输液 3 天，每天用青霉素 12 支，缓解 3 天。今天又恶寒、流涕。

一般情况可，脉滑有力，舌红苔黄。血压 176/110mmHg。处理如下：

川芎 10g，怀牛膝 15g，菊花 15g，钩藤 20g，白芍 15g，丹参 10g，丹皮 6g，生石膏粉 10g，三仙各 10g。常规水煎，日 1 付。

龙胆泻肝丸 6g 日 2 次；复方降压片 1 片日 3 次。

患者没有再诊，但可断言疗效很好。

案 23　产后高血压失治

郭某，女，42 岁，威县白伏村人，2005 年 1 月 5 日初诊。

其父死于老慢支。患者咳嗽吐痰，冬天加重，稍劳即气短 2 年。深恐后果如其父，迫切求治。开成药金匮肾气丸、西药百喘朋有效而不能停药过久。于是要求服煎剂。

患者是本村村民，但是，我已忘记她曾患高血压。

原来，15 年前，她第二胎产后头痛日久不愈，是我发现了她的高血压。但是，她没有听从劝告，15 年来很少服降压药，更没有找我复查过。其人体丰，下肢轻度水肿，脉象弦滑有力，血压 170/90mmHg。

交代上述病史为了强调两点。

一是产后高血压比较顽固，坚持服药也不一定能彻底治愈，患者不遵医嘱很危险。目前她的心力衰竭很可能不完全是肺心病所致。

二是老慢支患者少见高血压倾向，即肺心病一般不与高心病同时出现。如果同时出现，治疗比较困难因而预后不好。道理很简单——大循环和小循环负荷同时加重故也。这不是说患者会在近期死亡，而是说肯定比单纯肺心病存活时间要短。现代生活和医疗条件下，从出现轻度心衰开始，老慢支肺心病还可存活 10 年左右。若再有高心病，则很难存活 5 年。处理如下：

川芎 10g，怀牛膝 15g，陈皮 10g，茯苓 10g，半夏 10g，桂枝 15g，附子 6g，白芍 15g，熟地 15g，生山药 15g，五味子 10g，川朴 6g，干姜 4g，麻黄 5g。常规水煎，日 1 付。

金匮肾气丸 9g 日 3 次；百喘朋 1 片日 3 次；心痛定片 10mg 日 3 次；降压欣片 1 片日 3 次。

2005 年 1 月 22 日三诊：咳嗽气短明显好转，但患者家务繁重，血压仍在 160/100mmHg。近日头痛加重，自称服心痛定之后头面发热，于是改用复方利血平 1 片日 3 次，双氢克尿塞 25mg 日 3 次。并告知注意休息。

1 月 23 日四诊：因为头痛服用儿子从别处买来的感冒药一次，不久自觉冷热不适，且感心慌，请我出诊。检查所服西药，一包共药片 4 种 10 多片，其中有地塞米松 2 片。这就是目前治感冒的"常规"。好在刚服足量的降压药，血压 140/100mmHg。嘱咐一定不要轻易服他医的"感冒药"。

患者和丈夫已经认识到病情比较严重又比较顽固，虽然咳嗽气短完全缓解，血压也控制到接近正常，夫妇俩还是听取我的意见：注意休息并坚持治疗。

2007 年 2 月附记：患者完全恢复，近 2 年血压控制满意，可以正常劳动。自觉精神、体力均好。

按：注意产后高血压

产后高血压指妊娠后期高血压产后持久不愈。偶有产前血压不高，产后渐高的，很少见。

怀孕后期容易出现高血压，而且可以造成严重后果。

晚期妊娠中毒以高血压和水肿为主要表现，也可以有蛋白尿，进而可以导致癫痫样抽风。中医称之为子痫，是旧时所谓产妇四大死亡原因之一。所以，西医产前检查常规要测血压。若孕妇下肢水肿较重，更要首先排除高血压。产后头痛或水肿也首先要排除高血压。

较轻的妊娠后期高血压，产后可以自愈。但最好充分治疗，因为不少人从此高血压顽固不愈。

案24 产后高血压

李某，女，28岁，威县白伏村人，1997年4月10日初诊。

第一胎产后48天，面目及下肢水肿，脉象沉滑有力，舌边红，苔灰黑。血压170/110mmHg。处理如下：

复方降压片1片日3次；心痛定片10mg日3次。

丹皮12g，丹参15g，白芍15g，当归10g，茯苓15g，泽泻15g，怀牛膝15g，川芎12g，半夏10g，竹茹10g，陈皮10g。常规水煎，日1付。

4月12日再诊：脉舌象好转，虚肿减轻，血压120/90mmHg。原方加黄芪15g。

4月14日3诊：血压130/90mmHg。守上方。

4月17日4诊：脉略有弦象，舌质暗红，偶感热气上升。血压120/80mmHg。原方加黄芩8g并同时服龙胆泻肝丸6g日2次。

4月23日6诊：脉舌象大体正常，水肿消退，无特殊不适。守上方3日量巩固疗效并嘱监测血压。

案25 高血压头眩

李某，女，51岁，威县王王目村人，1997年1月28日初诊。

头眩半年，无既往史。有天旋地转感，并有睡醒乏力。体瘦，形困，神躁，面微虚肿。脉象沉滑有力，舌淡多裂，最近发现高血压，正在服脉通、维脑路通、丹参片、地巴唑。血压170/90mmHg。处理如下：

菊花15g，丹参10g，丹皮10g，川芎10g，牛膝15g，茯苓10g，泽泻10g，麦冬10g，五味子15g，生地10g，党参10g，山萸肉10g，枣仁10g，郁金10g，香附8g。常规水煎，日1付。

朱砂安神丸9g日2次；复方降压片1片日3次。

2月1日再诊：症大减，脉象仍见弦滑，血压120/90mmHg。

按：前医用了好几种药，只有地巴唑有轻微的降血压作用，所以效果不好。中西医结合治疗不仅症状缓解快，血压也迅速下降。

案26 复杂高血压

戚某，女，53岁，威县马庄人，1997年4月30日初诊。

自称患高血压10年，心脏病20年，每感冒严重咳喘5年。此次就诊主要因为近5天来发生下颌抖动不能控制。抖动发作共约30次，每次1~

3 小时不等。此外患者还有头晕、睡眠不佳、好感冒、经常烧心吐酸等。患者体胖，神可，不断咳嗽，脉沉而弦滑，重按有力，舌淡苔白厚。血压176/116mmHg。处理如下：

陈皮 10g，茯苓 10g，半夏 10g，桂枝 15g，川芎 10g，怀牛膝 15g，五味子 10g，川朴 10g，黄芪 15g，党参 15g，当归 10g，熟地 15g，附子 6g，三仙各 10g，甘草 5g。常规水煎，日 1 付。

复方降压片 1 片日 3 次；心痛定 10mg 日 3 次；卡马西平片 0.1g 日 2 次；盖胃平 4 片烧心时嚼服。

人参健脾丸 9g 日 2 次；金匮肾气丸 9g 日 2 次。

5 月 4 日再诊：下颌抖动未再发作，舌质转红，苔转黄白，脉象仍见弦滑。时咳、有痰。血压 140～130/90～80mmHg。停服煎剂，继续服用西药和中成药。

案 27 阴虚气滞型高血压

邱某，女，50 岁，威县桑庄人，1997 年 5 月 22 日初诊。

全身游走性憋胀痛数月，近日加重，在他处服药无效。查患者一般情况可，脉弦滑有力，舌红苔剥。血压 190/110mmHg。

自西医看，患者就是第二期高血压。自中医看，舌象表示肝肾阴虚，脉象和自觉症状示肝气瘀滞，故处理如下：

脉通丸 1 丸日 3 次；复方降压片 1 片日 3 次；心痛定片 10mg 日 3 次。

逍遥丸 9g 日 2 次；六味地黄丸 9g 日 2 次。

5 月 26 日再诊：诸症悉减，血压 160/90mmHg。嘱继续服上方，症状完全消失后，中药可以暂停，西药可以减量，但不要完全停用，而且要经常监测血压。

案 28 中气虚型高血压

戚某，女，30 岁，威县东街人，1997 年 5 月 13 日初诊。

上年农历腊月 28 日搬运重物时，突然头晕、身颤，至今不断发作，且伴有眼沉、昏花、乏力。曾在医院多方检查，无特殊发现。一般情况可，饮食、二便、月经、睡眠无异常，惟面色略见晄白并语怯，自称有气短感。脉象沉而滑数，舌苔稍黄厚。正在服用普瑞博思（即西沙必利）。血压 140/90mmHg。

据患者所述发病原因和脉舌象，此证属虚无疑。处方如下：

川芎 10g，牛膝 15g，麦冬 10g，五味子 10g，党参 10g，远志 5g，酸枣仁 20g，丹皮 10g，丹参 10g，半夏 10g，当归 10g，白芍 15g，茯苓 10g，竹茹 15g。常规水煎，日 1 付。

朱砂安神丸 9g 日 2 次；人参归脾丸 9g 日 2 次。

奋乃静 2mg、安定 5mg 睡前服。

5 月 23 日再诊：曾经大好，近日复发。血压 150/110mmHg。上方加复方降压片 1 片日 3 次。

按： 现在看来，煎剂应该加用黄芪，麦冬、酸枣仁、丹皮、丹参不必要。

案29　高血压危象住院治疗后病危

苏某之母，80 岁，威县吴王目村人，2003 年 11 月 26 日请出诊。

患高血压 10 余年，17 天前，突然头痛、头晕、颈强、恶心呕吐，自觉不支，急诊住县医院。住院 14 天，仍然头痛、头晕、干呕、不能食。院方告病危，家属也以为不治，遂出院待死。出院 2 天，病情不见进退，请出诊。

患者瘦弱多病，却极勤勉，如此高年还能照顾比她年轻 3 岁的丈夫。不但做日常家务，还熬夜帮助子女剥棉花。突然病重即因过度操劳所致。

她体形矮小、极消瘦，面色苍白，精神淡漠。二便可，腹凹陷，心肺听诊无明显异常，脉象弦滑，舌苔稍厚。血压 190～180/70mmHg。正在服心痛定、卡托普利。

住院期间治疗情况不详，但急症住院应该是按高血压危象或高血压脑病抢救的。然而效果不好。

处理如下：

支持输液 3 天。其中加刺五加注射液 60ml、黄芪注射液 10ml。

继续服用降压药。

煎剂处方如下：

川芎 10g，怀牛膝 15g，五味子 10g，白芍 10g，西洋参 10g，党参 10g，黄芪 15g，桂枝 15g，陈皮 10g，茯苓 10g，半夏 10g，甘草 5g，三仙各 10g。常规水煎，日 1 付。水煎每天可进 2 付。

此后月余无消息，我以为患者已经谢世。

2004 年 1 月 13 日家属来诉，上次服药 3 剂病情大好。不久患者即可照常做家务。近日出现双下肢水肿、麻木，请再开药。于是照用上方并加用金匮肾气丸 9g 日 3 次，双氢克尿塞 25mg 日 2 次。

数月后，其丈夫不能食，令其子来求方。说患者仍然可以照料家务。

2007年5月24日：患者的儿子和媳妇就诊，说患者86岁，仍然可以自理生活，还收拾得干净利落。又说患者虽然瘦小，劳动能力却一向非常人可比。

按：上面这个病人很瘦小，但血压很高。这样的病人不是很少见。据我的经验，这样的患者要比高大肥胖者预后好。下面再附上1例。

案30 身体瘦弱而血压很高

王某，女，72岁，威县姜藿寨村人，2003年5月6日初诊。

患者的身材和上案差不多。估计她年轻时身高也不超过150cm，目前体重35kg左右，总之是很瘦小的人。主诉是近一年来全身游走性攻痛，以两肋和腰部为主。近数月来又伴有气短、咳喘。脉象弦滑有力，血压240/120mmHg，舌象大体正常。显然是重症高血压伴高心病心衰。处理如下：

脉通丸1粒日3次；复方利血平1片日3次；心痛定片10mg日3次；地戈辛片0.25mg日2次（连服5日即停）；双氢克尿塞片50mg日2次（连服5日即停）。

川芎10g，怀牛膝15g，白芍15g，菊花15g，黄芪15g，茯苓15g，五味子10g，香附8g，陈皮10g，三仙各10g，甘草5g。常规水煎，日1付。

服上方后病大减。此后每隔数月偶有反复，家属即来取药大体如上。2004年冬天至2005年10月14日患者未就诊，近8个月没有服任何药物。近来又出现第一次就诊时的症状。患者瘦弱如前，面色比初诊时好。血压220/120mmHg。处理同前。嘱不要停用降压西药。

其实，患者第一次就诊时，就告诉她和家属，不要停用脉通丸、复方降压片和心痛定，特别是后二者。但是，有不少高血压患者不能做到坚持服药。其中有经济方面的原因，也有认识方面的原因。故医生要多次嘱咐并尽量用药方便经济。

案31 长寿的高血压患者

村民赵某夫妇同龄，2004年都是91岁，还可以完全自理生活，被附近一带传为美谈。其实这对老夫妇都是高血压患者。

妻子从40岁左右就有高血压，并有冠心病。我给她治疗大约30年，后来血压基本上不高了，只有脉压大一些。心脏当然不会很好，也出现过明显的脑缺血性头晕、呕吐，中西医结合治疗总是有效。驼背很严重，却可以做饭、洗衣服。

丈夫有脑血管病家族史。他本人在80岁时也发生右下肢瘫痪，治疗3

个多月，居然完全恢复，可以骑自行车至 2005 年。

他们如此长寿，主要是都有良好的心态。

老太太讲道理而且心量宽。老爷子心态平和，特别是一生酷爱音乐，尤其爱敲鼓，从中受益良多。近年为他祝寿时，自己还能操锤敲上几曲。传统乐班中，鼓是指挥，击鼓人从中可以得到身心锻炼和享受。

2007 年 5 月 25 日附记：老夫妇仍然健在而且自理生活。然而，毕竟老迈。老太太已经拒绝就医 2 年。她说：九十多了还去看病，惹人笑话。又，他们有三子一女。一女于去年死于脑肿瘤。长媳十年前死于肝癌。三子都发生过脑血管病，只有次子完全没有后遗症。我从医近四十年，一直为这对老夫妇治疗，看到这样的晚景，颇感迷惘。

案 32　高血压脑缺血

马某，女，30 岁，威县姜霍寨村人，1992 年 2 月 18 日初诊。

5 天前早起时突然下肢无力、头晕、眼花，至今步行困难——需人扶持方可慢慢走平路。当时血压 190/120mmHg。在家服药数日无效。5 年前产后遗留高血压，平时症状不明显，没有坚持服药。自今晨起怕冷。饮食、二便可，常失眠。体形中等，神倦，面苍。脉弦，舌淡苔白。上肢肌力可。血压 156/84mmHg。体温 37.2℃。处理如下：

川芎 10g，怀牛膝 15g，红花 10g，党参 15g，黄芪 15g，五味子 10g，枸杞子 15g，陈皮 10g，茯苓 10g，半夏 8g，酸枣仁 12g，三仙各 10g。常规水煎，日 1 付。

2 月 20 日再诊：症大减，走平路不必他人扶持，上台阶勉强。原方加当归 10g，白芍 15g。

按：此证为较轻的高血压危象或脑病。总之是血压突然升高引起的脑缺血。当然，全身供血都不好。就诊时还有轻感冒。这样的年龄就有这么顽固的高血压，很难活到 50 岁。特别是发现高血压之后不坚持服药，必然迅速出现危急情况。现在看来，初诊煎剂中应该有桂枝、附子。不过，对该患者来说，最重要的是坚持服药并注意保养。

案 33　高血压伴月经过多

张某，44 岁，威县东街人，2005 年 10 月 15 日初诊。

自称连续数月月经过多。此次已经近一个月阴道出血滴沥不止。除轻度腰痛外无大不适，亦未曾正式治疗。患者称，发病与生气有关。查其一般情况尚好，脉象洪滑有力，舌质稍嫩。测血压 140/90mmHg。问其有无高血压史，答：每冬天略高，夏天则正常。故不经常服药。处方如下：

逍遥丸 6g 日 2 次；人参归脾丸 9g 日 2 次。

复方利血平 1 片日 3 次。

川芎 10g，怀牛膝 15g，党参 10g，黄芪 15g，当归 10g，白芍 15g，香附 10g，益母草 15g，陈皮 10g，茯苓 10g，茵陈 10g，五味子 10g，三仙各 10g，甘草 5g。常规水煎，日 1 付。

10 月 20 日再诊：2 日前阴道出血已经停止。脉象大致正常，舌象略如前。

仍守上方巩固。并嘱注意血压。

按：血压与时令有一定关系。大致说来，自谷雨至霜降，人群平均血压偏低，自霜降至来年谷雨，人群的平均血压较高。故冬天高血压患者普遍加重，部分轻症高血压患者，夏天血压不高，冬天则容易高。这个患者的丈夫也是这样，即冬天常见血压略高，夏天一般正常。此类患者，一般血压不很高，但自觉不适。这样也可以理解，为什么我国北方高血压发病率较南方高。

案 34　高年高血压突然倒地

堂嫂，78 岁，2006 年 3 月 16 日初诊。

2 月前突然倒地并有短时意识不清两次，当时我在石市小住，侄子立即打 120 住进县医院。做 CT 诊为多发性基底部脑梗死。入院时已经清醒，亦无肢体瘫痪。10 天后出院。听说我返乡，即来就诊。问其最初感觉如何，说当时以头痛、头晕、心慌乏力为主，至今仍然如此，只是略好些。脉象沉滑有力，舌象可。血压 170/100mmHg。

看来患者突然倒地并非脑梗死所致。

CT 发现的脑梗死都是腔隙且陈旧性的，这是高年人可以有的。

不过，堂嫂发生高血压脑病有些出乎意外。她出生在长寿家庭，母亲享寿九十七。母家没有高血压和脑血管病患者。本人也一直血压偏低。又，她虽然如此高年，上年还几乎可以和年轻人一样在田间劳动。虽然较瘦，但肌肉萎缩不明显，这是很好的征象。又生性平和，家庭祥和，不会有生气的因素。出现高血压，大概是冬季农闲，长期斗纸牌的结果。看来，低血压家族的人，也可以迅速发生比较严重的高血压。

又，住院期间显然不是按高血压脑病处理的，故至今血压高且症状没有明显缓解。处理如下：

菊花 15g，川芎 15g，怀牛膝 15g，钩藤 25g，白芍 15g，茯苓 15g，黄芪 15g，茵陈 15g，甘草 5g，三仙各 10g。常规水煎，日 1 付。

心痛定片 10mg 日 3 次；复方利血平 1 片日 3 次；脉通丸 1 粒日 3 次。

3 月 18 日再诊：自觉好转，脉象略见有力，舌红。血压 140/80mmHg，上方加丹皮 10g。

4 月 5 日四诊：脉象正常，舌象正常，自觉大好。血压 116/70mmHg。

停用中药，西药改为每日一次，注意监测血压。

2007 年 1 月 8 日再诊：约 10 天前，再次发作突然倒地。适值我在南方，他医测血压 50/？mmHg。当时并有全身出汗。看来，这次是体位性虚脱。上年的突然倒地，也可能如此。她的虚脱显然比没有高血压和动脉硬化的年轻人虚脱更危险。近来农闲，她又常常斗纸牌，虚脱应和劳累有关。嘱咐侄子再见此种情况，立即让患者平卧。血压 140/80mmHg。暂停降压西药，予煎剂上方去菊花、茵陈，加五味子 8g。

案 35　生气加重高血压

孙某，女，66 岁，威县吴王母村人，2004 年 10 月 22 日初诊。

前年发现高血压，间断服西药。近日因生气血压高达 180/100mmHg。自觉手足麻木，少腹胀满，大便不畅。正在服降压西药，症状不能缓解。体瘦，神躁。六脉细弱，舌略胖。血压 140/70mmHg。处理如下：

川芎 10g，怀牛膝 15g，五味子 8g，当归 10g，白芍 10g，香附 6g，陈皮 10g，枳实 6g，菊花 10g，钩藤 20g，茯苓 10g，生甘草 5g。常规水煎，日 1 付。

香砂养胃丸 6g 日 2 次。

10 月 25 日再诊：少腹已好，上腹仍满，每夜间重。另有小便不畅。一般情况好转。脉仍细弱。舌后半苔黄略厚。血压 140/70mmHg。中药守前方。加西药刺五加片 3 片日 3 次，谷维素 30mg 日 3 次。

2005 年 8 月 31 日再诊：旧病复发。头痛、头晕，腹内胀满。血压 170/90mmHg。在家输液无效。体瘦，神躁。脉舌象略如前。守前方。

如上处理至 9 月 9 日，自觉大好。血压 160/86mmHg。中药仍守前方。嘱服完可停，但坚持服复方降压片 1 片日 3 次，脉通丸 1 粒日 3 次。

案 36　心脾两虚型高血压

本村村民赵某之妻，55 岁，2006 年 6 月 5 日就诊。

2005 年春天以来多次就诊。

她没有高血压家族史，没有既往史，身体素质和性情也比较好。但是，因为过于紧张烦劳，2005 年春天首次发现高血压。当时在 180/90mmHg 左右。主要症状是心慌、乏力、头痛、头晕和睡眠不好。她的紧张烦劳很难解决。原因是：①80 多岁的母亲患轻度老年痴呆；②92 岁的公婆也要照顾；③丈夫最近两次小中风；④儿媳刚生了孩子几乎完全靠她伺候；⑤一切家务和田间劳动也主要靠她。

西药控制血压很有效，目前是 140/76mmHg。正在服用的就是复方利血平片 1 片、心痛定片 10mg 和脉通丸 1 粒，各日 2 次。

但是总感心慌乏力。虽然如此，她还可以下地劳动，而且劳动时好一些，回到家里就更加心慌乏力。但不要认为勉力劳动对她有好处，那不过是可能暂时忘记烦恼，又没有发展到不能劳动的程度。

其人面色㿠白，神情紧张。脉略大略数。最近四次处方如下：

党参 10g，黄芪 15g，川芎 10g，怀牛膝 15g，五味子 10g，当归 10g，白芍 15g，钩藤 20g，生龙牡粉各 15g，桂枝 20g，陈皮 10g，三仙各 10g，甘草 5g。常规水煎，日 1 付。

天王补心丸、人参归脾丸各 9g 日 3 次。

每次效果都很好——服药 1~2 日即恢复。但停药 2 周左右会复发，就是因为她还要继续烦劳。好在她进食、睡眠比较好，否则早已不能支持。于是，每次都对她说清利害，希望她能节劳。

案37　肝肾阴虚型高血压

按中医和中西医结合教科书或专业书所说，高血压最常见肝肾阴虚和肝阳上亢型。但是，在我的经验中，这两型反而少见，肝肾阴虚型尤其少见。下面是记忆中最典型的一例。

王某之母，70 岁，广宗塘町村人，1998 年春天就诊。

严重头晕、头痛、全身憋胀不适、睡眠不佳、恶心食少月余。曾经多次在他处就诊，使用中西疗法，包括输液不效。她体形瘦小，面色苍白，脉象沉弦有力——越重取越有力。舌红嫩无苔。血压 220/120mmHg。处理如下：

川芎 10g，怀牛膝 15g，白芍 15g，丹皮 10g，五味子 10g，山萸肉 15g，枸杞子 15g，菊花 15g，钩藤 20g，生地 10g，沙参 10g，麦冬 10g，茯苓 15g，生三仙各 10g，生甘草 3g。常规水煎，日 1 付。

复方利血平 1 片日 3 次；心痛定片 10mg 日 3 次；复方亚油酸丸 1 粒日

3 次。

以上病情和处理是记忆大体如此。原始记录出国前留给了门人。

上方药味相当多。按传统理论，此证不会使用川芎、牛膝等。我认为，此案照用一贯煎和左归饮效果不会好。西药也是非用不可。当时治疗大约两个月，恢复比较满意。

下面是她 6 年之后的就诊情况。

2004 年 12 月 6 日再诊：20 天前，发生左半身轻瘫，已经输液 10 多天。昨晚说话困难，有时昏迷。目前可以慢步行。但左侧肢体麻木无力。神志清楚。说话不很清楚。CT 不见典型脑血管病影像。脉象滑弱略数，轻取似无，重按有力。舌苔黄白略厚。血压 140/70mmHg。处理如下：

川芎 10g，怀牛膝 15g，黄芪 20g，白芍 15g，丹皮 10g，五味子 10g，菊花 10g，茵陈 15g，葛根 20g，红花 5g，钩藤 20g，茯苓 15g，生三仙各 10g，川朴 5g，生大黄 5g，生甘草 3g。常规水煎，日 1 付。

龙胆泻肝丸 6g 日 2 次。

人参归脾丸 9g 日 2 次。

复方亚油酸丸 1 粒日 3 次。

12 月 12 日再诊：说话大体恢复，左手仍感麻木。可以自己步行，不很利落。脉象大致正常。舌苔略干黄。血压 160/70mmHg。仍守上方。

案 38　中药缓解高血压头痛

本村村民赵某，男，70 岁，2006 年 8 月 15 日就诊。

他是老高血压病人，近两年两次发生脑血栓形成，一直找我治疗。脑血管病基本上没有后遗症。此次就诊因近十来天每天头痛，特别是早晨起床前和刚起床时比较严重。曾经瘫痪而恢复的左上肢也有些不很灵便。自夏天以来，血压不很高，每天服复方降压片、心痛定各 1 片即可接近正常，但不能缓解头痛。又称头面部有憋胀感。脉象沉滑有力，血压 140/90mmHg，舌象无大异常。他希望输几天液预防脑血管病复发。我说不必输液，服中药即可。疏方如下：

川芎 10g，怀牛膝 15g，白芍 15g，丹皮 8g，钩藤 20g，葛根 20g，红花 5g，当归 5g，黄芪 20g，菊花 20g，茵陈 10g。常规水煎，日 1 付。

8 月 18 日再诊：头痛完全缓解，左上肢也完全恢复。又，3 日来没有服用西药，血压正常了（他有血压计）。查脉象果然缓和，血压 120/70mmHg。故他愿意再服上方数日。

案 39　高血压头痛并心衰

赵某，男，60 岁，威县白伏村人，2006 年 4 月 10 日初诊。

头痛如裹又欲裂 10 余日，渐重至难以忍受，脉象洪滑弦数。血压 220/120mmHg。他青年时代就有慢性气管炎和消化性溃疡，5 个月前左上臂骨折至今不愈。心慌气短，面色苍白虚肿。处理如下：

川芎 10g，怀牛膝 15g，茯苓 15g，丹皮 10g，钩藤 20g，菊花 15g，茵陈 10g，白芍 15g，陈皮 10g，三仙各 10g，甘草 3g。常规水煎，日 1 付。

双氢克尿塞 50mg 日 2 次；地戈辛片 0.25mg 日 2 次；复方利血平 1 片日 3 次；心痛定片 10mg 日 3 次。

服药次日，诸症大减。

按：患者有典型的消化性溃疡家族史，自己的溃疡病也很典型。又自幼患有不太严重的气管炎，这样的体质很少见高血压。故这次是首次发现。原因和受伤骨折日久不愈，且家庭里外事务繁忙有关。又，患者的消化性溃疡曾经因为服用痢特灵（即呋喃唑酮）缓解 10 年左右，但是，1999 年还是因为消化道穿孔做了手术。那次消化性溃疡复发而且穿孔也和过于紧张、烦恼有关。

案 40　心气虚型高血压

戚某，女，51 岁，威县时家庄村人，2001 年 2 月 20 日初诊。

失眠、心悸、乏力月余，时感气不足息，劳动时加重。正在服丹参滴丸和冠心苏合，无效。体形中等，脉象沉滑，轻取无力，舌胖。血压 160/90mmHg。处理如下：

川芎 10g，怀牛膝 15g，当归 10g，白芍 15g，党参 10g，黄芪 15g，柴胡 5g，陈皮 10g，茯苓 10g，桂枝 15g，三仙各 10g，甘草 4g。常规水煎，日 1 付。

人参归脾丸 9g 日 2 次；补中益气丸 9g 日 2 次；奋乃静片 2mg 睡前服。

2 月 26 日再诊：体力好转，其余改善不明显。仍守上方。

3 月 2 日三诊：失眠好转，脉象仍见沉滑。血压 170/86mmHg。停用奋乃静，加复方利血平 1 片日 2 次。

2002 年 11 月 28 日四诊：旧病复发，心悸、乏力、气短之外，又多虚汗、小便多。脉沉细，舌淡润。用第一诊方去奋乃静。

12 月 1 日五诊：虚汗停止，心悸好转，仍感气不足息。处理如上。

案41　临界高血压发生危象

本村村民冯某，女，58 岁，2006 年 10 月 21 日就诊。

患者是我的近邻，正在地里摘棉花，自觉不支，直接就诊。

患者是一位贤淑、灵巧且耐力好的人。但近年家庭不幸。最早是大儿子受伤致残，3 年前大儿媳患胃癌病死，不久长孙因车祸死亡。上年曾经出现一次高血压危象，我已经忘记了。近两个月正是最忙的摘棉季节，她家还种着葡萄，又要照顾大儿子，于是更忙。昨天出村吊唁，即感不支。今天又挣扎着去摘棉花，到地里不久就觉得头痛、头晕、颈强、心慌、乏力、恶心欲呕、视物不清、自觉不支。她满带着憔悴和疲倦的神情，我一时没有想到高血压。脉象略见弦滑，舌尖红。血压 140/90mmHg。这样的血压按说不会出现危象，但患者告诉我，上年危重时血压也是这么高。她一向血压偏低，50 岁之后还在 90/60mmHg 左右。

总之，尽管患者的劳累、紧张因素很明显，目前还是应该诊为较轻的高血压危象。

处理如下：

复方利血平 1 片日 2 次；安定片 2.5mg 日 2 次。

逍遥丸 6g 日 3 次；人参归脾丸 9g 日 3 次。

10 月 22 日再诊：自称除略感疲劳外无大不适，脉象如前，血压 140/90mmHg。上方去安定。

10 月 25 日三诊：病情稳定，脉舌象大体正常。血压 120/80mmHg。嘱坚持服用复方利血平，血压正常也每天服一次。人参归脾丸可间断服用，劳累、心慌时立即服用。

案42　心脾两虚型高血压

黄某，女，62 岁，威县城内黄街人，2006 年 5 月 10 日初诊。

发现高血压五六年，近 2 月来腿酸乏力、不时心慌，其余无大不适。在城内就诊多次不效。饮食可、二便可、睡眠可。面目略见虚肿，脉象沉弱，舌淡略胖，口唇青紫。正在服用降压 0 号、心痛定、卡托普利、PAS和阿司匹林肠溶片。血压 190/110mmHg。处理如下：

嘱继续服用正在服的西药。中药煎剂如下：

川芎 10g，怀牛膝 15g，白芍 15g，黄芪 15g，党参 10g，五味子 10g，茯苓 10g，桂枝 15g，川朴 5g，三仙各 10g，甘草 4g。常规水煎，日 1 付。

金匮肾气丸 9g 日 3 次。

5月17日再诊：自觉大好，面部虚肿消退，口唇青紫减轻，脉仍有沉象，舌象正常。血压136/80mmHg。处理同前。

10月4日：患者的长子来看高血压，说母亲情况很好。

11月1日三诊：近来又见心慌乏力，但比第一次就诊时轻。脉舌象大体正常。血压126/80mmHg。嘱继续服用西药，中药煎剂如前，成药改服人参归脾丸9g日3次。

11月8日：患者的长子来取药，称患者的心慌乏力好转。取药如上。交谈中，患者的儿子说，他的父亲患脑血管病瘫痪8年，7年前53岁病逝。他的叔叔自20多岁就有高血压，生活上比较注意——烟酒不沾，还是在53随时因脑出血突然死亡。他本人正在经营汽车货运，常常紧张劳累，高血压已经4、5年。10月4日就诊之后，病情比较稳定。我告诉他，按他的家族史，不宜经营如此麻烦的生意，一定要注意控制血压。

案43　高血压腰腿痛

李某，女，53岁，威县吴庄村人，2001年10月12日初诊。

腰痛、两髋痛半年多，常常需要俯卧睡。又头部紧缩感，近3日有左足趾麻木。在家服西药有暂效。还可以终日劳动。体形中等，神躁。饮食、二便可。脉舌象大体正常。血压180/90mmHg。处理如下：

川芎10g，怀牛膝15g，当归8g，白芍15g，香附8g，黄芪15g，独活8g，防风8g，乌药8g，丹参10g，红花5g，五味子10g，桂枝15g，茯苓10g，陈皮15g，生甘草4g。常规水煎，日1付。

金匮肾气丸9g日2次。

复方降压片1片日2次；心痛定片10mg日2次；布洛芬片0.2g日2次。

10月17日再诊：除腰部小不适外，诸症悉减。脉略见沉实，舌淡。血压160/90mmHg。仍守上方。

10月22日三诊：自觉症状基本消失。脉象不再见沉实。血压120/80mmHg。仍守前方。嘱5日后停煎剂，继续服用成药和西药，注意血压。

按：绝大部分止痛药可以诱发或加重高血压。若使用皮质激素，情况更严重。患者此前没有高血压史，血压高很可能与西药使用不当有关。

案44　高血压胀满

杨某，男，77岁，威县方家营村人，2002年12月1日初诊。

食欲好，可食，但食后1~2小时饱胀不适。不疼，无此病根。发病约

3 年，多次服药无显效。二便、睡眠可。体形中等，神可。脉沉滑有力，舌苔白厚润。血压 190/120mmHg。从不知血压高。处理如下：

川芎 10g，怀牛膝 15g，陈皮 10g，半夏 8g，茯苓 10g，桂枝 15g，苍术 5g，香附 5g，淡豆豉 5g，三仙各 10g。常规水煎，日 1 付。

香砂养胃丸 6g 日 3 次。

复方降压片 1 片日 3 次；甲氰咪胍片 0.2g 日 3 次。

2003 年 9 月 18 日再诊：上次一诊即愈。近日复发。中药仍守上方。给西药复方降压片 100 片，嘱坚持服用。

9 月 23 日再诊：病大减，重按脉仍有实象。守上方。

按：如此高年，一向少病。主诉是上腹不适，最明显的脉象和体检发现是严重高血压。必须把二者联系在一起。高血压可以引起任何系统的紊乱。当然，降压的同时，也要调理胃，因复方降压片也可以有胃肠反应。又，利血平对消化性溃疡不利，但如此高年少见新得此病。如果高度怀疑溃疡，又要服用利血平，需和甲氰咪胍、香砂养胃丸同时服用。

案 45　要求服中药调理高血压

刘某，男，52 岁，威县东关人，2004 年 1 月 4 日初诊。

有典型家族性高血压史，本人最高时 190/140mmHg。平时 140/110 ~ 100mmHg。身体健壮。立即测血压 180 ~ 170/140mmHg。正在服西药，要求中药调理。处方如下：

川芎 10g，怀牛膝 15g，钩藤 20g，菊花 15g，茵陈 10g，茯苓 10g，白芍 15g，黄芪 15g，陈皮 10g，三仙各 10g，生甘草 3g。常规水煎，日 1 付。

2006 年 5 月 20 日再诊：上次疗效较好，欲再服中药调整血压。一般情况好，脉舌象正常。血压 140/90mmHg。处方如上。

5 月 25 日再诊：血压 120/90mmHg。此后断续服药至 6 月中旬，血压一直如此。

案 46　高血压发作性头晕

陈某，男，60 岁，威县麦子乌营村人，2002 年 7 月 23 日初诊。

3 个多月来，经常发作性头晕，3 ~ 5 日一次。劳动时最易发作，静立不久即好转。卧位时不发作。静坐时也偶犯。发作时有天旋地转感，并有颈后发热而沉。服药几次无效。一般情况可，饮食、二便、睡眠可。脉舌象大体正常。血压 160/100mmHg。

处理如下：

川芎 10g，怀牛膝 15g，菊花 10g，钩藤 20g，茯苓 10g，生地 10g，丹皮 10g，白芍 15g，沙参 10g，丹参 10g，生三仙各 10g，生甘草 5g。常规水煎，日 1 付。

逍遥丸 6g 日 2 次；龙胆泻肝丸 6g 日 2 次。

心痛定片 10mg 日 2 次。

7 月 29 日再诊：自觉大好，再未犯头晕，偶有心悸。血压 170/90mmHg。上方加复方利血平 1 片日 2 次。

8 月 4 日三诊：诸症悉退，脉象略见弦滑。血压 160/90mmHg。嘱心痛定、复方利血平改为每日各 3 次。5 日后停服煎剂。

按：患者从无高血压史，中药为主解除了眩晕，但降压不满意。患者的眩晕应该是椎动脉系供血不足的缘故。

案47 顽固产后高血压

王某，32 岁，威县西堂村人，2003 年 11 月 16 日初诊。

自 20 岁怀孕后患高血压至今不愈。一直间断服药——无不适即不服。近来有一过性头晕，头痛、头不清爽。无其他不适。一般情况可，脉象沉细，重取有力。舌嫩。血压 180/140mmHg。处理如下：

川芎 15g，怀牛膝 20g，五味子 19g，当归 8g，香附 8g，白芍 10g，熟地 15g，附子 5g，吴茱萸 3g，陈皮 10g，茯苓 10g，半夏 8g，桂枝 15g，三仙各 10g，生甘草 5g。常规水煎，日 1 付。

金匮肾气丸 9g 日 2 次.

自备西药继续服用。

9 月 6 日再诊：自觉大好。再未头晕、头痛等。脉沉，不再有力。血压 160/120mmHg。守前方。

按：患者没有再诊。这种情况我都要反复告知患者：舒张压 120mmHg 是危险状态。很难保证 2 年内不出现严重后果，平稳度过 5 年就是奇迹。当然，该患者平时、特别是夏天，血压可能没有这么高。不过，冬天的舒张压可达 140mmHg，已经随时可以出现意外。

案48 心脾两虚型高血压

本村村民王某，女，58 岁，2004 年 1 月 5 日初诊。

发现高血压五六年，间断服用西药。近二年，经常头晕、乏力、食少、惊悸、难眠，并常发作心慌不支。于是经常卧床。患者本来身体相当好，只是近年家庭多事，病情渐重。也曾经找我看过，但不愿意服中药。

此次决意服中药调理。体形中等，神情焦躁、恐惧。脉象滑弱，舌可。二便可。血压 190/100mmHg。

处理如下：

西洋参 30g 单煎或开水泡代茶饮。

党参 15g，黄芪 15g，五味子 10g，川芎 10g，怀牛膝 15g，钩藤 15g，白芍 15g，茯苓 10g，陈皮 10g，川朴 6g，枳实 6g，龙骨粉 10g，三仙各 10g，生甘草 5g。常规水煎，日 1 付。

人参归脾丸 9g 日 2 次；天王补心丸 9g 日 2 次；复方利血平 1 片日 3 次。

心痛定 10mg 日 3 次；脉通丸 1 粒日 3 次。

次日血压 156/86mmHg，自觉好转。两周后自觉症状基本消失。至 1 月底，血压正常。西药减至日 2 次。继续服药一个月，血压一直正常。此后 4 年，再未出现危重情况。

2019 年 3 月 1 日附记：患者至今比较好。

案 49 高血压心悸并中气不足

王某，男，54 岁，威县王家陵村人，2004 年 2 月 27 日初诊。

年前 10 月份血压突然升高至 210/140mmHg，当即服用丹参滴丸、降压药并输液半月。经治血压下降，但心悸、头晕、气不接续至今不愈且越来越重。饮食、二便、睡眠可。体略丰，神可。无明显下肢水肿。脉滑，舌暗红润，苔不厚。血压 140/90mmHg。处理如下：

党参 12g，黄芪 10g，五味子 5g，川芎 6g，怀牛膝 12g，茯苓 10g，柴胡 4g，桂枝 15g，陈皮 10g，半夏 6g，白术 5g，当归 8g，白芍 10g，三仙各 10g，生甘草 5g。常规水煎，日 1 付。

补中益气丸 9g 日 3 次；人参归脾丸 9g 日 3 次；金匮肾气丸 9g 日 3 次。

3 月 2 日再诊：自觉心悸、头晕、气不接续改善。脉滑而频见结代，约 10 动一代。上方加地戈辛 0.25mg、双氢克尿塞 25mg 各日 1 次。

3 月 7 日再诊：自觉大好，脉象极少结代。守上方。

3 月 13 日再诊：自己骑自行车就诊，脉约 30 动一代。守前方。

案 50 高血压头晕

路某，女，44 岁，威县沙柳寨村人，2000 年 3 月 27 日初诊。

头晕，右手麻木年余。饮食、睡眠可。断经 3 年。上年发现高血压，

一直在服降压药。体略丰,神可。脉沉弱,舌可。血压 130/90mmHg。处理如下:

川芎 10g,怀牛膝 12g,钩藤 10g,葛根 10g,五味子 8g,茯苓 10g,半夏 8g,黄芪 15g,龙骨粉 10g,陈皮 10g,三仙各 10g,生甘草 4g。常规水煎,日 1 付。

嘱坚持服用降压西药。

4 月 4 日再诊:头晕、手麻均大好。脉象正常,舌稍嫩。守上方。

按:正在服用西药,血压在临界水平,却头晕、手麻日久不愈。故高血压常需中西医结合治疗。

案 51 高血压头痛

张某,男,46 岁,威县张王母村人,2000 年 6 月 4 日初诊。

头痛年余,伴血压高,多方治疗效不佳。体形中等,神可。睡眠不好。脉重按有力。血压 146/106mmHg。处理如下:

怀牛膝 15g,川芎 10g,五味子 8g,白芍 15g,枣仁 10g,远志 8g,陈皮 10g,半夏 8g,菊花 15g,当归 8g,丹参 10g,钩藤 15g,龙骨粉 10g。常规水煎,日 1 付。

天王补心丸 9g 日 2 次。

6 月 7 日再诊:头痛大减。血压 140/90mmHg。仍守前方。嘱坚持服用降压西药。

按:治疗高血压引起的头痛,首先是控制血压。但有时血压降至临界水平,头痛仍不止,这时最好同时使用中药。

案 52 中药缓解高血压

本村村民王某,女,42 岁,2005 年 3 月 30 日初诊。

患高血压 10 年,最高时的血压在 200/110mmHg 以上。基本上一直在服降压西药。近来服西药血压接近正常即头晕、恶心、乏力。服药不足则血压较高。要求服中药调整。一般情况可。脉沉细无力,舌淡。血压 190/110mmHg。处理如下:

川芎 10g,怀牛膝 15g,茯苓 10g,半夏 8g,陈皮 10g,桂枝 20g,五味子 10g,白芍 15g,三仙各 10g,生甘草 6g。常规水煎,日 1 付。

4 月 4 日再诊:脉仍沉细。无明显头晕。血压 180/96mmHg。守前方。

如上处理至 4 月 22 日,血压 130/80mmHg。无不适。

8 月 5 日再诊:血压 170/100mmHg。仍守前方。

按：头晕、恶心、乏力就是脑缺血之故。上方煎剂显然可以在降血压的同时改善脑供血。当然，血压下降主要是同时用着西药。但只用西药对某些老高血压（必同时有脑血管硬化），不能降到正常水平。

案53　高血压腿疼

赵某，女，53岁，未记里居，2000年10月29日初诊。

右大腿外侧疼向下放射并有麻木感10余日。发病前曾经臀部肌内注射。食欲不佳，睡眠、二便可。体形中等，面色萎黄。脉弦滑略数。血压200/136mmHg。无高血压史。处理如下：

川芎10g，怀牛膝15g，丹参10g，白芍10g，五味子8g，钩藤20g，菊花10g，龙骨粉10g，党参10g，黄芪10g，茯苓10g，当归8g，陈皮10g，三仙各10g，生甘草3g。常规水煎，日1付。

复方降压片1片日3次；心痛定10mg日3次；脉通丸1粒日3次。

11月5日再诊：脉转柔滑而稍弱。腿不再痛麻，但双下肢乏力。血压130/90mmHg。中药如前，西药改为日2次。

如上处理至12月3日，下肢再无不适。血压再未大反复。但出现上腹疼。多年前，患者有饥饿疼痛。故加用甲氰咪胍0.2g日3次，香砂养胃丸6g日3次。如此处理是因为利血平可以加重溃疡病。患者服降压药出现双下肢乏力，是复方利血平中的双氢克尿塞所致。初服此药大多可有此表现，但不重，也会数日内自动缓解。

该患者血压如此之高，前医完全不知道。如果继续使用止痛药或皮质素，就可能诱发脑血管病。现在看来，最好让患者断续服用金匮肾气丸。

案54　血压高伴心慌出汗

村民某女，65岁，2007年12月19日初诊。

上午10时左右她的丈夫陪同她就诊。主诉不是血压高，也不是常见的高血压伴随症状如头痛、头晕等。主要痛苦是近三天凌晨1时左右心慌出汗——似乎太饿了。三年前，患者有过高血压，但三年没有就诊，我已经忘记了。她一年多没有服用降压西药。总之，她的高血压是切脉断定的——略见弦滑有力。不过，当时不知道血压到底多么高，因为内人带着血压计出诊了，让她下午来测。下午4点测血压居然很高：200/96mmHg。她是一个个子较小、也比较瘦弱的人。这么高的血压，算是很高了。其余无大不适，舌象可。处理如下：

川芎12g，怀牛膝20g，香附8g，钩藤20g，白芍20g，黄芪20g，红花

5g，龙骨粉15g，牡蛎20g，沙参8、麦冬8、枸杞子10g，桂枝20g，陈皮20g，生甘草5g。常规水煎，日一剂。

心痛定片10mg日3次。

复方降压片1片日3次。

嘱咐她近日每天测血压一次。

12月20日再诊：昨夜无心慌出汗。脉舌象大体正常。血压160/86mmHg。守上方。

12月21日三诊：再未心慌出汗。血压130/80mmHg。嘱服中药上方三剂即可停。西药可减少用量为日2次。

按：子时一阳生。该患者的出汗在子时末。据此，患者有阳亢。

又，一般说来，男人比女子抗寒。但有些老年妇女，比男人还怕热而不怕冷。该患者就说她近来穿得很薄，却常觉得热，夜间也不喜欢睡热炕。与更年期妇女轰热相联系，此种现象宜于用阴阳学说解释：雌激素是抑制阳亢的重要物质基础。

附：体质性低血压

董某，女，20岁，威县南关人，2005年3月15日初诊。

自称常"胃不好"并血压低约一年。发育营养可。17岁月经初潮，周期40天，经期4～5天。睡眠可。大便、小便均少。面色略黄。脉象沉细，舌稍嫩。血压60/40mmHg。

处理如下：

党参10g，黄芪15g，五味子8g，桂枝20g，陈皮10g，枳实5g，茯苓10g，半夏8g，川芎8g，白术5g，当归8g，白芍10g，大枣5枚，生姜15g。常规水煎，日一剂。

香砂养胃丸6g日2次；人参健脾丸12克日2次。

3月21日再诊：脉象大好，舌可。血压70/50mmHg。守前方。

按：此案应该是体质性低血压，只是如此低的血压很少见。作为对照，把它和高血压验案放在一起。

第二节 心脏病

【概说】

心脏跳动是人体生命活动存在的充要指征，心跳停止是诊断临床死亡的充要条件，心脏病居于当代人类死亡原因前两位。只此三点已足见心脏病的重要。

按病因不同，心脏病约有 20 种。目前常见的依次大体是冠状动脉性心脏病、肺源性心脏病、高血压性心脏病、风湿性心脏病和先天性心脏病等。

按病变部位不同，心脏病可以分为心肌病、瓣膜病、内膜病、传导组织病和心包病等。

按病理不同，心脏病主要有冠状动脉供血不全、心功能不全（心衰）、心肌炎和心律失常等。

近 20 年来，冠状动脉性和高血压性心脏病成为现代流行病。二者常密切相关，应予特别重视。

【中西医结合解剖、生理、病理和诊治要点】

现代中医都知道心脏不主神明，尽管还常用安神补心丸、天王补心丸之类的成药和煎剂，中医已不认为此类治法是作用于解剖之心。中医还说心主血，这和西医理论原则上一致。

关于心脏的解剖、生理、病理的现代知识非常复杂。非心脏病专家，特别是不做心脏外科，不一定了解那么多。

简言之，心脏是血液循环的中心和动力来源，心跳存在则循环进行，心跳停止则循环停止。与心功能相关的要素主要是：心肌收缩力、房室构造、瓣膜构造、冠脉供血状态、心跳频率和节律、心包。这些要素大体正常，心脏功能就大体正常。其中一个要素出现严重问题，就要严重影响心功能。当然，以心肌收缩力最为要害。

有时，深入浅出地向病人说明有关心脏的生理病理，是必要的。这时需要非专业说明。下面举两个一般人熟悉的机械方面的例子，供读者参考。

心脏对于血液循环，略同灌溉系统的泵。水泵无动力，略同心跳停止；动力不足，略同心力衰竭；管道与水泵匹配不当，略同血管异常；管道太细，阻力增大，水泵的负担增大，恰如小动脉痉挛时的血压升高，同时心脏负担增大（按：主动脉缩窄时情况略同）；管道突然增大，水流压力变小，恰如严重过敏时血管突然扩张发生休克。

心脏对于人体，又略同机动车的发动机。发动机熄火，车辆立即停止运行——稍微前进一点是因为惯性。心跳骤停，人就猝死——也有类似惯性的非要害生命活动短时间延续，但临床上已经死亡；机油不足，略同冠脉供血不足；活塞漏气，略同瓣膜关闭不全；火花塞失灵，略同严重传导阻滞导致心律失常甚或心跳骤停；马力不足，略同心力衰竭；气缸破裂，略同心脏破裂。

心脏的生理、病理虽然可以类比上举机械例子理解，心脏移植和心脏缺损的修复（人造房室间隔和瓣膜等）遵循的也是机械原理，但是，心脏毕竟不完全等同于上述机械。导致心脏病的原因多数不是机械损伤。当代流行的心脏病，和生活方式、心理状态、遗传体质关系密切。换言之，当代流行的心脏病病因以社会、心理、遗传因素为主。此类因素造成的高血压和动脉硬化最值得重视。

如何诊断心脏病呢？

一般困难不大。根据详细而可靠的病史和仔细体检，大都可以确诊。不要求准确定性（包括病因定性和病理定性）、定位（包括部位和范围），一般不需要仪器检查或化验。

比如，先心病大都有典型的杂音，严重的还有紫绀，有时可以一眼看出来。风心病的杂音大多很典型，再有典型的病史，即可确诊。老慢支发生肺心病是必然的，体征也大都典型，诊断尤其容易。按心绞痛试治有效，即可诊断冠心病。高心病病因容易发现，诊断困难也很小。高度怀疑心肌梗死时，最好有心电图等辅助诊断证实，但不是非做心电图不可。心肌炎的诊断困难一些，没有典型心电图表现的也不是很少见。原则上是：同时出现心律失常、心前区疼痛（却非典型心绞痛）和心力衰竭就要高度怀疑心肌炎。心电图可以给出准确的心律失常的诊断，不过，从治疗角度看，多数心律失常也不是非做心电图不可。

然而，心脏病总是相当严重的疾病。尽管多数病人不必做辅助检查，也能保证疗效较好。但是，在当前条件下，某些检查、化验对医患双方还是必要的。对医生来说，这些措施是多了一些诊断依据而且表示慎重，对病人来说还有各方面因素导致的心理需求。

不过，基本上不怀疑心脏病，就无必要做特殊检查。除非是必须监护的情况，确诊之后，也不必短时间内反复检查。

除心电图之外，目前最常用的心脏病物理检查手段是彩色超声。这一手段最有助于发现心脏内的血流异常。房室间隔缺损和瓣膜关闭不全，必然有血流异常，但彩超结果不是很可靠。

肺心病照一个胸片是必要的，尽管多数情况下对诊断和治疗并无多大意义。

急性心肌梗死可以检验心肌酶，但不是很敏感，也不很可靠。

其余辅助物理检查，内科医生不太需要，从略。

一个标准的心脏病诊断应该包括：病因、病位、病理解剖、病理生理（包括心律、心率和心功能状态等）至少四方面判断。比如，一个病人的诊断是：慢性风湿性心脏瓣膜病、二尖瓣狭窄伴关闭不全、心房纤颤、心动过速、慢性充血性心力衰竭、心功能第三级。

怎样治疗呢？

能让心脏完全恢复正常当然好，但多数情况下很难做到。所以，治疗心脏病一般只能缓解症状，即治标。

没有自觉症状，即便心脏明显不正常，患者不一定就诊。比如，杂音非常明显的先天性心脏病，可以数十年没有自觉症状。

心脏病最常见的不适和他觉症状是：①呼吸困难、下肢水肿、不能平卧；②胸闷、心前区疼痛甚至濒危感；③心悸等。

患者常常是出现上述不适才求治。

治疗就是为了缓解这些症状。

什么病理引起这些症状呢？

第一组症状见于心衰。第二组症状见于心绞痛和心肌梗死。心律失常常见心悸，但心悸可见于各种心脏病和其他疾病。

治疗就是针对这些病理。

简言之，心脏病的内科治疗主要是纠正心力衰竭、缓解心绞痛、控制心肌梗死范围扩大、控制心肌炎和纠正心律失常。

少数心绞痛可以很严重，多数不很严重，用扩张冠脉药大多速效。暂时缓解后，要坚持病因治疗——常伴有的高血压和动脉硬化。

心肌梗死可以没有症状，但大多病情危重，随时可以猝死，需要紧急抢救。一旦诊断明确，最好住进监护病房。具体抢救措施从略。

心衰的纠正比较复杂。

简单说来，导致心脏功能不全的原因有下列几种。

一是心脏构造异常。主要见于先天性心脏病和风湿性心脏病。

二是心肌收缩无力。主要见于心肌炎、冠心病以及各种原因导致的心脏过度肥厚。

三是心脏供血不足。主要见于冠心病。

四是心脏长期负荷过重。主要见于肺心病、风心病、甲亢和高血压心脏病。

五是严重心律失常。主要见于严重心动过速以及风心病和其他原因导致的自律或传导障碍。

所以，心衰的治疗从上述五方面着手。

心脏构造异常很难修复。

实际上，凡是功能不全的心脏，必有某种程度的构造异常（病理解剖变化）。此种异常，一般不可逆。

少数先天性心脏病和严重的风湿性瓣膜病可以手术，但疗效很好的不是很多。因为属于专科问题，笔者没有经验，这里不讨论。随时可能出现心跳骤停而内科治疗无效的心衰，可以做心脏移植，这更是专科问题，从略。

心脏收缩无力，自然是设法加强收缩力。西医常用的是各种强心药。最常用的是地戈辛。此类药物对高心病和风心病心衰疗效最好，对心肌病、冠心病、肺心病则疗效不很好而且容易出现毒副作用。

心脏供血不足，自然应该设法增加供血。西医常用各种扩张冠状动脉的药物。不过，此类药物只能暂时部分增加供血，想从根本上解决供血不足——即让冠状动脉恢复正常相当困难。又，此类药物会同时扩张其他血管，大量长时期使用此类药物（特别是硝酸甘油），会同时导致血压下降、脉压过小，因而加重供血不足或延长供血不足的时间。其他系统的功能会因为脉压过小受影响，反过来又影响心脏。这是目前临床上常见的偏差。

心脏负荷过重，当然应该减轻负荷。但是，肺心病的负荷很难减轻。除了少数情况下的成功手术，风心病的负荷也无法长期减轻。因为降低动脉压比较容易，最容易减轻负荷的是高心病。高心病的病因就是负荷过重，降压、利尿的同时就降低了血压和血容量，因而减轻了心脏负荷。加之，强心药对高心病的心肌敏感，所以，高心病心衰疗效最好。

心衰、特别是慢性瓣膜病心衰，常伴有严重心律失常。纠正严重心律失常最常用的也是强心药，它最适于心房纤颤伴心动过速（心动过缓时禁用）。西医用阿托品等提高心律，但疗效不可靠，副作用又多，这时最需要结合中药。

第二级心功能即可出现下肢水肿，这时最常用双氢克尿塞利尿。

由于慢性充血性心力衰竭有血容量增大，利尿本身即可缓解心衰。

所以，治心衰最常用的西药配伍是强心药加双氢克尿塞。

没有心衰的心律失常，不一定有心脏器质性病变，起因也不一定是心脏。

补益中药大多有强心作用，其中以人参、附子、熟地、黄芪、五味子、桂枝等最常用。它们也大都可以调整心律。川芎、丹参等用于冠心病已经是常识。由于目前冠心病和高血压心脏病很常见，笔者治疗心脏病使用川芎、怀牛膝、茯苓等药物的频率很高。

如何中西医结合诊治心脏病，请看下述病案。

【验案】

案1　风心病心衰

苗某，男，65岁，南宫市人，1997年初冬初诊。

患者的女婿是威县某医院的副院长，患者和威县的名中西医也很熟。已经有心慌气短、下肢水肿，严重时不能平卧2年，经多人诊治从不见效。我到该医院帮忙不久，请我去看。

原来，年轻时我也认识患者，印象中是一个精干的人。那时他和县医院的名中西医都很熟，没有找我这个青年大夫看过病。

眼下他形容憔悴，面目黧黑，口唇青紫，精神淡漠，语声低微，半躺半卧，不能下床。近2年一直食少，乏力，睡眠不好，小便不利，大便或干或稀，总是不正常。脉多结代，舌暗苔白而厚。察其下肢，水肿近膝。心界扩大，听诊可闻三级收缩期和舒张期吹风样并隆隆样杂音。心律绝对不齐。肝脏肋下3指，质硬，腹水不能排除。血压110/80mmHg。

按：重症心衰，必见肝大，可有腹水，也可有胸水，说明从略。

据此，已经基本上可以诊断二尖瓣狭窄并关闭不全导致的心力衰竭了。

曾经做过CT、胸片，多次心电图，多次超声，多次血流变，多次肝功。按说CT和胸片可以提示左心肥厚。已经有心房纤颤，心电图更足以提示风心病。但是，从没有人怀疑心脏瓣膜病，而一直按肝病或冠心病治疗，自然越治越重。

他的瓣膜病是否风湿性的呢?

于是仔细询问病史。患者还记得 20 岁之前,曾经较长时间发烧并有游走性关节肿胀。后来发烧和关节肿胀都好了,但是,做重体力劳动时每感心慌气短。

看来可以肯定是风心病所致。

于是不再做任何检查,立即停用此前的药物,开始中西医结合治疗心衰。

西医治疗就是地高辛 0.25mg、双氢克尿塞 50mg,口服日 3 次,3 日后改为日 1 次。

同时使用成药和煎剂。

成药是:金匮肾气丸、补中益气丸各 9g 日 3 次。

煎剂是:党参 15g,黄芪 15g,五味子 15g,麦冬 10g,附子 8g,桂枝 15g,茯苓 15g,川芎 10g,当归 10g,三仙各 10g,陈皮 10g,甘草 5g,川朴 5g。常规水煎,日 1 付。

这个病人单用西药也应该迅速好转。考虑到长期心衰,必然多器官受损,患者体质很差。为了长期巩固疗效,有必要同时尽快纠正全身情况。上述中医治疗就是温肾利水的同时健脾、生脉、补益气血、调理脾胃。即心、肺、肾、脾、胃同时调理。

当晚患者即可平卧,一周后水肿消退,食欲、睡眠、体力、精神迅速好转。一个多月之后,大体恢复到 2 年之前的身体状况。

不久,我出国工作,2000 年 5 月回乡。

这 2 年中,患者的心衰没有复发,说明上次疗效满意。

2000 年初冬,患者旧病复发,在南宫治疗无效,又来就诊。

治疗如上,又迅速好转。

但患者家庭多事,心情不佳,未能坚持用药。故多次复发。此后不再就诊,犯病时子女直接来取药即效。

2003 年冬天,由于耽搁日久,病情加重。不但双下肢严重肿胀,阴囊也肿大发明。腹部肿胀过脐,应该也有腹水,因腹壁肿胀,不能确知。

这次治疗见效很慢,至 2004 年初春,双下肢仍然严重水肿。患者继续上述治疗月余,家属没有再来取药。我以为已经故去。

2004 年 10 月,子女又来取药,说过去多半年患者情况很好。因为天冷了,为防复发,想服一段中药。

这有些出乎我的意料之外，看来坚持中西医结合治疗会取得更满意的疗效。

案2 高心病急性左心衰竭

患者是我的同村同乡，却是仓促中救治的。

1991年春末一天，一位故乡的邻居患脑血管病住在县医院。抢救期间院方多次告病危。大约住院一周之后，院方宣布束手。其子专程到省城请我回乡看看是否还有希望。患者还住在医院里，于是，和比较熟悉的同行交换过看法之后，即回故居。当时已过半夜，刚上床休息，忽听有人慌张叫门。

原来是另一位村民病危。

仓促赶到时，见患者面色和全身苍白，口唇淡紫，大汗淋漓，端坐呼吸，严重气短并不断吐出血样泡沫痰。他只能勉强说三个字——"不行了"。

显然这是典型的急性左心衰竭。于是立即让人去外村拉氧气，同时一面救治，一面检查、问病史。

在我的印象中，患者的身体不错。为什么突然急性心衰呢？

望诊之外，脉诊最方便。患者的脉象洪大弦急，硬而有力。立即测血压为240/120mmHg。这时患者还吊着输液瓶子。其中输的是盐水、氨苄青霉素、地塞米松和副肾素。真是南辕北辙！于是立即换上10%葡萄糖加西地兰（毛花苷C）0.4mg和速尿40mg入壶。注意！保持输液通道是为了便于用药，故输液速度要慢，可控制在每分钟20滴。

略加询问，才知道患者原来只有比较轻的呼吸困难。输液三天，逐日加重，以至于如此危急。看来前医以为患者是支气管哮喘。他没有想到量血压，大概也没有诊脉的基本知识，以至如此误诊误治。

恰好侄子和患者是近邻，他那里有部分中药，立即口述让他取药如下：

附子30g，白芍20g，干姜20g，茯苓30g，白术15g，甘草10g，五味子20g，桂枝30g。

这是大剂的真武汤加五味子和桂枝。

患者家里备有炒花生用的带鼓风机的火炉。于是急煎20分钟，频服。

如此中西医结合处理半小时后，病情仍无缓解。

于是再煎一剂，频服。

如此处理约 2 小时，病情缓解。喘停汗止，不再吐血样泡沫痰，可以半卧。血压降至 160/100mmHg。天色将近黎明，我才去休息。

当夜病情危急，家属和邻居均以为不救。来不及准备敛服，竟致借来邻家一位老者准备好的寿衣。

所幸迅速好转，患者又存活 6 年，过世时大约 72 岁。

案3 从未见面的心衰患者

2002 年春天，患者的外孙患面瘫，他医治疗月余不效。我治疗大约 2 月，基本恢复。一天，患者的姑娘带着儿子就诊时说：母亲病喘，不能平卧，下肢严重水肿，可否开点药？我说：按规矩不能不见病人就开药，你娘家离这儿很近，为什么不来就诊呢？她说：兄嫂不大愿意。我说：那么接到你家来，我可以去看看。她说：我接来兄嫂也不高兴，万一在我家病故，更不好。还望您给开点药。

再无计可施。患者显然不可能服煎剂，只好按慢性充血性心力衰竭开药如下：

地高辛片 0.25mg 日 3 次，3 日后改为 0.25mg 日 1 次。

双氢克尿塞片 50mg 日 3 次，3 日后改为 50mg 日 1 次。

金匮肾气丸 9g 日 3 次；补中益气丸 9g 日 3 次。

一周后，患者的姑娘来取药，说患者病情大好。不但可以下床，还可以自己照料生活。

就这样，始终没有见到病人。每到病情严重，她的女儿——偶尔也有儿子来取药。她的病是心力衰竭应该无误，到底是高心病还是风心病，不得而知。因为患者有四个子女，先心病的可能性很小。更不大可能是冠心病，否则不会支持这么久，疗效也不会这么好。上述中西结合治疗应该比单用西药效果好。

病家最后一次来取药是 2005 年 3 月。

这位母亲自幼跛一足，废一手，养大四个孩子之困难可想而知。晚景如此，不是医生能够解决的。

案4 未能挽回的心衰

李某，女，61 岁，威县章台附近人，2004 年 4 月 24 日请出诊。

这是一个没有挽回的病例。但有必要介绍。

患者的儿子在县城开诊所，有一面之交，一天来请，说母亲久病不愈。于是立即前往。

原来，患者于1999年发病，已经断续不能下床2年。因为不能平卧，近3个月一直坐着。自己不能大小便。上半身十分消瘦，双下肢水肿严重到发明、完全不能屈伸的程度。腹水明显，腹部水肿接近肋下。肝脏肿大，肋下4指。中等程度黄疸。典型二尖瓣面容。心界扩大，心律绝对不齐，可闻三级以上隆隆样杂音。脉象细弱多结代。舌瘦苔少。其他情况如食欲、二便、睡眠、精神、体力之不好可想而知。血压60/40mmHg。

据此，诊为慢性心脏瓣膜病应无疑问。但是，患者的儿子虽然请过县里几乎所有名医，却无人做此诊断，也从没有用过强心药。利尿药是大量用过的，最近曾经一次输液用5支速尿（100mg），却几乎要命。

近3个月中多次病危。5天前，一次输液后病危尤其严重，家属已经准备好后事。

病情如此，很难挽回。长期心衰和长期严重营养不良，会造成多器官受损。加之长期大量使用强利尿剂，内环境必然严重紊乱。这样，心肌对强心药耐受性很差，即强心效果不好，毒副作用却可以很快出现。中药也不可能在短时间内奏效，而时间对患者很重要。

于是试用地高辛0.125mg口服日2次（利尿药不必再用），同时服中药煎剂如下：

人参30g，党参20g，附子10g，熟地15g，肉苁蓉10g，黄芪15g，五味子10g，山萸肉15g，当归10g，白芍15g，附子6g，桂枝20g，陈皮15g，生甘草5g，生姜20g。两煎剩一大碗，每次一口频服。一煎后即开始服。一日或两日服完均可。无不良反应，尽量快服。

但是，告诉患者的儿子，2日内无效或加重，即属不救。

终于未能挽回。

我只看过一次。患者的瓣膜病是否风湿性的不能肯定。她有5个子女，只要风心病稍重，不可能如此多产而早年不出现心衰。所以，即便是风心病，起初也很轻。

但是，我相信，如果及时按慢性瓣膜病治疗，特别是中西医结合综合治疗，肯定疗效较好。

案5 高心病心衰

刘某，女，47岁，漏记里居，2002年6月24日初诊。

咳嗽、气短、吐痰月余，渐重。一般情况可，脉有弱象，舌苔黄薄。血压170/110mmHg。按高心病心衰处理如下：

金匮肾气丸9g日2次。

地戈辛0.25mg、双氢克尿塞25mg口服日2次。

6月28日再诊：咳嗽气短一度减轻，今天又有反复。脉舌象如前，血压140/100mmHg。上方加煎剂如下：

陈皮10g，茯苓10g，半夏8g，五味子10g，川芎10g，怀牛膝15g，桂枝15g，党参10g，黄芪10g，川朴8g，甘草5g。常规水煎，日1付。

6月30日三诊：咳嗽、气短完全好转，但不欲食。血压120/80mmHg。煎剂尚未付完，停用西药，加成药如下：

香砂养胃丸6g日3次；人参健脾丸12克日3次。

案6　冠心病中气不足

刘某，男，40岁，威县粮站工作人员，1994年7月20日初诊。

常感胸闷，偶有胸痛向右肩放射2年。检查心电图、血脂等怀疑冠心病。常服复方丹参片、活心丹等。最近曾服山海丹口服液，均无明显疗效。患者发胖1多年，脉象略弦，舌象淡嫩，血压120/80mmHg。处理如下：

党参20g，黄芪20g，五味子15g，茯苓15g，白术10g，当归15g，桂枝15g，山萸肉15g，柴胡5g，枳实6g。常规水煎，日1付。

补中益气丸9g日3次。

7月28日再诊：上方四日量患者间断服了8天，自觉好转。脉象略如前，舌质暗红，血压120/80mmHg。继续服上方四日量巩固。

案7　产后心衰9年

方某，32岁，威县方家营村人，1997年4月13日初诊。

第二胎产后出现心衰9年，经多次检查符合肥大或劳损性心肌病。近2月呼吸困难较重，夜间难眠，进食少，多汗，白带多。脉象滑数，舌淡苔白，心界大，可闻双期杂音。正在服用肌苷、地高辛、ATP、消心痛等，近20日地高辛每天0.5mg。血压130/105mmHg。

显然这是强心药无效（不知道为什么没有用双氢克尿塞）而且不是过量中毒。

于是嘱咐停用地高辛，加服双氢克尿塞50mg日2次，同时服用中药如下：

党参20g，黄芪20g，麦冬15g，五味子15g，附子8g，山萸肉15g，茯苓15g，陈皮10g，半夏10g，当归10g，白芍10g，川芎10g，川朴8g，桂枝 20g，甘草 5g。常规水煎，日 1 付。

4 月 22 日再诊：服上方后，症状明显减轻，因而停药至今。近日自作主张服双氢克尿塞过多，脉转沉弦滑数，不欲食。白带已净，偶有阴道出血，略如月经。血压 130/110mmHg。

仍取煎剂如上，嘱继续服用地高辛 0.25mg 日 1 次。

此后未再就诊，总的来说预后不好。此类患者经济条件一般很差，不大可能坚持服中药。但是，这次中药为主的治疗近期疗效比较好。

案 8　冠心病心律不齐

张某，女，69 岁，威县吴王目村人，2002 年 3 月 22 日初诊。

发现高血压数年，上年农历十一月十四日发作"心脏病"，当时心电显示 T 波倒置。经治渐轻，但仍然常犯。每犯时心悸、乏力、气短、不能食。脉象来迟去疾，频见结代。处理如下：

党参 10g，黄芪 10g，麦冬 10g，五味子 10g，川芎 10g，当归 10g，白芍 10g，陈皮 10g，茯苓 10g，牛膝 15g，附子 5g。常规水煎，日 1 付。

地高辛片 0.25mg 日 2 次，双氢克尿塞片 50mg 日 2 次（3 日后停服）

至 4 月 1 日诸症悉去，自觉舒适，脉象大致正常。停煎剂，改服人参归脾丸、金匮肾气丸各 9g 日 3 次，巩固疗效。

案 9　高心病心衰

胡桂银，女，84 岁，威县东郭庄村人，2008 年 2 月 18 日初诊。

患者耳聋严重而且不太明白，其子代诉病史。大约自去年冬天发现高血压。其他主要症状是下肢和头面水肿。稍活动即气短。又食少乏力。一个多月前，在县医院住院一周，诊为高血压心脏病和冠心病。出院后症状反复。水肿之外，尿量特多。他的儿子说：她没有喝那么多水，怎么会有那么多小便呢？

患者体瘦，可以扶杖慢走。面色苍白。脉象洪滑有力而数。舌淡苔少。正在服用降压和利尿药。血压 190/90mmHg。处理如下：

党参 15g，黄芪 20g，川芎 15g，怀牛膝 20g，五味子 10g，山萸肉 20g，熟地 20g，桂枝 20g，陈皮 20g，茯苓 20g，生甘草 6g，生姜 30g。常规水煎，日 1 付。

同时开了金匮肾气丸和补中益气丸，但患者拒绝服用，舍去。

降压西药继续服用。

2 月 22 日：家属来取药，称病情大好。食量增加，尿量接近正常。

或问：患者到底为什么小便那么多呢？真的尿量可以长期超过引水量吗？

答：尿量长期超过饮水量是不可能的。患者的儿子所说的尿量多，是夜尿多。这种情况主要是因为心力衰竭所致。西医教科书上就有此说。

另一个原因是：他医间断给她使用利尿剂。停用利尿剂时，水肿加重。再用利尿剂尿量必然增多。给人的感觉就是尿量超过饮水量。

自西医看，该患者的水肿也不宜主要靠利尿剂治疗，而应该在控制血压的同时纠正心力衰竭。就诊时脉象洪滑而数——有虚像，主要是过用利尿药的结果。

自中医看，患者属于肾阳虚——大多有水泛。

拙拟方法，即基于上述分析。

按：患者在县医院住院一周，花费 1500 元。其实，无论按西医或中医常规治疗，都不应该花这么多钱。最好的办法还是中西医结合治疗。

案 10　顽强的心脏病患者

本村村民赵某，性勤劳，每天工作 12 小时以上，常年从事土木建筑，为出色的泥瓦工。虽然上班时，不耽误农活。夏天起五更下地，中午加班下地，下午下班后再下地。不仅如此，上班时间他人休息时，还努力干包工活。1995 年 47 岁时，终因一次过劳后出现心力衰竭。这是他首次看病。心脏杂音很典型，诊为二尖瓣狭窄伴关闭不全。劝其不要再上班，坚执不肯，说：活着就要干活儿，干完活儿就死。又拒绝服中药，只服地高辛和双氢克尿塞。好转后，坚持上班，偶尔还加班。2004 年冬天，见面问其病情，说常常走路稍快就心慌气短。但是，9 年中他没有全休过一天。

他的人生哲学不尽可取，但视死如归，顽强与病魔斗争的精神或者对不少医生和病人有所启发。

2007 年 10 月附记：近日患者猝死。那是一个下雨天的下午，他还照常去上班。因为其他人都没有去（雨停不久），他到其堂兄家说几句话。进了堂兄的家说话二三分钟，突然倒地。别人立即打 120，20 多分钟后 120 到达。可惜呼吸、心跳早已停止，来的医生说没有必要再去医院抢救。

这一结果果然如患者所愿。他享年 59 岁。

这样的病人还见过几个，顺便再举一例。

威县医院近邻闫姓老者，患老慢支肺心病很重。但是，除非发烧喘重，他从不休息，还能自食其力。那时（20 世纪 70 年代）普通人生活困难，他靠终日拾粪、捡废品谋生。最初是背着筐子捡，后来在筐子上按上轮子拉着捡。就这样，我在县医院工作的9年中，他的病情虽然逐年加重，却始终没有卧床不起。他也没有戒烟，经常见他一面剧烈咳嗽一面吸烟。大约我离开县医院5年他才病逝。

不怕死，不生气，又坚持劳动是他能活这么多年的原因。

或问：是否慢性病都可以奉行上面这样的养生哲学呢？

答：乐观、达观、心平气和对任何慢性病都比药物更重要。适当坚持劳动，对多数慢性病也有好处。但是，慢性肝病和慢性肾病患者一定不要劳累。

按：应该承认，体力劳动过重会发生劳损性心脏病。本案和案5的病因应该是长期过劳。此种病因先造成心脏肥厚和心室扩大，随之二尖瓣关闭不全，和风心病的瓣膜关闭不全不完全相同。

案11　冠心病心衰

本村村民赵某，将近40岁时患心力衰竭。大约由于经济条件等原因，患病五六年，只在2001年1月病重时找我看过一次。他有频发早搏伴二联律、心衰，应该是冠心病——肯定不是风心病、先心病或高心病。他的当家有人业医，但是越治越重。当时已经很危重，他也自觉病危，按说很难恢复。处理如下：

党参15g，红参15g，麦冬10g，五味子10g，薤白10g，桂枝15g，附子10g，黄芪20g，当归10g，白芍10g，陈皮10g，甘草5g。常规水煎，日1付。

地高辛0.25mg口服日2次，5天后改为日1次；双氢克尿塞50mg口服日2次，5天后改为日1次。

如上治疗10天，居然恢复到病重以前的状况。

嘱咐他自备地高辛、双氢克尿塞和人参归脾丸并说明服法。

此后再没有找我看过，但是，直到2007年秋天本书定稿时，还是经常见他劳动。看来，严重的冠心病坚持劳动也有好处。

案12　典型心肌炎

张某，女，35岁，2006年6月21日就诊。

患者是我的邻居，这是她第3次就诊，却是首次按我的意思治疗。使我遗憾的是，她的病没有及时发现并处理，发现后的治疗也不够周到。为此，简单交代一下前因后果。

她是一个很瘦小屠弱的人，身高大约 140cm，发病时体重不超过 40kg。本来家庭环境不很好，二年前又惨遭大祸——7 岁的独子遇害。曾经因此精神恍惚数月，后渐渐好转。半年前生一女，产前见她身体情况还不错。起病因为 5 月初感冒。5 月 15 日第 1 次找我看时，已经明显下肢水肿、心慌气短、严重缺氧，脉沉细而数，心界扩大，听诊心音不清。当即开中药 3 付并让她立即去县医院检查。开的方子是：

党参 10g，黄芪 15g，五味子 10g，山萸肉 15g，桂枝 15g，附子 10g，当归 10g，白芍 15g，干姜 5g，茯苓 15g，陈皮 10g，熟地 15g，生姜 20g，甘草 5g。常规水煎即服。

金匮肾气丸 9g 日 3 次；补中益气丸 9g 日 3 次。

不料，恰好当天她的姐姐村里有庙会。她没有去医院，也没有立即服中药，却去赶会了。结果，在姐姐家突然严重呼吸困难，眼看不支，急诊住了县医院。次日拿回的胸片呈典型心包积液——靴状心。这时我嘱咐她的丈夫：患者住院期间照样服中药，出院后要立即找我看。

然而，住院期间她没有继续服中药，出院后也没有找我，我不便主动去看。结果，6 月初找我看时，又表现为严重心衰，而且严重消瘦，接近恶病质。患者又先后在县、市医院住了 12 天。这次出院后才坚持服上方。

6 月 25 日就诊：今天是第二次出院后一周，服上方第 5 天。患者面色红润，精神可，虽然消瘦，但有生机。自称食量增多，体力好转。无特殊不适。脉象略迟。舌象大体正常。

介绍上述情况首先是为了让读者明白，虽然一般都知道感冒可以并发心肌炎，发生的概率毕竟很小。此类患者，必然有体质虚弱或处理不当等原因。该患者的体质和心理状态就是重要因素。

其次，读者应该认识到，这样的病人单纯进行西医治疗，很难纠正严重虚弱，故要争取中西医结合治疗。就这个病人而言，不同时做恰当的中医治疗，预后会很不好。她极可能短时间内多次复发。像她的体质，再复发 1 次，就极可能致命。

中医治法并无特殊，就是温阳补气。

7 月 8 日就诊：继续好转，主要是食量增加，体力好转，营养状况好转。家属称可以抱一会儿孩子。脉象正常，仍可见薄黄浮苔。嘱咐家属不能让患者照顾孩子，继续服用上方。

7 月 31 日就诊：脉舌象均已正常，体重增加。食量大增，超过发病前。

我和患者的家属都相信患者已经从根本上好转，患者也愿意再服一段中药。

2007年5月25日附记：又出现了意想不到的情况——患者服完中药不久即怀孕，却没有及时告诉我。去年12月初，我要去南京等地讲学，而后回石家庄集中时间整理本书。离乡前的最后一天，患者的丈夫告诉我患者已经怀孕近3月。问我怎么办。我左右为难——引产月份已经太大，很危险。患者的家人显然不愿意终止妊娠，否则早就告诉我了。万般无奈，给她留下上方去桂附10日量。是否引产让他们去县医院就诊决定。

3月5日我回籍，才知道患者没有去医院。于是又让她服上方15日。4月底顺利产下一子。自然举家欢喜，当初却未曾顾及很可能出现危险。

案13　可疑心肌炎

刘某，女，11岁，住县城，2002年，4月26日初诊。

家长代述患"心肌炎"2年，反复不愈。主要症状是心慌、气短、乏力、胸闷，好感冒。发育营养可。脉象大体正常，舌苔略粗。处理如下：

党参8g，黄芪10g，五味子8g，当归8g，白芍10g，川芎8g，桂枝10g，附子5g，大云5g，陈皮10g，茯苓10g，半夏6g，川朴4g，甘草4g，生姜15g。常规水煎，日1付。

补中益气丸9g日3次；藿香正气水5ml日3次。

5月1日再诊：心慌气短等明显好转，家属补充说，患儿自幼尿床。于是煎剂加生山药15g，熟地10g。成药改服金匮肾气丸、补中益气丸各9g日2次。

此后煎剂又加用山萸肉、金樱子，至7月14日症状（包括尿床）完全消失。

按：此案怀疑心肌炎，是因为尽管西医一直按心肌炎治疗，但没有典型的心电图支持。自中医看为心、脾、肾虚，故先后治以上方。

案14　高心病心衰

罗某，女，48岁，威县罗安陵村人，2002年7月25日初诊。

稍劳即心慌、气短1年余。近来不劳动也有时心慌气短。去年发现高血压，一直服药。近来有多饥而食少。体形中等，神可，脉弦滑，舌多裂苔少。血压170/100mmHg。处理如下：

川芎10g，怀牛膝10g，党参12g，黄芪15g，五味子10g，当归10g，白芍15g，桂枝15g，陈皮15g，茯苓10g，三仙各10g，生甘草4g。常规水煎，日1付。

人参健脾丸 12g 日 2 次。

地戈辛片 0.25mg 日 2 次；双氢克尿塞片 50mg 日 2 次。

服上方明显好转，但患者最后仍只能做轻微体力劳动。盖高心病发现太晚之故。

案 15　冠心病心衰

王某，男，66 岁，威县王庄人，回族，2006 年 4 月 9 日初诊。

患高血压 10 余年，诊为冠心病六七年。近半年心慌、乏力、下肢水肿，自己上楼困难，又不能快步行，否则气短。多次服西药并输液效不佳。饮食、二便可，不能仰卧睡。体丰，神可。面色紫红，口唇青紫。脉迟，舌暗红，苔黄略厚。血压 170/120mmHg。处理如下：

川芎 10g，怀牛膝 15g，五味子 10g，附子 10g，白芍 15g，山萸肉 10g，党参 12g，黄芪 15g，桂枝 20g，三仙各 10g，生甘草 4g。常规水煎，日 1 付。

金匮肾气丸 9g 日 2 次

地戈辛片 0.25mg 日 2 次；双氢克尿塞片 50mg 日 2 次。

4 月 15 日再诊：自觉大好。可以自己从容上楼，下肢水肿消失。脉象接近正常。血压 130/80mmHg。西药用量减半。中药如前。

按：患者是冠心病合并高心病心衰。如上中西医结合处理效果颇好。

案 16　冠心病心绞痛

李某，女，50 岁，威县吴王目村人，2001 年 11 月 7 日初诊。

发作性胸痛一年，不服药发作甚频，服药且不劳动则不发作。发作较重时睡眠不好。已断经多年，其余无大不适。脉象沉细，舌淡嫩。血压 150/106mmHg。

处理如下：

附子 8g，桂枝 15g，薤白 10g，党参 10g，黄芪 10g，陈皮 10g，川芎 10g，当归 8g，五味子 8g，半夏 8g，羌活 8g，独活 8g，茯苓 10g，甘草 5g。常规水煎，日 1 付。

心痛定 10mg 日 3 次。

11 月 11 日再诊：未再犯胸痛，但有时心悸，双手似颤似麻感，右脉接近正常，左脉稍沉弱。血压 150/96mmHg。守上方。

11 月 16 日再诊：诸症悉去，脉舌象接近正常。血压 120/80mmHg。

案 17　不典型冠心病

徐某，女，68 岁，退休教师，住威县城内，2005 年 9 月 1 日就诊。

患高血压十年，不太重。五年前曾就诊治愈心前区发作性疼痛，近两周来每下午多次发作心前区闷痛，故再次求治。

患者一般情况尚可，脉象细弱，舌质暗红。血压 140/80mmHg。正在服用心血康、丹参滴丸、复方利血平、消心痛等。

嘱其停用丹参滴丸和消心痛，加服中药如下：

川芎 10g，怀牛膝 15g，五味子 10g，山萸肉 10g，党参 10g，黄芪 15g，桂枝 20g，薤白 10g，附子 8g，半夏 8g，甘草 5g，当归 10g，陈皮 10g，茯苓 10g。常规水煎，日 1 付。

人参归脾丸 9g 日 2 次；天王补心丸 9g 日 2 次。

9 月 6 日再诊：称服上方一次即明显好转，服完五日尤其大好，但仍偶有轻微胸闷。脉象仍见沉细，继续服用上方。

9 月 22 日三诊：称五年前就诊时，一诊即愈，持续至今年复发。此次效果似不如上次好，是否可找出上次方子，按旧方治疗。

于是查出 2000 年 3 月 20 日初次就诊的记录，发现旧方和新方基本相同。于是仔细询问正在服用的西药，丹参滴丸和消心痛是这时才问出来的。于是嘱其停用丹参和消心痛，加服心痛定 10mg 日 3 次。

按照丹参制剂的说明，最适用于冠心病。但是，据我的经验，凡有气虚者，不宜使用丹参片等。久服丹参制剂——近年依次最常用丹参片和丹参滴丸——每见气虚而使冠心病加重。有专题说明，不赘。

按西医理论，消心痛缓解心绞痛最快，为什么也要停用呢？

浅见以为，此药扩张血管太强，而且不是只扩张冠脉。破气作用略同丹参，故凡气虚者，最好停用。

按：患者曾经多次做心电图，没有典型的冠脉供血不足表现，但是，不能据此排除冠心病。她有高血压十年，症状比较典型，可以根据症状诊断冠心病。此所以西药亦按冠心病处理。

案 18　高心病心衰

郭某之母，73 岁，威县时家庄人，2006 年 4 月 25 日初诊。

两个人架着，患者方可勉强进入诊室。自己坐着也困难。故不能自述病史。家属称，两年前在县医院诊为高心病，每发病即胸满呕吐。于是我主动问：发现高血压多少年？家属答：大约五六年。再问：平时是否有下肢水肿和心慌气短。答：常有水肿，稍劳即心慌气短。但是，上年患者还在勉力劳动。再问：近来怎样治的。答：已经断续输液一个多月，越治越重，几乎完全不能进食半个月。再问：发病时有无头晕目眩，天旋地转感。答：头晕严重，并不断恶心呕吐。再问：输液之前医院的诊断是什么？答：小脑出血。

患者全身苍白水肿。脉象略见洪大。舌大而粘。就诊前测血压不高。

处理如下：

支持输液 3 天。

川芎 10g，怀牛膝 15g，五味子 10g，党参 10g，黄芪 20g，陈皮 10g，茯苓 10g，半夏 10g，桂枝 20g，当归 10g，白芍 15g，川朴 6g，枳实 6g，三仙各 10g，甘草 5g，葛根 15g，生姜 20g。常规水煎，日 1 付。

4 月 29 日家属来诉：称病情大好，可以进流食，精神改善。患者拒绝继续输液，坚决要求服用中药。

5 月 11 日就诊：全身虚肿完全消退。仍感心悸，食后略感饱胀。仍守上方。

按：患者的一个孙媳是我的邻居家的姑娘。初诊之后，都是她来取药并补充病情。原来，患者有 11 个子女。3 年前才为最小的儿子娶妻。终生劳苦，可想而知。高心病心衰之后，患者还坚持下地劳动近一年。终于又出现了小脑出血。注意！她的椎动脉系出血相当典型。一般突然发病，患者严重头晕，自觉天旋地转如翻江倒海，故恶心呕吐。此证不见肢体瘫痪——即肌力尚可，但共济运动失调。大多有严重吞咽困难——呛。一般 20 日左右好转。西医治疗此病，与其他脑血管病没有区别。但可断言，即便按常规治疗无误，也疗效不好。因为患者已经是多器官衰竭，输液不能解决这么多问题。加之患者有心衰，不可能大量输液。又，输液不经济，更不方便，她每天输液 12 小时左右，多次跑针。患者和家属早已难以忍受。又输液中大量使用活血化瘀药，给盐多，给糖少，给钾更少。这也是为什么越治越重。

2006 年 9 月 20 日：患者的孙媳为自己的孩子来看病，称患者早已拄杖游走且食欲很好。

案 19　高心病心衰

患者张某是我的病人中最胖大的一位，他的病也很典型，故记在这里。他身高 190cm 左右，目前体重 115kg，最高体重 160kg。

张某，男，33 岁，威县河洼村人，2006 年 6 月 1 日初诊。

四个月前感冒发烧肌内注射输液数日后，发生严重呼吸困难——端坐呼吸并吐血样泡沫痰。显然是典型的急性左心衰竭、肺水肿。当即急诊住县医院治疗。当时最高血压 290/220mmHg。情况好转后出院，继续服药 4种，但仍然稍劳即气短。已经停药约 2 周，似乎比服药时略好。体形高大肥胖，面色青黄，脉见沉滑有力，舌淡甚，苔白厚。食欲不佳，但食量不少于常人。下肢严重水肿，波及少腹。血压 170/130mmHg。心率 100 次/分，齐。又称长期不出汗。

患者于上年夏天发现高血压，当时在 180/120 mmHg 左右。那时体力很好，可以作重体力劳动。故血压陡升并出现急性左心衰竭，应该是感冒输液时滥用皮质激素所致。住院期间的抢救应该大体不错，但远期疗效显然不满意。处理如下：

附子 20g，干姜 10g，桂枝 20g，苍术 10g，陈皮 12g，茯苓 15g，半夏12g，五味子 15g，川芎 12g，怀牛膝 20g，白芍 15g，川朴 10g，枳实 10g，甘草 5g，生姜 20g。常规水煎，日 1 付。

金匮肾气丸 9g 日 4 次。

复方降压片 1 片日 4 次；心痛定片 10mg 日 4 次；双氢克尿塞片 25mg日 4 次；地戈辛片 0.25mg 日 2 次。

6 月 7 日：今日见其义兄（第一次他陪同就诊）说：患者今天去过他那里，病情明显好转。下肢水肿大见轻，小肚子水肿消退，呼吸困难好转。本来要来就诊，因为风俗原因，后天再去。即明天要停药一天。其义兄还转告说：患者服药后有不严重的腹泻，但自觉舒适。

6 月 9 日：患者就诊。自称略好，膝下肿胀仍然明显，脐下亦有水肿。脉舌象略如前。血压 180/110mmHg。看来疗效不很满意。于是追问病史。原来，患者曾经大好——水肿基本消退。后听信人言和广告，自购"朴雪"口服。服药后胃肠反应厉害，病情立即加重。曾经几次自觉临危。乏力严重时，无力持箸。由此可以肯定，患者的强心药用量不足。于是地戈辛和中药煎剂使用如前，其余西药加倍。患者服用肾气丸困难，减去。

案 20　不典型的心衰

李某，男，51 岁，威县四马坊村人，2005 年 11 月 30 日就诊。

患者是老病人，但近 2 年没有就诊。主诉为双小腿憋胀疼痛约一月，此前常有小腿虚肿，肿重时即痛。其人体丰，脉沉滑有力，舌暗苔黄略厚。3 年前发现高血压，当时正在治疗乙肝。此外又有明显的小便频数。血压 150/90mmHg。

处理如下：

白芍 25g，甘草 10g，川芎 10g，怀牛膝 15g，当归 10g，丹皮 5g，桂枝 20g，五味子 15g，山萸肉 15g，川朴 5g，香附 10g，龙骨粉 10g，茵陈 10g，三仙各 10g。常规水煎，日 1 付。

金匮肾气丸 9g 日 3 次。

12 月 5 日再诊：诸症大减，虚肿、疼痛和尿频均几乎完全缓解，继续服上方 5 日巩固疗效。

按：煎剂的前两味略同经方芍药甘草汤，仲景用于治脚挛急（略同比目鱼肌痉挛）。该案主诉小腿憋胀疼痛，故方中首选白芍。较大剂量的芍药确实对肌肉痉挛效佳。1998 年我在英国时，一位患者每夜下肢肌肉痉挛难忍数月去咨询。我说服中药必效。果然，重用芍药、甘草加川芎、当归、黄芪等一付即愈。类似经验很多，常常照用经方即效。

案 21　可疑心肌梗死

曲某之母，80 岁，威县杨庄村人，2002 年 10 月 12 日初诊。

突然严重胸痛、阵发加重 10 天，患者不敢起坐、翻身，故请出诊。体形中等，神志清醒，心脏听诊无明显异常。脉弦，舌苔略黄。处理如下：

川芎 10g，怀牛膝 15g，五味子 10g，麦冬 10g，生大黄 6g，丹参 10g，白芍 12g，党参 10g，肉苁蓉 10g，当归 10g，川朴 6g，枳实 6g，香附 8g，茯苓 10g，甘草 4g。常规水煎，日 1 付。

心痛定片 10mg 日 2 次。

10 月 16 日家属来诉：病大好，可以翻身、起坐、行走，仍守上方。

12 月 16 日家属来诉：旧病复发，但较轻。仍守上方。

案 22　心肌梗死死证——断死与断生同样重要

2005 年 11 月末一天深夜，有人敲门甚急。急开门，来人称其父病重，务请临诊。我是有请必去的，于是在那个寒冷的大雾天深夜出诊。

患者马某，82 岁，邻村姜藿寨人，一向身体较好。发病的前半夜，还曾串门聊天儿。黎明时突然发病。其子听见动静，去看时见满床稀便。自称仍有便意，但解不出。此外以气短胸闷，痛苦莫名为主。村医及乡医，都按着凉闹肚子简单处理（并未输液），一天不缓解。病人提出一定要请我看。

到病家后，略作检查、甚至一看到病人，便知情况不好——典型的心肌梗死表现：面色青黄，表情痛苦不可名状，全身冷汗冰凉，四肢尤甚，脉象沉细时如鸡啄。病人平时就很明白，此时仍然临危不乱。说：您一来我虽死无憾了。我只好安慰，但告诉家属，病人很难维持到天亮。虽然应该抢救，但在家无条件。患者辛劳一生，还是住院勉尽人事为好。病家同意，立即打了120。当我告别患者时，他说：我如此高年，自觉不好，您既然不治，不必住院了。我只好再次安慰这个大概不信假话的老者。医生这样做出于职业和人性需要，患者一般会感到温馨。结果是：患者到了医院未及抢救即死亡。

经云：真心痛，朝发夕死，夕发朝死。权且认为所说就是重症心肌梗死吧！

此案有什么好介绍的呢！

第一是想提醒同道，对危重症要及时告诉病家，否则常常会引起医疗纠纷。我正式做医生后的第一件事就是帮助处理纠纷。那是因为一个结核性脑膜炎患者夜间死亡，值班医生不知道，天明时病人家属首先发现。患者的子女有在北京工作的，直接告到卫生部（现国家卫生健康委员会）。处理此类纠纷的麻烦可想而知。其实，那位值班医生相当有经验。当夜他曾经巡视病房，也检查过那个患者，而且发现少腹满（有尿），就差没有叫病人，看是否昏迷。原因是：患者的病情明显好转，当天还自己去街上理发。他怕无故耽误病人休息，于是一时疏忽。读者可能知道，结核性脑膜炎可以因为颅压升高引起小脑扁桃体疝，突然呼吸停止、昏迷、迅速死亡。

我也碰到在医院猝死的，是个心肌梗死病人。我接手病房第一天，查房时见其很可能是心肌梗死（那时县医院还不能做心电图）。于是，再三告诉病家，患者一定要在床上解手。如果患者非要去厕所，一定要陪同到底。同道们很难想象，那时医院的条件——只有露天厕所，工作人员很少，一个病房只有我带着两三个护士，不可能有特护，更不可想象现在的电子监护。第三天，患者死在厕所里，他的家属却在院里看热闹（恰好发生了一件热闹事）。病家当然悲痛，但没有埋怨我，而是后悔没有听我的话。读者须知，心肌梗死患者，猝死在厕所里，不是很罕见。

最后，说一下"验死"和"验生"。

医家不是只以治好病为能事。扁鹊传说他："断生死多验"。说明"断死"与"断生"同样重要——有时断死更重要。所以，吴瑭说：不知死，焉能救生！

怎样才能迅速地断生死呢？简单说，要学验俱丰，并且要认真负责，勤勤恳恳。医家终生如临深渊，如履薄冰，不是好干的行当。一切先进手段，都不能代替医生的知识和经验，更不能代替医生的责任心。

案23　最经济的心衰治验 ——体谅病家的经济能力

这不是用中药治疗的病案，自己也记不清曾经有多少这样的验案了。举这个例子是为了说明：不是疗效好病家就一定能坚持使用你的方法。这里说的心力衰竭，应该称为慢性充血性心力衰竭。中医没有大致相通的病名，可以属于喘证、水肿、蛊胀等。按西医诊断，最常见的是慢性风湿性心脏瓣膜病、高血压心脏病和先天性心脏病。20多年前，以风心病最多见，近来高心病渐多。

慢性心衰是否可以只用中药纠正呢？可以的，暂不论。

先说治病当中的人情。

我年轻时，国人还很穷，农民更穷。劳动一天有时只挣几分钱，能挣三四毛钱就很好了。我的月薪长期不超过40元。

1971年，我做医生不久，本村的一位慢性风湿性心脏瓣膜病心衰患者，心衰加重大概数月之后找我治。她30多岁，是家庭主妇，有两个孩子，只有男人能劳动，困难可想而知。那时我就知道人参、附子等有效，让她服用西药的同时常服煎剂也许很好。但是，以她的财力，是不可能的。那样无异于不治，因为此病需要坚持服药多年，直到无效而死。

怎样治的呢？我选择了虽然属于西医常规，却最经济的办法。那时，一片洋地黄叶片6厘钱，一片双氢克尿塞4厘钱。前三日每天各用两三片，此后，每天各一片。这样，即便全年坚持服药，费用也不超过五块钱。这个病人坚持用了大约十年。病轻时可以做轻体力劳动，稍重时也可以做家务。自然最后还是死于此病。

现在，国人比起那时来是很富了。农民患重病也可花费上万元。不过我还是认为，最好能简便、少花钱，不必有门户之见。治疗经济困难的患者，一定要尽量少花钱。

我读古书，没有发现比上述办法更经济、简便且有效的纠正慢性心力衰竭的验案，经验中也没有见过中医同道的此类案例，且不论经济与否。当然，同时使用中药，疗效会更好，所以，我在单用西药疗效不满意时会加上中药。

顺便提及，现代中药研究证实，几味中药有类似洋地黄的强心作用。

据我所知，最好的是夹竹桃叶，单纯的叶片就行，曾经有过制剂上市。据说毒副作用比洋地黄大一些，我没有用过。当然，有的同道会说，这是中医西化了——尽管夹竹桃大概是清代才从西方传入中国的。

不过，中药治心衰还是常用补益药，如人参、党参、黄芪、熟地、附子、五味子等。

总之，医家要体谅病家的经济能力。

案 24　高血压心动过缓

石某，男，45 岁，威县徐古寨村人，2000 年 10 月 6 日初诊。

发现心动过缓数月，曾用心宝、莨菪无显效。平时偶有心悸和一过性出汗。体瘦神可，舌淡苔白。心电图示最低心率 41 次/分，听诊约 60 次/分。血压 150/100mmHg。

处理如下：

川芎 10g，怀牛膝 15g，党参 10g，黄芪 15g，当归 10g，白芍 15g，熟地 15g，生地 15g，五味子 10g，羌活 5g，独活 5g，桂枝 15g，陈皮 10g，茯苓 10g，半夏 8g，三仙各 10g，生甘草 5g。常规水煎，日 1 付。

心痛定片 10mg 日 3 次。

脉通丸 1 粒日 3 次。

10 月 11 日再诊：服药后无不适，脉仍略迟，但有神且整齐。血压 130/70mmHg。

10 月 16 日三诊：双足心有红丘疹，发痒。停煎剂。

人参归脾丸 9g 日 3 次；香砂养胃丸 6g 日 3 次。各 10 日量，嘱服完后可以自购断续服。

2004 年 7 月 5 日患者陪同妻子就诊：称服上方后一直未犯。脉略缓，舌淡。嘱仍服上述成药。

案 25　窦房结综合征

石某，女，42 岁，威县五马坊村人，2000 年 6 月 20 日初诊。

2 年前，诊为窦房结综合征。心电监测有心房纤颤和窦性停搏。最长停搏间期 2.7 秒。目前以乏力、食后饱胀和下肢水肿为主。仍可作重体力劳动。睡眠、二便可。末次月经 80 多天前，量不多，经期 7 天。一般情况可，脉迟而绝对不齐。舌苔略厚。血压 140/94mmHg。正在服西药。药名不详。

处理如下：

党参10g，麦冬6g，五味子8g，附子6g，桂枝15g，麻黄3g，细辛2g，川芎6g，当归8g，陈皮10g，茯苓10g，半夏8g，生甘草5g。常规水煎，日1付。

金匮肾气丸9g日2次；人参健脾丸6g日2次。

6月26日再诊：下肢水肿消退，仍诉食后饱胀。脉象仍见沉迟而弱。守前方。

按：这样的患者，心血管专家可能建议她安装起搏器。然而，患者还在做重体力劳动，她不大会同意安装起搏器的。现在看来，煎剂中加用地黄50g，人参20g应该更好。附子最好不用。

案26　心动过缓并过速

张某，男，58岁，威县油坊村人，2004年3月24日初诊。

发现心率慢半年，也有时心动过速。自称一向血压偏低。一个月前，服他医中药30付，发现血压高。最高180/100mmHg。心电监测见慢心率为55次/分，但也偶有136次/分。自觉头晕，多困，无他不适。一般情况可，脉象略见洪滑有力。舌稍胖润。血压140/80mmHg。处理如下：

钩藤15g，菊花10g，黄芩10g，川芎10g，怀牛膝15g，葛根10g，茯苓10g，五味子6g，党参10g，半夏8g，三仙各10g，生甘草5g。常规水煎，日1付。

逍遥丸6g日2次；龙胆泻肝丸3g日2次。

3月29日再诊：无明显好转。血压160/80mmHg。上方去龙胆泻肝丸，加人参归脾丸9g日2次。

4月3日再诊：自觉大好，头晕消失。脉率68次/分、齐。血压140/80mmHg。上方加天王补心丸9g日2次。

4月8日再诊：心率68次/分，血压120/70mmHg。守前方。

按：此案也应该重用地黄、人参。所幸上方疗效尚可。

案27　隐性高心病心衰

蒋某，男，35岁，威县东郭庄村人，2002年5月27日初诊。

双足肿胀至踝上10多天，下午益重。此外无不适，亦无自觉原因。脉象弦滑。血压170/110mmHg。处理如下：

川芎10g，怀牛膝15g，香附5g，钩藤20g，茯苓10g，五味子5g，白芍12g，丹参10g，三仙各10g，生甘草5g。常规水煎，日1付。

复方降压片1片日3次；脉通丸1粒日3次；双氢克尿塞25mg日3

次。

6月1日再诊：水肿全消。血压124/80mmHg。自觉略心悸、出虚汗。一般情况可。上方去双氢克尿塞，加金匮肾气丸、天王补心丸各9g日2次。

6月6日三诊：自称似又有肿胀，检查无发现。脉见滑实。上方去补心丸。

按：患者如此年轻，首次发现血压相当高而且有下肢水肿，应该认为有轻度心衰。可以断言，他的高血压已经相当久。只是，由于此前没有自觉症状，没有就诊。故嘱咐他今后坚持服用降压药。

案28　高心病心衰

陈某，女，71岁，威县九马坊村人，2000年6月18日初诊。

心慌、气短伴手颤半月。无既往史，但走路快即喘已经不止一年。常乏力、纳差、失眠、头懵、多汗。二便可。正在服用降压药和治心脏病的药物。脉弦，舌红苔黄。血压200/90mmHg。处理如下：

党参10g，麦冬10g，五味子10g，川芎10g，怀牛膝15g，白芍10g，茯苓10g，丹参8g，菊花10g，连翘6g，黄芩8g，三仙各10g。常规水煎，日1付。

停用家里的西药。另服西药如下：

老年人服西药种类太多常弄混，最好给她包好。

复方利血平1片、心痛定片10mg、地戈辛片0.25mg、双氢克尿塞片25mg共一包，每天2包。饭后服。

6月23日：家属来取药，称病大减。仅有食后略饱满。在家测血压140/60mmHg。煎剂如前，西药减半。

案29　中药纠正严重心衰

刘某，女，62岁，威县邵固附近人，2002年8月5日初诊。

患者住在某医院里，已经西医强心、利尿、给氧治疗数日无效。患者严重颈静脉怒张。腰以下严重水肿且腹水明显。近24小时尿量300ml。严重消瘦，面色青紫，口唇发黑。不能平卧数月。脉象弦滑，血压115/80mmHg。处理如下：

人参15g，党参15g，黄芪15g，五味子10g，山萸肉10g，熟地25g，生山药15g，附子10g，桂枝15g，白术8g，茯苓15g，泽泻10g，白芍15g，丹皮8g，麻黄4g，生甘草5g，生姜30g。常规水煎，日1付。

8月6日：家属来诉，服上方后约2小时见尿。此后约2小时尿1次。过去近20个小时中，总尿量在2500ml左右。目前大腿以上水肿明显消退。患者可以进食、谈话、平卧。原方加陈皮10g，附子加量至12g。

8月8日：我去看。患者很高兴。颈静脉怒张消失。下肢水肿退去大半。守上方。

此后，病情仍有反复，但从未出现初诊时的情况。9月5日后再无消息。2006年她的当家来看病，说病家最后放弃治疗。

案30　心肌梗死伴牛皮癣

李某，男，52岁，威县油坊村人，2004年12月5日初诊。

近4个月来，稍劳即胸闷气短，逐渐加重。已经做心电图检查，诊为心肌梗死。但服西药无效。正在输液，仍不断胸闷。饮食、二便、睡眠可。一般情况可，脉弦，舌暗红。自称血压一直不高。测血压148/90mmHg。又，双下肢有寻常点滴和斑块样牛皮癣多年，近来全身点滴样散发。处理如下：

川芎10g，怀牛膝15g，全瓜蒌15g，薤白10g，丹皮8g，五味子8g，茯苓10g，党参10g，黄芪15g，白芍15g，生地10g，熟地10g，红花5g，三仙各10g，生甘草5g。常规水煎，日1付。

天王补心丸9g日2次；逍遥丸6g日2次。脉通丸1粒日3次。

12月10日再诊：胸闷、气短好转。5天来只犯2次且轻。

如上处理，不断进步。自12月15日加服地塞米松1片（0.75mg）日3次，至12月底，牛皮癣也大好。但胸闷没有完全消失。

2006年，患者的妻子张某来看腿痛（见关节病），主动提起丈夫后来相当好。他们很满意。

按：有心肌梗死和心衰，是禁忌使用皮质激素的。但须知，牛皮癣可以侵犯心脏，患者的心电图变化，也可以是牛皮癣的结果。

案31　高年心肌梗死治验

本村村民赵某，男，76岁，2007年3月18日初诊．

患者一向身体健壮，近年还可以像年轻人一样从事重体力劳动。约20天前，因为勉力平整土地和一时气恼，突然发病。据说当时血压230/130mmHg，晕厥并四肢青紫。于是拨120急救住县医院。县医院诊为心肌梗死，监护一周。其间患者从未睁眼说话，也不能进食水。由于监护室不断死人，家属坚决要求改住普通病房。住入普通病房，患者立即睁眼说话且可以进食水。约 10 天前主动出院。出院后继续按心肌梗死输液、给氧等，但无明显好转。听说我回籍，请出诊。

当时的主要症状是：咳嗽、气短、不能平卧过久，进食很少，大便已10 日不通。患者呈严重消耗状态，精神恍惚，不能平卧。心界向左侧扩大，听诊可闻及明显心音分裂和收缩期吹风样杂音。双肺呼吸音大体正常。脉滑数无根，频见结代。舌苔白厚。血压 110/70mmHg。处理如下：

人参 20g，附子 12g，党参 10g，黄芪 15g，五味子 10g，山萸肉 15g，当归 10g，白芍 15g，川芎 10g，熟地 15g，茯苓 10g，香附 8g，柴胡 6g，陈皮 15g，川朴 6g，三仙各 10g，生甘草 4g。常规水煎，日 1 付。

逍遥丸 6g 日 3 次；补中益气丸 9g 日 3 次。

3 月 21 日再诊：咳嗽、气短好转，仍不能平卧过久。血压 120/80mmHg。中药煎剂如前。成药改为人参归脾丸、金匮肾气丸各 9g 日 3 次。另加西药地戈辛片 0.125mg 日 2 次。

3 月 26 日三诊：自觉大好，大便已通。食量增加，不再咳嗽。脉象弦滑有力，舌象正常。血压 150/90mmHg。中药煎剂和成药如前。加服西药如下：

地戈辛片 0.125mg、双氢克尿塞片 25mg、心痛定片 10mg，日 1 次。

4 月 6 日四诊：自觉大好，已经下床散步。心尖区杂音明显，已无心音分裂。脉象弦滑有力。血压 170/110mmHg。中药仍守前方，西药改服下方。

复方利血平 1 片日 2 次；心痛定片 10mg 日 2 次；PAS2 片日 2 次。

按：患者出院时没有带回任何诊断报告。由最后治疗结果来看，最初可能不是心肌梗死，而是高血压危象，也有可能同时伴有癔症。如果是心肌梗死，血压又达到 170/110mmHg，脉象洪滑有力，患者自觉舒适，几乎是不可能的。若问：假如不是心肌梗死，如何解释 3 月 18 日的情况呢？我看很可能是由于大量使用脱水剂、利尿剂和血管扩张药的结果。患者进食很少 20 天，也是重要原因。

案 32　冠心病心衰

陈某，男，66 岁，威县麦子乌营村人，2001 年 5 月 7 日初诊。

突然心慌月余，无既往史。在家输液无效。无气短，卧床或静坐一般无事。走几步即难受莫名。饮食、二便、睡眠可。脉洪滑略数而结代。舌淡苔白厚。血压 140/90mmHg。未曾去医院就诊。处理如下：

党参 10g，黄芪 12g，白芍 10g，陈皮 10g，茯苓 10g，半夏 8g，川芎 8g，怀牛膝 12g，五味子 5g，桂枝 15g，附子 5g，薤白 8g，龙骨粉 10g，三仙各 10g，甘草 5g。常规水煎两天 3 付。

人参归脾丸 9g 日 3 次；天王补心丸 9g 日 3 次。

地戈辛 0.125mg 日 3 次；双氢克尿塞 25mg 日 3 次。

5 月 10 日再诊：病大减。脉转弱。切脉时未见结代。煎剂改为日一付，成药如前。西药改为日一次。

按：按经方，此案照用炙甘草汤亦可。加用西药如上应该更好。

案 33 冠心病心衰

李某，男，50 岁，威县四马坊村人，2002 年 4 月 22 日初诊。

乏力 4 个月，起因不明。曾按感冒等治疗无效。不能做体力劳动，否则气短。约半月前有尿意不尽，近来好转。无慢性支气管炎史。无高血压史。曾服冠心苏合丸，似有小效。饮食、二便、睡眠可。体形中等，神倦。脉弦滑，舌苔略长。血压 150/90mmHg。处理如下：

川芎 10g，怀牛膝 15g，五味子 5g，生山药 15g，熟地 15g，桂枝 15g，附子 6g，党参 10g，黄芪 15g，陈皮 10g，茯苓 10g，当归 10g，白芍 15g，三仙各 10g，生甘草 5g，枳实 5g。常规水煎，日 1 付。

金匮肾气丸 9g 日 3 次；天王补心丸 9g 日 3 次。

地戈辛 0.25mg 日 3 次；双氢克尿塞 25mg 日 3 次。

4 月 28 日再诊：病减，劳动时仍感气短。又胸满、食少。脉不再弦滑，舌略如前。煎剂如前方。其余如下：

金匮肾气丸 9g 日 2 次；香砂养胃丸 6g 日 2 次。

地戈辛 0.25mg 日 1 次；双氢克尿塞 25mg 日 1 次。

5 月 4 日再诊：自觉体力恢复如前，但做重体力劳动仍气短胸闷。血压 120/80mmHg。守上方。

按：单用西药对冠心病所致的心衰疗效不好。此案有明显乏力，单用西药疗效更不满意。

案 34 少年心动过速

李某，男，12 岁，威县王王母村人，2007 年 7 月 4 日初诊。

当天上午努力劳动时突然心慌难忍，随即休息。就诊时为中午 12 时，即持续 4 个小时不缓解。自称心跳每分钟 240 次——自己数每秒钟 4 次。面色苍白、多汗。脉弱，至数不清。听诊心率 200 次左右，齐。只听到第二心音，心音不弱，不呈钟摆律。肺部听诊无异常。无类似发作史。一周前曾患感冒，先肌内注射、吃药 3 日不好，输液 3 日好转。但输液后多饥饿难忍。患儿颇勤劳，经常和大人一样积极劳动。无其他重病史。发育营养好。处理如下：

红参 20g，西洋参 15g，回家后立即单煎顿服。

补中益气丸 9g 日 3 次。即服 1 次。

人参归脾丸 9g 日 3 次。即服 1 次。

金匮肾气丸 8g 日 3 次。即服 1 次。

党参 15g，黄芪 20g，五味子 10g，山萸肉 15g，当归 10g，白芍 15g，茯苓 10g，桂枝 20g，熟地 15g，陈皮 10g，三仙各 10g，生甘草 5g。常规水煎，日 1 付。

另嘱，服完红参和西洋参后立即煎服党参等不效，即去县医院就诊。

7月8日再诊：其母称，4 日服过党参等煎剂之后，病情缓解。没有去县医院。次日患儿一次努力活动之后，欲复发。休息后迅速好转。此次是患儿自己骑自行车就诊——不愿意让母亲骑车带着他。面色仍略见苍白，脉略数，每分钟 90 次。自觉无不适。停用红参、西洋参。其余守前方。

按： 患儿的心动过速他自己都知道，父母把手放在患儿心前，也感觉很清楚。再做心电图诊断是否心动过速没有意义。他的心动过速显然也是窦性的。问题是患儿为什么出现此种情况，以及如何处理。拙见以为，病因主要是一周前的感冒用药不当——输液后多饥是典型的皮质激素副作用。其次是勉力劳动。上方是一派补益而且立即峻补。效果满意。再做心脏辅助检查，也没有什么意义。但是，若非病家很相信我，很难接受上述处理。

第三节　注意过用丹参导致气虚

【理论说明】

中医原有血瘀之说，近年来西医注重血流变异常。尽管二者实际所指基本上不同，目前中西医却都喜欢用活血化瘀的中药，治疗各种可能有"血液黏稠"或"血瘀"的疾病。其中最常用的是丹参及其制剂。丹参制剂的说明书标明，主要适用于冠心病。但是，时下治疗高血压、动脉硬化、冠心病、脑血管意外及其后遗症等，都喜欢使用丹参或复方丹参制剂。由于这几种病都是慢性病，患者大都长期使用，却忽略了中医所说的"破血即破气"的理论，出现许多因为长期或大量使用丹参或丹参制剂导致的严重气虚患者。

读者大概知道，降压西药也可以导致气虚。但是，据笔者的经验，不长期或大量使用丹参者少见严重气虚。又，降压药对高血压患者势在必用，丹参则不然。故不要见高血压及其并发症，就大量或长期使用丹参及其制剂。

如何纠正此种气虚，请参看下附病案。

【验案】

案1 过用丹参致严重气虚

杨某，女，58岁，威县芦头村人，1992年6月18日初诊。

患高血压大约10年，长期服用降压西药和复方丹参片。上年3月，突然下肢无力，住县医院按"脑血栓"治疗好转。至7月，又因突然说话不清再次住院。其间曾经给氧13天，输液中长期大量使用丹参注射液。出院后继续使用，病情不见好转，反而加重。患者的"脑血栓"并无偏瘫，主要表现是全身乏力和说话不清。经上述治疗，乏力和语謇日趋严重，以至不能下床。她只能说一两个字，同时严重心悸。

患者身材高大略胖，面色和全身苍白，脉象沉数。心律绝对不齐，率130次/分，舌质淡胖，苔白略厚，血压140/80mmHg。气短并无心肺疾患呼吸困难的表现，而是自觉呼吸无力。说话困难主要因为这种呼吸无力和舌头笨拙。肺部听诊大致正常。下肢轻度凹陷水肿。四肢无瘫痪，但极其乏力不能下床。

显然患者是一派气虚之象，于是嘱咐立即停止使用丹参和丹参制剂，服用下方：

党参15g，黄芪20g，麦冬15g，五味子15g，当归15g，川芎10g，白芍 15g，附子 6g，熟地 15g，白术 10g，陈皮 10g，茯苓 10g，怀牛膝 10g，首乌 12g，葛根 15g，甘草 5g。常规水煎，日 1 付。

补中益气丸 9g 日 2 次；人参归脾丸 9g 日 2 次。

地戈辛片 0.25mg 日 2 次（3 日后改为日 1 次）

服上方一周即可下床，语言略有改善，面色见好。一个月后，即可料理家务。说话虽然不很流利，但可以与人闲谈。两个月后，除料理家务之外还可以卖冰糕。

约 5 年后，同村的人来看病，说患者情况仍然比较好，她的丈夫却因为心脏病逝世，而当初是丈夫用驴拉板车送她就诊。那时她丈夫身体相当好。

案 2　久服丹参心绞痛频繁

堂侄之岳母，邻村张庄人，1994 年 70 岁，侄媳陪同就诊。她患高血压、冠心病五六年，常服降压西药和复方丹参片。近半年心绞痛发作日渐加重。每天发作不计其数，自称如常人走路几步就要发作。用速效救心丸可以暂时缓解，但终日乏力且心慌日渐加重。又食量减少、饱胀并睡眠不佳。几乎不能自理生活。

其人体形中等，面色萎黄，语声低微。脉滑弱稍数，偶见结代，舌瘦而淡。双足无明显水肿，血压 140/90mmHg。

有多次典型心电图，再参看上述症状，冠心病诊断没有疑问。

患者无子，生活几乎不能自理，不欲服中药煎剂。于是嘱其停用丹参片，开人参归脾丸 9g 日 2~3 次，金匮肾气丸 9g 日 2~3 次。

3 日后侄媳来说，患者服药当天即自觉大好。心绞痛每天发作一两次，心慌乏力、食少难眠均好转。自理生活已无困难。嘱其自购上方继续服用。

按：患者的冠心病显然很严重，但服用上方后明显缓解 3 年。至 1997 年冬天，出现很难纠正的心力衰竭。治疗月余，虽曾一度缓解，终于未能挽回。

案 3　久服丹参冠心病加重

外甥之岳母，威县王高寨人，1992 年就诊时约 60 岁。

近一个月来常发作胸闷、胸痛并心慌乏力。使用速效救心丸可迅速缓解，但发作日趋频繁且心慌乏力日渐加重。虽然做过心电图，诊为冠状动脉供血不足，近来却因为儿媳患严重甲亢，变得性情古怪（类躁狂症），举家不安。加之治疗花费颇多，顾不上自己的病，只坚持服用丹参片。

患者体瘦面白，脉象弦滑略数，舌淡苔白。血压 140/90mmHg。

这样的家庭条件不宜服中药煎剂。于是嘱咐立即停用丹参片，开人参归脾丸、金匮肾气丸如上案。

数日后，外甥来取药，称患者诸症悉退。

使我惊异的是：2004 年在外甥家见到她，说服上方后一直未犯。故仍在间断服用上方。

案 4　久服丹参致严重气虚

郑某，女，58 岁，威县邵固村人，2004 年 12 月 1 日初诊。

患高血压八九年，常服降压西药和复方丹参片、丹参滴丸等。近一年来常感心悸、发冷，又乏力多困，肩背酸沉。在县医院和县中医院诊为"颈椎病"，已经作牵引、按摩、针刺月余，无明显疗效。近日按"颈椎病"服中药 6 剂，症状亦无改善。经人介绍，专程就诊。

查一般情况尚可，但面色㿠白，脉象沉细，舌稍淡而胖，舌象大体正常。血压 130/70mmHg。

患者的表现是心、脾、肾气虚，以心脾两虚为主，除久服丹参外，无其他明显原因。

嘱停用丹参片和丹参滴丸，服用下方：

党参 10g，黄芪 15g，当归 10g，白芍 15g，熟地 15g，川芎 6g，茯苓 10g，五味子 10g，白术 5g，陈皮 10g，附子 8g，桂枝 20g，甘草 5g，川朴 5g。常规水煎，日 1 付。

金匮肾气丸、人参归脾丸各 9g 日 3 次。

12 月 6 日再诊：诸症悉减，脉象沉而不细，舌象正常，血压如前。处理同前。

12 月 11 日三诊：诸症悉退，脉象稍弱，血压如前。嘱继续服上方 5 日，而后只间断服成药，不要再服丹参片和丹参滴丸。

案 5　停用丹参心绞痛好转

刘某，女，66 岁，威县王高寨人，2004 年 9 月 30 日初诊。

患者是来看尿频的。她曾于 2002 年农历 11 月底患脑基底动脉梗死住院。急性期过后，除说话不很清楚、大口喝水困难之外，又有比较严重的尿频。当时曾经派人来求方子。服药后曾经大好，我已经忘记了，这次就诊才说起。

目前患者勉强可以自理生活，但行动迟缓，精神淡漠，面色萎黄。

使我意外的是，患者六脉皆无。再诊耳前动脉、足背动脉，也完全不见搏动。然而，家属说，她从40来岁就有高血压，至今还在服用有关药物。血压130/80mmHg。

高血压而脉微细者不很少见，完全无脉者在我这大约是第三次经验。

患者还偶尔发作典型的心绞痛——胸骨后闷痛向左臂尺侧放射，用消心痛有捷效。

值得注意的是：家属说从前服用复方丹参片时，心绞痛发作频繁。停用后，明显减轻。

目前患者显然有严重气虚，此种气虚至少和久用丹参有关。心绞痛减轻应该也和停用丹参片有关。

此次处理见高血压病案9。

谨再次提请同行注意：

由于高血压及其并发症心脑血管病非常多见，目前活血化瘀中药，特别是丹参和丹参制剂使用偏滥。请注意久用或大量使用丹参会破气。患者主要表现为面色苍白或萎黄、心慌乏力。若有冠心病或脑血管病后遗症，都会加重。我极少用丹参及其制剂，希望读者使用时要适可而止。除丹参外，其他活血化瘀药，也要想到它们的破气作用。

案6　久用丹参等严重气虚

张某，女，55岁，威县王王目村人，2007年5月28日初诊。

心悸、乏力、气短数年，渐重，近数月尤其严重。自称本人和丈夫为自己切脉即多见结代。患高血压约20年，正在服复方降压片和消心痛各1片日2次。此次加重前曾经服用丹参滴丸等2个月，其间心悸、乏力、气短加重。又服中药10余服，每次都有腹泻。服完后心悸等似乎略好。已经停用丹参滴丸2月，病情不见好转。体胖，神倦，面色青黑粗糙，口唇尤重。微喘，说话气不足息。饮食、二便、睡眠可。从来没有下肢水肿。脉轻取不及，中取滑弱，不任重按，无结代。舌淡紫苔白润。血压100/80mmHg。嘱不要再服丹参及其制剂。降压药改为日1次。其余处理如下：

人参10g，党参10g，黄芪15g，五味子10g，白术5g，苍术5g，当归8g，白芍15g，川芎8g，熟地15g，附子10g，桂枝20g，茯苓10g，陈皮20g，三仙各10g，生甘草4g，生姜20g。常规水煎，日1付。

人参归脾丸9g日2次；金匮肾气丸9g日2次。

6月2日再诊：自觉大好。面色略见红润，不再青紫粗糙，但口唇仍暗。脉仍不任重按，未见结代。舌可。血压120/80mmHg。守前方。

按：患高血压20年，心脏无疑有了问题。但患者的表现不是心衰——完全没有下肢水肿，此前也没有过。患者有3个儿子，必然家庭负担很重，心悸、乏力、气短等与过劳有关。但服用丹参滴丸后加重，说明气虚与药物有关。不知道前医开的中药为什么每次都见腹泻。一般说来，腹泻也会加重气虚。该案可以照用炙甘草汤。服上方后，自觉大好，血压正常，故上方疗效也满意。

第四节　贫　血

【概说】

贫血特指血液内的血红蛋白低于正常——一般低于100g/L即诊为贫血。血红蛋白只存在于红血球（即红细胞）内，所以，贫血也就是红细胞低于正常。不过，贫血患者的红细胞有的大，有的小，所以，低血红蛋白和低红细胞不总是成正比。

按病因不同，贫血分为：失血性、缺铁性、维生素B$_{12}$缺乏（巨幼细胞贫血）、营养不良性贫血和再生障碍性贫血等。其中以缺铁性贫血最常见。20多年前，婴幼儿多见巨幼细胞贫血。近年来，由于生活水平提高，远远少见。

除非很严重——血红蛋白低于50g/L——失血性贫血与缺铁性贫血治疗原则无区别。即都以补铁为主，同时补充其他营养，特别是改善食欲，增加蛋白摄入，因为血红蛋白就是蛋白和铁的化合物。实际上，补充铁剂，改善营养，增加蛋白摄入，对各种贫血都是必要的。

巨幼细胞贫血是一种很特殊的贫血，维生素B$_{12}$或肝制剂是最有效也几乎是唯一有效的药物。疗效好的患者，可以在4日内大好。此时血红蛋白不可能正常，但患者的自觉症状可以基本消失。使用维生素B$_{12}$超过一周，仍无明显好转，即可排除此病，即可以用维生素B$_{12}$做诊断性治疗。

营养不良而导致贫血，必然有其他严重营养不良。此时热量摄入不足，患者不但低血红蛋白、缺铁，也缺乏维生素等。血清白蛋白（ALB）、转铁蛋白（TRF）和前白蛋白（PAB）是监测营养状况的良好指标（按：血清蛋白低时，营养已经很差），故血清蛋白也必然低。旧时，有些人生活贫苦，饮食太差，经常处于饥饿或半饥饿状态，很容易患此病。目前很少见。只有某些严重影响进食或严重消耗的慢性疾病，可以出现这种情况。治疗时自应兼顾影响进食的疾病。

中医治贫血，可以从字面理解——用四物汤就有效。考虑周到一些，应同时补气。最简单的方子，只需当归、黄芪两味——当归补血汤。用十全大补汤更好。严重营养不良时，最好加上阿胶或鹿角胶。

但须知，中医所谓补血，不限于促进造血，也不限于治疗血虚，而是补血肉。故较重的营养不良——赢弱消瘦，即可使用补血法。血属于气，中医认为补血必先补气，道理在此。

又须知，中医也早就用铁剂治贫血，如《金匮要略》中就有"硝石矾石（礜石?）散"。经文是：

硝石矾石散方

硝石 矾石（烧）等分

右二味，为散，以大麦粥汁和服方寸匕，日三服。病随大小便去，小便正黄，大便正黑，是候也。

后人对此方中的"矾石"是什么看法不一，从服药后"大便正黑"可以断定，必属铁剂。俗称此种贫血为"黄胖病"。不过，古人对贫血的认识不够深刻，有时会与黄疸相混。

【验案】

案1　胃切除术后贫血

范某，男，威县方家营村人，2004年74岁，两次因贫血就诊。

查既往记录，初诊是2001年5月17日。当时自述，2000年秋天做胃息肉手术，至冬天发病，一直贫血。无腹胀腹泻，但不欲食、乏力。曾经多次做消化道造影和胃镜，未见异常。近日在县医院诊为黄疸。察患者面色和结膜苍白，巩膜无明显黄染——老年人常有结膜下脂肪发黄，不能视为黄疸。腹部无明显包块和压痛。脉滑，舌淡嫩苔少。一周前化验Hb68g/L，总胆红素18mmol/L。

显然，县医院诊为黄疸的依据只有总胆红素，但是，即便不考虑化验误差，这个结果也只是在边沿，而贫血比较重则确凿无疑。再考虑到患者没有肝胆疾病的症状和既往史，黄疸大体可以排除。可见，化验结果有时会干扰诊断，把没有经验的医生引入歧途。

那么，贫血是什么原因呢？

患者胃息肉手术的术式不太清楚。不过，术后多次做胃镜，显然是怀疑癌变，提示当初就是按恶性息肉做的胃次全切除。然而并无癌变，很可能当初的手术就是不必要的。于是，患者的病都可能是"治"出来的。贫血应该是胃切除的结果。假如一味治黄疸，就是告知患者还有肝胆疾病。他的精神负担更重。读者必知，这个患者按中医辨证施治，不宜使用清热利疸法。那样治，必然越治越重。

上面的讨论是为了提醒读者：在直观检查结果和化验结果之间，宁可相信自己的感官。特别是不必做那么多理化检查。目前，高新尖的检查做得太多了。

总之，我没有去管可疑的黄疸，而治贫血。处理如下：

人参健脾丸 9g 日 3 次；香砂养胃丸 9g 日 3 次。

力勃隆 4 片日 3 次（饭后服）；维生素 B_{12} 100mg 肌内注射日 1 次。

煎剂开的就是十全大补汤加三仙各 10g，枳实 8g。

这样的治法似乎有点撒大网。不过，力勃隆（按缺铁性贫血治当首选）和维生素 B_{12}（按巨幼细胞贫血治当首选）都是极经济、简便、副作用少的药物，而且无论主要原因是什么，同用都不算错误。再加上中药，疗效应该更好。

果然不出所料。

5 月 23 日再诊：食欲大好，精神好，贫血貌略如前，脉见洪象，舌象略如前。血压 100/50mmHg。继续按上方治疗 10 日，患者基本康复。

2004 年 6 月 17 日：旧病复发，并说 3 年前曾经因为同样的病情就诊且迅速痊愈。于是查找记录。上述内容即根据记录讨论。此次发病仅一周，处理如前，迅速痊愈。

2005 年 9 月 9 日：贫血不明显，但近来食欲渐差。患者又补充说：2003 年曾经因此就诊，服药 2 付即大好。仍守前方。

2007 年 4 月 10 日附记：今天患者的外甥就诊，谈及 2001 年范某病重就诊前的情况。原来，当时医院已经告知家属患者是癌瘤晚期，放弃了治疗。病家已经准备好了后事，就诊于我不过是免得后悔而已。没想到疗效很好。最近，患者还能做轻体力劳动。

案 2　失血性贫血

本村村民李某，女，50 岁，2006 年 11 月 10 日初诊。

贫血约 20 年，起初因为产后大出血所致。近三四年，主要因为月经过多。自称常常不足 20 天即来一次月经，每次月经量都很大，以至于不敢活动。我早就发现她总是面色苍白，但她从未因此求治。近半年她经常服用大量的雌激素或避孕药（类似雌激素），完全无效，还影响食欲。（按：有的人服用小剂量己烯雌酚即可引起严重呕恶不能食）3 天来又胸胁两肋酸痛胀满。体形中等，面目苍白而虚肿，即呈典型的贫血面容。脉象滑弱，舌淡有裂纹。处理如下：

当归 10g，白芍 15g，川芎 8g，熟地 15g，党参 10g，黄芪 15g，白术 5g，苍术 5g，川朴 6g，乌药 6g，益母草 15g，香附 10g，陈皮 15g，茯苓 10g，半夏 8g，三仙各 10g，甘草 4g，生姜 20g。常规水煎，日 1 付。

逍遥丸 6g 日 2 次；补中益气丸 9g 日 2 次；香砂养胃丸 6g 日 2 次。

力勃隆 3 片日 3 次。

11 月 15 日再诊：胸胁酸满胀痛消失。面色略见红润。脉转滑大，舌如前。继续服上方。

11 月 20 日三诊：病情大好。面色接近常人。自称全身舒适，食欲大好。近 2 日来月经，量很少。脉象大体正常，舌裂纹变浅。仍守上方。

嘱 5 日后即可停服煎剂，但成药和西药继续服用 40 天左右。

案 3　失血性贫血

王某，女，38 岁，威县李寨村人，2002 年 7 月 28 日就诊。

40 天前，患者因为严重的环状痔多处血栓形成就诊手术治愈。当时即有轻度贫血。实际上，她因为经常痔疮出血，总是有点贫血。目前明显贫血貌，自觉食少、乏力，失眠。处理如下：

当归 10g，白芍 15g，川芎 10g，熟地 15g，党参 10g，黄芪 15g，陈皮 10g，川朴 5g，茯苓 10g，桂枝 15g，陈皮 10g，三仙各 10g，生甘草 5g。常规水煎，日 1 付。

人参健脾丸 12g 日 2 次；补中益气丸 9g 日 2 次。

力勃隆 4 片日 3 次饭后服。

嘱服煎剂 5 日后即只服成药和力勃隆。

按：此案有肯定的慢性失血因素，不必做检验。不用煎剂也可。照用十全大补也可。最好略加理气消导药。

又，痔也有一定的遗传倾向。患者的两个姐姐和父亲也曾因严重环状痔血栓形成就诊手术。环状痔就比较痛苦，出现血栓形成就更痛苦。不手术，至少一个月才能基本上缓解。手术要点是：切开从而挤出全部死血。马王堆医书中就有很高明的手术方法。

附：关于巨幼细胞贫血的回忆

1970 年代我在威县县医院工作时，此病很常见，特别常见于哺乳期的幼儿。除了明显的贫血，患儿还精神淡漠，食欲很差。但很少见消瘦，多数反而略胖。那时维生素 B_{12} 供应不充足，不少患者要找关系购药。当时此药（注射剂）大都 50 微克 1 支。其实，每天注射 50 微克，对幼儿来说也足够了。疗效几乎 100% 地很好。亲自治和亲见同事治的患者应该有 300 例以上，没见过无效的。一般不超过一周就明显好转。最常见、也是我见过的唯一不良反应是口唇或下颌抖动。这不应该是副作用，而是造血功能恢复后，身体不适应的缘故。

那时为什么多见此病而且多见正在哺乳的小儿呢？

显然是营养太差之故。

那时的农民，很少吃肉，粮食也不充足，母乳必然营养成分不足。

近 15 年没有见过此病，唯一的解释就是饮食大大改善了。

当然，那时的成年人患此病也不是很少见。

我的舅舅和姐丈都两次患过此病，用维生素 B_{12} 疗效也都很好。

此病称为巨幼细胞贫血，就是外周血涂片会发现个儿大的不成熟的红细胞。

实际上，那时不是每个患者都做这个化验。

常常是先做诊断性治疗——最多一周见分晓。

按教科书所说，治此病最好再加上叶酸等，但维生素 B_{12} 则非用不可，而且单用叶酸是禁忌。

口服肝制剂是否有效，没有经验。但最早治此病是用的肝制剂。那时西方人称此病为恶性贫血。我国的内科书不单列恶性贫血，一直混在巨幼细胞贫血里边讲。

因为维生素 B_{12} 很便宜，每天注射一次很方便，而且疗效好，中药治此病效果如何，没有经验。

现在的维生素 B_{12} 多见 500 微克 1 支的，实际上没有必要。

看来，正如维生素 B_1 和维生素 C 缺乏一样，几乎再不见那两种病（我从未见过），它们倒用得很广泛，用量也很大。然而，立竿见影的效果几乎再也看不到。

不过，大量使用维生素和滥用抗生素不同。维生素制剂大多很便宜，大量使用维生素也有些浪费，因此造成的经济负担却远比滥用抗生素小。其他不良后果则更小。

第六章　呼吸系统疾病

【概说】

按照进化学说，高等动物的呼吸系统由鱼类的鳔演化而成。

离开水环境之后，从空气中获得氧气成为动物维持生命的第一需要。

几分钟不呼吸，绝大多数高等动物就会死亡。

所以，呼吸系统非常重要。

然而，这个系统又很特殊，它只有一种功能——换气。

为了完成这一似乎简单的功能，动物进化中出现小循环——由一心室一心房最后进化为两心室两心房。大循环中的血液必须全部通过小循环才能充分换气，所以，这一步进化非常难能而且重要。呼吸与循环系统关系之密切也非其他系统可比。除心脏外，只有肺脏要求每次循环中的全部血液通过它。

由于与环境——主要是和大气交换频繁并大面积接触，呼吸系统最容易发生"外感"，而少见心理或精神因素为主导致的疾病。

【中西医结合解剖、生理、病理和诊治要点】

当代医学关于呼吸系统解剖、生理、病理知识非常复杂。其基本知识却是学过中学生理卫生的人都知道的。对非呼吸系统疾病专家来说，有关基本知识在处理常见病方面已经大体够用。

呼吸系统的基本功能就是呼出二氧化碳，吸进新鲜氧气。

古人不知道氧气，不可能从当代物理化学高度说明呼吸系统的生理和病理。不过，呼吸这一最直观的生命指征是一般人的常识。俗话说"断气儿了"，意思是死了。所以，呼吸的重要性尽人皆知。

影响呼吸的要素有四：①呼吸道的通气功能；②肺泡的换气功能；③呼吸肌的运动功能；④呼吸中枢的调节功能。

人们的常识是皮肤在体表，与环境接触最多。其实，皮肤可以长时期受保护，不直接接触环境，呼吸则必须时刻不停地大面积与大气环境接触并交换。故可以在某种程度说：中医所谓肺主皮毛，即肺和皮毛一样直接和外接接触。

总之，呼吸道是机体与外界——主要是大气——接触最频繁的器官。加之人为的抽烟和环境污染，影响呼吸的四要素中，最容易出毛病的是呼吸道。急性气管—支气管炎（感冒的常见结果或并发症）和支气管哮喘，无疑是环境首先损害呼吸道。慢性支气管炎成为目前最常见的慢性呼吸系统疾病，更是由于上述原因。

以肺脏换气功能受损起病的，是肺脏组织首先受损。数十年前，最常见的肺组织受损是肺炎和肺结核病。目前结核病很少见，肺组织受损主要见于急慢性肺炎、肺癌、矽肺和尘肺等。对普通医家来说，肺癌、矽肺和尘肺也相当少见。最常见的还是老慢支——慢性支气管炎——多数会发展为肺心病。

呼吸肌运动和呼吸中枢调节异常，一般不属于呼吸系统疾病。中医所说的大气下陷证与呼吸肌运动功能低下有关。

与呼吸系统关系最密切的是循环系统，急性左心衰竭造成肺水肿就是严重影响肺脏换气功能的急症。此外，还有很少见的休克肺，主要因为严重的感染或非感染性中毒引起。

中医认为，呼吸还与"肾脏"有关，比如，老慢支绝大多数有"肾不纳气"的病机。一般西医很不理解肾与呼吸为什么会有关系。其实，西医就常用副肾素（目前常用其改进制品）、皮质素治疗呼吸困难。中医所说的肾，就包括部分内分泌功能，特别是肾上腺和性腺功能。不过，这不等于说中医的"补肾纳气"略同使用副肾素或皮质激素。

绝大多数呼吸系统疾病的诊断，相当容易。比如，最常见的急慢性气管炎和支气管哮喘，病人自己大都知道。

对呼吸症状明显的病人，医生首先要重视病史和体检。到医院就诊的患者，做一次胸透或照一个胸片，也是必要的。这样可以避免漏掉不很常见的肺炎、肺结核、肺癌、矽肺、尘肺和癌瘤等。

呼吸系统疾病最常需要解决的问题是：控制感染和改善呼吸困难。

有了众多的抗菌西药，按说控制急性感染早已不是问题。然而，目前常见皮质激素和抗菌西药同时滥用的不良后果，对此常常需要中西医结合处理。

慢性呼吸道疾病合并急性感染，中西医结合治疗也是最好的选择。

西医有很多针对呼吸困难的手段，不过，总的来说，解决呼吸困难，还是中西医结合疗效最好。

第一节　老慢支和慢性肺心病

【概说】

老慢支、阻塞性肺气肿和慢性肺源性心脏病，是一连串逐步加重的病理变化。

老慢支者，老年慢性支气管炎之简称也。

关于这个病名，有必要多说几句。

首先要知道，年老不是此病的原因。即不像老年人血管硬化、生殖和大脑等器官萎缩那样，它不是伴随衰老必然出现的退行性病变。

目前，标准的教科书上，没有"老年慢性支气管炎"这个病名。只有"慢性支气管炎"。按照西医病理，时间超过 20 天的炎症，都应该认为是慢性的。老慢支的含义则不是这个意思。它是指由于多年、多次的"慢性支气管炎",导致了不可逆的、以支气管受损为主的肺部病变。因而,患者大多是老年人。这种支气管炎,终年存在,只是时轻时重而已。

近来,教科书上往往单列"阻塞性肺气肿"(简称"慢阻肺"),其实,"老慢支"是导致"慢阻肺"的最常见的原因。凡诊为"老慢支"者,已经有不同程度的"阻塞性肺气肿"。只不过肺气肿很轻时,不强调这种病理。

老慢支必然导致肺心病。目前,此种肺心病,占慢性肺源性心脏病的90%以上。

总之,老慢支、阻塞性肺气肿和慢性肺心病,最好一起讨论。

老慢支是目前最常见的慢性呼吸道疾病。这不是说它比数十年前发病率高了(实际上是低了),而是因为其他慢性呼吸系统疾病很少见了。

此病是怎样导致的呢?

直接原因是反复发作的长期咳嗽吐痰。

什么原因导致长期咳嗽吐痰呢?

对此病来说,首先是呼吸道感染,其次是吸烟(教科书上多把吸烟列在首位)。旧时,生活条件不好。比较贫苦的人,患感冒咳嗽吐痰还要努力劳动。再加上这些人往往吸烟,必然咳嗽吐痰长期不愈。如此反复2年,每年咳嗽3个月以上,慢性气管炎就很难除根儿了。

为什么老慢支必然导致肺气肿、肺心病呢?

因为支气管反复长期发炎,黏膜逐渐上皮化、气管平滑肌机化萎缩,不但气管口径逐渐缩小,软骨弹性减弱,舒缩功能也逐渐减退。结果,气管的通气功能越来越差——即通气阻力越来越大。长期咳嗽再加重肺泡张力,肺泡壁也逐渐变性。于是,柔嫩的肺脏逐渐变得像煮熟的肺且明显肿大。与此同时,肺内小血管和毛细血管也必然变得管腔狭窄。血液通过肺脏时阻力越来越大,右心负担增大,导致右心肥厚,最后衰竭。通气阻力和血液通过肺脏时阻力越来越大都严重影响换气,所以,出现心衰之前就有呼吸困难。

西医据以诊断此病的桶状胸、肋间隙变宽、颈静脉怒张、呼吸运动变小、三尖瓣区心音强于心尖区和呼吸音弱、胸部叩清、心界缩小等,就是上述病理变化的典型体征。由于缺氧,患者口唇青紫或苍白,自不待言。这时不需要任何特殊仪器检查就能确诊此病。

不少人终生吸烟很多,但不见典型气管炎表现。所以,老慢支有一定的体质或遗传因素。但是，吸烟总是很不好。做过或参观过开胸手术的人都知道，吸烟数年的人，肺脏就会变成烟色甚至肝色。在所有合法商品中，只有香烟标明它是会要命的，但是，短时间内它不会被禁绝。看来人类不可能变得完全理性。

还有些"慢阻肺"患者，主要是遗传因素所致。这就是支气管哮喘导致的那一种。支气管哮喘发病年龄一般很早，这种"慢阻肺"出现的年龄也大多较早。

老慢支出现肺气肿时（实际上已有肺心病），病理变化已经非常深刻，即不完全可逆了。治疗只能缓解严重情况，阻止病情进一步发展。

西医治疗老慢支、慢阻肺和肺心病，有抗感染药、皮质激素、扩张气管药、强心药、给氧等。但是，扩张气管药、强心药效果都不满意。只有皮质激素、给氧是紧急情况下必须使用而且是中医所无的。

中医也有可靠的扩张气管药和强心药，著名的复方如小青龙汤、越婢汤、麻杏石甘汤、八味地黄汤等，效果很可靠。

特别严重的支气管哮喘，有时必须使用副肾素类——包括平喘的气雾吸入剂。后者更方便一些。吸入剂都是高选择性的 β_2 受体兴奋剂。如盐酸异丙肾上腺素，间羟异丙肾上腺素和酚间羟异丙肾上腺素，六甲双喘定（即海索那林）和氯喘定等。后二者不是副肾素的改进产物，但也有类似副作用。

西医治疗老慢支，还有抗生素和皮质激素。感染严重时，抗生素是必需的，皮质激素一般不是很必须。目前最常见的是大量滥用二者，特别是滥用激素危害极大。

总之，治疗老慢支应该兼取中西医之长。

十分之九以上的老慢支患者在冬天加重，而且越冷越重。道理非常简单：主要是支气管因呼吸冷空气收缩而且更容易感染。其次是冷天肺内小血管收缩，小循环阻力增大，因而增加了心脏的负担。因此，对比较危重的患者，提供一个温暖而空气清新的居住环境，是此种肺心病抢救成功和延长寿命的必需条件。病情严重时，没有这个条件，一切中西医手段都可以无效。这一条件只有现代的暖气或空调才能实现。在我国，至今还有很多人，包括城镇居民不具备这一条件。医家须知，这一条件不仅是抢救某些危重病所必需的，而且对预防老慢支恶化极其重要。所以，对经济状况允许的病人，应积极动员他安装暖气或空调。

【验案】

案 1　滥用皮质激素致老慢支恶化（家兄的病）

长兄患有老慢支，在我赴英国行医期间因为滥用皮质激素等几乎不治。在此稍微详细介绍一下。

我于 1998 年 10 月底赴英，是年家兄 66 岁。当时他的老慢支还很轻：没有桶状胸，没有颈静脉怒张，夏天还可以做较重的体力劳动而不喘。2000 年 5 月底我返乡时，他几乎不能起床了。我很纳闷。

详细了解才知道，这主要是滥用皮质激素所致。

为了让读者更切实地理解老慢支、慢阻肺和慢性肺心病，下面结合家兄的病情再说一下此病的病理。

老慢支患者的病史大概分四期。

初期：就是急性气管–支气管炎。急性气管–支气管炎就是感冒或其他原因刺激气管导致咳嗽、吐痰、发烧等。人人都有过不止一次这样的经历，家兄自然不例外。

第二期：慢性支气管炎期。如果生活条件不好又不注意调摄，急性气管–支气管炎就会因为感冒、吸烟等反复发作而变成慢性支气管炎。

年深日久，就成了老慢支。

这时的主要表现是：白天咳嗽吐痰比常人多，但最典型的是早晨起床之后要咳嗽一阵，吐比较多的痰。如果发生感冒，白天和早起咳嗽吐痰就更严重。冬天咳嗽吐痰比夏天重。

家兄吸烟，又喜欢博弈，特别是冬天，经常熬夜博弈。这时吸烟更多，更容易感冒，而且感冒咳嗽更难短时期恢复。所以，60 岁之后，他经常咳嗽吐痰。而且无论冬天夏天，早起经常要咳嗽一阵。

我出国时，他的病情才发展到这一期。

第三期：肺气肿期。因为支气管通气功能越来越差——即通气阻力增大，咳嗽更频繁，肺泡内张力日趋增大，肺部肿胀。这种肿胀一方面是肺泡通气阻力增加所致，一方面是支气管发炎越来越重，组织机化变硬，于是，整个肺脏肿大变硬，形成肺气肿。这时患者会出现桶状胸等，做稍重的体力劳动会气短。

一般说来，这时已经有了肺心病。但早期可以认为只有肺气肿。

这样的患者，一般还可以存活 10 年以上。家兄还没有发展到这一期，显然不应该恶化那么快。

第四期：肺心病期。每一次循环中，全部血液都要靠右心室泵入肺脏。肺气肿后，血液通过时阻力越来越大，右心变得越来越肥厚。肥厚到一定程度，收缩力反而不足了。于是出现右心衰竭。病人稍活动就气短，甚至不活动也气短。再严重就是不能平卧，几乎昼夜要半趴着或半躺着。这时一般都有下肢水肿，不少人同时有不同程度的头面部水肿。

这样的患者很难再存活 10 年。

家兄的病情迅速恶化，是因为 1999 年春节前后反复感冒，咳嗽、发烧。这时，他每天在一位医生处，注射 160 万单位氨苄青霉素加地塞米松 10mg。肌内注射后暂时缓解，他就又去玩了。这样断续注射约一个月，就不再能支持。继续注射也不再有效。而且全身明显水肿，咳嗽吐痰不断，心慌气短，头晕乏力，下床困难。一般年头儿，春暖之后，病情会自动好转，这次却不见好转。

这不是说家兄病情恶化，完全是医生的过失。若家兄注意调摄，就会少感冒，感冒后也不至于咳嗽吐痰长期不愈。但是，一味给这样的患者使用抗生素加皮质激素是错误的。

还好，不久我回国并回乡探亲。了解情况后，立即治疗如下。

中药煎剂：陈皮 10g，茯苓 15g，半夏 10g，桂枝 15g，附子 10g，干姜 5g，五味子 15g，熟地 15g，当归 10g，川芎 8g，白芍 10g，生山药 20g，厚朴 6g，甘草 5g，生姜 20g。常规水煎，日 1 付。

中成药：金匮肾气丸 9g 日 3 次。

服上方一个星期，家兄就可以下床活动自如了，全身水肿明显减轻。一个月后，水肿完全消退，自觉恢复到前一年夏天的状况。别人说他比往年还要康健。这时他又可以下地劳动了。但我还是嘱咐他坚持服用金匮肾气丸，而且还把煎剂简化，制成散剂让他服了一个月左右。

此后，家兄没有再抽烟，但继续饮酒。这对老慢支也很不好。农闲时还是喜欢博弈。后来又病重两次。每次都是高热神昏，呼吸困难，咳嗽吐痰严重，自觉不支。这时就要使用上述中药、抗生素并同时给氧。高热不退时，也使用一两次小量皮质激素，但从未长期或大量使用。

但是，2001 年冬天病重时，如上处理竟然无效。我发现是居室太冷的缘故，于是立即安装暖气，情况迅速好转。2002 注意及时取暖，冬天没有严重发病。2003 年可以完全靠自己照料承包的土地。

此后，家兄还是不很注意保养。不过，夏天即便感冒，也不会出现危重情况。冬天总要闹两次较重的。但总的说来，病情没有加重，似乎还轻了点。比如，2004年的秋收秋种都是自己完成的。2005年冬天冷得晚，但持续时间长，春节后10多天，积雪没有化完。最冷的时候，适值感冒流行，他的感冒就较重。上述中西药连用两天还是不很好，因为暖气不热，又添上电暖气，很快就缓解了。因为注意取暖2006年冬天他的病情相当稳定。2007年他76岁了，还可以做轻体力劳动。他还是经常饮酒，几乎每天打牌。劝说无效，只好听之。

案2　中药对抗皮质激素的副作用

这是在英国时治疗的一个病人，患者是一位50岁左右的妇女。

这位妇女从年轻时就有支气管哮喘，但不是很严重。英国实行全民公费医疗，所以，西医治疗是及时而且充分的。这样的患者，英国医生都给他们气雾吸入剂。此药缓解呼吸困难的效果可靠，便于使用。加之生活水平比较高，几乎百分之百家庭有中央空调，气候也比较好，所以，在英国很少见气管炎发展成严重肺心病。但是，随着年龄增大，她病情还是不断加重。于是英国医生也开始给她口服皮质激素。结果，病情不见缓解，反而出现明显的全身肿胀。同时又有心慌、出汗、乏力、头晕等不适。不过，情况还不是很差。她还可以上班——为一家公司做清洁工。这个工作相当辛苦——每天凌晨2点起床以便早7点之前做完清洁，一般清洁工都是这样。她觉得很吃力，呼吸困难加重，英国医生治疗无效，向她推荐中医。

察其全身中等程度的水肿，面色紫红，脉象重按不实，舌质暗红。血压不高。于是给她开小青龙、二陈、八味地黄合剂。效果很好，一星期后，患者自觉症状消失，不再用气雾剂。她坚持服药两个月，自觉呼吸、精神、体力等越来越好。特别是水肿消退，体重下降5kg多，人变得精神干练。

每次就诊她都赞扬中草药，对西药不满。其实，西药对她还是很有好处。

像上面这样的病例很多。单纯对付皮质激素导致的水肿，用温阳利水法即可，因为皮质激素导致水肿就是阳虚水泛。但是，对比较严重的老慢支，真武汤等不足以解除呼吸困难。因此我通常还要使用小青龙加减。小青龙也可以看作温阳利水的方子。只是它所利之水在心下（自西医理解在肺脏或小循环）。

案3　中药对抗皮质激素的副作用

邻村李家寨武某之妻，1988年62岁，患老慢支10多年久治不效。因恐冬天病情加重，1987年冬天去天津住在有暖气的儿子家并就近找专家治疗。她在天津戒了烟，经多位中西医专家治疗一冬，病情却不见缓解。不唯如此，患者全身虚肿日渐加重。呼吸困难虽然不很严重，但自觉头晕乏力，睡眠不好。原有的其他精神症状（轻度精神病，常说话很多，容易激动，多疑）加重。于是1988年春天回家求治于我。

我给她开的方子也是小青龙、二陈、八味地黄合剂，情况迅速好转。服药月余，头晕、乏力、睡眠不佳迅速好转，气管炎症状大大缓解，自觉精神体力较前大好，体重下降5kg左右。

案4　中西医结合治疗肺心病重症

王某，女，59岁，威县马塘寨村人，1989年4月6日初诊。

有慢性咳嗽气短，每感冒或冬天加重多年。近来常犯心悸、气短、食少、乏力、不眠。身体消瘦，精神困顿，脉细数，舌润嫩，苔略黄腻。典型桶状胸，颈静脉明显怒张，双肺满布粗湿啰音。正在服百喘朋、氨茶碱和利尿药。血压100~96/80~70mmHg，体温36.9℃，心率136次/分。

西医辨病：老慢支、肺心病、心衰、心动过速、休克前期。

中医辨证：老年痰喘证、肾不纳气、心肺脾严重气虚。

中西医结合治疗：

西医处理：立即肌内注射安定10mg；地戈辛0.125mg（半片）口服日一次；停用利尿药。

中药治疗：党参15g，麦冬15g，五味子15g，山萸肉20g，黑附子10g，桂枝15g，熟地20g，生山药30g，陈皮10g，茯苓10g，半夏10g，白芍10g，干姜5g，厚朴5g，甘草5g。常规水煎，日1付。

4月8日再诊；病情好转，心率94次/分，血压100/76mmHg。处理大致如前，没有再用安定，加服金匮肾气丸9g日3次。

患者再没有就诊，应该是进一步缓解了。但患者很难再存活5年。加之这种患者的家庭条件一般很差，更是预后不良。

顺便说明为什么使用几种药物。

使用安定是为了敛正气，因为从中医角度看，镇定之意接近所谓补心气。病人长期不眠，必然耗散正气。中药不能立即服用，这是权宜之计。中药方中使用山萸肉也是为了敛正气，但此种敛正气同时又补气。张锡纯先生说，山萸肉敛正气不敛邪气，故无论外感内伤，凡见气欲上脱，应作为首选药物。

停用利尿药是因为患者血压很低，很可能与使用利尿药有关，况且目前患者没有使用利尿药的指征。患者很可能因为过用利尿药导致低血钠和低血钾。

二诊加用金匮肾气丸是我治疗多数老慢支、肺心病惯用的。即便煎剂中已有此意，还是常用成药，而且病情缓解、停服煎剂后，劝病人经常用。比如此案，可以说患者脏腑俱虚，但是，老慢支肺心病的主要病机还是肾不纳气。

案 5　肺心病心衰

岳某，男，73 岁，威县马厂村人，1994 年 8 月 2 日初诊。

大约五年前，患者因为咳嗽吐痰严重，不得已戒烟。戒烟后，略有好转。近二年咳嗽吐痰又加重，每感冒更重。冬天明显气短。曾经出现双脚水肿。近一月来严重乏力，气短，吐较大量白色痰，服中西药无效。20 年前，曾患轻度脑血栓。饮食、二便大体正常。脉象弦数，舌暗红、苔白。血压 130/90mmHg。桶状胸，双肺呼吸音弱，有少数湿啰音。

西医辨病：老慢支、肺心病心衰。

中医辨证：老年痰喘、脾虚并肾不纳气。

治疗：

地戈辛片 0.25mg 日 3 次；氨茶碱片 0.1g 日 3 次。

陈皮 10g，茯苓 10g，半夏 10g，附子 5g，桂枝 15g，山萸肉 20g，五味子 15g，生山药 20g，熟地 20g，党参 10g，黄芪 15g，川朴 6g，甘草 5g。常规水煎，日 1 付。

服上方 3 日后病情大好，遂停药。

8 月 15 日再诊：仅偶有四肢酸懒。取上方四日量，地高辛改为 0.25mg 日 1 次。

9 月 7 日家属来诉，除轻度咳嗽吐痰外，无大不适。再取上方四日量巩固疗效。

案 6　肺心病心衰

刘某，男，64 岁，威县徐固寨人，2000 年 8 月 2 日初诊。

老慢支气短多年，去年 10 月突然加重。不能服百喘朋、安乃近等，常服咳喘素。已有小便频数 5 年，自去年始有大便后心慌欲小便。已戒烟酒

3~4年。脉浮而弱，舌苔略干厚。自备有肺保三效。目前不能活动。处理如下：

陈皮10g，茯苓10g，半夏10g，桂枝15g，五味子10g，附子8g，熟地15g，生山药15g，白芍10g，麻黄3g，细辛2g，干姜5g，甘草5g。常规水煎，日1付。

金匮肾气丸9g日3次。

2002年12月3日再诊：自称服上方5日后，病大好，持续至最近。因为天冷，今日尤其冷而加重。面色苍白浮肿，舌暗苔白水滑，血压110/80mmHg。守上方5日量。

案7 肺心病心衰伴高血压

贺某之妻，70岁，威县五马坊村人，2005年5月25日初诊。

老慢支气短十五六年，近来加重。双足和面部虚肿。可慢步行。平时常服平喘药。最近服中药益重。饮食可，小便少。脉洪滑有力，舌暗红，苔干。血压200/80mmHg。处理如下：

川芎10g，怀牛膝15g，五味子8g，白芍15g，菊花10g，陈皮10g，茯苓10g，半夏8g，桂枝20g，附子6g，熟地15g，山萸肉6g，川朴6g，枳实6g，三仙各10g，生甘草5g。常规水煎，日1付。

地戈辛片0.25mg日3次；双氢克尿塞片50mg日3次。

金匮肾气丸9g日3次。

5月29日再诊：病大减，血压160/80mmHg。

按：此病已经根深蒂固，不可冀其完全恢复如常。但须知，老慢支伴血压高，喘必重。因为控制血压比较容易，要尽快把血压降下来。不过，患者过去血压不会很高，否则早已危重。对她来说，还需要减少血容量，用双氢克尿塞血压已经接近正常，不必再使用其他降压药。

案8 老慢支、肺心病合并高心病

贺某，男，83岁，威县五马坊村人，2002年11月2日就诊。

有不太严重的咳嗽多年，感冒发烧后咳嗽加剧3天并严重呼吸困难。体形消瘦，面色紫红，口唇青紫，脉象洪滑，舌略暗红，苔不厚。

这不是患者第一次病重。最早是1998年夏天，那次是感冒后咳嗽气短越治越重请我出诊。9年来，患者大概8次复发，原因和表现略同。但是，2003年之前，只有肺心病，没有高血压。故每次只开二陈、小青龙合剂即迅速缓解。其中两次患者没有就诊，直接取药即效。发烧略重时，即请村医用三五天青霉素。

2003 年仲冬，患者出现了高血压（大约 190/100mmHg），此后每次发作除服用上述中药外，又同时服用双氢克尿塞 25mg，地戈辛 0.125mg 每日 2~3 次。一般一周即可停药。

2007 年 4 月 18 日：过去近 3 年中，患者一直没有就诊。每发病，他的儿子直接取药如上即效。去年 12 月中旬至今年 3 月初，我不在籍。患者发病 2 次，服他医的中西药物可以有效，但不持久。最近断续服药月余，停药即犯。听说我回籍，又来取药。处方如下：

附子 10g，干姜 5g，桂枝 20g，白芍 15g，川芎 10g，怀牛膝 15g，熟地 15g，五味子 10g，山萸肉 10g，丹皮 8g，茯苓 10g，陈皮 15g，川朴 6g，半夏 8g，生甘草 4g。常规水煎，日 1 付。

双氢克尿塞片 25mg 日 2 次；地戈辛片 0.125mg 日 2 次。

三日后大好。

按：患者勤劳、简朴，却不是很明白，至今仍在抽烟，谁劝说也没有用。如果不是因为身体底子好，又不在意任何人对他的态度，不会活到 88 岁。

案 9　肺心病心衰

王某，男，75 岁，威县桑庄村人，2006 年 6 月 27 日初诊。

患者还没有进门，就听到了呼吸困难引起的哼哼声。病史和体检发现非常典型，就是肺气肿、肺心病、心衰。患者相当瘦，否则病情会更严重。不过，还是有轻度水肿。他不能平卧，虽然还可以慢慢步行二三十米，但直到取完药还在哼哼。患者服用氨茶碱等多年，近来在本村间断用林可霉素、地塞米松将近一月，起初可以减轻，近日无效。处理如下：

陈皮 10g，茯苓 10g，半夏 10g，五味子 10g，山萸肉 10g，附子 15g，干姜 6g，桂枝 15g，川朴 5g，枳实 5g，生山药 20g，党参 10g，黄芪 15g，当归 10g，川芎 8g，白芍 10g，麻黄 5g，生姜 20g，甘草 5g。常规水煎，日 1 付。

金匮肾气丸 9g 日 3 次。

7 月 2 日：家属来取药，称病情缓解。

7 月 9 日：家属来诉，病情大好。

案 10　肺心病心衰

王某，女，73 岁，威县黄街人，2005 年 5 月 29 日初诊。

哮喘四十多年，每年麦收前后加重。发作时剧烈咳嗽、面色发紫、呼吸困难、喷嚏不断。但患者很少服药。她体形高大，不见肥胖，尽管呼吸困难明显，却精神矍铄，说话洪亮。再联系她有子女8人，可知禀赋很好。饮食、二便、睡眠均可。脉象沉洪，舌可。血压156/80mmHg。处理如下：

陈皮10g，茯苓10g，半夏10g，川芎10g，怀牛膝15g，桂枝20g，麻黄5g，附子10g，干姜5g，五味子10g，细辛3g，川朴10g，白芍15g，生石膏10g，甘草5g。常规水煎，日1付。

金匮肾气丸9g日3次。

百喘朋1片、氨茶碱片0.1g、地戈辛片0.125mg、双氢克尿塞片25mg日2次

6月4日再诊：因为丧子停药3日，病情反复，但比初诊轻。

6月14日三诊：病大减而且稳定。患者又已停药5天。血压130/60mmHg。

此后，患者多次就诊，均服上方即效。

案11　咳嗽吐痰一年

张某，男，37岁，住威县城内，2001年6月5日初诊。

咳嗽吐痰一年，久治无效。曾经照胸片、做气管镜和痰细菌培养，均无特殊发现。服药之外，曾做雾化吸入等治疗，均无显效。咳吐不重，痰不很多。饮食、二便可、多梦。常犯口腔溃疡。患者为教师，每上课1小时需咳嗽数次。体形中等，口唇略黑。脉濡弱，舌淡嫩胖大多齿痕，苔白。血压100/72mmHg。处理如下：

陈皮12g，茯苓12g，半夏10g，五味子10g，党参10g，黄芪15g，白术6g，川芎6g，当归10g，白芍10g，桔梗10g，川朴5g，桂枝15g，龙骨粉10g，生甘草4g。常规水煎，日1付。

补中益气丸9g日2次；人参健脾丸12克日2次；藿香正气水10ml日2次。

7月6日再诊：自觉大好。仅偶有咳嗽，不再多梦。未再出现口腔溃疡。脉象略见濡弱，但有神。舌象略如前。有较轻的桶状胸。自称曾经患过较轻的肺结核。上方去藿香正气水，加金匮肾气丸9g日2次。

按：患者是虚弱体质，脉舌象都呈典型的虚象。桶状胸虽轻，也是长时期咳嗽的结果。他的病也可能和职业有些关系。但无疑早有慢性呼吸疾病的基础。无论如何，自中医看都应该使用上方。最好初诊就使用金匮肾

气丸。

案12 老慢支感冒月余不愈

陈某，男，72岁，威县程志庄村人，2007年6月8日初诊。

有老慢支10余年，感冒月余不愈。已经输液20天，不断反复。咳嗽吐痰不很严重，但咳痰困难——痰太深。稍活动即喘。特别是体温升至37℃，即感到全身如散，极其乏力并走路不稳。又常感后背发冷、多汗。食少、乏力、口干、大便干。体形中等，神躁，面色晦暗。轻度桶状胸，无明显颈静脉怒张，全肺呼吸音弱，满布粗湿啰音。双小腿轻度水肿。脉象洪大有力，舌红无苔。血压100/60mmHg。处理如下：

党参10g，黄芪15g，当归10g，白芍15g，熟地15g，五味子10g，陈皮15g，川朴6g，桂枝20g，川芎10g，怀牛膝15g，茯苓10g，生山药20g，三仙各10g，生甘草4g，生姜20g。常规水煎，日1付。

金匮肾气丸9g日3次；补中益气丸9g日3次。

6月13日再诊：咳嗽吐痰减轻，食欲好，下肢水肿消退，不再发作全身如散而走路不稳。体力好转，慢步行不再喘。但后背发冷多汗略如前。脉象正常，舌略如前。血压110/70mmHg。煎剂加附子10g，余如前方。

6月18日三诊：诸症悉退，守前方5日巩固。

嘱煎剂服完后自购上述成药继续服用2周，而后最好间断服用。患者的弟弟曾经和我同事一年，也有老慢支肺心病，目前负责当地诊所。让他转告弟弟注意尽量不给哥哥用激素，并且他的弟弟也最好服用上方一段时间。

按：患者舌红无苔和体温略高及严重乏力等，都是滥用皮质激素的表现。故尽管舌红无苔，首次即应该使用附子。

案13 老慢支肺心病

陈某，男，67岁，威县辛店村人，2003年4月26日初诊。

有老慢支20多年，咳嗽、吐痰、气短、腹大、头晕3年。此次自除夕加重，治疗2月余不效。输液在30次以上。主要是时有低热——不超过37.5℃，但37℃时就很难受。咳嗽、吐痰、气短，不能活动。不能平卧，不能左侧卧。食少，大小便可。体瘦，腹大。面色苍白，口唇青紫。双肺满布湿啰音，左侧重。呼吸音、心音均弱。特别大肚子是脂肪太多，无腹水。无明显下肢水肿。脉象洪滑有力，舌暗红苔少。血压150/86mmHg。处理如下：

陈皮 10g，茯苓 10g，半夏 8g，川芎 8g，党参 10g，黄芪 10g，桂枝 15g，五味子 8g，附子 6g，干姜 4g，大云 10g，当归 10g，白芍 10g，生地 10g，熟地 10g，川朴 6g，三仙各 10g，生甘草 5g，生姜 20g。常规水煎，日 1 付。

金匮肾气丸 9g 日 3 次；补中益气丸 9g 日 3 次。

氨茶碱 0.1g、地戈辛 0.25mg、双氢克尿塞 25mg，各日 1 次。

5 月 3 日再诊：病减，脉可。近日似有恶心。血压 120/80mmHg。中药如前，西药用量减半。

5 月 12 日：再未发烧，仍有时咳喘。肚子大见小。血压 120/80mmHg。守前方。

按：患者的肚子特别大，是长期使用皮质激素导致的向心性肥胖。故他的四肢不胖，甚至比常人细。激素会引起肌肉萎缩而脂肪增加和水钠潴留。其表现在不同的人身上略有差异，但总趋势一致。

案14 肺心病病危一诊即愈

刘某，男，70 岁，威县辛庄村人，2005 年 1 月 31 日病危请出诊。

简单病史如下：

咳嗽、气短，冬天加重 10 余年。一个月前因感冒、发热咳嗽气短加重，在本村治疗数日益重，遂住县医院。住院一周，热退，但严重虚弱，继续治疗一周不见好转，院方告病危且谓无有效措施，于是出院。出院后继续输液 8 日，一直按医院的处方大量使用皮质激素、抗生素、速尿和高渗盐水，日趋加重。

患者的儿子请我出诊时，颇无耐心。他的意思是：已经做了充分的西医治疗，一切后事准备就绪，请我出诊不过是面子上好看。甚至露出我去不去都无所谓的口气。于是我非去不可。

患者很消瘦（注意！肺心病而消瘦，比肥胖者预后好）可以左侧卧，不能自述病史。肺心病心衰很典型。近日进食很少。脉象沉细略数，舌瘦苔少。血压 100/80mmHg。体温不高。处理如下：

党参 10g，黄芪 15g，茯苓 10g，半夏 8g，陈皮 15g，五味子 10g，生山药 15g，桂枝 15g，附子 6g，白芍 12g，当归 10g，熟地 10g，川朴 5g，枳实 5g，三仙各 10g，生姜 20g，大枣 7 枚（掰），枸杞子 10g，生甘草 5g。常规水煎一日 2 付或 2 日 3 付。

3 日后无消息，又未见患者嫁在我村的姑娘去吊唁，我颇不解。数月后得知，患者服药后即大好。

2005 年春节前后，我在石家庄赶写《中西医结合二十讲》，患者再次病情危重找我的门人看。门人电话问我治则，仍告知如上，结果再次迅速大好。患者至 2007 年仍存活。

这样的经验，颇令人感慨。

他的女婿后来告诉我：患者服上方之始要腹泻二三次，但立即自觉舒适，诸症悉退。他认为中药是泻下剂——群众称之为"打药"。其实，上方一派大补，只不过同时有理气药和较大剂量的桂枝。服此方可以有一两次稀便，但不会大泻下，也不会有腹痛。见这种腹泻不必顾虑。

读者可能以为上方药味太多，实际上只有三仙、大枣可有可无。

2019 年 3 月 1 日补充：现在看来，煎剂中生山药和熟地最好用到 30g 左右。

第二节　支气管哮喘

【概说】

支气管哮喘是一种比较常见的、反复发作的慢性病。它的核心病理是因支气管炎症反应导致狭窄而通气受阻。病因有遗传因素、激发因素——吸入刺激或过敏原、天气变化、呼吸道感染、情绪波动等。临床诊断无困难，病因诊断中只有有时很难找到确切的过敏原。不过，无论何种原因所致，治疗原则都大体一致。比较轻浅的用百喘朋即可。很严重的呼吸困难常需西药救急，而后最好中西医结合治疗。

【验案】

案1 支气管哮喘

李某，男，41岁，威县吴王目村人，2006年7月19日就诊。

哮喘发作月余，在本村服西药可有暂效，但总是越来越重，故来求治。眼前呼吸困难很明显，对面坐即可听到哮鸣音。一般情况尚可，饮食、二便、睡眠无大异常。脉滑弱，舌稍嫩。处理如下：

陈皮10g，茯苓15g，半夏10g，五味子10g，桂枝15g，附子10g，干姜5g，麻黄5g，细辛3g，白芍15g，川朴5g，甘草5g，生姜30g。常规水煎，日1付。

百喘朋2片日3次；扑尔敏（即氯苯那敏）1片日3次。

金匮肾气丸9g日3次。

这时患者说，两年前曾经两次因此就诊，均疗效甚好。故查出2003年7月30日初诊记录，用药几乎与上方完全相同。原来那次病情更重，在家治疗2月余，其间输液20多天，虽偶可减轻，但总是越来越重。就诊一次，服药2日即完全缓解。2005年夏天发作也很轻。

关于此病的最初原因，患者听父母说，他10多岁时患了一次"扒皮瘟带嗓喉"（故乡群众对猩红热的叫法），愈后遗留了每感冒即轻度哮喘，但2003年之前未曾治疗。又，患者夏天好起"泛片"（荨麻疹），看来确实是过敏体质。又，患者嗜烟、饮酒，于是告诉他必须戒除。

案2 支气管哮喘

冯某，女，70岁，威县时家庄村人，2004年8月23日初诊。

约40天前发生气短如哮喘样，连续输液26日好转。但是，近10日来腹胀渐重，全身乏力并多汗。一般情况可，饮食、睡眠可。面色和双手均显苍白。心肺听诊大体正常。无下肢水肿。无既往史，无其他重病史。脉弱、舌淡。血压120/70mmHg。处理如下：

陈皮10g，茯苓15g，半夏8g，苍术6g，桂枝15g，五味子10g，川朴6g，枳实8g，乌药8g，党参10g，黄芪15g，附子10g，干姜5g，白芍15g，麻黄4g，川芎5g，甘草4g，生姜20g。常规水煎，日1付。

香砂养胃丸6g日2次；金匮肾气丸9g日2次；藿香正气水5ml日2

次。

8月27日再诊：腹胀大好，体力大好，仍有小汗，脉象接近正常。舌略淡。上方去正气水，加百喘朋1片日3次。

2005年7月25日四诊：近日连阴雨，旧病复发。喘不重，但不能活动，在家服西药胃肠反应明显。双肺听诊可闻哮鸣音。脉舌象大体正常。仍守上年8月27日方。

2006年9月5日六诊：旧病复发三四天，服西药无效。脉略有弦象，舌象可。血压120/70mmHg。无下肢水肿。仍守上方。

按：70岁的人首次发作呼吸困难，应该首先怀疑心力衰竭，但患者的病史、临床表现和体检所得都不支持心力衰竭，仍应按支气管哮喘治疗。此后两年均在盛夏发作，也不支持老慢支或肺心病。

案3 首次支气管哮喘

本村村民姜某，女，39岁，2004年6月25日初诊。

夜间哮喘不能卧一周，渐重，无既往史。服他医西药无效。一般情况可。脉可，舌淡苔白。处理如下：

陈皮10g，茯苓10g，半夏8g，桂枝20g，附子8g，干姜5g，麻黄5g，细辛3g，五味子6g，白芍15g，甘草5g，生姜20g。常规水煎，日1付。

金匮肾气丸9g日2次；藿香正气水1支日2次。

百喘朋1片日3次；氨茶碱0.1g日3次；地塞米松片0.75mg日3次。

7月2日再诊：服上方2日即大好，故停药。昨天劳累较重，今上午又有轻喘。脉舌象如前。守上方。

7月8日三诊：再未复发，只取金匮肾气丸、百喘朋和氨茶碱。

至2007年秋，再未复发。

案4 支气管哮喘

杨某，女，55岁，威县管安陵村人，2001年8月16日初诊。

咳嗽、气短每年夏天发作连续3年。自称伏天最重，春冬和麦前完全无事。饮食、二便可，昨晚因喘重并小便多没睡好。脉弦滑而不足，舌可。体形中等，神情困顿。无发热感，好出汗。血压136/100mmHg。处理如下：

陈皮10g，茯苓15g，半夏8g，桂枝15g，五味子10g，附子10g，干姜5g，白芍15g，麻黄4g，川朴5g，龙骨粉10g，生石膏粉15g，生甘草7g。常规水煎，日1付。

地塞米松片 0.75mg 日 3 次。

8 月 19 日再诊：病大好，骑自行车就诊。血压 120/70mmHg。守前方。

2002 和 2003 年 7、8 月份，患者又两次发作。2003 年 8 月 13 日，大好之后，让她服下方：

附子 250g，肉桂 100g，茯苓 250g，五味子 250g，麻黄 125g，熟地 250g，半夏 250g，细辛 50g，甘草 150g，干姜 150g，白芍 250g。

上 11 味共为细末，每服 10g，每天 3 次。

按：患者所服煎剂一直是二陈、小青龙合剂加附子。最后的散剂基本上是小青龙。此后，再未就诊。

案 5　支气管哮喘

姜某，女，54 岁，威县东郭庄村人，2005 年 6 月 13 日初诊。

感冒后发烧咳喘。用西药喘加重且呕吐。双肺哮鸣音，喘较重。脉舌可。

处理如下：

陈皮 10g，茯苓 10g，半夏 8g，桂枝 20g，川朴 6g，五味子 10g，附子 6g，干姜 5g，白芍 15g，麻黄 5g，山萸肉 10g，生甘草 5g，生姜 20g。常规水煎，日 1 付。

百喘朋 1 片日 3 次；地塞米松片 0.75mg 日 3 次；氨茶碱片 0.1g 日 3 次。

金匮肾气丸 9g 日 3 次；补中益气丸 9g 日 3 次。

6 月 17 日再诊：病大好。曾查心电图示供血不足，血常规见白细胞高。脉弱，头晕，舌苔少。原方去地塞米松，加党参 10g 巩固。

案 6　产后支气管哮喘

王某，23 岁，威县方家营村人，2005 年 4 月 11 日初诊。

第一胎产后 50 天。自第 20 天开始咳嗽气短，至今不愈。曾经输液多日无效。4 月 6 日心电图示心动过速。面色萎黄。脉弦细略沉，舌可。

处理如下：

陈皮 10g，川朴 6g，茯苓 10g，半夏 8g，党参 10g，黄芪 10g，当归 10g，白芍 12g，川芎 8g，熟地 15g，苍术 5g，五味子 8g，桂枝 20g，三仙各 10g，生甘草 5g，生姜 20g。常规水煎，日 1 付。

金匮肾气丸 9g 日 3 次；补中益气丸 9g 日 3 次。

力勃隆 3 片日 3 次。

4月16日再诊：脉见滑数，夜间仍有轻喘咳。血压90/60mmHg。原方加百喘朋每晚1片。

4月21日再诊：昨前两夜喘较重。补充说生产时有大出血。脉仍滑数，舌尖红。煎剂原方加干姜5g，生石膏10g，麻黄4g，附子6g。西药加地塞米松片1mg日2次。

4月24日：病大好，自己骑自行车就诊。停用西药。余如前。

案7 支气管哮喘肺心病

刘某，女，45岁，未记村名，2003年10月22日初诊。

发作性哮喘多年，每年农历六月犯病或加重。已经胸透并做心电图诊为肺心病。服西药略见轻，但乏力、心慌，不能活动。近日视物不清。饮食好。脉可，舌淡，唇紫。血压156/100mmHg。

处理如下：

川芎10g，怀牛膝15g，桂枝15g，附子6g，五味子6g，川朴5g，陈皮8g，茯苓10g，半夏10g，干姜4g，甘草6g，生姜20g。常规水煎，日1付。

金匮肾气丸9g日2次。

双氢克尿塞片50mg日2次；地戈辛片0.25mg日2次。

11月13日再诊：喘已大好。上次服药后有心悸难忍。现仍偶有心悸。故停药10日。近日乏力、食少。血压150/100mmHg。脉可。上方加西洋参50g（单煎，2日服完）。

此后停用西药。中成药加服补中益气丸。血压一直正常，咳喘没有反复。至11月底，患者面色红润，精神、食欲均好。

案8 支气管哮喘2年

张某，女，39岁，威县皇神庙村人，2004年7月10日初诊。

每盛夏阴天下雨时发作哮喘2年，冬天无事。一般突然发作，凌晨4时左右最常见。最后一次为前天凌晨。曾做多方检查化验，无特殊发现，诊为过敏性哮喘。一般情况可，神躁，面目虚肿。脉弦数而弱，舌红瘦，苔白略厚。处理如下：

陈皮10g，茯苓10g，半夏8g，五味子8g，附子8g，干姜3g，桂枝20g，细辛2g，麻黄5g，白芍10g，生石膏10g，三仙各10g，生甘草5g。常规水煎，日1付。

金匮肾气丸9g日3次。

百喘朋1片日3次；地塞米松片0.75mg日3次；氨茶碱片0.1g日3

次；扑尔敏片 4mg 日 3 次。

服上方至 7 月 25 日，中间只有 2 次轻发作。患者自觉体力精神大好。嘱渐减地塞米松。因为患者每次发作均较重，嘱其准备吸入剂。

案9 无端误诊过敏性哮喘

患者是犬子的犬子所在幼儿园的老师。就诊之前数日，电话中告知说是在某省级医院经专家确诊为过敏性哮喘。我想肯定诊断无误。岂知，患者一进门，出乎意外。她 20 多岁，满面红光，精神焕发，营养良好。完全不像有病的样子，更不像老哮喘病人。于是询问病史。

原来，她不过是在某些场合有轻微咳嗽和胸部憋闷感，从来没有呼吸困难。

看来，过敏可能有一点，哮喘则完全算不上。

"专家"们根据什么诊断的呢？

原来是 CT 显示肺纹理增重。这样诊断"过敏性哮喘"的"专家"实属罕见。更难解的是给她开了很多药，一次就诊花了近千元。药物包括"吸入剂"，她一直用了几个月。"吸入剂"每天用好几次，夜间至少用 2 次。总花费可想而知。再查脉象、舌象都正常。食欲睡眠也较好。于是排除"过敏性哮喘"。嘱咐立即停用昂贵的西药，实在难受时可以用一次"吸入剂"。

中药用什么呢？

如果病初就诊，本来很简单，只用中西结合的"百喘朋"每晚 1 片即可。

由于长时间用了多种西药，特别是用了"吸入剂"，骤然停用西药，必须防止停药反应。于是开了小青龙加熟地、山药、厚朴、陈皮、苏子等，同时服用金匮肾气丸。

一周后再诊，除每天用 1 次"吸入剂"之外，其余西药完全停用，无不适。一般情况如前，脉舌象正常。嘱其完全停用"吸入剂"。中药处方如前。

总之，患者症状很轻，根本不算"哮喘"。由于"专家"无端误诊误治，只好当作比较重的病来治。服上方二周后，完全停用西药。继续服用上方一周告愈。这真是不叫医病，而是医医。

案10 支气管哮喘多年

赵某，女，2004 年 46 岁，威县胡家庄村人。

患者的娘家是白伏，她自幼好犯哮喘，也有乙肝。因为多年中多次就诊,很了解病情而且疗效好,故即便用煎剂也常不做记录。下面是一次比较完备的。

2004年8月13日就诊:10天前因为严重呼吸困难急诊住县医院3天,出院时没有完全缓解。近日阴雨又哮喘。体瘦,面色萎黄。脉沉数而弱。舌淡。处理如下:

陈皮10g,茯苓10g,半夏8g,附子8g,桂枝15g,麻黄5g,细辛2g,干姜4g,白芍15g,五味子8g,三仙各10g,生甘草5g,生姜20g。常规水煎,日1付。

金匮肾气丸9g日3次。

百喘朋1片日3次;氨茶碱0.1g日3次;地塞米松0.75mg日3次。

8月19日再诊:再未喘,自己骑自行车就诊。原方地塞米松改为日2次,其余如前。

按: 患者的儿子自费学医已经开业,于是告诉他治疗要点。急性发作时就是服上方。最好预备气雾吸入剂。平时坚持服用金匮肾气丸和人参健脾丸(同时针对乙肝)。地塞米松尽量少用——病大好即逐渐减量。也可以把二陈和小青龙合剂制成散剂坚持服用。不过,病史还是太久了,虽然还没有典型的肺心病,彻底治愈很困难。

案11 西药治哮喘副作用

王XF,女,47岁,住威县城内,2000年10月29日初诊。

病喘20多年,每因感冒起病且善感冒。去年曾因输液出现全身皮疹。近日因口服螺旋霉素、岩白菜素、甘草片等再次出现全身皮疹。目前咳喘不重,但皮疹遍布全身。食可、二便、睡眠可。体略丰,面目虚肿。脉象沉弱,舌润苔厚粘。处理如下:

陈皮10g,茯苓10g,半夏8g,桂枝15g,麻黄6g,细辛3g,五味子10g,川朴5g,桔梗8g,生石膏粉10g,白芍15g,龙骨粉10g,生甘草5g。常规水煎,日1付。

10月31日再诊:面部、胸腹皮疹已退。背部皮损仍呈大片风团。手足痒、憋胀,隐见皮疹。大便干。脉舌象略如前。上方去桂枝,加黄芩10g,牛子10g。

11月2日三诊:诸症悉退。大便日3次,略稀。上方去生石膏。

案12 哮喘致肺心病

刘某,男,56岁,威县赵七里人,2004年6月24日初诊。

近 10 年每入夏夜间好喘，阴天尤重。此次发作月余。夜间不能平卧，否则喘重。戒烟 2 年。饮食、二便可。平时自觉心前区隐痛。曾做心电图，除偶有早搏外，无异常。体瘦，神躁。脉舌象大体正常。处理如下：

陈皮 10g，茯苓 10g，半夏 8g，五味子 10g，桂枝 15g，细辛 3g，麻黄 5g，附子 6g，干姜 8g，生石膏 10g，当归 8g，川芎 8g，白芍 10g，生甘草 5g。常规水煎，日 1 付。

金匮肾气丸 9g 日 3 次；补中益气丸 9g 日 3 次。

6 月 26 日再诊：夜间仍不能平卧。上方加地塞米松 0.75mg 日 1 次、地戈辛 0.125mg 日 2 次。

7 月 1 日三诊：诸症悉减，守上方。

按：服第一方不效，说明病情相当顽固。此案的肺心病不是老慢支所致，而是支气管哮喘的结果。若非患者体瘦，病情会更重。

又，总看以上多案，成人哮喘大多在盛夏发作。然而，中医治此证还是要以辛温大热的小青龙为主。若无大便不实，按常规使用生石膏。

又，故乡是产棉区，农药用量特大，上述验案大多在盛夏发病，可能与农药有关。我本人对多种农药敏感，室内喷洒 DDV 等灭蚊剂就咳嗽吐痰。年轻时也因此有过类似哮喘发作。有机磷有收缩气管的作用，农药的溶酶也可致敏。

第七章　消化系统疾病

【概说】

"化"字暗含吸收之义，故消化系统实则"消化吸收系统"。

除氧气之外，人体必需的一切营养物质都通过消化系统从外界摄入。

动物必须从外界获取能量和营养物质才能生存，所以，消化系统是维持动物生命活动的最基本的系统。比如草履虫，不可能有其他任何系统，但必须有消化"系统"——只有一个开口的腔。其他系统是随着动物进化，机体构造不断复杂而发展起来的。

不过，一直到人，从外界获取能量和营养物质的途径还是只有两条。

一是呼吸系统——只吸收氧气一种物质而且是耗能的。二是消化系统——吸收除氧气之外的一切能量和营养物质。按：烤火、晒太阳、热浴等是非常规的、小量热量吸收途径。

消化过程也要耗能，但是，它主要还是吸收能量和物质。人体同化过程从消化开始。没有它，就谈不到任何异化过程。总之，无论从动物进化角度看，还是从当代医学高度看，消化都是生命之"根"，即中医所谓"后天之本"。

生命之"根"有了问题，自然全身受损。严重到一定程度，就会死人。不太严重时，也要重视。

常言说：病从口入。数十年前，消化道"外感"比"内伤"多见。那时，常见消化道传染病大规模流行而且大量死人。如霍乱、伤寒、痢疾等。近数十年来，由于生活水平提高和卫生知识普及，烈性传染病被消灭或严格控制。消化道"外感"远远相对少见了。由于消化系统很容易受情志或心理因素影响，加之当代社会给人很多不良精神刺激，目前很常见消化系统"内伤"。目前最常见、一般又相当顽固的慢性胃炎、慢性肠炎、慢性肝胆疾病，特别是胃炎，多数是情志因素所致。许多人用抗生素治疗胃炎，实在是南辕北辙。过用寒凉、破气之剂则是中医方面的常见偏差。

肝脏属于消化器官，但是，目前较常见又较难防治的急性病毒性肝炎、特别是病毒携带者转阴问题，已在"感染性疾病"中讨论。

【中西医结合解剖、生理、病理和诊治要点】

1. 总体看消化系统

消化系统由消化管和消化腺构成。

消化管指自口腔到肛门这一人体最大最长的管道，主要由口腔、咽、食管、胃、十二指肠、小肠、大肠、直肠和肛门组成。

普通人都知道这些器官的形态及其大体功能。大约1800年前，我国古代医家，对这一管道就做过相当仔细的解剖，见《灵枢·肠胃》。

消化管的两头儿都直接与外界相通，所以，严格说来，消化管不是体内。这也是为什么它容易患外感。

消化管的功能是：①主容纳——给消化提供空间；②摄入、磨碎食物；③吸收消化好的营养物质（其中也有少量虽然容易吸收却有毒的物质）；④排出糟粕——大便。它的消化作用以物理性为主，化学性为辅。

消化管是空腔器官，按中医理解都属于"腑"。"腑"是"以通为用"的。所以，消化管必需"通"。"通"而太过——最多见的是腹泻——固然不好，但长期腹泻一般不会死人。"不通"——梗阻——则很危险。完全不通，必然很快死人。部分不通，一般也比腹泻难治或危险。还有其他"通"而太过的情况，如食管癌术后的食物反流；胃大部切除后的倾倒综合征；胃结肠瘘等，从略。

至于消化腺，可以说，从口腔到肛门，消化道黏膜上都分布有某种腺体。但是，最重要而且可以视作独立器官的消化腺有：唾液腺、胰腺和胆。

消化腺随时往消化管内分泌消化液。消化液的功用一是协同磨碎过程逐步把食物变成食糜，二是提供消化酶和胆汁（特别用于消化吸收脂肪）。消化腺的消化作用以化学性为主，物理性为辅。消化酶和胆汁分泌异常是最常见的消化腺病理。

自中医看，除胆道外，消化腺似乎不是"腑"，但是，消化腺也是以通为用的。大多数消化腺疾病，都伴有某种程度的不通。

以上所述西医的消化生理、病理是一分为二的，而且不是笔者的特识。

中医关于消化生理的认识也是一分为二的，即常说的"胃主容纳，脾主运化"。简单说来，中医所谓"胃"，即消化管；"脾"即消化腺。这对中西医结合地总体把握消化系统有好处，不是说消化管和消化腺、容纳和运化可以截然分开。所以，也可以理解为："胃"管食欲和食量；"脾"管消化吸收而且包括物理性和化学性两个方面。

进一步总体把握消化生理、病理，最好记住以下要点：

消化液分泌的正常状态是：越是上端越以向消化道内分泌为主。十二指肠之上，几乎不吸收，而是只向消化管内分泌；回肠下段和大肠则以吸收为主，几乎不向消化道内分泌。消化道各部分和各消化腺缺一不可。但是，最主要的消化过程在胃和空肠上段（特别是胃）中进行，最主要的吸收过程发生在空肠。

消化过程是一套连续工序，前一道工序质量太差，后面工序都受不了。比如，咀嚼很不充分，因而没有和唾液混合好的坚硬、粗糙食物到了胃里，会很快导致上腹不适。结果很可能是，胃也不能做好工作。严重一点的，胃就会受不了。它会拒绝工作，把胃内容物呕出。即便勉强不呕出，大小肠也遇到麻烦。不但出现腹胀腹痛，还可以出现腹泻等。

一般说来，后面的工序完成得不好，不会迅速对前面发生严重影响。所以，口腔和胃这前两道消化工序的责任器官——特别是胃，最常需要整治调理。

肝、胆、胰属于消化系统的器官，它们的生理、病理和诊治要点见各有关器官的疾病。

2. 胃、小肠和大肠

下面简单说一下胃、小肠和大肠。

胃是很直观的器官，普通人对胃的解剖生理都有常识。中西医对胃的解剖构造认识是一致的。今解剖所谓贲门、幽门就是直接使用的《难经》术语。关于胃的详细构造，不是腹部外科医生不必记那么多。不经常做手术，记住也会忘掉。关于胃的生理，中西医的认识也基本一致。不过，当代医生，最好掌握以下要点：

紧接食道而且很膨大的胃，确实是为了容纳食物———直到"饱"。

但是，胃又不是只主容纳。食物在胃里呆一个半小时左右，也为了消化——反复蠕动把咀嚼过的食物和饮水、唾液、胃液进一步混合、磨碎成食糜，同时，唾液淀粉酶和胃蛋白酶分解部分淀粉和蛋白质。

如果把消化过程分作消化和吸收两步。胃把食糜排入十二指肠时，大约完成了消化的 3/4。只是，这时还几乎完全没有吸收。

正常的贲门，是许进不许出的，否则就是打嗝、呕吐或其他胃内容物反流。

呕吐一般是保护性反应，即吐出胃不能忍受的东西，或者机体需要暂时解除消化道负担。

食物停滞在胃里不能下行，必然腐败、变质成为毒物。所以，幽门梗阻时，呕吐是不得已的保护性反应。肠梗阻也必然要呕吐。

解决这样的呕吐，不是靠止呕。整个消化道都是这样。

故中医说：六腑以通为用，胃以息息下行为顺。

不顺，就是典型的病态。不通，更是严重的病态。

胃蠕动需要正常的动力、张力和频率。其中之一异常，即便管道没有狭窄，也妨碍食物下行。

食物在胃内潴留，很容易查出。除了患者自觉饱胀外，常有上腹振水声。若系较重的幽门梗阻，还可以看到蠕动的"胃型"。

当然，也可以做 X 光胃造影等。

胃动力状态异常，只靠造影反映不全面。这时需要参考中医理论。特别是中医说的"中气不足"，常提示胃动力——张力和蠕动频幅不足。

近年来，西医发明了不少胃肠动力药，最常用的有吗丁啉、西沙必利等。它们接近于中医的行气、理气药。按中医理解，中气不足，不能只用行气、理气药。故应该中西医结合地使用。

胃肠消化还需要消化酶充足。必要时，必须补充。中药的三仙就是补充淀粉酶、维生素 B 族和促进消化酶分泌。西药多酶片和食母生的作用，几乎完全等于三仙。

因为胃蛋白酶在酸性溶液中才能起作用，所以，胃黏膜是分泌盐酸的。空腹胃液的正常 pH 为 4 左右。胃酸过少，不利于消化。数十年前，稀盐酸曾经作为健胃药。但是，胃酸过高也不好，它不但引起烧心，还是消化性溃疡的核心病理环节。西医使用碱性药治疗烧心和消化性溃疡（半数以上的患者有烧心）有一百多年。近年发明的甲氰咪胍系列，也是碱性的，但是，它治疗消化性溃疡主要不是因为碱性。

小肠和大肠大体上是什么样子，普通人都知道。小肠内的消化主要靠食糜经过十二指肠时混入的胰淀粉酶、胰蛋白酶、胰脂肪酶和胆汁。这一过程很快完成，故小肠的功用主要是吸收。绝大部分营养物质在小肠吸收。大肠的功用更是以吸收为主，它吸收的主要是水。不过，大肠对人之重要，主要还不是它吸收水。

3. 消化必须借重细菌

有必要结合大小肠说一下，消化过程必须借重与人共生的微生物。

大约8米长的消化道内生存着三四百种微生物，数量10万亿以上。把肠道内的微生物一个个地首尾连接起来，可以绕地球二圈半。消化道的自然菌群中，99%对人体有益，剩下的1%在常态下也不会致病，而是所谓条件致病菌。在人类长期进化过程中，细菌和人体之间通过能量交换、物质交换、信息传递，形成一个相互影响、相互作用的生态系。

毫无疑义，没有消化道内共生的微生物，人不能生存。应该从生态学的角度看人与微生物的关系，微生物首先是人依存的重要环境条件之一，而且不仅消化道内需要微生物。

可惜，教科书上对这一点从来强调不够，以至于很多当代医生有关概念淡薄。不少人可能认为：消化道内最好没有细菌等微生物。

故再次强调：人体必须有大小肠这两个最"不干净"的器官。或者说：医家必须保证或维持大小肠的"不干净"状态。"干净"的大小肠，是不"卫生"的。

所谓"不干净"，指大小肠内必须保持足够数量与人共生的细菌，它们要在那里正常繁殖。离开母体之后，人必须在一个适当的内外微生物环境中能生存。

所以，入口的食水，可以完全无菌。当代人也大都认为，食物当中的微生物越少越好。其实并非如此，详说从略。胃内消化，也不必借助微生物（草食反刍类动物等的胃内必须有共生的细菌）。但是，如果没有大小肠这两个有菌的、相当大而长的管道，人不能完成消化过程。

无论口服、肌内注射还是静脉使用抗菌药过量或过久，都可以严重抑制大小肠内的微生物群落正常繁殖而出现病态。

过用清热解毒或泻下的中药，也可以出现这种不良后果。

【吃饭的复杂性——关于消化的其他问题】

我国古代贤哲，早已很理性地看吃饭问题。

告子说：食色，性也！古人又云：民以食为天！

这两句话的意思是说：从人类群体看问题，食欲是人的第一欲望，性欲是第二欲望。即人群要求满足食欲和性欲天经地义。

政治家不能无视人的这两种欲望。军事家尤其不能无视吃饭问题。

只有吃饭有了保证，才谈得上社会稳定和维持更高的伦理秩序。

所以，古人又说：衣食足，知荣辱。仓廪实，知廉耻。

医家也要时刻注意保护食欲和正常进食。不要认为只有药物才能治病。正常进食不但是维持生理所必须，也是同一切疾病做斗争时必不可少的本钱。

不过，很久以前，某些人群对食欲和性欲即不满足于低水平。

性欲的问题这里不讲。

《素问·生气通天论》说："高粱之变，足生大丁"。说明那时富贵人的饮食，已经严重影响健康。

长时期来，人类吃喝就不限于疗饥。它常常作为交际手段，也差不多是日常生活中文化色彩最浓的。因而，吃喝不是一个纯科学问题。近来国人盛行的吃喝风，典型地说明了这一点。

毫无疑问，风行的吃喝绝对不利于健康。

现代人的平均寿命大大提高，不是因为吃得好，反之，许多当代流行病是吃出来的。简单说，是吃得太好了。

不过，问题还有另一个方面。

保证消化因而维持生命的食欲和正常进食固然重要。

但是，希望读者记住：

动物——包括人，往往为了保证或实现更高级的欲望或功能，而暂时或在某种程度上牺牲消化。

不少动物在发情期，会几乎不进食。

人则常常因为更多的因素——特别是大脑皮层积极活动或比较严重的紊乱，而严重伤害消化系统。更令人难解的是，人还常常有意地往消化道里大量装填对消化和全身生理都极其不利的东西。

其中，最常见的是烈性酒。

医家处理消化系统疾病时，对上述所有因素，都要考虑周到。

第一节　慢性胃炎

【概说】

近年来，慢性胃炎的诊断很常见。医家每用庆大霉素、环丙沙星等抗菌药口服治疗，似乎胃炎就是感染所致。此种理解完全是错误的。

今可一言以蔽之：目前的慢性胃炎，十九以上是恶性精神刺激或情志过度所致。故严格说来，多数慢性胃炎的诊断并不准确。患者的食少、饱胀等不过是神经调节紊乱之一。胃黏膜的变化则是纤维内窥镜发明后，容易看到的。

或问：近年西医认为幽门螺旋杆菌（HP）是慢性胃炎和消化性溃疡的主要病因之一，研究者因此获得诺贝尔奖，尊见与主流医界的看法完全相背，不是很难让医界接受吗？

答：理性和经验都告诉我，HP 不是消化性溃疡的主要病因。详说请看"消化性溃疡"。至于慢性胃炎，和 HP 感染的关系就更小。抗感染是西医最擅长的手段。假如 HP 是慢性胃炎的主要病因，抗 HP 感染的药物（先锋霉素、氯霉素、庆大霉素、羟苄青霉素和四环素等），对慢性胃炎就应该速效。那样，众多曾经上市和目前正在流通的"胃药"就几乎都应该淘汰。下文所举病案的治疗也就毫无根据。显然情况不是这样。慢性胃炎没有因为 HP 的发现迅速减少（而是更多），使用抗 HP 感染的药物大多会加重病情。

再问：饮食不节、不洁等，不是可以发生急性胃炎进而变成慢性胃炎吗？

答：是的。不过，在目前的生活条件下，饮食不洁发生的急性胃肠炎很少见，反复饮食不洁的情况更少见。故急性胃炎反复发作而变为慢性胃炎的病例很少见。饮食不节主要是过饥和过饱。过饥和过饱密切相关，即过饱一般是由于过饥。什么人会过饥呢？目前已经很少有人因为食物不足而过饥。不能按时进食的人，几乎都是因为工作或生活紧张。换言之，当代人的饮食不节，本质上还是精神因素引起。

据我的经验，紧张还不是引起慢性胃炎的最常见的因素。最常见的是气恼、惊恐、郁闷、忧愁等。由此便可理解，为什么慢性胃炎比较难治而且容易复发。更要记住，治疗慢性胃炎不能单靠药物，也不能单单治胃。

近年的广告中，鼓吹治胃病的"新药"大概种类最多了。有不少还是国外引进的。可惜没有一种提到需要配合心理治疗。今可断言，任何药物都不能包治慢性胃炎，我也没有见过一种效果很好的。

西医把慢性胃炎分成很多型，比如浅表性、肥厚性、糜烂性、萎缩性、胆汁反流性等等。随着纤维胃镜的普及，很多病人也知道上述术语。其实，即便单从西医角度看，此种分型对治疗也没有什么帮助。因为此类诊断没有说病因是什么，对病理的判断也不全面。

也许需要提及，西医认为萎缩性胃炎容易癌变，因而曾经是慢性胃炎的研究热点。很有一些关于萎缩性胃炎的临床观察和实验研究报告，还发明了一些"专治"此病的新药。可惜，有关研究均未强调此病的心理性病因。于是，所谓新药不可能有满意的疗效。

或再问：按照尊见，多数慢性胃炎不是应该视为"神经官能症"而归入"精神病"吗！

答：按上述拙见，自然是的。但是，不能由此认为，"慢性胃炎"不需要药物干预。更不是说，患者的胃完全没有病理生理和病理解剖变化。中西医结合地心理治疗和药物干预至少大多近期疗效相当好。问题是：中西医"专家"们，碰到这样的患者，无不在"胃"上找病因。他们治此病，就是一心通过药物纠正宏观的病理变化。

故有必要强调，医家对情志病的认识不能不如群众。

我的乡人有一句俗话：无气不生病。

这个气，就是生气。慢性胃炎主要是生气导致的。

生气一般指恼怒。故群众称不好生气的人为"没气没恼"。

不过，群众也把"生气"的含义泛化——包括一切恶性精神刺激。

有时又称为"着事儿"——碰到不愉快的事儿。

群众不但知道生气使人病，而且认为这种病比头痛脑热后果严重，因而求医是必要的。就医时一般也不隐讳生了气。他们还称这种病是"细病"——复杂、难调理的意思。群众也知道,"细病"最好找中医,去大医院找西医一般是治不好的。当然,随着生活和医疗条件提高,此类患者还是常去大医院请教西医。这就是为什么"胃镜"那么行时。

希望本书的读者,不要看不起群众的常识。

如果承认"慢性胃炎"主要是情志病,治则就不难掌握。

笔者如何中西医结合地治疗此病,请看病案。

【验案】

案1　生气致慢性胃炎

吴某,女,37岁,威县固献村人,2005年9月7日初诊。

患者面色苍白,严重消瘦,两肩耸起,瘦削的脸上,眼睛显得特别大。这是患者给我的第一眼印象。好在精神尚可,面色不是毫无生机,否则就是恶病质了。问其病史,自称近十四个月来只能进流食,而且每餐不能超过一小碗。即便如此,仍然经常感到上腹烧灼感,但不反酸。若稍微多食,甚至多饮几口水,立即严重饱胀不适。在省市县医院多次做胃镜,曾经诊为糜烂性或浅表性胃炎,还曾诊为胆道结石等,故多方求治。曾经两次住院治疗,服用中西药物不计其数,不但无效,多数反而使病情加重。患者极其焦虑,自以为不治——患了癌症。曾经数月严重精神异常。已经花费二万余元,所服中药最贵每付30元,大多无效,甚或加重,故常常服用二三剂就将其余丢掉。曾购买"防癌抗癌药",一次花费上千元,毫无疗效。

脉象沉细而弦,舌淡多裂,苔长。处方如下:

陈皮10g,当归10g,白芍10g,茯苓10g,半夏8g,苍术5g,白术5g,党参10g,黄芪12g,川芎10g,桂枝20g,香附6g,厚朴6g,甘草5g,三仙各10g,生姜20g。常规水煎,日1付。

香砂养胃丸6g日2次;人参健脾丸12克日2次。多酶片3片日3次。

讨论:患者是门人带来的,故处方之后当着病人与门人讨论此病。

先问门人患者的诊断。

答:有多次胃镜检查结果,目前仍以食少饱胀为主,应该是"慢性胃炎"。

再问按西医方法当如何治疗。

答:目前市场上治胃的药物种类甚多。患者曾经和正在服用的有:三九胃泰、快胃片、胃友、胃必治、吗丁啉、丽珠得乐、庆大霉素、摩罗丹等等。似乎应该有效，不知何以无效。

再问患者为什么患此病。

答：不很清楚。

于是我说：此病十分之九因为"生气"（即严重恶性精神刺激）发病。患者的病不应该从上年才开始。

这时，患者应声说："对啦！五年前，生了一场大气，病就是从那时候开始的！到处看，看不好，以为得了癌症呢！害怕得不得了！"我接着说：总之，此病因情志过度而起，必然会因为新的恶性心理刺激加重。无论中西医治疗，不祛除病因，病情自然不可能根本好转。不唯不能好转，治疗不当，往往加重。现在的情况就有部分是治疗不当的结果。

门人问：生气为什么会发生慢性胃炎呢？

答：按中医理论，情志过度损伤五脏，但机会不是均等的。其中，肝郁、气滞最常见。故常见西医所谓慢性胃炎。按西医理论，凡精神刺激较为严重，首先造成中枢紊乱，大多会影响睡眠。故凡心因性疾病，多半从影响睡眠引起。换言之，生气之后，睡眠基本正常，一般不会发病，发病也很轻。这种情况，或者因为患者的脾气不容易真生气，或者已经得到宣泄。总之，严重心因疾病，首先造成大脑皮层功能紊乱。睡眠是判断有无此种紊乱的主要依据。正常人严重睡眠不足，必有各种严重不适。心因病患者的不适，最初与常人偶尔因故严重睡眠不足没有大区别，只是由于时间较长，后来会表现为某一系统或脏器紊乱为主。其中最常见的就是消化系统，特别是"胃"。此外，在妇女还很常见月经紊乱，乳房憋胀不适等。高血压的主要发病因素之一，也是恶性精神刺激。但须知，任何系统和脏器都可以受损。所以，保证睡眠对此病非常重要，必要时可以使用强镇静药。

门人问：如何去除病因呢？

答：自然是要进行心理治疗。首先是告知患者此病因"生气"所致，不要担心它会变成癌瘤。要想病好，首先是不再生气，而且不要认为病情后果严重。若有家属陪同就诊，说明病因，一般能够得到他们的配合——患者生活在他们之中而且利害相关。医生说话最管事的是：肯定不是不治之症，也不是严重疾病。这样患者就逐渐获得信心。有时立即表现乐观，病情迅速缓解。"生气"的具体原因人人不同，但都造成严重而长期的愤怒、焦虑、恐惧、紧张、忧愁或绝望等是一样的。医生不能直接介入病人的生活，但要耐心听取病人的倾诉（不愿意倾诉时不要勉强），而后给以同情、安慰和解释。

门人又问：生气不是也可以诱发癌瘤吗？

答：生气确可诱发癌瘤，不过，这个患者目前肯定不怀疑癌瘤。

按：即便是癌瘤，也要保护患者，一般不能仓促直言相告。据我30多年经验，性情旷达，视死如归，听到癌瘤诊断而反应积极者几乎没有一例。

门人又问：除了心理治疗和镇静药之外，如何进行其他药物治疗呢？

答：此病的早期，最常见两型。即肝气郁滞型和肝胃不和型。故应采取疏肝理气和疏肝健胃法。时间稍久，比如一两个月之后，必然兼虚。道理很明显，进食和睡眠长期不好，怎么能不虚呢！目前这个病人，一眼望去就是一派虚象。其面色苍白，舌质淡白，故又有寒象，自应治以补气健脾温胃法。切记不可使用苦寒、破气药，包括一切有胃肠反应的西药，如各种抗生素、止疼药等。吗丁啉、西沙必利等近年发明的胃肠动力药，作用略同理气、行气中药，均有破气作用。吗丁啉即便有效，也要中病即止。西沙必利则完全不宜使用。西医无补气法，久用吗丁啉等必然破气。其表现是："胃病"不好，反而加重，特别是越来越乏力。

对于慢性胃炎，有两种西药是有利无弊的，即多酶片和食母生。单用它们不可能治好此病，但作为辅助药物是最佳选择。

以上是当着病人讨论的。由于此前没有询问患者是否有过严重恶性精神刺激（故乡群众通称"生气儿"或"着事儿"），病人听到上面的话，自然对我很相信。不过要记住，医生的目的不是获得患者的一时信任。真正的信任必须是持久的，即建立在事实基础上。这种信任，首先是使病人获得战胜疾病的信心，同时，紧张的情绪立即放松。

8月12日再诊：食欲好转，但不能多食，仍不能进食馒头。脉象仍见沉细，已无弦象。舌上裂纹消失，舌质接近正常，舌苔略长——就像长了苔藓。

仍守上方，并嘱注意节劳——过劳每使病情加重。

此次患者补充说：前年秋天在威县县医院诊断为胆道结石，院方介绍她去邢台市人民医院住院。住了几天，做过多项检查，说她的病不是胆道结石，让她出院了。市人民医院否定胆道结石是正确的，但是，让出院却引起患者误解——以为是不治之症。于是，出院不久，患者精神崩溃。将近半年时间精神恍惚，食少不睡，痛苦莫名。曾经长期输液支持，同时做按摩等治疗，渐渐精神好转。可见，医生否定某种诊断时，也要详细解释。

又，利胆药无不苦寒，患者的寒象，应该和服用利胆药有关，因为利胆药一般不会只服几次。

2006 年 3 月 16 日三诊：上年就诊两次即大好，可正常进食，甚至食量超过常人。近 10 日来，因为不慎强食旧病欲复发，但比上年轻。服用丽珠得乐无效。脉稍弱，舌苔白。仍守上方。

3 月 25 日四诊：病情缓解。

患者又曾两次就诊，均一诊即效，不再记述。但应该说明，此类患者想两三次就彻底治愈是不可能的。该患者两次就诊即大好，却停止治疗，其中有各种原因。主要原因大概有二。一是病久不愈，长期治疗花费很多，经济上会有些困难——尽管在我这儿的花费是微不足道的。二是病大好时恰逢摘棉季节，患者不但停止了治疗，还勉力劳动，没有短时间内严重复发就不错了。故虽然已经嘱咐患者要节劳，却未能做到。

案 2　生气致慢性胃炎

李某，女，36 岁，威县沙河辛村人，2005 年 6 月 13 日初诊。

2 月前做胃镜诊为胃炎，经治好转。近来又食少、噫气、乏力、心慌并睡眠不好。上年曾有类似发作。患者承认发病与生气有关。正在服用丽珠得乐、吗丁啉等，无明显疗效。体形中等，面色略见晦暗。脉象大致正常，舌质淡嫩，中心多裂纹。处方如下：

陈皮 10g，茯苓 10g，半夏 8g，香附 8g，苍术 10g，桂枝 20g，川芎 8g，三仙各 10g，五味子 8g，党参 10g，黄芪 10g，当归 10g，白芍 15g，乌药 8g，厚朴 6g，甘草 5g，龙骨粉 10g，生姜 20g。常规水煎，日 1 付。

8 月 25 日再诊：服上方后即大好，近日似欲反复，以上腹隐痛和轻度饱满为主。脉舌象略如前。仍守上方。

9 月 19 日三诊：服上方后即好，近日有轻微反复。上方加多酶片 3 片日 3 次。

10 月 10 日四诊：缓解后又略反复。目前以隐痛为主。他医曾给以庆大霉素口服，无效。脉舌象略如前。患者称，反复与心情急躁有关。又担心变成癌症——这又是一种恶性心理状态。于是，耐心解释。用药如前。

患者和家属都说上方很灵，每次都是一服即效。但是，病情却多次反复。根本原因还是没有解决不良精神因素。据我观察，患者的心理环境比较好。她的丈夫是个明白人，也很能干，家庭经济条件也比较好。这就是为什么她的病相当轻。

2006年12月7日再诊：近来两乳攻胀伴左臂攻沉。已做B超和颈椎片，无异常。服乳消灵、芬必得无效。

妇女受恶性精神刺激，也很常见乳房和腋下憋胀不适，有时向上肢放射。患者问我是什么病，我说是"气儿"。这时她才告诉我来看过胃炎，而且说没有再犯。于是查出上述记录。联系上述病史，她的病就是气滞无疑。

一般情况比上年好，脉象大体正常，舌质稍嫩，已无裂纹。处理如下：

柴胡6g，当归10g，白芍15g，白术5g，苍术5g，茯苓10g，川芎8g，香附8g，川朴6g，党参10g，五味子10g，桂枝15g，三仙各10g，甘草4g。常规水煎，日1付。

数月后患者再诊，称服上方一剂即效。

案3　生气致慢性胃炎

刘某，男，50岁，威县大宁村人，2006年5月8日初诊。

上腹不适一年，一直未间断治疗，从无明显效果。曾做胃镜诊为慢性胃炎。不适非疼、非胀，难以描述。近一个月来食欲锐减。其人精神淡漠，面色萎黄。脉象细弱，舌淡嫩无苔。问发病前有无精神刺激，患者犹豫。陪同就诊的妻子立即肯定说：就是生气之后发病的。处理如下：

陈皮10g，茯苓10g，半夏8g，香附10g，川芎8g，党参10g，黄芪15g，桂枝20g，柴胡3g，当归10g，白芍10g，川朴5g，枳实5g，三仙各10g，甘草5g。常规水煎，日1付。

逍遥丸、香砂养胃丸各6g日2次。

多酶片3片日3次。

嘱咐患者的妻子设法缓解其不良心态。

5月15日再诊：病情大好，处理如前以巩固疗效。

案4　生气引起慢性胃炎

田某，女，40岁，威县五马坊村人，2006年6月6日初诊。

上腹胀满、轻度疼痛、饮食锐减20多天。输液8天，完全无效。近来常感心慌。两次去县医院就诊，曾做B超、胃镜、肝功等检查化验。诊为胃窦炎、胆囊壁增厚。患者体瘦，精神淡漠，脉滑而弱，舌苔白厚腻。睡眠不佳，二便可。患者和陪同就诊的丈夫都承认，生气后不久即发病。处理如下：

柴胡 5g，当归 10g，白芍 15g，苍术 5g，茯苓 10g，川芎 6g，香附 10g，川朴 6g，枳实 6g，陈皮 10g，连翘 5g，三仙各 10g，茵陈 10g，甘草 3g。常规水煎，日 1 付。

逍遥丸 6g 日 2 次。大黄苏打片 2 片日 2 次。

奋乃静片 2mg、安定片 2.5mg 睡前服。

按：病史 20 多天，可以诊为慢性胃炎。

6 月 11 日再诊：上腹饱胀和疼痛大好，食欲仍不佳。脉有弱象，舌苔退去大半，但中心略厚而黄。今日补充说：生气因为婆媳之间对一件事看法不一。因为丈夫不善解劝，曾经多次"休克"（按：应是歇斯底里发作）。近来再无"休克"，也不再心慌。处理如前。

案 5 生气致慢性胃炎

李某，男，47 岁，威县西街人，2003 年 6 月 2 日初诊。

上年春天因生气发病，一年多来一直上腹不适，食少纳差，夜间早醒。上年中秋节前后，在邢台地区医院做胃镜诊为糜烂性胃炎。多方治疗无效。体形中等，精神倦怠。脉弦滑，舌淡苔白水滑。血压 130/80mmHg。处理如下：

陈皮 10g，茯苓 10g，半夏 8g，桂枝 15g，苍术 8g，当归 10g，白芍 10g，川芎 8g，香附 8g，党参 10g，黄芪 15g，三仙各 10g，甘草 5g，生姜 15g。常规水煎，日 1 付。

逍遥丸 6g 日 2 次；香砂养胃丸 6g 日 2 次。

安定片 5mg，奋乃静片 2mg 睡前服。

6 月 6 日再诊：病小好，脉无弦象，但略数。舌象略如前。仍守上方。

6 月 11 日三诊：病情大好，脉象接近正常，舌苔白略厚。处理如前。

案 6 精神病遗留慢性胃炎

孟某之妻，61 岁，威县大寨人，1887 年 3 月 3 日初诊。

原有精神病，经治好转。近 14 个月来，经常上腹痛，诊为胃下垂并慢性胃炎，中西医久治不效。患者无烧心吞酸，无呕吐，可进食。身体消瘦，神情烦躁，脉滑，舌大苔略黄。处理如下：

党参 12g，黄芪 15g，柴胡 5g，升麻 3g，干姜 3g，香附 10g，茯苓 15g，陈皮 10g，半夏 10g，桂枝 15g，三棱 5g，莪术 5g，川朴 5g，枳实 5g。

常规水煎，日1付。

甲氰咪胍片0.2g日3次。

香砂养胃丸6g日2次；补中益气丸9g日2次。

3月5日再诊：腹痛基本缓解，觉饿，但心烦意乱。仍守上方。

3月7日3诊：补充病史说初病由于过劳，近日心乱失眠，脉滑舌大苔黄而厚。查胃潴留明显。原方加奋乃静每晚2片（4mg）。

按：患者没有再诊。但患者的表现显然不支持消化性溃疡，而且精神异常没有完全缓解。"胃下垂"和胃潴留都是慢性胃炎胃排空受阻的结果。慢性胃炎则是长期情志过度的结果。

案7 慢性胃炎伴失眠

马某，女，47岁，威县时家庄村人，1997年6月2日初诊。

心下胀满疼痛伴右肋下胀满10余日。时感喘半截气（呼吸费力的一种自觉表现，即自觉呼吸不到位），眼涩，口苦，失眠，似有低热。在家输液7天无效。有老胃病史，曾诊为浅表性胃炎或胃窦炎。体形中等，神可，脉弦滑，舌红苔白润腐厚。上腹振水声明显，血压130～110/80～60mmHg。处理如下：

柴胡12g，黄芩12g，半夏10g，党参15g，当归10g，陈皮10g，茯苓15g，竹茹10g，生大黄6g，茵陈15g，川朴8g，三仙各10g。常规水煎可日进2付。

奋乃静片2mg晚1次；安定片5mg晚1次。

6月4日再诊：睡眠好，呼吸好转，脉象略如前，舌苔黄厚，血压120/85mmHg。

加服成药补中益气丸9g日2次，疏肝健胃丸6g日2次。

6月23日三诊：服上方曾经大好，近日反复略如前。脉象细弱，舌暗红，苔白厚粘。血压100/80mmHg。处理如6月4日方。

6月27日四诊：诸症悉退，血压120/80mmHg。

按：患者有老胃病，胃潴留，有中气不足，但目前的关键环节是严重失眠，不管它是因是果，不解决严重失眠，其他症状均难缓解。浅见以为，患者的老胃病就是恶性精神刺激导致的，睡眠不佳是情志过度导致慢性胃炎的关键环节。

案8 消化性溃疡合并慢性胃炎

王某，男，48岁，威县南里村人，2004年4月10日初诊。

原有胃病多年，服甲氰咪胍有效。近一个多月来，左胸胁不适。已做胃镜诊为浅表性胃炎。曾多次服用香砂养胃丸和西药，有效但不能完全缓解。自觉不能着凉，不能食硬物并乏力。一般情况可，睡眠可。脉象濡弱，舌暗苔白厚腻。

自西医看上述病史，患者应该早有溃疡病。但是，单纯或不很严重的溃疡病，舌象一般接近正常，至少不会厚腻。舌苔长期较厚，是相当可靠的慢性胃炎指征。如上所说，慢性胃炎十九与恶性精神刺激有关（溃疡也与精神刺激有关，但不如胃炎密切）患者没有提及精神刺激，于是询问。果然，患者在病重前有明显生气史而且家事烦劳。看来此案是消化性溃疡合并慢性胃炎。处理如下：

陈皮 10g，茯苓 10g，半夏 10g，桂枝 15g，香附 6g，柴胡 5g，当归 10g，白芍 10g，苍术 10g，三仙各 10g，川朴 5g，川芎 8g，连翘 6g，甘草 5g。常规水煎，日 1 付。

香砂养胃丸 6g 日 2 次；逍遥丸 6g 日 2 次。

甲氰咪胍 0.2g 日 2 次。

4 月 15 日再诊：自觉大好，但仍须服甲氰咪胍。舌苔明显变薄，脉滑略数。

患者共 8 次就诊，服药至 6 月初，共服药 50 付。原则大体如上，偶有不太重要的加减。虽然不断见好，但完全恢复用了几乎 2 个月。

2004 年 12 月 25 日：患者介绍其亲属就诊，说近来很好。

案9 心情不畅致慢性胃炎

本村村民谷某，女，33 岁，2005 年 11 月 24 日初诊。

怕冷，上腹尤其怕冷，食后饱胀不下并全腹不适数月。脉象细弱，舌苔略厚。食量不很小，睡眠尚可。二便大体正常。其人颇高大胖壮，精神亦可。但我知道由于家事处理不当，近一年来她一直有心理压力。

处方如下：陈皮 10g，茯苓 10g，半夏 10g，党参 10g，黄芪 15g，当归 10g，白芍 15g，川朴 6g，川芎 5g，香附 5g，苍术 5g，桂枝 20g，三仙各 10g，甘草 5g，生姜 20g。常规水煎，日 1 付。

多酶片 3 片日 3 次。

11 月 3 日再诊：明显好转，取上方 5 日量。

2006 年 5 月 3 日三诊：称服上方后即大好，遂停药。约 3 个月前，轻度发作。在县医院作胃镜诊为"慢性胃炎"，服西药无效。脉舌象大体如前。处理如上。

5月8日四诊：病情明显好转。

案10　复杂慢性胃炎

孙某，女，65岁，威县西方家营村人，2006年6月1日从邢台专程就诊。

称为复杂慢性胃炎，是因为一大堆检查化验结果中，只有慢性胃炎这样一个诊断，而患者的情况则比较复杂。她和家属都不否认，她的病完全因为"生气"而起，只是一时没有问具体原因——病人不愿意说的时候，特别是多人在场，不宜询问具体原因。她神情憔悴，严重消瘦，面色萎黄，说话无力，两个人搀扶才进入诊室。目前最主要的症状是严重呃逆、胸满、失眠、不能食。如此已经2月余。前天24小时呃逆不止，不但因此不能睡，进食也呕吐。一直在做中西医治疗，从无效果。做过CT、超声、胃镜、胸透及血、尿、肝功等检查化验，只有胃镜诊为慢性胃炎，其余均无明显异常。面色萎黄，血红蛋白却正常偏高。轻度肝掌，脉象略见洪滑有力，大小便次数少。舌质暗红，苔灰黄绿厚。4年前做过胆囊切除。

患者显然是严重的神经功能紊乱，呃逆或慢性胃炎只是表现之一。然而，医家和病家都把注意力集中在这里。她应该有轻度肝功异常，这样的人受到重度精神刺激，更容易影响消化系统。当年做胆囊切除，是因为胆道结石，肝功化验有轻微的胆红素升高。处理如下：

柴胡5g，当归10g，白芍10g，黄芩5g，生姜20g，半夏5g，川朴5g，枳实10g，党参10g，川芎5g，香附5g，茵陈10g，陈皮10g，三仙各10g，甘草5g，桂枝10g，生姜20g。常规水煎，日1付。

奋乃静片2mg、安定片5mg睡前服，但回家后立即服一次。

呃逆严重时肌内注射氯丙嗪10mg。

支持输液中加用刺五加注射液每日20mlX4支。

如上处理出于以下3点考虑。

一是呃逆严重。这一最明显且痛苦的症状要尽快缓解。呃逆是由于严重焦虑，奋乃静、安定就是抗焦虑。服用无效再用小剂量氯丙嗪——止呃逆的同时抗焦虑。如果患者能大睡一觉，就会大好。

二是患者多日进食水很少，有必要支持输液。她的血红蛋白略高（165g/L）应该是轻度的高渗脱水所致。故液体以糖为主。刺五加可以在补气的同时改善神经调节。

中药治则是：疏肝、利胆、理气、降逆止呕、调理脾胃等。

6月7日：患者的弟弟来取药，称患者明显好转。呃逆停止，进食渐多。但睡眠仍不很好。又说，患者的精神刺激虽然不是大事，但比较难解决。患者的弟弟也有过类似病史。处理如上，继续观察。

案11 未见面的慢性胃炎

上面这个病人刚走，小学5年级时的老师来咨询。他说儿媳近一年多来胃病严重，常常饱满疼痛，不能进食。两次胃镜检查都报告为糜烂性胃炎。服药、输液久治无效。问我有无好办法。我说：据我的经验，此病90%以上因为生气、上愁、害怕等精神因素引起。时间长了不好，病人又怀疑是癌症。故必须做好思想工作，药物才有作用。老师点头称是。原来，他的儿媳有两个儿子，小儿子是智障者，未能婚娶。大儿子夫妇先生了两个女儿，因为超生第3胎到处躲避多半年。其间，官员曾把一个孙女带到镇政府，于是她经常上愁而恐惧。第3胎还是提前剖腹"生"出来的。为此罚款两次万余元。病就是那时开始的。这位老师曾经当过卫生局局长，生活经验丰富，知道如何做工作，也准备让儿媳就诊，让我再做做工作。我想上述看法是理由充分的。

案11 轻症慢性胃炎

赵QX，女，34岁，原籍威县，远嫁山东威海，2008年3月6日专程回乡就诊。

食欲不佳，食量小，食后上腹饱胀，大便不畅四五个月。在当地多次就诊按慢性胃炎治疗不效。又有腰痛，当地诊为椎间盘脱出。睡眠不佳。体瘦，神可。脉弱，舌淡嫩。处理如下：

陈皮20g，茯苓10g，半夏8g，五味子8g，香附8g，党参10g，黄芪15g，当归8g，白芍15g，川芎10g，乌药8g，桂枝20g，三仙各10g，生甘草5g。水煎日一剂。

香砂养胃丸6g日2次、人参健脾丸12g日2次。

3月11日再诊：诸证悉减。脉象大体正常，舌象略如前。守前方。

患者打算最近回山东，嘱咐她继续服用成药即可。

按： 患者没有诉说有不良精神刺激，但睡眠不佳一般是情志过度所致。她远嫁山东，很容易有不如意之处，却很难找亲友倾诉，日久即容易出现肝胃气郁。故上方疗效颇好。

案12　慢性胃炎欲食但不能食

霍某，女，37岁，威县南里村人，2006年5月28日就诊。

自称2002年有类似发作，就诊两次治愈。一时没找到当时的记录。此次主要症状是：欲食，但饱胀不能食。多喝几口水也很难受。已做胃镜诊为浅表性胃炎。其人形神可，六脉微细似无。舌质暗红，苔白厚而干。睡眠可。承认有明显生气因素，此次发病即因生气而起。处理如下：

柴胡5g，当归10g，白芍10g，白术5g，茯苓10g，陈皮10g，川芎8g，桂枝20g，香附5g，党参10g，黄芪10g，川朴5g，枳实10g，三仙各10g，甘草5g。常规水煎，日1付。

逍遥丸6g日3次。多酶片3片日3次。

8月17日再诊：服上方3日即大好，维持至约一周前因不如意复发。主要症状是不能食。食量很小，否则饱胀不适。此外是右肋下酸痛。终日只有早起稍好，他时大都不适。睡眠可，一般情况可。脉沉细，左脉似有似无。舌干苔白而厚。处理如前。

附：整理2000年就诊记录如下（2002年的就诊记录没有查到）：

8月25日初诊：胃不好始自上年秋天。25天前在邢台市人民医院做胃镜诊为慢性胃炎。服"胃苏"等有小效。目前主要症状为食后两肋撑胀，上腹刺痛发热，夜间多梦，不时呃逆。大便三四日一行。体形中等，神可。脉沉弱，舌淡瘦苔白厚。处方如下：

党参10g，黄芪10g，柴胡6g，当归10g，白芍10g，香附8g，连翘5g，陈皮15g，肉苁蓉10g，全瓜蒌10g，川芎8g，三仙各10g，生甘草4g。常规水煎，日1付。

安定片5mg睡前服；刺五加片3片日3次；谷维素片30mg日3次。

服上方数日即大好，但每有不如意，必然反复。断续就诊至12月初，告一段落。后来曾经加用人参健脾丸12g日2次，香砂养胃丸6g日2次。

案13　轻症慢性胃炎

郭某，女，48岁，威县五马坊村人，2006年6月11日初诊。

自称食后饱胀不适反复发作五六年，最初因生气引起。此次发作约一周。曾经两次做胃镜，诊为慢性胃炎，久治无效。曾服中药，大多无效且有时加重。睡眠可，二便大体正常。其人不胖不瘦，精神、面色大体正常。惟面色略见虚胖。六脉沉弱，舌稍淡。处理如下：

陈皮10g，茯苓10g，半夏8g，桂枝15g，柴胡6g，当归10g，白芍

15g，川芎 8g，香附 8g，苍术 5g，党参 10g，川朴 6g，枳实 6g，三仙各 10g，甘草 4g，生姜 20g。常规水煎，日 1 付。

香砂养胃丸 6g 日 3 次；人参健脾丸 6g 日 3 次。

同时告知，并非大病，主要是生气所致，尽量避免生气。

6 月 14 日再诊：面色不见虚胖，自觉缓解过半。脉象大体正常，舌质略暗。这次患者补充说，近数年并未大生气，但是，略感不如意，立即上腹胀满。问我是否肝胃不和。显然这是中医告诉她的。此外，从侧面得知，她是当家人，有 3 个儿子，只有一个完婚。于是，在目前的农村，她的身心负担都相当重。据脉证不宜单纯按肝胃不和、肝郁气滞治疗，因为她已经明显有虚象。应该攻补兼施，且理气的同时要温胃。仍守上方。

案 14　女伯爵的慢性胃炎

这是在英国行医时的一个病人。她在登记表头衔栏上写着"女伯爵"。

读者不要以为她很富有，即便按中国的标准，她的生活也很落魄。由于多次就诊交谈，才知道贵族的头衔没有给她带来幸运和财富。除了领取有限的补贴之外，目前英国贵族没有特权。她没有产业，没有家庭，没有工作。更使她不幸的是，小时候家庭残破（没有详细问为什么）。她 30 多岁，没有结婚，也没有男友。自己就说"胃病"是不幸的生活环境造成的。那里的西医给她的诊断也是慢性胃炎（伴轻度胃下垂）。她不算丑陋，也不算俊美。我发现她曾经做过美容手术——耳垂成型。大概容貌不很好也是她的心理负担之一。给她开的中药方子是健脾、理气、解郁、温胃之剂，还有时做按摩治疗。效果比较好。当然，彻底治愈是很困难的。

案 15　紧张和嗜酒致慢性胃炎

杨某，男，威县十里村人，2006 年 7 月 1 日初诊。

自称 10 年前，曾因"阑尾炎"就诊，服中药 11 付痊愈，至今未犯。

近五年来又添胃病，好吞酸，着凉尤甚，常常食少，并有无规律的上腹隐痛。近一月来食欲更差，终日乏力。又，每早起大便一次，但早饭后常需立即再大便一次。体瘦面黄，精神可。脉象无大异常，舌暗红胖嫩苔白略厚。

问其何以患此病。原来患者是货运汽车司机，近 5 年常跑长途，饮食无规律，又好饮酒。看来病因很明显。嘱其下决心戒酒，尽量按时进食。处理如下：

党参 10g，黄芪 15g，白术 5g，苍术 5g，桂枝 15g，川芎 8g，白芍

15g，生姜20g，三仙各10g，甘草4g，陈皮10g，茯苓10g，半夏8g。常规水煎，日1付。

香砂养胃丸6日2次；补中益气丸9g日2次；人参健脾丸6g日2次。

7月5日再诊：自称大好，食量增加一倍，不再乏力、吞酸。上腹仅有轻微不适。舌略暗嫩。处理同前。

案16 心情不畅不能食

赵某，男，22岁，威县莫尔寨村人，2006年7月5日初诊。

患者神情忧郁，苦笑不言。其父代述说：一个月前在北京打工时发病，以恶心、呕吐、厌油、不能食为主，又乏力不能劳动。在京治疗10余日无效，于是回籍。先后用过吗丁啉等多种胃药，无明显效果。问从前有无此病，说上年秋天有类似发作，曾经在县医院做多种化验、检查，无特殊发现，特别是排除了肝病。体形中等，面色晦暗。脉有弦象，舌苔略厚。

这时患者的父亲问是什么病，我说很可能是心情不畅所致。他表示同意，并补充说：上年"老人"因脑出血突然病死后，患者首次发病。当时病情更重，曾经几乎不能起床。多方治疗无效，遂暂时停止治疗。病情慢慢自行好转。又补充说：此次在京打工与南方人在一起，因为语言不通，常遭呵斥。又，患者10岁时，曾有短时期精神异常。看来患者精神内向，很容易患精神病。此番表现以不能食为主，倘做胃镜检查，极可能诊为胃炎。然而，目前显然是较轻的精神病。好在患者睡眠尚可，否则会更加严重。处理如下：

柴胡6g，当归10g，白芍15g，白术5g，苍术5g，茯苓15g，党参10g，黄芪15g，陈皮10g，半夏8g，川芎8g，香附8g，三仙各10g，甘草4g，桂枝15g，生姜20g。常规水煎，日1付。

逍遥丸6g日2次；健脾丸6g日2次；香砂养胃丸6g日2次。

奋乃静片4mg睡前服。

7月11日再诊：患者及其父都说病情明显好转，主要是不再恶心、呕吐，食量增加，精神和体力好转。脉象接近正常，舌略红。处理如前。

7月17日三诊：病情无反复，患者称有时左肋下小疼。仍守上方。这时患者的父亲问：何时可以停药？于是答复他：下次就诊即可停用煎剂，但中成药和西药最好再服1个月左右。

7月22日：患者的父亲来取药，说患者病情明显好转，已经可以做轻体力劳动。这次补充的病史，说明我此前了解得不很准确。原来，上年患者的母亲突然脑出血去世（住院两天即死亡）。患者的 3 个哥哥都已分家另住，只剩下他和父亲两个光棍汉过日子。他父亲对突然丧妻痛悔不已。总认为转往大医院会治好。他是最小的儿子，颇受母亲关爱，自然更悲痛。他的父亲说：他娘死了，无人做饭，只好我们爷儿俩自己做。但是，前两三个月当中，我一进厨房就流泪，他去做饭也常常痛哭。这就是为什么干脆爷儿俩去北京打工。初次就诊时，患者的父亲说："老人死了，他最小，常跟着老人"。我以为是患者的奶奶死了。显然是他的父亲不愿意直说妻子突然死亡，因而勾起儿子的创痛。这次患者不在场，才详细诉说。

这样的不幸，导致心理危机甚至精神病，毫不意外。只靠药物、特别是用药治"胃"是治不好的。上方的中药治则是疏肝解郁、理气、健脾胃，西药是抗抑郁。应该比单用中药或西药效果好。

案 17　心情不畅致慢性胃炎

安某，女，44 岁，威县油坊村人，2006 年 7 月 12 日初诊。

患者自贵州远嫁此地——实际上是买卖婚姻。她只能说一种听不很懂的贵州话。因为交流困难，初诊时没有重视她的心理问题。患者体瘦，面色萎黄，口唇苍白，精神倦怠。主诉是上腹胀满并烧灼感近一年。近一月手足常有麻木感。脉象大体正常，舌质偏淡。血压正常。于是按脾虚、胃寒给以四君、二陈、桂枝合剂加川芎。同时给成药香砂养胃丸和逍遥丸。二诊时加川朴（饱胀是二诊才知道的，因为这次带着小儿子做翻译）。患者对治疗满意——二诊后上腹饱胀和烧灼感基本消失，手足麻木也明显好转。特别是体力精神大好，故自己步行 10 多里第三次就诊（她不会骑自行车）。这时患者面色略显红润光泽，脉象已经正常，舌质仍然偏淡，可见多数小裂纹。患者说婆家待她不很好，有人让她生气，孩子很不听话，丈夫的脾气不好，她想念故乡和母亲。买卖婚姻的家庭条件一般较差，加之上述不如意，发生此病即不难理解。比如，条件比较好的家庭，不大可能让患者自己步行就诊。

患者没有去大医院就诊的条件。如果去看西医消化内科专家，必然给她做胃镜而诊为慢性胃炎。我相信，单用西药效果不会好。如果用抗生素口服，即便使用量小、胃肠反应也不大的庆大霉素，也只能有坏处。

又，患者的病必然也有过劳的因素。试看到这么远的地方来看病，还要自己步行，在家时就不可能得到充分的休息。

读者不难理解，所谓慢性胃炎，大多有中医所谓脾虚，注意节劳也很重要。

案18 多种原因致慢性胃炎

郑某，男，37岁，威县九马坊村人，2006年7月28日就诊。

患者由人扶持而且呻吟着进入诊室，面色苍白多汗，似曾相识。问他那里难受，说：老胃病又犯了，这次是因为劳累引起，肚子疼得实在受不了（指着疼痛部位在左上腹和脐左），一个星期不能吃饭，昨晚一夜不能睡，在家输液三天，去县医院做造影（医生本来要给他做胃镜，他拒绝了），说是慢性胃炎。两年前找您看过两次，都是一次就好，所以又来了。

于是查出他的记录。原来，他于2003和2004年各就诊一次。病情略同但比较轻。他的胃病大约始于10年前，自2002年加重。主要是上腹胀满疼痛。平时进食可，每发作即数日进食很少。2003年记录着他好饮酒，2004年记录着他因为生气犯病。这次他承认没有听话戒酒，又喜欢吃肉——想吃什么非吃不可。昨天去县医院看病还在城里吃了饼和肉。虽然量不多，昨晚病情加重即因此之故。显然他性情暴躁，必然经常恼怒。

小便正常，大便每日3次，量很少。这是严重的消化不良所致。

这时给他诊脉，发现洪滑有力，显然有高血压。测血压为170～160/100mmHg。舌淡紫，苔略黄而厚。

总之，患者的慢性胃炎和高血压是经常恼怒（为主）和不能戒酒而且饮食不节（为次）的结果。处方如下：

桂枝15g，川芎10g，怀牛膝15g，当归8g，白芍15g，香附8g，党参10g，茯苓10g，半夏8g，乌药8g，三仙各10g，生姜20g，甘草5g。常规水煎，日1付。

香砂养胃丸6g日2次。

甲氰咪胍片0.2g日2次；复方利血平1片日2次；多酶片3片日3次。

煎剂是在前两次处方中加川芎、牛膝，去枳实。西药试用小量的降压药。

另为之处方在家支持输液3天，其间尽量少食。

或问：为什么使用甲氰咪胍？

因为患者还说平时他的胃痛可因小量进食缓解，故他可能同时有消化性溃疡。

患者相当尊重我。进门不久就说：到您这来看病就是不一样，格外感到放心。他清楚地记得此前我对他说的话。如：您说过胃不是盛酒的家伙（对嗜酒者我确实会这样说）。我问您是否应该做胃镜。您说让我自己决定，显然是没有必要。

但是，我还是不敢保证此后他能够按我的要求做——避免气恼、饮食有节、坚决戒酒。做不到这几点，不但胃炎会复发，高血压也迟早会造成严重后果。

案 19　郁闷致慢性胃炎

患者和上案是同村乡亲，但近些年不在老家住，前次就诊记录是住城内。这次无意中提及他也是九马坊村人。于是立即联系上案记在这里。原来，上案张某的口碑很不好。他性情乖戾，使气任性，嗜酒好赌，不好劳动。由于父亲曾任县人事局局长，故有妻室。看来我对他的观察基本准确。他虽然尊重我，却不一定真听话。这位患者的性情与建国相反。他生性勤劳、简朴却性情懦弱，不善言语，好生闷气。这次生气正值在外地打工。好在妻子很明白，也很关心他，不至于病情严重。患者的妻子说，前几年患者曾多次就诊，疗效均好。一时未查到旧记录。下面是这次的简单情况。

患者张某，男，44 岁，住威县城内，2006 年 7 月 18 日初诊。

他生性勤劳、简朴却性情懦弱，不善言语，好生闷气。自述生气后肝区不适约 20 天，同时食少饱胀，大便常稀，在城内和邢台求医几次不效。又称，七八年前曾患“胆囊炎”，但近日在医院做 B 超示肝胆正常。病情不严重，患者却很恐惧。他体形中等，神情忧郁。睡眠尚可。脉略有沉象，舌红苔白。血压正常。

处方如下：

柴胡 6g，当归 10g，白芍 15g，苍术 5g，白术 5g，茯苓 10g，连翘 5g，香附 8g，川芎 6g，党参 10g，黄芪 10g，桂枝 10g，川朴 6g，三仙各 10g，甘草 5g。常规水煎，日 1 付。

逍遥丸 6g 日 2 次；人参健脾丸 12 克日 2 次。

7 月 24 日二诊：病情缓解，仍守上方。

7 月 28 日三诊：精神大好，面有笑容。脉象、舌象正常。略有右胁肋不适与口中不和。停用煎剂，继续服用逍遥丸、香砂养胃丸和人参健脾丸。由于患者和他的妻子承认多次犯病都是生气所致，再次给他安慰和解释。

按：自中医看此证是典型的肝郁兼脾虚。七八年前的"胆囊炎"诊断不可靠。若做纤维胃镜检查，很可能诊为慢性胃炎。

案20　慢性胃炎伴手指麻木

苏某，男，64岁，威县吴王目村人，2001年10月22日初诊。

常常上腹满闷并大便溏泄多年，近月余自觉左手小指背侧麻木，可以上攻至肘关节。体形中等，脉象可，舌嫩而干。血压124/80mmHg。处理如下：

党参10g，黄芪15g，桂枝15g，附子10g，干姜5g，白芍15g，川芎10g，茯苓10g，防风10g，陈皮10g，半夏8g，三仙各10g，甘草5g。常规水煎，日1付。

逍遥丸6g日2次；人参健脾丸12克日2次；补中益气丸9g日2次。

就诊一次即大好。患者于2002和2003年两次复发，均照用上方即愈。

患者没有做过纤维胃镜，但他有慢性胃肠炎应该没有疑问。

按：患者的小指麻木，很难有西医的确切解释。自中医看，就是气血瘀滞。注意！凡气血瘀滞日久，大多兼虚，故理气活血的同时要补气。

案21　慢性胃炎中气不足

李某，女，55岁，威县胡家庄村人，2002年7月6日初诊。

胸腹满闷，时轻时重数月。严重时不能活动。下午稍轻，又有气短。2月前做胃镜检查诊为慢性胃炎。病初有腹泻，现在多打嗝。可以强食，食量不大，睡眠可。血压110/70mmHg。体形中等，面色萎黄。脉舌象大体正常。处理如下：

陈皮10g，茯苓10g，半夏8g，川芎8g，香附8g，柴胡5g，黄芩5g，当归10g，白芍10g，桂枝15g，薤白8g，三仙各10g。常规水煎，日1付。

逍遥丸6g日2次；补中益气丸9g日2次。

7月11日再诊：服药后口干，脉可，舌红。煎剂去桂枝、薤白加葛根、连翘、麦冬。成药改服人参健脾丸12g日2次。

7月15日三诊：除偶有口干外，诸症悉退。

案22　慢性胃炎10年

吴某，男，威县吴王母村人，40岁，2003年8月8日初诊。

因生气引起胃病近10年，常食少、烧心、饱胀，稍冷即打嗝。大便每天 2~3 次，身体逐渐消瘦。曾多方检查，诊为反流性胃炎。睡眠时好时坏，早起即感劳累。脉象大体正常，舌苔稍长。处理如下：

吴茱萸 3g，桂枝 15g，陈皮 10g，茯苓 10g，半夏 8g，川芎 8g，党参 10g，黄芪 15g，当归 8g，白芍 10g，川朴 6g，三仙各 10g，甘草 5g，生姜 20g。常规水煎，日 1 付。

逍遥丸 6g 日 2 次；香砂养胃丸 6g 日 3 次；补中益气丸 8g 日 3 次。

奋乃静片 2mg 睡前服.

8 月 14 日再诊：病情大好，已不烧心，大便接近正常。仍守上方。

按：2006 年 8 月 26 日，患者的妻子来看头痛，主动提及上述经过，故查出记录于此。

案 23 可疑慢性胃炎

陈某，男，61 岁，威县吴庄人，2006 年 3 月 18 日初诊。

两年前因受寒致上腹疼痛不适反复不愈。夏天较轻，冬天加重。服药多种，近来服中西药物 2 月余，略轻。胃镜检查诊为浅表性胃炎。食欲可，近一年体重增加（戒了烟酒）。自称怕冷喜热。脉象沉滑有力，舌暗红。血压 150/86mmHg。

处理如下：

党参 10g，黄芪 15g，陈皮 10g，茯苓 10g，半夏 8g，桂枝 25g，川芎 15g，当归 8g，白芍 15g，附子 15g，甘草 5g，生姜 25g，大枣 15 枚。常规水煎，日 1 付。

逍遥丸 6g 日 2 次；香砂养胃丸 6g 日 2 次。

10 月 17 日再诊：自称服上方 3 日症状完全消失。近 1 个月复发，他医给成药良附丸、暖胃冲剂疗效不满意，故再次就诊。此次补充病史如下：

两年前受寒是因为住在寒冷而潮湿的工地上时间太久。其间饮食不周，又比较紧张。病后一直以上腹胀痛为主。不影响食欲，甚且多饥，夜间尤甚。又，发病后未见消瘦，反而体重增加。脉象如前。血压 170/100mmHg。舌质暗红，苔白厚润。又说，上次我告诉他可以多吃姜。果然，多吃姜即舒适。

病史如此，不是典型的慢性胃炎表现，更可能是消化性溃疡或者慢性胃炎伴溃疡。但中医治疗无区别，此所以前次疗效很好。但最好还是同时使用抗溃疡西药。又血压明显高，也要加服西药。故照取原方之外，加服甲氰咪胍片 0.2g、复方利血平 1 片、心痛定片 10mg 日 2 次。

总之，若没有胃镜检查结果，这个病人初诊时不会首先怀疑慢性胃炎。中医处方施治不必考虑浅表性胃炎和其他胃炎有何区别。

10 月 22 日三诊：诸症悉退，脉舌象大体正常。血压 140/80mmHg。仍守上方。

案 24　慢性胃炎 3 年

王某，男，46 岁，威县王家陵村人，2000 年 9 月 20 日初诊。

自称自 1997 年"胃不好"。曾在邢台市人民医院造影诊为"胃炎"。一般饭后大约半小时开始疼痛，持续约半小时左右。疼痛不严重，无烧心。但一直全身乏力，头痛，夏天不能下地劳动，否则不支。春秋二季又好感冒。饮食可、大便时黑、小便频。睡眠时好时坏。面苍，脉象沉弦而见不足，舌润，苔白不厚。血压 115/80mmHg。

处理如下：

黄芪 12g，党参 8g，防风 8g，白术 6g，茯苓 10g，桂枝 15g，附子 8g，柴胡 5g，当归 8g，白芍 10g，五味子 6g，陈皮 10g，乌药 4g，三仙各 10g，生姜 20g。常规水煎，日 1 付。

人参健脾丸 12g 日 2 次；补中益气丸 9g 日 3 次。

刺五加 3 片日 3 次；谷维素片 30mg 日 3 次。

10 月 3 日再诊：头不再痛，胃也不再痛，睡眠好，小便不再频。仍略感饱胀。近日早饭不欲食。大便色仍深。脉舌象略如前。守前方。

10 月 14 日三诊：诸症悉退。守前方巩固。

按：未记录是否有精神因素，但患者既有气虚也有气郁是无疑的。

案 25　慢性胃炎并肩背攻痛

李某，女，51 岁，威县十里村人，2005 年 5 月 3 日初诊。

自称患慢性胃炎数年，近来以右肩臂攻痛为主。攻痛可及肩胛下。又好腿酸乏力。其余无大不适。体形中等，神躁。脉象弦滑，舌苔稍长。近来未曾治疗。可以劳动。处理如下：

柴胡 6g，当归 10g，白芍 15g，川芎 8g，香附 8g，党参 10g，陈皮 10g，茯苓 10g，桂枝 15g，三仙各 10g，茵陈 10g，甘草 4g。常规水煎，日 1 付。

逍遥丸 6g 日 2 次；香砂养胃丸 6g 日 2 次。

5 月 11 日再诊：症状明显好转，脉无弦象，舌象接近正常。守上方。

案 26　慢性胃炎胀满不欲食

张某，女，42 岁，威县油坊村人，2005 年 7 月 4 日初诊。

自上年冬天开始上腹胀满、不欲食，久治不愈。曾经诊为慢性胃炎。承认发病与生气有关。失眠并常感心悸。一般情况可，脉沉细，舌可。处理如下：

陈皮 10g，茯苓 10g，半夏 8g，柴胡 6g，当归 10g，白芍 12g，白术 5g，薄荷 5g，党参 10g，黄芪 10g，川芎 8g，桂枝 20g，川朴 6g，香附 5g，三仙各 10g，生甘草 5g。常规水煎，日 1 付。

香砂养胃丸 6g 日 2 次；逍遥丸 6g 日 2 次。

多酶片 3 片日 3 次；食母生 10 片日 3 次。

没有更方服至 7 月 25 日，病情大好，患者的心理负担释去。

案 27　上腹痛数年

夏某，男，28 岁，威县西夏官人，2002 年 12 月 9 日初诊。

左上腹痛反复发作数年，近来尤重。呈隐痛，与饮食无关。服药无效。大便日二三次。无明显乏力。一般情况可，脉弱，舌可。处理如下：

陈皮 10g，茯苓 10g，半夏 8g，香附 6g，三仙各 10g，党参 10g，白术 5g，连翘 5g，豆豉 10g，桂枝 12g，川芎 6g，三棱 5g，文术 5g，柴胡 5g，当归 10g，白芍 10g，生甘草 5g。常规水煎，日 1 付。

香砂养胃丸 6g 日 2 次。

甲氰咪胍 0.2g 日 2 次。

12 月 20 日再诊：今天带来邢台市人民医院胃镜检查结果，为慢性胃炎。仍感左上腹痛，时轻时重。脉可，舌象正常。煎剂不变，余如下：

逍遥丸 6g 日 2 次；香砂养胃丸 6g 日 2 次。

复方颠茄片 1 片日 2 次。

12 月 24 日再诊：疼痛缓解。

此后患者曾经再诊，症状基本控制。他否认精神刺激因素，但就诊中可以看出，他还是有心情不畅。

案 28　体质性慢性胃炎

和其他体质差别一样，脾胃也有明显的禀赋强弱不同，而且体质虚弱者大多有先天脾胃不足。这种体质的人，更容易患慢性胃炎。他们每有不如意、劳累、饮食不周或小感冒，就会胀满不欲食。

张某，女，61 岁，威县师范退休教师，2007 年 3 月 11 日就诊。

患者是老病人，每年多次就诊。其人面色㿠白，神情抑郁。不论新感、旧疾每次就诊必有食少、胀满、大便不畅等。曾经两次做胃镜，均诊为"浅表性胃炎"。最近因为家务负担稍重（比常人不重），不但血压略高，还自觉"上火"、食少、饱胀。

其实，患者的心理环境相当好。她的丈夫是我少时的朋友，是个勤勉、随和、身体强壮的人，对她很照顾。子女已经工作，家庭祥和，更没有经济问题，但是，略微劳累或紧张，她的病情就加重。脉弦滑，舌淡苔少。处理如下：

陈皮 10g，茯苓 10g，半夏 8g，香附 8g，川芎 8g，柴胡 5g，当归 10g，白芍 10g，桂枝 12g，乌药 5g，川朴 5g，肉苁蓉 20g，三仙各 10g，生甘草 3g，生姜 15g。

逍遥丸 6 克日 2 次。

3 月 15 日再诊：诸症悉减，脉象大体正常，舌仍淡。守上方。

案 29　慢性胃炎反复发作

贺某，女，29 岁，威县南里村人，2001 年 2 月 15 日初诊。

10 年前有慢性胃炎史，近 2 月余上腹不适，打嗝，上反口水，胸背攻胀又乳房憋胀不适。曾做胃镜诊为慢性胃炎。饮食可，常睡眠不佳。小便可，大便不畅。脉象弦滑无力，舌苔白略厚腻。血压 120/80mmHg。处理如下：

陈皮 15g，茯苓 10g，半夏 8g，党参 10g，黄芪 15g，柴胡 6g，当归 10g，白芍 10g，香附 6g，川芎 8g，白术 6g，枳实 6g，三仙各 10g。常规水煎，日 1 付。

逍遥丸 6g 日 2 次。

奋乃静 2mg、安定 5mg 睡前服。

2 月 19 日再诊：上腹大好，不再打嗝或上反口水。左侧乳房仍感攻胀。脉象仍见不足，舌象好转。守前方。

3 月 1 日三诊：病已大好，近日有小反复。舌象接近正常，脉象略见滑弱。月经量少。上方成药改为人参健脾丸和香砂养胃丸。

此患者虽然一诊即效，但症状不能完全消除而且多次小反复。几乎不间断地服药至 5 月初才最后大好。

案 30　肝郁性慢性胃炎

吴某，女，51 岁，威县吴庄村人，2007 年 3 月 21 日初诊。

食后上腹不适并右肋下胀痛一年，近 3 个月加重。食后不适多在食后 1～2 小时。又多吐涎沫。年前在县医院做胃镜诊为浅表性胃炎。曾服阿莫西林、丽珠得乐、奥美拉唑等无效。阿莫西林且引起腹泻。又曾按胆囊炎输液 7 天完全无效。体形中等，神情忧郁，面色苍黑。脉滑略大，舌红多裂。一年前无重病史，无胃病史。自知发病与不如意有关。处理如下：

柴胡 5g，当归 10g，白芍 15g，白术 5g，苍术 5g，党参 10g，桂枝 15g，茯苓 10g，川芎 8g，香附 8g，乌药 8g，陈皮 15g，川朴 5g，三仙各 10g，生甘草 4g。常规水煎，日 1 付。

逍遥丸 6g 日 2 次；香砂养胃丸 6g 日 2 次。

3 月 25 日再诊：症大减。食后基本舒适。不再吐涎沫。面色、精神亦好转。脉象略大，舌可。处理如前。

案 31 低热并慢性胃炎

刘某，女，26 岁，威县时家庄村人，2001 年 1 月 3 日初诊。

低热月余，用氨苄青霉素、病毒唑等无效。近日又在县医院检查为慢性胃炎，服多种胃药无效。除头晕外，无大不适。饮食、二便、月经可。原有睡眠不好，近日已好。体形中等，神可。脉滑、舌苔白厚。体温 37.3℃，血压 120/90mmHg。处理如下：

党参 10g，柴胡 5g，葛根 15g，连翘 6g，黄芩 6g，陈皮 15g，茯苓 10g，半夏 8g，桂枝 15g，川芎 10g，白芍 15g，川朴 5g，三仙各 10g，生甘草 4g。常规水煎，日 1 付。

藿香正气水 10ml 日次；人参健脾丸 12g 日 2 次。

11 月 30 日再诊：服上方后大好，近日略有反复。体温不超过 37℃，略感头晕。前方加补中益气丸 9g 日 2 次。

按：患者应该是感冒起病。前医极可能用了较大量的皮质激素。结果，不但造成体温调节紊乱，还出现了精神症状。查出所谓慢性胃炎之后，她的心理负担更重。初诊时的煎剂处方有些乱。现在看来，不必使用葛根、连翘和黄芩。

案 32 上腹痛半年

李某，男，33 岁，威县王王母村人，2000 年 3 月 13 日初诊。

"胃痛"约半年，曾在邢台市人民医院检查为慢性胃炎。自称发病与生气无关，但病前饮食不周明显。疼痛毫无规律，与进食无关。初有上腹胀满，近来不胀而痛。食量不小，大便偶干。脉滑，舌嫩。处理如下：

陈皮 10g，茯苓 10g，半夏 8g，香附 8g，元胡 5g，乌药 8g，三棱 5g，莪术 5g，党参 10g，黄芪 15g，三仙各 10g，生甘草 4g，连翘 10g。常规水煎，日 1 付。

疏肝健胃丸 6g 日 2 次；人参健脾丸 12g 日 2 次。

3 月 20 日再诊：仍有无规律的小痛。脉舌象大体正常。原方去疏肝健胃丸加香砂养胃丸 6g 日次。

3 月 26 日三诊：疼痛大减，大便略稀，每早一次。脉舌象好。守上方。

此后曾经反复一次，至 4 月 21 日基本恢复。

按：正当盛年，病情如此顽固，虽初病没有心理因素，病久不愈还是会有精神负担。故初诊予疏肝健胃。现在看来，煎剂中最好去连翘加生姜。

案 33 干燥综合征并胃炎

马某，女，41 岁，威县沙柳寨村人，2006 年 8 月 7 日初诊。

口干、眼干 5 个月。口中干而粘，眼中多眼屎。咽部发红多结节。先按慢性胃炎服西药久治不愈。又输液多日无效。曾做血液生化、肝功等，无乙肝。肝功轻微异常。在省医院做胃镜诊为浅表性胃炎、食管炎。唾液腺功能检查为重度功能减退。类风湿因子、总胆红素均高。饮食、二便、睡眠、月经可。汗少，虽三伏天很少出汗。可以劳动，略感乏力。病后体重下降 5kg 左右。脉象洪滑有力，舌暗苔少多小裂纹。省医院怀疑干燥综合征。已服甲氨蝶呤每日 7.5mg，强地松日 30mg10 天，无效。处理如下：

当归 10g，白芍 15g，怀牛膝 15g，桂枝 15g，五味子 10g，山萸肉 10g，生地 10g，熟地 10g，麦冬 10g，柴胡 6g，沙参 10g，党参 10g，黄芪 15g，生山药 20g，三仙各 10g，生甘草 5g。常规水煎，日 1 付。

食母生 10 片日 3 次；鱼肝油丸 1 粒日 3 次。

8 月 12 日：脉象接近正常。全身潮湿有汗。口水仍少且渴。舌象略如前。血压 105/70mmHg。守前方。

8 月 17 日：近早起口干，脉象接近正常。舌略暗。煎剂如前。成药加服人参健脾丸 12g 日 3 次，补中益气丸 9g 日 3 次。

8 月 24 日：病情明显好转，仅略感咽干。脉象正常，眼屎消失，进食好。不再乏力。脉象正常，舌象接近正常。

按：患者禀赋较弱但勤俭过于常人。这是此病的主要病因。严格说来，属于虚损，故治则一直是补气、补血、滋阴。所幸疗效尚可。如果继续服用甲氨喋呤和强地松，不但无效，还会出现其他问题。按所谓慢性胃炎服西药治疗，疗效也不会好。

案34 典型心因性胃炎

郭某，男，2000年56岁，威县东郭庄人。

郭某和我是同村（东郭庄和白伏曾经是一个行政村）、同年和少年时代的同学，故对他的家庭、性格、体质很清楚。近日又在一个社交场合相遇，他又很豪爽地大量饮白酒而且酒醉，于是想起他的旧病，记录在此。

2000年7月至2001年初，他曾经因为上腹不适连续就诊近30次。

原因主要是他总认为自己患了胃癌。

其实，其中的缘故我最清楚。

1975年他的母亲56时死于胃癌，手术就是我做的。由于发现较晚，胃窦部癌瘤体积太大，不但切除很困难——很可能无法处理残端，而且已经有了小网膜转移，只做了胃空肠吻合——解决幽门梗阻。术后10个月死亡。

2000年，他也56岁了，于是在恐惧中不能自拔。

如上所说，他不是很胆小或谨小慎微的人，却出现了很难解决的心理问题。

当时，我不愿意说破，他也不提母亲的病。经过半年多的心理和药物治疗，终于解脱。每次就诊都是斩钉截铁地肯定他没有器质性问题，同时中西医结合用药。以下是4次主要记录。

2000年7月8日初诊：上腹和右肋下不适月余，在县医院做B超为"胆囊炎"。服消炎、利胆成药效不佳。食欲不佳，大便干。体形中等，神情焦躁。脉可，舌苔略黄。处理如下：

柴胡8g，黄芩18g，连翘8g，栀子4g，生大黄6g，当归8g，白芍12g，陈皮10g，三仙各10g，生甘草4g。常规水煎，日1付。

7月25日就诊：服上方后症状好转，但他还是于24日跑到石家庄做了胃镜。那里说他是慢性胃炎而且胃窦部较重，于是上腹不适加重。其实，他的食量不小，只是饭后饱胀不适。我再次肯定地告诉他，所谓胃炎不过是太焦虑的结果。他将信将疑。煎剂如前。其余如下：

人参健脾丸12g日2次；香砂养胃丸6g日2次。
甲氰咪胍0.2g日3次。

8月26日就诊：近日他又跑到石家庄做胃镜复查，那里排除了胃癌。他略感放心。处理如前。

10月6日就诊：近10日几乎没有不适，但他还是不放心。脉舌象大体正常。守前方。

就这样，他还是几乎不间断地服药至12月中旬。2001年2月因为生气发生一次小反复。

如果说胃镜等辅助诊断对此案有好处，也只是心理上的作用——证实了我的判断使他渐渐放松。

或问：既然不是器质性问题，为什么还用那么多药？特别是还用栀子、生大黄、连翘等苦寒药呢？

答：中医谓：气郁化火。焦躁、恐惧、愁苦，大多会有气郁，再参考他的脉证应该使用剂量不很大的上述药物。再加上温胃理气的香砂养胃和健脾的人参健脾丸，就更周到一些。

总之，这是极其典型的心理因素导致的消化系统紊乱。

目前他60多岁，精神很好。体力也比多数同龄人好。但毕竟不再年轻，不该多饮酒。席间我劝他少饮酒，他还是喝高了。和2000年相比——饭也不敢多吃——心理状态之重要，不言而喻。

案35　儿童丧父致慢性胃炎

谷某，男，11岁，威县五马坊村人，2007年6月9日初诊。

5个月前，患儿的父亲死于胃癌。数日后他上腹疼痛、胀满、呕吐。又烦躁、睡眠不好，有时自己打自己。大便略稀、小便不畅（尿踟蹰之意）。曾去县市医院等多处就诊，均诊为慢性胃炎，但服药从来无效。又曾"穿线"治疗无效。略瘦，面色苍白，眼周晦暗。脉滑数，舌淡苔白厚又有少量剥苔。处理如下：

党参8g，黄芪10g，白术5g，苍术5g，当归8g，白芍10g，川芎6g，香附6g，陈皮10g，茯苓10g，半夏6g，桂枝10g，三仙各10g，生甘草3g，生姜20g。常规水煎，日1付。

香砂养胃丸6g日2次；人参健脾丸6g日2次。

6月11日再诊：上次是患儿的奶奶和姑姑陪同就诊，因为母亲在家啼哭。此次母亲陪同就诊，带着多次检查化验结果。我告诉她：一切检查化验都无用，患儿的病就是因为丧父和您终日悲痛焦躁的结果（她承认多次对患儿态度不好）。母亲还忧虑孩子也得了胃癌，而且多次暗示。这也是患儿病情顽固的原因。再次告知她，必须首先设法改变患儿的心态和精神环境。加用安定片 2.5mg、奋乃静片 2mg 晚一次。临时支持输液中加用刺五加注射液 20ml×2 支，黄芪注射液 10ml×1 支。

按：患儿的病因非常明显，他的病是应激性生活事件引起的精神异常。"胃炎"的症状，不过是容易发现的临床表现。但是，包括家属在内，总希望找出器质性病变，而且把病好完全寄希望于药物。他的母亲还想去石家庄做胃镜——她认为大医院水平更高。我告诉她：如果觉得那样做有助于解除患儿和她的疑虑，可以去做。但要避免进一步暗示患儿的"胃"有不治之症。

案 36　儿童饮食不当致慢性胃炎

褚某，男，7 岁，威县十里村人，2007 年 6 月 26 日初诊。

上腹痛、食少、胀满一年多。在县市医院多次就诊，一直按慢性胃炎治疗，用了很多贵药，从无明显效果。家长对病因了解很清楚——患儿特别喜欢吃冰糕等冷饮而且经常无控制地大量吃。初病时，每因再食冷饮复发。后来禁绝了冷饮却再也不好。患儿身体瘦弱，面色苍白，常出虚汗，精神可。脉可，舌绛红苔黄白而厚。处理如下：

党参 10g，陈皮 10g，茯苓 10g，半夏 6g，川芎 6g，桂枝 15g，白术 6g，当归 8g，白芍 10g，香附 5g，三仙各 10g，生甘草 3g，生姜 15g。常规水煎，日 1 付。

人参健脾丸 6g 日 3 次；香砂养胃丸 3 克日 3 次。

6 月 29 日再诊：病大好。偶有上腹疼痛，但很轻。食欲明显改善——不到吃饭的时候就饿了。舌略鲜红，苔略厚。处理如前。告知家长，完全缓解后维持 3 个月不复发，方可认为大体恢复。注意饮食比服药更重要。

按：此证主要是饮食不当所致，也有体质因素。以上两次都是他的祖母带着他就诊，他的祖母也是多年胃不好。

按说此病不难见轻或暂时完全缓解，治了一年却几乎从来无效。可见那些所谓"胃药"，没有一种比上述拙拟之方好。大医院的大夫们，大概也不会再三嘱咐注意饮食。假如患者不是只有 7 岁，他们必然会给他多次做胃镜。

第二节　消化性溃疡

【概说】

消化性溃疡又称上消化道溃疡或胃十二指肠溃疡。此病是很常见且很受西医重视的典型慢性病。西医内外科书上都要花很大的篇幅讲述。

直至 20 多年前，还有部分患者病情顽固，内科治疗的近期和远期疗效常常不满意，不得已要做胃次全切除。此病的并发症大出血、穿孔和幽门梗阻那时相当常见。100 年前，这些并发症常常是致命的，50 年前也很难处理。

近 20 多年来，因为此病做胃次全切者越来越少。它引起的大出血、穿孔和幽门梗阻也远比过去少见。于是，给人的印象是，此病似乎逐渐少见。

不过，一般认为，此病的发病率为 5% ~ 10%，而且与种族、地域、气候、生活水平、职业等没有关系，即在全球各国的发病率略同，只是男性比女性多见。

此病的临床表现大多非常典型。一般概括为以下三性：①慢性：多数患者多年反复不愈，有的人终生不愈。就诊者多数已有数年以上的病史。②节律性：此病最主要的症状上腹痛是节律性的。其节律大体是：饱食后不痛，大约 1 个小时后疼痛。如果是胃溃疡，下次进餐前可有短时间缓解。

十二指肠溃疡则常常持续至下次进餐。一般黎明至早饭前后不疼，晚饭前和夜间（尤其是夜间）疼痛最多见。也偶有每天三时疼者，即只要饿了或快饿了就疼。饥饿疼大都可因少量进食缓解。其他常见症状是烧心、呕吐等。③季节性：此病全年都可发作，但以初冬和早春最多见。

此病早期大都非常典型，即表现为典型的节律性和季节性。特别是疼痛的节律性很典型。如果患者主诉又有饥饿疼而且进食即可缓解，诊断即大致确立。

上消化道钡餐造影，是过去经常使用的诊断此病的辅助手段。现在有了纤维胃镜，但是，对很轻的溃疡做胃镜也很难与慢性胃炎鉴别。故诊断性治疗，还是很可取的手段。

不过，也确有无症状的消化性溃疡——少数消化道穿孔、出血患者没有胃病史。

什么原因导致的消化性溃疡呢？

近来，医界特别强调幽门螺旋杆菌（HP）对消化性溃疡发病的重要性。

我不赞同此说。理由如下：

消化性溃疡这个病名有病理的意思——此病是胃、十二指肠消化了自己。

把此病看作一种较重的调节紊乱更有说服力。

陈灏珠主编第十版《实用内科学》列述病因 10 种，精神因素在最后。具体讨论病理时强调 3 种：高胃酸、HP 和黏膜保护能力。即把高胃酸放在第一位。

据我的经验，病因的轻重顺序依次是：遗传（包括高胃酸、HP 易感等）、精神和饮食。

此病有明显的家族倾向，无可置疑。但是，精神因素也非常重要。大多数人有足够的恶性精神刺激都可以出现此病。实验用的动物模型方法之一即如此。

有家族倾向的人只是更容易患此病，但也要有诱因。其中，不良精神刺激和饮食不当也许难分主次。考虑到饮食不当和不良精神刺激常常相关，心理素质和心理环境可能更重要。

典型的此类患者，不喜欢吃甜食、水果等，油水大了肚里舒服，很难犯病。喝浓茶很容易诱发——比其他饮食不当还灵。这不能用 HP 说解释。

恶性精神刺激的作用也很明显。

我见到的最小的患者只有五六岁。他和外祖父一个模子脱出来，外祖父的溃疡病极其典型。一次小家伙生了气，就出现了典型的症状而且甲氰咪胍疗效很好。

此病疼痛的节律性和烧心，最适于高胃酸解释。以往的治疗大都立足于抗酸或减少胃酸分泌。

比如，胃次全切做了大约 100 年，大多效果很好，还有胃迷走神经切断术。胃次全切之所以有效，只能用减少了胃酸分泌来解释。于是，上百年的外科治疗经验，说明高胃酸说有道理，而不支持 HP 病因说。

碱性药曾经广泛使用，很多病人自己服用小苏打有效。他们称之为圣药。药厂制的种类更多。我年轻时喜欢用的一种叫"胃可必舒"，很便宜，对多数人有近期疗效。故内科治疗也支持胃酸说而不支持 HP 说。

不便用 HP 解释的现象还有小量进食后"饥饿痛"立即缓解。这是多数较轻的患者都有的，不能说进食能够消灭 HP 或缓解 HP 感染。

最不适于 HP 感染解释的现象是溃疡的局限性。此病大多只有一个不大的病灶——在胃窦、十二指肠球部或胃小弯。如果溃疡直径超过 1cm，就要警惕癌变。

总之，HP 病因说站不住脚。

或问：那么，如何解释某些抗菌药，特别是痢特灵对此病疗效很好呢？

答：痢特灵治溃疡早在"文革"中。最初不见于专业杂志，却流传很广。起初我很怀疑。后来亲自使用多人，才发现果然效果出奇——大约三分之二的患者可以根治或缓解数年。这时又听有此病的同事说用四环素也有效（他们自己的切身体会），只是不如痢特灵能够根治。

我认为，这不是痢特灵等杀灭了 HP，而是此类药物削弱了胃的消化能力。

上面说过，胃次全切有效是减少了胃酸分泌，但也可以理解为削弱了胃的消化能力。用大苦寒药克伐胃阳也可以达到这一目的。痢特灵等药的作用机理最好这样理解，否则就不能解释有的病人使用痢特灵等无效，甚至加重。

如果联系中医用戊己丸（又称左金丸）治烧心吞酸有效，痢特灵的疗效更有中医理论支持。只是古代中医文献中，没有把此病作为一个独立疾病，而是包括在胃脘痛和烧心吞酸当中。

大苦寒克伐胃阳从而削弱消化能力，是我对痢特灵和戊己丸等何以有效的理解。据此，胃阳不振的溃疡，就应该使用温胃、补中法。如黄芪桂枝五物汤和黄芪建中汤等。我也常用温胃理气的成药香砂养胃丸加补中益气丸治此证。

可见，痢特灵治溃疡靠它的胃肠反应的"副作用"（即大苦寒克伐胃阳）。换言之，此时"副作用"成了"正作用"。只是此药可以损伤周围神经。我见过好几个溃疡患者因服用痢特灵太多发生末梢神经炎。

近20多年来，广泛使用的甲氰咪胍系列也是碱性的，尝一尝很像吴茱萸。

此药的疗效远比过去用的碱性药好，是抗溃疡西药的重要进展。

或问：近20多年来消化性溃疡在我国是否逐渐少见呢？

答：发病率可能没有变化，顽固的重症和并发症肯定少见了。

其中缘故大概有二：

一是国人的生活水平迅速提高，食油、肉、蛋、奶都比较充足，新食谱有助于缓解此病；二是痢特灵和甲氰咪胍类使不少患者得以根治或迅速控制。于是，大出血、穿孔和幽门梗阻这三种并发症远比30年前少见。

尽管如此，中西医结合治疗此病，还是最好的选择。

【验案】

案1 典型消化性溃疡

王某，男，68岁，威县宋庄人，2001年10月4日初诊。

食后1~2小时，心下刺痛，可因进食或饮水缓解。此病已有约20年，此前以心下胀满为主，也可因进食好转。目前食少纳呆。体形中等，神可。睡眠少。大便数日一行，小便频且量多。脉可，舌淡胖多齿痕。处理如下：

党参10g，黄芪12g，白术5g，苍术5g，茯苓12g，陈皮10g，半夏10g，桂枝15g，川芎6g，香附5g，当归8g，白芍10g，甘草5g。常规水煎，日1付。

补中益气丸9g日3次；香砂养胃丸6g日3次。

甲氰咪胍片0.2g日3次。

10月9日再诊：诸症悉退。守前方5日巩固。

2002年8月30日再诊：旧病复发。只取上方成药和西药。

案2　可疑消化性溃疡

赵GS，男，17岁，威县白伏村人，2005年8月30日初诊。

因在外打工时被扣工资等致上腹胀痛。患者体瘦，神情抑郁。脉弱，舌苔黄厚腻。

处理如下：

柴胡6g，当归10g，白芍15g，白术5g，苍术5g，茯苓10g，川芎10g，香附6g，陈皮10g，川朴6g，茵陈10g，三仙各10g。常规水煎，日1付。

逍遥丸6g日2次；香砂养胃丸6g日2次。

9月4日再诊：食后已不疼，饥饿时有时疼。脉象可，舌象接近正常。守前方。

按：患者的祖母、父亲和叔父都有过精神病史，故治疗比较积极。看来，患者的心理素质比长辈要好。因为迅速好转，没有让他做辅助检查。

2007年7月旧病复发，服上方迅速好转。

案3　胃可必舒治溃疡

郭云英之子，48岁，威县管安陵村人，2007年3月28日陪同母亲就诊时，主动提起20年前找我看过"胃病"。他说，当时我说他的病是"溃疡病"。给他开的药是"胃可必舒"，服用两星期之后再没有发作。该药是一种复方，组成以氢氧化铝为主，外观是洁白的细粉。当时不到一块钱一盒，是经济且疗效较好的药物。轻症消化性溃疡使用该药大多速效。如果与香砂养胃丸合用，近期疗效更好。但是，像该患者这样服用两合（两星期）再未复发的相当少见。

附：消化性溃疡终于手术

本村村民赵彦文，男，54岁，2001年春天突然便血并大呕血。

患者自十五六岁，就有典型的消化性溃疡。曾经两次做上消化道造影诊为胃溃疡。症状一如教科书所述：每年多次发作，初春和初冬尤其容易发作。紧张劳累、不如意也常常诱发。每发作必有烧心、吞酸、上腹饱满胀痛乃至呕吐不能食。20多年前经常服用胃可必舒、胃舒平（即复方氢氧化铝）、氢氧化铝凝胶等，大多有效，但效果也不很好。西咪替丁问世后，他也经常服用。效果较好，但不能根治。呕血前1年，他内外交困。心理负担和体力劳动都很重。出血后我急忙去看时，见出血量在500ml以上，而且还在继续呕血。他面色青黄，心慌出汗，脉细数无根。血压110/

90mmHg。于是让他急症住院。

县医院给他做了胃次全切除，10天后出院，服中药调理如下：

党参10g，黄芪12g，白术5g，苍术5g，茯苓12g，陈皮10g，半夏10g，桂枝15g，川芎6g，香附5g，当归8g，白芍10g，甘草5g，生姜20g，大枣7枚，吴茱萸3g。常规水煎，日1付。

补中益气丸9g日2次；香砂养胃丸6g日2次。

共服上方10付完全康复。由于长期患消化性溃疡，此前他多病体弱。近七八年来他身体很好，比全村的同龄人都健壮。劳动量超过一般青年人且再未犯病。

案4 长期焦虑致消化性溃疡

患者是我在英国工作时的助手。她的母亲是英国人，父亲是伊拉克人，因为海湾战争在英国避难。她的丈夫也在那里工作，生活的相当稳定，但总是听到亲人的不幸。特别是她的丈夫的哥哥逃出伊拉克却被澳大利亚驱逐，向她求助——要花不少钱。尽管她通情达理，也很聪明，却出现了比较典型的溃疡病症状——烧心、吞酸和饥饿痛。她不愿意服西药，问我如何用中药治疗。我指导她自制了"左金散"（黄连6份、吴茱萸1份，共研极细粉，每服2~3克），服用2日症状消失。

案5 高年溃疡病人

贺某，男，82岁，威县五马坊村人，2001年10月30日初诊。

约半月来，胸部及上腹不适，似痛非痛，难受莫名。每下半夜加重，以致辗转反侧不能睡。可因进食水缓解，但近日又食后不下。体形中等，精神倦怠。脉象略见洪大，舌粘。无慢性胃病史。处理如下：

陈皮10g，茯苓10g，半夏8g，川芎8g，乌药8g，香附8g，薤白10g，桂枝15g，党参10g，三仙各10g，生甘草4g。常规水煎，日1付。

甲氰咪胍0.2g日3次；香砂养胃丸6g日3次。

11月4日再诊：症状基本消失，唯每凌晨4时左右略有空饿感。一般情况较前好。脉象滑而充实，舌象大体正常。守前方。

按：就临床表现和治疗效果而论，患者的病就是消化性溃疡。但如此高年首次出现此病者极少见。当时记录不详，不知道是否有药物反应的可能。

案6 典型消化性溃疡

胡某，男，20岁，威县胡家庄村人，2000年10月23日初诊。

上腹痛反复不愈 2 月余，疼重时有呕吐。已做胃镜诊为胃炎。不烧心，口酸苦。曾经有黑便。体中形困，脉有弱象，舌苔稍厚。处理如下：

党参 10g，黄芪 15g，陈皮 10g，茯苓 10g，半夏 8g，白术 6g，香附 6g，桂枝 15g，川芎 6g，干姜 5g，吴茱萸 3g，乌药 6g，生甘草 5g。常规水煎，日 1 付。

甲氰咪胍片 0.2g 日 3 次。

人参健脾丸 12g 日 2 次。

香砂养胃丸 6g 日 3 次。

10 月 27 日再诊：病减，照取上方。

11 月 2 日三诊：病大减，进食大好，一般情况好转。仍守上方。

2001 年 4 月 5 日再诊：旧病复发，腹痛以下半夜为多。但食欲好，白天饭后有短时期不适。脉舌象正常。二便可。上方加三棱 6g、莪术 6g。

自 2000 至 2007 年，患者多次就诊，都是基本上照服第一方即效。他也曾经在他处治疗，大多无效，还常加重。患者虽然做过胃镜诊为慢性胃炎，此证还是更像消化性溃疡。

案 7　溃疡病一诊大好

孔祥云，男，50 岁，威县时家庄人，1995 年 12 月 15 日初诊。

有胃病史多年，约 10 年前做钡餐造影诊为消化性溃疡。此次发病于 5 天前。先是纳呆、烧心、上腹隐痛。前天呕吐严重。体形中等，神可。心肺（一），腹部平软，肠鸣活跃。巩膜无黄染。脉迟，舌红润。体温 36.4℃。处理如下：

党参 10g，白术 10g，苍术 10g，黄连 6g，吴茱萸 2g，陈皮 10g，茯苓 10g，半夏 10g，木香 5g，川朴 5g，乌药 5g，川芎 10g，白芍 10g，丹参 10g。常规水煎，日 1 付。

甲氰咪胍片 0.2g 日 3 次。

盖胃平 4 片烧心时嚼服。

12 月 17 日再诊：症状基本消失，唯大便次数略多。脉滑略数，舌略如前。原方煎剂去木香、川朴、乌药，改黄连、吴茱萸各 3 克。加成药人参健脾丸 6g 日 2 次。

案 8　皮质激素诱发溃疡

李 YC，男，64 岁，威县河洼村人，2000 年 8 月 15 日初诊。

四天前发烧，无腹痛腹泻。在家肌内注射、服药 2 日即干呕、中满、吐酸、不能食。原有老胃病多年。睡眠可，近数日未大便，小便很少。体瘦，形困。昨天输液两瓶。脉可，舌苔略黄。T36.4℃。处理如下：

陈皮 10g，茯苓 10g，半夏 8g，党参 10g，黄芪 15g，白术 8g，香附 6g，川芎 8g，桂枝 15g，连翘 6g，三仙各 10g，生甘草 5g，生姜 20g。常规水煎，日 1 付。

人参健脾丸 12g 日 3 次；香砂养胃丸 6g 日 3 次；甲氰咪胍片 0.2g 日 3 次。

9 月 17 日再诊：服上方后即大好，近日复感乏力、腿酸，夜间尤甚。脉舌象略如前。守前方。

按：肌内注射、服西药 2 日即干呕、中满、吐酸、不能食，最大的可能性是诱发了消化性溃疡，而且应该主要因为皮质激素所致。

案 9　消化性溃疡合并大出血

本村村民赵 GH，男，50 岁，2003 年 4 月 18 日初诊。

患者有典型的消化性溃疡家族史，他的父亲和哥哥都是老溃疡病人。他的溃疡病间断发作近 20 年，但一直不严重。主要表现是：每开春、初冬或生气后出现烧心吞酸、上腹饱胀和疼痛，晚饭前和夜间尤其严重。较轻时少量进食即可缓解。约 10 年前服用痢特灵后没有复发。近来因为内外交困和劳累复发，但没有就医。18 日上午，突然呕血请出诊。我赶到时，见地下有混有食物的血样呕吐物约一大碗。其中血块较多。他面色苍白、自觉心慌、浑身出汗。脉细数无根。舌淡苔黄白。血压 100/70mmHg。建议他急诊住县医院，他和家属坚持要我在家治（经济困难）。于是处理如下：

1. 禁食水——服药除外。

2. 立即肌内注射安定 10mg。

3. 支持输液中加入西咪替丁 1g。

4. 中药煎剂如下：

生大黄 10g，黄连 5g，黄芩 10g。

上 3 味急煎 20 分钟，再缓煎 40 分钟，共剩药液约 200ml，冲服三七细粉 6g，一次服下。

服药当天排稀大便 3 次。第一次为典型黑便。第二次略呈棕色。第三次为黄色。再未呕血。于是，从次日起改服煎剂下方。

党参 10g，黄芪 15g，当归 10g，吴茱萸 5g，陈皮 10g，茯苓 10g，桂枝 10g，白芍 12g，半夏 8g，生甘草 4，生姜 15g，大枣 7 枚。常规水煎，日 1

付。

同时口服西咪替丁片 100mg 日 3 次。

如上处理至 21 日，停止输液，进流食。共服中药第二方 14 付痊愈。至 2008 年未复发。

按：中药煎剂第一方是泻心汤加三七。凡急性上消化道大出血，要首选此方。服此方后，以见排稀便为应。一般效果较好。出血停止后再另行处理。如果像本案这样是消化性溃疡所致。出血停止后，一般服用黄芪桂枝五物汤加味如上第二方。

案 10　消化性溃疡合并大出血

本村村民赵 YP，男，24 岁，2003 年 10 月 21 日初诊。

他就是案 9 儿子，可见此病的家族倾向很明显。不过，他的病情加重且大出血也和家庭多事有关。先是近 1 年多次发作典型的溃疡症状——烧心吞酸、有规律的疼痛、上腹饱胀等。上消化道造影确诊为十二指肠球部溃疡。他医给西咪替丁等有效。10 月 13 日先有黑便，14 日突然呕血并休克，于是住县医院。7 天后出院就诊。这时他体倦乏力、贫血明显——面色和睑结膜苍白，仍有上腹饱胀且疼痛。脉滑弱略数，舌淡苔白。处理如下：

党参 12g，黄芪 15g，白术 5g，苍术 5g，吴茱萸 3g，陈皮 15g，桂枝 15g，白芍 10g，当归 10g，川芎 8g，熟地 15g，甘草 3g，生姜 20g，大枣 7 枚。常规水煎，日 1 付。

香砂养胃丸 6g 日 2 次。

补中益气丸 9g 日 2 次。

西咪替丁片 100mg 日 3 次。

10 月 24 日再诊：服上方 1 日，自觉症状消失。连续服用 1 个月停药。

2004 年 3 月 10 日：旧病复发。再次处理如上约 1 个月停药，至 2008 年 7 月再未就诊。

按：消化性溃疡合并大出血之后，有个贫血的问题。这是失血性贫血，按说需要补充铁剂。但所有铁剂都于溃疡不利，故尽量不要用，而使用中药如上。即便使用，也要等到溃疡症状消失而且饭后即服，并且最好与香砂养胃丸同用。

又，由于此病很难一劳永逸，要多次告知患者注意事项。其中最重要的有三点。一是避免不良精神刺激；二是饮食周到；三是自备西咪替丁类西药，一旦发病立即服用——不严重的都会迅速见效。

案 11 典型的消化性溃疡

本村村民潘桂兰，女，2008 年 64 岁。

患者结婚前就有"胃病"。婚后加重。20 多岁时即通过上消化道造影诊为胃溃疡。症状很典型。15 年前，她服用过 10 种以上的"胃药"。多数有效，但效果又不满意。加之家庭经济条件等原因，每年多次发作。12 年前开始服用西咪替丁 100 ~ 200mg 日 2 ~ 3 次和香砂养胃丸 6g 日 2 次，效果很好。

尽管如此，2001 年她还是出现过一次幽门梗阻：上腹振水声、疼痛饱胀严重、频繁呕吐、不能进食水。那次是禁食、输液的同时服用下方：

川朴 6g，枳实 10g，党参 10g，黄芪 10g，茯苓 12g，陈皮 10g，半夏 10g，桂枝 15g，川芎 6g，香附 5g，生姜 20g，吴茱萸 3g。常规水煎，日 1 付。

西咪替丁 100mg 日 3 次。

服上方一周大好。至今再未严重复发。

以下是她自己描述此病。

唉！俺十几岁就有胃病，这辈子受罪大了。一年犯病好几回。哪一回也要难受十天半月。结了婚，有了孩子，日子更难过，犯病更勤。甜的不敢吃，酸的、辣的不敢吃。不能吃粉条，也不能吃韭菜。年年大年五更看别人吃饺子，自己喝稀饭。病一来就疼得受不了。饿了就疼，又不能吃很饱。早些年饿了疼吃点东西能见轻，后来犯病就想吐。赶集看会、走亲戚不敢吃菜（按：当地多用粉条大锅菜招待亲友）。白天烧心、胀痛还好点儿，晚间撑胀、烧心、疼得不能睡。一坐半夜，自家搋着前心和后心。现在可好了，自从吃了中药，又有这种药片（按：指西咪替丁），一用就好。犯病很少，也轻多了。过年过节敢吃饺子了。孩子买来点心也能尝尝。

按：她的描述相当准确。顽固病人几乎都如此，故十九消瘦。

第三节 胆道病

【概说】

胆道病中最常见的是胆道结石和胆囊炎，而且它们常常互为因果。

关于这两种病，中医虽无略同的病证名称，却有疗效很好的治法。

教科书上说，此病多见于肥胖人。高脂肪、高胆固醇饮食于此病不利。似乎随着生活水平的提高，胆道病应该更多见。但是，笔者的印象中，近年胆道病发病率并没有上升，只是由于卫生保健水平提高，它们——特别是胆道结石更容易发现而且人们更积极就医了。

20世纪70年代，我国在胆道病——特别是胆道结石中西医结合治疗方面曾经取得重大突破。这一成就至今仍然是我国治疗胆道病的优势。

近年来，西医治疗胆道病最长足的进展是：借助于电子内窥镜技术的微创手术。不过，此种手术只适用于胆囊结石，多数胆道病还是中西医结合治疗为好。

恶性精神刺激自然对胆道疾病不利，但是，精神因素对胆道病的影响如何，没有充分的研究。笔者的倾向是：精神或心理因素也是胆道病的始动因素之一。

【中西医结合解剖、生理、病理和诊治要点】

中医说："胆藏精汁三合"，又说胆为六腑之一。这虽然与六腑泻而不藏的定义矛盾，但是，说它储藏胆汁并且与肝脏密切相关，却与西医解剖生理一致。"胆汁"这个词，最初就是把西医书翻译为中文时使用的中医概念。至于胆主决断的说法，虽然深入传统文化（如胆大包天、肝胆相照、侠肝义胆等成语很常用），并不影响人们接受胆道的解剖生理。

胆道很像一个水系。它的上游是分布在肝脏内的许多由细变粗的肝内胆管，出肝时汇总为胆总管，最后进入十二指肠。

在大约8cm长的胆总管上，有一个旁通的特殊膨大器官，即胆囊。它恰如水系主干旁边的一个水库。只是，这个"水库"不仅储存胆汁，还可以把来自肝内的胆汁浓缩，最高可以浓缩至1/50。

胆道的功能是什么呢？

如果只把胆道看作消化系统的器官，它的功能就是运送、储存并浓缩胆汁以帮助脂肪消化。这也是它的主要功能。胆囊就是人体储备、浓缩胆汁以消化吸收脂肪的器官。

胆汁是碱性的，像肥皂液一样黏滑。它帮助脂肪消化吸收，恰如肥皂洗去油污——把大的脂肪滴块化解为很小的脂肪滴而形成乳糜，从而直接被小肠壁吸收。摄入的脂肪将近一半，就这样被吸收进入血液。肠壁上的小乳糜管汇合为总乳糜管，上行至左锁骨下静脉进入血液循环。

从全身代谢看胆道，其功能又不仅仅是帮助脂肪消化吸收。它还是调节胆固醇和铁代谢的重要器官。除水之外，胆汁的主要成分是血红素的分解产物胆红素和固醇代谢产物胆固醇。人体常常不能摄入充足的铁和固醇，胆汁的"废物利用"有利于弥补铁和固醇摄入不足。

胆道还可以看作排泄器官，胆汁就是肝脏要排出的部分废物。其中的一部分直接随大便排出。只是，如上面所说，这种废物的一部分还必须再利用。

胆道的生理要点如上，病理要点如下。

胆道既然像一个水系，最主要的功能就是要"通"。即中医所谓"六腑以通为用"。最重要也最常见的病理就是"不通"。

什么原因会造成胆道"不通"呢？常见的原因有三：

最常见的是炎症。急性肝炎的黄疸部分原因是肝内胆管不通。胆道内任何部位发生了炎症，都必然有不同程度的不通。只是如上所说，胆道感染常常和胆道结石互为因果。

其次是胆道结石。结石可以出现在胆道的任何部位。可想而知，结石出现在"上游"，问题不太大。出现在"下游"——特别是出现在胆总管时就很危险，因为可以导致整个胆道完全不通，而六腑之一完全不通，必然致死。

再其次是癌瘤。最常见的是胰头癌和胆总管癌。手术切除这两种癌瘤的可能性很小。其他疗法、包括近年发明的介入疗法也很难奏效，所以，胰头癌和胆总管癌几乎必死。不过，这种癌瘤致死，主要不是癌瘤消耗所致，而是因为胆道阻塞使消化吸收功能严重受损，足见胆道不通的严重性。肝癌也可以造成胆道不畅，但一般不会导致胆总管阻塞，所以，肝癌致死主要不是因为胆道不通，而是因为肝脏功能受损。

再次是胆道蛔虫。此病在数十年前比较常见，而且那时认为，部分胆道结石因此发生。近来随着肠蛔虫日趋少见，胆道蛔虫症也相当少见。

胆道结石是怎样形成的呢？

教科书上的说法非常复杂，读者可以复习。

笔者以为，各种饮食不当——包括过饥、过饱、嗜酒和膏粱厚味等造成的胆道紊乱，是常见而且很容易理解的原因。胆道既然属于消化系统，病从口入的可能性就比较大。比如，以往认为肠蛔虫就是形成结石的重要原因之一。精神因素是目前慢性消化系统疾病的常见原因，胆道功能紊乱应该也和精神因素有关。但是，似乎没有人这样提过。

胆道功能紊乱，首先是造成某种程度的胆道不通而使胆汁淤积。黏滑的胆汁一旦淤积，就很可能形成结石。（注意所谓结石，不是都像花岗岩或大理石那样硬）。

不过，结石形成相当大或相当多时，还不一定出现严重问题。比如，胆囊内有小鸡蛋大小的结石时，一般还只表现为"胃病"。多数结石长期贴在胆道壁上，也不会导致胆道严重不通。当其他诱因使胆道结石脱落、移行，进而阻塞胆囊管、特别是胆总管时，才出现严重的胆道不通。不通则痛，一旦胆石症造成胆道不通，立即出现严重的上腹绞痛，紧接着是呕吐。

顺便说明，凡严重腹痛都会导致呕吐。这是保护性反应，不要止吐。

绞痛是胆管痉挛所致，于是，胆管更加不通。不通的结果有二：一是感染；二是黄疸。

胆道不通为什么会迅速出现感染呢？

因为胆道是和有菌的消化道相通的。正常情况下，胆汁排泄通畅，即便胆道有菌，也是流水不腐。一旦不通，细菌就迅速在淤积的胆汁内繁殖。所以，急性胆囊炎、特别是胆囊管和胆总管阻塞所致者，多数在发病2小时内出现寒战高热。

胆总管完全不通，每在数小时内出现黄疸。

简单理解这种黄疸的成因，就是排不出去的胆汁被憋回肝脏，通过肝脏返回血液，而后从毛细血管逸出。所以，这时全身都有黄疸，只不过巩膜等处最容易发现罢了。

西医生化、病理和内科书中，都有黄疸专章或专节。内容非常复杂。读者掌握以下要点即可。

上文已经提及，胆汁的主要组成之一是血红蛋白的代谢产物胆红素。

黄疸是血液内胆红素过高而染黄巩膜、皮肤等组织的现象。

胆红素分为间接和直接两种。前者尚未经过肝脏处理，后者则已经处理。它们都可以造成巩膜、皮肤等黄染。但间接胆红素不能出现在小便中。直接胆红素则很容易从肾小球滤过。所以，急性胆囊炎患者可以在数小时内出现深黄色甚至浓茶色的小便。

黄疸分为溶血性、肝细胞性、梗阻性和先天性四种。最常见的是肝细胞性和阻塞性。胆道病的黄疸就是阻塞性的。这种黄疸可以深到暗黄绿色。

黄疸是很直观的症状，中医的认识大体不错。只是有时不能和贫血造成的面色萎黄严格区别，读古书时需要注意。

至于黄疸的病理，中医多责于湿、责于脾。这种认识不够全面。不过，肝细胞性黄疸最为常见，故此说大体正确。

30 年前，对不很典型的胆道结石，没有很方便而又准确的仪器检查手段。那时，大医院可以做的胆道造影很麻烦，又有药物过敏的风险，结果也不很可靠。近年来，由于超声仪器的进展，胆道结石的诊断容易多了。尽管不完全可靠，却没有风险而且比较经济简便。

不过，对经验丰富的医生来说，典型的胆道病诊断不需要任何仪器检查。

比如，出现急性上腹绞痛、呕吐、寒战、发热、黄疸，就基本上可以确诊胆道感染或胆囊炎。假如再有明显的胆囊区压痛，特别是可以摸到或看到肿大的胆囊，诊断就有了十分把握。

教科书上说，胆囊炎（必有其他胆道感染）十分之九以上伴有胆道结石。其实，十分之九以上的胆囊炎主要发病原因是胆道结石。

全身性感染，即热病也可以并发胆囊炎。但是，目前很少见了。

不通既然是胆道病的要害病理，治疗胆道病的要招儿就是千方百计使之通。

就设法使胆道通畅这一点上说，中西医两家完全一致。但是，对如何使之通的理解和具体方法不同。

比如，西医见上腹绞痛就用阿托品解痉止痛。其实，对伴有感染的胆道阻塞来说，这一措施最好也只能说得失参半。首先，解痉意味着整个消化道弛缓而且蠕动变慢，胆管和胆囊会几乎处于静止状态。这样不利于胆道通畅。其次，必然加重腹胀，而胆道感染时几乎都有腹胀。腹胀会反过来加重胆道不通，胆道感染必然加重。

中医见腹胀满实痛，用急下法。急下法为什么能够使胆道通畅呢？

首先，急下清除了消化道内容物，解除了全消化道的负担。胆道负担因而缓解，痉挛会反射性地缓解。其次，急下法使整个消化道蠕动的幅度和频率增加，胆道因而不再一味痉挛。所以，急下时是否同时利胆、活血化瘀等不很重要。只要腹大满实痛，急下就是第一原则，利胆等法只是兼顾。

急性胆道阻塞解除之后，继续治疗的重点是清理胆道，最好能把结石完全排出。

曾经有过多种排石的西药，其基本药理都是逐渐溶化结石，不过，疗效很不可靠。

传统中医没有胆道结石的概念，因而没有传统的排石方。发现中药的良好排石效果并且结合西医理论形成一套成熟的方法，是中西医结合的一大成果。详细内容请参看有关专著。这里只简单说明为什么中药可以利胆化石。

早在汉代，医圣张仲景就用茵陈蒿汤治疗黄疸。后世认为，此方只适用于"阳黄"。今天看来，它只适用于热象比较明显或没有寒象的黄疸。

除茵陈蒿汤中的 3 种药物之外，还有黄芩等常用于利胆。它们利胆化石主要靠促进胆汁分泌。量大而稀薄的胆汁不断在胆道流淌，恰如急流冲洗河底淤沙。大量的胆汁首先把泥沙样结石冲走。久而久之，比较结实的结石也会逐渐消融。在这一过程中，可以出现或诱发胆道梗阻，一旦梗阻严重不能服中药解除时，就要考虑手术治疗。所以，必须中西医结合治疗胆道病。更为有趣的是，中西医结合发明了"总攻"疗法。其原理更是恰如放水治淤沙。"总攻"疗法不可能总是成功，一旦失败，特别是梗阻严重，就要手术。

如何深刻理解胆道病的中西医结合治疗，请参看下面的病例。

【验案】

案 1　胆囊炎治愈 27 年再犯

刘某，女，56 岁，威县前小辛村人，2004 年 4 月 16 日就诊。

患者跟随丈夫住在邢台，5 天前以突然上腹剧烈绞痛发病。已经在邢台矿务局医院诊断为胆道结石症，院方动员患者手术。由于花钱已经很多，手术风险较大，特别是打听到我就在故乡，于是专程就诊。见面之后自然谈到 27 年前我治愈她旧病的经过。

那一次的情况大体如下。

1977 年 11 月，她因为突然上腹剧烈绞痛、呕吐、发烧、腹部胀满住在县医院。内科诊断为胆囊炎。禁食、输液、抗感染、解痉止痛 4 天之后，仍然没有明显好转。病家异常恐慌。恰好她碰到的业务院长是一个很认真负责的人，知道我有使用中药治疗胆道疾病的经验，请我会诊。

看过患者之后，发现除以上情况外，还有明显的黄疸，又全腹胀满，右肋下胆囊区有明显压痛、反跳痛。总之，胆囊炎的诊断毫无疑问。

再次强调：典型的胆囊炎或胆道感染的诊断，完全不需要复杂的仪器检查检验，甚至不必化验血象、黄疸指数、尿胆原等。上述临床表现和体检所得已经足以确诊了。

再查脉无虚象，舌质暗红，苔黄白厚腻。于是疏方如下；

川朴 15g，枳实 10g，生大黄（碎）15g，茵陈 10g，栀子 5g，桃仁 10g，红花 5g，芒硝 15g。

此方是小承气、茵陈蒿汤合剂再加活血化瘀药。只要原则上正确，改用其他药物也会有满意的疗效。比如，也可以用大柴胡、茵陈蒿合剂再加厚朴、枳实。

当时已经是夜间 10 点左右，嘱咐立即抓药，立即煎服。除芒硝外共煎，头煎 20 分钟即可（用大黄泻下不宜久煎），二煎时间可以稍久。芒硝在服药时冲服。

次日黎明，我还没有起床，忽听有人敲门。听声音似乎是患者的丈夫，连忙起床请进，询问有什么紧急情况。患者的丈夫连声致谢，说患者服药后大便 3 次，疼痛、胀满、恶心呕吐等完全缓解。自觉几乎完全恢复，已经进食稀粥，无不适。恳请再为诊治。

进一步治疗的原则是：急下有效即不再急下，而以利胆清热、活血化瘀为主。炎症消散之后，活血化瘀药即可减去，但利胆法要使用很长时间。利胆法都是清热的，要注意不可清热太过。同时也要注意不可破气太过，见下文及其他病案。

那一次，患者服中药大约 40 剂。此后 27 年没有明显症状。

此次发病前大约半年，患者常感心下满闷、烧心、打嗝，应该是胆石症引起的消化道紊乱。

5天前，患者突然上腹剧痛、恶心呕吐、腹部胀满。因痛苦难忍，在邢台矿务局医院看急诊，诊为胆道结石，住院治疗。其间一直输液并给予抗生素和利胆成药。

就诊时不再明显疼痛，但上腹胀满如前。自觉腹内气不通，不欲饮食，乏力，心悸。

查患者体胖、面红，脉象大致正常，舌质略暗，苔白稍厚。

处方如下：

茵陈10g，栀子3g，生大黄5g，柴胡5g，黄芩10g，厚朴5g，枳实5g，香附8g，川芎7g，茯苓10g，甘草5g。常规水煎，日1付。

这是茵陈蒿、大柴胡合剂，略有加减。

或问：为什么这一次没有明显胆道感染也没有黄疸？

答：胆道结石出现绞痛时不一定造成胆总管阻塞，也不一定导致感染。特别是发病前进食很少时，常常不发生感染。比如，胰头癌或胆总管癌患者的胆道阻塞多半没有胆道感染表现。如果结石在肝内胆管或胆囊内，就更不容易引起胆总管阻塞，因而不出现黄疸。

没有胆道阻塞所致的黄疸，又没有胆道感染，诊断胆道结石需要借助超声检查。

我确切了解患者的既往史，不做超声也足以诊断为胆道结石症。

读者不难看出，上方用药量偏小。然而，患者服用后仍然每天大便3~4次。这是理气药和生大黄用量太大的缘故。所以，后来减去了厚朴、枳实。用利胆法的原则是大便不能每天超过3次。这个患者虽然体胖、面红，但长期进食很少，自觉乏力、心悸，就更要避免破气。

患者服药30付，症状消失。

案2　胆囊炎治愈28年再犯

本村村民赵某，1975年曾患典型胆囊炎。急性期有如上文所述的典型表现。发病之初，给予西医支持输液和抗生素治疗大约3天。中药治则大体如上文所说。后来方子简化为四味药：茵陈15g，栀子3g，生大黄5g，枳实10g。这个方子那时只值1毛6分钱。患者共服中药90剂，终于因为经济困难停药去奔走谋生。因为那时很多农民吃饭还是问题，这么便宜的方子，一剂也要花去他一天的收入。

此后 28 年中，患者一直身体很好，所以，嗜酒的习惯没有戒。

2003 年，患者 70 岁。4 月的一天夜间大约 10 点钟，突然剧烈上腹绞痛难忍，伴有剧烈恶心呕吐和上腹胀满。我迅速赶到时，见患者呻吟不止、体温 39℃，黄疸可疑。右肋下肿大的胆囊不但可以清楚地摸到，也可以清楚地看到。只据此一点，再参考既往史，急性胆囊炎的诊断已经毫无疑问。

病情严重，加之患者的经济状况大好，花几千、上万元没有问题。所以，建议急症住院。患者问病情如何，我说：诊断毫无问题，但在家治疗不敢保险。患者不愿意深夜住院，当即给予支持输液和抗生素，同时开小承气、茵陈蒿汤合剂一付。

患者确实有生命危险。胆囊炎致死，主要是胆囊坏疽——必然破裂穿孔，造成胆汁性腹膜炎而不可收拾。坏疽的直接或主要原因就是胆囊内张力太大，导致囊壁——一般始于底部——缺血坏死。

患者也自觉病危，次日一早，就去县医院了。没想到检查化验一天下来，花了数百元，没有闹清什么病，却一味让他住院。患者很失望，于是回家一切拜托于我。

从纯西医角度看，患者具备胆囊切除的典型指征。

在家没有胆囊切除的条件怎么办呢？

当务之急是尽快解除胆囊张力。于是先给他穿刺抽取胆囊内的脓液。这是变通的微创手术。先后共抽取 5 次，脓液逐渐减少、变清，粪臭味逐渐减轻。

第一次抽出脓液后，患者的自觉症状就基本消失。体温也接近正常。可以进少量流食。

支持输液等西医疗法使用 5 天后，即单用中药治疗。

值得提出的是，脓液抽出之后，察舌即不见热象。服大柴胡、茵陈蒿合剂 5 剂之后，舌质变淡，舌苔略白不厚。再服即自觉不适，甚至呕吐。改用温胃理气之剂，即自觉舒适。患者很不理解，因为上次服药从来没有离开茵陈、栀子、生大黄等。

读者应该理解其中的缘故。用中医的话说，胆囊内的脓液抽取干净后，少阳或肝胆郁火即完全清除，故不宜再用苦寒清热的茵陈蒿汤等。又，抽出就是最直接而有效的利胆，故利胆法也不必再用。用大小柴胡汤也不合适。

后来，当察舌不再见寒象时，也只用过茵陈。

这次患者服中药 30 多剂，一切症状消失。不久即可劳动。他不要求保证 28 年不犯，我也不敢保证这么长时间。那时我们都应该作古了。

案 3 胆囊炎治疗不当终于手术

患者是我远房姻亲母，1998 年发病时 73 岁。当时我在某医院帮忙，患者先住在了另一个较大的医院，已有明确的胆囊炎诊断。住院 12 天，中西并用，却越治越重。她的儿子找我咨询，只好如实回答：我的经验，不应该越治越重。越治越重应该是治疗不当，下一步怎么办，请和亲属商量之后决定。

两天之后，患者转到了我在的医院。这时我才见到病人并进一步了解病史和治疗经过。

患者一向体健，以突然上腹绞痛、呕吐、寒战高热起病，并迅速出现黄疸。总之是典型的胆囊炎表现。患者仍有明显的黄疸，右肋下饱满并有明显的压痛。但是，患者相当肥胖又有严重的全身水肿，全腹膨隆，摸不到胆囊。体温仍然每天波动在 39℃ 左右。精神淡漠，极其乏力，不能翻身，甚至无力伸屈肢体。发病后一直不能进食水，近日服中药也呕吐。脉象细数，舌淡苔白。

仔细查看病家保存的部分中西医诊疗记录，发现曾经大量使用多种抗生素，包括每支数十元的进口货。这样（包括做各种昂贵的检查）虽然让病家在两周内花费了六七千元，还不是严重失当。最明显的不当是：几乎天天大量使用地塞米松（30mg 左右）。可以说，病情恶化主要是滥用激素所致。

中药方子基本上是清热利胆的，从来没有使用过急下法。

眼前的状况很棘手。病人衰竭，虽然腹大满，却无实热之脉象舌象，急下风险很大。况且患者不能服药，服苦寒药必然呕吐或加重病情。也不能再用清热利胆法。于是告诉病家输液两天，尽快纠正激素引起的全身紊乱。届时没有明显好转，只好手术。

手术是我亲自做的。其中有 3 点值得特别指出。

一是打开腹腔后，巨大的胆囊立即从切口膨出。胆囊壁很厚，初看很像是胃。拙见以为，很大而壁厚的胆囊不是反复发炎的结果，而是患者全消化道强健的表现。家属也说，患者一向食欲好，身体好，对别人多病不理解。

二是胆囊内的脓液量很大却非常稀薄。注意！无论体表还是体内的脓液，凡见过于稀薄就是正气不足的表现。这是滥用激素和过用清热利胆法的结果。

三是胆囊内有数十颗结石，绝大部分贴在壁上。这么多结石显然年深日久才能形成。从前没有症状，可见胆道结石可以长时间稳定，不引起症状。

术后处理也使我长了见识。最初试用利胆方，从胃管灌入。患者自觉满闷不适，且欲呕。于是立即想到再用清热利胆法是错误的，需要使用温阳利水、大补气血之剂。开始补气血药量宜小，随着消化功能逐渐恢复逐渐加大，温阳利水药则逐渐减少。处方如下：

附子 10g，干姜 6g，桂枝 15g，茯苓 15g，白术 5g，党参 10g，黄芪 10g，当归 15g，川芎 10g，熟地 15g，厚朴 6g，陈皮 10g，半夏 10g，生姜 15g，甘草 5g，生姜 20g。常规水煎，日 1 付。

服用上方后，患者自觉舒适。全身水肿在 2 周内基本消退，消化功能逐日恢复。精神体力日见好转，两周之后，即可下床。三周之后，痊愈出院。

案 4　胆道结石诱发急性胰腺炎

患者是我的泰山大人。他的病不是我治的，但病危时曾经去探望。后来多次谈论那次大病，所以了解比较准确。又，此案也不是中西医结合治疗的，但还是有介绍的价值。

1971 年 5 月，岳父发病时正住在某军区总医院里疗养。此前数月，他做过甲状腺良性肿瘤手术。

发病突然，剧烈腹痛，呕吐，大汗淋漓，血压下降。情况非常紧急。院方动用当时各种检查手段，并多方会诊，不能确诊。但有一点是肯定的——有明显的腹膜炎。经过紧急请示，决定剖腹探查。术前，主管部门询问岳父有何未了的心愿，亲属之惶恐可想而知。

术中发现，腹膜炎是弥漫性出血性胰腺炎所致。同时发现胆囊内有一大一小接近球形的两块结石，直径分别为 3.5cm、1.5cm 左右。

诊断胰腺炎有一个化验指标叫尿淀粉酶，虽然急性胰腺炎患者的阳性率也很低，总医院在术前却没有做，说明术前没有怀疑此病。大概这一疏漏震动很大，我去探视时见高干病房内几乎每个病人都做此项化验。

病情非常难处理。

取出胆囊内的结石很容易，但一般应该做胆囊切除术。胆囊切除必须同时作胆总管引流，手术难度较大。如此危重的患者不能再承受过多打击。于是，只取出结石，予胆囊引流。

最难处理的是这种胰腺炎。

所谓弥漫性出血性胰腺炎，实际上是胰液排出受阻，渗入胰腺组织，"消化"了胰腺组织的表现。胰液对腹膜的刺激不如胃酸强，渗出量也不可能很大，所以，这种腹膜炎一般不呈板状腹。但是，它引起的疼痛可以比上消化道穿孔更重更持久。最初的休克就是剧烈疼痛所致。

胰腺不是空腔器官，它的炎症不能通过引流迅速好转。更为复杂的是，胰液中含有大量蛋白酶，可以"消化"任何组织。让这些渗出的胰液憋在胰腺内，会导致胰腺大部坏死。多处切开胰腺被膜，放出渗液，又可能"消化"其他组织。最后的结果都可能导致坏死、穿孔、粘连和脓肿。两害权衡取其轻。专家们这时都是多处切开胰腺被膜，同时做胰腺周围和下腹引流。自然，腹腔要尽量清洗干净。

什么原因造成胰液排出受阻呢？

结石显然是主要怀疑对象。

至此需要补充既往史。

岳父在土地革命和抗日战争年代就患有"胃病"。病重时的主要表现是疼痛和呕吐，因而不能进食。显然，那时他就患有胆道结石。1949年后，生活条件改善。"胃病"没有严重复发过。

"文革"中，他受到冲击，家庭七零八落。长期精神郁闷会导致消化道功能紊乱。所以，突然发生胰腺炎也应该有精神因素。于是潜伏多年的结石乘机作乱。

胆道结石为什么容易诱发胰腺炎呢？

因为胆道和胰腺关系十分密切，多数人的胆道是和胰腺管汇合后再进入十二指肠。这个汇合部位附近是一个多事之地。肝胆胰胃的常见病主要发生在这附近。

不过，胆道结石——即便是胆总管结石引起胆总管阻塞时还是很少引起胰腺炎。从胆道结石到胰腺炎还应该有其他环节。然而，胆道结石总是最显而易见的原因。

结果，发生了术后胰腺周围脓肿，于是病情更复杂。

术后第9天，已经拆线，出现了难以控制的高烧。持续大约一周，终于从原切口再次开腹引流脓肿。这时不能再缝合切口，因为戳口引流不能保证引流通畅而且彻底。于是，只好敞着口子换药。

胆道引流的患者食欲都很不好，现在又敞开切口，加之长期发烧，患者必然迅速严重消耗。岳父终于熬过这一关（那时人血蛋白只有上海、北京有，通过空运才用了几支）但是，切口愈合后，最初引流处之一留下了左侧结肠瘘。

数月之后，再次手术治愈结肠瘘。

岳父生于1916年，至今（2008）健在。患有不太严重的高血压、心脏病和糖尿病多年。其中，糖尿病显然和胰腺炎有关。但是，还可以写点回忆录、做家务。如此高年，算是很少见了。

案5 无胆道结石的急性胰腺炎

这是我的一次经验。

1976年我治过一例急性弥漫性出血性胰腺炎，附带介绍。

男性患者，40多岁，在一次大吃大喝之后突然发病。病情略如上案。患者没有胃病史，没有胆道病史。有明显的腹膜炎，于是剖腹探查。发现弥漫性腹膜炎是弥漫性出血性胰腺炎所致，但没有发现胆道结石。我的处理是，多处切开胰腺被膜，用大量盐水反复冲洗腹腔并在胰腺周围和直肠后留置引流管，持续用盐水冲洗引流48小时。术中在空肠注入大承气汤200ml。24小时后，患者腹泻三四次，腹部胀满大好，肠鸣恢复。患者没有发生胰腺周围脓肿。拆线前后又服用柴胡汤加理气、活血化瘀药10剂左右。患者顺利出院。

案6 胆囊炎不能服中药终于手术

这是使我极其遗憾的经验，因为患者是已故的母亲。

先母一向身体很好，在我的记忆中，从来没有服过药。老人家也几乎不能服药。

1975年，母亲70岁，于初夏突然发病。先是"气上撞心"——这是对疼痛不敏感者上腹绞痛向胸部放射的表现。紧接着是呕吐、寒战高热。

第一次发病漏诊了。

给至亲看病，往往不做全面检查，请读者注意。

一周后，第二次发病，才发现黄疸和胆囊区饱满压痛。于是诊为胆囊炎。除西医治疗外，试用中药。但多人劝说或能勉强喝一口，其余即立即呕出。

就这样，3个月中发病13次，即每周一次。尽管西医治疗及时，没有明显的消瘦，但因不能服中药，继续保守治疗是不大可能恢复了。于是请来地区医院的主任们手术。

顺便说明，除了术前备血，没有给母亲做任何仪器检查化验。请来的大夫也很相信我的诊断，没有要求进一步检查。

母亲的结石在胆总管内，没有切除胆囊却必须做胆总管引流。

术后两个月，引流管才勉强可以拔出。这是胆道手术后很常见的麻烦——引流管常常要保留很长时间。只要引流胆汁，食欲就很差，患者必然恢复很慢。其中有手术技巧问题，也有结石很难取干净的问题。

母亲又活了14年，最后死于心肌硬化。其间旧病复发3次。再次手术是不可能了。但还是很难服中药。最重的一次，勉强服了两剂。我相信，母亲能坚持服中药，完全可以不做手术，而且不会复发3次。

很多哺乳期的幼儿服用过我的中药，其中大多是住院经西医治疗效果不好的。至亲却不能服中药，每思及此，终生遗憾。

服药困难的人不是很少见。母亲和那些人一样，服一个小药片也要在别人鼓励之下喝一大碗水。但是，她老人家完全不怕肌内注射。那时最常用的青霉素钾盐肌内注射时非常疼痛，母亲却说没有感觉。而有的人却非常惧怕肌内注射，甚至看到注射器或针灸针就昏倒。也有些人服中药煎剂毫无问题，却不能服成药。有的人很不愿意服西药，也有的人拒绝服中药。看来，为了迁就这些不很合作的病人，也需要医生中西结合。

案7　中药治愈胆囊炎

赵某，女，51岁，威县时家庄人，2003年7月8日初诊。

自述从农历2月开始腹胀，食后不下，右肋下酸满。曾在县、市医院诊治多次，不见大好。曾经B超诊为胆囊炎，服舒胆片，病益重。曾经做肝功化验、胃镜检查，均无明显异常。曾经便秘，近来好转。神倦而躁，脉象弦滑有力，舌稍淡，苔略厚。血压不高。正在服西药奥美拉唑（抗溃疡药）。

病史不典型，没有B超支持，诊断就更加模糊。

不过，患者是一位老赤脚医生，是附近有名的接生员。她叙述的病史，应该相当可靠。又，患者是我邻家的外甥女，自幼对她很熟悉。她身材高大，不胖不瘦，精明强干，性格开朗，一向身体好。家庭条件也比较好。详细询问没有恶性精神刺激，没有理由怀疑单纯肝气郁滞。目前脉象弦滑有力，应是病久不愈，心情焦虑的结果。她自己也说，从来没有什么病，这次长期不好，常感烦躁忧虑。

由于胆囊炎90%以上伴有胆道结石，患者应该有胆道结石。

然而，上述脉证，不宜单纯使用清热利胆法。处方如下：

柴胡5g，当归8g，白芍10g，厚朴5g，枳实5g，陈皮10g，茯苓10g，半夏8g，香附子8g，川芎8g，豆豉10g，茵陈10g，黄芩8g，甘草5g。常规水煎，日1付。

香砂养胃丸6g日2次。

方子很杂，兼用解郁、理气、温胃、除湿、利胆5法。

为什么不能见胆囊炎和胆道结石就用清热利胆法，上面已经反复说明。按上述脉证，使用上方，是比较合适的。

服上方15剂，大便一直不实。脉象略大，不再弦滑有力，舌后部苔黄厚。于是改用清热利胆、活血理气之剂。处方如下：

茵陈10g，栀子3g，生大黄5g，柴胡5g，黄芩8g，半夏8g，川芎5g，白芍10g，厚朴5g，甘草5g。常规水煎，日1付。

服上方35剂，症状消失。数月后，患者见到我，说不久前陪同病重的弟媳去省城看病时，自己也作超声检查，未见异常。所以，可以认为胆道结石和胆囊炎痊愈了。

案8　中药治愈胆道结石

蒋某，女，51岁，2003年8月12日初诊。

患者和我是同乡，但是在武汉工作。经亲友介绍，专程回乡就诊。

自述患肝内及胆总管结石12年，有过上腹疼痛、黄疸等典型症状，曾在武汉多家医院诊治，至今不愈。

又，自幼胃纳不好，目前仍以食欲不佳、消化不良为主。身形消瘦，面色萎黄，脉象细弱，舌质大体正常，舌苔白润，厚而不腻。半年前大便常干，近来正常。

如果没有比较典型的既往史，上述脉证是不宜用清热利胆法的。我的经验是：没有明显寒象（以舌质淡为主要指征）就可以使用清热利胆法。于是疏方如下

茵陈10g，栀子（碎）3g，生大黄（碎）5g，黄芩6g，陈皮10g，厚朴5g，枳实5g，香附子5g，白芍10g，甘草5g。常规水煎，日1付。

患者几乎不间断地服上方90剂，病情逐渐好转。服用60剂后，食欲

和消化即接近正常，面色转红，体重略增。其间脉象逐渐好转，尽管最后仍然稍微细弱。舌象逐渐正常。

至此，还不能说胆道结石彻底治愈了。因为即便做先进的 B 超，也不能肯定结石彻底清除。但是，临床症状完全消失至少给了患者很大的信心。

患者曾经在几个大医院治疗，并曾看专家，特别是曾经 3 次使用"总攻"疗法。但是，她说从来没有见医生给她使用过茵陈，而上方中最显眼的是茵陈。我告诉她，如果想巩固疗效，可以单煎茵陈每天 30g。茵陈恰好是故乡就出产的地道药材，所以，她回武汉时带了 2 kg。

案 9　可疑胆石症

魏某，男，52 岁，威县魏沙寨人，2002 年 7 月 4 日初诊。

右肋下疼痛月余。疼痛无定时，按压益重。在县医院做 B 超可疑胆囊炎，并怀疑黄疸型肝炎。住院输液多日，益重。初病时有心下及满腹痛，曾经呕吐，从未发热。一般情况可，饮食、二便可。右肋下饱满、叩痛。脉有弱象，舌暗苔白。处理如下：

茵陈 10g，生大黄 5g，柴胡 5g，黄芩 5g，当归 8g，白芍 10g，川芎 6g，香附 8g，丹参 6g，红花 5g，川朴 5g，枳实 5g，三仙各 10g，生甘草 5g。首煎 20 分钟空腹服，二煎 40 分钟空腹服。

逍遥丸 6g，龙胆泻肝丸 6g 日 2 次。

7 月 9 日再诊：肋下、肋内再未痛，肋沿有小痛。服上方后大便日 3 ~ 4 次。一般情况可。脉象仍见沉细，舌润。仍守上方，但首煎不必快煎。5 日后即单服人参健脾丸 12g 日 2 次。

案 10　可疑胆囊炎

本村村民张某，女，54 岁，2003 年 11 月 2 日初诊。

近 2 年中发作性上腹疼痛五六次，多因饱食发病。从未发热，亦未出现黄疸。前几次都是禁食输液，而后服中药好转。因患者输液很困难（体胖，血管很难找），此次让她去检查并最好住院。她没有住院，B 超诊为胆囊炎。处理如下：

茵陈 15g，栀子（碎）5g，生大黄（碎）5g，柴胡 6g，黄芩 g，白芍 15g，陈皮 10g，茯苓 10g，川芎 6g，三仙各 10g，生甘草 5g。首煎 20 分钟空腹服，二煎 40 分钟空腹服。

共服上方 24 付，至 2007 年未复发。

第四节 肝脏病

【概说】

肝脏病中，第一大病是传染性或病毒性肝炎。

大约从 1960 年代起，病毒性肝炎就是我国传染病院，或综合医院传染科住院患者的主要病种。那时，传染病住院患者中最常见的是细菌性痢疾，其次就是肝炎。近 20 年来，痢疾逐渐少见，到大医院就诊或住院的痢疾患者更少。于是，肝炎后来居上。目前，传统上的传染病中，肝炎的发病率应该仅次于流感。但是，肝炎导致的卫生保健问题比流感难解决。流感无疑是一种自限性疾病，即绝大多数患者可以在短时期内不药而愈。比较严重或出现并发症，才需要认真治疗，但病程不会像肝炎那样长，而且很少留下后遗症。病毒性肝炎则不同。西医至今对肝炎没有特效疗法，免疫防治效果也不满意。所以，肝炎虽然也可以不药而愈，但是，部分患者表现为慢性病程。其中一些人终生不愈，部分人最后因肝硬化或肝癌死亡。

　　肝炎是很古老的疾病，对它的认识比较深入则是相当晚近的事。1942年才证明它的传染性。1944年才大体确认它的病因是病毒。1947年才有甲型和乙型肝炎之说。

　　和其他许多疾病不同的是：随着病毒研究进展，肝炎的类型不断增加。现代手段可以诊断出没有自觉症状的肝炎病毒感染。可以称这些人为带菌者。但是，带菌者却不限于这些人。这给中西医都提出了新问题。

　　对中医来说，没有症状就无证可辨。怎样辨证论治呢？

　　对西医来说，类型众多的肝炎病毒给免疫预防提出了难题，而且至今没有特效手段治疗。

　　看来，中西医结合防治肝炎势在必行。

　　甲型肝炎病毒大概像流感病毒一样常常迅速发生变异，想彻底消灭它几乎是不可能的。相反，一旦条件具备，即可呈暴发流行，正如1988年上海地区甲肝大流行一样。乙型肝炎不会像甲肝那样大规模暴发流行，但是，现症病人和病毒携带者远比甲型肝炎多，而且预防和治疗更困难。

　　不过，总的来说，对肝炎也不必太恐惧，其中道理已见"病毒性肝炎"。

【中西医结合解剖、生理、病理和诊治要点】

　　肝脏是人体重量最大的内脏，普通人大都知道它的大体位置和形态，关于它的大体解剖没有必要进行中西医汇通了。组织学方面的内容，请读者复习教科书。

　　肝脏是极重要的内脏。古人常用"肝脑涂地"表示死亡，所以，中国人传统上认为肝脏和大脑同样重要。

　　西医认为，肝脏的主要功能有：分泌胆汁；参与糖、蛋白、脂肪等代谢；解毒；灭活激素；藏血等。这么多的功能，很难掌握其要点，西医治疗肝脏病也不是照顾所有功能，而且没有特效疗法。

　　如何提纲挈领又中西医结合地把握肝脏生理和病理，以便指导治疗呢？

　　笔者提出"肝病从脾治"这样一个要点，供读者参考。

　　或问：中医说"脾主运化"，尊见以为"肝病从脾治"，岂不是说"肝主运化"吗？

　　答：是的，拙见确实以为"肝主运化"，而且认为，抓住这个要点就会执简驭繁。以下扼要说明浅见：

（1）中医认为，胃主容纳，脾主运化。所谓脾的运化功能，虽然暗含部分其他代谢过程，但重在消化吸收功能。西医把肝脏看作消化器官，从这个意义上讲，肝是主运化的。因此，肝病应该从脾治。

（2）西医把消化系统分为消化管和消化腺。肝脏属于消化腺，不具备西医所说的全部消化功能。不过，最后完成消化过程的是肝脏。从这个意义上讲，肝脏是主"运化"的。所以，肝病应该从脾治。

（3）按西医知识，正如尿路是肾脏的附属器官一样，胆道应该看作肝脏的附属器官，中医所谓"肝胆相表里"应该这样理解。所以，胆汁和胆道的消化或运化功能也应该理解为肝脏的附属功能，从这个意义上讲，肝病也应该从脾治。

（4）实验证实，肝脏是中间代谢的最重要、最复杂、最大的中间站。在同化过程中，它作为中间站尤其重要。几乎一切消化道吸收的物质都要经过它。绝大多数供能物质和机体需要的有机物，必须经过它的"运化"才能被机体利用，参加进一步代谢。在异化过程中，它也是最重要的中间站。异化过程代谢废物的一部分，必须经过肝脏处理才能排出。它储备的糖原是常规能量仓库。储备不足，就要动用脂肪乃至其他重要组织供能。长期如此，就会出现严重的营养不良。除了低蛋白之外，还会出现其他严重代谢紊乱——特别是顽固的腹水和肝昏迷。这样看来，肝病更应该从脾治。

（5）肝脏的重要功能之一是合成白蛋白、纤维蛋白酶原等。显然，这也是它"运化"水谷的重要功能。蛋白不仅是最重要的生命物质，而且和体内水的分布状态有关。又，白蛋白是人体营养状况的敏感指标，更说明肝脏运化功能的重要性。

（6）西医认为，人体的高级生命活动常常抑制低级生命活动。按照生物进化顺序，吸收能量和物质，是最低级的生命活动，所以，一切高级活动，特别是中枢神经系统的活动，都会抑制消化功能。这就是为什么忧愁思虑、愤怒惊恐、焦虑紧张等恶性精神刺激常常是消化系统慢性疾病的主要原因。消除这些恶性刺激，必然有利于恢复运化功能。所以，肝病要从脾治。

或问："肝病从脾治"是否等于肝病只要健脾就万事大吉呢？也不是。具体说来，有以下几个要点。

一是减轻肝脏负担，即减轻"脾"的运化工作量。

无论急慢性疾病，即便有特效疗法，减轻病变器官或部位的负担都是很重要的。比如，肢体受伤较重，继续用它强力劳动，就很难好或不可能好。肝脏病没有特效疗法，也很少别的器官给它提供现成的营养，减轻其负担就更加重要。

然而，肝脏是维持生命活动的必须器官，不能像肢体那样完全休息。于是，只能在一定程度上减轻负担。

怎样减轻肝脏负担呢？

最简单的办法是避免劳累或彻底休息。中医说脾主肌肉，肌肉处于休息状态，脾的负担自然减轻了。这一点似乎很容易做到，实际上不少人因为各种原因做不到。注意！休息对肝脏病的康复很重要，急性期和失代偿期必须全休。病情较重要绝对卧床。

比较复杂的办法是，补充不需要脾的运化，就可以直接供给其他器官消耗的营养。其中最重要的是葡萄糖和维生素。必要时，应该口服和静脉给药同时进行。

有的读者可能认为，这个办法太平淡无奇了。似乎它不很重要，而且无人不知。所以，就此多说几句。

人们常说的三大营养物质是糖、脂肪、蛋白质。

三者之中，什么最重要呢？

最重要的就是糖。

试看长期低蛋白腹水大都不会危及生命，低血脂的危险性也不大，而一旦低血糖，立即出现危象，足见糖的重要性。中医说脾把水谷"运化"为精微的"谷气"供应全身，"谷气"首先是糖，而且大多数是葡萄糖。

注重给糖还由于它很容易进一步运化。食物中的多糖、双糖等，都很容易分解为单糖———主要是葡萄糖。

更为重要的是：葡萄糖的代谢产物只有二氧化碳和水，不需要肝脏进一步处理，而且肝脏本身的代谢、解毒和修复也首先需要糖。

明白这一点，就知道为什么肝病患者不宜高脂肪饮食。腹水严重时可以静脉补充蛋白质，但是，若有肝昏迷，补充蛋白也要慎重。笔者曾经见有的患者吃两个鸡蛋就诱发肝昏迷，所以，重症肝病患者不宜多进蛋白质。

重症肝病患者不宜多进脂肪和蛋白质，还由于即便经过初步运化，吸收的脂肪和蛋白，还必须进一步运化才能供机体消耗。特别是蛋白的代谢产物，最后必须在肝脏内解毒（解毒不全，就会出现肝昏迷），因而增加了肝脏负担。

大量给糖的同时，要注意补充维生素和钾。市面上有供口服的多维葡萄糖，是很好的药物。补钾的原则是：50～100g 葡萄糖对应 1g 氯化钾。有关理论问题，不再说明。

目前还没有像体外循环、人工肾那样的手段让肝脏完全休息，即还没有满意的人工肝脏解决蛋白和脂肪代谢中的毒物处理问题，所以，补充糖是减轻肝脏负担的最好选择。

为什么要补充维生素呢？

因为维生素——特别是 B 族，是葡萄糖等进行生物燃烧时必需的酶。维生素 C 则是组织再生的必需营养。其次是体内不能制造的维生素，必须通过消化道吸收。

这是否等于说肝病完全不能补充脂肪和蛋白呢？自然不是。当肝脏功能受损不很严重时，患者可以、也需要适当摄入脂肪和蛋白。但是一定避免摄入高脂肪、高蛋白。

二是增加肝脏营养，为肝脏恢复创造条件。

注重补充糖和维生素，也是实现这一目的的主要手段，道理如上述。不再重复。

其他一切营养要素，包括脂肪和蛋白，都是肝脏营养和恢复所必需的。关于脂肪、蛋白、钾的补充原则已如上述。

以上是中西医结合地讲，为什么"肝从脾治"，且偏重西医知识。

三是利胆祛湿，恢复肝脏功能。

这里已经正面涉及"肝从脾治"。由于分泌胆汁是肝脏的主要功能之一，而且胆汁是重要的消化液之一，加之胆汁淤积会导致肝脏损害的恶性循环，所以，恢复其分泌胆汁的功能，常常是当务之急。急性重症肝病无不有严重的黄疸，自然要用利胆祛湿法。慢性肝病，只要不见明显的寒象，也要利胆。利胆本身就暗含祛湿，不过，祛湿还包括使用茯苓等利水方剂，如茵陈五苓散之类。

四是健脾理气，加强肝脏运化和营养，以利恢复。

这更是正面的"肝从脾治"。

无论急慢性肝病，必有消化功能紊乱，即脾的运化功能不良。其中暗含"气机不畅"。所以，治肝病要健脾理气。

五是平补气血，以利肝细胞恢复或再生。

健脾法实际上包括部分平补气血的意思。这里专门提出，是为了强调平补气血的重要性。凡是肝病，无不有正气不足。即便有严重黄疸或腹水，也都属于虚实夹杂。只不过是这时以除实为急。此外，都需要平补气血。假如想到补充人血白蛋白和全血是纠正严重腹水的最有效手段，则这种平补气血法又是除实（腹水）的最佳选择。

自西医看，平补气血有利于一切组织的修复和再生，其中自然包括肝组织。

或问：肝硬化不是异常增生的结果吗？为什么还要促使再生呢？

答：肝硬化是因为肝细胞变性坏死，代以结缔组织增生的结果。肝细胞变性坏死，是由于没有足够的营养和免疫能力低抗致炎因子。平补气血可以阻断变性坏死，并促进新的细胞生成。总之，再生和异常增生是两回事。

六是解除恶性情志刺激，掌握养生要点，保护或恢复脾的运化功能。

中医称怒伤肝、思虑伤脾。其实，一切恶性精神刺激或不良心态，都会严重影响脾的运化功能。因此，除了使用疏肝解郁等药物疗法之外，还要积极进行心理治疗，同时告诉患者养生要点。

精神或心理状态对肝病十分重要。急性肝病心态不佳，预后极差。即便不死，也很容易转为慢性。一旦变为慢性，特别是出现明显肝功能受损时，患者必须清心寡欲，尽量全休，饮食周到而且营养丰富，戒除烟酒等一切不良嗜好。这一养生要点比药物治疗还重要。如果具备一般治疗条件，又能做到如上养生，不很严重的肝硬化，可以不影响寿命。

重症肝病，不具备上述生活条件和心理状态，即便治疗及时而且适当，也很难挽回。问题是，此类患者往往做不到上述养生要求，常常在短时期内死亡。

中医治疗肝病还有活血化瘀、峻攻逐水等方法，近年来，中西医又都注重调整免疫法。这些方法不能归入"肝从脾治"。但是，"肝从脾治"无疑是肝病的主要治法。

或问：中医治法可否消灭肝炎病毒呢？

答：至少目前不能肯定清热解毒中药对肝炎病毒有特效。以上所述是中西医结合的综合治法。

最后，提醒读者，比较严重的慢性肝病是难治病。我的家乡有一句俗话叫做："疳痨气臌噎，阎王座上客（音 qie 一声）。"疳者，小儿长期腹泻、食少导致极其消瘦兼腹大。有脱水者，又称慢脾风。痨者，多数是肺结核。噎者，食管癌。气臌，就是肝硬化腹水。

现在看来，疳、痨不但容易治，而且已经很少见。食管癌早期手术，疗效也比较好。即便不好，病程也不会很长。只有这"气臌"——慢性肝病的常见结局——很难治。"气臌"这个病名说明慢性肝病和"生气"——广义的精神或心理状态不佳密切相关。

目前，肝炎病原学诊断手段已经非常普及，不过，肝炎的临床诊断和病原学诊断不是一回事。经验在临床诊断中还是很重要。

黄疸型肝炎或慢性肝病较重时，初步诊断常常可以做到一望而知。进一步检查只是为诊断多几项依据。多次化验结果虽然可以据以判断疗效，但是，除非病情很复杂，化验依据对疗效判断不很必要。希望读者不要太过依靠实验室检查。

然而，无黄疸型肝炎，特别是近来常见的"乙肝"患者，不少人没有症状或症状轻微，这时除非实验室检验不可能做出诊断。实际上，多数乙肝是在例行体检时发现的。

下面会介绍几次一望而知的经验。其中，案3、4的标题是"一望而知肝病死证"。不过，断死不是只靠一望，而是同时知道患者的经济条件和（或）心理环境等很不好。

【验案】

案1　一望而知肝病严重

1976 年唐山地震后一个月，我奉紧急派遣作为第二梯队前往救灾。通知后数小时就要出发，需要赶快去买日用品。我上街走得很快，没有注意到迎面来了一位老同学。他一打招呼，才感到失礼，但也只说了一句要去救灾，几乎没有停留接着往前走。走了两步忽然意识到他的面色不好。于是又回头喊住他，稍微仔细一看，果然是比较典型的肝病面容而且有轻度黄疸。再略为询问，发现他果然有典型的肝病症状。原来，领导正在培养他入党、提升。所以，虽然近两个月来食少、乏力、饱胀并有下肢水肿，还是身心交瘁地努力工作——包括重体力劳动。这是他病情严重的原因。

我无暇细说，叮嘱他一定要快去医院检查并且抓紧治疗。

救灾返回后，得知这位老同学已有失代偿肝硬化。于是再三告诉他一定不要再努力奋斗，而且特意告诉他的领导给以照顾。然而，这位老同学生性认真，后来还是担负了繁重的工作。结果，不久就病倒了。这时他才听了我的话，全休了一年多。经过长时期的治疗，加之家庭环境比较好，病情缓解，至2007年健在。

案2　一望而知急性肝炎

1970年初冬，我刚参加工作几个月，奉派参加征兵体检。

一天，工作结束较早，几个年轻人邀我一块打扑克。刚打了一把，无意中一瞥发现对家可疑巩膜黄染。立即问她感觉如何。她的自觉症状不太严重，但仔细看确有巩膜黄染。于是让她马上去医院化验，证实果然是急性黄疸型肝炎。姑娘性情开朗，家庭条件也比较好。经过3个多月的治疗，完全康复了。

附：一眼断肝炎

张SL，女，45岁，威县城内职工，2008年3月23日初诊。

自称有老胃病。全腹憋胀不适3天。自觉腹内不通，打嗝自觉舒适。有既往史，可自愈。自购健胃消食片服用无效。又称此次自3月1日发热并吐泻开始。食少、乏力、二便可。体瘦，面黄，精神倦怠。脉象沉弦，舌淡。血压126/80mmHg。

按：其实，患者一进诊室坐到对面，就发现她的面色很黄。一伸出手来切脉，更见其皮肤特别黄。于是，立即观察巩膜。果然有轻度黄染。嘱咐她次日去查肝功并处方如下：

陈皮20g，乌药10g，香附8g，川芎10g，当归8g，桂枝20g，苍术6g，茯苓10g，三仙各10g，生甘草5g，生姜30g。常规水煎，日1付。

香砂养胃丸6g日2次

人参健脾丸12g日2次

3月24日，患者拿来了在县医院做的肝功结果。报告示：总胆红素和直接胆红素高。乙肝六项，2、4、5阳性。

据此，患者有慢性肝炎已无疑问。自中医看，她的病是肝郁并脾虚。

上方疗效颇好。患者服药1天自觉症状基本消失，5日后黄疸消退。

慢性肝炎最怕生气和劳累。嘱咐她以后要注意保养。

案3　一望而知肝病死证

患者是我的同村同乡，却是无奈而放弃治疗的病人。

本村村民赵某，21岁，1976年春天就诊。

患者就诊时精神很紧张。我没有给他做什么检查，也几乎没有问病史，因为腹水、黄疸和重症肝病面容一望而知，况且又有典型的家族史。实际上，在20米之外（他不是去医院正式就诊的）已经看出他的大体病情。于是给以宽慰，开了几样简单的西药。次日即转告诉他的父亲，患者恢复的希望很小，我无力回天。

何以如此呢？

因为患者的母亲生前就是肝硬化病人，我曾经三年中三次治愈她的严重腹水，结果还是在一年前因肝硬化腹水、肝昏迷死亡。所以，患者的家庭条件很差。那时农村生活普遍困难，患者的生活条件就更不好。他的家庭条件不好还不限于经济条件差。他失去了母亲，早已定亲，按说应该尽快结婚，以便有妇女照顾家务。可是，他显然不能结婚，而不能结婚必然使他非常郁闷。加之母亲死于此病，他的精神压力又必然很大。又，他这样的年龄，长期不劳动，生活上还要别人照顾，实际上难以做到，因为其他家庭成员即使有能力也不容易长期坚持。总之，他的经济条件和心理环境都决定他的病情必然迅速恶化。

患者再没有找我，大约6个月后死亡。

案4　一望而知肝病死证

重症肝病致死的原因中，不良的精神状态或心理环境害处大于物质生活条件不好。

下面这个病例没有经过我治疗，却敢于肯定其死因是精神或心理环境太差。

时间是1995年，患者是我工作单位新来的副书记。初次见面即可看出他的肝病面容。又，他和我没有私交，在一次非正式谈话中，却流露出不得志的心态，尽管在别人看来他几乎什么都有。

过了几个月，又偶然迎面碰见，一眼即见其肝病面容加重。于是问他是否肝脏不好，最好抓紧治疗。他说肝脏确实不好，近来发现有少量腹水。他那样的地位，有特殊保健条件，也许因此没有征求我的意见。我却断定他的预后很不好。

果然，数月后，这位副书记住院治疗无效死亡，年约45岁。

汲汲于利害得失的人，官场不得志，一般还伴有不利的家庭因素。一个贤惠的妻子，不会为了夫贵妻荣而处心积虑让丈夫升官。相反，她的平和心态、她的爱护和宽慰，能淡化或消融丈夫的不良心态。反之，在官场失意的丈夫，又会因家属唠叨而加重烦恼。总之，不良的精神状态或心理环境，是这位书记致死的主要原因。

上文已经说明，精神或心理状态决定重症肝病预后，而且案 3 和本案就是典型案例。下面再举例强调。

案 5　肝硬化操劳郁闷致死

一般认为，失代偿肝硬化（从第一次出现腹水算起），平均存活 5 年。我见过多例存活 10 年以上者，就是因为调摄和治疗——特别是调摄得当。

下面这个病例，本来情况较好，却因为忽视调摄突然死亡。

这是我年轻时的经验。时间大约是 1974 年。患者是故乡的一位退休县委书记。他患肝硬化 11 年，已经 7、8 年没有出现过腹水。一直在县城住着，坚持中西医结合治疗，病情很平稳。然而，他忽然心血来潮自己回乡操持盖房子。

没想到事情不顺利。首先是，他想要的宅基村干部偏偏不给。昔日一呼百应的他，自然生气。其次是，盖房事宜要亲自操持。虽然不必亲自劳动，却不像在县城住着身心轻松。结果，房子没盖起，突然发生严重的上消化道大出血，未及抢救即死亡。

这位老革命病死时年约 65，虽然不算短寿，按理应该多活几年。

案 6　重症肝硬化长期生存

傅 YG，男，28 岁，威县孙家寨人，2000 年初夏就诊。

患者的父亲是一位上过医专的乡村医生，和我比较熟。患者从省医科大学自费学习毕业不久，却在毕业前夕出现肝硬化腹水。找我之前，已经省、市医院治疗数月，听说我刚从国外回来，前来求治。当时肝病面容明显，黄疸不重，虽然曾经大量使用白蛋白，腹水没有完全消除。

因为熟悉又是同行，而且已经长期治疗，我对患者很坦率。首先问他是否心存侥幸，希冀彻底治愈，而后继续奋斗。患者承认彻底治愈的希望很小，愿意听从我的指导。于是我告诉他养生要点：清心寡欲，勿求进取，不可劳累。全休 1 年左右，饮食周到。大好之后，不要行医。给他开的方子也很平淡。中药治则就是健脾利湿、平补气血、理气解郁之剂。西药方面，我对某些贵重或新奇的药物不大看好。比如，我很少用白蛋白。但是，维生素 B 族（我喜欢用酵母片或食母生）、维生素 C、葡萄糖等要坚持使用。

煎剂方子是：茯苓 10g，五味子 10g，熟地 15g，首乌 15g，党参 10g，黄芪15g，当归10g，白芍15g，川芎8g，川朴6g，三仙各10g，茵陈10g，阿胶15（烊）。常规水煎，日1付。

患者家里有药，便按照上述原则自己治疗，只是不定期地来咨询。

2007年5月，其亲属来看病，说患者病情不断好转，可以做轻体力劳动。

和半个多世纪以前的结核病一样，重症肝病怕年轻。原因就是年轻人很难做到清心寡欲、不求进取。一般而言，年过40预后就好一些。

案7 危重患者告诉我他的经验

贾XB，威县贾庄人，1988年34岁时因为病重，首次请出诊。

简单病史是：近二年来5次发作上消化道大出血和腹水。因为家住县医院附近，每次都及时住院抢救。这次大出血发生于出院不久，不但再没有住院治疗的经济力量，对医院也丧失了信心。

诊断毫无疑问，就是肝硬化门脉高压导致上消化道出血和腹水。患者明显贫血、腹水，并有轻度黄疸，偶尔还有短暂的肝昏迷。幸而还可以少量进食，不算完全没有希望。但我很没有信心。因为患者早年丧父，有三个孩子，又这么年轻，条件太差了。于是告诉为他取药的他的舅父，患者预后不好。其实，家属也知道患者随时可能死亡。不过，我向患者详细解释了养生要点，说明不如此则治疗无效，暂时有效也会复发。患者服用中西药物大约一个月，再无消息，我以为已经病故。

不料，1993年初夏一天，患者亲自骑自行车登门。此行主要不是为了求治，而是告诉我这几年的情况以便进一步咨询。

原来，上次我的治疗效果也不满意。虽然没有再出血，腹水却越来越重。后来完全不能翻身，腹围近2米。他自知极可能不起，让母亲和妻子准备敛服。

他说：听了您的嘱咐，我想开了。寿衣是我亲眼看着做的，对死亡已经没有恐惧。寿衣作好后，还在家属帮助下勉强试了试。但是，一天不死，我就坚持治疗。因为按处方取药不经济，我就反复捉摸您的方子，同时参考中药书。最后，我选了3味药，坚持服用。这3味药是茯苓、熟地和首乌。5年来基本没有间断，病情日渐好转。进食逐渐正常，腹水逐渐减少，再没有发生大出血。体力逐渐好转，从完全不能起床，到可以骑自行车。您看！我可以自己来来看您了！

这时患者的大体情况如下。

面色萎黄略苍，中等消瘦，精神尚可，脉象略见细弱，舌质稍淡，苔白略厚。没有黄疸，有中等量腹水。可见轻度腹壁静脉怒张，腹部柔软，无压痛，可触及多数散在的、可移动的小包块。

显然，肝硬化没有好，门脉高压还存在。但是，和 5 年前相比，好多了。像他的病情和条件，能存活这么长时间，而且不断好转，在我的经验中是仅见的。

如何解释呢？

首先就是患者"想开了"。其次才是他选择的 3 味中药确有疗效。

患者腹内的小包块是什么呢？

我想有两种可能。一是腹腔内的静脉怒张，宽大而且增厚的静脉壁摸起来像是包块。二是腹内发生肝脏组织代偿性增生。他的病情长时期逐步好转而且稳定，应该与这种增生有关。后一种解释可能更有道理，但没有书本依据。

总之，如此严重的病情能够存活这么久，而且不断好转，决定因素是患者有一个良好的心理状态。

我再次说明上述养生要点，又给他推荐了三味药。前两种是黄芪、当归，可以和那 3 味药同时服，可以煎服，可以泡服，也可以服散剂。第三种是三七，可以间断服三七粉。

后来得知，1997 年雪波 45 岁时死于大呕血。从首次呕血开始，算来他活了 12 年。这是很少见的。

案 8　输全血治疗肝硬化腹水

西医常用人血白蛋白治疗肝硬化腹水。于是，多数西医同行的共识是：肝硬化腹水严重时，人血白蛋白是最好因而首选的药物。

其实，重症肝硬化腹水患者，身上缺少的不仅仅是白蛋白，故即便病情严重，其他中西药物效果不好，加用白蛋白也不是最好的选择。全血显然更能补充患者体内缺少的东西。如果再考虑到一支（10 克）白蛋白增高的胶体渗透压，略同 100ml 全血，而价格是 100ml 全血的大约 3 倍，使用全血代替白蛋白就是更好的选择。

下面是我的多次经验之一。

患者赵 SZ，男，67 岁，威县白伏村人，2001 年夏天患严重腹水。

此次严重腹水的前一年，患者曾经食少乏力，腹部胀满，经过健脾理气和常用西药治疗迅速好转。后数月，出现少量腹水和轻度黄疸，按上述治则又好转。但是，患者的家庭条件很差，疗效不能巩固，这次腹水来势凶猛——肚子摁不动。

注意！腹壁张力明显，表明腹水来势凶猛，一般中西医疗法不可能迅速见效。比如，使用强力利尿药（速尿等），开始可能因迅速利尿而腹水减少。但是，一般会迅速反弹，继续使用大剂量利尿药常常无效。中医的峻攻逐水法，可以试用，但有一定风险。而且，即便暂时逐水有效，患者可能更加不能进食。而不能进食必然再次出现严重腹水，逐水法就不能再用。

大量使用白蛋白虽是治标之法，却可以有效，然而患者的经济条件根本不允许。他的家庭勉强可以温饱，是村里最贫困的人。

恰好患者有三个年轻的儿子，都能给父亲输血，于是，我连续 3 天给患者输了共约 1000ml 全血。结果，腹水在一周左右基本消退。患者的精神、体力和食欲都迅速好转。

当然，这仍然是治标之法。但是，为其他中西医治疗创造了条件和机会。患者后来的治疗原则仍然是中药健脾为主，西药以补充维生素和葡萄糖为主。

这样断续治疗二年，曾经情况较好，可以做轻体力劳动——不应该再劳动。但是，终于再次复发，适逢我不在籍，死于腹水和肝昏迷。

案 9　治愈自己的肝脾肿大

我出生于 1945 年，家境贫寒，小时候常有发烧、闹肚子等。那时农村缺医少药，多子女的贫寒人家不大可能给孩子看病。我不记得小时候吃过什么药。（3、4 岁时患麻疹，曾经扎过一次针，我至今记得那位医生用酒精灯消毒注射器）1958—1964 年，正值上中学，也是长身体的时期，恰好遇到中国经济最困难的时期。6 年中，有 3 年处于半饥饿状态。又，其间曾经患过西医说的伤寒，两次患疟疾。后 3 年中，亚急性发作性慢性痢疾迁延不愈。伤寒和疟疾都可以造成脾肿大，长期营养不良也可以造成肝肿大。1960 年代初，又是肝炎流行的时候。1967 至 1968 年，还患过严重的肺结核，几乎要命。治疗结核的雷米封也可以损害肝脏。所以，至今自己也不很清楚肝脾肿大到底是什么原因造成的。不过，我升学、参军都查过肝功，后来在医院工作时自己也查过肝功。没有明显肝功受损。又没有出现过黄疸，大体可以肯定不是甲肝所致。总之，当我 1970 年参加工作时，肝脾肿大都比较重。肝脏肋下三指，硬度中等偏上。脾脏常常可达肋下四指（不很严重的脾脏肿大，大小可以变化）。

不过，我从来没有把自己当作病人，也从来不相信疾病会要了我的命。即便肺结核严重——两侧中上段肺结核，右侧空洞不能排除——住院告病危时，我也没有放弃临床实习，还每天吹拉弹唱。医护人员、同学和其他病人都感到难以置信。这种精神状态确实创造了奇迹。我的肺结核只经过50天的治疗就基本痊愈。由于我对雷米封和链霉素都很敏感（副作用明显），此后几乎没有用过，也没有用过其他抗结核西药。

所以，刚工作时，首先自己试用中药让结核除根。具体方剂记不清楚了，总之是平补气血略加活血化瘀之剂。我不怕服中药，每次都是一大剂，煎成一大碗，服了一个月还是觉得怵了。加之自觉精神体力好转，又没有其他症状，就停了。

刚参加工作，很年轻，不是什么名医，工作却很繁重。那时提倡打破医护界限、打破科室界限。曾经有半年多，我一个人带着两个护士管病房。常常一天出入院各10个病人，文字记录和重要治疗大都是我的事。后来我进修时，人们见我可以在10分钟左右完成一个不太复杂的入院病历，表示赞赏，其实是得益于长期繁重工作磨炼的硬功夫。

我至今难忘：一天夜班，一位破伤风病人窒息20次；一位溃疡病大出血急症入院给她采血、合血、输血；一位胎盘早剥患者临产；一位破伤风急症入院，要亲自给他抓中药，看着赶快煎药，尽快服下，以免很快就牙关紧闭不能服药；还有一位亲戚的孩子剧烈呕吐腹泻脱水就在我的工作台上输液。她不算住院病人，可以少花几块钱。偏偏我自己接班时发作急性痢疾。除了合血之外，上述工作都只能靠自己一个人完成。

那时，县医院停电的时间比有电的时间还多，那天夜间就一度停电，县里也没有自来水。目前的青年同行或在大医院工作的大夫，很难想象那时县医院的工作条件。可能会问：为什么自己患痢疾还要值班呢？不怕传染给病人吗？实际上是确实人手不足，没有人接替你，除非第二天黎明你再接班。所以，只有咬着牙支撑。

顺便说明，笔者不是鼓励有病不治。比如我的肺结核是1967年得的，当时因为高烧住院，发现右上肺阴影。出院时让我两个月后复查，我却没当回事儿。结果一年后病情严重。我是在一次为一位双胎的产妇接完生之后，自觉不支才主动要求胸透的，因为结核病的症状——午后潮热、夜间盗汗、两颧潮红、食少乏力、不断消瘦等太典型了。及时复查，本来不会发展到那么严重。

所幸上述重病最后都痊愈了。

然而，我的肝脾肿大渐渐有点加重。

1978 年，33 岁时考上了中国中医研究院的首届研究生。不得不再次奋斗，必须解决肝脾肿大的潜在危险，于是自己处方治疗。这次用的方子记得比较清楚。就是膈下逐瘀汤加参芪再加三七。那时北京的药店里元胡有细粉，三七没有细粉，因为三七很难自己加工成细粉，有时代以云南白药。服用 20 多天，脾脏就不能触及了，肝脏也略见缩小，硬度中等偏软。

这是我后来治疗肝脾肿大的经验基础。

案 10 软肝散治愈门脉高压大出血

张 LF，女，58 岁，威县中章台村人，2002 年 7 月 21 日初诊。

近 5 年来多次出现黑便，上年曾经呕血三次，均紧急住院抢救，结果还是出现腹水。大约 10 日前，又见黑便，同时大量呕血，住院期间听说我曾经治愈此类患者，专程求治。

主要症状是乏力、食少、饱胀、睡眠不佳，其余无大不适。

患者身体瘦弱，面色萎黄，精神倦怠，脉象细弱，舌质稍淡，舌苔大体正常。腹部检查，无明显腹水，肝脾未触及。

西医辨病：肝硬化、门脉高压、上消化道出血、失血性贫血

中医辨证：脾虚不能统血、气血不足

西医治疗：食母生每天 60 片；维生素 K_2 片 4 mg 日 3 次；力勃隆 3 片日 3 次。力勃隆是一种复方铁剂，又叫"复方肝浸膏片"，很便宜，疗效比眼下广告鼓吹的类似药物都好。患者自己备有肝泰乐等，继续服用。

中医治疗：

煎剂：茯苓 15g，熟地 30g，首乌 20g，当归 10g，党参 10g，黄芪 15g，白术 10g，白芍 15g，川芎 5g，五味子 15g，三仙各 10g，陈皮 10g，甘草 5g。

上方两煎分服，各送服三七粉 5 克。

成药：人参健脾丸 12g 日 3 次。

服上方 10 日，诸症悉减。于是停用煎剂，改服软肝散。其余西药照服。50 天后，不再贫血，停用力勃隆。

软肝散为上述煎剂的简化。要点是重用熟地、当归、首乌、黄芪、茯苓、三七，其余随症加减。制成粗散或细末，前者适于泡服，后者适于冲

服。

患者连续服软肝散约 6 个月，病情逐渐好转。2003 和 2004 年又各服一个月，再没有出现黑便、呕血或腹水，而且精神、体力、食欲均好，完全可以胜任家务，还可以做较轻的田间劳动。

2006 年 4 月附记：患者断续服用软肝散 4 年，从未出现消化道出血和腹水。体质逐渐改善，不但能看孩子，农忙时还能摘棉花。

案 11　肝脾消癥散治愈肝硬化脾肿大

按： 慢性肝病最后死于三种并发症。一是肝硬化腹水；二是肝昏迷；三是上消化道大出血。三者具其二，甚至全见的情况也不罕见。按常识甚或医理理解，三者中以大出血最为危急。但是，我曾经见过不少多次大出血的患者长期生存。按西医理解，大出血时要及时输血，然而，肝脏功能不会因为输血得到改善。不少患者输血后不久会再次大出血。显然，最好设法解决门脉高压。

门脉高压出血患者常常伴有脾脏肿大。

西医外科治疗此证，有脾切除并脾肾静脉吻合术。笔者亲见此种手术不多，总的印象是效果不好。其理论根据是，肿大的脾脏加重门脉高压，切除脾脏，同时吻合脾肾静脉（有时还要缝扎胃底静脉）就大大减轻了门脉高压。然而，这是一个创伤很大的手术，本来需要肝脏功能较好。所以，肝脏功能严重受损再做这种手术不是好的选择。手术的前提是没有腹水，没有贫血，否则手术创伤很难愈合，结果必然是加速死亡。而此类患者常有腹水和贫血，术前紧急纠正，不等于肝脏功能好转。术后还可以出现腹水。况且，即便手术成功，还可以出现肝昏迷（脾静脉血不经肝脏解毒即进入下腔静脉之故）。又，吻合的脾肾静脉常常不能保持长期通畅，此种手术的价值更值得怀疑。

于是，注意古今中医如何处理此类大出血和脾肿大。

中西医结合治疗门脉高压出血急症止血用生大黄粉，这也是发掘的古方。

张锡纯先生治吐血最喜用生赭石粉和三七。其说谓，生赭石降逆止血，三七祛瘀血又生新血。

于是，我试用活血化瘀消癥瘕的办法治疗肝硬化，特别是有脾肿大而且有门脉高压出血者。试看下案。

患者马 LJ，男，36 岁，广宗县牛寨人，1997 年 4 月 2 日初诊。

诊断方面无须多说，因为他医早已明确诊断为肝硬化脾肿大。自然，必然有门脉高压。患者曾经发生黑便和呕血各一次。只是患者的脾脏异常肿大——下沿平脐，内沿过脐。患者自己就能摸得很清楚。虽然如此，肝病面容不严重，食欲尚可，腹水不明显，无黄疸，无下肢水肿。

因为经济条件不好和可能出现的不良后果等，患者不愿意接受脾切除手术，前来求治。

在改善肝脏功能方面，治疗方案就是上述中西医结合综合治疗。

为了软化、缩小脾脏——中医叫做消癥瘕，给他使用了肝脾消癥散。此方的基本药物是：三七、山甲珠、五灵脂、三棱、莪术、红花等。

服上方约一个月，患者突然大呕血一次，黑便3天，脾脏却摸不到了。大呕血后，曾有短时间心慌，但是，3日后就诊时贫血不严重。

按中医理论，三七可以在祛瘀血的同时生新血，古人和张锡纯先生使用它都说明常常会出现下血或呕血，因而是好现象。

患者又坚持中西医结合综合治疗大约一个月，再未就诊。

案12 肝硬化无条件调养死亡

贾SB，男，37岁，1997年3月5日就诊。

十年前，患者即因重症乙肝出现明显黄疸、腹水、上半身很多蜘蛛痣求治。当时使用中西医结合的综合疗法。西医是大量给糖、维生素、肝脏解毒剂和利尿药。中医用利胆、利湿、健脾理气法。并且多次告诉他，此后不能过劳，最好全休1~3年，更要注意清心寡欲。他说尽力而为，完全做到很困难。确实，他那么年轻，妻娇子幼，作为一家之主不理生产是不大可能的。但是，他坚持治疗了几个月，病情一度完全缓解。

此后十年中，我只是偶尔回乡，他主要找附近一位以治疗肝病著称的中医治疗。这次就诊前，曾经不间断地服中药一年多。新上市的治肝炎药的物几乎都使用过。但是，目前他还是典型的重症肝硬化表现。腹大如将临产的孕妇，下肢明显水肿，面容晦黄虚肿，轻度黄疸，时有鼻衄，上半身散在很多蜘蛛痣，腹壁静脉曲张明显。好在进食情况尚可，睡眠亦可，没有出现过大出血，近期没有性命之虞。脉象沉而洪滑，舌红，苔黄润。血压140/80mmHg。

注意！肝脏功能明显受损时，血压可以轻度升高。又，慢性肝病乃至一切慢性病，见洪脉都不是佳兆。处理如下：

首乌15g，熟地20g，茯苓15g，黄芪15g，丹参15g，当归10g，五味子 15g，麦冬 12g，茵陈 15g，栀子 5g，竹茹 15g，红花 5g。常规水煎，日 1 付。

食母生 20 片日 3 次，可以不拘量随时嚼服。

维生素 K_2 片 4mg 日 3 次。

维生素 C0.2g 日 3 次。

肝泰乐 0.3g 日 3 次。

安体舒通 20mg 日 3 次。（西药全部自备）

3 月 10 日再诊：脉证大好，腹水似消失，下肢水肿减轻。

此后大体治疗如上，至 4 月 29 日，蜘蛛痣明显减少。脉舌象和血压接近正常，未再鼻衄。暂时停止中医治疗。

然而，患者从来没有全休，这次治疗期间还在伙同他人做生意。他说，为了家庭生活并坚持治疗必须挣些钱。这是人之常情，因为医生无法代替他谋生。又，因为长期治疗，妻子也麻木了，中药都要自己煎。可想而知，其他生活方面，也不能得到充分照顾。

大约 2000 年初，患者终于因为腹水和肝昏迷病故。当时我在国外，他病死前的大体情况是他的邻居来看病时告诉我的。

出现腹水后，患者存活 13 年，治疗是有效的。如果患者能够做到上文提及的养生要点，应该能再活十年。

案 13　肝硬化腹水合并糖尿病

董 GH，男，55 岁，威县东街人，2006 年 3 月 17 日初诊。

发现慢性肝炎和糖尿病 3 年。2005 年 12 月初，患右头面部带状疱疹，服药期间出现上消化道大出血数次，随即出现严重腹水。在省医院住院 2 月，花费 8 万余，曾经好转。现出院不足一月，腹水再度严重，且贫血、黄疸均明显。几乎不能下床。已经坚持用胰岛素 3 个月，尿糖和血糖仍然很高。患者严重消瘦，脉象沉细而数，舌质淡，表面大部乳头化，故苔少。又血压不时升高。食欲很差，腹部饱胀。一直坚持输液，出院后白蛋白用过 10 多支。速尿每天用 60～100 毫克。处方如下：

党参 10g，黄芪 15g，当归 10g，白芍 15g，川芎 10g，五味子 10g，山萸肉 10g，茯苓 20g，首乌 20g，熟地 20g，肉苁蓉 15g，陈皮 10g，白术 5g，苍术 5g，桂枝 15g，三仙各 10g，阿胶 15g（烊），三七粉 5g（冲）常规水煎，日 1 付。

开始患者还要同时在家输液。告知输液要点如下；

①尽量用10%的葡萄糖，每500ml内加胰岛素1~2单位。注意给钾。

②争取输全血代替白蛋白，没有全血可以用去白血。

③速尿逐渐减量，一周后改为间断使用。

坚持上述治疗3个月，明显好转。此后断续服药。其中需要说明的有以下几点。

①患者乙肝阳性，但是，他的肝硬化却是严重不良行为的结果。他嗜酒将近10年，每天大量饮酒，经常酒醉。糖尿病也是嗜酒的结果。嗜酒之外，还嗜赌，虽然不是大赌博，却严重耗费精力。他又是顽固的烟民，就诊时还偶尔抽烟，此后也没有全戒。他的高血压不重，可能与糖尿病和肝硬化有关，但始因还是嗜烟、嗜酒、嗜赌。不过，一般而言，嗜酒引起的肝硬化比肝炎导致者预后要好一些。

②患者的经济条件比较好，家庭环境也比较好。妻子、儿女都无保留地积极为他治疗。这也是他能再次好转的重要原因。

③目前让患者输全血相当困难。一是血库中全血相当少，又不允许自己合血采血。二是即便资深的西医内科医师，也认为肝硬化腹水就应该给白蛋白，而不应该给全血。甚至不少人认为，给全血容易再次出血。这些见解也影响到患者和家属。故我要多次对家属和那位给他输液的同行做解释工作。

④按传统经验，出血患者不宜使用桂枝，但患者就诊时在出血近3个月后，已经毫无热象，可以而且应该使用桂枝。

⑤阿胶、三七粉一直坚持服用，并且嘱咐患者，该两味药可以单独服用。停服中药煎剂后，最好继续服用。

⑥休息对这样的患者很重要，第一次就诊时就嘱咐他全休，但患者一直未做到——病情好转后常常打麻将。不过，由于多次解释和不断体会，他逐渐认识到休息的重要。比如，饭后卧床休息1小时，不但舒适而且有利于消化，就是他切身体会后才坚持的。

案14 肝硬化合并心脏病

张MF，男，62岁，住威县城内振威市场，2001年7月14日初诊。

患者是退休教师，有肝病30年，曾诊为肝硬化。有过腹水、肝昏迷和大出血。近20余日腹泻、低热久治不愈。用西药基本无效。食少、头晕、乏力、饱胀、欲呕。大便每天3~5次，溏，如酱色。最近查肝功正常，乙肝小三阳。体消瘦，面色青黄。双手和双小腿有轻度水肿。脉弱，舌润红，苔黄厚略腻。

处理如下：

党参10g 黄芪15g 白术5g 茯苓12g 桂枝15g 五味子8g 白芍12g 香附6g 川芎6g 陈皮10g 半夏8g 三仙各10g 连翘12g 生甘草7g 生姜20g。常规水煎每天可进2付。

人参健脾丸12g 日2次

7月16日再诊：病减，未再发烧。食欲稍好。舌苔退去大半。大便日1~2次如酱。头晕、乏力均好。下肢水肿消退。自觉无不适。守前方。煎剂日一付。

7月23日再诊：昨晚撑胀不适并头痛。血压140/90mmHg。脉滑弱，舌可。煎剂去连翘，加麦冬5g，当归5g，乌药6g。余如前。

2002年8月16日再诊：自上年10月初有发作性心慌、头晕，至今共3次。最近持续半月。心电图诊为室内传导阻滞。服西药有暂效。恶心不欲食，大便好。一般情况如前，体瘦、面黄，手足仍有轻虚肿。脉滑而结代。舌苔略黄。血压130/90mmHg。中药煎剂守去年7月23日方。成药加金匮肾气丸9g 日2次。

2003年4月13再诊：心律紊乱复发，脉沉弦，血压160~150/100mmHg。前方加复方利血平1片日2次。

按：患者肝硬化失代偿，能维持数年平稳，必然注意调摄。施治不可冒进求功。首次就诊时，嘱其可日进2付，但可进可退。次年虽以心律紊乱为主，治则仍然不变。

案15 代偿期肝硬化

程CH，女，38岁，威县沙河辛村人，2002年6月25日初诊。

40天前，因可疑肝病在邢台住院。其间两次化验，转氨酶高。我知道患者的母亲死于肝硬化腹水，她的慢性肝病无可怀疑。特别是她面色苍黄晦暗，是肝病比较重的表现。患者饮食、二便尚可，也可以劳动。只是自觉多困、乏力、怕热又五心烦热。早已使用多种广告上宣传的保肝新药，毫无效果。脉舌象大体正常。处理如下：

党参10g 黄芪15g 五味子8g 当归10g 白芍15g 川芎8g 熟地10g 生地10g 茯苓10g 丹皮5g 丹参5g 陈皮10g 三仙各10g 生甘草5g。常规水煎，日1付。

人参健脾丸12g 日3次

逍遥丸 6g 日 3 次

食母生 10 片日 3 次

肝泰乐片 300mg 日 3 次

脉通丸 1 粒日 3 次

6 月 30 日再诊：证减，服成药后胸满。守上方。

7 月 10 日 3 诊：诸症悉退。此前常白带多，亦大好。其子检验乙肝阳性，嘱可以同时服上方。

7 月 30 日：停用煎剂，改服软肝散。

第五节　慢性腹泻

【概说】

以腹泻为主诉的就诊者，已经自己判断大便比常人稀而且次数多。故腹泻必然是因为随着大便排出的水分过多了。当然，这种稀而次数多的大便，大多不仅仅是其中水多了一些，一般还常常有消化不好的食物、炎性分泌物、致泻的药物或致病微生物等。不过，腹泻总是随着大便排出了超出常态的水是肯定的。

为了更好地理解腹泻，略述消化道液体代谢。

常人每天进入小肠的液体总量约 9L。其中，来自饮食的约 2L，其余的来自唾液腺、胃、肠、肝脏和胰腺分泌。胃十二指肠的消化很重要，却只往消化道内分泌液体。这么多液体是小肠消化吸收营养必需的，60% 以上的液体也随着营养物质被小肠吸收。进入大肠的液体，大约每天 2L。其中 90% 被大肠吸收。随粪便排出的水分不足 200ml。

可见，如果进入小肠的液体完全不能吸收，一天的大便就可以有 9L 以上。这就是为什么，古典霍乱或严重食物中毒，可以在数小时内导致严重脱水休克而死人。好在这种情况相当少。

进入大肠的液体完全不能吸收，一天的稀便也可以有 2L 以上。

好在大肠完全不吸收的情况也相当少。

消化是自口腔到肛门的流水作业，大肠之上的任何消化器官完不成任务（比如咀嚼很差）都可能使大肠不堪重负而腹泻。急性胃肠炎就不仅是大肠和小肠功能受损，而是从胃开始就没有消化好。故不能认为，腹泻只是大肠的功能障碍。慢性腹泻尤其如此。又须知，任何原因损伤消化道、消化腺（包括暴饮暴食）都会引起腹泻。假如病因长期不能消除，就会出现慢性腹泻。

总之，腹泻常常是胃、小肠、大肠，甚至消化道开头的口腔的功能不止一处出了问题。其中有一处毛病略重，就可以出现腹泻。

二三十年前，此证最常见的原因是感染，故曾经称为慢性肠炎。

当然，大肠吸收功能受损也必然出现腹泻，只是不要认为慢性腹泻略等于慢性结肠炎。

什么原因导致大肠功能受损呢？

大肠本身出了毛病，很好理解。过去最常见的痢疾就是大肠发生了炎症。

中医讲脾主运化，故中医论慢性腹泻首先责之于脾。及至腹泻日久，大多又有肾阳虚。

比较轻浅的慢性腹泻，按脾虚治大多速效。顽固患者，有的很难治。如果兼有饮食不周、恶性精神刺激或不能避免劳累等，治疗就更加困难。

无论中西医治此证，都要牢记：①注意饮食等调摄；②加强消化能力；③去除病因。

实际上，药物干预主要针对第②点，对第③点有时有效。第①点主要靠患者自己注意。有的患者生活条件很差，有的"骄恣不论于理"。这时就预后不好，但医生还是要竭尽所能。

【验案】

案1　少年脾肾虚多遗多尿

赵某，女，17岁，威县白伏村人，2000年6月2日初诊。

食后即遗矢，饮后即小便一年余。近日服西药泻止，但自今晨始恶心不能食并心慌乏力。脉象滑弱稍数，舌淡苔白，面色萎黄。

病史虽然较长，但患者青春年少，易于调理。按脾肾虚疏方如下：

陈皮10g，茯苓10g，半夏15g，党参10g，黄芪10g，白术10g，桂枝15g，五味子10g，白芍10g，三仙各10g，甘草5g，生姜30g。常规水煎，日1付。

方中含小半夏、苓桂术甘、四君、二陈、桂枝五方。即兼用止呕、益气、健脾、渗湿、四法。其实，患者之呕恶不能食显系西药的副作用所致。当务之急是止呕、恢复食欲。故方中重用生姜、半夏，即小半夏汤。其余则属健脾、益气、醒胃、渗湿法。

服药2剂，病大好。恶心呕吐完全消失，仍感乏力、心慌。脉滑稍数，舌象大体正常。原方加补中益气丸四日后痊愈。

此案使用补中益气与小半夏合剂疗效也应该很好。

方中加用附子、干姜、生山药、肉桂等，即再补肾气，可能更好。

总之，只要辨证大方向不错，对不很复杂、顽固的病例疗效都会比较好。

案2　五更泻

罗某，女，65岁，威县管安陵人，1997年4月10日初诊。

五更泄并有时白天腹泻约半年，时轻时重，有左侧腹痛及背痛。食欲可，无明显腹胀，时有肠鸣。体瘦，脉弦滑，舌红无苔而多裂。血压120/80mmHg。

按脉证，患者为肝气横逆并肾阴虚，故五更泄不是都适用四神丸。疏方如下：

五味子15g，山萸肉15g，麦冬12g，党参15g，黄芪15g，白术10g，茯苓15g，生山药15g，葛根15g，白芍15g，黄芩12g，三仙各10g。常规水煎，日1付。

金匮肾气丸9g日2次；人参健脾丸6g日2次。

4月14日再诊：诸症悉减，大便大致正常，脉象接近正常，舌象仍然红嫩苔少。患者不欲服成药，予煎剂原方4付巩固疗效。

案3　五更泻

郝某，男，50岁，威县刘庄人，2004年5月10日初诊。

五更泻并有时白天腹泻约一年，时好时犯，用西药有暂效。每犯即乏力，常因劳累或气恼犯病。体形中等，面色黧黑，脉象微弦，舌象大体正常。处理如下：

党参10g，黄芪10g，茯苓10g，桂枝20g，白术10g，生山药15g，白芍15g，五味子15g，三仙各10g，甘草5g，生姜20g。常规水煎，日1付。

补中益气丸9g日3次。

患者未再就诊。2005年5月7日，他的女婿来看同样的毛病。说他的岳丈服完上方后未复发。

案4　五更泻

王某，男，42岁，威县南关人，2005年5月7日初诊。

常有五更泻二年多，自称与饮酒有关。每黎明醒来，一翻身即需起床大便而且略稀。服西药有暂效。又常乏力。其余无大不适。一般情况可。脉可，舌苔略白厚。处理如下：

附子10g，桂枝15g，五味子10g，白术8g，茯苓10g，生山药20g，党参10g，黄芪15g，川芎8g，白芍15g，三仙各10g，甘草4g。常规水煎，日1付。

补中益气丸9g日3次。

5月14日再诊：五更泄已大好，仍乏力。脉可，舌象略如前。守上方。

案5　慢性痢疾

李某，男，48岁，威县吴王母村人，2000年6月15日初诊。

慢性痢疾反复发作2年余，用泻痢停痢止则四肢攻痛。又好感冒。脉象大致正常，舌淡苔白略长。处理如下：

党参10g，白术10g，茯苓10g，甘草5g，五味子10g，三仙各10g，香附6g，连翘10g，黄芪10g，川芎8g，白芍15g，生山药15g，生姜20g。常规水煎，日1付。

补中益气丸9g日2次；人参健脾丸12g日2次。

2002年4月11日再诊：两年前一诊即愈，中间未曾发作，且不再经常感冒。4日前复发，脉舌象大致正常，仍取上方。

案6　大便不成形二年

安某，男，46岁，威县侯贯村人，2005年9月24日初诊。

大便不成形2年，一般每天一次，有时大便带血丝。饮食、睡眠可，但常感乏力，大便后乏力尤其严重。久经中西医治疗无效。体形中等，精神尚可。脉弱，舌淡紫苔润。处理如下：

党参10g，黄芪15g，五味子10g，生山药20g，桂枝20g，白芍15g，陈皮10g，茯苓10g，白术5g，苍术5g，甘草5g，川芎8g，三仙各10g，生姜20g。常规水煎，日1付。

补中益气丸9g日3次。

患者没有再诊。2006年5月24日，他介绍乡亲来看病，说没有服完上方即愈，而且未复发。

案7　大便不成形二年

李某，女，62岁，威县辛庄村人，2000年10月16日初诊。

大便常不成形2年，伴乏力、心悸、多梦，久治不效。体形略丰，面色苍白，精神倦怠。脉象沉滑有力，舌淡而暗。血压150/100～90mmHg。处理如下：

川芎10g，怀牛膝15g，五味子10g，白芍12g，当归8g，陈皮10g，茯苓10g，半夏8g，黄芪15g，党参10g，白术5g，苍术5g，桂枝15g，附子

10g，干姜5g，龙骨粉10g，甘草4g，生姜20g。常规水煎，日1付。

人参归脾丸9g日2次；人参健脾丸12g日2次。

安定片5mg睡前服。

10月21日再诊：诸症悉减，大便成形，乏力好转，心悸和睡眠改善。脉象仍见沉滑有力，舌象如前。血压150～140/90～80mmHg。仍守前方。

2004年4月7日三诊：生气后旧病复发，但比较轻。大便略稀之外，以腿沉、腰沉为主。脉象仍见沉滑有力，舌象正常。处方如下：

柴胡5g，当归10g，白芍15g，川芎10g，怀牛膝15g，川朴6g，香附8g，茯苓10g，苍术5g，陈皮10g，菊花10g，钩藤20g，三仙各10g，甘草4g。常规水煎，日1付。

逍遥丸6g日2次。

刺五加3片日2次；谷维素片30mg日2次。

案8　反复腹泻一年

吴某，女，54岁，威县吴家庄人，2006年7月24日初诊。

近一年大便不调。或每天腹泻数次，最后若痢疾，或数日不大便。腹泻时极其乏力，泻完又饥饿难忍。进食后饱胀不适。在本村多次服药不效。其人体形高大，不见消瘦，精神可。睡眠、食欲尚可。脉沉稍弱，舌淡苔密。处理如下：

党参10g，黄芪15g，白术5g，苍术5g，香附8g，陈皮10g，茯苓10g，半夏8g，白芍15g，川芎8g，五味子10g，附子10g，干姜5g，甘草5g，生姜20g。常规水煎，日1付。

香砂养胃丸6g日2次；补中益气丸9g日2次；人参健脾丸6g日2次。

多酶片3片日3次。

7月27日再诊：大便仍不调，一般情况如前。这次补充说，发病与生气有关。至今每不如意即有胀满、腹痛。上方加安定片5mg晚1次。

8月4日三诊：自觉大好，近6日大便共一次。目前仅有上腹轻微不适。这次又补充说，断经不足一年，近一年偶有轰热出汗。脉象接近正常，舌象略如前。继续服上方。

案9　慢性腹泻20年

本村村民赵GY之儿媳，40岁，2006年8月12日初诊。

约20年前未出嫁时，就好腹痛腹泻。出嫁后一直没有完全好转，今年益加严重，大约一个月发作两次。服西药不计其数，可以暂时好转，往往停药数日即复发。自称非常注意——大热天从来不吃瓜果，喝凉开水也兑上热开水，几乎不敢吹电扇。但是，偶尔夜间着凉或上午下地露水未尽或不慎淋雨，必然发作。发作时腿酸乏力，并有不太严重的阵阵腹痛。

患者不算消瘦，面色尚可。食欲可。月经大体正常。脉沉而弱，舌淡而嫩，苔少。处理如下：

补中益气丸 9g 日 3 次。

藿香正气水 5ml 日 3 次。

地霉素片 0.5g 日 3 次。

增效联磺 2 片日 2 次。

同时嘱咐她，一定要注意避免受凉和过度劳累等。

8 月 20 日再诊：服上方当天，腹痛腹泻即止。精神、体力、食欲均好转。改方如下：

补中益气丸 9g 日 3 次。

附子理中丸 9g 日 3 次。

PPA 片 0.25g 日 3 次。

案 8　顽固婴儿腹泻服中药一剂即愈

戚 YW，男，10 个月，威县戚藿寨人，1994 年 9 月 20 日就诊。

腹泻 2 月余，灌西药并肌内注射久治完全无效。大便为未消化好的母乳。有时发黄，有时发绿，有时有黏液。面黄体瘦，五心热。脉滑数，舌红苔少。

处理如下

党参 10g，炒白术 6g，茯苓 10g，炙甘草 3g，川芎 6g，生山药 15g，五味子 8g，桂枝 10g，陈皮 10g，生姜 10g。水煎不拘次数 2 日 1 剂。

当时只取了 1 剂。2008 年 6 月 27 日患儿的母亲来诊，称服完一剂即愈而且此后患儿健壮。

案 10　脾虚大便紊乱

赵某，女，71 岁，威县孙家陵村人，2006 年 9 月 26 日让女儿前来咨询。患者的母家是我村，又是很相信我的老病人，故可以不亲自就诊。主要症状是：大便或 4 日不解，解时就要连续 2、3 次，虽不太稀，但自觉心慌乏力，难以支持。予二陈、补中益气合剂加附子、桂枝、生姜。同时服用补中益气丸 9g 日 3 次。上方 4 日量，若效果较好，即继续服用，否则就诊。结果很好，继续服上方五日巩固疗效。

案 11　脾虚腹泻

赵某，女，64 岁，威县张庄村人，2006 年 10 月 2 日初诊。

反复发作大便稀、大便每日 2~4 次，带黏沫四五年，逐渐加重。此次发作约半月。久服中西药物不效。体形消瘦，神情倦怠。脉可，舌淡苔略厚腻。又畏寒而好出汗。他医告诉她可能有消化道肿瘤，非常恐惧。处理如下：

党参 10g，黄芪 15g，白术 6g，苍术 6g，茯苓 10g，陈皮 10g，半夏 8g，川芎 10g，五味子 10g，桂枝 15g，白芍 15g，三仙各 10g，甘草 4g，生姜 20g。常规水煎，日 1 付。

补中益气丸 9g 日 3 次；附子理中丸 9g 日 3 次。

多酶片 3 片日 3 次。

10 月 17 日再诊：病情大好，大便正常。脉舌象大体正常。守上方 5 日巩固疗效。

按：患者是本村的姑娘，生性诚实、勤劳、克己。她本人是第一次找我看病，但我知道她过于劳累又自奉甚俭，此证乃劳累所致。没有任何怀疑消化道肿瘤的依据，前医治疗不效，却不该如此吓唬患者。

案 12　腹泻伴糖尿病

岳某，男，56 岁，2006 年 11 月 4 日就诊。

此次就诊不是因为慢性腹泻，他来看慢性腹泻是在 4 年前。于是查出旧案。

2005 年 7 月 17 日就诊：近数年渐瘦，自去冬加速。近来食少，又口渴多饮多尿。近 10 余日腹泻下坠。脉滑数，舌淡苔白。处理如下：

生山药 15g，山萸肉 10g，五味子 10g，党参 10g，黄芪 15g，白术 5g，苍术 5g，川芎 8g，白芍 15g，桂枝 15g，陈皮 10g，茯苓 10g，半夏 8g，三仙各 10g，生甘草 5g。常规水煎，日 1 付。

金匮肾气丸、补中益气丸各 9g 日 3 次。

7 月 27 日再诊：服药后大好，停药 5 天欲复发。脉仍有数象，舌淡苔白厚水滑。上方加附子 10g，干姜 10g。

上方服至 9 月 7 日，其间没有大反复。

此次就诊是因为双足交替酸麻憋胀，夜间尤甚 2 月余。其人体瘦，神志清楚，行动敏捷，脉舌象大体正常。双足无肿胀，足背动脉正常。血压

120/80mmHg。

这样的脉证难得要领，于是询问有无其他慢性病，以及有无烟酒嗜好。果然，患者每天自己饮酒，还喜欢交际酒醉。一年前即发现尿糖，近来血糖16mmol/L，但从来没有治疗。问他视力如何。说有些模糊。又，患者有饮水习惯，不便肯定是否多饮。又，近年多大便干燥。于是再三解释让他立即戒酒，同时处方如下。

当归10g，白芍25g，五味子10g，黄芪25g，葛根20g，生山药20g，全瓜蒌15g，大云15g，川芎10g，怀牛膝15g，三仙各10g。常规水煎，日1付。

杞菊地黄丸9g日2次。

D_{-860}片1g日2次；降糖灵片25mg日2次。

11月10日再诊：自觉略感轻减，脉舌象如前，守上方。

案13 腹泻2月余

赵某，男，61岁，威县沙河辛村人，2006年11月29日初诊。

反复腹泻2月余。大便或溏或稀如水，无腹痛和里急后重。服西药多次，偶有暂效。饮食可，体力可，睡眠可。常怕冷。体形略瘦，精神倦怠。脉象略见洪大，舌尖红。血压160/100mmHg。处理如下：

川芎10g，怀牛膝15g，黄芪15g，苍术5g，白术5g，五味子8g，陈皮10g，茯苓10g，半夏8g，生山药20g，白芍15g，附子10g，桂枝15g，三仙各10g，甘草4g，生姜20g。常规水煎，日1付。

补中益气丸9g日3次。

复方利血平1片日3次。

12月5日：家属来取药，称患者基本痊愈。

案14 慢性腹泻伴冻手冻脚

崔某，女，28岁，石家庄市某单位职工，2006年12月11日就诊。

自述约10年前，一次寒冬赴内蒙古之后，每年冻手冻脚，而且手脚常感寒冷，冬日常常终夜手足不温。曾经服用中西药物多次无效。其人发育、营养、面色、精神均无异常。脉象略见沉弱，舌象可。处方如下：

附子10g，干姜8g，桂枝15g，川芎10g，熟地15g，红花5g，当归8g，党参10g，黄芪10g，陈皮10g，甘草4g，生姜20g。常规水煎，日1付。

金匮肾气丸、附子理中丸，各浓缩丸10粒日3次。

2007年1月11日二诊：手足冻疮已好，手足凉也明显减轻。近日常腹痛、腹泻，且称一向肠胃不好——常犯腹泻。脉舌象大体正常。嘱其照用上方。减去金匮肾气丸也可。

1月20日陪同姨母就诊，称手足温暖如常人，腹痛、腹泻亦大好。

案15　慢性腹泻病危

这是我很年轻时的经验。时间大约是1974年。患者是嫁在邻村李寨的本村姑娘。当时她大约40出头儿，病重时是秋末。她本来有胃肠不好，先是因为饮食不周发生急性胃肠炎。经过本村和公社的合作医疗医生治疗1个多月，还是腹泻严重而且几乎不能食。大便如水，每日不计其数。已经不能下床并无力起坐十多天。眼看不治，通知娘家人。是娘家弟弟请我出诊的——那时轻易不住院。

其人面色萎黄苍白，明显消瘦（她是比较胖大的人，故还不是很瘦）。脉象沉迟细弱似无，舌淡苔少。腹部凹陷，肠鸣活跃。记忆中处方如下：

附子15g，干姜10g，吴茱萸4g，桂枝15g，白术10g，苍术10g，茯苓10g，五味子10g，白芍15g，炙甘草5g，党参10g，黄芪15g，生山药30g，生姜30g。常规水煎，日1付。

服上方2日，大便如稀面酱，每天3~4次。进食改善，可以坐起。又服3日，大便如稠面酱，日2~4次，食欲大好，可以下床。嘱其不可骤然多食。继续服上方3日，大便接近正常。

或问：此案可否使用砂仁、豆蔻等。

答：凡温里之药大体都可以使用，但砂仁、豆蔻价稍昂，又宜后下，我很少使用。

案16　慢性腹泻致死

患者是一位中年妇女，母家时家庄，夫家杨庄。她的病就是反复发作的腹泻。每次都是因为饮食不当所致。约1989年最后就诊时，还不像虚弱人。多次就诊，也疗效满意。但是，她自己承认："管不住嘴"。于是，总是复发。

注意！这样的患者，大都禀赋不弱。病轻时多不影响食欲，甚至，因为腹泻导致营养不良，见什么都愿意吃。如果生活条件不好，较难做到饮食调摄周到。所以，这不是单靠医家能够解决的问题。果然，大约两年后，她村的村医陪别人就诊时说，她还是"管不住嘴"，数月前死亡。

案17　反复腹泻10个月

李某，女，44岁，五马坊村人，2006年9月2日初诊。

反复腹泻近10个月，变天或心情不好都加重。无明显里急后重。每天大便2次即乏力。起初有左下腹痛，近来以脐周痛为主。服西药不计其数（甲硝唑等），起初有暂效，近来无效。常感紧张，已在县医院排除甲亢。饮食、睡眠可。略瘦，神可。面色萎黄，脉弱，舌淡嫩苔少。处理如下：

陈皮10g，茯苓10g，半夏8g，桂枝15g，附子10g，党参10g，黄芪15g，白术5g，苍术5g，白芍15g，生山药15g，五味子10g，三仙各10g，甘草4g，生姜40g。常规水煎，日1付。

附子理中丸9g日3次；补中益气丸9g日3次。

9月8日再诊：病大好，仅前天夜间腹痛腹泻一次。脉仍有弱象，舌略淡。守前方。

9月14日三诊：再未腹痛腹泻，一般情况可。尺脉仍不可及。守前方。

案18 腹泻一年多

郑某，男，19岁，广宗油布村人，2000年7月27日初诊。

初病因回家换水——长期在外，回家只能饮家乡水。此后一直不好。近一年多，几乎天天用药，还是不断发作。曾经输液一周，好转几天。近一月没有服药。大便每天至少5次。腹痛下坠，稀而有黏液。食少乏力。形神可。脉弦滑，舌有热象。处理如下：

黄芩10g，黄柏10g，连翘15g，白芍15g，五味子6g，生三仙各15g，生山药15g，香附6g，陈皮6g，云木香4g，生甘草5g。常规水煎，日1付。

补中益气丸9g日2次。

增效联磺片2片日2次；PPA片0.5g日2次。

7月31日再诊：服上方5天，共大便3次。昨晚有半小时轻腹痛。守前方。

8月7日三诊：近6天大便共3次。面色、精神均大好。脉舌象正常。守上方5日巩固。

案19 定时腹泻

陈某，男，47岁，住城内，2002年8月18日初诊。

每下午4~5时腹痛、下坠，大便2~3如沫月余。有既往史，夏天好犯。食凉则犯。发病时食欲差。曾服PPA、土霉素、黄连素（即小檗碱）、氧氟沙星等，有暂效。睡眠可，不甚乏力。一般情况可。脉可，舌白苔厚。处理如下：

陈皮10g，茯苓10g，半夏8g，附子8g，桂枝15g，香附8g，连翘

12g，黄柏 10g，五味子 8g，白芍 15g，党参 8g，三仙各 10g，生甘草 7g。常规水煎，日 1 付。

补中益气丸 9g 日 3 次；人参健脾丸 6g 日 3 次；藿香正气水 10ml 日 3 次。

9 月 15 日再诊：病大好，停煎剂，继续服成药 5 日巩固。

案 20　腹泻数年

高某，男，45 岁，威县南街人，2005 年 8 月 18 日初诊。

腹痛腹泻反复发作数年。结肠镜检查为结肠炎。四五年前，每年发作 10 多次，近年常年每天大便 2～4 次，稀而且有黏液。发作时更重。常服 PPA 等，偶有暂效。曾服中药无效。一般情况可。脉稍弱，舌可。处理如下：

陈皮 10g，茯苓 10g，半夏 8g，苍术 8g，附子 8g，干姜 5g，桂枝 20g，五味子 8g，白芍 15g，党参 10g，黄芪 12g，白芍 15g，川芎 8g，三仙各 10g，生甘草 7g，生姜 20g。常规水煎，日 1 付。

补中益气丸 9g 日 3 次。

增效联磺片 2 片日 2 次。

8 月 26 日再诊：大便正常。脉舌象略如前。原方去增效联磺，加地霉素片 0.5g 日 3 次。

9 月 10 日三诊：腹痛腹泻没有反复。守第一方。

案 21　慢性痢疾 1 年半

贾某，男，40 岁，威县罗安陵村人，2001 年 6 月 23 日初诊。

反复下痢一年半，无明显里急后重，但有乏力、多困。自称发病与过劳有关。脉舌象大体正常。处理如下：

党参 10g，黄芪 10g，五味子 10g，白术 8g，桂枝 15g，防风 8g，连翘 10g，白芍 15g，生山药 10g，陈皮 10g，茯苓 10g，半夏 8g，三仙各 10g，生甘草 5g，生姜 20g。常规水煎，日 1 付。

人参健脾丸 12g 日 3 次；补中益气丸 9g 日 3 次。

6 月 29 日再诊：病大减。不再下痢，精力大好。守上方。

此后，服成药将近 1 月，病情稳定。

案 22　反复腹泻 8 个月

本村村民赵某之妻，57 岁，2007 年 3 月 14 日初诊。

去年农历 8 月食梨后腹泻，服西药一日泻止但呕恶不能食。此后，每隔 10 日左右腹痛腹泻 3~5 天。每天大便 5~20 次不等。如此至半月前，又服西药 3 次，完全无效。近 2 日每天大便约 20 次，每大便先见脓液，食物几乎不消化且色黑。不食则饥，食则胀满，已经多日不吃晚饭。一般情况尚可，脉尺寸均不可及，关脉滑弱。舌苔略厚腻。处理如下：

党参 10g，黄芪 15g，白术 5g，苍术 5g，茯苓 10g，桂枝 20g，附子 10g，干姜 5g，五味子 10g，陈皮 15g，白芍 15g，三仙各 10g，生甘草 4g，生姜 20g。常规水煎，日 1 付。

补中益气丸 9g 日 3 次；附子理中丸 9g 日 3 次。

3 月 18 日再诊：诸症大减。大便接近正常，饮食可，食后不再饱胀。脉象仍见沉细，舌象可。仍守上方。

3 月 22 日三诊：自觉基本恢复。脉象仍见沉细。停服煎剂。

案 23　便溏数年

李某，女，32 岁，威县东郭庄人，2001 年 4 月 28 日初诊。

每劳累即便溏日 2~3 次数年。平时食欲好，但有时进食中间即需遗矢且量多。食量不小，却易饥且常乏力。近日纳差，偶尔多梦。又尿频尿急。体瘦，神可，月经好。脉可，舌嫩瘦略淡。处理如下：

党参 10g，黄芪 15g，白术 10g，陈皮 15g，茯苓 10g，五味子 10g，半夏 8g，白芍 15g，桂枝 15g，附子 10g，干姜 5g，川芎 8g，防风 8g，三仙各 10g，生甘草 4g，生姜 20g。常规水煎，日 1 付。

补中益气丸 9g 日 2 次；人参健脾丸 12g 日 2 次。

增效联磺片 2 日次；呋喃妥因 0.1g 日 2 次。

5 月 4 日再诊：小便已好，大便无大好。一般情况如前。守前方。

5 月 9 日三诊：病若失。曾受凉亦不再便溏。守前方。

按：患者就是脾肾虚，不用西药亦可，单用西药必不可。

案 24　痢疾反复 2 月余

闫某，男，28 岁，威县时家庄人，1996 年 5 月 18 日初诊。

痢疾反复发作 2 月余。服 PPA、甲硝唑、苯乙哌啶（即地芬诺酯）、黄连素有暂效，但服药 3 次即恶心不能食。大便每日 3 次，里急后重，带有红白黏液且多泡沫。一般情况好，脉可，舌淡胖，苔黄厚。处理如下：

白芍 15g，木香 5g，连翘 15g，黄柏 10g，黄连 5g，苍术 10g，乌药 8g，茯苓 10g，川芎 10g，三仙各 10g。常规水煎，日 1 付。

补中益气丸 9g 日 3 次。

5 月 22 日再诊：大便次数正常，无里急后重，仍有少量黏液。守前方。

2007 年，患者因为神经官能症就诊，称上次两诊即愈。而后再未犯痢疾。

案 25　腹泻数月

张某，女，47 岁，威县张庄人，2000 年 9 月 22 日初诊。

平时即大便日三四次，溏。近数月腹泻不愈，每天七八次，稀。在县医院诊为慢性肠胃炎，服药有效，停药即犯。重时有腹痛。常感乏力、口干。体略丰，脉沉，舌象大体正常。处理如下：

党参 10g，黄芪 12g，白术 6g，五味子 8g，防风 8g，干姜 5g，附子 8g，黄柏 10g，连翘 10g，陈皮 6g，茯苓 8g，木香 3g，白芍 12g，生山药 15g，生甘草 5g，生姜 20g。常规水煎，日 1 付。

补中益气丸 9g 日 3 次；人参健脾丸 12g 日 3 次。

10 月 2 日再诊：病大好。大便每天 2 次，仍溏。又，每睡醒即冷热出汗，白天亦有时如此。稍有心事即感发热。一般情况同前。脉稍沉，舌可。守前方。

10 月 6 日再诊：数日前查血糖稍高，无尿糖。大便日一次。仍多汗。脉转弱。舌可。煎剂如前。成药加服知柏地黄丸 9g 日 2 次。

10 月 14 日再诊：腹泻及发热均好。仍有口渴并小便频。脉仍略沉，舌稍淡。血压 120/80mmHg。煎剂去黄柏、连翘，成药改服金匮肾气丸 9g 日 3 次。

按：患者的冷热多汗应该是更年期综合征的表现，但包括腹泻在内，自中医看都是脾肾虚。由于腹泻比较严重，初诊时患者没有述及冷热多汗。现在看来，煎剂中不宜用黄柏、连翘。早一些用上金匮肾气丸更好。患者是老病人，家庭条件也比较好，疗效也不错，就诊不及时且没有连续就诊，应该有其他原因干扰。

案 26　腹泻 3 年

张某，男，42 岁，威县张王母村人，2005 年 8 月 20 日初诊。

近 3 年来，常腹痛、腹泻。大便不成形或多沫。右腹部常胀，常乏力。此外无大不适。一般情况可。脉弦滑，舌苔白略厚。处理如下：

党参 10g，黄芪 15g，白术 5g，苍术 5g，附子 6g，桂枝 20g，白芍 15g，川芎 8g，生山药 15g，陈皮 10g，茯苓 10g，半夏 8g，三仙各 10g，生

甘草 6g，生姜 20g。常规水煎，日 1 付。

补中益气丸 9g 日 3 次。

地霉素 0.5g 日 3 次。

8 月 25 日再诊：服药前两天腹泻加重，此后再未腹泻——大便成形日一次。中药如前，西药改用增效联磺片 2 片日 2 次。

按：此病人不用西药也很可能迅速大好。鉴于病史已经 3 年，同时使用了常用的西药。

案 27　轻症慢性痢疾

吴某，女，威县七里苏人，2000 年 9 月 14 日初诊。

反复腹痛、大便脓血 2 月余。上腹饱胀，下腹疼痛。食欲不佳，心烦干呕，全身乏力。在他处按炎症等服药多次无效。腹内喜热恶寒。体形中等，神可。脉滑略数，舌稍淡苔白水滑。处理如下：

党参 10g，桂枝 15、白术 6g，五味子 8g，茯苓 10g，陈皮 10g，木香 3g，白芍 15g，连翘 12g，黄芩 10g，三仙各 10g，生甘草 4g，生姜 20g。常规水煎，日 1 付。

补中益气丸 9 日 3 次；人参健脾丸 12g 日 3 次。

增效联磺片 2 片日 2 次。

9 月 18 日再诊：诸症悉减，守前方。

按：此证是比较典型的脾虚寒且不严重。煎剂中最好不用连翘、黄芩。

附：我的慢性痢疾

多数青年同行，可能不大了解 50 年前我国农村的卫生条件，因而可能不大理解为什么那时有那么多急性胃肠炎、食物中毒和痢疾。那时，大城市的卫生条件比农村好，但也远远不能和目前相比。即那时急性胃肠炎、食物中毒和痢疾在城市也比较常见。至于"困难时期"，55 岁以下的人也不知道是怎么回事。

为了给青年读者一点感性知识，结合自己的亲身经历，讲一下为什么那时很多见急、慢性胃肠炎和痢疾。

笔者年少时，农村生活和卫生条件不好。我的脾胃相当好，但小时候多次因为饮食不当——一般是过饥后过饱，而呕吐腹泻。这是过饱导致的急性胃肠炎。此种胃肠炎一般不必服药，那时也不会因此就医。

实际上，那时全县也没有一位受过正规高等或中等医学教育的西医。

过饱导致的呕吐腹泻，就是排出了消化不良的食物。下两顿少吃一些就会恢复。

如果呕吐、腹泻，反复发作不愈，就会形成疳积或慢脾风。这样的孩子很消瘦，肚子却比较大。食欲可以不错，却常常呕吐腹泻。摸摸他的身上则比较热，这就是虚热。故这样的孩子又会怕冷。直到这时，如果注意调摄——主要是少量多餐、食物卫生、易于消化又营养比较好——还是可以不药而愈。如果是哺乳期的幼儿，没有奶吃或奶水不足，则很难纠正。故旧时哺乳期的小儿，因消化不良致死并非罕见。那时小儿科住院患者，最多见的是消化不良。

注意！只有腹泻问题不大，若同时有呕吐而且难以止住，就有生命危险。

盛夏季节，农村的孩子最容易患急性胃肠炎和痢疾。原因是这时天气太热，食物容易腐败，苍蝇又多，会污染食物。加之正是瓜果多的季节，生吃瓜果太多，即便没有细菌污染，也会闹肚子。如果再赶上阴雨连绵，就更难免。那时烧柴很缺，阴雨天烧柴更缺，不少人家一天只有一顿热饭。本来开水很少，孩子们又喜欢喝冷水，而那时的饮水就是普通井水（有的地方是河水、塘水或窖水等），大多有致病细菌污染，在水缸里还会进一步污染。这么多因素加在一起，孩子们闹肚子、拉痢就很常见。

尽管如此，我的慢性痢疾不是在儿童时期遗留的，而是发生在"三年困难时期"。所谓"三年困难时期"，指1959—1961年，是"大跃进"导致的必然后果。那几年，国人几乎都经常处于半饥饿状态。饥不择食的人，顾不上食物卫生与否。

我的慢性痢疾就是1961年夏天开始的。

那年暑假，我在县中学农场劳动。劳动量相当大，粮食不够吃，就靠农场里瓜菜充数。一天劳动很累，很饿，瓜菜吃得太多，发生了严重的急性胃肠炎。这次胃肠炎花了一个月的时间才基本恢复，却遗留下慢性痢疾。

说来令人难以置信，1958年我入初中时体重26kg，1961年入高中时体重30.5kg。就那样我还不是最瘦小的。

我的慢性痢疾属于慢性亚急性发作型。高中3年，大约每月发作一次，每次大约3~5天。主要因受凉发作，过劳或剧烈情绪波动，也可以诱发。比如夏天在稍凉的地方坐上5分钟、或夜间稍微受凉、或不慎喝了两口冷水，就可能发作。每次发作都是先有低热，腿酸乏力，随之腹痛如厕每天3～5次。里急后重不很严重，大便却总是有脓血或黏液。不发作时也常有少量黏液。曾经吃过几次药片，没有明显效果。其实，主要不是治疗不到，而是因为常常饮食不周，而且无条件避免受凉或过劳。

1964年我考入军医大学，基本上不再有饮食不洁或不周的问题。但是，我还是非常注意。在重庆前两年从来没有吃过冰糕。气温高达42℃的夏天，夜间也要捂着肚子睡觉。就这样两年没有复发，才彻底好了。工作之后又发生过急性细菌性痢疾，特别是唐山地震救灾时，因为卫生条件极差，救灾人员几乎都患过急性痢疾。我也不可能幸免，而且又几乎变成慢性痢疾。年轻时经常大便偏溏，55岁之后，便秘时倒比较多。

通过上面这样通俗的介绍，希望青年读者理解，为什么数十年前急、慢性胃肠炎和痢疾那么多，还应该从中悟到，即便典型的感染性疾病，也不容易完全靠药物防治。如果变成慢性病，比较好的生活条件和注意调摄，就比药物更重要。

再请读者理解，包括霍乱在内的急性胃肠道感染性疾病，旧时之所以会迅速大量死人，不是一旦患那些病就有那么高的死亡率，而是因为那时的生活条件太差。比如，1943—1944年，日寇占领下的故乡发生大灾荒，饥民遍野，盗匪横行。加之霍乱流行，有的村十室九空。这时凡患霍乱，大多1天内死亡。道理很简单：人已经饿得皮包骨，连热水也喝不上，更不要说讲卫生或充分治疗。稍微严重点的疾病都会要命。那年月，有的富户也因为苛捐杂税和盗匪抢掠没有粮食而全家死绝。当时，逃荒要饭的父母把吃奶的孩子丢在路旁很常见。他们自己也常常走不远倒在路旁。被抛弃的小孩子常常无力啼哭，绝望中的大人会向路人发出无力的乞讨声，有能力给以施舍的人却很少很少。但愿人类不再遇见那样的劫难。彼时，医家无力解生民于倒悬。此所以医乃小道。

第八章　泌尿系统疾病

【概说】

泌尿是人体最复杂、也几乎最重要的排泄系统。

它又是最重要的机体内环境保护系统。这种保护功能是在排泄的同时实现的，因为肾脏能够按机体需要，在很大范围内有选择地排泄。

人体排泄废物的途径有三：大便、小便和呼吸。

常识更重视大便排泄废物。其实，严格说来，消化道不是真正的体内。大便主要不是排出"体内"的废物，也常常不需要每天排出。

试看，不少人几天甚或十来天没有大便无碍生活和工作。

任何人一天没有小便，问题就很严重。两三天没有小便，几乎等于死亡，足见泌尿之重要。

此外，大便排泄机理比泌尿简单得多，因而大便排泄异常也比泌尿异常容易解决得多。

真正从体内排除废物的器官第一是肾脏，第二是肺。

肾和肺那一脏更重要呢？

单就功能停止导致死亡的速度看——呼吸停止几乎立即死亡——应该说肺更重要。但须知，呼吸排出的代谢废物只有二氧化碳一种，其余绝大部分废物都要靠肾脏排泄。又，呼吸功能严重受损后，如最常见的老慢支，出现肺心病心衰之后，患者一般还能存活 10 年左右。肾脏功能严重受损后，则极少能存活 5 年。此外，关于二氧化碳排泄的理论和病理情况下的解决办法都比泌尿简单得多。所以，泌尿是人体中最复杂、也几乎最重要而且难调理的排泄系统。

肾脏还有内分泌功能，但常见肾脏病都不是首先因为肾脏内分泌异常起病，也很少通过纠正此种功能治疗。

【中西医结合解剖、生理、病理和诊治要点】

1. 中西医生理会通

泌尿系统由肾脏、输尿管、膀胱和尿道组成。

肾脏、膀胱和尿道都很直观，没有学过医的人也知道并且认识它们。中西医对它们的基本形态认识没有区别。关于它们的解剖细节从略。

古代中医，没有发现输尿管，认为水从小肠气化进入膀胱变成尿。但又说肾主水，肾脏与膀胱相表里——功能上密切相关之意，所以，没有必要坚持小肠气化生成尿之说。

泌尿系统当然不是孤立的，西医也认为其他系统都可能影响泌尿，所以，肺主通调水道之说、三焦主水之说都可以得到当代解释。但是，不能认为，在水液调控方面，三焦、肺可以和肾并列。中西医结合地看这个问题，尤其清楚。

泌尿系统的核心器官是肾脏。西医认为，肾脏还有内分泌等功能，但是它的基本功能是泌尿。中医称肾脏为"作强之官""先天之本"，又有"天癸"调控后天发育之说，是把性功能和部分其他内分泌功能归于肾脏，现在已不难理解。既然肾脏与膀胱相表里，就是中医也承认肾脏与泌尿密切相关。

2. 肾脏生理和病理

肾脏是排泄废物的器官，又几乎是最重要的废物排泄器官，已经扼要交代如上。

了解一下什么东西需要肾脏排泄，以及肾脏如何有选择地排泄，更能说明它的重要性。

简言之，肾脏排泄功能之重要在于：①凡是要以溶液形式排泄的废物，只能通过肾脏。②水的排出主要靠肾脏，而且肾能够按人体的需要在很大的范围内决定水的排出量。③对无机盐等，肾脏也能够视人体的需要在很大的范围内决定其去留。

在生理情况下的代谢异化过程中，糖和脂肪最终都变成水和二氧化碳（能量被利用）。后者主要以气体的形态从肺脏排出。水这种代谢的终末产物，不一定是废物。排出多少水的主动权在肾脏手里。

水也常常从肺脏等器官排出。不过，其他器官排水完全是被动的或不得已。

蛋白质代谢的终末产物不仅仅是二氧化碳和水。它的代谢产物尿素类似有机盐，必须以水溶液的形式由肾脏排出。其他含有氮、磷、硫、钙、镁等元素的有机化合物（主要包括某些维生素、激素和酶等），其代谢终末产物中也都包括有机盐，因而必须通过肾脏排泄。无机盐的排泄，和水差不多。只有含铁的有机化合物有点例外，见胆道病。汗液、痰唾、眼泪、鼻涕中也含有盐。但这些排出不是为了排泄废物，见下文。

病理情况下，肾脏的排泄功能更重要。比如酸中毒时，若肾功能衰竭，补充碱性药物不但不能纠正酸中毒，还会造成严重的水肿、心衰等后果。至于误食的毒物、过量以及不过量的药物等，一旦吸收，很多也要通过肾脏排泄。

与泌尿排泄关系最密切的病理情况是肾功能衰竭。由上述肾功能的重要性和复杂性，可知肾衰的严重性。在比较先进的透析疗法发明之前，急性肾衰大多意味着迅速死亡。在肾移植术成功之前，慢性肾衰也是不治之症。

临床上至今仍以血清非蛋白氮等指标判断肾功能，但不要以为肾功能衰竭时只有这些东西在血液内积聚过多而危害机体。实际上，尿素毒性很小。肾功能衰竭稍微严重时，造成的内环境紊乱很深刻而又广泛。以非蛋白氮等为指标，是由于这些代谢产物只能通过肾脏排泄而且比较容易测试。

再次提及，汗液、鼻涕、眼泪、呼出的水汽等似乎也是排泄。其实，这些都不是为了排出代谢废物，相反，这些都是人体不能控制的排出。特别是汗液的排出，稍微多一点就不是排泄废物而是排出了人体必需的东西，因而必须补充。

尿的排泄与上述体液排泄不同。多数绝对有害的东西——如误食且吸收的毒物、某些药物、有毒的代谢产物——必须也只能通过肾脏泌尿排泄。毒性很小的代谢产物，如尿素、胆红素（胆道阻塞时）也只能通过泌尿排泄。绝大多数无机物如水和钠、钾、钙等矿物质，也主要靠泌尿排泄。

肾脏对体内的水和电解质可以在相当大的范围内进行调控。当它们超过人体的需要时，肾脏就尽快把它们排出。反之，尽量少排或不排。

对"绝对有用"的东西，如蛋白质、糖、脂肪、红细胞、白细胞等，肾脏绝对保护，一点也不排出——即使排出很少也是病态。肾脏的这种奇妙功能，也和大便、呼吸不同。

总之，肾脏对维持和净化人体的内环境最重要，有关理论也最复杂。详细知识请参看有关教科书。这里简单说一下肾脏对水、钠、钾的排泄或调控。

2.1 水

一切通过肾脏排出的毒物和代谢废物必须以水溶液，即"尿"的形式排出。所以，泌尿时必须排出水。

尿中可以几乎没有溶质，即尿可以很稀很稀。但是，尿不能很稠或浓度不能很高。

由于尿中的溶质有很多种，不便用浓度来表示。习惯上用比重或渗透压表示其中溶质的多少。这里提及稀稠和浓度，便于常识理解。

一般教科书上说，尿中约95～97%是水。

实际上，对低比重、低渗透压，即低浓度的尿一般不必担心。

比如，很多人喜欢大量饮茶，这时摄入的水大大超出人体需要。为了排出大量多余的水，肾脏就会分泌量大而比重很小（因为其中溶解物很少）的尿。这时，泌尿就是为了排出水。人体不能排出纯水，连续大量饮水时，尿中的水可以达到99.8%。有的人说多饮水不好，在我看来，对肾功能正常的人来说，多饮水总是更有利于毒物和废物的排出，因为这时有十分充足的水用以溶解毒物和废物。

故多饮水是很经济、可靠的保健措施。

水是尿的唯一溶媒，此种溶媒不足是严重问题。

多数人没有大量饮水的习惯，饮水与否和饮水量只根据自觉渴不渴。不过，这些人不存在作为溶媒的水的不足的问题。

如果饮水不足，就会因为肾脏泌尿量太少而不足以排出必须排出的废物。

这时的尿量少，必然伴随着尿的比重、渗透压升高。通俗地讲，是尿稠了。人体允许最稠的尿是其中的水占大约90%。但是，这么稠的尿超过3天就意味着死人。

正常成年人泌尿量的下限是每天500ml。如果体内拿不出这么多"多余"的水来，即便肾功能正常，也不足以排出必须排出的毒物和代谢废物，可见水的重要。

对此多说几句。

就维持生命而言，水远比供应能量的食物重要。常温下，完全不进食，只要有充足的水，正常成人可以存活 50 天左右。反之，一般不超过 10 天。渴死的原因不是人体内没有能量供消耗，而是因为没有足够的水供肾脏泌"尿"从而排出代谢废物。废物完全不能排出，迅速造成内环境严重紊乱，于是其他各系统严重受损，一般不超过 10 日死亡。

2.2. 钠

钠和水紧密相关。由于生命最初出现于大海，人的细胞外液与海水组成很接近。学术界对生命起源看法不很一致，但是，高等动物的细胞外液组成支持生命来自大海。钠是维持细胞外液容量的主要阳离子。由于进化获得的本能，高等动物的肾脏能够很好地保存钠，从而保持细胞外液量稳定。人体完全不摄入钠时，尿中可以很少甚至完全没有钠。

2.3. 钾

钾与钠不同，它随着供能食物进入动物体，是细胞内液的主要阳离子。教科书上说，高等动物和人的肾脏不能像保存钠那样保存钾。完全不摄入钾时，每天最少还要排出至少 1 克钾（按氯化钾计）。其实，此说不确。不进钾而排钾，是因为只要生命活动存在，必然要消耗而且有可供消耗的物质。比如，上面所说只进水不进食时，能量就靠消耗人体组织来，而组织中是含钾较多的。这样"多余"的钾，也必须排出。

不过，禁食输液时，若只给糖不给钾，确实会出现低血钾。患者自觉胞胀、乏力、食欲不佳、心悸，甚至出现危急情况。

肾上腺皮质激素，特别是其中的盐皮质素，对水、钠、钾的排泄有强大的调控作用，即"储钠排钾"。盐皮质素过多，会造成严重的水钠潴留，反之，人体无法保持足够的细胞外液容量。最典型的病种，前者是柯兴氏综合征，后者是肾上腺皮质功能低下（阿狄森氏病）和腺垂体前叶功能严重低下。不过，这两种病都不多见。目前最严重的问题是滥用糖皮质激素（地塞米松和波尼松）导致水钠潴留和低血钾（其他副作用从略）。

为什么糖皮质素会造成水钠潴留呢？因为两种皮质激素的作用不能截然分开，小剂量糖皮质素也会造成水钠潴留和低血钾。目前常见大剂量使用糖皮质素，各种副作用就更明显。其中，治疗肾病长期大剂量使用皮质激素成为常规，对此值得深入研究。

不能随时按生理要求排泄废物，是泌尿系统最常见而且严重的异常，也有把不该排出的有用物质排出的异常。比如上面提到的阿迪森氏病。此外，最常见的此类异常是肾性蛋白尿、血尿和肾脏性糖尿。

3. 尿路

尿路包括肾盂、输尿管、膀胱和尿道。肾盂和输尿管为上尿路，膀胱和尿道为下尿路。

肾脏是泌尿系统的核心器官，没有肾脏就谈不上泌尿功能，但是，这不意味着其他器官不重要。肾脏产的尿不能正常排出，同样是很严重的问题。这类问题比肾脏病远远多见，而且常见急症、顽症。它们就足以危及生命，而且迟早会影响肾功能。所以，必须重视尿路问题。

关于肾盂、输尿管和尿道的问题比较简单。

一言以蔽之，它们的功能就是"通"，即中医所谓"六腑以通为用"。

不管什么原因，无论什么地方，只要尿路不通或不太通，都是严重的问题。不过，一般而言，有关理论都很直观，容易理解。解决不通至少在理论上比较简单。

除感染之外，肾盂和输尿管最常见的毛病是结石。由于近年超声碎石技术的发明，此病的西医疗效相当好。

尿路中，最容易出问题、出了问题又多紧急或顽固的地方是膀胱。

膀胱既然是中医所谓六腑之一，它的主要功能也是"通"。膀胱完全不通——严重尿潴留——绝对不行。一天甚至几个小时不通就很痛苦，常常需要紧急处理。数日完全不通，就会死人。

不过，膀胱又不能"太通"。"太通"就是尿失禁。这种异常虽然不会迅速危及生命，却很痛苦。解决这个问题往往比解决不通要困难，理论上也不如前者容易理解。

4. 泌尿系统疾病的诊治原则

泌尿功能很微妙，有关疾病的诊断却无困难。尿路感染必有尿痛、尿急和尿频。也很容易验尿证实。急性肾脏病多有三大症状：水肿、蛋白尿（包括血尿）、高血压。一般通过病史即能诊断。蛋白尿的化验很简单。

治疗方面，尿路感染比较简单。肾脏病相当麻烦。

近年普及了简便而有效的尿路结石超声疗法，治此证应以西医为主。

笔者如何中西医结合地治疗常见泌尿系疾病，请看下附有关验案。

第一节　肾脏病

案1　越婢汤加味治愈肾炎（393）

【概说】

肾脏病中最常见的是肾小球肾炎。病因大多是链球菌和金葡菌等感染后的免疫异常。我多次见过这样典型的病史：发生皮肤或咽部链球菌和金葡菌感染（黄水疮、脓皮病最典型）之后两周左右，出现严重的全身水肿（头面部尤重）、血尿、腰痛、头痛和呕恶不能食等。患者大多是儿童和青少年。此病虽然比较难治，但急性期致死的很少。西医疗法主要是抑制免疫和对症治疗。预防复发或转为慢性的要点是：病情完全缓解后全休3个月至半年。急性期的中医治疗可用越婢汤加味。如果反复发作转为慢性就要以补肾、补气、活血为主，特别是重用补气药。

无论何种肾脏病，最常见的症状都是蛋白尿、血尿、水肿和高血压。其中蛋白尿最难消除。

近年常见的"肾病综合征"，是一种不准确的诊断，西医治疗最常用免疫抑制法，特别是使用大剂量皮质激素。

无论何种肾脏病，都是中西医结合治疗最好。

【验案】

案1　越婢汤加味治愈肾炎

村民某女，1975年17岁时患急性肾小球肾炎。她是在嗓子痛、发热好转约半个月之后发病。全身肿胀、苍白，双眼几乎睁不开。尿少、尿红四五天，头痛，恶心食少。脉象沉紧，舌淡胖苔白。血压150/100mmHg。服强地松、双氢克尿塞等3日不效，为开中药煎剂如下：

麻黄10g，生石膏20g，生姜20g，甘草10g，大枣5g，枚白术10g，茯苓15g，陈皮15g，半夏8g，川芎8g。常规水煎，日1付。

服上方3日，症状几乎完全消失。停服西药，上方去生石膏，加桃仁8g，当归10g，红花5g，再服3日即停药。嘱全休3个月。再未复发。

按：患者的病史和症状很典型，我没有让她做任何检验。那时病家对去医院做辅助检查也不积极。其实，有了肉眼血尿，再验尿没有意义，也不能只根据血尿检验结果诊断急性肾炎。

使用越婢汤治肾炎的要点是重用麻黄。一定不要不痛不痒地只用2g、3g。麻黄治此证，既能抗过敏，又能强心利尿。不要看到血压高，就按西医理解认为不能用麻黄。

案2　肾炎反复

杨某，男，10岁，威县东关人，1997年4月18日就诊。

上年5月末首次患急性肾炎。发病时适值2日后我就要离乡3个月，患儿的父母抓得很紧——每天就诊2次直至我最后出家门。患儿虽然明显全身水肿，且以面部严重，但还是瘦小的孩子。蛋白尿、血尿都很明显。处方如下：

麻黄10g，生石膏10g，生姜20g，甘草10g，大枣5枚、白术10g，茯苓15g，陈皮15g，半夏8g，川芎8g。常规水煎，日1付。

双氢克尿塞25mg日2次。

症状缓解很快——次日水肿基本消除。约6月底复发，用波尼松维持至春节前。停药一周又见水肿，且头痛、恶心不能食。

4月18日就诊前尿蛋白（＋＋＋＋）。一般情况况可，无腹水。脉弦滑，舌淡胖，苔白润厚腻。处理如下：

党参10g，黄芪20g，当归10g，熟地15g，桂枝15g，五味子10g，怀牛膝15g，川芎8g，陈皮10g，茯苓10g，半夏8g，苍术8g，丹参10g，泽泻10g，川朴5g，竹茹10g，甘草5g，生姜20g。常规水煎，日1付。

双氢克尿塞25mg日3次；氯化钾片0.25g日3次。

4月19日再诊：病小好，可进食。上方加地塞米松1mg日3次。

4月21日再诊：水肿加重，脉舌象见好。食量小。原方加麻黄8g，生石膏20g。

4月22日再诊：服上方后有腹痛，去生石膏。地塞米松改为2mg日3次。

5月2日再诊：病大好，嘱每周递减地塞米松1mg（那时的地塞米松片每片1mg）。坚持服中药。

按：该患儿虽然很瘦小，但非常活跃，除非病情危重不肯休息。这也是他为什么复发。

案3　肾炎反复发作

宋某，女，威县马塘寨村人。首次就诊时9岁。7年中反复2次，每次都要治疗 3 个月左右。从小姑娘治成大姑娘，家属和我都感到治得很艰苦，所幸终于痊愈。

首次就诊于 1997 年 3 月 20 日。简单病史是：1996 年 7 月以全身水肿发病，诊为肾炎或肾病，尿蛋白（＋＋＋＋）。在县医院住院不好，在家服中西药也不好。9 月底去和平医院住院两个月。出院后一直服用中西药物，就诊时蛋白尿（＋＋）。由于长期大剂量使用皮质激素——最多时每天泼尼松 40mg，就诊时减至 20mg——她的脸比母亲（较胖）的脸还大，而且面色紫红，可见胡须。加之肾炎反复，脸更显得大。下肢明显凹陷水肿。饮食、二便可。近日可以下床，但乏力，食少，多出虚汗。脉象沉弦略数，舌淡红，苔白。血压 114/80mmHg。T36.7℃。

住院期间曾用甲基强地松龙和环磷酰胺冲击，并嘱出院后继续冲击。患者的父母不愿意再用大剂量激素等——因为效果显然不满意。加之患者姊妹 6 人，父亲是小学教师。父母对大医院丧失了信心，也很难再有时间、人力和经济力量去住院。处方如下：

党参 10g，黄芪 20g，当归 10g，白芍 10g，熟地 15g，丹皮 8g，丹参 15g，红花 3g，桂枝 15g，泽泻 10g，茯苓 15g，五味子 15g，山萸肉 10g，怀牛膝 12g，生甘草 5g，川朴 5g，生姜 15g。常规水煎，日 1 付。

补中益气丸 9g 日 2 次；金匮肾气丸 9g 日 2 次。

泼尼松每周递减 5mg。

见效很快，但一旦好转患儿就玩耍很泼。她家的孩子多，承包的土地也多，主要靠母亲劳动，不可能总在家看着她，于是不能巩固。第一次治疗 3 个月，蛋白尿等症状消失，停药。尽管从第一次就诊就迅速停用激素，但 3 年后，即 2000 年复发时她还是显得很胖——特别是脸大。直到 2003年最后治愈时，才恢复为身材略高且苗条的体形。面容也不再一眼就能看出曾经大量、长期使用皮质激素。

按：中医治慢性肾病，要重用参芪归地，我还习惯重用五味子、山萸肉和怀牛膝。总的治则是大补气血并活血化瘀。必要时合用小剂量皮质激素。这样一般疗效更好且很少出现科兴氏综合征倾向。

案 4　肾病综合征

李某，男，57 岁，威县秦李庄人，2000 年 11 月 21 日初诊。

该年 6 月 1 日自河北省医科大学附属二院出院，诊为原发性肾病综合征。再未出现颜面和肢体肿胀。但最近去复查，仍有蛋白尿（＋），让他再次服用波尼松 15mg 日 3 次等。一般情况可，饮食、二便可。自觉视物不清、耳鸣、睡眠少。脉洪滑而数。舌暗红，苔白粘。血压 170/100mmHg。正在服心痛定片 10mg 日 3 次。

这样的病史和表现，不能肯定还有肾病综合征，但也不能排除。患者最初住的是河北省最大、最好的医院，不宜轻易怀疑那里的诊断。至少血压明显高要处理。处理如下：

川芎 10g，怀牛膝 15g，党参 15g，黄芪 25g，当归 10g，白芍 15g，熟地 15g，丹参 10g，陈皮 15g，茯苓 15g，半夏 8g，桂枝 15g，生山药 20g，五味子 10g，三仙各 10g，生甘草 5g。常规水煎，日 1 付。

金匮肾气丸 9g 日 3 次。

复方降压片 1 片日 3 次；脉通丸 1 粒日 3 次。

服上方一个月，脉象不见洪大而数，血压正常，自觉症状完全消失。但患者几乎不间断地服用上方 6 个月，即一直到完全停用波尼松。其间完全不见虚肿。

按：患者同时服用波尼松半年，竟然完全不见水钠潴留的表现，应该是中药对抗波尼松的副作用结果。但是，如此完全对抗极少见。这大概是他能坚持服药这么长时间的主要原因。

案 5　可疑慢性肾病

栾某，女，42 岁，威县王家陵村人，2000 年 10 月 31 日初诊。

约 5 年前出现下肢水肿和每晨起眼睑水肿。初按肾炎治，效不佳。又按冠心病治，效仍不佳。今年 8 月，下肢水肿加重且似有腹水。去县医院检查说是心界增大、腹水、肝淤血。曾经长期输液并用青霉素、刺五加等。近来又在邢台市人民医院住院半月，谓有慢性肝病、高血压等。正在服的药说是治疗慢性肝病、高血压和心衰等。无明显疗效，且感恶心。在邢台验尿两次，一次有蛋白。双小腿胫前水肿、麻木，左侧重。常感心下硬满，上腹饱胀。食量不小，二便可。稍劳即喘，静坐微喘。有四子女。体瘦，面色和全身苍白虚肿。心肺听诊无大异常。上腹饱满膨隆，似有腹水。肝脾不可及。脉呈冲击之象。舌淡苔白。血压 175/90mmHg。

病情显然相当复杂而严重。由于肾病性高血压和高血压、动脉硬化损害肾脏很难鉴别，加之患者最初的表现是下肢和眼睑水肿，还是考虑慢性肾病。实际上，二者的治疗原则也没有大区别。不过，患者已经有心衰和心衰导致的肝脏病变。腹水是多方原因造成的。无论诊断怎样，当务之急都是要控制血压和水肿。

处理如下：

桂枝 15g，白术 6g，茯苓 10g，泽泻 6g，川芎 10g，怀牛膝 15g，五味子 10g，附子 8g，熟地 20g，生地 10g，党参 10g，黄芪 15g，当归 8g，白芍 15g，三仙各 10g，生甘草 5g，生姜 20g。常规水煎，日 1 付。

金匮肾气丸 9g 日 2 次；香砂养胃丸 6g 日 2 次。

正在服的降压药和脉通丸继续服。

11 月 6 日再诊：脉象不再呈冲击之象。血压 170/90mmHg。服上方后，腹内舒适。患者带来了正在服的药：卡托普利、安体舒通、尼群地平、联苯双酯。嘱继续服。中药守前方。

11 月 13 日再诊：仍有下肢水肿，下午重，晨起轻。又有畏寒感。双腿麻木大好。脉象仍见沉滑有力，舌仍淡，但比此前好。血压 170/90mmHg。守前方。

如此处理至 12 月 21 日，患者自觉好转。但血压一直没有控制到临界水平。

现在看来，上方中的参芪归地，特别是参芪用量太小。党参应该用到 30g 以上，黄芪应该用到 60g 以上。当然，即便如此，由于病已太久，病情复杂，也不一定效果很满意。患者的心、肝、肾都已受损，只有大脑受损不很明显（肯定也有），最需要充分的中西医结合治疗。希望读者遇到此种情况，不要像笔者这样留有遗憾。

又，此案的早期西医治疗显然有大失误。比如，按冠心病治疗毫无道理。输液用青霉素也只有坏处。

案6　长期低热蛋白尿

纪某，男，16 岁，威县方家营村人，2006 年 7 月 16 日初诊。

2 年前曾患蛋白尿，经治好转。今年初又自低热、腰痛起病。一个月前发现蛋白尿。体温不超过 37.3℃，无小便不适。自昨天始饮食不佳。大便曾有腹泻，近来有黏液且脐周不适。最近没有劳动，不很乏力。刚刚在他医处服中药 6 付。输液 9 天中用的是：青霉素、清开灵、地塞米松等。查尿从无红细胞，肾功能正常，但一直有尿蛋白（＋）。体略瘦，神倦。脉可，舌大胖嫩，色红多裂纹。处理如下：

黄芪 20g，党参 10g，川芎 6g，白芍 15g，当归 10g，熟地 15g，五味子 10g，桂枝 15g，茯苓 15g，生山药 20g，怀牛膝 15g，陈皮 10g，三仙各

10g，生甘草5g。常规水煎，日1付。

金匮肾气丸9g日3次；补中益气丸9g日3次。

7月21日再诊：大便已好，食欲不很好。体温可达37.3℃。脉滑略数，舌大嫩，已无裂纹。守上方，嘱在家不要使用解热药，更不要用皮质素。

7月26日再诊：食欲、腰痛大好。脉舌象接近正常。再无蛋白尿。体温未超过37℃。前方加力勃隆3片日3次。

7月31日再诊：已无自觉症状，体温偶尔可达37.2℃。脉舌象大体正常。守前方。

按：蛋白尿不能肯定是肾脏病所致。长期低热是滥用皮质激素的缘故。

第二节　尿路感染

【概说】

下尿路感染比较多见，女性远远多见于男性。原因是女性的尿道很短，又容易污染。即下尿路感染大多是逆行性的——病菌通过尿道上行所致。

上尿路感染大约半数是全身感染的局部表现。

急性尿路感染和其他急性感染治疗原则一样。西药选用适当的抗菌药，中药宜于清热利湿之剂。

比较多见且难处理的是慢性下尿路感染。

如果没有明显正气夺，单用西药也可以迅速治好。我的经验是：连续治疗4周，抗菌药每周换用。比如每次选以下六种之二：呋喃妥因、增效联磺、地霉素、痢特灵、PPA、阿莫西林等。

假如有明显正夺或西药胃肠反应较重，就要结合补益中药。

【验案】

案1　肾盂肾炎

梁某，女，37岁，住县城内，2001年3月13日初诊。

反复发作"肾盂肾炎"三四年。最近一次发作已经半月，中西药物都用过，效不佳。初犯时有恶寒，无高烧。从无肉眼血尿，但一直尿频尿急。体形中等，神可。饮食可。大便常干。睡眠不佳。口渴。工作不重，但常感劳累。脉沉滑有力，舌红苔不厚。血压136/90mmHg。处理如下：

黄柏10g，连翘10g，五味子10g，党参10g，黄芪15g，茯苓10g，陈皮15g，当归10g，川芎8g，白芍15g，生地10g，木香5g，三仙各10g，生甘草4g。常规水煎，日1付。

补中益气丸9g日2次；金匮肾气丸9g日2次。

呋喃妥因0.1g日3次；PPA0.5g日3次。

3月18日再诊：症状消失，略感乏力。脉不再有力。血压120/80mmHg。守前方。

此后有两次小反复。一直坚持中西医结合治疗如上。但西药每5~10日即更换。至5月初，最后稳定。

案2　壮年尿频尿急

潘某，男，31岁，威县东关人，2005年10月14日初诊。

约月余前，自尿频、尿急、少腹部不适起病。无冷热发烧，连续治疗至今，尿频稍好，仍少腹不适且多尿意。近日有轻感冒。此前数年即偶犯少腹憋胀，曾按前列腺炎治疗。正在服中药。饮食、睡眠可。大便略干。体形中等，神躁。处理如下：

陈皮10g，茯苓10g，半夏8g，五味子10g，党参10g，黄芪15g，黄柏10g，厚朴6g，当归10g，白芍12g，桂枝20g，三仙各10g，甘草4g。常规水煎，日1付。

金匮肾气丸9g日2次；补中益气丸9g日2次。

PPA0.5g日3次

12月21日再诊：诸症悉退。

2006年3月29日就诊：旧病复发，但轻。脉略大，舌淡润嫩。守前方。

按：该患者的尿频尿急，不是感染所致。他极其勤劳，每天强力劳动 12 小时以上，显系虚损。

案 3　可疑轻微尿道炎

管某，男，33 岁，威县管安陵村人，2002 年 8 月 3 日初诊。

他医诊为"前列腺肥大"或性病持续用药 3 月余不愈。治疗以口服西药、输液为主，有时合用中成药。唯一的不适是：小便时偶有尿道疼，有时尿道口有分泌物。从无尿频尿急，从无小便混浊或发红。一直可以憋大脬。亦无小便困难。饮食、睡眠可。大便常稀，日 1～2 次。体形中等，精神紧张。否认冶游史。脉可，舌暗红苔白略厚。处理如下：

①告知患者不是前列腺炎，也不是其他严重问题，可能有点尿道炎。目前有些着急上火。

②中药煎剂：黄柏 8g，连翘 8g，丹皮 8g，白芍 15g，生石膏 15g，陈皮 10g，茯苓 10g，知母 8g，木香 3g，枳实 5g，三仙各 10g，生甘草 5g。常规水煎，日 1 付。

8 月 11 日再诊：症状基本消失。仍守前方，嘱 5 日后停药。

按：近年天天有广告宣传"前列腺炎"后果严重，前医抓住患者的恐惧心理，患者因而更加恐惧。此所以无病或小病可以大治 3 月余。

案 4　尿频尿急尿失禁

董某，男，55 岁，威县董李庄人，2001 年 4 月 3 日初诊。

尿频、尿急、尿失禁 2 月。曾经服用中西药物多次，包括输液 4 天，无明显疗效。此前无类似发作史。少腹有冷感，热敷感到舒适。饮食、大便可。偶尔解大脬。近日乏力、咳嗽、痰多。体形中等，神可。脉沉滑重按有力。舌苔稍长。验尿无异常。处理如下：

黄柏 10g，连翘 15g，白芍 15g，当归 8g，陈皮 10g，茯苓 10g，半夏 8g，五味子 10g，党参 10g，黄芪 10g，川芎 8g，熟地 15g，附子 8g，桂枝 15g，三仙各 10g，生甘草 4g。常规水煎，日 1 付。

金匮肾气丸 9g 日 3 次；补中益气丸 9g 日 3 次。

呋喃妥因 0.1g 日 3 次；PPA 0.5g 日 3 次。

4 月 9 日再诊：病大减。小便微有不适并轻度失禁。脉仍沉滑有力。血压 150/90mmHg。中药如前。西药改服增效联磺片 2 片日 2 次。

4 月 15 日三诊：病大好。似有小恶心且乏力。脉不再见有力。舌略淡。血压 140/90mmHg。中药如前。西药改服地霉素 0.5g 日 3 次。

按：此证应非尿路感染，而是"前列腺肥大"。黄柏、连翘和抗菌西药可以不用。

案5　慢性膀胱尿道炎

蒋某，女，25岁，威县王王母村人，2000年5月30日初诊。

反复发作尿频、尿急、尿痛两个月。约每周发作一次。每次都服西药，但停药即犯。无其他不适。体高瘦，一般情况可。脉滑，舌淡嫩。处理如下：

党参10g，黄芪15g，当归10g，白芍10g，川芎6g，白术10g，茯苓10g，陈皮10g，半夏10g，黄柏10g，三仙各10g，生甘草4g。常规水煎，日1付。

补中益气丸9g日2次。

增效联磺片2片日2次。

2日后症状消失。但还是让患者服药4周。中药没有改方。西药又依次用了PPA、地霉素、呋喃妥因各1周。至2007年没有复发。

案6　慢性膀胱尿道炎

赵某，女，40岁，漏记里居，2004年11月6日初诊。

近数年每年夏天好犯尿频、尿急、尿血。往年每年1次，今年发作近10次，至今迁延不愈。曾服西药多次，偶有暂效，近来服西药后食少恶心。体瘦弱。脉略弦，舌稍淡。处理如下：

党参10g，黄芪15g，当归10g，白芍12g，熟地12g，川芎6g，陈皮10g，茯苓10g，半夏8g，黄柏8g，生山药15g，川朴5g，三仙各10g，生甘草5g，生姜20g。常规水煎，日1付。

金匮肾气丸9g日2次；补中益气丸9g日2次。

地霉素片0.5g日2次。

11月16日再诊：诸症悉去。继续服中药煎剂6日即停。成药坚持服用3周。西药依次改用增效联磺片、呋喃妥因和PPA各1周。

案7　慢性膀胱尿道炎

许CX，女，34岁，威县孙家寨村人，2007年12月18日初诊。

反复尿急、尿频、尿血十余年。起初有恶寒、发热等，近3年不再发热。一般是稍劳或感冒等之后突然起病。主要是尿频尿急——频频长时间蹲厕所。她的伯父是村医，服用的西药不计其数。起初服药有暂效，近2年基本无效。此次发病1周。其人体形高瘦，面色㿠白。脉滑弱，舌可。

按：此证的早期，单靠西药也能较快好转，而且也能除根。原则是两种以上的抗感染西药交替使用四星期。每星期两种，最后一周一种也可以。最初要使用巅茄或阿托品制剂二三次，以便在 2 小时之内控制症状。此案时间太长了，治疗应该以中药为主。但患者不耐服成药。如果能服成药，就用补中益气和金匮肾气丸。最初两周最好同时服用抗感染西药，原则同上。经反复解释，患者愿意练习服成药，但同时取中药煎剂如下：

党参 15g，黄芪 20g，桂枝 20g，附子 10g，五味子 10g，山萸肉 10g，苍术 10g，黄柏 15g，茯苓 10g，当归 10g，白芍 15g，川芎 10g，熟地 20g，陈皮 20g，生甘草 5g。常规水煎，日 1 付。

增效联磺片 2 片日 2 次

呋喃妥因片 0.1g 日 3 次

金匮肾气丸、补中益气丸各 10 丸试服。

12 月 28 日再诊：服上方 1 日，自觉症状消失。脉舌象如前。服中成药仍困难，舍去。煎剂如前，西药改服 PPA 片 0.5g 日 2 次。

此案的效果是肯定的。从医以来，我照此原则处理此证，没有发现无效者。即便相当顽固、日久，也有比较满意的效果。

第三节　尿潴留和尿失禁

【概说】

尿潴留指膀胱里积尿很多，很想尿却尿不出来。

尿失禁指无尿意或有尿意却走不到厕所就尿出来了。于是，必然尿裤子或尿床。

当然，尿潴留和尿失禁可以并存。

尿潴留——中医称为癃闭——非常痛苦，由常人在大街上尿急而找不到厕所之难受可知。

尿潴留即便不很久，也可以发生膀胱破裂。这时，大量的积尿流入腹腔，会立即导致休克。这是很严重的情况，有的会迅速死亡。好在这种情况相当少见。

目前最常见也最难治的是：老年男子排尿不畅或尿潴留。

对此类问题，西医总在前列腺上找毛病，常常诊为前列腺肥大。

这样看问题很不全面。有关拙见，请读者通过下附验案体会。

西医治疗此病，有保守治疗和多种前列腺切除手术。笔者曾做过经腹腔的前列腺切除。但是，手术创伤很大，有较大的风险，又曾见别人做的手术发生术后尿失禁。经尿道部分切除，不但可以复发，也有发生尿失禁的危险。所以，不是所有此种病人都可以而且愿意手术。实际上，选择手术的很少。中西医结合地看问题，手术不是最佳选择。

西医的保守治疗方法是：①保留尿管并每天冲洗膀胱；②大量使用雌激素或雄激素；③抗生素预防感染；④必要时使用支持疗法。

常规是保留尿管2周，大多有效。但是，治疗周期太长，且容易复发。

又，大量使用激素可有副作用。比如，有的人服用小量雌激素即呕吐不能食，还可诱发冠心病等。

所以，最好中西医结合治疗。

西医方面取其导尿并保留尿管，同时使用小剂量激素。

中医方面设法加强膀胱收缩力，同时调整尿道括约肌，如果能同时软化并缩小前列腺，效果就更理想。

中医方面我常用金匮肾气丸和补中益气丸，煎剂也是遵此意随证加减。至今未见近期无效者，一般保留尿管 1 周即可。多数也不再复发。请看验案。

【验案】

案1　老年男子尿潴留

1987 年仲冬的一天傍晚，一位不太熟悉的朋友请出诊，说其父小便不好。因为已经答应当晚去另一家出诊，于是说：明天一早去看吧！

次日天刚明就到了病家，但还是很后悔前一天没有立即出诊，因为患者极其痛苦地熬了一夜。

患者 62 岁，此前没有大毛病。尿潴留 30 多个小时中，他完全不能休息。每隔二三分钟就要小便一次，但又解不出或偶尔解几滴。反复起卧摩擦，竟致背部表皮大面积脱落。又值隆冬，痛苦可想而知。我到病家时，患者十分困顿，起坐已经困难。查膀胱底部过脐，于是立即导尿。其余处理原则即如上述。患者在一周内康复，此后没有复发。

此前虽然处理过各种原因导致的尿潴留不知道多少次了，但这次的印象很深刻。

按：高龄患者尿潴留时间过久，偶尔会导尿失败。这时可以穿刺抽尿。但是，穿刺充盈过大因而壁薄的膀胱——特别是老年人，可以造成膀胱破裂而立即休克（大量尿液突然进入腹腔所致），加之患者已经很虚弱，所以危险很大。上面这个患者的村人，就有一位老者因此迅速死亡，以致医生未及出门。这位医生是我熟悉的相当有经验的同行，却没有预先告知可能出现此种意外，于是村人很不理解。现在又出现了这样的病人，结果如何颇受村民注意。所幸一切顺利。其实，只要导尿成功，其余治疗即可从容处置。

导尿是一看就会的。我治疗过的病人，就有不少自己会导尿。他们的错误是：不愿意保留尿管而反复导尿。这样不但增加了感染的机会，而且不利于膀胱收缩力的恢复。希望读者牢记：导尿是为了解除尿潴留，是紧急处理。立即拔出尿管，一般会再次尿潴留。于是再次出现紧急情况。多次出现紧急情况自然害处很大，所以，即便不是前列腺肥大导致的尿潴留，一般也要保留尿管。

再请读者牢记：保留尿管不仅仅是为了保持尿道通畅，还为了让充盈过度的膀胱在较长的时间处于空虚状态。只有这样，被过度伸展的膀胱平滑肌才能恢复收缩力。所以，除了下床短时活动外，不要捆【扎、关闭保留的尿管。没有尿潴留，患者才能正常进食水、服中西药物和休息，故一定要注意保留尿管。

附记：8年后患者再诊

王某，70岁，威县宋庄人，1995年12月18日初诊。

8年前曾患尿潴留，至今未复发。近月余反复感冒，多次服用中西药物不愈。目前以乏力、不眠、不欲食、咳嗽、吐痰为主。大便略稀。体形中等，蜷缩畏寒。上颚及舌头疼痛。脉滑数。血压140/60mmHg。体温37.6℃。处理如下：

桂枝20g，白芍15g，甘草5g，生姜20g，大枣10枚、党参15g，黄芪12g，白术10g，山萸肉12g，陈皮10g，茯苓10g，半夏8g，当归12g，酸枣仁12g，远志10g，丹皮6g，三仙各10g，生龙骨20g。常规水煎，日1付。

补中益气丸9g日3次。

食母生10片日3次。

一诊即愈。

按：1995年的方子是一派温补。煎剂是桂枝、二陈、四君加味。当然，不是一味不可更动。如远志、酸枣仁等非必须。

案2 老年男子尿潴留

马某，男，79岁，威县东关人，2000年3月初诊。

小便不畅近2年，几乎完全不通一天多，频频尿急难忍，偶可尿出几滴。一般情况尚可，脉象大体正常，舌苔白厚，血压不高。少腹膨隆，膀胱底几乎平脐。又，患者右腿跛行，双眼白内障，完全失明。平时食欲较好，仍在抽烟（按：抽烟虽然是坏习惯，但还能抽烟者就是身体不太差）。

处理如下：

①立即导尿并保留尿管。

②己烯雌酚 1mg 日 3 次。

③金匮肾气丸 9g 日 3 次。

④补中益气丸 9g 日 3 次。

⑤煎剂处方如下：

党参 10g，黄芪 15g，五味子 10g，当归 10g，川芎 10g，熟地 15g，生山药 20g，大云 15g，茯苓 10g，山萸肉 10g，附子 10g，陈皮 10g，金樱子 10g，川朴 10g，枳实 10g。常规水煎，日 1 付。

保留尿管并服上方一周，痊愈。

此后至 2004 年 8 月，共复发大约 5 次，如上处理即效。其子学会了导尿，故患者一般不来就诊，而由子女直接取药。

又，患者因白内障完全失明，十分痛苦，对尿路病的恢复不利，家属服侍也困难。故首次就诊时我有意劝病家为患者做手术。后来又多次暗示，但病家不积极。

2003 春天，旧病复发，病家请出诊——本意是请断死期。我见患者身体虽不如前，但短时间内无性命之虞。又见家庭条件尚可，再次当着众子女劝手术。不久，手术成功，患者复明。

案3　老年男子尿潴留

王某，84 岁，威县马安陵村人，2003 年 3 月 30 日初诊。

其子是一位老赤脚医生，与我有师生的名分。但病初还是请别人看的。老者患尿潴留，他医让服用竹林胺（即酚苄明）、前列康、己烯雌酚并保留尿管 10 日无效，请我出诊。

患者是个高瘦的人，一般情况尚可。脉象滑数有力，舌质稍红，苔白厚。由于小便不畅，患者不敢多饮水（保留尿管时，要鼓励多饮水），因而进食很少。大便数日未行。他深恐不起，其子也以为凶多吉少。我说：至少目前看不出危险，我治此病至今还没有无效的。现有的药物用不用均可，我开的药要坚持用。处理如下：

①继续保留尿管。

②金匮肾气丸 9g 日 3 次。

③补中益气丸 9g 日 3 次。

④槟榔四消丸 6g 日 2 次，大便通下即停。

⑤中药煎剂：

人参 10g，党参 10g，黄芪 15g，茯苓 10g，当归 10g，白芍 10g，熟地

15g，生山药 20g，川芎 10g，怀牛膝 15g，丹皮 8g，川朴 5g，枳实 8g。常规水煎，日 1 付。

服上方 10 日后拔出尿管，小便不很通畅。煎剂加金樱子 10g 再服 4 日，诸症悉去。此后 4 年没有复发。

案 4　老年男子轻度尿潴留

武某，男，65 岁，威县李家寨人，2003 年 1 月 12 日初诊。

近几年尿频、尿意不尽渐重，多次在他处诊治不见好转。一般情况可，脉滑稍数，舌暗红，苔白长。血压 160/90mmHg。少腹稍饱满，按之有尿意，但膀胱轮廓不明显。诊为前列腺肥大并轻度尿潴留。单用中药治疗如下：

党参 10g，黄芪 20g，川芎 10g，牛膝 15g，当归 10g，五味子 15g，大云 15g，茯苓 10g，山萸肉 10g，陈皮 10g，川朴 8g，枳实 8g，生大黄 5g，黄柏 10g，甘草 5g。常规水煎，日 1 付。

补中益气丸 9g 日 3 次；金匮肾气丸 9g 日 3 次。

服上方 5 日，症状消失。

案 5　老年男子排尿不畅

付某，男，71 岁，威县孙家寨村人，2000 年 10 月 25 日就诊。

大约 5 年前，患者曾经因为此病就诊两三次。主要症状是尿频且排尿不畅，每服中药即效。近 5 年来常服己烯雌酚和竹林胺，有暂效但服药后头痛。正在犹豫是否手术，试用中成药如下：

金匮肾气丸 9g 日 3 次；补中益气丸 9g 日 3 次。

11 月 5 日再诊：病情好转，继续服上方。

2001 年 8 月 10 日：旧病复发。家属来称欲同时服煎剂。处方如下：

党参 10g，黄芪 15g，五味子 10g，当归 10g，川芎 10g，怀牛膝 15g，熟地 15g，生山药 20g，大云 15g，茯苓 10g，山萸肉 10g，附子 10g，陈皮 10g，金樱子 10g，川朴 10g，枳实 10g。常规水煎，日 1 付。

金匮肾气丸 9g 日 3 次；补中益气丸 9g 日 3 次。

案 6　高年男子尿失禁

自西医看，引起尿失禁的原因有二。一是中枢神经受损，比如昏迷、截瘫患者必有尿失禁。二是尿道括约肌松弛。这里不讨论神经受损导致的尿失禁。

尿失禁也多见于老年，女性比男性多见。最常见的原因是尿道括约肌松弛或失灵。由于女性尿道很短，括约肌受生产等原因影响比男子多，故多见于女性。

请看下案。

姐丈李某，91 岁，任县东栾村人，1997 年深冬初诊。

姐丈勤劳体健，一年前在我的支持下做了白内障手术，术后还可以做些轻微劳动。近年来常有小便不畅，此次则完全尿失禁。自己用一个瓶子接着尿，难免尿床。时值深冬，严寒加之睡眠不好，迅速衰弱，已经无力坐起。如此高年病危，外甥接我去看。查其神志尚清，他人扶起仍可坐着，每餐可喝稀粥一碗。小腹空虚，无尿潴留。脉象细弱，舌润苔厚。血压正常。处理如下：

①用一个安全套接上一根输液管垂至床边，通入一个输液瓶。这样就不必病人自己接尿，也不会再尿床。（2019 年 3 月 2 日补充：近年有专用设备，不必再自己制作）

②服中药煎剂如下：

党参 15g，黄芪 20g，白术 10g，五味子 20g，金樱子 10g，附子 10g，山萸肉 20g，桂枝 20g，茯苓 15g，生山药 20g，熟地 20g，当归 10g，柴胡 5g，升麻 4g，陈皮 15g，川朴 5g，枳实 5g，甘草 5g，生姜 20g。常规水煎，日 1 付。

我只去看过一次，上方没有再加减。姐丈恢复很快，一周后即可自理生活。此后又存活 3 年。据外甥说，好几个类似病人，抄去上方照用都好了。

案7 西药治疗尿潴留致不能食

杨某，男，70 岁，威县十里村人，1994 年 1 月 31 日初诊。

20 天前，因为尿潴留服用盐酸芬苄明（主要用于降血压、抗休克、抗心衰，不知道他医为什么用）等 2 天，即完全不能食。随之输液 3 天，仍然毫无食欲。已经停药 10 天，进少量流食即烧心。其人体瘦，形困，脉稍大，舌红苔薄。又，病初曾有发烧，近来不发烧，无恶心呕吐，无饱胀，二便正常。处理如下：

西药：多酶片 4 片日 3 次，食母生 10 片日 3 次

中药：党参 15g，黄芪 15g，麦冬 12g，五味子 15g，山萸肉 15g，陈皮 15g，茯苓 10g，半夏 8g，竹茹 12g，桂枝 15g，当归 10g，白术 10g，三仙 10g，厚朴 10g，甘草 5g，生姜 20g。常规水煎，日 1 付。

服上方2日，进食基本正常。不再烧心。继续服上方3日善后。

从此，患者旧病复发或有感冒即尽量不用西药。

案8　高年男子尿潴留

本村村民赵某，男，77岁，2005年4月23日初诊。

尿潴留3天，经他医治疗益重。尿意不断而尿不出，同时似有大便失禁，痛苦莫名。2003年，患者曾患脑血栓，经我治疗，没有后遗症。处理如下：

①导尿并保留尿管。

②支持输液。

③补中益气丸、金匮肾气丸各9g日3次。

④煎剂如下：

党参10g，黄芪20g，厚朴8g，枳实8g，川芎10g，怀牛膝15g，熟地15g，五味子15g，当归10g，丹皮8g，黄柏10g，甘草5g。常规水煎，日1付。

如上处理共10天，中间尿管脱出一次。因为再次尿潴留，只好再次导尿并保留尿管。第10天拔除尿管，未再出现尿潴留。中药和成药也只用了10天。至2007年未复发。

案9　老年男子排尿不畅

王某，男，61岁，威县东郭庄村人，2006年8月25日就诊。

患者是很熟的邻村村民，我却已经忘记他曾经因为小便不畅就诊。他在8年前患脑血管病，恢复得相当好。曾经两次欲复发，均经中西医结合治疗平安度过。此番又来看排尿不畅，于是查出旧记录。原来，2005年3月13日他就诊一次，当时的症状是尿频、尿急、尿等待。白天喝一壶水尿10多次，睡前不饮水夜尿也要10多次。总之是尿频且排尿不畅。当时处方如下：

党参10g，黄芪20g，五味子10g，当归10g，川芎10g，熟地15g，生山药20g，大云15g，茯苓10g，山萸肉10g，附子10g，陈皮10g，金樱子10g，川朴10g，枳实10g。常规水煎，日1付。

金匮肾气丸9g日3次；补中益气丸9g日3次。

服上方煎剂一付自觉头晕，其余的煎剂没有服，只服了一段方中的成药。上案（案8）是他的老朋友，近来一起闲谈说及各自的病，于是又来就诊。他虽然没有坚持服上述煎剂，上述成药却服了20多天。这应该是为什么他没有用其他药物，病情比上年还轻。于是照用上方，这次他决心坚持服用。

数月后见到患者，说服上方3日即大好。

案10　高年男子尿潴留

本村村民赵某，92岁，2005年10月19日清晨独自敲门求诊。自称小便不通，十分痛苦，一夜未睡。查其脉象、舌象大致正常，少腹膨隆。问其何以没有子女陪同，答曰：都已出门上班或下地劳动。因暂时不能予以导尿。疏方如下：

金匮肾气丸9g日3次；补中益气丸9g日3次。

附子10g，桂枝25g，党参10g，黄芪15g，当归10g，川芎10g，怀牛膝15g，生山药15g，熟地15g，五味子15g，山萸肉10g，茯苓15g，川朴6g，枳实6g，甘草5g。常规水煎，日1付。

嘱其回家后立即服用成药并快煎中药，连续服用。若中午之前小便仍不通，即通知我前去导尿。

当天只有一儿媳于早饭前来问中药煎服法，此后无消息。于是，次日上午上门询问。入门后见患者正坐在堂屋，似无何痛苦，其次子正在煎中药。原来，小便已通。自称可以尿大脬，饮食睡眠也正常。

高年尿潴留，不经导尿并保留尿管而迅速痊愈，比较少见。该患者只服上方3日，即可外出散步如前。

2006年9月附记：患者至今未复发，还可以散步2、3里。

2007年8月附记：患者仍未复发，但听人说他常"尿裤子"。这应该主要是膀胱平滑肌和逼尿肌无力之故——尿不远，且最后有些尿滴在裤子上。

案11　高年妇女尿频

贾某，女，92岁，威县马安陵村人，2005年10月18日初诊。

患者粗通医学且天性乐观，约10年前还偶尔为人接生。近数日突然小便频数且尿量甚多，自称远远超过饮水量。不过，尿量虽多，无何痛苦。又尿液清亮，她自己尝了尝味咸而不甜，故基本上不怀疑糖尿病。疏方如下：

五味子10g，山萸肉10g，党参10g，黄芪15g，附子7g，桂枝20g，熟地15g，生山药15g，当归10g，白芍15g，怀牛膝15g，川芎8g，三仙各10g，甘草5g，生姜20g。常规水煎，日1付。

金匮肾气丸、补中益气丸各9g日3次。

10月22日：患者的长孙来诉，谓尿量明显减少，继续服上方5日巩固疗效。

11月12日：仍然是患者的长孙来诉，谓服完上方不再见尿频和尿量增多。停药至今无反复。患者欲再服药数日巩固疗效，如其愿。

或问：高年尿潴留和尿失禁比较常见，此例无尿潴留和失禁，为什么治则略同尿潴留和尿失禁呢？为什么不怀疑尿崩症或糖尿病呢？

答：尿崩症相当少见，且必有严重口渴，此患者完全无口渴，故可以排除此症。若系糖尿病，尿量如此之多，也必然有明显口渴和其他糖尿病症状。患者自己已经基本排除糖尿病，不必先做过多化验。当然，倘疗效不好，可以查血糖和尿糖。

问：那么，患者究竟何以如此尿多呢？

答：对高龄患者，首先应怀疑其心脏功能不好。患者进门时，已可闻见其气短，故首先应怀疑轻度心衰。盖较轻的心衰患者常见夜尿量多。又如此高年，肾脏功能也不会很好，故治疗如上。方中没有使用西药强心剂，盖此类患者最好使用中药多方调整。

又需说明，患者说尿量比饮水量还多，是她对夜尿量大印象太深的缘故。

附记：患者的先夫王秀川与我有文字交。他的肥胖病以及并发症值得记一下。

秀川出身于富家，1949年后做小学教员近20年，约1963年因病退职。

其人状貌甚奇，身高不足1.5米，面若猕猴，退职时体重90公斤。自己不能穿鞋，也不能穿裤子。自觉不久于人世，于是退职。不料，退职后肥胖病自愈。原因很简单：他退职时刚过困难时期，农村口粮不足，还必须参加劳动，于是体重迅速下降。健康大大改善。

1970年代中期，我初见他时，见到的是一个较瘦的老者——体重不会超过50kg。但是，他精力很好，而且耳不聋、眼不花，能在油灯下写小楷。生活条件虽然不好，老两口儿却恩爱有加。乡下长夜无聊，常常同衾共读《聊斋》自娱。

秀川天资略过常人，新旧学问一般，不算勤勉，不喜趋炎附势，也不好获罪于人。他喜欢篆刻，又长于装裱，我写字极劣，又不喜补壁，没有他的一件作品。

1980 年，我牵头和县里几位耆宿（包括秀川）向人代会和政府书面建议重修威县县志。不久，县里成立地名志办公室，聘请秀川参加。从此，他再次有了公职。岂知，生活好转后，他再次变胖。特别是 1983 年冬天，县政府有了暖气，加之施工不便，他下楼活动很少，体重又迅速增加。结果，于 1985 年死于冠心病。略可告慰的是，他的未亡人因此获得政府抚恤，无衣食之忧。

唯一遗憾的是，《威县地名志》把白伏村赵家（本村赵姓约占 90%）说成是山西移民，实际上是明洪武四年由青州府（今山东潍坊）寿光县迁民来此。

洪钧喜欢做发起人，不过，事成之后，除非亲自动手不能完成者，即不再参与，故有此遗憾。

2006 年 6 月 7 日附记：今天碰见患者的外孙女，说患者康健过于发病前。她食量接近常人，还可以步行 3、4 里。外孙女说她肯定能活 100 岁。

2006 年 8 月 3 日附记：患者旧病复发，守上方一诊治愈。此次诊视，见其伤感没有亲生子女，如此心态，不大可能寿过一百。

案 12　老年妇女尿失禁

同事张某之妻，2004 年 66 岁时首次出现尿失禁。多方求治不效，找到内人。内人给她开补中益气、金匮肾气丸各 9g 日 2～3 次，迅速见效。断续服用至 2006 年 12 月，再次加重。每有便意，虽在家中也来不及上厕所，故要 4 条棉裤替换。其人体瘦，无高血压史，震颤麻痹表现不典型。处理如下：

怀牛膝 20g，五味子 20g，山萸肉 10g，附子 10g，桂枝 15g，金樱子（碎）10g，党参 10g，黄芪 15g，茯苓 10g，生枣仁 15g，生山药 20g，熟地 20g，陈皮 10g，生甘草 5g。常规水煎，日 1 付。

服上方约 20 付，大体恢复。

案 13　脑血管病遗留尿潴留并便秘

朱某之母，77 岁，威县李寨村人，2005 年 11 月 29 日初诊。

四年前，因脑血管病致左半身轻瘫。脑血管病急性期之始，即有尿潴留，至今仍反复发作。近一年，更有大便困难。每有尿意，即欲大便。尿频、尿疼、尿急并大便之里急后重，致大便一次要努力约一小时，因而便后极为困顿。患者常不敢饮水，又尽量少食。因此，精神、体力渐差。4

年来，导尿次数已记不清。输液次数也记不清。总之，每年多次导尿，每次保留尿管数日；每年多次输液，一般每次输液 1 周以上。此番已经在家输液 10 日（同时为预防脑血管病复发），完全无效。患者点名坚决要我看，故是第一次就诊。曾经做 B 超等检查多次，诊为尿道、膀胱炎。

按： 以上简单病史，是我反复询问后，用自己的话概括患者及病家所述。有些内容不是患者就诊时亲自讲的，而是亲属取药时再次询问得知的。

患者就诊时，耐心地问她如何不适，她只说：哎呀，难受得不行了。尿疼好几年了，大便也下不来。快死了，没办法了，才来找你。其实，她并不糊涂，本来也和我比较熟悉。所以，进门之后，她看我就说：啊！认不出来了，认不出来了！却又让我认认她是谁。将近 30 年没有见面，又不是在他家里，我一时想不起来。于是她说出了身份。原来，他的儿媳是我在县医院工作时的同事，就住邻居。她为儿媳看孩子多半年，后来也常常去，故那时很熟悉。

查患者消瘦，面色萎黄，精神尚可。脉弦略细，舌暗而苔少。血压160/96mmHg。疏方如下：

党参 10g，黄芪 15g，茯苓 15g，五味子 10g，山萸肉 10g，生山药 15g，熟地 15g，生地 10g，桂枝 25g，肉苁蓉 15g，金樱子 10g（捣）、川芎 10g，怀牛膝 15g，厚朴 6g，生三仙各 10g，生甘草 6g，黄柏 10g。常规水煎，日1 付。

金匮肾气丸 9g 日 3 次；补中益气丸 9g 日 3 次。

取完药，患者问我：保险不？我说：若是四年前，服药 3 日病去80%。拖得时间太长了，敢说必然有效，不敢说一诊基本上好。又告诉她，病减即不必亲自就诊，来人取药即可。

12 月 3 日：患者之女来诉，病大减。二便基本上不再痛苦，唯小便偶有轻度混浊。取原方 7 日量。

12 月 10 日：患者之女来诉，谓未及服完上方，痛苦即完全消失。她问是否尚需继续服药。取上方 5 日量。

这位母亲有 9 个子女，当年要靠手工把棉花变成衣服，故单单为子女的穿衣，她付出的辛劳就不可想象。好在她身体非常好，虽终年每天睡眠不足 5 小时，而精力充沛。即在就诊时，若只听其说话，不像重病人。有如此天赋，是她如此痛苦却拖了 4 年，还不危重的主要原因。也是为什么中药疗效如此之好。

2006 年 4 月 13 日：子女来诉，旧病欲复发。照原方取药。

4 月 17 日：子女来诉，服上方 1 日，症状消失。继续服 5 日巩固疗效。

总之，比较重的病，初诊疗效好，必然再诊。有人治肾结石、肾积水重症，患者就诊一次有效却不再就诊，应是天下少有。

又，或云治病可以不问病史，是欺人之谈。我断续在故乡行医近 40 年，个别我接生的人，有了第三代。故很多患者，不用问诊就知道他的很多家属和亲戚的病史（即家族史），往往比患者自己还清楚。经常就诊的人，就更清楚。但是，我还是永远重视病史——即问诊。近五年的简单就诊记录，一般很快翻出。患者大多反而记不清。介绍病案，难道可以瞎说么。

案 14 老年男子尿频

岳某，男，55 岁，威县马厂村人，2005 年 7 月 17 日初诊。

近数年逐渐消瘦，去年冬天以来，消瘦尤其明显。常年纳差食少，夜间尿频——大约 1 小时一次。白天则乏力、头晕。近十余日腹泻下坠，多渴。体瘦、神倦，脉滑数，舌淡苔白。处理如下：

陈皮 10g，茯苓 10g，半夏 8g，党参 10g，黄芪 15g，白术 5g，苍术 5g，桂枝 15g，白芍 15g，生山药 20g，附子 10g，山萸肉 10g，五味子 10g，干姜 5g，生姜 15g，甘草 5g。常规水煎，日 1 付。

金匮肾气丸、补中益气丸各 9g 日 3 次。

7 月 27 日再诊：服上方 3 日即大好，停药一周欲复发。处理如前。

此后患者基本恢复，即停用煎剂，只服成药。至 9 月初，完全停药。

2006 年 11 月 4 日就诊：腹泻等未复发。近来常口渴多饮，足趾酸麻憋胀，两足交替，夜间尤甚。消瘦较去年好，脉舌象大体正常。双足毫无肿胀，足背动脉可及。处理如下：

陈皮 10g，茯苓 10g，半夏 8g，党参 10g，黄芪 15g，桂枝 15g，白芍 15g，生山药 20g，山萸肉 10g，五味子 10g，大云 15g，甘草 5g。常规水煎，日 1 付。

金匮肾气丸、补中益气丸各 9g 日 3 次

D_{-860} 1g 日 2 次

可疑糖尿病，嘱下次就诊前化验。

11 月 10 日就诊：病减。查血糖 16mmol/L，无尿糖。上方去半夏，白芍、黄芪加至 20g。

案 15　尿道狭窄致上尿路扩张、尿路感染

邱某，男，32 岁，威县邱霍寨人，2002 年 5 月 24 日初诊。

每天发烧 20 天，多次寒战，发烧昼夜不停，夜间尤重。在家先后输液用药 12 天，前天体温一度下降，昨天又发烧至 39℃。饮食可，大便可，睡眠可，体形中等，面色晦黄。脉象略见洪滑，舌淡苔略长。曾在地区医院检查，有典型的上尿路扩张。血压 130/60mmHg。处理如下：

陈皮 10g，茯苓 10g，半夏 8g，川芎 10g，党参 10g，黄芪 10g，黄柏 15g，五味子 6g，当归 10g，白芍 10g，川朴 6g，枳实 6g，甘草 4g。常规水煎，日 1 付。

金匮肾气丸、补中益气丸各 9g 日 3 次；PPA 片 0.5g 日 3 次。

5 月 30 日再诊：自觉大好。脉象接近正常，舌略淡。面色转好。

患者最后一次就诊为 6 月 16 日，中医处理一直如上，其间只有 6 月 4 日略有反复。可见，中医治则无误。

按：这个患者病，在西医也比较少见，故略讲几句道理。

患者的尿道狭窄，是包皮龟头炎再加外伤所致。已有 10 年以上的病史。由于此前处理不及时且不恰当，导致了上尿路扩张，以及必然伴有的尿路感染。他的龟头已经僵硬萎缩，尿道也因为反复感染出现上皮化、苔藓化而僵硬狭窄。这种情况，必然发生上尿路扩张以及尿路感染。

正确的专科处理是：定期做尿道扩张。因为需要长期坚持，最好是教会患者自己做。他看过泌尿专科，不知道为什么没有给他做。

如果尿道扩张无效，就要做耻骨上膀胱造瘘。

不过，甘温除热对这样的感染近期效果相当好，颇值得注意。

案 16　中年男子尿频尿急

李某，男，42 岁，威县四马坊村人，2006 年 9 月 6 日初诊。

反复发作尿频、尿急一年多，曾经多次长期服用西药环丙沙星等，仅有暂效。此次发作 10 天，服西药无效，且心悸、乏力、多困而睡眠不佳，求治欲服中药。饮食可，大便干。体瘦神躁。脉象沉弱，舌胖苔白。处理如下：

怀牛膝 15g，五味子 10g，山萸肉 10g，当归 10g，白芍 15g，川芎 8g，党参 10g，黄芪 15g，生山药 20g，金樱子 10g，桂枝 15g，陈皮 10g，茯苓

10g，三仙各10g，甘草4g，生姜20g。常规水煎，日1付。

金匮肾气丸、补中益气丸各9g日3次。

9月12日再诊：病大好，脉象可，舌略大。处理同前。

9月17日三诊：诸症悉退。停服煎剂，继续服成药1周。

案17 顽固尿失禁

孙某，男，59岁，威县邵固村人，2007年12月21日初诊。

尿频、尿急、尿失禁逐渐加重5年。近2年终年不愈。白天一般可以走到厕所，夜间则天天尿床。自称尿床不是大脬，而是睡眠中点滴不断。又称夏天轻、冬天重，好天轻、变天重，但即便是夏天也是夜夜尿床。患者自己说：我这小便不正常的症状什么都有：尿频、尿急、尿失禁、尿不尽、尿中断、尿滴答（尿不成线）早就全备了。就诊时，大约5分钟去厕所一次。他说，平时在家没有这么勤，但也很难超过20分钟就要去一次厕所。又，白天每次小便都有大便——尽管量都很小。近5年来一直在治疗，从无明显疗效。在邢台钢铁公司医院做过膀胱镜，在河北医学院第二附属医院做过尿动力。均怀疑前列腺肥大，曾经住院准备手术，因为主治大夫无把握临时取消。服西药、中成药不计其数，又曾服某中医开的中药60多付，似乎一度略轻，但不见大好。停药后很快如前。体形高瘦，面色苍黄。食欲可、睡眠可。又自幼好犯口疮——口腔溃疡，半个月没有溃疡的情况很少。精神可，可以劳动。脉象略见沉弦，舌暗淡润苔白水滑。又称已经完全没有性功能，偶尔想到过去的经验就有小腹和外阴不严重的坠疼。处理如下：

党参15g，黄芪20g，五味子10g，山萸肉10g，附子10g，生山药20g，桂枝20g，陈皮20g，生甘草5g。常规水煎，日1付。

补中益气丸9g日3次；金匮肾气丸9g日3次

12月29日再诊：服上方的前3天似乎病情加重，近3天略轻，总之不是大好。尽管如此，患者颇欲继续治疗。盖因为我略有虚名，他认为我必然有办法控制病情——尽管开始服药似乎病情加重。他恳请我想办法——病情太痛苦了，晚上睡觉要骑着便盆，还是要天天尿床。成药如前，煎剂加干姜6g、生姜30g、肉苁蓉15g、当归8g、白芍20g、川芎10g、怀牛膝20g、补骨脂15g、生三仙各10g、五味子加至15g，黄芪加至30g。

2008年1月15日四诊：病情仍不见大好，但自觉体力精神较前好。患者又补充说，常感四肢冰凉，双踝部尤甚。脉象略见沉弱，舌略淡。改方如下：

黄芪 120g，人参 20g，党参 20g，熟地 40g，五味子 20g，山萸肉 15g，附子 20g，干姜 15g，桂枝 20g，陈皮 20g，茯苓 20g，白术 15g，金樱子 15g，生甘草 5g，生姜 50g。常规水煎，日 1 付。

补中益气丸 9g 日 3 次；金匮肾气丸 9g 日 3 次。

嘱咐锻炼提肛肌，方法从略。

上方对我来说，是很少用的大剂量。

效果如何，仍无把握——此证太顽固了。

故我告诉他：如果 5 天后不见大效，即不再使用大剂量。即此证不可能急取，要改为缓图。但方子的药味还是大体如上，只是减少剂量。是否继续治疗，让患者自己决定。他还是希望我继续尽力。下次他来，将给他另加生硫黄 0.5~1g 口服，日一二次。

按：患者没有再诊，应该是效果不满意。该患者的病机就是肾阳大虚。西医一般会诊为前列腺肥大。但是，肥大的前列腺不足以解释何以会以尿失禁为主要表现。近十多年来，我治此证的方药均大体如上，从未见无效者——该患者是疗效最差的。

案18 妇女尿频尿失禁

田某，女，34 岁，住威县城内，2003 年 12 月 25 日初诊。

头晕约 20 天，无既往史。服西必灵有暂效。饮食、大便、月经均好。睡眠略差，经常发作尿频。患者一般情况相当好，粗看是健壮的人。但脉象沉弱，舌淡。处理如下：

附子 8g，桂枝 15g，川芎 10g，怀牛膝 15g，五味子 10g，党参 10g，黄芪 15g，当归 10g，陈皮 10g，茯苓 10g，半夏 8g，三仙各 10g，生甘草 5g，生姜 25g。常规水煎，日 1 付。

金匮肾气丸 9g 日 3 次。

12 月 30 日再诊：自觉大好，脉舌象略如前。尿频已较前轻。守前方。

2004 年 1 月 4 日三诊：头晕已好，尿频仍不甚好。脉象略如前，舌象接近正常。这时患者说，她的尿频很奇怪——看到水（特别是开水龙头）就想小便而且常常不能控制。于是前方附子加至 15g，再加山萸肉 10g，金樱子 10g。成药加用补中益气丸 9g 日 3 次。这样断续治疗到 5 月，才停药。中间有两三次小反复。治则一直不变，终于大好。

按：患者的尿频，不能完全用神经官能症来解释。她此前确实多次发生尿路感染，一直服西药治疗，有暂效，却总不除根，以至于没有尿路感染时，也有尿频。她虽然看起来高大匀称，面色红润，但脉象总见沉弱，说明先天肾气不足。

案19 老年男子尿潴留误治

闫某，男，65岁，广宗琵琶张村人，2002年9月27日初诊。

已经诊为"前列腺肥大"。曾多次导尿。此次已经保留尿管4个月。服他医药物（不明）致四肢麻木瘫痪并疼痛，下肢尤重。饮食、大便可。体形消瘦，面色萎黄，表情淡漠。双小腿软瘫，下肢肌肉都有压痛。脉可，舌嫩，苔薄黄。

处理如下：

党参10g，黄芪10g，川芎10g，怀牛膝15g，五味子10g，山萸肉10g，熟地黄15g，当归10g，白芍15g，金樱子10g，附子10g，桂枝15g，生山药20g，三仙各10g，甘草4g。常规水煎，日1付。

金匮肾气丸9g日3次；补中益气丸9g日3次；食母生10片日3次；地巴唑片10mg日3次。

每天用温生理盐水200ml冲洗膀胱1~2次。

服上方至10月26日，下肢可以活动，麻木疼痛消失。至11月25日，可以扶杖步行。由于保留尿管时间太长，患者又自己反复导尿，始终没有恢复自主排尿。病家最后取药的时间是2006年春。家属称，早已诊为癌瘤。但患者的表现完全不支持膀胱癌。四肢麻木瘫软疼痛，很可能是过用痢特灵的缘故。总之，若此案及时中西医结合处理，至少能大体康复数年。

案20 反复发作尿潴留

赵某，男，77岁，2002年6月30日就诊。

3年来发生尿潴留3次，近2次在20天内。服"消炎"药后，食少、欲呕、大便下坠。一般情况可，脉可。处理如下：

①保留尿管；

②金匮肾气丸9g日3次；

③补中益气丸9g日3次；

④党参10g，黄芪15g，柴胡5g，升麻3g，当归10g，白芍10g，五味子8g，茯苓10g，桂枝15g，黄柏8g，陈皮10g，半夏8g，枳实8g，三仙各10g，生甘草5g。常规水煎，日1付。

取药 3 日量，当年没有再诊。

2003 年 6 月 28 日再诊：旧病复发，已经自己导尿 3 次。服西药后又饱满不能食。暂不再导尿，服上方观察。

3 日后好转，1 周后大好。

案 21　尿潜血阳性

张某，女，48 岁，威县城内人，2006 年 10 月 30 日初诊。

患者是县医院的清洁工。2 月前，陪同亲戚看病时，熟悉的化验员给她查尿，发现潜血阳性。曾经去省医大二院检查，除潜血外无其他发现。但是，久服中西药物，完全无效。正在服知柏地黄丸和三七粉。自称没有任何自觉症状。五年前曾做子宫全切。一般情况好，脉略弦，舌略淡，苔略厚。今天的尿镜检有少量红细胞。血压 150/90mmHg。处理如下：

川芎 10g，怀牛膝 15g，当归 15g，白芍 15g，熟地 15g，陈皮 15g，黄芪 25g，茯苓 12g，桂枝 15g，三仙各 10g，甘草 4g。常规水煎，日 1 付。

嘱继续服用知柏地黄丸和三七粉。

11 月 7 日再诊：前天、昨天两次查尿潜血阴性，镜检不见红细胞。继续服上方巩固疗效。

案 22　睾丸憋胀半年

张某，男，41 岁，威县九马坊村人，2004 年 8 月 26 日初诊。

近半年左少腹至睾丸憋胀不适。曾经输液有暂效。又有鼻炎多年，稍着凉即流清涕。体瘦，面苍。脉稍大，舌苔微黄。处理如下：

当归 10g，白芍 10g，川芎 8g，怀牛膝 10g，香附 6g，附子 6g，桂枝 15g，陈皮 10g，茯苓 6g，乌药 5g，三仙各 10g，生甘草 5g。常规水煎，日 1 付。

补中益气丸 9g 日 3 次；逍遥丸 6g 日 2 次。

9 月 1 日再诊：少腹至睾丸不适已好，仍流涕。脉舌象可。前方去逍遥丸，加补中益气丸 9g 日 2 次。

案 23　突然睾丸肿胀

王某，男，40 岁，威县杏园村人，2000 年 8 月 11 日初诊。

10 日前，右侧睾丸和阴囊突然肿胀疼痛。左侧无不适。在家输液 1 周，自觉好转。仍感少腹坠胀、腰痛并面目麻木。又，无汗则全身不适，有汗则怕风。曾服中药无显效。饮食、二便、睡眠可。多困。正在口服螺旋霉素、环丙沙星等。体形中等，精神倦怠。脉濡弱，舌略大，苔黄白略厚。查右侧睾丸、阴囊无明显肿大，只有轻压痛。血压 106/80mmHg。处理如下：

党参 10g，黄芪 15g，五味子 10g，柴胡 5g，当归 10g，白芍 15g，白术8g，防风 10g，升麻 5g，陈皮 10g，桂枝 15g，乌药 5g，香附 5g，三仙各10g，生甘草 5g。常规水煎，日 1 付。

补中益气丸 9g 日 2 次；逍遥丸 6g 日 2 次。

8 月 16 日再诊：诸症悉减。脉舌象较前好。守前方。

按：此证有表虚和肝郁，故治疗重点没有放在局部。继续抗菌治疗，必然效果不好。

第四节 抢救肾衰病危成功

1995 年 7 月 6 日，我从省城回到故乡过暑假。当天晚上约 11 点，正准备上床休息，突然有人敲门甚急。开门见一伙人抬着一个病人就诊。略检查发现，患者已经是恶病质临危状态。较高的壮年汉子，体重大概不足40kg。患者尚未深昏迷，但完全不能说话，虽然躺在担架床上，却要四个人分别扶持手足。六脉沉细而迟，似有似无。不能合作张口以观察舌象，但也不能闭口，故可看到舌干瘦而嫩、苔白稍厚。血压 110/80mmHg。

问病家为什么拖到如此严重而不去住院治疗。答曰：曾住县、地两级医院，都确诊为急性肾功能衰竭尿毒症，前天刚从地区医院回来。已经 10多次血液透析和结肠透析。一个多月花了约 2 万元。院方认为无望，病家也无财力再治，回家待死而已。近 3 天每天派人来看我是否回家，下午打听我刚到家，故赶来就诊，希冀万一。来时，患者之父嘱咐带上敛服，家属已经做好最坏准备，希望我一定不要怕失手而犹豫。但得一治，死即无憾。

这真给我出了一个难题。尽管我经常处理危重病人，这个病人却不是我一个人能照顾过来的。然而又无法拒绝病家的要求，再三筹思，只好让病人住到离我较近的医院去，我每天去查房下医嘱，护理和具体治疗由医院负责。

据家属说，患者 40 岁，一向体健，病初若感冒发烧，经农村医生治疗二三日益重，即住县医院治疗。在县医院大约 3 天，即诊为急性肾功能衰竭，转入地区医院治疗。刚入地区医院时，患者还可以行走，唯呕恶严重，很少进食水，尿很少。3 日后即卧床不起，几乎无尿。此后作血液透析约 10 次，结肠透析多次。有时稍缓解，终于无大起色。患者久已不能撮口，双眼也不能自由启闭。近一个月进食水很少。近一周完全未进食水。大约一周前，曾经尿量增多。近 2 日因为几乎停止治疗，尿量又很少。患者早已没有举手之力。一般情况如上述，其余西医检查结果从略。

简单治疗经过：凌晨即去医院，因院方比较尊重我，同意按我的意见治疗。立即做试验性治疗，看输液后是否尿量增多，如果增多，就有希望。这种情况如何恰当输液，不是几句话说清的。从略。但该院不能做任何与尿毒症有关的血液生化检验，如何输液只能靠我的经验判断。当天在观察中输液至 4000ml——因为尿量明显增多。患者情况改善较快，神志清醒，可以少量饮水。于是立即同时做中药治疗。

先不说中药治疗。

该患者最多一天输液量曾经达到 12000ml，多日超过 6000ml。输这么多液体，是因为尿量很多——常常超过 6000ml，即便输液不足此数。此时患者严重口渴，但又不能大量进食水。大约 20 天之后，尿量逐渐减少，因而输液量也逐渐减少。一直到进食水量超过尿量，才停止输液。

中医治法的原则是：阴阳两补、气血双补，脾肾同补，重在补气温阳，而且都用大剂，常常每天两剂。具体处方遣药，老于临证的同道，见上述原则即可自己疏方。

我的方子大体是：

前期：人参 10g，党参 15g，黄芪 12g，五味子 15g，山萸肉 15g，熟附子 8g，生姜 20g，桂枝 15g，白术 10g，茯苓 10g，熟地黄 12g，当归 10g，白芍 15g，川芎 10g，怀牛膝 15g，三仙各 10g，甘草 5g，陈皮 10g，厚朴 10g。两煎剩一大碗，不限次数服用。

后期：人参 10g，党参 15g，黄芪 20g，五味子 15g，山萸肉 15g，肉苁蓉 10g，附子 8g，生山药 15g，桂枝 15g，白术 10g，茯苓 15g，熟地黄 15g，当归 10g，白芍 15g，川芎 10g，怀牛膝 15g，三仙各 10g，甘草 5g，陈皮 10g，厚朴 10g。两煎剩一大碗，不限次数服用。

实际上没有原则变化。

使用中药后，患者病情改善加快。精神、体力、进食逐渐正常。尿量迅速减少。但最后出院时，仍遗留不能撮口，双眼启闭困难，额部皱纹舒展。这些都是因为面部肌肉失养过度，因而萎缩所致。

在家调理半年之后，患者即可作轻劳动。一年之后，劳动如前。但最后仍撮口困难，不能像正常人饮水或进流食。虽然如此，患者此后很少患感冒，旧病没有反复。

讨论：

①关于西医诊断：急性肾功能衰竭的诊断是成立的。病因大约是流行性出血热。又，读者大概知道，出血热的典型表现之一是"酒醉样面容"，这就是仲景所说的"戴阳证"——全面部潮红或紫红。可见出血热在汉代已有。

②关于消渴：读者切莫见消渴只想到糖尿病。肾衰多尿期的消渴往往比糖尿病更严重。我读仲景书数十年，长期不能理解为什么厥阴病纲领首列消渴。经过此病才真正理解了。不过，在此提醒读者，引起肾衰消渴的热病，不是只有出血热，只是以出血热为多。又，今《金匮》把厥阴病纲领全文照用，是错误的。因为即使伤寒消渴也和心中痛热、气上撞心等症，毫不相关。糖尿病消渴就更与其他厥阴证无关。

③关于中医辨证：这是一个阳极阴竭证，按传统理论是不治的。我能侥幸治好，主要是输液手段能首先部分纠正阴竭，阳极也略有好转——葡萄糖补阳气，但总的来说，西医的补阳疗效不如中医，补气手段也需要借重中医。

最后，一个人不可能治愈此病。院方合作不用说，若患者在少尿期死亡，就不会轮到我治了。

第九章　内分泌系统疾病

【概说】

按照系统论的观点，人体是自然界中最复杂的巨系统。它不同于非生命巨系统的是：具有自我调控或自组织功能。生命都具有自我调控能力，不过，人体自我调控功能之完善远非其他生命可比。内分泌就是这一巨系统中专门负责自我调控的一个子系统。

自我调控是生命——特别是动物生命现象的基本特点之一。有了这种功能，当环境发生变化或受到刺激时，机体才能不仅仅像非生物那样，只发生完全被动的反应，而是做出自觉的、主动的或"有预设程序"的反应。这种反应不仅使机体适应环境而得到保护，还可以改变环境，使之符合人的需要。人与环境的关系不同于其他一切生物——人能够改造自然和社会——就是由于人体有无可比拟的调控能力。

人体的"专业"调控系统有二：神经系统和内分泌系统。二者不可截然分开，并且形成神经—内分泌—体液调控系统。

神经调控和内分泌调控之间有无区别呢？有的。大体情况是：

思维和随意运动调控为神经系统特有，在此类高级生命活动中，内分泌调控远远不如神经调控重要；在基本生命活动，如代谢、发育、生殖等方面，内分泌调控则更重要。

近几十年来，由于合成与半合成的激素广泛应用，医生掌握了许多前所未有的、有力的干预人体生命活动的调控手段——外源激素。这些手段对许多疾病具有立竿见影的效果。但是，也出现了误用、特别是滥用这些手段的现象。其中尤以滥用肾上腺皮质激素多见而且后果严重。使用任何激素都要认识到，它们是极有力的直接干预人体调节的手段，要严格掌握适应证和用量等。

【中西医结合解剖、生理、病理和诊治要点】

可以视为器官的内分泌腺体有：腺脑垂体、甲状腺、甲状旁腺、胸腺、胰岛、肾上腺和性腺。

在动物进化过程中，垂体是最后出现的内分泌器官。它分泌的促激素，几乎调控其他一切内分泌。在高级动物体中，垂体居于内分泌系统的主导地位。它调控内分泌，正如大脑调控神经活动一样。总之，垂体在内分泌系统中最重要。

也许有必要提及最不重要的内分泌腺——性腺。说它不重要，指它在维持个体生命活动方面不是必需的。没有性腺固然会影响附性器官、副性征和性功能，不过，这对机体的寿命和其他生命活动——包括人类特有的创造性活动没有多大影响。自然，性腺对种族延续——生殖——是必需的。有的物种只让少数个体具备完整的性腺和附性器官。人类早就发明了经验性的去势技术，当代技术尤其安全。但是，人类不能接受这种生殖伦理，并且日趋追求生殖之外的性意义。于是，性腺和主要受控于它的附性器官又常常被视为极其重要。

中医没有明确的"内分泌"概念，但有明确的"调控"思想。如"天癸"和"命门"之说等，都是肯定人体有自我调控功能。以上两说中，"天癸"之说大体上相当于垂体、胸腺和性腺的部分功能。"命门"之说大体上相当于肾上腺髓质和甲状腺的部分功能。

怎样提纲挈领地把握内分泌系统的调控功能呢？

在讨论神经系统疾病时，已把人体的调控功能分作两类，即随意调控和不随意调控。

简单说来，随意调控都靠神经系统完成。一部分不随意调控靠神经系统完成，还有一部分必须靠内分泌系统完成。换言之，内分泌调控都是不随意的。

随意调控和不随意调控是什么意思呢？

随意调控不是说人体可以在任何条件下做任意程度的调控。一切调控都不是无限的。随意调控自然如此。

所谓随意调控，指人体在一定的限度内，自觉地、主动地适应环境的生命活动。不随意调控则相反。不过，这种不自觉的、被动的调控也应理解为"有目的"的。这种能力是在漫长的进化过程中逐步获得的，因而是有"预设程序"的，只是机体不自觉而已。

随意调控的重要性，已经在神经系统疾病中充分说明。

不随意调控有的基本上属于神经功能。这样说是因为，几乎没有一种不随意的神经调控可以完全离开内分泌。内分泌调控都是不随意的，而且其中相当一部分与神经系统没有直接关系。

至此也许有必要举例说明。

最典型的不随意神经调控是机体的某些反射，如吸吮反射、眨眼反射、曲肌反射、平衡反射等。除了有的神经传导介质来自内分泌之外，这些反射与内分泌无关。它们如何保护机体，不言而喻。

不太典型的不随意神经调控，主要指植物神经（即自主神经）的调控。比如，生活常识中的太热时出汗，太冷时起鸡皮疙瘩，再冷时寒战；常识之外的心跳、呼吸一般不自觉、却不停止等。

心跳、呼吸停止就是死亡，所以，植物神经调控对维持基本生命活动的重要性显而易见。

不过，植物神经调控离不开内分泌。比如，紧急情况下要加快心跳，必须有副肾素参与，而且以其为主。

关于各腺体的内分泌调控功能详情从略。上文已经简单交代过垂体和性腺的主要功能。其余腺体的主要功能大体是：

甲状腺：人体代谢的闸门——类似内燃机的油门。

甲状旁腺：调控钙代谢，特别是促进钙吸收和保持血清钙离子浓度的稳定。

胸腺：调控幼年发育和一生的细胞免疫。

胰岛：调控糖代谢的关键环节，特别是控制血糖，不使过高。

肾上腺髓质：紧急情况下保证机体应激状态的物质基础。高等动物——包括人，可以没有髓质。

肾上腺皮质：调控水盐代谢、糖代谢，特别是维持细胞外液——即内环境的稳定。皮质是维持生命必需的。

内分泌系统功能异常，主要分为亢进和减退。

按常见顺序，内分泌系统功能异常依次是：甲状腺、腺脑垂体、肾上腺、性腺和胰岛。它们的功能亢进和减退，分别出现各自"主管"的功能亢进和减退。

显然，腺脑垂体功能异常会影响其他所有内分泌，只是对甲状腺影响最明显。腺垂体的异常以功能减退最多见。

比较明显的内分泌亢进和减退，诊断不困难。通过病史和体检大多可以确诊。近来有了不少内分泌检验手段，但是，还是不够敏感。由于内分泌疾病相对少见，在诊断方面，医生的经验还是更重要。

据笔者的经验，诊断性治疗常常比检验更迅速而且简便。读者不难从下附病案中看出，何种情况下可以这样做。

内分泌疾病的治疗原则大体是：抑制亢进和补充减退。

不过，不是总有理想的办法。

至今为止，上述主要腺体严重受损之后，都没有人造的腺体代替，也没有移植成功。最常用的办法是：从动物身上取来同名腺体，制成药物长时期使用代替人体腺体分泌。

因为猪、牛、羊——特别是猪，被宰杀最多，它们的甲状腺和胰腺也较大，在这方面对人类贡献最大。目前常用的甲状腺素和胰岛素，都不是人工合成的。

腺脑垂体功能减退，还没有满意的替代疗法。

肾上腺髓质激素不是维持人体生命必需的。人工合成的此类药物很多，却不是用于髓质功能减退。

肾上腺皮质激素人工合成最成功，却不能完全替代皮质，并出现严重滥用。

性激素的人工合成也很成功，却不能完全代替性腺功能。

如果是上述腺体功能亢进（最多见的是甲状腺和腺脑垂体），手术和药物治疗效果也不是很满意。

不过，总的来说，当代医家已经掌握了很多强有力的干预内分泌的手段，需要注意的是严格掌握适应证。不少情况下，中西医结合还是最好的选择。

第一节　成人腺脑垂体功能减退症

【概说】

妇女因产后大出血所患此症，旧称席汉氏综合征（即希思综合征）。此证是目前最常见的内分泌功能减退。发病原因确实以产后大出血最常见，但也有没有明显出血病史者。按西医理论，此病是使用激素替代疗法的最佳适应证之一。但是，至今没有发明方便、可靠、经济而又可以口服的垂体激素。临床上常使用补充甲状腺素、肾上腺皮质激素和性激素治疗。疗效相当可靠，但又不是理想的疗法。特别是，此证需要终生服药，需要反复向病人解释。

自中医看，此证一派阳虚（包括气虚）之象且无不有明显水肿。不过，治此证不能重在利水。我治此证，开始每同时使用温阳补气法。经验证明，单用中药也有明显疗效，只是太不经济、简便。以下试举数例。

【验案】

案1　典型腺脑垂体功能减退

单某之妻，威县梨园头村人，1988年约42岁，春天就诊。

单某是我中学时的高年级同学，性幽默善表演，故我认识他。他只知道我的名字而没有交往。其妻就诊前一日，先通过友人预约。次日，其妻患者一进诊室，我就问她是否曾经产后大出血。果然，她的病就是大约一年前产后大出血之后开始的。再问：是否断经或月经量很少。答曰：近半年无月经。再问：是否经常严重脱发、畏寒、食少、乏力等。答曰：无不具备。病后曾经中西医长期治疗不效。近半年经常卧床。于是处方如下：

附子10g，干姜5g，桂枝15g，党参15g，当归10g，川芎8g，熟地15g，陈皮10g，茯苓10g，五味子8g，甘草6g，生姜20g。常规水煎，日1付。

金匮肾气丸9g日3次。

甲状腺粉片10mg日1次；泼尼松片5mg日1次；己烯雌酚片0.5mg日1次

疗效甚好，3日后自觉脱然痊愈。一周后，不但可以料理家务，还可以做轻体力劳动。单某欣喜异常，置酒相谢。席间他再三问我，为什么没有做任何检查，对病情就了如指掌，是否有人先告诉了我。其实，代他预约的友人完全不了解病情，这时出面作证，单某才相信。因为单某的长子正在某医学院读书，他曾经携妻去那里看过，没有确诊，治疗无效。所以，他坚持要我写出诊断，以便寄给儿子学习。

该患者的黏液水肿不典型，只有明显脱发。我还是一眼就怀疑此病。在大医院里，对怀疑内分泌功能减退的病人，往往要做相应的内分泌检验。可是，若结果不很典型，一般不给以激素治疗。其实，对此类患者，诊断性治疗比复杂而昂贵的内分泌检验更可靠。若单用西药，常常只花几毛钱就会有可靠的结果，故从经济方面考虑，更有天壤之别了。

按：补充甲状腺素为西医治此证最关键的措施。按教科书所说，甲状腺素应该用到每天 20mg 以上。我则一般从 10mg 开始，病情稳定后，一般也不超过 20mg。补充皮质激素，本来用接近天然皮质素的可的松最好，但可的松久已不生产，今市场上的皮质素中，以泼尼松最好。

案 2 典型腺脑垂体功能减退

贾某之妻，58 岁，威县芦头村人，1992 年 1 月 21 日初诊。

饮水呛咳，睡眠中憋气欲停呼吸，耳聋渐重 2 年。现有 5 子女，流产 2 次，约 40 岁时断经。自前年开始说话笨拙。二便可。典型黏液水肿。神呆滞，舌胖，脉沉。血压 140/86mmHg。处理如下：

附子 5g，桂枝 15g，党参 15g，黄芪 15g，当归 15g，川芎 12g，熟地 15g，怀牛膝 15g，红花 12g，桃仁 12g，生山药 15g，茯苓 15g，葛根 20g，甘草 5g。常规水煎，日 1 付。

甲状腺粉片 10mg 日 1 次；地塞米松片 0.75mg 日 1 次；地巴唑片 10mg 日 3 次。

1 月 25 日：家属来取药，称病情好转。饮水呛咳和睡眠中呼吸欲停均大好。守前方。

1 月 30 日就诊：面部和躯干水肿明显好转。手足黏液水肿减轻。说话明显利落。脉象仍见沉细。血压 150/90mmHg。

至 2 月 21 日，停服中药，嘱坚持服甲状腺粉片、地塞米松如上。后来地塞米松改为泼尼松 2.5mg 日 1 次。

案 3 典型腺脑垂体功能减退

何某，女，54 岁，威县东关人，2005 年 9 月 11 日就诊。

患者全身虚肿，面色萎黄苍白，说话笨拙，一眼就可以大体断定是垂体功能减退或甲状腺功能减退。原来，患者 5 年前即因此种表现和食少、乏力就诊，迅速痊愈。但是，她没有坚持服药，近一年完全停药，结果经常需要卧床休息。近一周来，自购金匮肾气丸、补中益气丸口服，自觉好转，家人催其再来就诊。查其水肿为典型的黏液水肿（全身漫肿，面色萎黄，按之无凹陷或凹陷不明显），脉象濡弱，舌质淡嫩。疏方如下：

附子 10g，干姜 5g，桂枝 20g，白术 10g，茯苓 15g，党参 10g，黄芪 15g，当归 10g，白芍 15g，川芎 10g，熟地 20g，陈皮 10g，半夏 8g，甘草 6g。常规水煎，日 1 付。

金匮肾气丸 9g 日 3 次；补中益气丸 9g 日 3 次。

甲状腺粉片 10～20mg 日 1 次；强地松 2.5mg 日 1 次。

上方是我治疗此病的固定方法。绝经期前的妇女，再加上己烯雌酚片 0.25～0.5mg 日 1 次。

就诊 3 次之后，即停用中药煎剂，叮嘱患者最好中成药和西药继续同时服用，若要减药，即减去中成药，西药则一天也不要停。

可是，能完全遵医嘱的病人很少。他们不甘于终生服药，常常试停，于是就像这个病人复发了。病人还往往有一种错觉，似乎不太经济的中药和中成药更重要。其实，近期疗效还是西药最好。反复叮嘱这一点，还是有的病人不能遵嘱。

不过，中药和中成药也有效是肯定的。比如此例，服用中成药之后已经好转。这在我也不是一次经验。此外，我曾见经过完全不懂西医的中医治疗过的病人。凡使用温阳补气法为主治疗者，就有效，只是太不经济简便，不可能坚持长期治疗。

或问：是否可以完全使用中药治愈此病呢？

答：如上所说，很难让病人长期（比如半年以上）坚持服中药，特别是服煎剂。所以，我没有这种经验，不敢肯定或否定。但是，患者初诊时，按照上方中西医结合治疗是比较好的选择。又，此患者初诊时的煎剂处方更是典型的温阳补气。录如下：

附子 8g，干姜 5g，桂枝 15g，党参 15g，黄芪 15g，当归 10g，川芎 8g，羌活 5g，独活 5g，薤白 10g，陈皮 10g，茯苓 10g，半夏 8g，五味子 8g，甘草 6g。常规水煎，日 1 付。

现在看来，方中半夏、羌活、独活可以不用。最好再加上熟地。

案4 轻症腺脑垂体功能减退

张某之妻,1987 年就诊时大约 38 岁。

因乏力、多困、食少等多方求治数年不愈就诊。一眼即注意到她有轻度黏液水肿,说话也略显笨拙。于是问她是否有月经量少、怕冷、脱发等。果然无不具备。只是她没有典型的产后大出血病史,面色不见苍白或萎黄。脉象沉弱,舌淡苔白。血压 110/70mmHg。处理如下:

附子 10g,桂枝 15g,党参 12g,黄芪 15g,当归 10g,川芎 10g,熟地 15g,茯苓 10g,陈皮 15g,川朴 6g,三仙各 10g,甘草 3g。常规水煎,日 1 付。

金匮肾气丸 9g 日 3 次。

甲状腺粉片 10mg 日 2 次;己烯雌酚片 0.25mg 日 2 次;强地松片 2.5mg 日 2 次。

服上方 5 日,病情大好。即嘱只服西药。但患者总是想停服。一般停服 3 日症状即再次出现。2006 年,患者接近 60 岁,仍然在服西药。嘱其可以逐渐减去己烯雌酚。

案5 腺脑垂体功能减退误诊

赵某,女,63 岁,邻村李寨人,2002 年 9 月 27 日初诊。

最近他医诊为"肾性贫血"。乏力、食少、面黄体瘦但面目虚肿,舌有胖大感。他医的诊断明确,病家带着一大摞化验单。开下方 3 日量观察。

川芎 10g,当归 10g,白芍 15g,熟地 10g,党参 10g,桂枝 10g,陈皮 10g,茯苓 10g,半夏 7g,三仙各 10g,生甘草 5g。常规水煎,日 1 付。

金匮肾气丸 9g 日 3 次;人参健脾丸 6g 日 3 次。

力勃隆 3 片日 3 次。

10 月 2 日再诊:略见好转,特别是食欲和说话笨拙见好。于是详细询问病史。

原来,发病于 3 个月前,先有右手麻木,右腿僵硬并说话笨拙。

脉象弦滑,舌干红、苔黄。血压 170/110mmHg。又大便不畅多年。

看来,首次就诊我也漏掉高血压。一般说来,到此为止的发现,应该怀疑中风先兆。至少高血压要优先处理。处理如下:

川芎 10g,怀牛膝 15g,白芍 10g,当归 10g,香附 8g,菊花 15g,钩藤 15g,丹皮 8g,丹参 8g,生大黄 6g,生地 10g,三仙各 10g,生甘草 5g。常规水煎,日 1 付。

心痛定 10mg 日 2 次；复方降压片 1 片日 2 次。

龙胆泻肝丸 3g 日 2 次。

因为患者从未使用降压药，西药都是用小量。

10 月 7 日三诊：头晕有时大好，食欲改善，乏力、面色苍白虚肿如前。手掌无故变粗糙。脉仍沉滑有力。血压 160/100mmHg。上方降压西药改为日 3 次。

10 月 14 日四诊：头痛大轻，仍乏力走不远。食少，说话较前清楚。脉滑略有力。血压 140/90mmHg。守前方。

10 月 22 日五诊：食欲可，仍乏力，说话基本清楚，但面目虚肿不退。于是加服西药如下：

甲状腺粉片 10mg 日 1 次；泼尼松片 5mg 日 1 次；双氢克尿塞片 25mg 日 1 次。

上方服至 11 月 6 日，黏液水肿完全消退。说话完全清楚，声音清亮。于是为患者固定下方，嘱坚持服用。

心痛定片 10mg 日 2 次；复方降压片 1 片日 2 次；甲状腺粉片 10mg 日 1 次；泼尼松片 5mg 日 1 次；双氢克尿塞片 25mg 日 1 次。

按：部分黏液水肿病人伴有或迟早出现高血压。此类患者大多脉象沉细，注意不要漏诊。该患者首次就诊没有脉象、舌象记录，是我的疏忽。

案 6　不典型腺脑垂体功能减退

李某，女，32 岁，威县油坊村人，2005 年 3 月 17 日初诊。

三年多前曾经产后大出血。现有不很典型的腺脑垂体功能减退表现。患者食少、乏力、脱发、无月经，但黏液水肿不重。病初曾化验激素，报告不典型。体形中等，面色萎黄，轻度虚肿。六脉沉细似无。舌嫩。

处理如下：

党参 10g，黄芪 15g，附子 10g，桂枝 15g，干姜 5g，当归 10g，川芎 10g，熟地 15g，陈皮 15g，苍术 5g，甘草 4g。常规水煎，日 1 付。

金匮肾气丸 9g 日 3 次

甲状腺粉片 10mg 日 1 次

己烯雌酚片 0.5mg 日 1 次

强地松片 5mg 日 1 次

3 月 23 日再诊：自觉好转，食欲、体力改善。脉象仍见沉细，但清晰可及。

4月1日三诊：寸关脉正常，尺脉仍不可及。

按：患者只有一个女儿，希望再生一胎。她似乎也知道再次怀孕此症可能痊愈。共服药将3个多月。7月17日给她定的激素用量如下：

甲状腺粉片10mg、己烯雌酚片0.3mg、强地松片1.25mg各日1次。

其间曾经两次来月经，7月中旬的月经接近正常。

案7 垂体瘤术后皮质功能减退

许某，男，59岁，威县南里村人，2004年5月1日初诊。

脑垂体腺瘤手术并放疗后3年。术前有双眼视物不清。术后视力无改善。术后第一年无大不适，可以劳动。不久出现食少、恶心、呕吐、极其乏力、尿少、尿黄、大便干燥、血压下降等。大量输液给盐，并同时使用皮质激素即暂时好转。但很难维持1个月。从未出现水肿。患者明显消瘦，说话无力。脉弱，舌淡嫩而干。处理如下：

桂枝15g，附子10g，干姜5g，川芎10g，党参10g，黄芪15g，当归10g，白芍10g，生地10g，熟地10g，五味子10g，陈皮10g，茯苓10g，半夏6g，生三仙各10g，生甘草5g。常规水煎，日1付。

金匮肾气丸9g日3次；补中益气丸9g日3次；泼尼松5mg日3次。

5月10日再诊：病情稳定，守前方。

5月17日三诊：又食欲不佳、乏力、多困，脉弱，舌淡，苔灰黑。仍守上方。

按：患者的表现与教科书所示相同，即垂体瘤手术和放疗后的典型垂体功能减退，且以盐皮质激素分泌不足为主。此证用ACTH治疗无效。补充皮质激素也疗效不好。以上中药处理效果也不满意。

案8 垂体瘤术后头痛

李某，女，41岁，威县第四营村人，2004年1月13日初诊。

垂体瘤手术并放疗后9个月，近来又有右半头痛。饮食可，有时呕吐。大便多稀。睡眠不佳。体丰，形困。脉滑数，舌略红。血压120/80mmHg。处理如下：

当归10g，白芍15g，川芎10g，五味子10g，生地10g，玄参10g，茯苓10g，党参10g，葛根10g，钩藤15g，陈皮10g，三仙各10g，生甘草5g。常规水煎，日1付。

逍遥丸6g日2次；补中益气丸9g日2次。

1月18日再诊：头痛已轻，下肢乏力。今晨起有干呕。脉略如前，舌可。守前方。

按：患者此次取药 10 日，再未就诊。此病术后，第一怕复发，其次怕垂体功能减退——即出现上案的情况。

案9　腺脑垂体功能减退

姜某，女，39 岁，威县马安陵村人，1994 年 1 月 21 日初诊。

患病数年，常食少乏力、卧床不起，近来又感冒，输液多日无效，病情危重，请出诊。

患者面色苍白萎黄，精神萎靡，语声低微，且说话笨拙，不能自述病史。上述情况是丈夫代述的。患者不能食且有时呕吐，但输液困难（因为输液次数已经太多，加之黏液水肿，静脉穿刺很困难）。曾经住县医院治疗无效，不愿意再去。脉象沉细似无，舌淡嫩而瘦，苔少。听心音弱，肺（—），腹平软。血压 90/66mmHg。观其面色虽然苍白，但有虚肿。全身亦有漫肿。头发明显稀疏。已经数月无月经。于是按腺脑垂体功能减退处理如下：

附子 10g，干姜 5g，桂枝 15g，陈皮 10g，茯苓 10g，半夏 8g，川芎 8g，当归 8g，熟地 20g，党参 10g，三仙各 10g，生甘草 8g，生姜 20g。常规水煎，日 1 付。

甲状腺粉片 10mg 日 2 次；泼尼松 2.5mg 日 2 次；己烯雌酚片 0.5mg 日 2 次。

如上处理至第 4 日，再次请出诊。患者精神、进食情况大好。但激动不已，痛哭不能控制。大概是丈夫上班，孩子还小，卧病日久，无人照料，又深恐不治。于是给以安慰。如上处理大约半月，亲自就诊时，见她说话比常人快。面色略见红润。虚肿全消。自称无大不适，一再表示感谢。

但是，此后患者还是有时自作主张停药或减量。2000 年即因甲状腺粉片改为每天服半片就诊 2 次，症状同前但轻。嘱其至少每天服 1 片，并加服下方：

附子 10g，干姜 5g，吴茱萸 5g，党参 10g，当归 10g，熟地 15g，白术 10g，桂枝 20g，茯苓 10g，乌药 6g，陈皮 10g，半夏 8g，生甘草 5g，生姜 20g。常规水煎，日 1 付。一诊即效。

这时她告诉我，有一位中医给她开附子、干姜、桂枝等（她认识这几味药）也能见轻，只是没有这样中西药同用效果好。于是再次告诉她，西药不可停。

案 10　尿崩症

赵某，男，40 岁，威县李家寨村人，1992 年 11 月 10 日初诊。

患尿崩症 17 年，一直严重多渴、多饮、多尿，每昼夜需饮水大约 15L。自称每次都感到水很甜（愿意喝的且味佳意思），夜间也要喝 3L 左右。久治不效。今年春天起发作左颞部疼痛，偶向下颌放射。服卡马西平、安络痛等可缓解，但头晕不能起立且恶心、食少。然而，多渴多饮大大好转——饮水量接近常人。二便可。体丰，面色苍白晦暗。步态不稳（应系卡马西平的副作用所致）。脉细弱，舌淡苔白厚。血压 150/116mmHg。处理如下：

川芎 15g，怀牛膝 15g，葛根 20g，菊花 15g，钩藤 20g，红花 10g，生石膏 30g，龙胆草 6g，当归 15g，白芍 15g，丹皮 12g，陈皮 15g，茯苓 15g，泽泻 15g，半夏 15g。常规水煎，日 1 付。

复方降压片 1 片日 3 次；降压灵片 8mg 日 3 次；心得安（即普萘洛尔）10mg 日 3 次；卡马西平 0.1g 日 3 次。

11 月 11 日再诊：自己骑自行车就诊。不再头晕。疼痛大轻。脉沉弦，舌淡。血压 140/100mmHg。守上方。

按： 患者没有再诊。他的颞部疼痛，首先怀疑三叉神经痛，与高血压也有关。值得记录的是，尿崩症是脑体后叶严重功能低下的结果，为什么新病使如此顽固的尿崩症大大缓解。患者没有被诊为垂体瘤，也没有做过放疗。

第二节　甲状腺功能亢进症

【概说】

甲状腺功能亢进症（以下简称"甲亢"）患者，大都有典型的临床表现。即便甲状腺肿大和突眼不明显，高代谢率症群也不难认出来，按说不应该多次就诊而漏诊。但是，笔者曾经处理他医漏诊的患者多例。今天（2005 年 11 月 7 日）又碰见这样的病人，故同时把前此记忆当中的病例附记于此。

新病例的原始记录（包括患者在他处就诊资料）比较完整，故尽量详细地记述。有关理论问题，也多结合此例讨论。其余病例只记述大概。

【病案举例】

案 1 复杂甲亢

赵某，女，43 岁，威县郭安陵村人，2005 年 11 月 4 日初诊。

自述两个月前，首次因心慌晕厥在田间，急诊住院一周未能确诊。出院后按心脏病治疗，服用多种药物。此后多次发作心慌不支，服西药（大约是心得安等）可减轻，但从未完全缓解。一周前病情加重，严重心慌不支，去县医院做心电图，为窦性心动过速，心率 152 次/分，同时发现高血糖，尿糖（＋＋）。县医院按心脏病合并糖尿病治疗无效。由于天气转冷，患者穿衣较厚，看不出明显消瘦，但精神萎靡，语声低微，面色晦暗，似有汗。脉沉细滑数，脉率 130 次/分。切脉即可知全身多汗（寸口上下明显潮湿），且似有气短，自觉也有气短感。舌淡苔白厚。虽然脉象沉细，但血压 146/90mmHg。

这样的病史和已有检查结果，至少不能完全用糖尿病解释——患者没有其他糖尿病表现。如此之快的心率也不能用糖尿病解释。同样，也不能用相当轻的高血压解释。又，心电图不支持冠心病。况且，若冠心病心率如此之快，患者必然病危不能亲自就诊。还应该考虑什么病呢？

其实，患者一进门就发现她有点突眼。后来问其丈夫，他说看不出眼睛有变化，故医生的观察应该比家属准确。望闻问切之后，检查甲状腺完全不见肿大，心脏听诊发现明显吹风样杂音。于是再问患者是否有体重明显减轻、多饥、恶热（除恶热外，体温可超过 37℃，但不会超过 37.5℃，如果接近 38℃，就意味着即将出现甲状腺危象）、手颤、大便次数多（心慌、多汗已经发现），结果是上述症状都有。自称体重比春天下降约 10kg，于是甲亢的诊断基本成立。她家离县医院不到 2 千米，

那里可以做 T_3、T_4 等化验，嘱咐她服用下方的同时去做检查，下次就诊带结果来。处方是：

山萸肉 15g，五味子 10g，党参 10g，黄芪 20g，麦冬 10g，茯苓 10g，当归 10g，白芍 15g，桂枝 20g，生山药 15g，熟地 15g，龙骨粉 15g，牡蛎粉 15g，甘草 5g。常规水煎 2 日 3 付。

天王补心丸 9g 日 3 次；人参归脾丸 9g 日 3 次。

11 月 7 日再诊：上方已经服完，自觉心慌明显好转，不再出虚汗。化验结果为：$T_3$4.22，$T_4$266。总之，血清甲状腺素明显升高。脉象仍略见沉细，脉率 110 次/分。舌质偏淡，苔白不厚。血压 130/86mmHg。医院的医生已经给他开了他巴唑（即甲巯咪唑）、心得安和甲状腺粉片。嘱其服用西药的同时继续服上方。

或问：高血糖而且有尿糖，就置之不理了吗？

答：由于我略有虚名，加之化验结果很支持甲亢，医院的医生知道是我让病人去查甲亢，不再怀疑她有糖尿病。不过，我知道患者的哥哥患糖尿病多年（这次就诊我才知道她的娘家，她的哥哥也是老病人）。对她还需要严密观察血糖和尿糖。目前用的中药，显然对糖尿病有利。但读者须知，甲亢可以出现尿糖，也可以伴有糖尿病。

再问：患者为什么有气短感呢？

答：这主要是心动过速的结果，因为呼吸频率与心跳频率大体为 1：4。即心跳快呼吸就快。不过，自中医角度看，心动过速和伴随的呼吸加快并自觉气短是因为严重气虚（心脾肺肾俱虚，心气虚为主）。注意，多数甲亢自中医看都有气虚。换言之，西医所谓功能亢进，大多不属于实证。又，患者已经有了甲亢性心脏病。

再问：患者的高血压怎样认识和处理呢？

答：此患者的高血压和甲亢发病原因应该相同，这样不太高的血压也可能是甲亢的伴随症状。故先不针对高血压用药，看能否随着甲亢缓解而好转。今天的血压已经在正常范围。

再问：为什么还要用大队补气药，而且大量用桂枝呢？

答：何以要补气，上面已经说过。大量使用桂枝，是因为患者的舌象非常淡。况且脉象沉细而数，又有虚汗，重用桂枝有经方依据。读者可参看《伤寒论》桂枝甘草汤证。桂枝虽然性温，但除非像过去常见的典型肺结核那样的阴虚劳热，特别是兼有咳血，是不需禁忌的，况且上方用桂枝是与山萸肉、五味子、麦冬等滋肝肾的药物同用，更不必顾忌。

再问：为什么他医会漏诊此病呢？

答：如果有严重的突眼，又有明显的弥漫性或结节性甲状腺肿大，大概实习大夫也不会漏诊。一旦完全没有甲状腺肿大，突眼又很不明显，即便其他甲亢症状相当明显，漏诊的机会也比较大。经验少的医生，这时往往想不到仔细询问是否体重减轻、食欲亢进、多汗、怕热、大便次数多等。至于手指震颤，尽管很容易查出，不少医生却想不到做。目前许多医生热衷的心电图、CT、磁共振和多数血液生化检验，几乎完全无助于甲亢的诊断。

再问：怎样看这个患者的病因呢？

答：如上所述，患者的内分泌紊乱有家族病史。不过，这不是唯一发病因素，甚至也不是最重要的。患者是一位不大健壮的人，但是性躁急又过于勤劳。她家种了十亩棉花，管理、采摘完全靠她一个人。加之中年妇女家务繁多，需要应酬的俗务也多，性躁急的人，常常不如意。多年如此，必然出现严重全身调节紊乱或虚劳。只不过在她更容易表现为甲亢、糖尿病等内分泌紊乱性疾病。总之，这是多因素疾病。在她身上同时出现了甲亢、疑似糖尿病和高血压。这个年龄出现这么多病，充分治疗固然是必要的，然而，患者能否从此注意调养，尤为重要。每次就诊时都要给她讲解养生要点。

11 月 13 日 3 诊：患者面有喜色，且由晦暗转白而光润。自称精神体力好转。脉率仍接近 110 次/分，血压 130/80mmHg。昨天自己查尿糖阴性（患者的丈夫有糖尿病，备有试纸）。惟仍有轻微心悸和气短感。又，近 2 日睡眠不佳。

虽然明显好转，我觉得不大满意。但想不到什么原因。于是多方询问。原来，患者操之过急，自作主张加大西药用量。近 2 日甲状腺粉片每天服用 3 片。于是找到了原因。甲亢患者再服这么大剂量的甲状腺粉片，相当很危险。若非中药支持，很可能会出现危象。患者及其丈夫也说，2 日前本来自觉更好，症状几乎完全消失。看来，对病人的嘱咐要无微不至。至此，再问其他西药服用情况，才知道原来没有服用心得安。这是她丈夫自作主张的结果。他认为，家里有那么多治心脏的药物，就没有买心得安。此药虽然不是很重要，目前还是最好服用。于是再三嘱咐立即服用。

又，患者问多长时间才能劳动（近 3 日她已经能做饭和料理其他轻微家务）。

我说：最好全休半年，即便自觉完全好转，也不要再下地劳动。患者闻听此话竟然泪下。于是，再详细说明道理并予安慰。

或问：此患者可否考虑放疗。

答：可以。再诊时我已经她建议去地区放疗中心就诊，看是否宜于放疗。但患者坚执不去，说：吃过您的药，觉得好多了，哪里也不去。是否再次建议，看情况再说。甲亢患者大多急躁而固执。教科书上明确说，此病可以出现躁狂症。即便没有躁狂症，大多也很不听话。我曾经亲自陪同毒性甲状腺肿的患者（有亚躁狂症）去医科大学专科就诊，就没有说服她住院手术。

或再问：为什么甲亢还要使用甲状腺粉片？

答：详细机理请看书。简言之，对突眼明显的患者，可以使用小剂量甲状腺粉制剂。目前市场上的甲状腺粉片就是此种干制剂。多数教科书或内科书都有明确论述。但是，一定要嘱咐患者严格按医嘱使用。此例患者是不必使用的，由于已经服用大剂量，不可骤停。

或再问：可否使用碘制剂？

答：详说请参看教科书或专著。此患者已在食用海带，不必考虑使用其他碘制剂。

11 月 18 日四诊：自觉大好，喜于形色，精神、体力、饮食、睡眠均可。已经停用甲状腺粉片。脉率 98 次/分，血压 126/80mmHg，舌质转红，舌苔正常。但今日查尿糖（＋＋＋），问其前几天的情况，答曰没有做。看来，患者还是有些不听话。于是，再次嘱咐每天两次测试尿糖。这次患者又补充说，此前一直口渴而且喜欢喝凉水，近 3 日不再口渴。故病史较长，病情复杂的患者，一次就诊往往诉说不全。医家应该随时追问病史。

看来，糖尿病不能排除。

又，患者服成药困难，除第一次外，没有服用。

于是，继续服煎剂。西药如前。

案 2 不该漏诊的甲亢

2000 年初夏，我从英国返回家乡数日，邻村五里台一老年妇女就诊，且曰：病了多半年，多方求治不愈，不惟不愈，越治越重，终于把您盼回来了。患者如此说，盖因其本人及亲属常找我看病，疗效尚满意。

她带有县地市三家医院的诊疗记录，多数诊为冠心病。检查、化验报告一大沓。患者的主诉也是心慌、乏力、出虚汗。诊其脉大而数，脉率每分钟130多次。由于患者是比较胖的老年妇女，很难看出较轻的突眼，但是，患者的甲状腺肿大不难发现——尽管肿大不严重。再询问并检查其他甲亢症状和体征，无不具备。于是诊断无疑问，再作 T_3、T_4 等检查不过是例行公事。

这么典型的表现，不知道县地市医院的医生为什么会漏诊。

问题是继续怎么治。我的经验是：甲亢严重时，不宜以中医为主。这时要向病人说明此病有的非手术不可，还有[131]碘放疗等。特别是放疗很简便有效，可以优先选择。手术或放疗效果不好或反复或出现后遗症，再以中医为主治疗。结果是服中药数日之后，患者选择了放疗。大约两年后，患者的丈夫来看病。说：她在那里（按：指地区放疗中心）喝了几滴清水儿，病就好了。不知道是什么神水，喝那么一点要十来天不能见人。

单就近期疗效而言，手术和放疗大多很好。不过，手术和放疗之后，出现甲亢或甲减的病人也不是很少见。笔者治过多例这样的病人，由于这时患者不宜也不愿意再作手术，多数人也不愿意再做放疗，病情大都不很严重，应该中西医结合治疗。

案3　漏诊的甲亢

1987年夏天，我在故乡忙于盖房子。本县北郭庄一位老者，通过熟人恳切求诊。原来，他患病多半年，去过地区、省城和北京的几家医院，终于闹不清什么病，从未好转。我就在工地上给他看病，自然没有任何仪器。他既没有甲状腺肿大，也没有突眼，但有比较典型的代谢亢进症状。让他再去大医院做检查（那时 T_3、T_4 化验还不普及），他坚执不去。于是，就给他开了他巴唑和心得安。病情迅速好转。后来他到处宣传说，我给他开了两种很便宜的药片，让他在2个月中体重增加10kg，各种不适也全好了，因而经常介绍病人就诊。看来，单纯西药保守治疗，对他已经足够了。

下面是17年后他的孙女自己怀疑甲亢的就诊记录。

郭某，女，29岁，威县北郭庄人，2004年7月31日初诊。

祖父有甲亢史。春节后，自觉体重减轻6、7斤。饮食好，甚或多饥。体力、二便、睡眠、月经好。面色萎黄。已做血、尿、甲状腺、肝功等检验，大体正常。无恶热、手颤等。偶有心悸。脉可、舌稍嫩。处理如下：

党参 10g，黄芪 10g，当归 10g，白芍 10g，生山药 15g，川芎 6g，桂枝 15g，茯苓 10g，陈皮 10g，半夏 8g，三仙各 10g，生甘草 5g。常规水煎，日 1 付。

补中益气丸 9g 日 2 次

8 月 4 日再诊：自己监测体重无下降，似乎略增。多饥似好。脉可。上方加人参健脾丸 6g 日 2 次。

8 月 18 日三诊：体重稳定。无不适。告知可以排除甲亢。

案 4 守着大医院漏诊甲亢

读者切莫以为，守着大医院，又不存在经济问题的人，就一定不会漏诊甲亢。我的一位同行和朋友，就有这样的经历。他是某中医学院的老师，本来身体相当好，1993 年却漏诊甲亢半年多。反复全身检查、化验遍了，闹不清什么病，于是反复检查是否癌瘤。其实，他也有明显的高代谢率表现——体重下降 20 多斤。当然，他的甲亢最后还是当地医院确诊的。这一事实是他事后亲自告诉我的。可想而知，确诊之前，他和亲属必然惶惶不可终日。

案 5 中西医结合治愈甲亢

薛某，女，55 岁，威县马塘寨村人，2001 年 4 月 3 日就诊。

患者说，大约 1998 年，她首次就诊时即系按甲亢处理而疗效很好，但一时未查到当时记录。已经停服他巴唑 2 年。此次因全身憋胀，左胸尤重，睡眠不佳就诊。其人一般情况尚可。脉象沉洪滑数，舌红苔少多裂纹。血压 150/80mmHg。仍按甲亢中西医结合处理如下：

黄芪 15g，生地 15g，麦冬 8g，生山药 15g，五味子 8g，元参 10g，白芍 15g，知母 8g，丹皮 8g，连翘 12g，龙骨粉 10g，三仙各 10g。常规水煎，日 1 付。

他巴唑片 10mg 日 3 次。

4 月 8 日再诊：全身憋胀好转，脉象不再沉，但仍见滑数有力。血压 170/80mmHg。上方加复方利血平 1 片日 3 次。

2003 年 10 月 18 日再诊：服完上方后，再未服药。自该年夏天出现手足皲裂，逐渐加重。同时出现双小腿散在结节痒疹。脉仍洪滑略数，舌暗红，血压 140/80mmHg。食欲大好，近年余体重增加约 5kg。仍偶有全身憋张。

处理如 2001 年第一方。

11月11日就诊：诸症悉退。

2007年3月7日就诊：此次主要是较轻的肩周炎。未开中药。患者说，2004年曾赴石家庄就诊，检验可疑甲亢。

案6 轻症甲亢

王某，女，56岁，威县黄街人，2007年5月10日初诊。

近3月性情急躁、头晕、心慌，又有不能控制的惊吓感、说话困难并颤抖感。其人体形中等，面色苍白，神情焦躁而倦怠。完全不见甲状腺肿大。脉象大体正常，舌淡嫩。问其有无恶热、多汗、大便频数、体重减轻。无不具备——自称体重下降约5kg。于是处方如下并嘱去做甲状腺素检验，下次带结果来。另嘱监测体重。

党参10g，黄芪15g，白术8g，生山药20g，五味子10g，当归8g，白芍15g，熟地10g，生地10g，丹皮8g，山萸肉10g，龙骨粉10g，三仙各10g，生甘草4g。常规水煎，日1付。

逍遥丸6g日2次。

5月17日再诊：一般情况大好，自觉症状基本消失，体重没有再减轻。在县医院化验结果为：T_3 2.71，T_4 150。上方加他巴唑片5mg日3次。

5月20日三诊：昨天去邢台市人民医院查T_3 3.7，T_4 222。家属已经在邢台咨询，说最好做[131]碘放疗。告知可以放疗，但症状迅速完全消失，最好继续中西医结合治疗。仍守前方。

患者没有选择放疗，到6月9日为止，病情一直稳定，没有反复和其他症状出现。

6月23日四诊：体重增加近2kg，复查T_3略高，T_4、TSH正常，无不适。现服他巴唑每天15mg。嘱逐日递减半片（2.5mg）3日后维持每天10mg。

按：患者恢复相当快，服中药一诊自觉症状消失。故不用他巴唑，单用中药也很可能迅速痊愈。

案7 不典型甲亢

石某，男，23岁，威县徐古寨村人，2004年7月5日初诊。

头痛10余日，按鼻炎治无效。服中药数剂而心悸严重欲呕。又眼沉、乏力、失眠。平时好头痛头晕，偶有腹痛。体瘦，神倦，脉滑数，偶尔一代。舌胖淡，苔白厚腻。处理如下：

陈皮10g，茯苓10g，半夏8g，五味子5g，党参8g，黄芪12g，桂枝

15g，白术 5g，三仙各 10g，生甘草 4g。常规水煎，日 1 付。

人参归脾丸 9g 日 2 次；逍遥丸 6g 日 2 次；人参健脾丸 12g 日 2 次。

7 月 9 日再诊：脉仍数而大，已无结代。昨天做血液生化、常规、心电等，唯见窦性心动过速。上方煎剂加当归 10g，白芍 12g。

7 月 16 日再诊：心慌大减，但头晕严重。乏力、鼻塞如前。脉象仍见滑数，但不大。睡眠仍不好。多汗，无明显手颤。甲状腺不大。嘱去医院化验，排除甲亢。

9 月 11 日再诊：已经在邢台化验诊为甲亢。正在服他巴唑每天 15mg。但近来极乏力、难眠、多梦。脉偶代。煎剂守前方。成药改服补中益气丸 9g 日 2 次，安神补心丸 9g 日 2 次。

此后治疗大体如上。患者连续服中药至 2005 年初。故须知，甲亢是相当顽固的病证，很难迅速完全解除症状。

又，此案临床表现不典型。虽然可以做诊断性治疗，最好有检验依据。

又，西医所谓"亢进"，在中医看大多属虚。即便有典型的高代谢率，还是以补益为主。比如最典型的案 1，即如此。

案 8　淡漠型甲亢

患者是一位非常瘦弱的中年女性，且自幼身体瘦弱多病。总之，完全没有高代谢率症群。反之，主要症状是：食少、乏力、饱胀、心悸并全身不适。按脾胃虚弱服中药治疗一月不效。终于查出 T3、T4 增高，于是按甲亢处理迅速好转。

这样的病例，就诊几次没有发现不算意外，而且除非通过上述特异检验，不能确诊。

第三节　甲状腺功能减退症

案 1　轻症甲状腺功能减退 （443）
案 2　异位甲状腺切除术后 （443）

【概说】

甲状腺功能减退（甲减）的典型表现是低代谢率和黏液水肿，故常常需要和腺脑垂体功能减退鉴别。病史常常能够提供充分的鉴别诊断依据，必要时可以做激素检验。

【验案】

案1 轻症甲状腺功能减退

韩某，男，51岁，威县王王母村人，2003年8月4日初诊。

头晕、眼黑、头痛、视物不清等加重半年。县中医院按心脏病治疗无效。患者全身漫肿，下肢略重。曾经查尿正常。双手麻木、睡眠多梦。父亲有腹水史。体胖，面色萎黄。腹稍膨隆，但无腹水征。脉象略见洪滑，舌淡胖苔白略厚。血压106/86mmHg。说话略见笨拙。可疑甲减。处理如下：

附子6g，桂枝15g，党参8g，黄芪10g，当归10g，川芎8g，熟地15g，五味子5g，苍术5g，陈皮10g，茯苓10g，半夏8g，甘草4g。常规水煎，日1付。

金匮肾气丸9g日2次；香砂养胃丸6g日2次；力勃隆3片日3次。

8月7日再诊：自觉明显好转。头晕大轻。全身漫肿消退大半。脉可，舌仍淡，苔灰。守原方。

如上处理至8月17日，仍有漫肿，说话略笨拙。上方加甲状腺粉片10mg日1次。8月24，口齿清楚。至9月2日，症状基本消失，停服煎剂。嘱患者坚持服用甲状腺粉片10mg日1次，最好同时服用金匮肾气丸。

按：本案的治疗经过可以证明，温阳补气法对甲减有效。

案2 异位甲状腺切除术后

笔者的外甥女，约10岁时出现舌根部正中漫起包块。不妨碍吞咽，亦无特殊不适。十二三岁时，包块大小可以略见变化，偶感不适。她和母亲深恐是恶性肿物，求治迫切。我多次穿刺肿物，偶可吸出少量紫红色的液体。以为是血液，从未怀疑是异位甲状腺。1984年春天，终于在河北医学院附属三院口腔科做了手术。术前也未怀疑异位甲状腺。手术顺利。出院后，日渐乏力、食少、全身漫肿、说话笨拙。这时才意识到，是甲状腺被完全切除了。再到三院就诊，诊断确切。于是只能使用替代疗法，且终生不可停用。

此后23年中，她极少间断服用，一切如常人。其子已经11岁。所用药物只有甲状腺粉片（10mg 1片）。最初曾用过每日2片，后来曾用每日1片。近几年，她自己掌握，常常每天用2片。农忙季节，更是每天服2片。

此病相当少见。记在这里，读者可以从中看到，如何掌握甲状腺素的应用。万一遇到类似包块时，也可能想到此病。

第十章　神经系统疾病

【概说】

比较高等的动物才有神经系统，而且，越是高等动物，神经系统越重要。特别是它的中枢部分，是高等动物的标志。它调控一切生命活动，居于生命主导地位。对"人"而言，它是语言、劳动和创造性活动的指挥所和思维的所在，因而尤其重要。

目前，还基本上遵循循环停止的死亡标准，这一标准是说：作为生物的"人"已经死亡。

极少数国家的法律承认的大脑死亡标准是说：作为动物的"人"，已经死亡。即"植物人"不能再视为"人"。

所以"人"的概念应该是"社会人"。尽管，人也要像植物和动物那样适应自然环境，但是，只有能够适应社会环境时，才能实现"人"的本质。这种能力，基于大脑皮层功能。大脑皮层功能完全丧失，就是完全丧失第二信号系统功能，或完全丧失了思维和劳动功能，这时，"社会人"就死了。对此，我们可以称之为"大脑皮层死亡标准"。这样的机体没有意识，继续生存对本身已经没有意义，对家庭和社会也只有基于心理需要的伦理价值。为了追求这种心理或伦理意义，个人、家庭和社会需要做出巨大的肉体、心理和经济付出。

目前，大脑死亡标准还不能被多数国家接受，"大脑皮层死亡标准"在伦理和法律上至少很长时间不可能被社会接受。

不过，上面这几句话不是为了提倡"大脑皮层死亡标准"，而是提醒医家的责任所在。

"植物人"是"动物人"生命活动的基础。"动物人"又是"社会人"的基础。所以，医生要尽一切努力维护基本生命活动，比如"植物人"还具有的那些生命活动。不过，医生的追求的高境界显然不是维护"植物人"和"动物人"的健康标准，而应该是"社会人"的健康标准。

上述三级死亡标准，对应的是三级生命活动或三级健康标准。下级健康标准是上一级健康标准的基础，医学追求的是最高级的健康标准。

三级生命活动分别或一起丧失一部分，"人"还可以是"社会人"。大脑皮层功能基本丧失，"人"就不再是"社会人"。

所以，当不得不退而求其次的时候，医家应该尽最大努力保证"社会人"功能受损最小。即努力维护大脑皮层的功能。

目前，对个人和社会危害最大的疾病是高血压、动脉硬化导致的脑血管病，因为它常常使患者丧失部分或全部大脑、特别是大脑皮层的功能。

对接近生命终端的人来说，丧失这些功能是自然规律或必然现象之一，因而，对患者、家庭和社会的心理、伦理和经济压力都比较小。

比较年轻的人，丧失部分或全部脑功能——特别是皮质功能，极其违背自然，对本人、家庭和社会都造成极大的痛苦和负担。医生应该尽最大努力防止这种现象发生。

神经系统、特别是其中的大脑，又特别是其中的皮质，又是人的精神活动得以发生、发育和维持的主要生理基础。换言之，精神活动属于大脑的功能。

于是，精神病必然伴有大脑的精神功能障碍。

目前，多见精神医学之说。似乎精神不属于肉体，医学应该分为精神医学和肉体医学。笔者认为，精神病应该属于神经系统疾病。

不过，出于习惯，还是把精神病独立。其中包括"神经官能症"和"其他精神病"。

【中西医结合解剖、生理、病理和诊治要点】

中医有"头者，精明之府"的说法，似乎古人认识到大脑和精神活动关系密切。但是，脑只是"奇恒之腑"，不在五脏六腑之数。《内经》明确说："心者，五脏六腑之大主也。"即"心"是生命中枢，于是，西医所谓神经系统的主要功能，在中医被视作心脏的部分功能。"心之官则思"的概念，至今在国人的口语和书面语言中还很常见。比如"心理"这个标准现代医学术语，就带有鲜明的传统文化烙印。不过，这不妨碍人们认识神经生理。目前，多数没有学过医的人都知道，大脑主思维因而是生命中枢，已经没有必要为"心主神明"找解剖学上的依据。

这方面的中西医结合，首先是引进中医的阴阳原理总体把握神经系统。

神经系统由脑、脊髓和周围神经组成，前两者又统称为中枢神经。神经系统解剖生理，基本上是阴阳模式的。比如，神经的中枢与外周、大脑与小脑、大脑两半球、高级中枢与低级中枢、传出与传入、感觉与运动、植物与随意、交感与副交感、肾上腺能与胆碱能等，在构造和功能上都是对立统一的。神经生理方面的兴奋和抑制更是对立统一的。神经调节和体液调节也是对立统一的。其中有主次之别，也便于用矛盾主要方面和次要方面来理解。中医把阳看作主要矛盾方面，也有助于理解西医的神经生理，甚至一切生理现象。生命的出现，以存在高能态物质为前提。动物生命的物理本质，就是积极的、活动的、耗能的。

西医没有给上述现象一个总的说明，上述总体把握有助于深刻理解神经系统。

下面再主要从西医角度说一下神经系统的生理、病理和诊治要点。

1. 在调控人体基本生命活动方面，神经系统最要害之处是延髓的心跳和呼吸中枢。它们严重受损，就会心跳或呼吸骤停——猝死——而且一般是不可逆的。二千年之前，中医就知道"刺头中脑户，入脑立死"，但不能说清其所以然。近来还偶见针刺或封闭发生上述意外，这是不可饶恕的事故。

2. 神经系统的调控功能，分为随意调控和不随意调控。就维护机体的基本生命活动而言，不随意调控更重要。为完成高级生命活动，随意调控更重要。关于不随意调控，请看内分泌系统疾病概说。

3. 所谓随意调控，就是人自觉并且主动进行的适应环境的活动。

简单的随意调控，如天冷了多穿衣服或再加上取暖，天热了脱衣服或再加上取凉，很好理解。

不过，人体的调控不仅仅是为了适应自然环境，更要适应社会环境。

所以，人的一切有目的的活动，包括复杂的思维、创造性劳动、完成一件大事业，都属于随意调控。由此可知，人生的意义或价值就在于他具有随意调控能力。残废之所以痛苦，就是失去了部分或全部随意调控能力。

4. 肢体或某种感觉器官的残废、部分周围神经损害固然痛苦。但是，目前常见的脑血管病，对人体调控功能的损害最严重，因而最痛苦。其结果不但可以出现半身瘫痪，还常伴有语言、感官和思维功能障碍。于是，人生的意义大打折扣。脑血管病之可怕正在于此。

5. 神经系统又是一个典型的复杂信息系统。它的中枢的重要性，上文已经再三强调。不过，中枢的功能离不开外周。比如，全盲者就失去了从外界获取信息的主要途径。假如再全聋，即便大脑没有损害，也几乎完全不能适应环境。这就是为什么，要重点保护视神经和听神经，特别是前者。

6. 神经系统、特别是其中枢部分非常重要，却非常脆弱，人体给它们以特别保护——脑和脊髓都处于坚厚的骨骼保护之中。尽管如此，损伤仍然难免，所以，对颅骨和脊柱损伤（包括病理性破坏）要特别重视，尽量设法把可能因此导致的中枢损害控制到最小。一般说来，这是专科问题。

7. 值得提及的是，神经系统的骨性保护也有不利的方面。一是有关骨性保护受损时，处理相当困难。二是其中出现新生物、出血或肿胀时没有缓冲余地，常常迅速出现"占位性"损害和昏迷等。

8. 较重的昏迷患者，就是暂时的"植物人"。他完全失去了适应环境的能力，需要最周到的医疗护理。设法使他清醒，是治疗的当务之急。

9. 脊髓损伤值得特别指出。脊髓类似有线电话网总局交换室出入的总电缆，它一旦受损，就出现机体相应部位的信息中断，因而丧失功能。可以是运动功能丧失，也可以是感觉功能丧失。严重的就是截瘫，这是仅次于严重偏瘫的残废。

10. 脊髓骨性保护最薄弱的地方是颈椎，这里又是脊髓最重要的部位。颈椎骨折造成的高位截瘫很少获救。

11. 神经系统的外周通信线路——周围神经——非常柔韧，而且多数处于深层而受到保护。但须知，与骨折或其他软组织损伤不同，周围神经严重受损，康复的机会会很小。严重骨折常可以完全康复，其他软组织损伤都可以瘢痕愈合，只要损伤范围不是太大，愈合后基本上不影响功能。动脉严重损伤虽然很危险，现在已有相当可靠的手段修复。严重神经损伤则尚无满意的修复手段。

12. 目前，复杂外伤、特别是车祸和工矿企业的意外伤害很多见，需要医生迅速判断伤情。假如没有严重大出血、休克、昏迷、呼吸窘迫，接着就要迅速判断有无周围神经和动脉损伤。后者会造成损伤远端坏死，前者则造成相应部位瘫痪。这种周围性瘫痪会同时影响相应部位的运动、感觉和营养功能。

13. 神经系统的营养要求非常挑剔。中枢——特别是脑，更是人体营养的"贵族"。人脑仅占体重的 1/50，却要求心输出量（心排血量）的 1/5 供应它。脑的能量来源几乎完全依赖葡萄糖的有氧氧化，却几乎完全没有氧和葡萄糖储备。于是，脑的血液供应必须充足。脑血管病之所以常见而且难治，道理在此。

第一节　急性脑血管病

【概说】

毫无疑问，急性脑血管病（下文简称"脑血管病"）、中风或卒中，已经成为危害国人最严重的疾病。它不但早已是国人的第一位死因，对患者、家庭和社会造成的肉体、精神和经济损害尤其居于一切疾病的第一位。

何以如此呢？

首先是此病的高发病率。不完全统计，我国每年新发病例 150 万，死亡人数近 100 万，重度致残率 40%。笔者估计，实际新发病例和死亡人数应接近上述统计的 2 倍。

其次，急性期脑血管病患者面临死亡、生活不能自理或失去劳动力的危险，心身痛苦之大可想而知。他们大多要住院抢救，不但经济付出很多，患者的家属和有的亲友还要停止多数其他重要活动。

再其次，急性期之后，稍微严重的脑血管病就会导致残废。对患者来说，残废稍重，就是失去了自由意志，也在很大程度上失去了生活的意义。如果患者生活不能自理，至少需要一个人专职护理。加之继续治疗，除了继续增加经济负之外，家庭成员的日常生活和生产还会长时期不能正常运转，亲戚朋友也常受累，必然继续造成经济和精神负担。

还有，脑血管病患者平均存活时间远比癌瘤患者长，因而对患者、家庭和社会的压力比癌瘤大。心血管病少见生活不能自理者，急性期和维持治疗造成的精神和经济负担，也比脑血管病小得多。

故笔者以为，脑血管病的发病率或现患率，可以视为社区卫生保健水平的主要指标。

上文未提及与高血压和动脉硬化基本无关的脑血管病。下附病例中有风心病导致的椎动脉系栓塞。蛛网膜下腔出血等病例干脆缺如。这是由于，对高血压、动脉硬化导致的中风瘫痪，弱智者也可能略知一二，见过蛛网膜下腔出血和风心病所致脑栓塞的同行恐怕不多。不会防治这些脑血管病不是什么大问题，若不会防治高血压和动脉硬化导致的脑血管病，则是严重的知识缺陷。

【中西医结合生理、病理和防治要点】

脑血管病是西医病名，中风和卒中是中医病名，脑卒中是中西医结合的病名。中西医病名距离很大，关键在于对大脑解剖生理、病理和此病的病因认识几乎完全不同。简单说来，直到明代大医张景岳，中医才把此病主要看作内伤病。到王清任才把此病和血管联系。传统中医理论没有认识到，此病主要是大脑供血突然严重受损所致，此病常见的偏瘫是大脑严重受损的结果。不过，这不等于中医疗法在治疗此病时没有长处。当代中医都知道，中风、卒中大都是脑血管意外，实际上已经接受了有关西医理论。故关于此病的病理、诊断主要从西医角度说明。

为什么会发生脑血管病，已经在"高血压病"中做过简要说明。

简言之，虽然不是高血压一定导致脑血管病，脑血管病也不是百分之百的伴有高血压，绝大多数脑血管病却是因为高血压和动脉硬化——特别是前者——引起。

所以，脑血管病的预防要点就是高血压的防治要点：宣传有关防治常识，坚持服用经济简便、疗效可靠的药物治疗高血压，有条件或必要时结合中医治疗。

据笔者的经验，坚持治疗高血压，多数人可以避免脑血管病，即便出现脑血管病，患者也会在短时期内死亡。

这不是因为治疗促进了死亡，而是因为长时期治疗之后，患者大多年高，长期高血压和动脉硬化导致的病理变化广泛而深刻，再加上脑血管病打击，长期存活的可能性很小。

和防治高血压一样，防治脑血管病不是纯技术问题。欲达预防目的，除了向公众宣传有关知识之外，关键措施是形成完善的人力、物力防治网。特别是基层医疗机构要有明确的责任区，其中所有高血压、动脉硬化和糖尿病患者——即脑血管病高危人群——都应该有完整的档案，定期防治，随时监控。

【脑血管病的诊断】

绝大多数患者的表现都很典型，群众对此都有常识，医生做出比较笼统的脑血管病诊断无困难，不需要任何仪器检查化验。

由于大脑的特殊解剖生理和病理，笼统的脑血管病诊断往往不足以指导治疗。这就需要医生掌握足够的解剖生理和病理知识，有时必须仪器检查。

在 CT 和 MR 出现之前，颅内检查非常麻烦，脑血管病患者一般不适于那些检查，其结果也不很可靠。

CT、特别是 MR 可以早期确诊稍微严重的脑血栓、脑血管破裂出血，特别是常常可以相当准确地定性、定位、定量从而指导治疗。只是，这是县以上的医院才能做的检查，基层大夫知道脑血管病有必要做脑 CT 或 MR 即可。

CT 和 MR 不能提供有价值的结果时，进一步诊断只能靠医生的知识。

面对一个脑血管病患者，医生要做出以下几方面判断。

一是判断脑血管病是缺血性的还是出血性的，特别是判断有无严重脑出血。

严重脑血管破裂发病大多很典型。一般是突然昏迷、瘫痪（若早期深昏迷，则不容易发现肢体瘫痪）并呕出较多血样液体。这是最需要做 CT 的情况。

二是判断脑血管病发生在脑干或离脑干较远。

严重的脑干血管意外，以生命指征严重受损为主要表现。比如休克（可有大汗淋漓）、呼吸衰竭，此即中医所谓脱证。较轻时也可表现为吞咽障碍，口周麻木等，但一般没有偏瘫和昏迷。严重的脑干血管意外常常迅速死亡。没有这些表现而以深昏迷、严重偏瘫为主时，说明血管意外离脑干较远，但比较严重。此即中医所谓闭证。

三是判断脑血管病发生在颈内动脉系统还是椎—基底动脉系统。

椎动脉、基底动脉和小脑动脉意外一般没有偏瘫，也少见昏迷，但多见吞咽障碍、严重头晕目眩、恶心呕吐和共济运动障碍。大脑动脉意外则相反。比如最常见而且典型的脑血管病多发生在大脑中动脉。这时多有严重偏瘫，也多见昏迷。这种偏瘫的感觉障碍和运动障碍是交叉的，即感觉障碍和运动障碍不在一侧。面部的瘫痪和肢体瘫痪也常不在一侧。

四是判断有无严重脑水肿。

脑血管病之后，多少都有脑水肿。严重脑水肿一般血压很高，昏迷很深，瞳孔缩小，需要紧急处理。

以上判断有助于早期预后，并随时处理紧急情况。但不少病例不很典型，除脑水肿容易判断外，其他判断常常不很准确。这时需要借助 CT 或

MR——尽管也常常闹不很清。

【中西医结合治疗原则】

急性期治疗原则如下。

脑血管病的关键病理是：相应部位的脑缺血或完全失去血液供应，因而一切治疗的目的就是尽快、尽量恢复血液供应。当不能完全、或完全不能恢复血液供应时，要尽量缩小坏死和缺血范围。

不过，不要把达到这一目的的措施理解为就是持续扩张血管、活血化瘀。因为常常要先解决其他更紧急的问题。

比如，严重脑血管破裂，脑出血较多，一般病情危重。最好争取急症手术，故应该急症住院。手术的目的是清除溢血的同时止血。这样就会避免溢血的刺激，特别是颅压过高和溢血压迫周围脑组织加重缺血或坏死范围。

即便不是脑出血，也常有颅压过高，一般同时血压很高，昏迷较深。高颅压会导致全大脑供血不足，还可以因为脑疝猝死。这时当务之急就是降低颅压——一般血压同时下降。颅压降低，血压下降，脑血管痉挛缓解，就是改善了全脑和局部的血液供应。这时再使用血管扩张药、活血化瘀药和恢复脑功能的药物才会有效。

总之，除非病情很轻，特别是血压不高或偏低者之外，降低颅压的药物至少连用 3 天。

另一个关键是昏迷患者的护理。包括勤翻身避免褥疮，保留尿管和口腔清洁等。

不能进食或进食很少，特别是昏迷患者要支持输液。原则上是每天液体总量不超过 2000ml，少给盐，前三天保持轻度脱水状态，以免加重脑水肿。

除上述要点之外，就是要控制血压，最好控制到正常范围。至少控制到发病前的水平。血压得不到控制，极少见恢复较快、较好者。

此外才是使用扩张血管药、活血化瘀药、降低血液黏稠度的药和帮助脑功能恢复的药。

急性期，最适于中医为主治疗的情况是：血压不高或略高，没有昏迷，没有高颅压的缺血性脑血管病。治疗大法是补气活血。

恢复期的治疗原则有四：一是继续控制高血压；二是调整全身情况；三是帮助受损大脑功能恢复；四是积极锻炼。

针刺虽然很常用，但不要因为针刺放弃其他治疗。

功能练习极其重要，笔者见过多例一侧全瘫坚持锻炼基本恢复者。反之，不少人瘫痪较轻，却因为不积极锻炼功能恢复很不满意。

所有恢复期患者，都可以服用中药，大法基本上也是补气活血。

如果输液，最好加用黄芪注射液、刺五加注射液和参麦注射液。

【验案】

案1 低血压小中风

朱某，女，72岁，威县马塘寨村人，1994年8月11日初诊。

近两天发生一过性左半身瘫痪共4次，每次半小时左右，偶有头晕，此外无特殊不适。身形不胖，精神困倦。脉象滑弱，舌淡苔少。血压100/70mmHg。

西医辨病：小中风。

中医辨证：气血虚弱中风。

中西医结合治疗：

中药煎剂：党参15g，麦冬15g，五味子15g，黄芪15g，葛根20g，当归15g，川芎12g，白芍15g，桂枝15g，山萸肉20g，桔梗8g，熟地15g，生山药15g，红花5g，柴胡5g，升麻3g，甘草5g。常规水煎，日1付。

成药：人参归脾丸9g日2次。

另嘱每天在家输脉通液500ml。

8月13日再诊：服药后再没有出现偏瘫。输液时曾有轻度不适，此外自觉一切大好。脉象接近正常，舌心苔灰黑。血压115/75mmHg。停止输液。中医处理如前。

8月15日三诊：自觉大好，脉舌象均接近正常。血压120/80mmHg。仍予上述中药四日量，嘱服完即可停药。

按：一直血压偏低而发生中风的相当少见。高血压伴动脉硬化发生中风主要因为动脉痉挛狭窄、血栓形成、栓塞或破裂，低血压发生中风主要是某一条较大的脑动脉供血不足，高龄患者也可能有动脉硬化因素。

西医把脑血管病分为缺血性和出血性。低血压中风都应该是缺血性的。但和高血压动脉硬化、血管狭窄导致的中风原因不同。高血压患者中风时，血压多见突然升高。如果低于正常就是危险情况，中医所谓脱证是也。

在王清任看来，这个病人应该使用补阳还五汤。那样疗效也应该比较好，我的方子与王氏不同。浅见以为，既然是气血虚弱所致，补益气血再加上升阳药效果就会满意。

案2 高血压小中风

王某，男，53岁，威县东关人，2002年6月11日初诊。

近半月来出现头晕并一过性右侧偏瘫4次，每次约10分钟。一直输液无效，近日又觉右腿麻木。体形中等，神情困倦，脉象略见洪大，舌苔白润稍厚。血压150/100mmHg。

患者曾经是一位身体很好的体力劳动者。50岁前没有高血压史，近年改为经商。他嗜烟酒、好竹战。故出现小中风和不良生活习惯有关。于是再三嘱咐戒除不良习惯，同时服下方：

川芎10g，牛膝15g，黄芪20g，葛根10g，红花5g，丹参8g，五味子10g，白芍15g，茯苓10g，丹皮8g，陈皮10g，枳实5g，甘草5g。常规水煎，日1付。

心痛定片10mg日3次；地巴唑片10mg日3次；龙胆泻肝丸6g日2次。

后来曾经加用复方鲜竹沥，病情逐渐好转。服上方后仅6月14日发作偏瘫一次，约5分钟。至7月9日，一切症状消失。脉象舌象大体正常，血压120/80mmHg。继续服药一周后停药，至2007年未见反复。

案3 中风先兆

本村村民赵某，男，68岁，2001年3月23日初诊。

3年前患脑血栓基本恢复，近来曾患感冒、胃炎，经他医治疗好转。22日突然头晕乏力、不能食，并尿床一次，说话不很清楚，走路蹒跚。脉象弦滑有力，舌淡苔白黏。血压220/110mmHg。

此证属于中风先兆应无疑问。问题是为什么血压突然升高。患者的感冒是别人治疗的。结果是不但感冒不好，反而食欲不振，在县医院检查为胃炎。其实，胃炎不过是感冒治疗不当的结果。近来治感冒盛行使用激素，故血压突然升高和食欲不佳，应是激素的副作用所致。处理如下：

川芎10g，怀牛膝15g，丹参10g，陈皮10g，茯苓10g，泽泻6g，香附10g，半夏10g，白芍15g，苍术10g，甘草5g，生姜20g。常规水煎，日1付。

香砂养胃丸9g日2次；人参健脾丸9g日2次。

复方降压片2片日3次；心痛定1片日3次；地巴唑1片日3次。

输液如下：25%甘露醇250ml（30分钟输完），日1次。

10%葡萄糖450ml+门冬钾镁1支（10ml）+刺五加注射液20ml×3支+曲克芦丁注射液300mg，日1次。

3月30日：诸症悉退，血压180/100mmHg。停用煎剂和输液，其余药物继续服用。

如果不能及时截断先兆中风，后果必然严重。

2006年11月27日：近2日发生一过性头晕和短时昏迷3次，自称平卧即不适，容易发作。脉象略见滑而有力，舌可。血压190/90mmHg。处理如下：

川芎12g，怀牛膝15g，葛根20g，菊花20g，钩藤20g，丹参15g，白芍15g，五味子10g，黄芪15g，三仙各10g，甘草4g。常规水煎，日1付。

立即输液如2001年，立即煎服中药。1小时后输完甘露醇，中药服完第一煎，自觉大好。

案4 中风后遗症

本村村民赵某，男，69岁，2006年3月16日初诊。

患者有典型的中风家族史。他家现存四代人中，中年以上的男子都发生过脑血管病。上案就是他的堂兄。三年前，他曾经左侧轻度偏瘫，经中西医结合治疗完全恢复。此次发病于2月前，适值我回省城赶写《中西医结合二十讲》，曾住县医院治疗2周。病情不重，没有昏迷，也没有全瘫，但治疗效果不好。就诊时仅可勉强扶杖步行。自称严重乏力并头晕。脉象略见洪大有力，舌胖嫩色淡。血压150/95mmHg。

处理如下：

川芎10g，怀牛膝15g，黄芪20g，当归10g，白芍15g，钩藤20g，菊花15g，葛根20g，茯苓10g，红花5g，陈皮10g，甘草5g，三仙各10g。常规水煎，日1付。

3月19日再诊：情况大好。头晕消失、体力改善。不再扶杖行走。脉象略见有力。血压130/80mmHg。上方加党参10g。

患者服中药一周，基本恢复。

顺便说明，目前防治脑血管病大多喜欢大量使用活血化瘀中药制剂。特别是常常大量使用丹参制剂。此外还有脉络宁、尿激酶等。

上文已经指出，防治脑以外的关键措施之一是控制血压。此患者治疗两个月，包括住院2周，血压还是未能控制（患者的血压一向不很高），就是没有抓住要害。严重乏力，很可能与大量使用活血化瘀药物有关。

又，此患者照用补阳还五汤效果也应该不错。但最好加上菊花、钩藤等。陈皮、三仙等可有可无。对高血压和脑血管病，川芎、牛膝可以不辨证使用。葛根是按照现代研究使用的。它可以改善脑血供。

案5　先兆中风或小中风

上案患者之弟赵某，56岁，2006年10月5日发病。

近24小时内，头痛、头晕，右手、右臂、右脸面麻木无力，共发作3次，每次持续半小时至2小时不等。脉弦滑有力，舌可。血压190/110mmHg。

处理如下：

输液：25%甘露醇250ml，培他啶盐水250ml（含培他啶2mg），10%葡萄糖500ml+氯化钾1g+刺五加注射液60ml。

中药煎剂：川芎12g，怀牛膝15g，葛根20g，红花5g，当归10g，白芍15g，茯苓10g，黄芪15g，丹皮10g，菊花10g，茵陈10g，三仙各10g。水煎即服。

口服西药：复方利血平1片日3次、心痛定10mg日3次、脉通丸1粒日3次。

患者不能耐受输液（头痛较重），没有输完。

11月6日再诊：心悸、左口角麻，脉略见洪数。血压120/80mmHg。煎剂仍守上方。加成药人参归脾丸、天王补心丸各9g日3次。

11月15日再诊：曾经大好，仅剩指尖麻。近日反复。麻至上臂。脉滑略大。血压160/100mmHg。西药自备，只取上方煎剂。

按：患者自5月份多次就诊。此前以心悸为主，主要因为家庭多事。他的妻子也同期出现高血压心脾两虚，见"高血压病"案35。

又，2004年患者即有类似发作，处理略同痊愈。

案6　中风先兆

本村村民赵某，男，58岁，2005年8月23日初诊。

就诊前一天，突然左侧肢体麻木。当天晨起，又感左口角麻木并头晕。血压120/80mmHg。脉舌象正常。

患者一向身体强壮，血压偏低。但小中风表现如此典型，还是要抓紧治疗。又，患者发病有明显诱因。主要是他不好饮酒，却因为连续数日处理村里的丧事等，饮酒较多，又有些心情不畅，于是发病。立即处理如下：

输液：10% 葡萄糖 500ml + 氯化钾 1g + 曲克芦丁 300mg + 刺五加注射液 60ml，培他啶盐水 250ml（含培他啶 2mg）

中药：柴胡 6g，当归 10g，白芍 15g，川芎 12g，怀牛膝 15g，五味子 10g，葛根 30g，党参 10g，黄芪 20g，半夏 8g，陈皮 15g，川朴 8g，三仙各 10g。常规水煎，日 1 付。

逍遥丸 6g 日 3 次；人参健脾丸 12g 日 3 次。

24 日患者去县医院做了 CT，无明显异常。继续处理如上。共服中药 20 天，输液 6 天。完全康复。

案 7　轻症脑血管病康复

本村村民赵某，男，2002 年春天发病时 75 岁。

患者的身材比较瘦小，此前从未发现高血压。起病是吃饭时突然自觉头晕并左侧肢体麻木、乏力。右手不能持箸。左面部也感到麻木，左侧咀嚼不便——食物停留在左腮内。他医治疗两天，不见好转，肢体轻瘫加重，求治于我。

脉象沉弦，舌暗苔白厚。血压 150/100mmHg。处理如下：

输液：25% 甘露醇 250ml，培他啶盐水 250ml，10% 葡萄糖 500ml + 氯化钾 1g + 刺五加注射液 60ml，日 1 次。

中药煎剂：川芎 12g，怀牛膝 15g，葛根 20g，红花 5g，当归 10g，白芍 15g，茯苓 10g，黄芪 25g，菊花 10g，三仙各 10g。常规水煎，日 1 付。

口服西药：心痛定 10mg 日 3 次、脉通丸 1 粒日 3 次。

次日血压正常，停用甘露醇。共输液 8 天，服中药煎剂 20 付，完全恢复。至 2007 年健在。

按：输液中最好再加入黄芪注射液 20ml——当时威县尚无此药。

案 8　轻症脑血管病基本康复

本村村民赵某，男，2004 年初冬发病时 66 岁。

患者有多年不太严重的高血压，一直坚持服西药。较重时则加服中药。夜间起病——睡醒后翻身困难。早起自觉头晕并左侧肢体麻木、乏力。吃饭时不能持箸。左面部也感到麻木，左侧咀嚼不便——食物停留在左腮内。脉象洪滑有力，舌暗苔白厚。血压 190/110mmHg。处理如下：

输液：25% 甘露醇 250ml，培他啶盐水 250ml，10% 葡萄糖 500ml + 氯化钾 1g + 刺五加注射液 60ml，日 1 次。

中药煎剂：川芎 12g，怀牛膝 15g，葛根 20g，红花 5g，白芍 15g，丹皮 10g，茯苓 10g，黄芪 20g，菊花 15g，钩藤 20g，三仙各 10g。常规水煎，日 1 付。

正在服用的复方利血平 1 片日 3 次，心痛定 10mg 日 3 次，继续服用。

次日血压降至 150/90mmHg。停用甘露醇。

共输液 10 天，服中药上方 30 付。仅遗留左手轻微麻木无力。

患者平时比较注意，此次发病因为多饮酒。原来是，发病的前一天，他的侄孙女出嫁。他这位经常义务处理村里红白事的家长，不得不陪客人多饮几杯。

案9　脑血管病康复后不注意

本村村民赵 LF，2001 年首次发生脑血管病时 77 岁。

患者是退休教师，社会经验丰富，又热心公益，是村里少有的明白人。他又善于处世，任教 30 多年，一直在一个学校。他没有高血压家族史。发病前血压从来不高，又精力充沛，发病前还可以和年轻人一样下地劳动，而且常年每天睡眠不足 6 小时。

义务处理村里的红白事近 20 年，他一向控制饮酒。不知道为什么，自该年开始不再控制，多次酒醉。于是，秋末发病。病初血压一度高达 200/100mmHg。

他没有出现昏迷和全瘫。处理略如上案。

基本恢复相当快，数月后他告诉我，只有右手食指尖有一点点麻木感。

这时他还是不断竹战——他的第一嗜好，只是右手略颤。

更难解的是，他更加不控制饮酒，而且多次酒醉。由于他德高望重，别人也不好阻止他。于是，次年再次发病。

这次还是基本康复。但是，我告诉病家，如果患者不能控制饮酒，不能保证他活到 80 岁。

果然，79 岁时，他第 3 次发病致死。当时我不在籍，不清楚逝世前的情况。

附：脑梗塞复发

张 BR，男，58 岁，威县王王目村人，2008 年 2 月 14 日初诊。

突然口眼歪斜，在本村输液一周无效。患者称，约四年前有类似发作，只就诊一次即愈。当时，他问我是什么病，我说是脑梗塞。到县医院做 CT，果然诊为脑梗塞。那次他服中药一周，同时按我的处方输液一周，即大体恢复——只遗留左腿走路不很方便。目前患者神志清楚，说话无困难。双上肢肌力和共济运动正常。只是面部明显向左歪斜。食欲略差，睡眠不佳。其余无大不适。脉象略见洪滑，舌红暗苔少。患者求治迫切。血压 130/80mmHg。断续服用降压、活血西药多年。处理如下：

川芎 12g，怀牛膝 20g，当归 10g，白芍 20g，丹皮 10g，五味子 10g，山萸肉 15g，生地 15g，熟地 15g，麦冬 15g，黄芪 30g，茯苓 10g，生甘草 6g。常规水煎，日 1 付。

六味地黄丸、天王补心丸各 9g 日 3 次

回家输液处方如下：

10% 葡萄糖 900ml + 黄芪注射液 20ml + 刺五加注射液 80ml + 10% 氯化钾注射液 15ml。每日一次。7 日后复诊。

2 月 21 日再诊：口眼歪斜大好。脉舌象大体正常。血压 124/80mmHg。继续输液 3 日，服中药上方 1 周。

按：若无旧年的病史，此案一开始不会诊为脑梗塞。4 年前即断为脑梗塞，应该是高血压较重而且有较轻的肢体瘫痪。

目前患者表现为肝肾阴虚，故处理如上。

近年我常规给缺血性急性脑血管病患者输液如上。经验证明，该处方比其他处方都好而且显然是中西医结合的。

案 10 脑血管病后遗症气虚

司某，女，59 岁，威县管安陵村人，2002 年 8 月 13 日初诊。

二年前发生脑血管病就诊，经中西医结合治疗不但生活可以自理，还可以洗衣、做饭、骑三轮车走亲戚。十天前病情加重，在他处输液一周病情益加严重。主要是极其乏力、吞咽呛咳，原患侧肢体几乎全瘫，说话不清楚，轻度小便失禁，口粘多痰等。脉象细弱，舌淡苔白。血压 160/100mmHg。处理如下：

川芎 10g，怀牛膝 15g，当归 10g，白芍 15g，丹皮 6g，党参 10g，黄芪 25g，茯苓 10g，五味子 10g，山萸肉 10g，大云 15g，枳实 10g，淡豆豉 10g，甘草 5g。常规水煎，日 1 付。

补中益气丸 9g 日 3 次；金匮肾气丸 9g 日 3 次。

输液：10% 葡萄糖 1000ml、10% 氯化钾 20ml、刺五加注射液 4 支（80ml）、黄芪注射液 20ml、曲克芦丁注射液 200mg、维生素 C 注射液 2g，

日 1 次。

如上处理一天即明显好转，患者可以自己坐起，饮水不再呛咳，说话比较清楚。7 日后不再输液，共服中药 18 剂，大体恢复到此次发作以前的情况。

此后至 2006 年 8 月，患者又病情加重 5 次，但不是中风复发，再没有出现过吞咽呛咳。主要是全身乏力，气不足息，瘫痪肢体加重和头晕、心悸等。均按上方处理，且不再输液。每次都是服用上方 1～2 日即明显好转，一般服中药 10 日暂停。降压和软化血管的西药则嘱咐她坚持服用。偏瘫渐渐加重，但仍可生活自理。

按：患者的脑血管病有明显的家族史。她的嫁在我村的妹妹就是在她首次发病前两个月出现脑血管病。她的妹妹是典型的高血压体质——身材矮胖、肌肉发达、性情暴躁。她的体质不像妹妹那样典型，但绝对不是高瘦体质，发病前精神和体力也相当好。但是，这样体质的人，发生脑血管病之后，照样可以以气虚为主。

此次发作在他处输液一周病情益加严重，应该是他医一味活血化瘀（多数还常规使用甘露醇等降颅压药）的缘故。

王清任的补阳还五汤，方名就是补阳气之义，故补气的黄芪用量特大，他药（活血为主，补血为次）用量很小。此患者照用先贤的方子，疗效也应该比较好。我没有照用补阳还五的理由如下：

①方中也重用了黄芪，虽然用量比先贤小。

②凡高血压患者，我一律不辨证使用川芎、怀牛膝，而且用量比较大。

③五味子、山萸肉和刺五加重在补肝肾之阴，凡高血压、脑血管病见脉有虚象或舌红苔少，即应该使用。盖脑血管病后遗症日久，大多也有肝肾阴虚。必要时还可以加上枸杞。大云虽然补肾阳，但不同于桂附，即便有热象也可以使用。对该患者来说，这几味药用量再大一倍也不必顾忌。

④脉证明显属虚，即便血压较高，党参甚至人参也要用，即补气不限于黄芪。

⑤成药用补中益气丸、金匮肾气丸也是重在补阳、补气。

又，先贤明言，补阳还五汤可以而且应该长期断续服用。笔者认为，如此服用对多数脑血管病后遗症患者肯定有好处。以上拙拟之方，也大体如此。

案 11　脑血管病复发

冯某，女，60 岁，威县大戈寨村人，2006 年 8 月 3 日初诊。

5 年前曾患脑血栓，治疗后生活可以自理。今年 6 月 5 日，突然视物不清、跌倒，同时说话不清。在家输液 7 天，无明显改善，于是去县医院检查。做脑 CT 示左大脑多发梗死。又按县医院处方输液 21 天，益加严重。患者勉强可以扶杖步行，但口眼歪斜明显，说话不成句又不清楚——大多听不懂。右下肢明显水肿。饮食可，二便可，睡眠可。正在服多种西药。体略胖，脉沉弦有力，舌暗，苔白厚。血压 170/90mmHg。处理如下：

①停用此前一切药物。

②川芎 10g，怀牛膝 20g，五味子 10g，白芍 15g，红花 5g，黄芪 25g，钩藤 20g，山萸肉 10g，葛根 20g，丹皮 10g，陈皮 10g，茯苓 10g，三仙各10g。常规水煎，日 1 付。

③复方降压片 1 片日 3 次；心痛定片 10mg 日 3 次；脉通丸 1 粒日 3次。

④回家输液：10% 葡萄糖 400ml + 刺五加注射液 60ml + 黄芪注射液10ml + 10% 氯化钾 8ml，日 1 次。

8 月 7 日：家属来取药，称病情稳定。血压 146/90mmHg。取中药上方6 剂。

11 月 7 日就诊：称服上方后病情大好。口眼歪斜减轻，说话基本清楚且洪亮，可以不扶杖步行。面色仍见苍白，脉象略见沉滑，舌略胖。血压150/90mmHg。继续服上方巩固。

案 12　脑血管病后遗症

本村村民赵某，男，1991 年发病时大约 52 岁。

患者是我故乡一墙之隔的邻居，他发病时我还在石家庄任教。但对他总比别的病人更熟悉，因为必然不断多知道一些情况。

先说一下他为什么发生脑血管病。

他少言寡语，身体瘦弱却异常勤劳。不过，此前我不知道他有每天饮酒的习惯——饮酒后可以多干活儿。由于他从未就诊，也不知道他有高血压。

突然发生严重脑血管病，是因为一时郁怒并饮酒。

1991 年仲春的一天，他的外甥让姐丈生了气，请他这位舅舅去调解。没想到，他这位不善言谈的舅舅，未能说服也未能压服外甥。这种情况下，自然饮酒比较多——但没有醉。然而，当天傍晚，他没有走出姐姐家的村子，就突然倒地深昏迷，迅速被送往县医院，诊为左侧脑血管破裂。

院方当即告病危。治疗一周，还是深昏迷，院方认为无望。于是，他的长子亲赴石家庄请我回去看看。这样看病显然不能完全撇开医院，况且我曾经在那里工作近 10 年。因而，和比较熟悉同行交换过看法之后，还是让患者在那里治疗。

患者住院大约一个月，虽然清醒了，却完全失语，左侧全瘫，又十分虚弱。院方又多次告病危，于是出院。出院后又多方治疗，情况无改善。

7 月初学校放暑假，我回故乡时，他还是完全失语，左侧全瘫，十分虚弱，一直卧床，不能坐起，食欲也很差，自然也很消瘦。此后才是完全我处理。

这时他的血压已经控制，面色苍白萎黄，左侧肢体水肿严重，脉象沉细，舌淡苔白。中药处方如下：

黄芪 30g，党参 15g，白术 10g，苍术 5g，茯苓 10g，川芎 10g，怀牛膝 15g，当归 10g，白芍 15g，红花 5g，葛根 20g，桂枝 15g，陈皮 15g，三仙各 10g，甘草 4g。常规水煎，日 1 付。

补中益气丸，金匮肾气丸各 9g 日 3 次。

上方是大补气血为主，活血化瘀为次。

服上方 10 天可以坐起，30 天后可以下床。两个月后生活基本上可以自理。数月后，他还变得相当胖。

不过，左侧上肢的僵瘫没有恢复，失语也没有恢复。他完全懂别人的话，最初自己完全不能说，后来也只能说两三个字。

总之，他几乎完全残废了，又活了 6 年。

有人问他活得怎样。他表示没有意义。

然而，他病危临终前，我放弃之后，病家还是请别人治了二三天。

我想，读者能够理解家属的心理需要，也能够从中看出为什么要重视高血压。至于饮酒和郁怒为什么很不好，更清楚。

案 13　中风后遗症

王某，男，71 岁，威县东郭庄人，2005 年 6 月 18 日初诊。

左半身严重瘫痪月余，现神志清楚，完全不能步行。脉舌象大体正常。血压 160/80mmHg。处理如下：

川芎 10g，怀牛膝 15g，五味子 10g，黄芪 20g，红花 5g，当归 10g，白芍 15g，党参 10g，葛根 20g，茯苓 10g，陈皮 10g，三仙各 10g，甘草 4g。常规水煎，日 1 付。

补中益气丸 9g 日 3 次；金匮肾气丸 9g 日 3 次。

6 月 22 日再诊：服药后有头晕感，上方煎剂去黄芪，成药去补中益气丸。

上方服至 7 月 5 日，可以勉强步行。

案 14　中风后遗症头痛

程某，女，76 岁，威县围子园村人，2000 年 8 月 12 日初诊。

约 10 年前发生脑血栓，经治好转。无明显后遗症，一直维持治疗。约一个月前，头痛加重难忍。卧位痛轻，起立即重。7 月 10 日做脑 CT 示额叶散在脑梗死。近来又感腿酸乏力，略走路则小腿疼。食欲不佳。二便、睡眠可。记忆力差。头顶疼为主。体形中等，神可。脉弦滑有力。舌大苔白厚。血压 190/100mmHg。家属称血压曾达 240/? mmHg。处理如下：

川芎 10g，怀牛膝 15g，红花 5g，丹参 10g，丹皮 6g，白芍 10g，五味子 8g，当归 8g，茯苓 10g，黄芩 10g，菊花 15g，连翘 10g，龙胆草 5g，黄芪 10g，三仙各 10g，生甘草 4g。常规水煎，日 1 付。

复方降压片 1 片日 2 次；心痛定片 10mg 日 2 次；脉通丸 1 粒日 2 次。

8 月 16 日再诊：头痛大好。唯走路后仍有小腿疼。脉见洪滑。血压 150/70mmHg。上方去心痛定。

8 月 22 日三诊：头痛、食欲、精神均大好，走路后腿疼轻。脉弦滑。血压 180/100mmHg。仍守初诊方，并嘱 5 日后停煎剂，但坚持服西药。

按：患者的头痛就是因为血压再度升高。对常用药仍然很敏感。患者常常认为包装堂皇且价昂的辅助药重要，停用便宜的降压药。故一定要叮嘱患者，控制血压是预防和治疗脑血管病的首要措施。

案 15　小中风

王某，男，56 岁，威县辛庄村人，2004 年 6 月 21 日初诊。

突然说话不清 10 天。已做 CT 无特殊发现。输液 9 天，似稍好。仍有明显秃舌。2 年前有类似发作，当时伴有左侧轻瘫。自称无高血压史。此次发病时血压 140/110mmHg。饮食、二便、睡眠可。自觉全身凉，后头小疼。体形消瘦，神躁。张口时左颊不适。四肢活动正常。脉可，舌可。血压 150/90mmHg。

处理如下：

川芎 10g，怀牛膝 15g，红花 5g，黄芪 25g，葛根 20g，茯苓 10g，五味子 10g，桂枝 20g，当归 10g，白芍 10g，附子 8g，半夏 9g，陈皮 10g，生甘草 5g。常规水煎，日 1 付。

心痛定片 10mg 日 2 次。

6 月 23 日：家属来诉，服上方后有饱胀、食少，但说话明显清楚。上方煎剂加川朴 5g，枳实 5g，另加香砂养胃丸 6g 日 3 次。

6 月 26 日就诊：说话仍不十分清楚，其余诸症悉退。守前方。

案 16　中风先兆

本村村民赵某之母，67 岁，2004 年 1 月 5 日初诊。

患高血压约 10 年，突然口眼歪斜，说话不清，自觉不支。脉可，血压 190/100mmHg。立即按中风先兆处理如下：

输液：25% 甘露醇 250ml，10% 葡萄糖 500ml ＋ 刺五加注射液 60ml ＋ 10% 氯化钾 10ml ＋ 曲克芦丁 200mg，培他啶盐水 250ml。

中药煎剂：川芎 10g，怀牛膝 15g，五味子 10g，党参 10g，黄芪 30g，当归 6g，白芍 15g，红花 5g，桂枝 15g，钩藤 15g，茯苓 10g，陈皮 10g，川朴 5g，三仙各 10g，生甘草 5g。常规水煎，日 1 付。

当天血压下降至 160/90mmHg，病情缓解。共输液 6 天，服中药 20 付。此后 4 年，患者渐渐迟钝，但再未出现中风先兆。生活可以自理。

案 17　中风后遗症

郝某，女，53 岁，威县康司固村人，2005 年 11 月 10 日初诊。

发现高血压约 4 年。23 天前，突然昏迷，近 5 日渐清醒，但右侧全瘫，不能说话。脑 CT 示左大脑多发大范围梗死。一直在家输液。脉略弦滑。不能探舌。血压 130/90mmHg。处理如下：

川芎 10g，怀牛膝 15g，白芍 15g，丹皮 8g，茯苓 10g，陈皮 10g，桂枝 15g，葛根 20g，黄芪 20g，党参 10g，红花 5g，三仙各 10g，生甘草 5g。常规水煎，日 1 付。

11 月 16 日：家属来诉，病情改善，已能探舌，右下肢可动。守上方。

11 月 30 日就诊：患者可以慢步行，思路清楚，但只能说一两个字。下肢略肿。仍守前方。

案 18　脑血管病轻症

张某之母，76 岁，威县小辛人，2003 年 12 月 20 日初诊。

患者体瘦弱，患高血压 20 多年。昨天突然左腿轻瘫。神志清楚。脉洪滑，舌可。血压 210/100mmHg。处理如下：

黄芪 25g，党参 10g，川芎 10g，怀牛膝 15g，五味子 8g，茯苓 10g，熟地 10g，生地 10g，葛根 20g，陈皮 10g，半夏 8g，三仙各 10g，生甘草 5g。常规水煎，日 1 付。

输液：25% 甘露醇 250ml；10% 葡萄糖 500ml + 刺五加注射液 60ml + 10% 氯化钾 10ml + 曲克芦丁 200mg；培他啶盐水 250ml + 黄芪注射液 10ml。日 1 次。

12 月 23 日：家属来取药，称如上处理次日即可行走。共服上方 13 付痊愈。

案 19　缺血性脑血管病轻症

张某之父，76 岁，2005 年 4 月 11 日初诊。

患者为退休教师，性情平和。一向血压不高。当天早晨突然言语不清，呕吐，双手麻木。头晕，走路不稳。就诊时已发病 8 小时再未加重。体瘦，耳聋（已经多年）。脉象略见洪滑，舌粘。血压 120/80mmHg。

处理如下：

黄芪 25g，党参 10g，川芎 10g，怀牛膝 15g，五味子 8g，茯苓 10g，葛根 20g，菊花 10g，钩藤 15g，当归 5g，红花 3g，陈皮 10g，半夏 8g，三仙各 10g，生甘草 5g。常规水煎，日 1 付。

输液：10% 葡萄糖 500ml + 刺五加注射液 60ml + 10% 氯化钾 10ml + 曲克芦丁注射液 200mg；培他啶盐水 250ml + 黄芪注射液 10ml。日 1 次。

如上处理 4 日，患者可以扶杖行走。虽然没有完全恢复，但生活可以自理。当然，随着年高，情况渐差，但从未偏瘫。2007 年 1 月中旬，老先生在安坐中溘然长逝。

案 20　脑干血管瘤术后

武某，女，48 岁，威县王家陵村人，2001 年 10 月 14 日初诊。

2 月前因脑干血管瘤手术。术前头晕、走路不稳、言语不清，偶有饮水呛咳。术后不见好转且加小便失禁。目前以呛咳为主，夜间咳重难眠。面色苍白，脉象沉弱，舌淡苔白。血压 130/90mmHg。处理如下：

陈皮 10g，茯苓 10g，半夏 8g，桂枝 12g，附子 6g，五味子 5g，川芎 8g，怀牛膝 12g，生山药 10g，肉苁蓉 10g，党参 8g，黄芪 10g，白术 5g，葛根 10g，当归 8g，三仙各 10g，生甘草 5g。常规水煎，日 1 付。

10 月 20 日：家属来取药，称诸症悉减。

10月29日：坐摩托车就诊。自称诸症悉退。说话清楚。可以自己散步。原来没有说的手指尖麻木和咳嗽时尿失禁也大好。惟睡醒后口干。面色接近正常。脉象仍见沉弱。正在服长效心痛定、卡托普利等。继续服上方10日巩固。

案21　小中风

郭某，女，65岁，威县李家寨村人，2002年10月12日初诊。

发现高血压3年，每年输液预防脑血管病。约3个月前有口周麻木。约一月前睡醒后突然心内热、出汗并短时间神志不清。按脑血管病输液治疗10余日无效。10天前，又突然肢体颤抖行动不便，并不断发作。从未卧床不起，目前仍可自己起立慢步行。全身乏力，下肢尤重。腹内无不适，但不欲食。大便可。偶因神志不清尿失禁。又不时恶寒，犯病时尤重。体形中等，精神倦怠，口唇青紫。脉濡弱，舌暗。血压150/90mmHg。处理如下：

川芎8g，怀牛膝10g，党参10g，黄芪15g，当归8g，白芍12g，五味子5g，葛根10g，茯苓15g，陈皮10g，附子8g，桂枝10g，红花3g，生甘草4g，生姜20g。常规水煎一日两付。

心痛定10mg日2次；刺五加片3片日2次。

10月14日再诊：近3日未犯病，冷感消失。步行仍不很灵便。口唇变为绛红。脉仍沉弱。血压120/80mmHg。守前方。

10月17日：病大好，饮食亦好。下肢已经有力。唯步行仍不很灵便。仍守前方。煎剂改为日一付。另加成药金匮肾气丸9g日2次，补中益气丸9g日2次。嘱6日后即自购成药间断服用。

2003年4月4日：旧病复发。脉舌象略如前。血压120/70mmHg。中药原方加豆豉10g。余如前。

案22　中风欲复发

张某，男，65岁，威县围子园村人，2000年8月1日初诊。

不能自述病史。家属谓其5年前患脑梗死，无严重后遗症。3天前开始不能步行。已经在家输液2日无效。食少，二便、睡眠可。体瘦小，神倦。脉细弱，舌干嫩淡。血压120/80mmHg。处理如下：

川芎6g，怀牛膝10g，葛根10g，党参6g，五味子8g，黄芪10g，红花3g，当归8g，柴胡5g，陈皮10g，半夏6g，三仙各10g，生甘草4g。常规水煎，日1付。

每天输液 10% 葡萄糖 1000ml。其中加氯化钾 1.5g，黄芪注射液 10ml，刺五加注射液 40ml。

8月3日再诊：可以自述病史，谓昨天有口周和面部麻木。饮水呛咳，头晕，心悸今晨已好。脉弦细，舌不再干。可以走路，但不稳。血压 120/76mmHg。煎剂去参芪，输液如前。

8月6日再诊：诸症悉去。再未发生口周和面部麻木。饮水呛咳，头晕，心悸等消失。脉微弦，血压 140/80mmHg。守前方。

案23 中风轻症

程某，女，55岁，住威县城内，2005年1月27日初诊。

50天前，突然发生右侧半身麻木，右足乏力。发病时在石家庄旅游，即在那里住院按脑血栓治疗。曾经做脑 CT、磁共振等。至今右唇，右手拇、食、中指麻木。右腿酸沉乏力。其余无大不适。发病前有高血糖（无尿糖）、高血脂，不知道是否血压高。发病后最高血压 180/110mmHg。出院后曾经服用中药 30 多付，无效。饮食、二便、睡眠可。体形中等，神可。脉弦细，尺脉不可及。舌可。血压 160/90mmHg。处理如下：

川芎 10g，怀牛膝 15g，黄芪 25g，红花 5g，熟地 15g，当归 10g，白芍 15g，党参 10g，葛根 15g，茯苓 10g，三仙各 10g，生甘草 5g。常规水煎，日1付。

1月30日再诊：自觉右手麻木大轻，右唇麻木亦较前大好。血压如前。守上方。

如上处理至3月12日，仅遗留右食指末节麻木，右腿略感酸沉。脉象滑弱，但尺脉可及。血压 158/98mmHg。嘱坚持服下方。

复方利血平片 1 片日 2 次；心痛定片 10mg 日 2 次；水杨酸钠肠溶片 1 片日 1 次；脉通丸 1 粒日 2 次。

按：患者的病情不重，但此前的治疗效果不好。关键是没有补气活血。又，患者的经济条件相当好，发病前有高血糖（无尿糖）、高血脂，却不知道是否血压高——应该高。说明患者和前医从未警惕高血压。而脑血管病发病时，十九因为或伴有血压突然升高。发病后血压控制也不理想。

案24 中风先兆

张某，男，54岁，威县王王目村人，2003年3月20日初诊。

近3月来，头顶至眉心沉重，偶有口周麻木、说话笨拙、眼球憋胀、舌头不灵活。又左手无力，不能持重物。一直在服西药并输液 2 日，无效。

体形中等，神情倦怠，面容苍老。脉洪大。血压 180/90mmHg。处理如下：

川芎 10g，怀牛膝 15g，五味子 8g，当归 8g，白芍 15g，红花 3g，钩藤 15g，丹皮 8g，菊花 15g，茯苓 15g，黄芪 15g，三仙各 10g，生甘草 5g。常规水煎，日 1 付。

复方降压片 1 片日 2 次；心痛定 10mg 日 2 次；脉通丸 1 粒日 2 次。

输液：培他啶盐水 500ml＋50% 葡萄糖 40ml，10% 葡萄糖 450ml ＋刺五加注射液 60ml＋氯化钾 1g＋曲克芦丁注射液 200mg，日 1 次。

3 月 25 日再诊：自觉大好，脉见柔和。血压 140/80mmHg。

如上处理至 4 月 6 日，说话完全正常。无不适。血压维持在正常范围。

案 25　风心病致脑栓塞

这是我年轻时的一次经验。患者女，1973 大约 45 岁，因为慢性风湿性瓣膜病心力衰竭入住威县县医院。服用洋地黄、双氢克尿塞 2 日后情况大好。第 3 天吃午饭时突然剧烈头晕、目眩、恶心、呕吐。她的头眩很严重：躺在那里还要双手抓住床帮——觉得天翻地覆自己随时会被从床上甩出去。次日，头眩好转，但呛咳不能饮水，也不能进流食。本来已经下床，这时却不能坐立。这是典型的椎—基底动脉栓塞的表现。立即开始抗栓塞治疗。支持输液之外，当时西药以烟酸为主。因为进食水困难，还下了胃管灌流食。中药处方如下：

川芎 10g，怀牛膝 15g，党参 10g，黄芪 30g，红花 6g，五味子 10g，山萸肉 15g，钩藤 15g，菊花 15g，茯苓 10g，陈皮 15g，桂枝 15g，白芍 15g，当归 10g，熟地 15g，炙甘草 5g。常规水煎，日 1 付——开始是通过胃管灌入。

如上处理两周，病情大好，但走路时仍需两腿叉开慢慢走。出院后两个月，走路仍不完全正常。

案 26　脑血管病后遗症伴心衰

刘某，女，56 岁，住威县城内，2005 年 4 月 27 日初诊。

七八年前患脑血栓，遗留左侧轻瘫，生活勉强可以自理。病初血压高，近来不高。年前感冒日久不愈，双下肢水肿且夜间不能平卧，否则气短。经治曾经好转，近来复发。曾经胸透见心界扩大。体形中等，面红略虚肿。二便可，食少、乏力。脉弱，舌多齿痕。血压 100/70mmHg。处理如下：

党参 10g，黄芪 15g，五味子 10g，当归 10g，白芍 10g，川芎 8g，山萸肉 10g，熟地 15g，附子 8g，桂枝 20g，茯苓 15g，生山药 15g，陈皮 15g，三仙各 10g，生甘草 5g。常规水煎，日 1 付。

金匮肾气丸 9g 日 3 次。

地戈辛 0.125mg 日 3 次；双氢克尿塞 25mg 日 3 次。

7 月 1 日再诊：服上方后大好，近来欲复发。脉证大体如前。守前方。

7 月 16 日三诊：近日似欲复发，睡眠不佳。其余脉证略如前。上方加天王补心丸 9g 日 2 次。

按：患者的心脑均已严重受损，病家治疗一般不很积极，长期大好的希望很小，但首次心衰显系与感冒滥用皮质素有关。中药一派大补，不用西药亦可。

案 27　无症状脑梗塞

友人艾 GY，曾任北京协和医院科研处处长。1987 年在苏州自然辩证法学术会议上会面。他身形瘦弱，温文尔雅，却思绪敏锐。闲谈中他告诉我，他的大脑里有一个乒乓球大小的脑梗塞腔——出血、坏死后的大脑机化成了液体。他不知道何时出现的此种病变——从来没有症状。梗塞腔是体检时无意中发现的。当时他大约 60 岁，身体还不错。可惜，数年后逝世。看来，尽管他的脑梗塞无症状，还是提示已经有了广泛而深刻的病理变化。

按：艾先生本名周叔华，其先父周振禹是留欧归国的西医。1925 年在北京围绕着孙中山先生的病是否应该服中药，发生了一场辩论。周振禹先生曾维护中医而且公开撰文与汤尔和等人辩论。文载当时的《中华医学杂志》。旧作《近代中西医论争史》记载了此事。艾先生本人不知道其先父的这一事迹。由于艾先生与其先父的主张有出入，他又是 1978 年左右中医政策做出重大调整的高层讨论参与者，故见到旧作后有意结识的于我认识。现在看来，如果艾先生能同时做恰当中医防治，很可能寿过 70。

案 28　大嫂的中风

大嫂今年（2007）78 岁，年轻时身体很健壮。年纪大了，逐渐衰退。她的母亲寿过九十，按说她不应该患中风。之所以中风由于 5 个原因：①她特别爱斗纸牌——可以一天不吃饭、不休息，而且风雨寒暑无阻。几十年如此，正气严重消耗。②患高血压近 10 年。③近年家事不如意。④发病前饮食不当。⑤发病时可能郁怒。

总之，2007 年 11 月中旬，她以腹痛、呕吐起病。当天原因很明确：

吃剩饺子、剩面过多而且凉。当即给她输液。由于她不很合作，输液两天量都不足。第三天忽然出现癔病样发作——有明显精神刺激因素。第五天发现左侧肢体肌力差，右眼睁不开。尿潴留且小便失禁，这时才发现同时出现了中风。不过，自该年夏天开始，她消瘦很快。血压一直不高，此次发病后血压一直偏低。这种情况下发生中风的很少见。但无论如何这时应该按中风治疗。措施如下：

1. 支持输液中加刺五加和黄芪注射液——针对进食很少和严重气虚。

2. 导尿并保留尿管——针对尿潴留。

3. 口服中药煎剂：

人参 20g，党参 20g，黄芪 30g，五味子 10g，川芎 10g，怀牛膝 20g，当归 10g，白芍 15g，附子 12g，熟地 20g，山萸肉 15g，红花 5g，桃仁 10g，陈皮 20g，桂枝 20g，甘草 5g，厚朴 8g。常规水煎，日 1 付。

她一直没有深昏迷，但多次自己拔出尿管，一度出现尿路感染。前三天一天也服不完一付中药。但如上处理一周之后，情况还是好转——完全清醒、自己可以慢慢翻身。目前，可以自己勉强坐起。假如不是很冷，已经可以让她下床锻炼——她可以自己步行。

按：大嫂的中风不算很严重——两个月后，生活可以自理。但是，假如没有输液和导尿手段，她已经是不治了。

她的肢体瘫痪和面部瘫痪不在一侧，这是比较典型的大脑中动脉梗塞。

她的小便失禁已经多年。只是越来越重。今年夏天曾经服药好转。这次开始很严重，经过上述大剂温阳补气近日明显好转，这是很难得的。

近年我治中风，输液中常规使用刺五加和黄芪注射液——比其他的药物都重视。假如患者像大嫂这样血压不高或偏低，就更要用。我的经验是：这两种药比近年来常用的其他治疗急性脑血管病的药物疗效都好。

只要血压不是很高，中药煎剂的治则都是大补气血。黄芪可以像补阳还五汤那样用 100 克以上，但我很少超过 60 克。

2019 年 3 月 3 日补充：早已有可以静脉点滴使用参麦注射液，最好用上。

第二节　震颤麻痹（帕金森病）

【概说】

旧称帕金森病。西医认为，此病是中枢神经黑质和黑质纹状体通路的变性疾病。主要症状是震颤、肌强直、运动徐缓和姿势反射丧失等。总之是逐渐加重的、以全身僵硬、震颤为主的随意运动障碍。患者多是老年人。

就诊者固然希望骨骼肌随意运动恢复，但此证常见尿失禁。这往往是患者更希望恢复的。然而，由于排尿调控是半随意的，它的随意运动障碍更难恢复。

此证发展为完全不能自主运动的虽然很少，却相当难治。如果有多年的高血压和动脉硬化，更难见效。

【验案】

案 1　震颤麻痹尿失禁

耿某，女，69 岁，住威县城内，2006 年 4 月 26 日初诊。

患高血压 30 多年，治疗不充分。近一年出现震颤麻痹，不甚重。可以勉强步行。主要是尿失禁颇痛苦。体形中等，神情呆滞。脉象沉滑，舌稍嫩。双下肢中等水肿。血压 150/80mmHg。处理如下：

党参 10g，黄芪 15g，当归 10g，白芍 15g，川芎 10g，怀牛膝 20g，熟地 15g，茯苓 10g，五味子 10g，山萸肉 10g，丹皮 8g，金樱子（碎）15g，陈皮 10g，桂枝 20g，生山药 20g，三仙各 10g，甘草 3g。常规水煎，日 1 付。

金匮肾气丸、补中益气丸各 9g 日 3 次。

5 月 4 日再诊：病情好转，偶有尿失禁，但已可尿大脬且可略忍耐。脉象沉滑有力，血压 180/100mmHg。

患者共就诊约 10 次，不断见好，但终于没有完全控制尿失禁。究其原因，应该是她的高血压长期没有充分治疗，导致大脑和小脑功能受损。

案 2　震颤麻痹尿失禁

李某，男，67 岁，西河洼村人，2006 年 8 月 23 日初诊。

乏力，体颤一年多。上年尚可骑自行车，目前步行困难。又小便频数，夜尿多并尿床。无心慌气短，面部和下肢有轻虚肿。饮食、睡眠可。曾在县、市医院就诊多次。多方检查、化验无大异常。治疗无效。又自购广告药物多种，服用无效。最近服药加重。体形中等，表情呆板。脉象沉弱，舌暗红。血压110/80mmHg。

处理如下：

党参10g，黄芪15g，白术5g，苍术5g，五味子10g，山萸肉10g，当归10g，白芍15g，熟地15g，金樱子（碎）10g，茯苓10g，柴胡5g，生山药15g，附子10g，桂枝20g，生三仙各10g，生甘草5g。常规水煎，日1付。

金匮肾气丸9g日3次；补中益气丸9g日3次。

9月1日：家属来取药，称诸症悉减，尿床较前轻。守上方。

9月24日患者就诊：走路、体力较前大好。夜间仍尿床，但面积较前明显小。白天偶有尿失禁。虚肿减轻。脉沉而有弦象，重按有力。血压186/106mmHg。看来，患者早有高血压。煎剂加川芎10g，怀牛膝15g。加服西药复方利血平1片日3次，心痛定片10mg日3次、脉通丸1粒日3次。

按：治疗有效，但不满意。盖此病病理深刻，加之就诊过晚，颇难调理。

案3　震颤麻痹

梁某，女，50岁，住威县城内，2006年9月12日初诊。

自2004年初开始头晕，先是上自行车不稳（按：这不是头晕所致，而是已有较轻的肌强直而共济失调）。至9月份，走路歪斜，逐渐加重至今。目前仅可勉强慢走约100米。自己不能上台阶。走路时目不能斜视，否则可能倒地。又有不能控制的"开快车"——突然快走，有时倒地。总之，呈典型的肌强直姿势反射丧失。先后在邢台和临清做CT和核磁共振4次，无典型发现。患者平时常血压偏低。服中药可达120/90mmHg。病后一直乏力、食少，但变胖。近半年又说话笨拙，口齿不清。又有尿频，大便日4～5次。睡眠不佳。不好头痛。体丰，神倦。六脉沉细似无。舌嫩苔少。一直在服用多种中西药物，毫无疗效。

处理如下：

党参10g，黄芪15g，白术5g，五味子10g，山萸肉10g，当归10g，白芍15g，熟地15g，茯苓10g，柴胡5g，生山药15g，附子10g，桂枝20g，葛根15g，枸杞子15g，生三仙各10g，生甘草5g。常规水煎，日1付。

金匮肾气丸9g日3次；补中益气丸9g日3次。

9月18日：家属来取药，称体力、大便均略好。守上方。

9月26日：除头晕外，均明显好转。守前方。

第三节　三叉神经痛

【概说】

三叉神经为第五对脑神经，主管颌面部、牙齿、舌、耳前、太阳穴、额部感觉。

此神经两侧各分为3支，上支主管耳前、太阳穴、额部；中支主管上颌、上齿、颧部、眼内侧、鼻翼、上唇；下支主管下颌、下齿、舌头等。根据疼痛部位可以准确判断疼痛在哪一支。此病以中、下支最常见而且严重。

【验案】

案1　三叉神经痛3次自杀

患者是一位烈属老太太，威县梨园屯人，1973年初诊时约70岁。她身形消瘦，颜面污秽，神情焦躁，右侧颜面部有两三处皮肤呈厚茧样。这是由于长期反复剧烈疼痛时，用力揉搓的结果。她是三叉神经上颌支和下颌支（即第2、3支）剧烈疼痛。用苯妥英钠等无效（那时还没有卡马西平）。恰好我照书本上学会了酒精封闭破坏这两支神经的方法，于是治以此法。

一年后，疼痛复发，再次治以此法。

过了八九个月，第3次复发求治。这时我开始犹豫。因为，多次注射难度越来越大，患者年高体弱，可能有意外。于是建议她去邢台眼科医院找专家治疗。这时，患者的儿子恳切地说：早已去过那里，但治疗无效。因为剧痛难忍，老人曾经上吊3次，幸而及时发现。如果您撒手，老人肯定再寻短见。

只好再次注射。

此后大概又注射二三次，缓解时间越来越短。尽管疼痛不像从前那样严重，却不能完全缓解。老太太最后结果如何，不清楚。这次的深刻印象，促使我寻找其他办法。

案2　酒精封闭治愈三叉神经痛

多数医生都知道，用卡马西平或苯妥英钠为主治疗三叉神经痛。但是，大约三分之一的患者，西药疗效不好，而且随着用量增大，副作用明显。所以，对疼痛剧烈而药物疗效不好的患者，我常用酒精封闭疗法。

此法的原理是：高浓度酒精（即所谓医用"纯"酒精，浓度95%左右）注射在神经周围——越近越好——使神经变性，不再传导疼痛。所以，封闭注射必须准确。具体操作请查看专业书。

此病以第2、3支疼痛最严重而常见。此法也对第2、3支疗效最好，所以是比较好的选择。

封闭成功的关键是：操作中刺中神经因而立即出现严重神经痛，这样才能准确封闭。在我的经验中，只有一次失败，原因就是没有刺中要封闭的神经。

酒精封闭可以复发，但在我封闭的数十个病人中，不再复发者居多。

下面介绍一例。

患者肖某，男，威县肖侯庄人，1976年春天就诊。

当时我还在县医院工作，原始记录早已不知去向，因为患者与妹妹同村，后来常见面谈起，故大体情况不会有误。

患者是一位身体壮实又很勤劳的人，当时大约三十六七岁。其三叉神经痛非常典型，也很严重。曾经按牙痛、上火多次治疗无效。托妹妹领他来求治。

那时农村生活很困难，他的孩子多，就更艰苦。肖侯庄在县城边，耕地少又多盐碱，村民多做衣箱补贴生活。木工需要用电，但时常停电，而且多白天停电。于是患者经常通宵抓紧赶活儿。神经痛就是长期紧张、劳累所致。

他是第 3 支疼痛，封闭效果很好。加之是妹妹领来的，知道他家庭条件不好，需要尽快治好，于是初诊就用酒精封闭疗法。结果是封闭一次再未复发。

最容易封闭因而效果最好的是眶下神经。请看下案。

案 3　酒精封闭治愈三叉神经痛

李某，女，55 岁，住邢台，2003 年 11 月 7 日就诊。

右侧三叉神经痛，目前以眶下支疼痛为主。最早从 1995 年开始。首次发作持续约 7 个月。2001 年复发。2002 年 10 月又复发 5 个月。此次发作月余。服卡马西平、维生素 B₁ 等不能完全控制。脉沉细，舌红苔少。

患者是儿子的朋友的母亲，她就住在邢台，多次去省市大医院——包括眼科医院就诊，药物治疗效果不好且副作用明显。不知道为什么没有做过封闭，而在所有三叉神经痛中，这是最容易封闭因而效果好的。

不过，这次我没有使用酒精，而改用 50% 的葡萄糖。疗效很好，也比酒精安全。

封闭的同时服下方：

川芎 10g，怀牛膝 15g，五味子 8g，山萸肉 8g，白芍 15g，生地 15g，生石膏 15g，红花 4g，茯苓 10g，钩藤 15g，生甘草 5g。常规水煎，日 1 付。

一诊即愈。再请看下案。

案 4　眶下神经痛

赵某，男，48 岁，威县李寨村人，2000 年 9 月 6 日初诊。

右面部三叉神经痛五六年，常服卡马西平维持，近日在邢台眼科医院封闭，效果不好。目前疼痛局限于右侧鼻翼和右上唇。体瘦，一般情况可，脉舌象大体正常。

用 50% 的葡萄糖封闭右眶下神经，一次痊愈，至 2007 年未犯。

案 5　中西医结合治愈三叉神经痛

张某，男，45 岁，威县张王母村人，1988 年春天初诊。

右侧颌面部阵发性剧烈疼痛 10 多天，止痛、镇静西药无效，输液并大量使用抗生素也无效。在他处服中药 3 剂同样无效。进食、洗脸每引起疼痛，故不敢洗脸，进食很少。心情焦躁恐惧，寝食不安。疼痛如电击、斧劈，又如小虫在皮下硬钻。好在每次疼痛发作持续不超过 5 分钟，但患者仍然终日惶恐，虽静卧而不能入睡。又自称口含冷水可延迟疼痛发作，因而终日抱着冷水壶不断口含冷水。再三说疼痛实难忍受，恳请求治。

三叉神经痛非常典型，不存在诊断问题。详细询问得知，疼痛限于第 2、3 支。其人体丰，面色萎黄污秽，神情紧张。脉象略见洪滑，舌淡胖，苔白厚腻。血压 130/90mmHg。

按照过去的经验，这个患者也可以使用酒精封闭取得比较满意的疗效，但是，封闭可以复发，故试用中西医结合药物疗法如下：

怀牛膝 20g，川芎 10g，生石膏 30g，红花 10g，钩藤 20g，茯苓 15g，丹皮 10g，白芍 15g，龙胆草 5g，菊花 15g，茵陈 15g。常规水煎，日 1 付。

卡马西平片 0.1g 日 3 次。

龙胆泻肝丸 9g 日 2 次。

2 日后再诊：疼痛完全停止，脉象略见洪滑，舌苔不再厚腻。嘱卡马西平减为日 0.1g，其余守前方，观察效果。

又 3 日后三诊：疼痛未再复发，脉舌象接近正常。停用卡马西平和龙胆泻肝丸，中药煎剂仍守前方。至 2007 年未复发。

患者从此信余颇坚，每患病略重，必来求治。3 年后曾患出血热颇重，大费周折为之治愈。

读者或问：古今中医治此证必用蜈蚣、全蝎等，上方何以不用？

答：笔者从不喜用蜈蚣、全蝎。曾见他人治高血压头痛一剂用蜈蚣 50 条，价颇昂，竟无疗效。于是不信其止痛如神。又，全蝎为敝乡土特产，然每见收购者晾晒时已经臭烂，故不欲使用。且全蝎为名菜，当今大款或嗜之，用数只入药，不可必其有效。况且 5g 全蝎价值超过普通药方一剂，除非他药无效，不用也罢。

案 6　中西医结合治愈三叉神经痛

朱某，女，51 岁，威县王王目村人，2001 年 8 月 9 日初诊。

自上年正月开始右面部三叉神经痛，此前从未发作。每天疼痛无数次，疼时全身发热并出汗，因而终日惶恐，夜不能眠。又，今年 4 月曾做子宫切除。一般情况可、二便可。进食可以引起疼痛发作。脉象沉弱，舌稍暗，苔略厚。正在服卡马西平、维生素 B_{12} 等。血压 140/90mmHg。每天服卡马西平 3~4 片疼痛方可忍受。处理如下：

川芎 15g，怀牛膝 15g，龙骨粉 10g，生石膏粉 20g，丹参 10g，白芍 15g，钩藤 20g，五味子 10g，龙胆草 5g，连翘 12g，甘草 5g。常规水煎，日 1 付。

龙胆泻肝丸 9g 日 2 次。

复方降压片 1 片日 3 次；奋乃静片 4mg 睡前服。

8 月 16 日再诊：疼痛大减，卡马西平已减至每天 1 片半（0.15g）。自今天早晨未痛。继续处理如前。嘱卡马西平用量递减。

患者再没有就诊，应该是痊愈了。

案 7　中西医结合治愈三叉神经痛

赵某，男，69 岁，威县白伏村人，2002 年 3 月 12 日初诊。

三叉神经右下颌支疼痛一周。10 年前曾患脑血管病，基本痊愈。脉象可，血压 150/90mmHg。处理如下：

川芎 15g，生石膏粉 15g，怀牛膝 15g，钩藤 15g，龙胆草 5g，白芍 15g，香附 10g，陈皮 10g，三仙各 10g，甘草 5g。常规水煎，日 1 付。

卡马西平 0.1g 片日 2 次。

服药当天疼痛停止，连服 3 日，至 2007 年未复发。

案 8　单用西药治愈三叉神经痛

贺某，女，威县白伏村人，1997 年春就诊，当时大约 40 岁。

典型左侧三叉神经第 2 支疼痛约一周。患者体弱善病，近日因家务繁忙，又因诸多琐事不如意，发作此病，每日十余次，不可忍。无既往史。

体瘦、神躁，脉象弦弱，舌瘦苔白。

因为没有既往史且时间不长，开西药如下：

卡马西平片 0.1g 日 3 次；奋乃静片 2mg 睡前服。

上方 3 日量，服完即愈，至 2007 年未复发。

看来，对无既往史，病程短的患者，最好先试用西药，因其简便经济且多有效。

案 9　中西医结合治愈三叉神经痛

张某，男，34 岁，威县张王目村人，2005 年 4 月 21 日就诊。

典型的右侧三叉神经 1、2 支疼痛 20 多天。一般情况可，体丰脉弱，舌苔白厚而润。自称上年曾经发作数日，较轻。处方如下：

川芎 10g，怀牛膝 15g，生石膏粉 15g，红花 5g，菊花 15g，钩藤 20g，茯苓 10g，丹皮 10g，白芍 15g，茵陈 15g，甘草 5g。常规水煎，日 1 付。

龙胆泻肝丸 6g 日 2 次。

卡马西平片 0.1g 日 3 次。

4 月 26 日再诊：疼痛大减，仅上牙根似有小痛。继续服上方巩固。

案 10　可疑三叉神经痛

吴某，女，72 岁，威县吴王母村人，2004 年 1 月 13 日初诊。

心悸断续发作半年余。曾经服用中成药，效果不满意。又偶犯右半颜面部阵性酸痛（按：很像三叉神经痛）。一般情况可。脉弦滑，舌胖，苔黄略厚。血压 140/100mmHg。处理如下：

川芎 10g，怀牛膝 15g，白芍 15g，五味子 8g，黄芪 12g，钩藤 15g，茯苓 10g，丹皮 6g，菊花 15g，生石膏粉 15g，陈皮 10g，生甘草 5g。常规水煎，日 1 付。

天王补心丸 9g 日 2 次

龙胆泻肝丸 3 克日 2 次

卡马西平 0.1g 日 2 次

1 月 17 日再诊：诸症悉退——包括上次就诊未提及的耳聋也大好。脉象仍见弦滑。守上方。

案 11　典型三叉神经痛

吴某，女，30 岁，威县吴王母村人，2002 年 7 月 11 日初诊。

典型右侧三叉神经疼。患者是案 5 的外甥女，她的姐姐也有顽固的三叉神经疼。看来此病有一定的家族倾向。处理如下：

怀牛膝 12g，川芎 10g，生石膏 20g，红花 5g，钩藤 15g，半夏 10g，白芍 10g，丹皮 6g，香附 8g，菊花 15g，黄芩 8g，连翘 10g，生甘草 5g。常规水煎，日 1 付。

50% 葡萄糖三叉神经封闭。

一诊即愈。

案 12　三叉神经疼痛数年

李某，女，41 岁，威县杨庄人，2004 年 2 月 29 日初诊。

右头面部电闪样疼痛，可因进食引起，反复数年。每冬天重，夏天轻。服止痛药无效。一般情况可。脉舌象可。疼痛以眶下区为主，于眶下神经阻滞麻醉的同时服下方：

川芎 10g，怀牛膝 12g，菊花 10g，生石膏粉 10g，红花 3g，钩藤 15g，白芍 15g，当归 8g，陈皮 10g，半夏 8g，三仙各 10g，生甘草 5g。常规水煎，日 1 付。

卡马西平 1 片日 2 次。

逍遥丸 6g 日 2 次。

3 月 5 日再诊：疼痛消失，略有头晕（卡马西平常见的副作用）。守上方，嘱卡马西平逐渐减量。

案 13　带状疱疹后可疑三叉神经痛

李某，男，69 岁，威县马塘寨村人，2000 年 11 月 13 日初诊。

该年 3 月份，患左眼周围带状疱疹，住邢台某医院一周好转。出院后 3 日，疼痛严重。按三叉神经痛用中药 10 付好转。但至今仍感局部阵痒并有虫爬感。痒爬感限于左侧眼周，有时波及上唇。痒而不能搔抓，否则痒更重。仍在服西药，效果不明显，故常间断。外用皮炎平，可以止痒 1 天。乏力、食少。体形中等，神倦，脉沉滑有力，舌暗红，苔白厚。血压 160/100mmHg。

处理如下：

栀子 5g，黄芩 10g，龙胆草 5g，川芎 8g，怀牛膝 12g，白芍 15g，丹参 10g，丹皮 10g，菊花 10g，钩藤 15g，连翘 15g，三仙各 10g，生甘草 5g。常规水煎，日 1 付。

卡马西平片 0.1g 日 2 次

复方降压片 1 片日 2 次

11 月 18 日再诊：痒止，虫钻感大轻。脉象仍见沉滑有力。血压 130/80mmHg。守上方。

案 14　三叉神经痛 10 余年

贾某，女，72 岁，广宗经寨村人，2000 年 6 月 18 日初诊。

右三叉神经痛 10 余年，目前以右下唇和舌右侧疼痛（按：典型第 3 支疼痛）为主。进食时容易发作。每天服卡马西平 4 片（0.1g1 片），仍不能控制。体瘦，耳聋，脉弦滑。血压 140/70mmHg。处理如下：

川芎 10g，钩藤 20g，菊花 10g，生石膏粉 20g，香附 8g，元胡 5g，白芍 15g，丹皮 10g，丹参 10g，连翘 10g。常规水煎，日 1 付。

50% 葡萄糖封闭。

6 月 23 日再诊：仍有时发作，但较前大轻。一般情况和脉舌象可。处理如前。

第四节　多发神经炎

案1　典型多发神经炎（480）
案2　严重多发神经炎（481）
案3　痢特灵致多发神经炎（481）

【概说】

旧称末梢神经炎。最常见的多发神经炎是某些西药所致。最常引起多发神经炎的西药是雷米丰和痢特灵。雷米丰所致者，自然多见于结核病治疗中。在"结核病"中已经提及。痢特灵所致者主要见于消化性溃疡和慢性腹泻患者长期或大量使用此药。

此证表现很典型——始于四肢远端的呈手套和袜套样分布的感觉缺失和不同程度的软瘫。一般都能完全恢复。

非药物毒副作用所致者，则在感觉缺失的同时又有比较严重的疼痛。一般很难完全恢复。

【验案】

案1　典型多发神经炎

董某，男，35 岁，威县董李庄人，2002 年 3 月 8 日初诊。

有高血压史。约 2 周前，受风后突然双下肢麻痹并疼痛，数日后，双手臂也麻痹憋胀。开始右侧重，目前四肢略同。精神、饮食、大便可。睡眠多。夜间小便多。曾做脑 CT 无异常。患者翻身困难，脉象洪滑，舌可。血压 160/90mmHg。

处理如下：

黄芪 40g，川芎 12g，怀牛膝 15g，当归 10g，白芍 20g，丹参 8g，桂枝 15g，五味子 8g，葛根 10g，茯苓 12g，丹皮 10g，生地 15g，生山药 15g，陈皮 12g，枳实 5g，附子 5g，三仙各 10g，生甘草 5g。常规水煎，日 1 付。

金匮肾气丸 9g 日 3 次。

食母生 10 片日 3 次；复方降压片 1 片日 3 次；脉通丸 1 粒日 3 次。

3 月 14 日再诊：疼痛已不明显，目前以手足指趾憋胀为主。脉滑数有力，舌无热像。血压 140/70mmHg。

3月21日三诊：已可起床慢步行，憋胀减轻。走路较灵活。左手近恢复。精神好。

继续如上处理，至4月20日，双手握力可，可以自由蹲起，但肩关节软瘫明显。

案2　严重多发神经炎

韩某，男，50岁，威县南古城村人，2000年12月24日初诊。

约一个月前突然发生全身疼痛并双手足麻木。现以右足为重。疼痛和麻木均难忍受。曾按脑血栓治疗，益重。曾

服中药，无效。又按多发神经炎治疗亦无改善。患者无风湿病史，无关节炎病史。无高血压病史，但发病之初血压高。发病前曾经因为肩膀痛服用西药五种四五天，药名不详。体形中等，神可。需他人扶持方可慢步行。饮食可，大便日2~3次。疼痛影响睡眠。双手麻木至手掌中部，双足麻木近踝。双手足均有水肿并软瘫。脉象滑数，舌暗胖，苔白腐。足背动脉正常。血压140/100mmHg。处理如下：

黄芪30g，当归10g，白芍15g，川芎10g，怀牛膝15g，五味子10g，防风10g，羌活10g，独活10g，桂枝20g，白术8g，茯苓10g，丹参10g，葛根15g，陈皮15g，三仙各10g，生甘草5g。常规水煎，日1付。

地塞米松0.75mg日3次；地巴唑10mg日3次；食母生10片日3次。补中益气丸9g日3次；金匮肾气丸9g日3次。

12月29日：家属来取药，称疼痛大减，不再影响睡眠。手足水肿无发展，软瘫略如前。大便已正常。守前方。

2001年1月6日就诊：可勉强自己步行。双足障碍如腓总神经损伤。手指中末节仍凉而麻木较重，手背部已麻木很轻。脉象仍见弦滑，血压130/86mmHg。原方加脉通丸1粒日3次。

煎剂后来加用附子6g。患者持续服上方至4月底（3月11日停用地塞米松），疼痛停止后，四肢肌肉明显萎缩——越是远端越严重。我原以为肢体运动功能很难恢复，最后效果尚可。患者不但可以自理生活，还可以作简单的轻体力劳动。如果病初即治疗如上，效果无疑更好。

案3　痢特灵致多发神经炎

陈某，男，73岁，威县吴庄村人，2002年5月16日初诊。

有老胃病，服痢特灵100多片后，出现四肢麻木、疼痛月余。疼痛不重，以麻木为主。麻木呈典型袜套和手套样。先自双足开始。目前上肢麻

木过肘，下肢近膝。脉象细弱，舌淡苔白。已经停用痢特灵一个月。血压140/70mmHg。

处理如下：

陈皮 10g，茯苓 10g，半夏 6g，桂枝 15g，川芎 8g，白术 5g，苍术 5g，党参 10g，黄芪 15g，当归 10g，白芍 15g，香附 8g，三仙各 10g，生甘草 5g。常规水煎，日 1 付。

地巴唑片 10mg 日 3 次；食母生 10 片日 3 次；脉通丸 1 粒日 3 次。

香砂养胃丸 6g 日 3 次；人参健脾丸 6g 日 3 次。

上方服至 5 月 31 日，双手麻木退至腕部，足部麻木已很轻。疼痛已经消失。6 月 5 日，退至近端指间关节。即只有指尖麻木。

第五节　面神经炎

【概说】

又称"面瘫"或"面神经麻痹"。

面神经是第 7 对脑神经，支配几乎一切面部表情肌肉运动——只有上眼睑启闭（动眼神经支配）是例外。看来这是进化过程中保护眼球的结果。此病相当常见，群众都能认出，故不存在诊断问题。

西医教科书上说，此病原因不明。据我的经验，此病似有散发流行，很可能与病毒感染有关。有的患者称发病前曾经明显受风。故受风可能是诱因。

一般突然发病，一周内瘫至顶点。比较严重的开始多有耳后乳突处不适。

大都痛苦不重，偶有很痛苦者。多数人的主要痛苦是：瘫侧口角漏食水，咀嚼时腮内存食物，闭眼不全致流泪不适等。但是，口眼歪斜，总是心病。故患者大都求治心切。青少年尤其如此。

西医无可靠疗法。民间有贴膏药、割治等疗法。就其实施方式看——在健侧施治，不应有效。多数患者在 2 月左右恢复。尖牙肌功能（主管口角向外上牵拉）是判断恢复的最早依据。而且，但见口角可以略微向外上牵拉，即可保证恢复。半年无此种征象者，再治无功。

【验案】

案 1　面瘫月余不愈

郭某，男，14 岁，邻村郭庄人，2002 年 4 月 19 日初诊。

右面瘫治疗 40 天无效。多次使用民间疗法，也曾经中西医多次治疗，包括服中药煎剂约 20 付。

患儿消瘦、矮小，面色苍白萎黄，又多汗，食欲不佳。脉象滑弱，舌瘦淡，苔白不厚。处理如下：

①针刺：右地仓、迎香、承泣、攒竹、太阳、上关、合谷等每次 5 穴交替。

②西药：地巴唑片 10mg 日 3 次、食母生片 10 片日 3 次、力勃隆片 3 片日 3 次

③中药：川芎 8g，怀牛膝 12g，葛根 10g，黄芪 15g，当归 10g，白芍 10g，苍术 5g，防风 6g，桂枝 15、陈皮 10g，茯苓 10g，半夏 8g，三仙各 10g，生甘草 3g。常规水煎，日 1 付。

补中益气丸 9g 日 3 次。

如上治疗一周，一般情况好转。不再多汗、食欲大好、面色接近正常。至 5 月 5 日，略见患侧口角向外上牵拉。继续治疗月余，完全恢复。

附：脑外伤后癫痫

吴某，男，11 岁，威县吴王母村人，2001 年 6 月 6 日初诊。

8 个月大时有头部外伤史，此后一直右侧轻瘫。近数月多次右半身抽风，有时发作在睡眠中。查脑电图无特殊。多次服西药和验方无效。营养略差，右侧轻瘫且肌肉萎缩，右手不能持箸。脉滑数，舌可。

处理如下：

葛根 10g，川芎 8g，黄芪 12g，当归 10g，白芍 10g，党参 10g，怀牛膝 12g，五味子 8g，三棱 4g，文术 4g，陈皮 10g，三仙各 10g，生甘草 3。常规水煎，日 1 付。

人参健脾丸 6g 日 2 次

卡马西平片 0.05g 日 2 次

服上方后再未抽风。全身情况明显改善。至 7 月 2 日停用煎剂。改服人参健脾丸 6g 日 2 次，补中益气丸 9g 日 2 次，金匮肾气丸 9g 日 2 次，刺五加 2 片日 2 次，谷维素 2 片日 2 次。嘱渐减卡马西平。

2002 年 3 月 30 日再诊：查脑 CT 示右颞顶叶片状低密度阴影。卡马西平已减至日 1/4 片。右侧偏瘫仍明显，说话清楚，可以较快步行。继续服煎剂和成药如前。

第十一章　精神病

【概说】

普通人都觉得知道什么是精神病，在精神病学当中它却是个很模糊的概念。

粗读教科书，会觉得人人都有精神病。但是，独立的病种又很少。

造成此种现状的关键有二：

一是怎样看精神病和神经系统的关系，即是否应该把精神病看作主要是大脑、特别是大脑皮层发生病理变化的结果。

二是精神病的病因、病理、临床表现以及必然相关的诊断和治疗常常无法客观化——实则物质化或仪器化。

这两个问题密切相关。

关于第一个问题，学者们的看法大体一致。即精神病应该属于神经系统疾病，而且主要是大脑、特别是大脑皮层发生病理变化的结果。

当代医学家，不大会认为有脱离肉体的精神。只是由于大脑的复杂性，目前还不能把精神现象都还原为生理或生物现象——实质上是物理和化学现象。加之，人的精神现象和人的社会性密切相关，问题就更复杂一些。

不过，随着电脑和智能机器人的出现，精神现象不再神秘。已经有了通过意念操作从而达到目的的电子信息设备，精神现象还原为物理、化学过程已经不是幻想。

当代高级智能机器人不但有感知觉、思维、记忆、意识、定向力和自知力，也可以有情感和意志。他（她）也可以不断学习。这些功能出了毛病，就是机器人的精神障碍。显然，这些障碍都是某种或某些内外因素，导致"硬件"或"软件"出了问题。

关于第二个问题，主要是精神病的诊断有某些随意性，特别是文化传统和社会环境有时会左右医家的判断。"标准化精神检查和评定"不等于客观和准确。

所以，作为非精神病专业医生，笔者更倾向于常识标准。

正如字面所说，精神病就是因为精神因素引起，或者以精神异常为主要症状的疾病。这两种情况，以前者为主。

不过，精神病还是首先不能和患者的信仰、道德标准等是否被社会认同混淆。后者是政治或法律问题，不是医学预定或能够解决的。判定犯罪的标准固然是依据比较严重的"反社会"行为，却不能认为，犯法者的精神都不正常。

很多很明确的躯体因素导致的精神异常，也不宜认为是精神病。比如，酒醉、肝昏迷和呼吸衰竭引起的精神异常，要从躯体因素着手治疗。至于智障、老年痴呆和更属于常识的儿童心理和智力发育尚未完全，也不宜视为精神病。

又，精神正常不等于完美，因为完美往往有价值观念含义。

其实，生理上的健康和疾病，也都不是绝对的。生理上的健康，不等于完美。比如，模特儿和体操运动员们的外形算是比较完美了。但是，他们又各自不同。内部构造和功能也可能是病态。至今，在生物模式的医学内，多数躯体疾病可以客观化，不过是人为地规定了一个常态范围。很多疾病原因不明，却被视为病态，完全依据生理异常——主诉和其他临床症状等。

那么，怎样比较简单、实用的诊断精神病呢？

非医生都能看出的精神异常，如妄想、躁狂、精神分裂等显然诊断无困难。

更常见的是比较轻的精神病。判断这种疾病，最有力、也最容易获得的依据是：患者自己承认有比较严重的恶性精神刺激。如果医生准确地知道此种刺激，诊断就更没有问题。患者的亲友确认患者有过恶性精神刺激，也是很重要的依据。如果问诊所得都不能作为诊断依据，那么，多数精神病，在可预见的未来都不能确诊。如果否认这些病，当代医学和医生对此就无所作为。

精神因素引起的问题会导致神经系统之外的紊乱吗？

显然这是不必回答的问题。

那么，精神病是否只能通过精神——即不用物质手段——来治疗呢？

这也是不必回答的问题。

西医曾经使用过电休克、胰岛素休克治疗躁狂症而且有效是医家的常识。目前更有很多药物。氯丙嗪的发明（1954 年）被视作西医治疗精神病的一大革命，尤其能说明问题。但是，至今仍然使用电休克等"残酷"的疗法。

中医治疗躁狂型精神病也比较"残酷"。峻吐和峻下等剧烈的攻法，一般疾病是不用的。

较重的精神障碍患者，有的自己不承认有病。他们的病态却不容否认。

有妄想、幻觉、躁狂表现的精神病相对少见，而以"神经官能症"最多见。

以下主要介绍笔者对神经官能症的看法和经验。

神经官能症是内科慢性疾病中最常见的病种之一，治疗比较困难，因而特别需要中西医结合处理。西医把神经官能症归入精神病，中医认为此类疾病属于情志病。于是，中西医对此类疾病本来有共同语言。中医认为，情志过度损伤脏腑。且不论七情分别损伤五脏的说法准确与否，西医认为恶性精神刺激或恶性心理状态会导致各器官、系统的功能紊乱，和中医一致。所以，关于此类疾病的中西医结合，不存在理论问题。治疗方面自然更应该结合。笔者以为，所谓神经官能症，就是精神或心理因素引起的以躯体不适表现为主的症。

又，中西医都承认"心病还需心来医"，因而，医生在进行药物干预的同时，还要重视心理治疗。

笔者以为，尽管有了心理医生这一专门职业，却不应该、也不可能把此类问题都推到他们那里去。

严格说来，一切疾病——比如似乎与精神和心理因素毫无关系的外伤——都需要同时进行心理治疗。因此，每一位当代医生，都应该具备心理医生的基本素质和知识。如果能同时了解，中西医怎样处理这类问题，则更好。

值得忧虑的是：很多医生从来不想问问，就诊者是否因为精神因素发病，更想不到做心理治疗。面对此类患者，他们还是只想通过各种高新尖的仪器来诊断，特别是找所谓器质性病变（即宏观或显微镜下可见的病变）。这是中国西医界的普遍弊端。

遗憾的是：据笔者所知，尽管传统中医比较重视精神或心理因素，当代中医对精神因素的重视也远远不够。

实际情况是：此类患者的痛苦，常常比许多其他重病还要严重，对患者的劳动能力和长期健康状况的影响也很复杂。

笔者从医 40 年，青年时代对心因性疾病就比较重视。近 20 年来，更深感精神和心理致病之常见和中西医结合处理此类问题的必要性。

在"慢性胃炎"一节中，已经充分地表达了上述见解。

讨论其他疾病时，也随时强调精神因素。

笔者把神经官能症中西医结合地分为：心病还需心来医、向算卦师学习、失眠问题、官能性虚证、肝郁气滞、气郁并气虚、学生病、官能性头痛、抑郁症、癔症等分别介绍验案。

希望读者通过下述病案，进一步理解以上拙见。

按：第十版《实用内科》（陈灏珠主编），把神经官能症改称"神经症"。其中包括恐怖症、焦虑症、强迫症、抑郁症、癔症、疑病症和神经衰弱。作者说：国外医学界倾向于取消"神经官能症"，特别是其中的神经衰弱。

第 5 版《精神病学》（郝伟主编，普通高等教育"十五"国家级规划教材）中，确实没有"神经官能症"。此教材把神经症和癔症并列，神经衰弱属于神经症之一。

看来，国内外主流医学界对"神经官能症"或"神经症"的看法不一。

笔者认为，把"神经官能症"改称"神经症"只是术语问题。二者基本上等价。后者的意思也指此类病症没有宏观器质病变。

不过，多数其他精神病也没有宏观器质病变。

特别是，如果限定"神经症"只包括恐怖症、焦虑症、强迫症、抑郁症等，就有很多精神因素引起的病症没有归属。

读者必知，有典型的幻觉、妄想或表现为躁狂的精神病远远相对少见。

据笔者的经验，恐怖症、焦虑症、强迫症、抑郁症、癔症、疑病症等也不是"神经官能症"或"神经症"中最常见的。

最常见的精神因素致病以某些躯体症状为主诉。

泛泛地把它们诊为应激障碍，不但诊断模糊，对指导治疗也没有帮助。

总之，最好中西医结合地看待和防治这些病症。

第一节　心病还需心来医

【概说】

"心病还需心来医"的意思是：心理原因导致的疾病，主要靠心理治疗解决。这是古往今来一般群众都有的常识。不少当代医生可能反而不太理解。笔者如何处理此类问题，请看验案。

【验案】

案 1　让有情人终成眷属

患者胡某，女，23 岁，威县马塘寨村人，1988 年春天就诊。

母亲陪姑娘来看病，说近 2 月来，患者经常闷闷不乐，多卧少起，懒于进食，更不能劳动。问她有何不适，说：心烦意乱，没有精神，没有力气，不愿意干活儿，也不愿意与人说话。脉象滑弱，舌苔白稍厚。

这样的病史和脉象舌象，很难辨证。但是，我注意到患者的年龄。她已经 23 岁而且容貌端丽，按说应该出嫁了。于是问结婚与否。

这时母亲说：已经定亲，本来去年应该结婚，但男方经济条件不好，未能完婚。于是，问题清楚了。原来，姑娘的婆家我了解。她的对象是个比较帅而且能干的小伙子。显然是姑娘喜欢小伙儿，不愿意退婚，又怕草草结婚（没有盖好新房等）父母不高兴或惹人笑话。她进退两难，于是出现心理问题。

这种情况，药是要开的。一般开逍遥散或逍遥丸即可。但更重要的是：做好思想工作——心理治疗。

母女之间的关系一般很好，做母亲的工作很容易。于是告诉她姑娘的病因，说明如果姑娘不能如愿，则后果可能很严重。而且敢保证，未来的姑爷必然能过好日子。于是，问题解决了。数月后，小两口儿欢天喜地地来看早孕。

这样的经验有许多次。这属于比较容易解决的心理问题，但是，若非在故乡看病，各方面人情世故和语言交流都方便，也不容易一次解决。

一切本书的读者，对笔者解决上面这个问题的原理和方法，大概都不会持异议。青年读者，会更认同。不过，假如在 100 年前，即便这个姑娘不是自由恋爱，多数人也不会认同笔者的做法。补充这两句，是为了帮助读者进一步认识，当代医生如何看和如何做心理治疗。请继续看下面的案例。

案 2　失去女友的心理危机

这是在英国时的一次经验。

目前，40 岁以下的英国成年人，多半不正式结婚。不过，同居与结婚没有什么两样，并非人人朝秦暮楚，只是分手时不必履行法律手续。所以，同居的伙伴分手和离婚一样，对双方来说都是一场心理危机，只是被抛弃方受打击更大一些。

史密斯先生就是失去女友，受到精神打击就诊的。不过，一开始他的主诉是面部痤疮。由于他的痤疮比较严重，而且集中在口唇周围，最初没有想到这关系到女友。总之，对英国人情世故了解不足，以及语言不很方便等，最初忽略了心理因素。就诊次数多了，交谈逐渐深入，才知道他失去了女友，而女友就是对他的痤疮不满和他分手。女友离开后，痤疮更加严重——痤疮确实与心情有关。问题很难解决。这样的心理危机，一般要 3 个月左右才能平静。治疗持续了将近 4 个月，痤疮渐渐见好。每次就诊都要"闲聊"。没有预约病人等待时，会聊 1 小时以上。但是，正面讨论前女友的问题是不明智的。最好是诱导患者倾诉，而后给以同情、理解和真诚的建议。原来，史密斯先生很不幸。他生长在一个残破的家庭里，学历较低，只能做收入微薄的工作，加之不是很帅，找女友比较困难。不知道史密斯先生是否找到新女友，心理危机却渐渐过去了。痤疮也基本痊愈。

在英国时，几乎完全相同的经验有五六次。老年人因为丧偶就诊的就更多。我常给他们开逍遥丸——Happy Pill。我亲自试服过，此药确实有缓解恶性心态的效果。

附：至此又想起在英国时的另一次经验。

患者是一位南美洲的第一代移民，她不到 30 岁，神情忧郁，主诉诸多不适，脉象弦滑。问她近来有无不愉快的经历，她潸然泪下。原来她是天主教徒，不久前却做了人工流产。又，她的父亲极其慈爱，该年病逝时她没有去奔丧。

那时正是科索沃事件，罗马教廷再三声称即便是被强奸而怀孕也不能人工流产。总之，做人流是严重违犯教规——半个多世纪以前会被逐出教会，200 年以前可以被处死。

她和男友生活在一起，流产是英国医生做的，但她一时没有转变文化观念。加上她没有为父亲奔丧，出现了心理障碍不难理解。

这种情况，药是要开的———般用舒肝解郁、益气、安神法。但一定要做好心理治疗。

她就诊了 3 次，每次都要交谈近 1 个小时。我已经忘记具体说了哪些话——用英语解决的她的心理障碍。总之，从第二次开始，她就很满意。第三次就诊时就介绍了新病人。

案3 可怜天下父母心

姜某夫妇，邻村郭安陵人，年近七十，2003 年 12 月 10 日初诊。

粗看外表即知患者来自小康之家，而且比较练达。但是，眼下情绪激动，都全身不适，食不甘味，卧不安席。老太太的糖尿病加重至尿糖四个加号，血压也升高，脉象弦滑。

什么原因呢？因为是当地人，交流很方便，加之他们对我比较尊重和信赖，愿意说心里话。略做询问，原来是侄子不孝。而侄子幼年丧母，是这对没有子女的夫妇养大成人并为他成家的。病就是这样来的。

我想，假如他们去大医院找专家，专家必然会千方百计地找器质性问题。即便找心理专家，也不如和我交流方便。由于使用了许多方言俚语，举一些当地人熟悉的例子，具体说什么话，很难在这里介绍。大意是：肯定他们抚养侄子的功劳，谴责侄子的不孝。但说明当初养育侄子也是义不容辞的责任，侄子应该知恩图报，但施恩不一定图报。何况目前并无难以克服的困难呢？又说，不必担心病情会恶化，用上药就会好的。这样效果很好。第二次就诊时，姜某说：您的药和您的话真灵！俺俩回去当夜就睡着了！第二天吃饭就有味了！老太太的尿糖下降为一个加号！

附记：2006 年 8 月 16 日姜某就诊。这次就诊主要是因为近日吃肉和吃饺子各一次都饱胀不适。自用吗丁啉口服，上腹好转，但下腹饱满，4日不大便。患者精神矍铄、语声洪亮，但可听出呼吸困难。又见面目虚肿，于是问他，何时开始有气管炎，以及近来用过什么药。原来，他是一位支气管哮喘患者。自己给自己注射副肾素20年。近15年来，还同时注射地塞米松。就诊出门前，还注射了一次。其他市面上常见的治喘的非处方药，几乎都用过。正在用的有百喘朋、喘安、氨茶碱等。

上次就诊主要给他的妻子看病，虽然问过姜某的上述病史，但记不清了。

还有此前不知道的是：姜某一直嗜酒，也没有戒烟，还酷好打麻将，于是，他的支气管哮喘必然越来越重而导致肺心病。

读者须知，在所有平喘的西药中，副肾素和地塞米松同时使用，对支气管哮喘作用最强。经常使用它们，再使用其他治喘药往往无效。不过，像姜某这样用了20年，也很少见。至今粗看不像病人，说明他禀赋很好。按说不该那么早就使用副肾素和地塞米松。原来，他得知这两种药功效强大，是因为20年前一位"公社医院"的医生给他使用了几次。尽管那位医生想"保密"，还是被他这个精明的人发现了。此后，即自己使用。

肺心病患者饱食即可加重呼吸困难，肉食一般比较咸，引起的呼吸困难会更重。西药吗丁啉可以加快胃排空，却不足以"通府气"——通便。这就是为什么，他自病自医一周，越来越重，不得不就诊。看来，久病成医还是不足恃。

显然，他的病逐渐加重，是因为不能戒除不良行为，如抽烟、嗜酒、嗜赌、不注意饮食和休息等。如果不是天赋强壮，早就死了。他学来的那些治标之法，也使他受益。但是，暂时的好转却使他迟迟不能戒除不良嗜好。

他说，上次就诊时我告知他，入冬前服一段中药，气管炎很可能明显改善，至少冬天不会很严重，不必再用副肾素和地塞米松。然而，他没有遵嘱。

如何处理呢？

首先是进行行为纠正。不过，他虽然很精明，却不一定能戒除不良嗜好。但还是要讲清道理。药物干预如下：

槟榔四消丸6g日2次（大便一通即停用）

金匮肾气丸9g日3次（大便通后再用）

陈皮 10g，茯苓 10g，半夏 10g，川朴 10g，枳实 10g，乌药 10g，莱菔子 10g，附子 10g，桂枝 15g，川芎 10g，三仙各 10g，五味子 10g，甘草 5g。常规水煎，日 1 付。

因为当务之急是腹胀满、大便不通，煎剂和槟榔四消丸方义略同。一般说来，最好先不用金匮肾气丸，煎剂中也不必用五味子、附子等。待大便通畅，看情况再用。不过，同时使用不是大问题。

姜某还说：上次就诊之后，妻子的糖尿病基本上好了——每天只服 1 片降糖灵，尿糖阴性。如果不是他有意恭维，这也是很少见的。虽然如此，他的妻子还是有口干症状，问我有什么好办法。我给他开了一个简化的方子如下：

麦冬 35g，生地 35g，沙参 35g，五味子 35g，天花粉 35g。

上五味，放入热水瓶，用滚开水浸泡代茶饮。每次开水约 1500ml，浸泡三次即弃去药渣，3～4 日服完。可以长期服用。

案 4 生大气病危

姜某，男，43 岁，威县人，2000 年 10 月 7 日初诊。

起病是因为妻子怀疑他有外遇，而且当众羞辱他。

患者对病因非常清楚，但是，就诊 10 多次，药物和心理同时治疗大约 3 月才基本恢复。

首次就诊时，已经在当地乃至省医院治疗 2 月，不但没有好转，反而加重。主要原因是：某省会医院的医生毫无道理地怀疑他患有癌瘤。

自称开始以腹部胀满为主，并有失眠、食少。就诊前又添严重烦躁，欲外出急走。又全身游走性憋胀疼痛，心悸，甚至有濒死感。神情倦怠而烦躁，面色晦暗，脉滑，舌暗红、苔灰黑。体温、血压正常。腹部检查无异常。处理如下：

柴胡 8g，当归 10g，白芍 15g，白术 8g，茯苓 10g，薄荷 4g，连翘 5g，生甘草 5g，香附 8g，川芎 10g，乌药 5g，丹参 10g，三仙各 10g，红花 3g，陈皮 10g，半夏 8g，川朴 5g。常规水煎，日 1 付。

逍遥丸 6g 日 2 次；香砂养胃丸 6g 日 2 次。

奋乃静片 2mg，安定片 5mg 每晚服。

10 月 13 日再诊：诸症悉减，可以自己骑自行车就诊。

此后曾有反复，特别是其间丧父，一度反复较重。但总的来说，比较顺利。

第二次就诊时他就说明了生气的具体原因，我不但给他做了解释，还设法专门给他的妻子做了一次工作。

2007 年 9 月 30 日附记：今天患者又来就诊，起因主要不是精神因素，但他担心旧病复发。患者又补充了 7 年前的病史如下。因为当时的原始记录太简单，上文没有述及：

原来，当时某省级医院给他的诊断是胆道肿瘤，而且高度怀疑恶性，让他住院手术。手术效果如何，医院毫无把握。加之，家庭经济困难——他有 3 个儿子，都还小，是借的钱去省城看病。故虽然亲属为他办好了住院手续，他自己还是坚持回家。回家后他买下了一瓶安眠药，准备自杀，被他的妻子发现。此后才是就诊于我。

这次他的病先是劳累和阴囊湿疹，因为治疗不当，近 20 日不愈。加之他的第 3 个儿子就要结婚，需要积极准备，于是自昨天始两肋憋胀，全身游走性攻疼，下腹和腰骶部尤其严重。又严重失眠。一般情况可，脉舌象大体正常。处理如下：

柴胡 8g，当归 10g，白芍 15g，川芎 8g，白术 10g，茯苓 10g，甘草 5g，薄荷 3g，川朴 8g，陈皮 15g，三仙各 10g，香附 8g，桂枝 15g。常规水煎，日 1 付。

逍遥丸 6 克日 2 次

舒乐安定 2mg 睡前服

不难看出，处理原则与上次初诊略同。我相信，效果还是会好的。

有必要再说一下此次患者的病和为什么就诊。

主要还是患者的心理素质不太好并且与 7 年前的病有关。

原来，那时他曾经问我能否彻底治愈。我说可以。他又曾经问我可否保证 20 年没有问题。我说敢保 10 年。这些话我都忘了，他却牢记在心。他之所以问我是否能够彻底治愈，是因为某省医院高度怀疑他患了癌瘤，而癌瘤一般是不可能彻底治愈的。其实，即便不是癌瘤，也不能保证 10 年没问题。但当时要给他信心——即便出了意外，病家也不会因此打官司。

现在快 10 年了，劳累、忙碌，加之半月多病不好。他越想越紧张，于是前一天突然加重——类似 7 年前的表现。他的妻子也很紧张——她忘不了 7 年前丈夫准备自杀，于是大雨天急忙催促丈夫就诊。

病家对我很遵信，还有一个原因：5 个月前，他们的长媳婚后不孕，就诊一次就怀了孕。这也是此次我才知道的。

总之，医家的信誉对心理问题的疗效很重要，但信誉却不是单靠心理问题处理得当树立起来的。故医家的硬功夫（相对于心理治疗而言）也是越多越好。只是希望读者明白，即便你的专业是外科，也不是只有硬功夫就算得上"上工"。

案5　心因性问题

2008年2月15日清晨，我还没有起床，邻人某（74岁）的儿子慌忙来叫，说其父突然跌倒地，情况危急。于是，立即起床去看。这时，患者已经被搀扶到沙发上。他面色苍白，垂头不语。问他有何不适，迟迟不答。切其脉弦滑有力，于是让家属把他抬到炕上——他双下肢无力。脱掉上衣测血压时，患者突然躁动不止。他的儿子和孙子两个大壮汉还按他不住。于是，急性脑血管病大体可以除外，但不能完全排除冠心病。这时，患者又说全身不适，叹息不止，认出他的儿子后欲哭无泪。他的妻子问我是什么病。我说，大概是冲撞了什么，但不是很肯定，最好去县医院看看。

这时，患者的妻子说："肯定是冲撞了什么。昨天他放羊回来说：今天羊吃得很饱，吃了不少坟上的点心。"

按：春节刚过，故乡传统是正月初五去坟上上贡、烧纸。近年，生活水平普遍提高，很有些人家放在坟前的贡品是不少高级食品。患者终年放着一群羊，吃庄稼也常常难免，冬天地里无遮掩，坟上的贡品更容易发现——其实是他拿来喂的羊。

不过，由于不能完全排除冠心病，我还是建议打120。患者的妻子问我：去神家那里看看行不行。我说：也可以试试。

一小时后，患者回到家，可以自己吃饭，已无明显不适。看来，他确实是一时精神异常——严重的心理障碍所致。原因就是他把坟上的贡品喂了羊，事后成了大心病。

或问：这个病可否在家使用针灸同时做心理疏导？

答：可以。但目前条件下，最好去看看急诊。又，我知道患者最不喜欢看病——特别是舍不得花钱。于是出门时说：到县医院做做检查，花几百块钱就好了！果然，他还没有走到医院就自己说好了。

第二节 向算卦师学习

【概说】

邻村有一位老算卦师，给我的印象很深。这不是因为我找他算过命而且算得灵，而是他先天没有双手，却能做大多数家务和田间劳动，还写得一手不错的毛笔字。"文革"前，他还在城里摆摊算命。"六爻八卦"这几个字就挂在摊前。

我请教的卦师是老卦师的儿子。虽然素不相识，却知道他接了父亲的班，而且听说改革开放，使他的生意兴隆。找他算卦的，不但有著名的企业家、暴发户，还有当地或远处来的达官显贵。当然，更多的是遭遇不幸的普通百姓——其中包括医生无能为力的病人。然而，他得了高血压，在他处多次就医没有发现。1988年经过我的治疗明显好转。接触多了，我知道了他的身份，还有点拐弯抹角的亲戚关系，于是无话不谈。一天，我正式向他请教算卦的诀窍儿。

我知道他用的是"金钱卦"，卦辞上不是什么都有，怎样解说呢？经过几次交谈，他终于向我道破了下面这句看似平常的秘诀：

——让人们愁眉苦脸的进来，欢天喜地地出去！

简言之，卦师的诀窍是：让人们解脱烦恼，看到希望。算卦只是达到上述目的的形式。看来，卦师做的是心理治疗。生活经历或社会经验不足的人——往往自认为很理性——会说这是"骗人"，但卦师是理性的，也是善意的。他的话正是问卜者需要的。正如丑恶或残暴事件，常常不要让小孩子立即知道真相一样，对心理承受能力不足的人，至少暂时要选择对他有利的方式解释现状。况且，正常成人之间交流，"竹筒倒豆子"也不总是必要或效果好的。无条件的坦率约等于愚蠢。所以，尽管"皇帝的新衣"只有一个小孩儿说破了，却不能认为他比在场的成人看问题更全面、更理性。医生面对的是病人，是医生的保护对象。把紧张和忧虑等留给自己，患者得到的是安宁和快慰。这是一切医生都应该有的境界。

所以，所有医生都应该努力做到，让每一个病人欢天喜地地离开。即便不是专业心理医生，也应该如此。

倾听（耐心听患者倾诉）、支持（要说患者有理）、保证（肯定能好）被称为心理治疗的三原则，足见心理医生和算卦师处理问题的原则完全相同。

顺便附上正在修改此文时看的两个病和记忆当中的一次经验，以便读者更好地理解，如何在药物干预的同时做心理治疗，以及医与巫的关系。

【验案】

案1　生气致气乱气郁

2007年1月8日，我专程从石家庄回乡看望病重的兄长。因为要回石赶稿子，往返只安排了20多个小时，没有时间看病。次日早饭后，从速安排好兄长的治疗，就要出门赶车，却来了一个病人就诊。想回避也来不及了。她已经站在面前。告诉她我只能看这一次，2个多月后才能回乡，是否去他医处就诊。她还是希望我看看。于是，再回头把她带到诊室——正规看病，最好在专门诊室。

张素廷，女，31岁，威县油坊村人，2007年1月9日就诊。

她已经病了20来天，去县医院就诊过两次，做了胸透、心电、血液生化检验和CT等，不知道什么病。在家输液10天，似乎好一些。痛苦很多，如开始不吃、不睡，目前还自觉心烦意乱、睡眠不佳、食少无味、胸胁胀满、四肢无力、全身游走性憋胀等。脉象稍弱略数，舌苔略厚。二便可。血压正常。

这是什么病呢？

其实，到了诊室，她一坐到我的对面，就看出她不但面容憔悴，还神情凄苦。于是问她发病前是否生了大气。她和丈夫都立即确认。

于是，问题清楚了。

注意！除非很熟的人，不要询问具体原因和经过。患者愿意诉说，则耐心倾听。

怎么治呢？

首先是肯定地告诉她：一切不适都是生气的过。不是什么大问题。

药物干预主要是使用疏肝解郁、安神健脾法。同时给了5天的舒乐安定片，每晚2mg。

本来只想给她5天的药，快抓完了又想到：如果5天不大好，再找他医看，很可能再次误治而加重她的心理负担。于是问她夫妇是否愿意抓10天的，而且说，10天后很可能不必再吃药了。他俩很愿意。

注意！最后的做法有纯自然科学的医理考虑，也有心理暗示。相信她会迅速好转。

2007年8月10日：患者的侄子就诊，说素廷服完上方即好。她的心理问题是超生引发各种矛盾。

为说明病人、病家、医家都有心理需要，再附上一个卦师介绍的不治之症。

案2　癌瘤晚期

王某，女，31岁，广宗丁庄村人，2007年6月10日初诊。

当天上午，患者的丈夫来咨询。他说：妻子两次手术，已被断为不治之症。当初医生说她只能活3个月，现在已经活了6个多月，想找您看看有无好办法。我说：据理言希望很小，为什么这么长时间才来看呢？他说：前天找某卦师（不是上面说的那一位，那位已经死了）算卦。卦师说：她的病"利东南，不利西北"。你家东南方，有一位姓赵的医生可以治她的病。我说：请明天就诊吧！

患者显然急不可耐，虽然天气炎热，当天刚过中午她就来了。

然而，非医生看她一眼也能看出是恶病质。简单病史如下：

上年农历2月19日因"阑尾炎"手术，术后4个月情况尚可。农历六月二十三日突然手术切口上端疼痛并发现深部有包块。此后包块渐长，疼痛渐重。于10月第二次手术。术中发现癌瘤不能切除，断为不治。近6个月来，由于腹内严重疼痛，一直注射麻醉药。其间曾经因为发烧输液一周。其余时间均无发热，也没有使用抗菌药。50天前，双眼突然完全失明（只有一点光感）。她还勉强可以下床，说话思路清晰，求生欲望迫切——再三问何时痊愈并且复明。但严重贫血，瘦得皮包骨。上眼睑和双足已有水肿。下腹部的肿块有小西瓜大，压痛明显。可闻及高调肠鸣。偶尔还可以吃一个馒头。心肺听诊无大异常。脉细弱而数，舌淡瘦，苔少。某中医给她开了全蝎、蜈蚣、白花蛇散剂，服用10多天无效。

看来，癌瘤晚期没有什么疑问。然而，我却不能对病人说：无可救药，另请高明。处理如下：

首先是告诉她的丈夫。患者目前的主要问题是严重营养不良——包括贫血。无论中西医治疗，不解决营养问题，其他的措施都只能暂时见效。而解决她的营养不良需要输血和静脉营养，一般要住院，经济代价很高。让他自己决定。

无论是否输血等，都服用下方：

人参15g，党参15g，黄芪15g，白术5g，苍术5g，当归10g，白芍15g，川芎10g，熟地15g，肉苁蓉15g，怀牛膝15g，桃仁10g，红花5g，香附8g，乌药8g，桂枝15g，陈皮10g，三仙各10g，生甘草4g，三七粉6g（冲）。三七粉口感不好，嘱单独用糖水冲服。余药共煎，两煎剩250ml左右。一日服完，不拘次数。

6月13日再诊：上次就诊当天服上方一夜安睡，半夜里小便时可以看到窗户。腹内也感到舒适，没有使用麻醉药。但次日效果不太好。中药处理如前。

6月20日：患者的丈夫来取药，因为没有当着病人的面，再次说明看法：患者几乎无望，住院、输血、给蛋白等要有经济实力。

其实，患者的丈夫也很清楚。虽然无望，还是要是尽力而为，对得起妻子，也就是对得起其他亲属和自己的良心。故尽量满足妻子的要求。他不信巫师和卦师，但只要妻子愿意，他立即去求。他刚刚从一位姓周的巫师处来。之所以去那里，是因为原来那位卦师说，东南方姓氏中有"土"的"医"或"巫"能治好他妻子的病。

不治之症还是要治——这常常是医家和病家共同面临的难题。

医家应竭尽才智，家属要竭尽人力和财力。职业关爱和亲情加在一起，才能使病人感到人生的温馨。医家还要尽量减轻病家的经济负担。

从理性上看，安乐死可取，心理、道德和法律都很难接受。

由于我略有虚名，那位卦师可能知道我。他给病家做出的选择是善意的和理智的，尽管我也几乎无法解决患者的问题。

我的疗效不很好，他又把姓赵的改成姓氏中有"土"的。

"利东南，不利西北"，不见于《易经》——我的家在患者的家的东南方。其中有"利西南"之说。卦师是活学活用了《周易》。首次服药有效，可能有心理作用，但按医理而言，应该有效。当然，不解决营养问题，效果只能是暂时的。尽管如此，只要患者再就诊，我还是不能拒绝诊治或直言告诉她无可救药。

扁鹊说：信巫不信医者不治。那么，既信巫又信医该怎么办呢？

以上是我的看法和做法。

不要以为卦师和巫师不负责任。前不久，这个患者去过邢台某专治癌瘤的医院。那里说：必需预交 1 万 8 千元，才能住院治疗半个月，死了医院不负责——毫无人情味。这就是当今商业医疗处理医患关系的方式。我看他们还不如巫师和卦师。

如何看待和处理患者的知情权，请看下案。

案 3　肝癌晚期和知情权

这是在英国时的一次经验。患者是一位菲律宾裔的老年男子。他移居英国 40 年，即已经是英国人，享有英国的医疗福利。但不知道为什么病了三四个月，那里的医生没有告诉他的病是肝癌晚期。他的病很典型——很容易触及很大且多结节的肝脏包块并黄疸严重。到中医诊所就诊时也有了腹水。大概因此，那里的大医院没有给他做过 B 超，更没有做过 CT 和磁共振。

更令人难解的是：家属也不知道诊断。

然而，患者还是自觉不起。于是想叶落归根——返回菲律宾。

我立即把病情告诉他的妻子，但不想告诉患者本人。

患者走后，我的澳大利亚籍助手说：患者有知情权，以便处理身后事宜。

澳大利亚和英国的文化背景略同，故英国医生对此案的处理方式很难令人接受。说其中有种族歧视，似乎也不是。因为他们对一位癌瘤晚期的本土妇女也是诊治都不积极，只是那位妇女的家属可能知道了诊断。她终于到中医诊所就诊，也应该是亲属出于心理需要。

某些癌瘤不用医生说患者很早就能知道诊断，如乳癌、食管癌、宫颈癌等。但是，何时以何种方式告诉患者是癌瘤晚期，对医生来说总是个难题。然而，诊断又不宜由亲属宣布。医家有"谢不敏"的权力，又不能拒绝垂危病人的求助。采取一切先进手段治疗，往往超出病家的承受能力，最终后果往往是人财两空，甚至加速死亡。这时需要寻找医家、病家和患者本人都能接受的方案。有时还要参考社会制度或文化因素。在笔者看来，中医药治疗癌瘤晚期是比较好的选择。有关经验请参看"癌瘤治验"。

案 4　善解人意治癔病——学会倾听与解劝

患者 81 岁，第一次就诊是 2007 年 12 月 9 日，主诉是腰腿痛。那次的疗效是不错的。患者今天（2007 年 12 月 18 日）就诊时说：吃了一付药，第二天就丢掉了拐棍子。没想到……

没想到什么呢？

这是今天患者就诊的病因。

原来，吃到第5付时出了家务事。4天前她的儿媳妇突然夜间回老家，当着她的面大肆数落丈夫——老太太的独生儿子。当然，她的儿子和媳妇也都不年轻了——他们的儿子也已经大学毕业工作了。又，他们都不是普通农民。儿子在县教育局，媳妇在省立师范——都是老师且年过半百。她的儿子多次陪父母来看病或取药，我敢断定：他是一个很谦和、甚至有点拘谨的人。他绝对不会虐待妻子。这次当着母亲的面被媳妇大肆数落，他一句不吭，可想而知他平时如何。

总之，媳妇发了一顿疯走了。姑娘为母亲煎好了中药。服药后大约一小时，忽然自觉四肢麻木瘫软，且剧喘不止，眼看不支。

时间在深夜，服中药后不久发作，很容易怀疑药物有问题。

但是，老太太还是明白人——家属、邻人也如此。这时他们的第一反应不是怀疑药不对证，或者药物中毒，而是想到生了气。

于是，往县城里打电话——儿子和媳妇已经回县城了。

儿子赶快跑到县医院咨询——本来打算急症住院，但老太太坚执不肯。

碰到的医生有经验，告诉家属最好针刺。

针刺有效，但近3天还是有时发作。

如果去大医院就诊找"大专家"，上面这么曲折的情节，他们很难立即了解，而不了解，就不可能把此证治好。他们很可能说成是：中药不良反应。

到了我这儿，老太太只需说一句：唉！俺那媳妇当着我把俺那儿子数落了个够。其余都不必她说了——然而她还是要说。这样的患者找到医生，就是要倾诉。你一定要耐心地听——偶尔点拨一下。

总之，病人的倾诉不难听到。前提是：病人信任你。

至此，说一下该患者为什么信任我。

她是个身体很好的人，上次就诊就有一半是心因性问题。

她特别信任我是因为：①30多年前我给她的丈夫治好了很顽固而且有些危险的皮肤病；②我在她住的村子里信誉极好——几乎把我当作神仙；③我的外祖家也在她住的村子。按辈分我长她一辈——尽管按年龄她是长者。

这就是为什么人们根本不会相信吃我的药会中毒。

这样的病怎么治呢?

首先要做心理疏导。原则是要让老太太倾诉而且谴责她的儿媳。她的儿媳确实不懂道理。即便不完全是儿媳的责任,也要让老太太顺顺气儿。其次才是药物治疗。

上次给老太太开的方子是:

川芎 10g,怀牛膝 20g,香附 10g,桂枝 20g,当归 10g,白芍 20g,红花 5g,熟地 20g,陈皮 20g,茯苓 15g,三仙各 10g,甘草 5g。常规水煎,日 1 付。

这次是上方加柴胡 6g 龙骨粉 20g 远志 8g 生枣仁 15g。

再加上逍遥丸 6g 日 2 次。

这么大年纪的人,自然心脏不很好。近来血压略高,嘱继续服降压西药。

结果服上方一日大好,三日痊愈。

最后说一下,患者第一次就诊时我对她的心理状态也有点忽略。

原来,她的老伴去世不久。老两口儿一生恩爱,从未红过脸。虽然如此高年,她还是受到很大打击。这一点医生只能给以同情和宽慰。药物治疗原则大体如上。

洪钧按:以下内容的处理请编辑定夺——如果认为无用,就删去。

第三节　情理之间——医家难以承受之重

医家难得有诗情画意。1987 年,在苏州开会(那时认识的韩刚先生),曾经即席赋诗。当时把酒临风、引吭高歌、颇感怀念。近十年来无复此兴致。盖数十年经常面对死亡、悲哀、痛苦,接触脓、血、大小便,兴致渐渐消灭。

不但如此,医家还常常夹在情理之间难以选择。

以下是自觉颇为遗憾的三个案例。

案1　患者终于自觉生不如死

村民某，酒徒也。因其最爱杯中之物，业余学成厨师，豪饮几无虚日。终于，1988年，彼年48，春天患食管癌——噎膈。不数月，渐至几乎滴水不进，于是咨询于我。以下是对话：

患：叔！我这病儿还有啥好法儿没？

我：眼下最好的法儿就是通过肚皮往胃里装个管子（按：胃造瘘），以后从管子里往里打食物。

患：那不是洋活着吗！我不受那个罪，也不叫他们（按：指妻、子）受那个累。你老也别费这个心了。

我于是告退。

大约又过了一月，患者的堂哥来请，谓患者愿意手术。

其间经过骇人听闻，大略如下：

上次拒绝手术之后，他的酒友即轮番请他饮酒——给他送行以示情意。如此大约10日，更加滴水不进。于是，他命人做好棺材，命妻子做好寿衣，自己穿好躺到里面试了试，当时还对众人说：不错！怪舒坦！

如此等了四五天，前一夜他准备死：穿上寿衣，让人抬到灵床上。手里拿上馍馍，口中含上茶叶。（按：故乡风俗如此）等到半夜还是不死。让他人用力摇了摇床，还是不断气儿。终于不堪忍受痛苦，听从堂哥的劝告再次请我想办法。

我赶到时，他已经脱掉寿衣，勉强能说：死不了，渴得实在太难耐受！叔！您想办法吧！

这时他严重脱水，口干舌燥，浑身干瘪青紫。

我说：脱水太厉害了。输液3天之后再手术吧！

手术就是在他家做的，一切顺利。当然，包括患者在内都知道，这只是治标之法。

术后数月情况相当好。他可以骑着自行车赶集看会，到处玩耍。

没想到，终于有一天他再也不能抗拒杯中之物的诱惑。自己往胃管里灌了一壶酒，然后把胃管拔出抛弃，并且拒绝再插入。于是，大约一周后死亡。

我想，之所以如此，是因为只要村里有了婚丧嫁娶、请客送礼的吃喝场合，他都要去——有别人请他去的，也有他自己去的。看着别人吃喝，

自己却不能吃、不能喝。再想想自己过去大吃大喝多么痛快，他终于感到
——生不如死。

治病的最后结果如此，医生的感觉如何，可想而知。

案2 白发人送白发人

村民某，夫妇俩今年都是94岁，还在自己生活——可以自己做饭、洗
衣服等。他俩都是老病人。老太太的高血压、心脏病、脑缺血我治了30多
年——开始做医生就给她治病。老爷子80岁时患中风完全恢复没有任何后
遗症。两年前他还可以骑自行车。前几年我颇为此事自喜。盖他们能如此
高寿，还能自理生活至少和我的治疗有关。

然而，2年前，他们的51岁的小儿子突患脑血管病，留下严重的后遗
症。去年，他们唯一的姑娘（和我同年62岁，头发花白）患脑瘤病死。
他们的大儿媳早在8年前因肝癌死亡。大儿子（70岁）的脑血管病后遗症
逐渐加重。近2年老太太拒绝治疗，她说：90多岁了还治病别人笑话。老
爷子倒不断来咨询。他常说的一句话是：怎么年轻时的事儿摸不着了呢！

他没有被不幸击倒，还想着追求年轻时的乐趣。

我则颇感迷惘。

案3 输液支持两死生

村民某之母，先是患老年精神病。2004年深秋突然卧床不吃、不喝、
不说话。她已经83岁，却有一位很孝顺的姑娘。这位姑娘不管兄嫂的意见
如何，坚决要求想尽一切办法——能活一天算一天。而且，开始不是找我
治的，大约10日后非让我治不可。这时，患者已经脱水昏迷，几乎可以就
木了。

输液支持显然是第一选择。

我连续给她输液两个月——越来越困难。

眼看我要束手，而且准备回石家庄赶写《中西医结合二十讲》，终于
出现奇迹——患者能吃饭了。3个月后我从石市返回，她竟然可以下床而
且不再疯癫。

2006年冬天，老太太旧病复发。这次适值我南行讲学而后回石家庄小
住。当我回乡时，正在为她办丧事。据说，此次也曾输液多日。恐怕，子
女的耐心也到了最大限度。

第三节 失 眠

【概说】

睡眠不好是神经官能症中最常见、常常最先出现又最难处理的问题。最好能中西医结合治疗，不要造成镇静药的依赖性。但是，严重的睡眠不好，不立即解决睡眠问题，其他治疗都会无效。这时，使用西药，甚至强镇静西药往往不可避免。又，纠正失眠需要纠正不良生活习惯，即生活有规律并适当体力活动。但不少患者难以做到。请看验案。

【验案】

案 1　严重失眠

王某，女，54 岁，威县韩庄人，2002 年 2 月 11 日初诊。

生气后不能食 2 月余，又严重失眠——几乎昼夜不睡，多噫气（打嗝），不出虚恭。一般情况可，脉滑弱，舌苔厚。

病因很清楚，即恶性精神刺激引起的失眠和消化功能紊乱。用中医的话说，为"气乱"和"气逆"。消化系统以息息下行为顺，此患者则气逆。严重失眠者，绝大多数有舌苔厚（腻或不腻均可）而食欲不佳。治宜疏肝理气镇静安神法。

处理如下：

柴胡 6g，当归 10g，白芍 12g，白术 8g，茯苓 10g，甘草 5g，薄荷 5g，川朴 8g，香附 6g，淡豆豉 8g，连翘 6g，陈皮 10g。常规水煎，日 1 付。

逍遥丸 9g 日 2 次。

安定片 5mg 每晚 1 次。

12 月 15 日再诊：服上方后，大便次数较多，但仍然不能睡，不能食，脉象弦滑而数。

用上方效不佳，必须尽快解决睡眠问题。于是改安定为奋乃静每晚 3

片（6mg）。4 日后再诊，病情大好。

案 2　失眠 3 个月

赵某，女，36 岁，威县油坊村人，2005 年 3 月 20 日初诊。

失眠近 3 个月，服西药有效，不服又失眠。3 月前一向体健。近来食少、腹痛、乏力，只能进流食。前几天又多气短感。已在县医院做心电、彩超、心肌酶等，无异常。承认发病与生气有关。体形中等，神情困倦，面色污秽。脉滑略数，舌苔稍厚。处理如下：

柴胡 6g，当归 10g，白芍 15g，白术 5g，苍术 5g，茯苓 10g，五味子8g，党参 10g，黄芪 15g，川朴 5g，枳实 5g，香附 5g，三仙各 10g，生甘草5g。常规水煎，日 1 付。

逍遥丸 6g 日 2 次；天王补心丸 9g 日 2 次。

谷维素片 30mg 日 3 次；刺五加 3 片日 3 次；奋乃静片 2mg 晚 1 次。

服上方后迅速好转，至 4 月 1 日，诸症悉退。6 月 15 日复发，未用奋乃静好转。

案 3　失眠多梦

李某，女，28 岁，威县董李庄人，2000 年 9 月 9 日初诊。

半年前严重失眠，曾经按神经衰弱服中药好转。近来多梦、头痛、头部麻木，自觉烦躁，睡醒后全身不适。饮食可。常感乏力。白带多，偶有红色。近数月月经量少而淡。脉微弦，舌可。血压 96/78mmHg。处理如下：

党参 10g，黄芪 12g，柴胡 5g，升麻 5g，当归 10g，白芍 15g，五味子10g，酸枣仁 15g，远志 10g，茯苓 10g，陈皮 10g，三仙各 10g，生甘草 4g。常规水煎，日 1 付。

人参归脾丸 9g 日 2 次

刺五加片 3 日 3 次；谷维素片 30mg 日 3 次。

9 月 16 日再诊：睡眠已好，不再多梦，但早起仍倦甚。2 日前来月经，量正常。脉可，舌尖红。血压 105/80mmHg。煎剂加知母 5g，栀子 3g。成药加天王补心丸 9g 日 2 次。

9 月 21 日三诊：睡眠大好。睡醒后不再倦怠。守前方。

案 4　严重失眠心悸

李某，女，30 岁，威县东关人，2000 年 5 月 24 日初诊。

自前年无明显诱因发生阵发性心动过速、全身不适、有时昼夜不眠。

又烦躁、全身轰热。经多处就医治疗至今年初稍好。稍饱或稍饥均可发作。今年共严重发作3次。近一周又严重失眠，自觉全身不适、心慌，有濒死感。饮食、二便、月经可。有二子女。体形中等，神倦而躁。脉略洪滑、舌苔粗糙。血压130/75mmHg。处理如下：

党参15g，麦冬15g，五味子10g，茯苓15g，白术12g，柴胡6g，当归10g，白芍15g，半夏10g，生枣仁15g，远志8g，夜交藤20g，山萸肉10g，生甘草3g。常规水煎，日1付。

朱砂安神丸9g日2次；人参归脾丸9g日2次。

正在服用自备的安神补心片、刺五加片、维生素B_1、奋乃静，继续服。

6月1日再诊：病大好。脉舌象接近正常。守前方。

7月27日再诊：6月中旬做了卵巢囊肿切除术。术中、术后可。数日前不慎跌倒又引起心悸并睡眠不佳。仍在服用朱砂安神丸和人参归脾丸。近来酷暑，却不能穿短裤或露双臂，否则酸疼难忍。目前以乏力为主。月经可。一般情况可。脉舌象无大异常。处理如下：

党参10g，黄芪15g，白术8g，防风8g，五味子6g，茯苓10g，当归5g，白芍10g，钩藤10g，生枣仁10g，远志6g，生甘草5g。常规水煎，日1付。

7月31日再诊：睡眠仍不甚好。见风仍有肢体酸胀不适。右脉沉滑有力。血压120/80mmHg。患者不愿意服煎剂，改服下方。

人参归脾丸9g日2次；补中益气丸9g日2次。

刺五加片3片日2次；谷维素片30mg日2次。

如上处理至8月中旬，不再畏风。睡眠和心悸仍未完全好转。

按：患者畏风，加用金匮肾气丸可能更好。煎剂中应该加用桂枝。

案5 反复失眠等10年

刘某，女，37岁，威县东关人，2007年7月19日初诊。

近10年来，经常失眠、食少、贫血和血压低。但除非失眠很严重，不服西药。10天前刚做过很小的卵巢囊肿。出院4天，失眠、食少加重。体形特瘦，面色苍白。二便、月经可。常无食欲。脉可，舌暗红，苔略厚。血压100/60mmHg。患者做汽车配件生意，自己承认失眠与操劳过度有关。处理如下：

党参10g，黄芪15g，当归8g，白芍15g，川芎8g，香附6g，桂枝

20g，陈皮 15g，茯苓 10g，生枣仁 10g，五味子 8g，三仙各 10g，生甘草 4g。常规水煎，日 1 付。

人参健脾丸 12g 日 2 次；香砂养胃丸 6g 日 2 次。

8 月 11 日再诊：上方 5 日量患者服了 10 日，效果甚好。不但夜间睡得好，也可以睡午觉。食欲也明显改善。近日因为心绪不佳，病情反复，但比上次就诊之前轻。一般情况如前，守前方。

第四节　官能性虚证

【概说】

指神经官能症中的虚证。神经官能症大多属虚。其中以心气虚、心脾两虚、中气虚、肾气虚等最常见。道理很简单，情志过度，必见内伤。虽然有气郁化火者，相当少见。

【验案】

案1　中气不足证

范某，女，威县辛庄村人，1997年5月7日就诊。

自觉心下沉闷，常欲叹息，曾经就诊治愈，至今仍在服用人参健脾丸。体形中等，精神可，睡眠可。血压120～110/90mmHg。脉滑而弱，舌象大体正常。

未查出此前的诊疗记录，大约原以脾虚为主。目前则兼有中气不足。心下沉闷，常欲叹息是其表现。于是加用补中益气丸和逍遥丸。迅速好转。

按：中气不足只用补中益气法即可，但笔者对不必服煎剂的患者，常同时给逍遥丸。暂缺补中益气丸时，则常用人参健脾丸加逍遥丸代之。健脾本有补中之意，与逍遥丸同用，则可以在疏肝解郁的同时举陷升阳。

案2　气郁兼气虚

赵某，女，50岁，威县芦头村人，1994年7月20日初诊。

自述上腹饱胀，虚气上逆（即多打嗝）、乏力、头晕、背沉约十年。脉象沉芤，舌淡嫩。体丰，时有虚肿，劳累则甚。血压120/90mmHg。处理如下：

党参20g，黄芪20g，当归15g，川芎10g，茯苓15g，白术10g，麦冬10g，五味子15g，白芍12g，桔梗10g，柴胡5g，升麻3g，桂枝15g，川朴5g。常规水煎服。

补中益气丸9g日3次。

四日后再诊。自觉好转。仍有腰背沉重。右脉不再沉芤，左脉不芤仍沉，舌嫩不淡，苔黄薄，血压140/90mmHg，上腹胀满消失，偶有心烦。原方4日量。

7月30日三诊。脉象舌象无大异常，诸症悉退。原方四日量巩固疗效。8月6日四诊。因小气恼，略感不适。脉舌象大致正常，停用煎剂。改服补中益气丸、逍遥丸善后。

案3　阳痿

赵某，男，29岁，威县白伏村人，2001年2月23日初诊。

患者不是很健壮，又是个本分人。近一年来，他经营客运，既是司机又是车主，非常劳累而且出过两次不很严重的事故（不是本人受伤）。近半年来逐渐阳痿、早泄。身体消瘦，神情困倦。此外无大不适。脉象弱，舌象可。

此证既有劳倦，又有惊恐，阳痿可以解释为惊恐、劳倦伤肾。处理如下：

人参10g，党参15g，黄芪15g，枸杞子15g，五味子15g，附子10g，熟地20g，陈皮15g，生山药20g，茯苓10g，丹皮6g，甘草5g。常规水煎，日1付。

金匮肾气丸、补中益气丸各9g日3次。

服上方3日，脉象正常，此后患者服药不连续，服药18剂后康复。

按： 绝大多数阳痿不是器质性病变或衰老所致，而是神经官能症，故处理如上。

案4　心气虚

刘某，女，18岁，广宗刘庄人，1997年3月21日初诊。

前年因惊吓导致睡眠多梦，常犯头痛如过电，在当地治疗多次无效。饮食、二便可，可以劳动，但常乏力、心悸，月经量少。体形中等，精神可，脉象弦滑略数，血压135/90mmHg。处理如下：

朱砂安神丸、安神补心丸、逍遥丸各9g日2次。

5月5日再诊：服上方后大好，近日复感下肢乏力，脉象可，改服金匮肾气丸、人参归脾丸各9g日3次。

案5　心气虚

孙某，男，25岁，威县王家陵村人，2006年6月21日初诊。

常常心悸数年，时好时犯，又有睡眠浅而易醒。脉舌象大体正常，一般情况可。唯可闻语怯（即说话气力不足）。

仔细问心悸到底何时开始，有无自知的原因。患者说，三年前他开垦的荒地被强行收回，愤愤不已，不久出现此证。

患者不能服用任何西药和中成药（由此可见其心理素质不大好），于是处方如下：

党参10g，黄芪15g，当归10g，白芍15g，五味子10g，茯苓10g，川芎10g，半夏10g，钩藤15g，夜交藤20g，生枣仁20g，龙骨粉15g，桂枝15g，陈皮10g，三仙各10g，甘草5g。常规水煎，日1付。

患者没有再诊，但他的病是因为情志所致而且心理素质不太好是没有疑问的。

案6　心气虚

管某，男，69岁，威县管安陵村人，2003年2月16日初诊。

发作性心悸约三周。服药、输液无效。有既往史。发作时手足凉、发紫。有明显精神刺激（被抢劫）因素。睡眠、饮食可。体瘦，形困。脉可。处理如下：

党参15g，黄芪10g，白术8g，茯苓10g，五味子10g，当归10g，白芍10g，柴胡6g，桂枝12g，钩藤10g，陈皮10g，龙骨粉10g，三仙各10g，生甘草5g。常规水煎，日1付。

人参归脾丸9g日2次；天王补心丸9g日2次。

服上方后，未再发作。共服用15日停药。

2004年4月29日就诊：因劳累等心悸、手凉复发。自觉发冷、四肢无力且抖动不能控制。脉舌可。上方去补心丸加逍遥丸6g日2次。

5月4日：家属取药如前，称病情好转。

2007年2月26日：其子打电话到石家庄，说患者旧病复发。告知照服上方。两周后我返乡，患者介绍他人就诊，说服上方迅速好转。

案7 心脾肾虚

孙某，女，40岁，威县城内教师，2005年，5月29日就诊。

耳鸣、耳内不适数年，并有轻度听力下降。近来睡眠多而多困、乏力。一般情况可。自称父母均早年耳聋，担心自己耳聋过早。询问病史时，患者说：4年前曾因失眠就诊，当时给她开金匮肾气丸、人参归脾丸，效果甚好。此后多次自购上述成药服用，不但再未失眠，而且面色变得红润嫩白。因时间过久，不敢再服上述成药，且近来乏力、多困，故再次就诊。

脉象稍弱，尺脉不可及，舌象可。一般情况可。断为心脾肾三脏俱虚。告诉她仍可常服上述成药。此次处方如下：

党参10g，黄芪15g，五味子10g，柴胡6g，川芎10g，菊花10g，龙骨粉10g，当归10g，白芍10g，熟地15g，陈皮10g，茯苓10g，三仙各10g，甘草5g。常规水煎，日1付。

谷维素片20mg日3次；刺五加2片日3次。

案8 心脾两虚

邱某，男，43岁，威县邱霍寨村人，2005年9月26日初诊。

常常失眠、头晕、头痛10余年，又多困、脊背沉重，阴天益重。多困时能睡但梦多。自称心量狭小，常抑郁不快。一般情况可，脉大，舌可。血压130/90～70mmHg。处理如下：

人参归脾丸 9g 日 2 次；天王补心丸 9g 日 2 次。

谷维素片 30mg 日 3 次；刺五加 3 片日 3 次。

9 月 30 日再诊：自觉大好，愿意继续服药巩固疗效。

案 9　脾肾虚寒

胡某，女，39 岁，邢台人，2004 年 10 月 30 日初诊。

腰骶酸痛，手足发凉，冬天尤重数年。最近消化也不好。曾经诊为慢性胃炎。约一个月前，取出节育环（已戴 15 年）。饮食可，睡眠略差，醒后多劳累感。咽部常感不利。体形中等，面色萎黄。脉弱，寸关略有弦象。处理如下：

附子 5g，桂枝 15g，党参 10g，黄芪 10g，苍术 5g，白术 5g，生山药 15g，当归 8g，川芎 8g，熟地 10g，陈皮 10g，半夏 8g，茯苓 8g，川朴 6g，三仙各 10g，生甘草 5g。常规水煎日一剂。

金匮肾气丸 9g 日 3 次；香砂养胃丸 6g 日 3 次。

刺五加 3 片日 3 次。

11 月 7 日再诊：服上方 4 日即感大好。不再腰痛，手足温暖，胃也舒适。似有时心悸。脉象接近正常。舌略如前。自称年轻时就有植物神经功能紊乱。处理如前巩固疗效。

案 10　心脾两虚并高血压

郭某，女，40 岁，威县后麻固村人，2006 年 11 月 4 日初诊。

平时血压偏低，近 20 日来头晕、腿酸、乏力渐重，重时无力行走。已经输液 11 日，用清开灵、甘露醇等益重。在县医院做脑磁共振无异常，又怀疑颈椎病照过颈椎片。近 3 日多打嗝、嗳气，上腹饱胀又有时饥饿难忍。又有时浑身颤抖。二便可，可睡但多梦。体形中等，神情烦躁。脉象沉滑，舌淡胖，苔略厚。血压 144/96mmHg。

我知道 3 年前患者的丈夫死于肝癌，她必然身心负担很重。故上述症状不应该怀疑大脑占位性病变，她的表现也不是典型的颈椎病，而应该是劳累过度和诸多不如意的结果。稍高的血压原因略同。但患者还是做了那么多检查。

处理如下：

陈皮 12g，茯苓 12g，半夏 8g，川芎 10g，怀牛膝 15g，党参 10g，黄芪 15g，白术 5g，苍术 5g，当归 10g，白芍 15g，五味子 10g，桂枝 15g，三仙各 10g，甘草 4g，生姜 20g。常规水煎，日 1 付。

逍遥丸 6g 日 3 次；安神补心丸 9g 日 3 次。

双氢克尿塞 25mg、奋乃静片 2mg、心痛定片 10mg 日 2 次。

11 月 7 日再诊：自觉大好，仍有上腹轻度饱满，不再饥饿难忍。自称今天又有小不如意。脉象滑弱，舌淡嫩。血压 150/100 ~ 90mmHg。中药如前，西药改服复方利血平 1 片日 3 次，脉通丸 1 粒日 3 次。

案 11　心脾两虚体质

王某，女，27 岁，威县南里村人，2004 年 2 月 13 日初诊。

心悸一年多，久治不愈。最近在邢台做心脏彩超等无大异常。去年 10 月做心电图、查心肌酶可疑心肌炎。一般情况可，脉可、舌稍淡嫩。第一胎产后出现此证症，自觉因为管小孩睡不好。血压 86/56mmHg。处理如下：

党参 10g，黄芪 15g，五味子 10g，桂枝 15g，川芎 10g，当归 10g，白芍 15g，熟地 15g，陈皮 12g，茯苓 12g，半夏 8g，三仙各 10g，甘草 5g。常规水煎，日 1 付。

香砂养胃丸 6g 日 2 次

人参归脾丸 9g 日 2 次。

2 月 18 日再诊：无明显改善。煎剂如前。成药如下：

补中益气丸、人参归脾丸、天王补心丸各 9g 日 2 次

2 月 24 日三诊：病减，食量亦增。守前方。

2 月 28 日四诊：仅偶有轻心悸。血压 90/60mmHg。守前方。

案 12　中气虚并心气虚

孙某，女，43 岁，住威县城内，2005 年 11 月 10 日初诊。

自称去年冬天患"心脏病"，按供血不足持续输液 3 个月不愈，且又见多出虚汗、乏力、多困、恶风、恶寒、好心悸持续至今。又，夜间下肢发凉。近来曾服生脉饮等无效。体形中等，一般情况尚可，但面色晦暗，神情倦怠。脉象沉滑有力而大，舌质红，苔不匀，饮食、二便、睡眠均可。血压 120/90mmHg。问月经情况，说：半年前，月经常滴沥不止，4 个月前服"断经药"后，再无月经。承认发病因生气而起，目前气已解。脉沉而大，舌苔不净。血压 120/90mmHg。

处理如下：

附子 10g，桂枝 15g，党参 10g，黄芪 20g，白术 8g，五味子 10g，山萸肉 10g，茯苓 10g，当归 10g，白芍 15g，陈皮 10g，三仙各 10g，生龙牡粉

各 15g，甘草 5g。常规水煎，日 1 付。

补中益气丸 9g、安神补心丸 9g 日 3 次。

11 月 17 日再诊：虚汗停止，乏力、多困好转，仍偶有心悸。服上方第二天又有不如意，但病情无反复。脉舌象接近正常。处理如前。

11 月 25 日三诊：诸症大好，仅偶有心悸。患者可以自己骑自行车就诊，且可料理家务和生意。

按：发病因生气而起，故病史不支持"心脏病"。持续输液 3 个月而疗效不好，至少说明按心脏病治疗无效。不但无效，而且变生他症。温阳补气迅速汗止，唯心悸比较顽固。看来仍以心脾两虚为主，兼有肾虚。

或问：为什么输液 3 个月越治越重？

答：本来不是心脏病，按心脏病输液就是误治。不但如此，那样的误治还是暗示和诱导，只能加重病情。况且，连续输液 3 个月，是心脏病也毫无道理。西医治冠心病常规使用丹参制剂，患者的一切症状都属于气虚，很可能与过用丹参制剂有关。请参看"注意过用丹参导致气虚"。

案 13　气虚盗汗

这是在英国时的一次经验。患者约翰逊先生，约 45 岁，1999 年秋初就诊。主诉是每晚盗汗近半年。盗汗相当严重——常常湿透睡衣和褥单。此外无大不适。当地西医久治不愈，亦无明确诊断。他是一位家景颇好的商人，一般望诊身体很好。但脉有虚象，舌淡略胖。初诊时他问我何时可愈。我说三剂必效。处方如下：

党参 10g，黄芪 15g，当归 10g，白芍 15g，防风 6g，茯苓 10g，桂枝 15g，麦冬 10g，五味子 10g，生地 10g，熟地 10g，陈皮 10g，大枣 10g，生姜 15g，生甘草 4g。常规水煎，日 1 付。

补中益气浓缩丸 10 粒（相当于生药 4 ~ 5g）日 3 次。

结果一付即效，但患者还是坚持服药月余。

案 14　肝郁脾虚

管某，男，37 岁，威县管安陵人，1997 年 3 月 28 日初诊。

生气后上腹胀满夜间加重，睡眠不佳约 2 年。多打嗝，多虚恭，久治不愈。体瘦、神可、面苍，脉稍大，舌红苔白稍厚。胸腹检查无明显异常。

柴胡 10g，当归 12g，白芍 6g，白术 10g，茯苓 15g，香附 12g，郁金 10g，陈皮 10g，半夏 12g，川朴 6g，乌药 6g，三仙各 10g，川芎 10g，桂枝

15g，党参 15g，黄芪 20g。常规水煎，日 1 付。

人参健脾丸 12g 日 2 次；逍遥丸 6g 日 2 次。

奋乃静 2mg 晚 1 次。

3 月 30 日再诊：病若失。

但是，每有明显的精神刺激，此病即容易反复。此后又曾 3 次就诊，疗效都比较满意。

案 15　脾虚气郁

张某，女，27 岁，威县宋庄人，2000 年 9 月 16 日初诊。

多困、乏力、腹内不适 10 余日，无既往史。腹内不适呈阵发性，每犯 1 小时左右。无腹胀，食欲略差，无呕吐腹泻，唯见饭欲呕。末次月经 4 天前干净。不能下地劳动。腹部平软，下腹轻压痛。脉象稍弱，舌苔微黄。T 36.7℃。

用药如下：

人参健脾丸 9g 日 2 次；香砂养胃丸 6g 日 2 次。

陈皮 10g，茯苓 10g，半夏 10g，三仙各 10g，香附 6g，元胡 5g，白芍 10g，党参 10g，枳实 5g，竹茹 10g，连翘 8g，甘草 5g，生姜 15g。常规水煎，日 1 付。

9 月 20 日再诊：病大减，仍略多困，脉象接近正常，面色萎黄，舌稍干。患者不欲服成药。煎剂加白术 5g、五味子 10g 共 5 日量巩固疗效。

按：此案无明显精神刺激因素，但是，自西医看还是会诊为神经官能症，而且没有好办法。

案 16　肝郁心虚

吴某，女，63 岁，威县沙河辛村人，2004 年 8 月 23 日初诊。

头痛、失眠、心中难受、食少乏力、腹内气不顺约一月。又有老胃病，每于春初秋末发作。近日上腹不适，在他处多次服药不效。

体形中等，精神倦怠，脉象大体正常，舌中心剥苔而他处较厚。询问得知有明显精神刺激史。

于是断为肝气不舒、肝胃不和、心气虚。疏方如下：

柴胡 8g，当归 10g，白芍 15g，薄荷 5g，香附 8g，苍术 8g，党参 10g，五味子 10g，陈皮 10g，茯苓 10g，川芎 10g，川朴 5g，半夏 8g，三仙各 10g，枳实 5g，连翘 5g，甘草 5g。常规水煎，日 1 付。

逍遥丸 9g 日 2 次；香砂养胃丸 9g 日 2 次。

安定片 5mg 睡前服。

2005 年 9 月 22 日再诊：自述上次就诊一次即大好，故未再就诊。近来因为心情不好，旧病复发。除上次症状外，又有咽部憋胀、咳嗽、声嘶。

此次是患者的女婿陪同。他多次带家属就诊，比较熟了。于是问患者因何心情不畅。原来，患者的丈夫已经瘫痪 20 年，只有她一人照料。近来更因儿子和媳妇因事外出，又留下孩子也要患者照顾，因而病情加重。处在这样的环境中，患者出现上述病情不难理解。好在患者对上次治疗很满意，相信这次也会疗效很好，于是照用上方并给以解释和安慰。

又，患者自称，服用安定效果很好，但不敢常服。看来患者目前主要因为焦虑发病。

顺便说明，安定确实抗焦虑效佳，是经济而方便的药物。据我所知，很多人多年基本上不间断地服用，没有明显副作用，只是有依赖性。在没有更好的选择时，可以建议焦虑患者长期服用安定。

案 17　脾虚体质并气郁

张某，女，17 岁，威县张王母村人，2000 年 6 月 16 日初诊。

食少且饱胀不适半年，渐重。常服润肠片，否则大便数日一行。又多困、乏力。曾经多次检查治疗——包括输液和中药，效不佳。食少但可食。月经可。夜间好醒，白天可睡。体形中等，神可。脉可。舌稍暗苔白略厚。处理如下：

柴胡 6g，当归 8g，白芍 10g，白术 5g，茯苓 10g，生甘草 4g，党参 10g，三仙各 10g，枳实 5g，连翘 6g。常规水煎，日 1 付。

逍遥丸 6g 日 2 次；人参健脾丸 6g 日 2 次；力勃隆 3 片日 2 次。

6 月 21 日再诊：病减过半。不再多困、乏力，大便、睡眠亦好。仍感上腹小胀。煎剂去白芍。余如前。

按：此证属于脾虚无疑，但煎剂仿逍遥散意。这是因为病久不愈，必有压力，且逍遥散亦可健脾养血。

案 18　痛苦莫名数年

韩某，女，37 岁，威县程志庄村人，2001 年 8 月 19 日初诊。

痛苦莫名数年。似乎气不舒，呈发作性。每犯即呼吸不畅，腹内憋胀并攻背。无咳嗽气短。冬春轻，秋季易犯。过劳或生气即重。卧位亦重。曾经多处就医，按过敏服药上部可轻，但二便不畅。平时饮食、二便好。

睡眠偶不好。体形中等，神可。心肺听诊无异常。脉沉弱，舌可。血压90/60mmHg。处理如下：

陈皮12g，茯苓10g，半夏8g，桂枝10g，附子6g，干姜5g，麻黄5g，白芍12g，五味子7g，细辛2g，生石膏粉6g，川朴5g，枳实5g，生甘草8g。常规水煎，日1付。

金匮肾气丸9g日2次。

地塞米松0.75mg日2次；氨茶碱0.1g日2次。

8月26日再诊：服药期间病减。昨天停药1天又有轻发作。目前饮食、二便好，腹部无憋胀。偶有胸背憋胀。自称每发作时先自右颈部开始，经肩胛发展至前胸，可1~2日不缓解。一般情况及脉舌象如前。改方如下：

柴胡6g，当归10g，白芍15g，白术5g，茯苓10g，生甘草6g，五味子6g，陈皮10g，半夏8g，党参10g，麦冬6g，川芎8g，桂枝10g，葛根10g，龙骨粉10g，三仙各10g。常规水煎，日1付。

9月3日再诊：自觉大好。已停药2日，无大不适。似乎略有痰。脉象仍见沉弱，但有神。舌稍嫩。守前方。

9月13日再诊：停药2日，未发作。脉舌象如前。仍守前方。

按：初诊时虽无哮喘表现，用的却是小青龙、二陈合剂。二诊补充病史说明确非哮喘，于是改用逍遥散与桂枝加龙骨、牡蛎合剂加减。疗效颇好。如此表现很难做出"神经官能症"之外的西医诊断，亦无满意的西医疗法。

第五节　肝郁气滞

案 1　气滞

胡某，女，40 岁，1997 年，3 月 27 日初诊。

晨起全身憋胀不适数年，每生气益重，伴右少腹夜间胀满。常心烦，睡眠不佳，不欲食，多噫气（即打嗝），出虚恭不畅。体形中等，精神可，面色苍黑。脉象沉涩，舌质暗红，尖有瘀点，苔黄稍厚。血压 110/80mmHg。

晨起憋胀不适，不仅仅有肝气不舒，必然兼有心脾不足，睡眠不好等即心脾不足之故。故予疏肝健胃、健脾安神之剂如下：

疏肝健胃丸、人参健脾丸、朱砂安神丸各 9g 日 2 次。

4 月 4 日再诊：诸症悉减，唯偶有头晕。脉象正常，舌苔白厚。血压120～110/80～70mmHg。

看来不仅自觉症状缓解，脉舌象好转，血压也更加正常。继续用上方巩固疗效。

按：成年人的脉压以 38mmHg 左右最好。小于 30mmHg，即或无自觉症状，也体质较弱。长期大于 40mmHg，即可大致断定有动脉硬化。

案 2　气郁并心脾两虚

张某，女，43 岁，威县孙家寨人，2000 年 9 月 17 日初诊。

生气后全身憋胀、乏力、纳差、失眠或多困 2 月余。有既往史。腹内饥，口不欲食。又上半身发麻，头沉重不清，如头不在自己身上。又，近两月黎明腹痛，有时需大便。脉象沉弱，舌苔稍黄厚。

这么多的不典型症状，西医只能诊断为神经官能症。

按中医辨证则为肝气不舒、气郁化火并心脾两虚。疏方如下：

逍遥丸 9g 日 2 次；人参归脾丸 9g 日 2 次。

柴胡 5g，当归 10g，白芍 10g，白术 6g，葛根 12g，茯苓 10g，五味子 10g，黄芩 10g，龙胆草 5g，龙骨粉 10g，知母 8g，川芎 6g，三仙各 10g。常规水煎，日 1 付。

服上方5日病情大好，仍觉攻颈后大筋，血压125/80mmHg。又服药5日诸症悉退。

2001年5月13日：旧病复发，脉证大体如前，治疗亦大体如前。间断服药至6月11日基本恢复。

案3 肝郁气滞

任某，女，57岁，威县五马坊村人，2004年9月2日初诊。

自称生气后上腹胀满，心口痛10余日，针刺、服药数日略好，仍不欲食并心口痛。体瘦神可，脉象滑弱，舌稍嫩。处方如下：

柴胡6g，当归10g，白芍15g，苍术5g，白术5g，茯苓10g，甘草5g，薄荷3g，香附8g，川芎8g，桂枝10g，陈皮10g，川朴5g，三仙各10g。常规水煎，日1付。

逍遥丸6g日2次。

总之，煎剂和成药都是逍遥散意。

2006年6月23日3诊：因"着急上火"立即发病一周，在他处服木香顺气丸上腹胀满好转，却又添下腹不适，食欲仍不好。脉舌象如前。这时患者才说2004和2005年两次因同样的病情就诊，均一次即好。于是查出上方，加用香砂养胃丸。

按：肝郁气滞用木香顺气丸不大好，因此丸理气作用强却无养肝作用。单用它会破气，故即使需要理气，用它也不宜超过3次。

案4 肝气犯胃

上面这个病人刚出门，本村一位中年妇女就诊。自称生气后食欲渐差并胸胁胀满。一般情况可，脉有弦象，舌象大体正常。她说，近两年曾经3次因此就诊，均一次就诊服成药即好。她不识字，不知道是什么药。于是拿出逍遥丸和香砂养胃丸，她说就是这两种药。

按：轻度肝气犯胃或肝郁气滞，常常只用逍遥丸即可。这样的情况很多，我不做记录。若气滞较重不欲食，再加香砂养胃丸。

案5 肝气横逆

李某之母，82岁，威县四马坊村人，2003年3月27日初诊。

李某是一位颇有经验的乡村医生，亲自陪同母亲就诊。自称病已2月，开始如"岔气儿"（肋间肌损伤引起的疼痛），随即心下不适，发展为右胁下痛。目前以两肋至后背痛为主，夜间重。饮食可，大便略干，小便可。患者体瘦、面苍、神躁。脉象弦滑，舌暗。腹部柔软。处理如下：

柴胡 6g，当归 10g，白芍 15g，川芎 10g，香附 8g，党参 10g，黄芪 10g，陈皮 10g，苍术 5g，川朴 5g，枳实 5g，三仙各 10g，甘草 5g。常规水煎，日 1 付。

逍遥丸 6g 日 2 次；补中益气丸 9g 日 2 次。

3 月 30 日再诊：病大好，今天因小不如意，有小反复。处理如前。

按：患者发病就应该是生气所致。但患者不愿意说时，不必追问。用疏肝解郁理气法的同时还用参芪，是考虑到患者年高病久。成药逍遥丸和补中益气丸同用也是此意。

案 6　肝气犯胃并心气虚

田某，女，40 岁，威县五马坊村人，2006 年 6 月 7 日初诊。

自称生气后胸腹憋胀、上腹疼痛、睡眠不佳 20 余日，在家输液 9 天无效。在县医院先后做 B 超 1 次、胃镜 2 次，先诊为胃窦炎，又怀疑胆囊炎，但治疗无效。身形消瘦，神情淡漠。曾做肝功能正常。脉滑略数，舌苔白厚腻。

处理如下：

柴胡 6g，当归 10g，白芍 15g，茯苓 10g，白术 5g，连翘 5g，川芎 8g，陈皮 10g，香附 10g，川朴 5g，枳实 5g，三仙各 10g，甘草 5g。常规水煎，日 1 付。

逍遥丸 6g 日 2 次。

奋乃静片 2mg、安定片 5mg 睡前服。

6 月 11 日再诊：胸腹饱胀、疼痛好转，食欲仍不佳。精神改善。脉不再数，舌苔略见黄厚。处理如前。

6 月 25 日三诊：因病情大好停药 10 日，近 2 日又见轻度胸腹满闷，但不痛。又时时心悸、多次"休克"。脉有弱象，舌淡苔白。血压 90/60mmHg。问患者是否仍在生气，患者不否认。看来所谓"休克"，不过是轻度歇斯底里发作。于是告诉患者，关键还是生气不解，并告诉家属设法缓解。药物处理如前。

案 7　肝郁脾虚

董某，男，26 岁，威县王王母村人，2006 年 6 月 30 日初诊。

头痛、头晕、乏力月余，起初有严重不能食，近来好转。曾经在县医院化验血、尿，做脑电图等，无特殊发现。又曾按鼻窦炎治疗，无效。先后输液 8 天，用清开灵、青霉素、病毒唑、地塞米松、维生素 B_6 等毫无效果。问患者为什么输液，说是曾经低烧——不超过 37.1℃。食欲仍不很好，难以入睡。脉滑而大，舌苔略黄而润。患者体瘦，精神可。

这时患者的妻子问我，她的丈夫得的什么病。

我说，最大的可能是生气（故乡群众都有这种常识，不必再详细讲生气为什么会得病）。接着问她是否如此，特别是病是否生气之后才有的。夫妇俩确认如此。于是，前医诊治之不当就不言而喻。对这样年轻的病人，一般要给以原则性的开导：一般家务事无大是大非，生气而且得了病是最不好的结果。不但花钱、受罪、耽误生产，还会长时期家庭不安宁。最好的态度是不要计较家务事。一般说来，妻子很关心丈夫，话说到这里即可。除非患者愿意倾诉，不必询问具体原因。用药如下：

柴胡 6g，当归 10g，白芍 15g，白术 5g，苍术 5g，薄荷 3g，茯苓 10g，甘草 5g，川朴 5g，党参 10g，川芎 8g，五味子 10g，三仙各 10g，陈皮 10g。常规水煎，日 1 付。

逍遥丸 6g 日 2 次；人参健脾丸 6g 日 2 次。

安定片 5mg 睡前服。

7 月 10 日再诊：自称服上方 2 日后即大好，已停药一周，似乎仍有小不适。脉象大体正常，舌象略如前。停用安定，其余如上。嘱煎剂服完后，可自购成药断续服用。

案 8　肝郁转眩晕

朱某，女，52 岁，威县大宁村人，2005 年 10 月 26 日初诊。

患者及其亲友经常找我看病，故尽管她近两年没有就诊，我却知道她性情暴躁。目前主诉是食少、心烦。曾在县中医院诊治一周无效。精神略见倦怠，其余一般情况好。脉象稍弱，舌象大体正常。

单据上述脉证，诊断不清。于是问其发病前有无精神刺激。果然，她是与儿子和儿媳"生了一场大气"立即发病的。最初以两肋胀满不适为主。

于是问题清楚了。即按肝郁治。处方为：

柴胡 8g，当归 10g，白芍 15g，白术 10g，茯苓 10g，香附 8g，陈皮 10g，川朴 6g，川芎 8g，三仙各 10g，甘草 5g，薄荷 3g，桂枝 15g。常规水煎，日 1 付。

逍遥丸 6g 日 2 次。

11 月 3 日再诊：这次是专车送来的，患者十分惶恐。原来，用上方曾经大好，故停药数日。因仍有小不适，今天自己骑自行车就诊。没想到，途中碰到一人，话不投机，立即感到头大、心慌。勉强骑到娘家，头晕目眩严重且频频呕吐。当地诊所的医生告知她，即将发生脑血管病，立即输液预防。患者是输完液才来的。输液前血压160/100mmHg，目前血压140/100mmHg。脉舌象大体如前。问其近两年血压是否高过。说春天曾经发现高血压，但服药不久即正常甚至偏低，故早已停药。

脑血管病是人人害怕的，故患者很紧张。不过，总的来说，患者的血压和症状还不至于发生脑血栓或脑梗死，但是，尽管这样不太高的血压出现脑病很少，患者的严重眩晕、呕吐还是要考虑高血压脑病。自中医看，就是较重的肝阳上亢。不过，已经西医处理，不必再重用潜阳之剂。处理如下：

川芎10g，怀牛膝15g，白芍15g，丹皮6g，五味子10g，茯苓10g，香附10g，钩藤20g，菊花15g，龙骨粉15g，生甘草4g。常规水煎，日1付。

三日后，电话告知，病情大好。血压120/85mmHg。

11月12日就诊：诸症悉退，脉有弱象，血压120/90mmHg。嘱服上方5日即停。同时开西药如下：

复方利血平1片日2次；心痛定片10mg日2次；复方亚油酸丸1粒日2次。

并嘱经常检测血压。

案9　惊恐抑郁不能食

赵某，女，17岁，2006年7月19日初诊。

患者跟着外祖父母长大，故虽然父亲和我同村住，却和她互相不认识。不过，我知道她自幼丧母，父亲不开朗，母亲更内向。一眼望去，即知她也是很内向的人。两周前，她的同学好友因白血病死亡，死亡当天她还去探望过，于是既悲痛又恐惧。加之刚结束升学考试，成绩不好，更加忧郁。近两周头痛、恐惧、失眠渐重，进食越来越少。父亲陪她就诊。脉有数象，舌苔略粗。处方如下：

柴胡6g，当归10g，白芍15g，白术5g，苍术5g，茯苓10g，薄荷3g，五味子10g，川芎8g，钩藤20g，桂枝15g，夜交藤15g，三仙各10g，甘草5g。常规水煎，日1付。

逍遥丸6g日2次。

安定片5mg、奋乃静片4mg睡前服。

同时告诉他的父亲，尽力安慰并让姑娘如意。

姑娘没有再诊。两周后，他的父亲就诊时说，服上方3日即大好。姑娘已经被职业中学录取，病情没有反复。

附记：关于患者的母亲的病

这个姑娘的心因性毛病不重，阅历多的群众也知道如何解决她的心理问题。她的病能很快好，药物的作用也许只有二分之一。即心理问题解决得好，不用药也可以痊愈，故不是危重疑难病例。记在这里，是因为联想到她母亲的病。

她母亲的乳腺肿瘤，第一次手术是19年前我在家给她做的。她死于16年前，死因是乳腺癌肺转移。那时患者一岁多。故患者是在母亲已经或即将患乳腺癌时出生的，这是很少见的经验。

她的外祖母性情强悍，母亲却是一个内向的人。她的父亲也不是很明白，所以，母亲常常郁郁寡欢。婚后十多年没有生育。发现乳腺肿物2、3年之后找我看，要求在家手术。肿物在右乳外下限，大小如半截中指。切除难度不大，这也是为什么会在家手术——单纯肿物切除。这是1988年春天的事。术后3、4个月，母亲怀上她——第一次怀孕。所以，当时我很满意。不久，她的父母跟着搞建筑包工的外祖父去邯郸做小本儿饮食生意——主要为建筑队服务。她大概是在邯郸出生的——当时我已经回石家庄复职。

先说一下她的母亲为什么术后能够怀孕。我想主要是术前用过疏肝解郁、活血化瘀的中药。术后又用过平补气血兼理血之剂。再加上术后用过几天抗生素，此前的气血郁滞、月经不调和可能有的盆腔炎好转。

然而，她出生大约1年，母亲的乳腺肿物复发。第二次手术是在邯郸做的——乳癌根治术。可惜，术后半年发生肺转移。听说之初我不大相信，看过之后才确信无疑。

总之，她母亲患乳腺癌，应该和长时期郁郁寡欢密切相关。开始就做乳癌扩大根治术，也许不会复发转移。故凡乳腺肿物时间较长，最好先做病理。不过，第一次术后居然怀孕，说明中西医结合全身调整有效。

以上是正反两方面的经验，记在这里供读者参考。

案10 劳累并气郁

赵某，女，54岁，威县张王目村人，2006年10月31日初诊。

近来秋收加之儿子结婚过于忙碌致头晕头痛，胸胁胀满，口苦咽干。

发现高血压 5 年，常服降压西药。饮食、二便可，睡眠不很好。轻度乏力，但全身时有波动感。脉象弦滑，舌淡，血压 140/100mmHg。又称有气上攻，痛苦莫名。

处理如下：

川芎 10g，怀牛膝 15g，柴胡 6g，当归 10g，白芍 15g，五味子 10g，香附 8g，陈皮 10g，茯苓 10g，乌药 10g，川朴 8g，桂枝 15g，三仙各 10g，甘草 4g。常规水煎，日 1 付。

逍遥丸 6g 日 2 次。

槟榔四消丸 6g，服至胸胁胀满缓解即停。

11 月 6 日再诊：自觉大好，昨天又有小不如意，但未犯气上攻。脉象正常，舌稍淡。血压 136/80mmHg。上方去四消丸。

案 11　惊吓后神经衰弱

孔某，女，53 岁，威县草场村人，2005 年 8 月 9 日初诊。

二年前受惊吓之后，常感恶心欲呕。又心烦、右头痛、乏力，至今不愈。体形中等，面色苍白萎黄。脉象沉弱，舌淡嫩瘦润。处方如下：

附子 8g，桂枝 20g，党参 10g，黄芪 15g，当归 10g，白芍 15g，陈皮 10g，茯苓 10g，半夏 8g，苍术 6g，厚朴 6g，乌药 10g，干姜 5g，生姜 20g，三仙各 10g，生甘草 5g。常规水煎，日 1 付。

香砂养胃丸 6g 日 2 次；人参健脾丸 12g 日 2 次。

8 月 14 日再诊：头痛、心烦、恶心欲呕均大好。偶有心乱。脉略沉不弱，舌象仍见淡嫩，但较前好。又此前多吐白涎，已好。守上方。

案 12　肝郁气滞

王某，男，48 岁，威县东郭庄村人，2002 年 2 月 15 日初诊。

右肋下疼痛，咳嗽时加重两周。又浑身酸痛，眼跳，食少。自称服钙胃平可暂时缓解。服胃得乐无效。承认发病有生气因素。一般情况可。脉弱，舌暗苔白厚腐。处理如下：

柴胡 6g，当归 10g，白芍 15g，白术 8g，茯苓 10g，连翘 8g，川芎 8g，香附 6g，桂枝 10g，陈皮 10g，三仙各 10g，生甘草 4g。常规水煎，日 1 付。

逍遥丸 6g 日 2 次；香砂养胃丸 6g 日 2 次。

2 月 23 日再诊：诸症悉减。守前方。

此后又有三次小反复，至 4 月中旬仍未完全复原。盖情志病需最初的心理因素彻底淡化，而且不能有新的恶性精神刺激。

案13 肝郁气虚

李某，男，28岁，威县油坊村人，2008年1月9日初诊。

右胁肋不适伴气息不顺一个多月。病初有饮食不当和生气因素。就诊的前一天，因为孩子顽皮气息不顺加重。饮食、睡眠、二便可。体形胖大而臃肿。脉舌象大体正常。2年前化验乙肝五项为小三阳。处理如下：

柴胡6g，当归10g，白芍15g，川芎10g，香附8g，党参15g，白术5g，苍术5g，陈皮20g，茯苓10g，桂枝20g，三仙各10g，甘草5g。常规水煎，日1付。

逍遥丸6g日2次

补中益气丸9g日2次

1月14日再诊：自觉大好。服上方1日右胁肋不适完全消失。守前方巩固。

按：患者有乙肝小三阳，他的肝区不适可能与此有关。他体形胖大而臃肿，气息不顺也与此有关。但是，不良精神刺激则是出现肝郁和气虚的主要诱因，故治疗如上。

第六节 学生病

【概说】

近20多年来，我国中等教育极不正常。主要是社会和公众把上学看作青少年进取的唯一途径。学校把升学率作为第一目标。于是，为升学考试服务的"知识教育"成为学校教育的中心，其他教育如德育、体育、美育都成为可有可无的事。加之不良社会风气侵入学校，很多青少年不能适应这种教育环境，出现各种心因性疾病。我把它们叫作"学生病"。青少年各方面都尚未独立，心理适应能力比较差，故治疗时要尽量取得家长（偶尔也有老师，但很难）的配合。

"学生病"大致分两类。

一类因为不适应学习引起，即常人所谓"用脑过度"。其实，我看这主要因为学生体力活动过少。近来中学生——特别是高二、高三，几乎完全没有体育锻炼。此类患者的治疗以健脑安神为主，但一定嘱咐加强体育锻炼。否则，只能有暂时疗效。

另一类因为不适应学校的心理环境引起。特别是考试压力、人际关系和各种不良风气对青少年的不良影响。此类患者多见肝气不舒，也可表现为心肝脾俱虚。辨证施治的同时，也一定要取得家长的合作。

【验案】

案1 神经衰弱休学近一年不愈

王某，男，19岁，威县王家陵村人，2005年9月25日初诊。

睡眠不佳、头痛、颈强近一年不愈，且有加重趋势。患者为高二学生，一年前发病，治疗2~3月不效，不得已于9个月前休学。曾经服用中西药物多种，又曾按颈椎病治疗，均无效。目前患者憔悴而沮丧，难入眠却容易醒。所幸饮食尚可，二便正常。脉象沉细，重按似有力。舌质淡胖嫩，苔略厚。血压120~110/100~90mmHg。患者以心气虚为主。处方如下：

陈皮10g，茯苓10g，半夏8g，五味子10g，党参10g，黄芪15g，当归10g，白芍10g，川芎8g，桂枝20g，山萸肉10g，钩藤15g，夜交藤15g，厚朴6g，甘草5g。常规水煎，日1付。

逍遥丸6g日2次；天王补心丸9g日2次。

刺五加片3片日2次。

9月30日再诊：精神状态明显好转，睡眠接近正常，右颈部似有小不适。脉仍沉弱，舌象有明显改善但不正常。仍守上方。

案2 不适应和压力

张某，女，16岁，威县张霍寨村人，2005年10月11日初诊。

患者先在离家近百里的某中学学习，因为人地生疏不适应，近来转入附近的中学。据称原来学习成绩尚可，转学后，考试成绩不理想，于是心情不畅。大约一月前，先是低热，头疼。按感冒、鼻炎服中西药物并输液多日，发热好转，但头痛至今不愈。近来更见睡眠不佳，昨晚几乎一夜不眠。

患者一般情况尚可，进食大体正常。脉稍弱，舌稍嫩，苔略厚。处方如下：

柴胡 6g，当归 10g，白芍 15g，苍术 8g，茯苓 10g，甘草 5g，陈皮 10g，半夏 8g，桂枝 15g，五味子 10g，川朴 5g，三仙各 10g。常规水煎，日 1 付。

逍遥丸 6g 日 2 次；人参归脾丸 9g 日 2 次。

刺五加片 3 片日 3 次；安定片 2.5mg 睡前服。

10 月 16 日再诊：病减，仍多噩梦。T 36.2℃，脉舌象接近正常。原方加天王补心丸 9g 日 2 次。

案 3　太紧张导致头痛

刘某，女，19 岁，住威县城内，2006 年 5 月 13 日初诊。

头顶憋胀、疼痛半年余，无既往史，感冒后起病。久服中西药物——包括中药煎剂 60 多付，完全无效。饮食、睡眠、二便、月经大体正常。一般情况可。脉象大体正常，舌苔白略厚。处理如下：

陈皮 10g，茯苓 10g，半夏 8g，党参 10g，黄芪 15g，五味子 10g，川芎 8g，当归 10g，白芍 15g，苍术 5g，桂枝 15g，三仙各 10g，甘草 3g。常规水煎，日 1 付。

逍遥丸 6g 日 2 次。

谷维素片 20mg、刺五加片 2 片日 3 次。

5 月 20 日 2 诊：头痛大好，偶有轻微憋胀。脉舌象略如前。守上方。

6 月 7 日 3 诊：症状消失，欲巩固疗效。

按：此案似乎与感冒用药不当有关，但患者承认不适应学习太紧张。每次就诊，都要几番周折才准出来。她是高中二年级，第一次就诊就是因为邻近考试，很紧张。于是告知她，一定设法保证每天体育锻炼 2 小时左右。又说，不久将放暑假，但只放 2 星期。近年，虽酷暑难耐，各高中都要办"学习班"，真是毫无道理。于是，告诉她，暑假期间一个字也不要看，倒是可以做些不太重的体力劳动。患者和家长闻听甚喜。

案 4　神经官能症休学仍未好转

石某，男，22 岁，威县徐固寨村人，2006 年 9 月 3 日初诊。

患者称，小时候曾经头皮麻胀、多虚汗。长大后天热即头疼、呕吐。此外，每遇天气骤变，则全身不适。高中期间，常常失眠。至今乏力、多梦。饮食二便可。体形中等，精神可。脉舌象大体正常。血压 120/80mmHg。

党参 10g，黄芪 15g，五味子 10g，陈皮 10g，茯苓 10g，半夏 8g，柴胡

6g，当归 10g，白芍 15g，川芎 8g，夜交藤 20g，钩藤 20g，龙骨粉 15g，桂枝 15g，三仙各 10g，甘草 4g。常规水煎，日 1 付。

天王补心丸、人参归脾丸各 9g 日 2 次。

刺五加 3 片、谷维素片 30mg 各日 3 次。

同时嘱咐患者，一定要注意体育锻炼，至少每天 2 小时。最好在家下地劳动一年。这时患者说，他不愿意在家。刚在石家庄学习修理手机 1 个月，还想去学习，但又不很适应。

取完药患者的父亲又补充说：去年被张家口某医专录取。在那里学习一年，不但记不住，反而常闹病，只好休学。

看来，患者主要是心理问题。目前，他的神经衰弱相当轻。脉舌象正常。但是，他不愿意在农村，也不愿意做体力劳动。他的父亲还再三问有无必要做高级检查、化验。我说完全无必要。看来，患者和家属也希望病是器质性问题。找出所谓"实病"，就甘心了。

按： 乡人称心因性疾病为"虚病"，反之为"实病"。

第七节 官能性头痛

案 1 神经性头痛

李某，男，19 岁，威县沙河辛村人，2002 年 10 月 5 日初诊。

发作性头痛数年。每犯即头痛、腹痛、呕吐、全身不适。逐渐加重，近来最多隔 3 日发作 1 次，久治不愈。体形中等，神情倦怠。脉滑，舌大而暗红苔白。处理如下：

川芎 10g，怀牛膝 15g，茯苓 10g，陈皮 10g，半夏 10g，葛根 10g，五味子 6g，当归 10g，白芍 12g，柴胡 5g，党参 10g，三仙各 10g，甘草 4g。常规水煎，日 1 付。

逍遥丸 6g 日 2 次；龙胆泻肝丸 3 克日 2 次。

10 月 8 日再诊：服上方后头痛未犯。一般情况可，睡眠可。服上方 5 日巩固疗效。

按： 此案颇像偏头痛，一般非常顽固——容易复发。至 2007 年没有就诊，很可能没有再犯。

案 2　发作性头痛

李某，男，54 岁，威县王王目村人，2001 年 1 月 31 日初诊。

发作性头痛 3 年，渐重。开始 10 天左右一次，近来隔日一次。每在下午犯。犯时前头痛、双眼憋胀，左眼重。睡一会儿即好。不能看电视，否则头痛、欲呕。饮食、二便可，睡眠偶不好。脉滑弱，舌苔略粗。眼压似稍高。血压 130/90mmHg。

处理如下：

川芎 10g，怀牛膝 15g，白芍 15g，龙骨粉 10g，五味子 10g，茯苓 10g，钩藤 20g，菊花 10g，龙胆草 6g，连翘 15g，丹皮 10g，三仙各 10g。常规水煎，日 1 付。

知柏地黄丸 9g 日 2 次。

卡马西平片 0.1g 日 2 次。

2 月 5 日再诊：5 天来仅发作一次，而且较前大轻。一般情况略如前。脉转小洪滑，舌苔厚润。原方加复方利血平 1 片日 2 次。

2003 年 6 月 16 日：旧病复发。守上方一诊即愈。

按： 此案可疑青光眼，原始记录中未提及，但上述治疗有效。

案 3　气虚头痛

李某，男，17 岁，县农行家属，2004 年 7 月 16 日初诊。

头痛、头懵、低热 3 月余。体温从未超过 37.5℃。去年曾有类似情况半月。起病无感冒。病前无事。患者的母亲也有类似病史。体温超过 36.7℃，即感头痛、头懵、头晕、乏力。曾经服用 APC、牛黄解毒片、藿香正气丸，最近曾用皮质激素。从未输液。曾服中药数剂，均无效果。饮食略减，二便、睡眠可。脉稍大，舌胖红，多齿痕，苔白致密。仍在上学。多次做血、尿常规和肝功等检验，无异常。处理如下：

党参 10g，黄芪 12g，柴胡 5g，连翘 8g，当归 8g，白芍 15g，川芎 6g，白术 5g，香附 7g，陈皮 10g，茯苓 10g，半夏 6g，三仙各 10g，生甘草 5g。常规水煎，日 1 付。

逍遥丸 3g 日 3 次；龙胆泻肝丸 3g 日 3 次；补中益气丸 9g 日 3 次。

7 月 20 日再诊：再未头痛、头懵。最高体温 37.3℃。脉不再大。舌仍胖。煎剂如前。余如下：

逍遥丸 6g 日 3 次；补中益气丸 9g 日 3 次。

安定 5mg 每晚服。

7 月 26 日三诊：头痛、乏力均大好。每下午体温仍可达 37.1℃。脉已静。舌仍稍大且多齿痕，舌苔正常。守前方。

按： 少数人可以因为情志过度出现此案的情况。和滥用激素一样，都是造成了较严重的调节紊乱。该案开始温凉并用，但一直以温补为主，兼顾解郁。

案 4　顽固气虚头痛

李某，女，30 岁，威县油坊村人，2000 年 6 月 23 日初诊。

近半年来，右眼眉上痛、心烦、欲呕并食后饱满，久治不愈。头痛每天发作，晨起重。二便、睡眠可。体形中等，面色晄白，神可。无鼻塞。脉可，苔粗。处理如下：

菊花 6g，川芎 8g，柴胡 6g，黄芩 8g，生石膏粉 10g，当归 8g，白芍 10g，红花 3g，怀牛膝 8g，陈皮 10g，茯苓 10g，党参 10g，黄芪 10g，生甘草 4g。常规水煎，日 1 付。

6 月 29 日：头痛大减，胸满亦轻。睡醒常感上腹不适。脉有弦象，舌如前。血压 100/70mmHg。守前方。

7 月 3 日：仍有小头痛，无恶心，无饱胀，睡眠好。血压 90/60mmHg。煎剂如前。加逍遥丸 6g 日 3 次。

7 月 7 日：仍有小头痛，每睡醒较重，起床后即轻。脉舌象如前。煎剂如前。成药改服补中益气丸 9g 日 3 次。

此证颇顽固。至 8 月 22 日因感冒恶寒，改方如下：

菊花 6g，川芎 8g，柴胡 6g，当归 8g，白芍 10g，红花 3g，桂枝 10g，羌活 5g，陈皮 10g，茯苓 10g，党参 10g，黄芪 10g，生甘草 4g，生姜 15g。常规水煎，日 1 付。

藿香正气水 10ml 日 3 次。

8月31日：仍感身冷。血压100/80mmHg。改方如下：

桂枝10g，附子8g，干姜5g，羌活5g，独活5g，党参8g，黄芪10g，防风8g，白术8g，熟地15g，生甘草5g，川朴5g，生姜15g。常规水煎，日1付。

补中益气丸9g日2次。

至9月18日方大好。

这么长的时间不能完全缓解，可知的原因有：患者的家务和田间劳动较重且一直没有停止。再就是患者的气虚体质（面色㿠白，血压偏低）。有无心理因素，不可确知——患者否认。不过，初期使用生石膏、黄芩等时间过长可能不妥。自西医看，初期的头痛像是额窦炎。一般说来，单用抗菌药效果也不会好。

附：气虚头痛头晕

李某，女，26岁，威县宋庄村人，2007年12月25日初诊。

满头痛50多天。开始似感冒，服西药板蓝根、感冒冲剂等多日无效，近来输液11天仍然完全无效。除头痛外，走路稍快即感头晕。能食，但食后胀满。又多噩梦。又，活动时右少腹不适，走路稍多即腰痛。已婚，有一女，22个月。自称自产后即偶有头痛、多梦等。体形中等，面色红润，精神可。脉象略见沉弦，舌润苔少。血压130～120/100～90mmHg。处理如下：

党参12g，黄芪15g，川芎10g，怀牛膝15g，当归10g，白芍15g，五味子10g，龙骨粉10g，牡蛎粉15g，柴胡6g，香附8g，桂枝20g，陈皮20g，茯苓10g，半夏8g，三仙各10g，生甘草5g。常规水煎日一剂。

人参健脾丸12克日2次

12月30日再诊：诸症大好。脉象大体正常。舌苔较前多。守前方巩固。

按：此证属虚无疑。头痛、头晕主要因为清阳不升——即大脑供血不足因而缺氧、缺营养。这样的患者，往往有这样疑似的血压——舒张压略高而脉压小。她的睡眠不佳，也与此有关。至于为什么出现此证。一是患者有体质性脾虚；二是她产后就有此倾向，但很轻；三是发病前过于劳累——适值摘棉紧张时期。

这样的情况，用西药效果不好，用上方则肯定有效。

案5　顽固心气虚头痛

王某，女，33岁，威县张官寨村人，2006年6月4日初诊。

头痛三四年，渐重。先是夏天轻，近来天热亦重并恶心食少。曾经多方多次久治无效。头痛以两太阳穴为主并感眼酸。口中粘腻。偶可睡好，常失眠。二便可。正在服安神宝、六味地黄、健脑冲剂等。体瘦，面色紫红。脉可、舌略暗。血压110/80mmHg。处理如下：

川芎10g，怀牛膝15g，五味子8g，钩藤20g，夜交藤15g，酸枣仁10g，茯苓10g，当归10g，白芍10g，党参10g，黄芪15g，丹皮8g，菊花10g，生甘草4g。常规水煎，日1付。

人参健脾丸12g日3次。

6月8日再诊：头痛好转。仍需每晚服8片安定方可睡好。血压110/70mmHg。脉舌象大体正常。中药如前。西药加奋乃静2mg每晚服。

6月13日再诊：头痛很轻。脉舌可。血压112/80mmHg。煎剂如前，余如下：

天王补心丸9g日2次；人参归脾丸9g日2次。

刺五加片3片日3次；奋乃静4mg每晚服。

6月18日再诊：脉舌象大好。仍感眼沉。头痛很轻。每晚仍需服安定4片。血压112/70mmHg。守前方。

6月22日再诊：头已不痛，恶心消失，口中和，食欲好。仍需服镇静药才能睡好。仍守前方。嘱4日后停煎剂，但需断续服中成药。

按：每晚需服10mg安定才能睡好者不是很少见。患者的头痛就是睡眠不好的缘故。血压偏低也如此。问题是该患者何以如此。可能的原因有二：一是滥用皮质激素——面色紫红是表现；二是过于心疲力竭。补心脾治好了头痛、恶心等，却未能让患者停用安定。

案6　全头痛一年

郭某，女，33岁，威县南关人，2000年6月15日初诊。

全头痛一年。疼痛呈跳动和被钻探样，有时眼花缭乱，仅可忍受。每白天重，晚8时左右好一个小时。中西药、包括输液无所不用，从无显效。做CT和多种检查化验无异常。常感乏力、心烦欲呕。饮食、二便可。月经周期约40天。常难入睡、多醒。患者有子女5人，自称发病与生气有关。体形中等，神躁。面色萎黄。脉沉弦有力，舌稍大，苔可。血压130/100mmHg。处理如下：

党参10g，黄芪15g，麦冬8g，五味子8g，川芎8g，白芍10g，当归8g，菊花10g，钩藤10g，远志6g，酸枣仁10g，茯苓10g，柴胡5g，生甘草4g。常规水煎，日1付。

逍遥丸6g日2次。

刺五加片3片日2次；安定5mg每晚服。

6月19日再诊：服上方3日后头痛大减。脉仍弦。血压130/90mmHg。守前方。

6月24日再诊：病情稳定。血压130/90mmHg。前方加人参归脾丸9g日2次，复方降压片1片日1次。

如此处理，虽未完全缓解，但服药后一直头痛很轻。血压一度达到160/100mmHg。可知患者还是有高血压。

案7　顽固头痛

贾某，男，15岁，威县杨庄村人，2000年6月21日初诊。

平素偶头痛，服止痛药有效。此次整个后头痛半月，几乎每天疼。一次服多种西药可以缓解，但头晕、恶心。食欲可。发育可。二便可。面色苍白。脉细弱，舌淡嫩水滑。处理如下：

陈皮10g，茯苓10g，半夏8g，川芎6g，柴胡5g，当归6g，白芍10g，葛根10g，苍术5g，白术5g，羌活5g，桂枝15g，生甘草4g。常规水煎，日1付。

藿香正气水10ml日2次；人参健脾丸6g日2次。

6月25日：家属来取药，称头痛大好。再未服用任何西药。守前方。

按：患者正在上学，当时未记录有无诱因。用上方有效，此病应该是在感冒后加重。虽然不是大病，只用西药必然长时间不好。拙拟之方，可以再简化。比如煎剂中，柴胡、葛根略偏寒凉，最好不用。

案8　生气后头痛

司某，女，47岁，威县王王目村人，2003年7月15日初诊。

昨天生气后头大、头沉、两太阳穴紧缩感并两耳如塞。饮食、二便可。睡眠偶不好。一般情况可。脉象略见洪滑。舌可。血压110/60mmHg。处理如下：

柴胡5g，黄芩8g，川芎8g，半夏8g，当归10g，白芍10g，菊花10g，钩藤15g，党参8g，茯苓8g，三仙各10g，生甘草5g。常规水煎，日1付。

龙胆泻肝丸6g日2次。

刺五加片3片日2次；谷维素30mg日2次；安定片5mg每晚服。

7月21日再诊：诸症悉减，但乏力。煎剂如前。成药加人参归脾丸9g

日 2 次。

此后患者又分别于 12 月 7 日和 2004 年 3 月 9 日旧病复发就诊，均照服上方一诊或二诊即愈。

案 9 气郁化火头痛

这是 1998 年在英国时的一次经验。患者是一位香港华裔青年。

这位青年自小学二年级独自留学英国。16 岁之前有非父母的所谓监护人。他可能不是很聪明，但绝不愚钝，为人处世也算通情达理，还是因为不适应发生了严重的问题。他的英语自然过关，但始终没有融入英国社会。发病时他 21 岁，直接原因是女朋友和他分手。更主要的原因是他的整个青少年时期，缺少亲情和友情。长时期孤独、寂寞，再加上感情挫折，必然出现严重的情志问题。他表现为气郁化火，还不是最坏的结果。

他的病表现为严重失眠和发作性头痛。因为此次发作严重，请我出诊。到了他的居所，立即看出他不善于照料自己的生活——居室内凌乱不堪。他面红耳赤，结膜充血，脉象洪滑，舌暗红，苔黄绿灰黑厚腻。血压 140/100mmHg。他多次求治于那里的西医，毫无疗效，于是求治于我这位同胞。处理如下：

柴胡 10g，黄芩 10g，龙胆草 6g，丹皮 10g，川芎 6g，怀牛膝 10g，生地 10g，茯苓 10g，五味子 10g，生枣仁 15g，远志 6g，钩藤 15g，茵陈 15g，菊花 15g，连翘 10g，生石膏 10g，滑石粉 10g，生甘草 5g。常规水煎，日 1 付。

逍遥丸 6g 日 3 次；龙胆泻肝丸 3 克日 3 次；朱砂安神丸 6g 日 3 次。

同时告诉他，病情大好后，应该回香港疗养一段时间，调整精神状态。他自己也感到不能再待下去，但病情严重一时不能坐飞机。

服上方 2 日，明显好转，但离英前仍未完全恢复——实际上也不可能完全恢复。

总之，笔者对很多富人把小孩子送到海外颇感不解。即便不出现上面这样的问题，单独留学对儿童本人、他的父母甚至对所在国都不是好事。当然，其中受害最严重的是儿童。

第八节　抑郁症

这是西医目前常做的一种诊断，上述病例也有的可以诊断为此症。但是，单用抗抑郁西药效果常常不满意。下面是两个这样的病案。

案 1　典型抑郁症

司某，女，42 岁，威县城内教师，2005 年 3 月 20 日初诊。

自称患抑郁症 12 年，最初服西药曾经缓解，但不彻底。近 3 年加重，服西药多种无效，服中药数月亦无明显疗效。自称工作和家庭中无明显不利精神因素。饮食、睡眠、二便、月经均大体正常，但常感无生趣，不愿意工作，也不愿意做家务。正在服用舒坦乐。体形中等，精神倦怠。脉滑而弱，尺脉几乎不可及，舌淡胖多齿痕，苔白不厚。处理如下：

党参 10g，黄芪 15g，柴胡 8g，当归 10g，白芍 15g，川芎 8g，桂枝 15g，白术 5g，苍术 5g，五味子 10g，陈皮 10g，半夏 8g，三仙各 10g，甘草 5g。常规水煎，日 1 付。

逍遥丸 6g 日 2 次；人参归脾丸 9g 日 2 次；金匮肾气丸 9g 日 2 次。

患者再未就诊，记在这里以便和下案对看。

案 2　心气虚型抑郁症

司某，女，44 岁，威县四马坊村人，2005 年 1 月 10 日初诊。

体力劳动略重即心悸五六年，近半月加重，略活动即心悸。一年前发现高血压。正在服降压西药。血压 120/70mmHg。两周前在县医院做心电图、化验血脂等，诊为冠心病。饮食、二便可。脉象大体正常，舌淡嫩水滑。

处理如下：

党参 10g，黄芪 15g，五味子 10g，桂枝 15g，附子 10g，干姜 5g，当归 10g，白芍 15g，川芎 10g，怀牛膝 15g，陈皮 10g，茯苓 10g，半夏 8g，三仙各 10g，甘草 5g。常规水煎，日 1 付。

金匮肾气丸 9g 日 3 次；人参健脾丸 6g 日 3 次；香砂养胃丸 6g 日 3

次。

1 月 15 日再诊：自觉明显好转，继续服上方。

2006 年 3 月底 4 月初患者又 3 次就诊，仍然大体服用上方，效果比较好。

按：案 2 患者是案 1 的姐姐，她的心悸主要也应该是心因性问题，故冠心病诊断可疑。案 2 患者的姑娘 20 来岁，也体弱睡眠不好。给她开成药人参归脾、补中益气和西药谷维素、刺五加，疗效比较好，说明抑郁症有家族倾向。

案 3　抑郁症心脾两虚

晋 LZ，女，45 岁，威县邵固附近人，2008 年 1 月 1 日初诊。

自述原有神经衰弱多年，常睡眠不佳。近二月侍奉病重的父亲过度劳累且有郁怒，于是病情加重。失眠之外，常感心烦意乱，又感到无生趣并食少，略多食即感心悸。正在服用安定、复方羊角片等。二便、月经可。经前常感燥热。体形消瘦，面色萎黄。脉沉弱，舌瘦苔浮黄。处理如下：

党参 15g，黄芪 15g，五味子 10g，钩藤 20g，茯苓 20g，当归 10g，白芍 15g，川芎 8g，生地 15g，熟地 15g，远志 10g，生枣仁 15g，半夏 10g，陈皮 20g，桂枝 20g，生甘草 5g。水煎日一付。

人参健脾丸 12 克日 2 次。

人参归脾丸 9 克日 2 次。

1 月 6 日再诊：自觉大好。不再心烦意乱。意志也不再消沉。脉象略如前。舌淡略瘦。处理同前。

1 月 13 日三诊：诸症悉去。守上方 5 日量巩固。

按：神经衰弱是最常见的精神病。近年的精神病学，倾向于删去这个病名。该患者最好诊为抑郁症。在中医看来主要是心脾两虚，故治以上方疗效较好。

精神病的康复，不能完全依靠药物。患者的心理环境不好，很容易复发。故需要给患者提出调整心理状态的建议。主要是生活要有规律，避免精神刺激和适当的体力劳动。

第九节　癔　症

【概说】

此证很常见，一般都有极明显的剧烈恶性精神刺激。其中最常见的一个症型是歇斯底里大发作。北方话称为"气死了"或"气得背过气儿去了"。最典型的发作开始有剧烈抽泣样呼吸和手足抽搐。其他症型则可以千奇百怪。比如，失语、失音、耳聋、失明和其他感觉、运动功能丧失等。暗示疗法对不少患者可以速效。但也有顽固无效者。

【验案】

案1　癔症歇斯底里

吕某，女，42 岁，威县郭安陵村人，2007 年 4 月 28 日初诊。

上年农历 8 月初生气后突然晕厥不支，即急症住县医院按心脏病治疗。出院后数日，再次生气后头痛剧烈，又住邢台市医院先后按脑血管病和心脏病治疗。出院后继续在当地服中药，但自觉气不足息日重。于是服中药的同时输液按心脏病治疗。治疗仍然无效。除气短、打嗝外，自觉极其乏力。于是又多方治疗。近来因为两乳憋胀服药无效，又去邢台市医院检查为乳腺增生。总之，近半年多来从未间断治疗也从未大好。反而是病越治越多。不但不能下地劳动，家务也完全不能做。心情烦躁，经常卧床不起。好在食欲、睡眠尚可。据称，发病后体重增加。患者微胖，一般情况可。脉象弦滑略数，舌淡紫有瘀点。血压正常。

处理如下：

柴胡 8g，当归 10g，白芍 15g，白术 6g，茯苓 10g，薄荷 4g，川芎 10g，香附 10g，五味子 8g，党参 10g，桂枝 15g，三仙各 10g，生甘草 4g。常规水煎，日 1 付。

逍遥丸 6g 日 3 次；香砂养胃丸 6g 日 3 次。

同时告诉她，她的病就是生气所致的"气乱"——身体有点乱套。但根本不是心脏病，也不是乳腺增生，更不是风瘫（脑血管病）。

5 月 3 日再诊：面有喜色，自称症状大部消失。服上方前三日有多饥，昨天始不再烦躁。脉舌象接近正常。继续服上方。

这次患者又详细说了一遍发病时的感觉和此前的类似病史。

原来，患者每生大气就容易出现歇斯底里样发作。但前些年较轻。一般经过针刺就能缓解。凡此病欲犯时，先是不能控制的剧烈抽泣，几分钟之内就会感到手足麻木自手足尖向上蔓延。迅速四肢或瘫软或僵直不能动。自觉心里明白，但不能说话。眼不能睁，气不足息，有时似乎呼吸停止，可以持续半小时或更长的时间。

按：上述表现是相当典型的歇斯底里大发作。有的患者可以有无脉或严重心律紊乱。也可以有明显的血压下降。这就是为什么县市医院都曾经按心脏病抢救。

其实，欲鉴别是否歇斯底里很容易。除了近期（首次一般是数小时内，也可以数日内）有严重"生气"之外，只要看看患者的双眼能否掰开即可。

笔者以为，歇斯底里发作，是一种保护性反应。这时患者处于自闭或潜意识状态。他会紧闭双眼，不让掰开。还可以通过暗示方法鉴别。

如果能通过劝慰（即对她表示强烈支持和同情）让患者大哭一场就会好转。有的人不必大哭也会较快好转。

针刺人中、合谷、十宣等针感强烈的穴位也大多有效。

此外，民间还有其他强刺激法。生活经验多的人，都知道上述处理原则。

然而，该患者却被怀疑为"心脏病"到处就诊、两次住院。其间，必然作了不计其数的辅助检查。实际上没有一种辅助手段有助于诊断歇斯底里。

案2　生气后失音

刘某，男，40岁，威县大高庙村人，2006年5月31日初诊。

近2年常感乏力，又难入睡而易醒。去年春天一次饮酒后完全失音，至今说话费力且沙哑。

这样简单的主诉难得要领，于是问发病原因，特别是曾否生气。

果然，前年因为家庭纠纷有苦难言而失眠、乏力。

去年春天因心绪不佳喝闷酒之后失音。

不但如此，失音之初在县医院做X光检查，告知他有肺结核且怀疑肺癌，于是惶惶不可终日。去省医院的排出了肺癌，才略感放心。

但乏力、失眠、说话费力一直不好。曾多次服用多种西药完全无效。服三位中医的中药30余付亦无明显疗效。进食尚可（常有吞酸），二便无大异常。患者还可以做不太重的体力劳动。

体形中等，略见神情淡漠而恍惚。尺肤湿润，脉象滑而无力且略数。舌质略暗，苔白略厚。血压110/80mmHg。处理如下：

党参10g，黄芪15g，五味子10g，柴胡5g，当归10g，白芍15g，川芎5g，桂枝15g，茯苓10g，陈皮10g，半夏10g，升麻5g，白术5g，桔梗5g，三仙各10g，甘草5g，生姜20g。常规水煎，日1付。

逍遥丸、补中益气丸各6g日3次。

刺五加3片、谷维素片30mg日3次；奋乃静片2mg、安定片5mg睡前服。

上方煎剂和成药用意相同，就是疏肝气的同时补中益气。西药亦无特殊。

虽然开了这么多药，但明确告诉患者，要想病好主要不是靠药物。为此，给他做了将近一个小时的解释工作。要点是：①此病完全因为不如意所致；②根本不怀疑癌瘤，也没有任何器质性病变；③多方解释处理家庭纠纷的原则，他很信服；④告知陪同就诊的妻子，如何帮助丈夫尽快摆脱不良心态。

6月7日再诊：自觉明显好转，脉象舌象也见好。处理如前。

9月11日三诊：自称再诊后大体康复，近来因为劳瘁感到头晕。今天刚在县医院照胸椎片和脑多普勒超声，无明显异常。一般情况好，脉舌象大体正常。血压120/80mmHg。处理如前。

9月16日四诊：病情稳定，自觉不如初次就诊疗效显著。详细询问得知，此次发病因为出了一次小交通事故，赔了对方一些钱。心情不好，立即发病。看来，恶性精神刺激仍然是主要病因。再次给以解释并服上方。

第十节 其他精神病

【概说】

指有自知力丧失、妄想、幻觉、躁狂等表现的精神病。中医称之为癫狂或疯癫。群众凡称精神病，必然有此类比较严重的表现。

【验案】

案 1　精神分裂不能食

张某，男，19 岁，威县徐固寨人，2001 年 8 月 8 日初诊。

40 天前在外地打工时，因失眠发生精神异常，回家后服镇静催眠药曾经好转。近 4 天又精神恍惚，不欲说话，睡眠时好时坏，今天自言自语。近日食少乏力，大小便均少，近 3 日无大便，小便很少。脉象略数，舌象大体正常。正在服氯丙嗪和另外两种西药。

氯丙嗪是西医治疗精神病的划时代（1956 年推广）的发明，但是，此药对躁狂症状疗效较好。该患者确有精神异常，但表现为抑郁，故氯丙嗪疗效不好。

问题是，患者不仅有精神异常。他几乎完全不进食水，已可危及生命。于是处理如下：

停用氯丙嗪等，改服奋乃静片 4mg 每晚服。

逍遥丸 9g 日 3 次；刺五加片 3 片日 3 次；谷维素片 30mg 日 3 次。

柴胡 6g，当归 10g，白芍 15g，白术 6g，茯苓 15g，甘草 6g，远志 8g，龙骨粉 10g，党参 10g，川芎 8g，半夏 10g，五味子 10g，钩藤 15g，三仙各 10g，生甘草 4g。常规水煎，日 1 付。

支持输液：

盐水 500ml，10% 葡萄糖 1500ml，氯化钾 3 支，维生素 C3g，刺五加注射液 20 ml×4 支。日 1 次。

8 月 17 日再诊：病情缓解，精神正常，大小便已通。进食好转。脉象略见滑数，舌尖部苔少。停止输液，其余处理如前。5 天后停药，未再反复。

案 2　情感障碍并高血压

陈某，男，50 岁，威县小辛附近人，2002 年 10 月 9 日初诊。

发作性哭笑数月，有生气史，饮食二便可，睡眠可，脉象稍弦而有力，舌苔稍厚。血压 170/120mmHg。处理如下：

奋乃静片 4mg 每晚服；复方降压片 1 片日 3 次；心痛定片 10mg 日 3 次。

川芎 10g，怀牛膝 15g，五味子 15g，龙骨粉 10g，知母 8g，半夏 8g，茯苓 12g，菊花 15g，钩藤 15g，丹参 6g，丹皮 8g，白芍 15g，甘草 5g。常规水煎，日 1 付。

服上方后，哭笑发作逐渐减少，血压逐渐下降。至10月20日哭笑发作停止，血压接近正常。此后又坚持服药40天。

2003年3月26日：因操持盖房旧病复发，脉象微弦，血压120/80mmHg。

除未用降压药外，其余处理如前，10日痊愈。

2003年11月25日：再次复发，血压不高，处理如前，10日痊愈。至2007年未复发。

注意！精神病患者可以合并高血压，如果高血压严重，就比轻症精神病更危险。此外，高血压动脉硬化也可引起精神症状。

又，在印度传统医学中，利血平的原生药蛇根可以治疗精神病，故本案尤其宜于使用复方降压片或降压灵。

案3　脏躁样精神病

赵某，女，40岁，威县东郭庄人，2005年6月12日初诊。

2月余前因郁怒并惊恐致精神异常。起初神情烦躁、好哭泣，自觉若灵魂离开身体，不能自主。又食少不眠，常终夜盘膝坐。他医给以谷维素、氯丙嗪、养血安神片口服，睡眠渐好。但仍有头痛、眼胀、乏力、腰痛、少腹胀痛、烧心等，常终日卧床不起。面色萎黄，精神憔悴，脉象沉弱，舌质色淡，苔白厚腻。处方如下：

逍遥丸6g日2次；天王补心丸9g日2次。

奋乃静片4mg每晚服。

柴胡8g，当归8g，白芍15g，陈皮10g，茯苓10g，半夏10g，甘草5g，党参10g，黄芪15g，川芎10g，夜交藤15g，钩藤15g，龙骨粉10g，桂枝20g，三仙各10g。常规水煎，日1付。

6月17日再诊：不再终日卧床不起，仍感精力不佳并头痛。脉仍有虚象，舌象接近正常。守上方。

7月2日3诊：服上方曾经大好，近日略有反复，以乏力、烧心为主。脉象沉弱，舌象接近正常。中药煎剂仍服上方。成药改服香砂养胃丸、人参健脾丸。

按：此案很像仲景所谓脏躁，我没有用浮小麦治愈此证的经验。

案4　滥用皮质激素诱发精神分裂（见呼吁停止滥用皮质激素）

案5　大脑发育不全精神异常

石某，男，21岁，威县邵固人，2006年10月18日初诊。

约 40 天前，在外打工时生气一次，次日即不很清醒至今不愈。双手有时不能控制地乱动（局灶性癫痫）。自称思绪混乱。饮食可，有时失眠。曾因服中药大便稀。体形中等，神情倦怠。脉象大致正常，舌红，苔略厚。处理如下：

柴胡 8g，当归 10g，白芍 15g，白术 8g，茯苓 10g，生甘草 5g，桂枝 15g，川芎 6g，香附 8g，五味子 10g，陈皮 10g，半夏 8g，龙骨粉 10g，三仙各 10g，生甘草 5g。常规水煎，日 1 付。

逍遥丸 6g 日 3 次；天王补心丸 9g 日 3 次。

安定片 5mg 睡前服。

11 月 8 日：母亲来诉，服上方后迅速大好，于是又去石家庄打工，因不适应再次发病。在石市做脑 CT、脑电、血液生化、脑多普勒多项检查化验。CT 发现左大脑额叶发育不全。那里为他开卡马西平片 100mg 日 2 次。仍守前方。

11 月 16 日：母亲来诉，昨天有短时精神异常。她带着患者自己写的病情。发作时走路不稳，左侧肢体肌肉酸痛。仍守前方。

按：虽然有大脑额叶发育不全，在受到恶性精神刺激之前，却没有精神异常。说明精神因素对发病还是很重要。

案 6　老年抑郁症

苏某，男，83 岁，威县吴王目村人，2004 年 8 月 27 日初诊。

七年前曾患脑梗死，无明显后遗症。近来阵阵丧失自知力，又妄言妄语。自述视物不清，乏力。脉象略见洪滑，舌可。血压 160/70mmHg。处理如下：

川芎 10g，怀牛膝 15g，葛根 20g，红花 5g，五味子 10g，黄芪 15g，当归 8g，白芍 15g，丹皮 8g，龙骨粉 15g，茯苓 10g，陈皮 10g，半夏 8g，三仙各 10g，甘草 5g。常规水煎，日 1 付。

天王补心丸 9g 日 2 次；人参健脾丸 12g 日 3 次。

服上方后好转。

2005 年 1 月 15 日家属来诉：近日感冒，食少乏力。仍守上方。

4 月 6 日就诊：心烦意乱，余无不适。脉弦滑有力。舌可。血压不高。取初诊方。

5 月 2 日：家属来诉，近日多尿伴轻度失禁。处方如下：

党参 10g，黄芪 15g，白芍 15g，五味子 10g，山萸肉 10g，熟地 15g，

生山药 15g，川芎 10g，怀牛膝 15g，茯苓 10g，桂枝 20g，陈皮 10g，三仙各 10g，生甘草 4g。常规水煎，日 1 付。

金匮肾气丸 9g 日 2 次；补中益气丸 9g 日 2 次。

5 月 10 日就诊：精神体力大好，食欲好转。唯小便略频。脉稍大，舌可。仍守上方。

5 月 14 日：家属来诉，病情大好。取药如前。

患者又有反复，但每治即效。不料，数月后自杀。他的妻子比他大三岁，见高血压危象验案（苏某之母案）。患者生性耿直，没有子女，苏某是过继的侄子。有家族精神病史。约 2 年前，他的另一个侄子也因为精神病自杀。

案 7　可疑皮质激素诱发精神病

焦某，女，69 岁，威县西河洼村人，2000 年 7 月 8 日初诊。

心烦意乱 10 年，久治不愈。夜间轻，白天重。心里清楚，但难受不欲说话。常焦躁难忍。曾按胃下垂治疗一年无效。用巫术亦不效。常需卧床或蹲踞。一直睡眠不好。夜间最多睡 3 小时，白天不睡。心肺听诊正常，腹凹陷、柔软。自称最初发病因感冒而起。曾在石家庄某神经科用药有效。现每晚服舒乐安定片 2mg。体瘦，中等贫血貌，神倦而躁，脉弦滑，舌稍暗。血压 170/90mmHg。处理如下：

柴胡 6g，当归 10g，白芍 15g，白术 8g，茯苓 10g，甘草 5g，党参 10g，黄芪 15g，升麻 5g，半夏 8g，五味子 10g，桂枝 15g，龙骨粉 10g，竹茹 10g，三仙各 10g。常规水煎，日 1 付。

复方降压片 1 片日 2 次；奋乃静 2mg 睡前服。

7 月 13 日再诊：病小好。但多次哭泣并自己打自己。血压 106/60mmHg。此次补充说：一年前在石家庄市精神病院住院 40 天，按精神病治疗曾病情大好一段时间。后来再用那里的药不灵。予煎剂如前。西药去降压片，加安定片 2.5mg 睡前服，力勃隆 3 片日 3 次。

7 月 17 日三诊：仍感心乱，但明显轻。身颤，不能久坐，需要不时小活动。一般情况略如前。13 日方加地塞米松 1mg 日 1 次。

如上处理至 8 月 12 日，自觉症状消失。遂逐渐停用地塞米松——每 5 天减 0.2mg。

按：加用小剂量地塞米松后，症状迅速缓解，故最初发病很可能是滥用皮质激素所致。现在看来，煎剂中最好加用川芎和怀牛膝。

案8　手术后精神病

刘某，女，32 岁，威县方家营村人，2000 年 9 月 5 日初诊。

上年 11 月 14 日因乳房脓肿手术。术后 5 日（即 19 日）突然耳聋、说话不清，随即住县、市医院。其间做脑 CT2 次，无特殊发现。但一个多月中，妄言妄语且听不清，不认识家里人。持续治疗至今春渐好。目前以头痛、乏力、全身不适、精神倦怠为主。双足各有 3 趾无知觉。饮食、二便、睡眠可。月经正常。一般情况可。脉稍弱，舌中多裂，苔润。处理如下：

柴胡 8g，当归 8g，白芍 10g，川芎 8g，怀牛膝 10g，红花 3g，党参 10g，黄芪 10g，五味子 7g，熟地 10g，陈皮 10g，三仙各 10g，生甘草 4g。常规水煎，日 1 付。

9 月 13 日再诊：乳房脓肿再次破溃。全身感觉大好。精神亦可。脉舌象无大异常。守上方。

如上处理至 10 月 3 日，脓肿再次脱痂，足趾感觉大体恢复。

按：乳房脓肿手术可能是诱发精神病的应激原因之一。是否有药物方面的原因，不清楚。患者没有再诊，可能脓肿没有再破溃，精神病没有复发。

案9　生气后精神病

马某，男，36 岁，威县后麻固村人，2002 年 5 月 24 日初诊。

3 年前生气后致精神病，当时妄言妄语且躁狂，服西药后得以控制。但遗留全身颤抖不能自持。近来丧母后颤抖加重，仅可勉强步行。多饥且多食。二便、睡眠可。正在服用安体舒通、心脑欣、安坦（即苯海索）等。脉滑，舌苔略不匀。血压 120/70mmHg。处理如下：

柴胡 6g，当归 10g，白芍 15g，黄芪 15g，川芎 8g，怀牛膝 10g，五味子 10g，熟地 15g，陈皮 10g，半夏 8g，生龙骨粉 10g，三仙各 10g，生甘草 6g。常规水煎，日 1 付。

逍遥丸 6g 日 2 次；天王补心丸 9g 日 2 次。

5 月 29 日：病大减，自觉体力大好，愿意自己散步，此前只愿卧床。仅有双手小颤抖，右侧略重。双手均呈鸡爪样，但非肌肉萎缩。守前方。

6 月 3 日：仍体力不佳，有肢体小颤抖。饱胀不欲食。煎剂原方加党参 8g，枳实 10g。成药改服人参健脾丸 12g 日 2 次。

按：凡患者或病家自述有过精神病者，大多是有幻觉、妄想、躁狂或丧失自知力的重症。患者此次就诊时的表现以抑郁、体颤为主。氯丙嗪过量，可以出现体颤，但记录中没有提及服用此药。故最大的可能是严重的癔症所致。双手均呈鸡爪样，可以是癔症，也可以是局灶性癫痫。但无论如何，近期疗效比较好。

附：1973 年左右的两例精神病

笔者 1970 年正式做医生。到那时为止，河北省只有保定市有省精神病院。省以下没有精神病院，也没有精神病专科。1972 年，主管部门开始组织精神病普查普治。威县县医院开始有了精神病房。起初收治病人是完全免费的，后来也只是象征性的收费。从以下我了解的两个病例可以看出，此举意义重大——此后我再没听说过如此悲惨的病史。

一位是威县董李庄的一位中年妇女。她的第 4 个孩子还在吃奶，躁狂发作——大冬天抱着孩子往冰窟窿里跳。没有别的办法，只好把她封闭在一间土屋里。其中没有床铺，更没有被褥，吃喝拉撒睡都在里面。她不穿衣服，也没有那么多衣服给她穿——给她就撕掉。在里面待了 4、5 年，境况之悲惨可想而知。经过精神病房的治疗，她恢复得不错。虽然不能像正常人一样劳动，却不再成为家庭、亲属、甚至全村的精神压力。

另一位是威县莫尔寨村的一位中年男子。他于 1956 年左右上中学时患精神分裂，此后一直被关在羊圈里。10 多年中，他的生存境况还不如牲口。经过治疗，也大体恢复。我亲眼看到他穿得干干净净在做比较简单的劳动。

那时治疗精神病，也是中西医结合的，只是中医方面主要用针刺。

和治疗其他疾病相比，那时治疗精神病还是相当残酷。最粗的针刺针直径接近 1 毫米。有时还要刺穿前臂或小腿。氯丙嗪的最大用量一次可达 1000mg。然而，比起电休克和胰岛素休克还是更温和一些。联想到上面两个病人的悲惨境遇，才可以理解那些残酷的疗法。

氯丙嗪被视为精神病学史上的革命，就是从此相当容易而且比较文明地控制躁狂。

第十二章　中间代谢疾病

【概说】

教科书上一般称为"新陈代谢疾病"。笔者以为，这个命名太过宽泛，说明作者们对此类疾病的总体理论把握不准确。因为：

首先，新陈代谢是宇宙间的普遍现象，却不能把非生命代谢异常称为疾病。

其次，生命现象是自组织性的新陈代谢现象，亦即能够自我调控的能量和物质的摄入、转化和排出现象。于是，一切生命现象和过程——包括生理、病理现象和过程都属于新陈代谢。消化、呼吸、泌尿显然是最直观的新陈代谢。然而，它们却不在"新陈代谢疾病"当中。

其实，"新陈代谢疾病"的原意，指中间代谢的某些异常。中间代谢也有些宽泛，但总比新陈代谢更准确。

人体中间代谢，就是除外消化、呼吸、泌尿过程的物质代谢。即吸收之后、排泄之前，物质在体内的转化过程。物质转化必然伴随着能量转换，但中间代谢疾病一般不包括能量转换异常。

下面只列出了两个病——周期性瘫痪和糖尿病。

此类疾病的命名，都不包含病因。它们的病因都比较复杂。

第一节　周期性瘫痪

【概说】

今《实用内科》中，没有周期性瘫痪这个病名，而归入"缺钾与血钾过低"。我看还是把它独立出来为好。因为此病虽然可检验出血钾过低，却不是因为摄入钾过少引起的，也不是水电解质严重紊乱（常见于大面积烧伤、严重呕吐腹泻等）的结果。特别是它的临床表现非常典型，和其他缺钾很不同，尤其应该独立。从下述病案可知，此病有家族倾向，而且单用中药即可纠正。单靠静脉和（或）口服补钾不是最佳选择。中西结合治此病，中医应健脾、补气为主，而且最好脾肾同补。

【验案】

案1 家族性周期麻痹

靳某，男，42岁，广宗人，2006年6月14日初诊。

周期性瘫痪最早发病于约7年前，逐渐频繁。重时无翻身之力。春节以来发作2次。此次发作一周前。每次均输液给钾，同时口服氯化钾。可以较快好转。现有手足麻木憋胀。嗜酒多年，已戒。最近查血钾2.12mmol/L。体略丰。一般情况可。脉可，舌淡苔白。处理如下：

党参15g，黄芪20g，当归10g，白芍15g，川芎8g，熟地15g，茯苓10g，白术5g，苍术5g，五味子10g，山萸肉10g，陈皮10g，桂枝15g，三仙各10g，甘草3g。常规水煎，日1付。

补中益气丸、人参归脾丸各9g日3次

6月21日再诊：早起舒适。午后有足底憋胀感。手麻好转。脉舌象大体正常。昨天做心电图仍示低钾。

6月29日三诊：自觉症状消失。昨天查血钾2.79 mmol/L。仍守上方。

按：患者的弟弟也有此病而且同时就诊，看来此病有家族倾向。弟弟虽然不是刚发作，也同时服上方。最后就诊时，哥哥的血钾仍然偏低，但自觉症状消失。嘱其常服上述成药。远期疗效如何，尚需观察。

案2 典型周期麻痹

胡某，男，16岁，威县胡庄人，2005年10月18日初诊。

2003年来，共发作麻痹无力5次。严重时自己不能动，轻时可以慢步行。每次均在晨起睡醒时发现。最近发作于一周前。已经输液5天，无大不适。一般情况可。脉舌象大体正常。处理如下：

党参10g，黄芪15g，当归10g，白芍15g，熟地15g，茯苓10g，半夏

8g，白术5g，苍术5g，生山药15g，五味子10g，山萸肉10g，陈皮10g，附子6g，桂枝25g，三仙各10g，甘草3g。常规水煎3日2付。

补中益气丸9g日3次；人参健脾丸6g日3次。

共服煎剂12付，自12月26日只服成药。

2006年7月6日：家属来诉，旧病复发。取药如前。

按：间隔约10个月复发，应该说治疗有效。

案3 中药纠正周期性低血钾

刘某，男，27岁，威县西徐村人，2006年8月23日初诊。

近2年发作周期性瘫痪3次。近20天内发作两次。最近发作于一周前。先是四肢无力，手颤，严重时除头部可动外，它处均瘫痪。输液补钾有效。此次没有输液。近五六天渐重。目前走路困难。自称怕冷，又好出汗。饮食、二便、睡眠均好。结婚三年妻子不孕。正在服用治疗不育的中西药物。体略丰，脉有弱象，舌略淡。处理如下：

党参15g，黄芪20g，五味子10g，当归10g，白芍10g，川芎8g，熟地15g，生山药15g，附子8g，桂枝20g，白术5g，苍术5g，三仙各10g，生甘草4g。常规水煎2日3付。

补中益气丸、金匮肾气丸各9g日4~5次。

8月27日再诊：症状消失。脉象充实。舌象可。化验血钾正常。仍守上方巩固。

案4 可疑周期麻痹

本村村民赵某，男，28岁，2002年9月5日初诊。

受凉后双肩、双髋疼痛而僵硬，行动不便3天。有既往史，每因受风发病。一般情况可，脉略洪滑而数，舌可。血压140/60mmHg。处理如下：

党参10g，黄芪10g，桂枝12g，羌活5g，独活8g，防风8g，白芍12g，甘草5g，陈皮10g，茯苓10g，川芎8g，白附子8g，三仙各10g，川朴5g。常规水煎，日1付。

输液：5%葡萄糖1000ml+10%氯化钾30ml

藿香正气水1支日3次、金匮肾气丸9g日3次

布洛芬片0.2g日3次、地塞米松片0.75mg日3次

9月6日：病减，可慢步行，但感小腿后酸痛。处理如前。

9月7日：昨天始腹泻，昼夜共约10次。停用口服药，支持输液。

9月16日：症状消失，已可劳动。欲继续服中药除根。取煎剂和中成

药如前。

按：此案颇可疑。周期麻痹表现不典型，风湿更不典型。录下以待高明。

附：张锡纯先生的一案

此案见于《医学衷中参西录》第四期第三卷的"半夏解"中。原文如下：

邻村王姓童子，年十二三岁，忽晨起半身不能动转，其家贫无钱购药，赠以自制半夏，俾为末每服钱半，用生姜煎汤送下，日两次。二十余日，其病竟愈。盖以自制半夏辛味犹存，不但能利痰，实有开风寒湿痹之力也。

洪钧按：周期麻痹不是很少见，但中医古籍中似无记载。童子没有肢体疼痛、肿胀、发热等"痹"证（即关节炎）的表现，又恰恰晨起（即睡醒）发病，虽然说"半身不能动转"，此案十之八九还是周期麻痹。不能认为患者病愈是半夏、生姜有效。

和输液补钾相比——大多一次大好——寿甫先生的疗法显然疗效不满意。案3中我的处理，见效显然很快。可惜，当时未记录，是否次日即大好。

再请读者注意，比较少见的病，虽然有的很典型——如甲亢，古人还是没有认出来。肠痈虽然见于《金匮要略》，古人却不可能知道，绝大多数肠痈，是阑尾炎化脓的结果。仲景之后的医家记载肠痈的也很少。此所以必须中西医结合之一端。

第二节　糖尿病和多饮多尿证

【概说】

《内经》说："高粱之变，足生大疔"。故2000年之前，糖尿病引起的多发软组织严重感染甚至下肢坏死，在我国就比较常见（还有许多继发病症）。至迟到隋唐时期，我们的古人就认识到糖尿病患者的尿是甜的。

当代西医关于糖尿病的理论很复杂。简言之是一种自身免疫疾病。此病有遗传倾向，情志过度和膏粱厚味等，也是造成免疫紊乱的重要原因。因而从理论上讲，此病就很难治愈，更难消灭。

近一百年来，西医发明了许多治疗糖尿病的药物。胰岛素则是 1922 年的划时代的发明。没有胰岛素，1 型糖尿病几乎全部速死。严重的 2 型糖尿病也必须使用它。不过，至今为止，西医疗法对糖尿病还是不能令人满意。此病已经成为严重的当代流行病之一，不少患者最好中西医结合治疗。

【验案】

案 1 中药治糖尿病明显好转

陈某，男，60 岁，威县麦子乌营村人，2004 年 11 月 2 日初诊。

没有高血压史，2 月前发生脑血栓。当时没有昏迷，仅有左腿轻瘫。按脑血管病输液 10 多天，大体恢复。但在县医院就诊时发现尿糖，而且有口渴、多饮、多尿等症状。查血糖有时偏高，有时正常。正在服优降糖和降压药等。仍有不严重的口渴。其人略胖，一般情况可。脉滑弱略数，尺脉不可及。舌暗红，有口腔溃疡。血压 190/100mmHg。处理如下：

川芎 10g，怀牛膝 20g，白芍 20g，熟地 20g，黄芪 20g，茯苓 15g，生山药 20g，五味子 10g，知母 10g，丹皮 10g，三仙各 10g。常规水煎，日 1 付。

复方降压片 1 片日 3 次；心痛定片 10mg 日 3 次。

金匮肾气丸 9g 日 3 次。

11 月 13 日再诊：服上方后自觉大好。口渴、多饮、多尿均明显好转。脉舌象大体正常，血压 150～140/80mmHg。

此后，至 2005 年 1 月 5 日基本上照服上方，自觉症状完全消失，但仍在服降糖灵和降压西药。其间告诉他多食山楂。

2006 年 11 月 9 日：陪同他人就诊。称已经近半年没有服用降糖灵，偶尔尿糖有一个加号。脉舌象大体正常。血压 130/80mmHg。但感到视力不好。服金匮肾气丸容易出现口腔溃疡。其余无不适。嘱改服杞菊地黄丸 9g 日 2 次。

案 2 中药治糖尿病症状消失

王某，女，61 岁，威县后卫町村人，2007 年月 22 日初诊。

患糖尿病七八年，自称因生气发病。病初曾服二甲双胍和成药消渴丸等，但服药后心慌出汗难忍，于是停药数年。其间逐渐消瘦，乏力，全身不适。近半年服用成药唐大夫胶囊有效。最近血糖 10mmol/L，尿糖（++）。又感尿频、尿痛、食欲不佳、上腹不适并头痛。体略瘦，一般情况可。脉滑略数，舌胖嫩有齿痕。血压 130/80mmHg。处理如下：

党参 10g，黄芪 15g，山萸肉 10g，五味子 10g，熟地黄 15g，生山药 20g，白芍 10g，怀牛膝 15g，葛根 15g，黄柏 10g，陈皮 10g，茯苓 10g，三仙各 10g，甘草 5g。常规水煎，日 1 付。

金匮肾气丸、补中益气丸各 9g 日 3 次。

3 月 27 日再诊：食欲大好，上腹不适消失，尿频好转。尿糖（+）。停用唐大夫胶囊，仍头痛。守上方。

5 月 6 日五诊：尿糖阴性。血糖 6.23mmol/L，体重增加，无不适。

案3　中西医结合治糖尿病大好

蒋某，男，61 岁，威县王王母村人，2007 年 4 月 12 日就诊。

患糖尿病 10 年，曾经因此和感冒日久不愈等就诊。近来糖尿病加重，尿糖（+++），食少、体瘦、乏力，又经常腓肠肌痉挛。正在服用 D-860 片 1.0g 日 2 次，降糖灵片 25mg 日 2 次。脉可、舌淡嫩。处理如下：

党参 15g，黄芪 25g，生山药 20g，五味子 10g，山萸肉 10g，生地 10g，熟地 10g，白芍 25g，葛根 15g，三仙各 10g，生甘草 4g。常规水煎，日 1 付。

金匮肾气丸 9g 日 2 次。

4 月 17 日再诊：腓肠肌痉挛未再发作。食欲、体力见好。尿糖（++），守前方。

如上处理至 4 月 27 日，自觉症状消失，尿糖（+）。停用煎剂，改服金匮肾气丸、补中益气丸各 9g 日 3 次。至 6 月底，病情一直稳定，西药只服降糖灵片 25mg 日 2 次。精神体力好，体重略见增加，患者甚满意。

案4　非糖尿病严重口渴多饮多尿

本村小姑娘赵某，14 岁，2005 年 10 月 30 日初诊。

多渴、多饮、多尿约 2 月，渐重，近一周尤重。除吃饭之外，昼夜饮水约 8L。约一个半月前，曾服治鼻炎药 20 多天。此外无明显原因。患者一向瘦弱，脉可，舌苔略白。处理如下：

山萸肉 10g，五味子 10g，熟地黄 10g，生地黄 10g，生山药 15g，当归

10g，白芍 10g，党参 10g，黄芪 15g，桂枝 25g，陈皮 10g，三仙各 10g，甘草 5g。常规水煎，日 1 付。

金匮肾气丸、补中益气丸各 9g 日 3 次。

输液：生理盐水 500ml，10% 葡萄糖 1000ml，50% 葡萄糖 40ml 加入盐水中，10% 氯化钾 25ml，维生素 C2g。日 1 次。

共输液 2 日。如上治疗次日即见好转。6 日后病若失，再未复发。

按：这样严重的症状，医家会首先怀疑糖尿病或尿崩症。由于见效迅速，我始终没有让患者去作化验。治疗结果，已经足以排除糖尿病和尿崩症。

那么，如此口渴多饮，到底是什么原因呢？

应该是滥用皮质激素的后果。患者曾经口服治"鼻炎"的药物 20 多天，此前应该有过感冒。她在县城读书，他医极可能给她口服激素。所谓治"鼻炎"的药，也很可能有激素。于是，人为的内分泌紊乱导致水钠潴留。停药后，机体不能回归常态，于是口渴多饮。口渴、多饮，是因为多尿之故。之所以多尿，应该是大量外源性皮质激素抑制了盐皮质激素分泌。中医治则，略同金匮肾气与补中益气合剂。成药也如此。滥用皮质激素可以诱发糖尿病，但这个病人显然不是。

案 5　感冒后严重口渴多饮多尿

张某，男，威县张王母村人，1997 年约 65 岁。

因感冒发烧在本村服药、输液数日不好，请出诊。患者仍有每天高热、咳嗽、吐痰。脉象弦滑，舌淡胖苔白厚。又极其乏力、胸腹胀满、呕恶不能食。其人一向体丰，目前全身虚肿，显得更胖，但神情淡漠。血压 150/100mmHg。

村医是我的少时同学。问他怎样治的。说：开始口服感冒成药和地塞米松不效，即输液给氨苄青霉素每日 10g，地塞米松每日 20～30mg。处理如下：

嘱继续输液，但青霉素减至每日 4g，地塞米松减至每日 4mg，且逐日递减 1mg。中药如下：

陈皮 15g，半夏 10g，茯苓 10g，泽泻 6g，附子 10g，桂枝 20g，白芍 15g，川朴 8g，三仙各 10g，生姜 30g。常规水煎，日 1 付。

如上处理二日，病情大好。但自第 3 天开始，口渴、多饮、多尿。每天饮水量约 10L，尿量约 13L。于是继续支持输液。其中加青霉素 3g。中药加山萸肉 10g，五味子 10g，党参 10g，黄芪 15g。

如上处理，口渴、多尿等迅速好转。10 日后，大体恢复。

按： 此案也没有让患者去化验血糖、尿糖等。总之是人为地造成内分泌和代谢严重紊乱。

第十三章　妇女病

【概说】

中医分妇女病为"经、带、胎、产"四类。西医分妇女病为妇科和产科。"经""带"属于西医的妇科，"产"是纯产科，"胎"介乎两者之间。目前重视的不孕不育，在女方属于"胎"。

笔者曾经处理过各种常见的和多数不很常见的妇产科问题，深信中西医结合，是处理妇产科疾病的最佳选择。

由于受封建礼教的限制，古代中医没有妇产科检查之说。当代中医至少应该在做学生时，学习并实习妇产科。这样才能更好地发扬中医治妇女病的长处。

为了贯彻计划生育国策，我国持续数十年，大力推广避孕、引产和绝育等。其中大部分措施在妇女身上施行。尽管古人不是完全没有采取过避孕和手术引产，却极少见于中医文献。换言之，计划生育手术是传统中医没有的，当代中医显然应该知道有关原理。还须知道，有的手段（如曾经大规模广泛使用的天花粉制剂引产）来自中药。古人使用过药物或针刺引产，曾经有些研究，至今还有进一步研究的必要。此类研究必然是中西医结合的。

西医产科的普及，确实大大降低了产妇的死亡率。此前常见的产妇四大死亡原因是：产褥热、大出血、破伤风和子痫。由于"新法接生"（主要是贯彻无菌观念）普及，产褥热和破伤风早已很少见。大出血和子痫也解决得相当好。目前的产前检查，更可以提前发现很多问题。故笔者认为，即便不是主要从事产科的中医，也必须掌握有关西医知识，同时也认为，西医掌握中医如何处理产科问题，是必要的。

西医认为，产科是比较"简单"的。待产妇来了，特别是住院生产，就是让她生出来。生产不顺利，有各种助产手段。实在不行，就手术剖出来。出血和感染等问题，也不是很难解决。目前剖宫产也比较普遍。

不过，生孩子本来是"自然"现象，做那么多剖宫产违背了自然。医家应该防患于未然，让尽量多的人"自然"生产。何况剖宫产并非很安全，除偶见产妇死亡或胎死腹中外，还有术后问题，更有必要发掘中医在产科方面的长处。

现状是，随着生活和医疗条件改善，绝大多数产妇去医院生产。一般医生不大会处理产科问题，产科医生又大多不熟悉中医，故大多数医院里做不到中西医结合。下面介绍的有关病例，大多是先经西医处理疗效不好的问题。

第一节　白带过多

【概说】

古人称妇女的阴道分泌物为"带"。因为大多色白，又称"白带"。

正常成年妇女的阴道分泌物，不应该流出不断如"带"。老年和儿童的分泌物更少。故凡白带过多，无不是因为阴道、子宫颈或宫腔有了炎症。

其中，单纯阴道炎，大多轻浅。常见的病因是霉菌和滴虫。二三十年前，生活条件比较差时，由于集体洗澡等原因，大城市多见滴虫性阴道炎。

就医的宫颈炎都是慢性的，一般比较顽固，这种局部慢性炎症常常伴有体质虚弱。不注意妇女卫生也是常见的原因之一。

由于妇女卫生保健网比较完善，计划生育体检也同时防治此类妇女病，广告上又有不少非处方的此类洗剂或坐药等，目前因为白带过多求治于中医的很少。

【验案】

案1　白带过多偶见红

张某，女，46岁，威县五马坊人，2000年6月4日初诊。

白带过多，下腹坠痛，偶见红约2个月。有既往史，服药有效，但不能痊愈。月经可，饮食可，睡眠可，不能过饥。体形中等，面色微黄，精神好，脉濡弱，舌大有裂纹，苔略厚。处理如下：

黄柏10g，苍术10g，柴胡5g，升麻4g，党参10g，黄芪10g，陈皮10g，连翘10g，黄芩10g，当归10g，川芎6g，白芍10g，茯苓10g，白术6g，川朴6g，甘草5g。常规水煎，日1付。

补中益气丸9g日2次。

增效联磺片2片日2次（饭后即服）。

6月8日再诊：服药后曾经大好，昨天因麦收打场过劳，见红似来月经。面色转红润，脉不再濡弱，舌裂如前，苔近正常。原方加五味子8g。

6月13日3诊：不再下坠腹痛，月经接近干净。脉象略沉，不再濡弱。舌象接近正常。停中药煎剂，予补中益气丸、PPA巩固疗效。

案2 白带过多不能食冷

于某，37岁，威县五里台村人，2000年6月4日初诊。

白带过多年余。每早起多。进冷饮食即多。一般情况可。脉象大致正常，舌稍嫩而淡。以往好头眩，曾经就诊未犯。处理如下：

补中益气丸9g日2次；香砂养胃丸6g日2次。

增效联磺片2片日2次。

7月12日再诊：上次一诊即愈。近日因多食冷物又见白带过多。又，近日牙痛，齿龈肿胀。予黄连上清丸、龙胆泻肝丸各6g日2次。

2001年2月12日再诊：白带过多复发伴外阴瘙痒。仍以每晨起多且不能食冷物。大便数日一行，但不干。又牙龈肿胀。脉舌象如前。处理如下：

黄柏10g，苍术6g，陈皮12g，茯苓10g，半夏8g，党参10g，黄芪15g，当归10g，白芍15g，川芎8g，桂枝20g，三仙各10g，生甘草4g。常规水煎，日1付。

补中益气丸9g日2次；黄连上清丸6g日2次。

增效联磺片2片日2次。

2月17日再诊：来月经，不知白带多少。脉可，舌嫩。煎剂如前。成药改服香砂养胃丸6g日2次，人参健脾丸12g日2次。

2月22日再诊：诸症悉去。

按：患者是虚寒体质，故方中虽有苦寒药，仍以温补、除湿为主。

第二节　月经过多

【概说】

月经过多是很常见的月经异常。西医称之为"功能失调性子宫出血"或简称"无排卵功血"，而且承认以出血多为主。其实，月经过多也不都是"无排卵"。

中医治此证比西医疗效好。

西医对此种异常的原因有多种说法，特别强调内分泌紊乱和无排卵。

若问：为什么会出现内分泌紊乱和无排卵？没有公认的满意答案。

断经前和青春期的妇女出现此证，便于用趋于衰老的和尚未稳定内分泌解释。不过，因月经过多就诊者，并非多在断经前或青春期。故上述看法不准确。

据我的经验，最常见的原因有二：一是比较严重的恶性精神刺激——可以简称为"生气"，二是过度劳累。总之，月经紊乱大多是中枢紊乱和虚劳造成的。从中医角度看，生气导致肝气郁、肝气乱或肝气虚。劳累导致脾虚或心脾两虚。更年期患者也常常有生气和劳累因素。

即便初起不是因为气郁和气虚，月经过多日久，必然兼虚并兼郁，故我治此证最常用逍遥散和归脾汤，而且常常使用两方合剂。

此外，有4味药对此症相当重要，即香附、益母草、阿胶和三七。用于月经过多时，它们都不必辨证使用。

李时珍说：香附为"女科之仙药"。古人最常用它治血崩。故虽然现代研究证明它主要松弛平滑肌，对有孕、无孕的子宫都呈抑制作用，治月经过多还是要用香附。

益母草有明显的子宫收缩作用。数十年前，我做学生时，西医就常规使用益母草流浸膏收缩产后子宫。故较严重的阴道出血，最好加用此药。此药很轻，用量较大时，最好单煎。

三七的止血、活血功用为中医熟悉，也有充分的现代研究证实。常规使用它治此证也是正确的。我常用于比较严重的情况，特别是用上述方法效果不好时。

阿胶不但可以不辨证使用，贫血明显时更应该使用。

比较大的子宫肌瘤，月经过多比较难控制。如上治疗效果不满意，应建议手术。

再次说明，中医治疗此证比西医效果好。我清楚地记得，临床实习时，一位妇科主任因为月经过多做了子宫全切，而她不是子宫肌瘤患者。即她的病是所谓功能性子宫出血。

我以中药为主治疗"功能性子宫出血"，几乎没有碰到无效者。

我很少使用激素和止血西药治此证，也不大重视仙鹤草、蒲黄、大小蓟、生地榆、血余炭等止血的中药。

【验案】

案1 劳倦不如意致月经过多

李某，36岁，威县李家寨村人，1991年2月24日初诊。

自述心烦意乱 2 年，稍劳即心悸。又食少、饱胀、多困，常欲叹息，时有干呕。近一个月两次阴道出血，中间干净不足 10 天，眼下还在滴沥不止。体形中等，精神倦怠，脉象沉濡，舌尖有瘀点。处方如下：

党参 15g，黄芪 30g，白术 15g，茯苓 15g，柴胡 10g，当归 15g，白芍 15g，升麻 5g，牛蒡子 5g，云木香 5g，枸杞 15g，五味子 15g，生枣仁 15g，香附 10g，甘草 5g。常规水煎，日 1 付。

上述记录是 2006 年 7 月 28 日查出来的，因为此日患者陪同她的妹妹也来看月经过多（见下案），主动提起此事。患者说，服上方一剂出血即止，共服两剂直到 1998 年再次发作就诊。1998 年的记录在门人处，暂不可查。患者又说，1998 年取药三付，也是一剂血止。此后直至 2004 年断经，再没有复发。读者不难看出，上方基本上是逍遥散、归脾汤合剂，也有补中益气汤意。现在看来，枸杞不用也可，牛蒡子并非必须，木香可以改用厚朴，黄芪用量小一点也没有问题。总之，大方向不错即效。

案 2　劳累、烦恼致月经过多

李某，44 岁，广宗刁营村人，2006 年 7 月 28 日初诊。

近 3 年来多次月经过多，近 2 年大约 2~3 个月一次过多。此次月经滴沥不止 20 余日，已经连续输液 13 天，服中药 8 付，西药多种，毫无效果。食欲、睡眠都不好，又乏力、心悸、自汗。二便可。3 天前在县医院做 B 超怀疑子宫内有不足 1cm×1cm 的囊肿。院方建议做子宫全切。她正在犹豫时，姐姐（见上案）前去看她，介绍并陪同就诊。患者略胖，中等贫血貌。脉象沉弱，舌淡嫩苔少。承认发病因劳累（为主）和烦恼（为次）所致。处方如下：

党参 12g，黄芪 20g，白术 5g，茯苓 10g，香附 8g，益母草 15g，柴胡 5g，当归 10g，白芍 15g，五味子 10g，生山药 20g，陈皮 10g，三仙各 10g，甘草 5g。常规水煎，日 1 付。

逍遥丸 6g 日 2 次；人参归脾丸 9g 日 2 次；力勃隆 3 片日 3 次。

她姐姐的方子（见上案）是患者走后才查出来的，此方与上案治则大体相同。又，告诉她上方可以两天进 3 付，成药也可以每日 3 次。故用量也和她的姐姐差不多。

8 月 3 日二诊：自称明显好转，阴道出血已经似有似无。睡眠很好，食欲改善。不再心悸、自汗，体力好转。面色好转，睑结膜略红润。脉仍沉，但充实。舌象略如前。煎剂加三七粉 5g 冲服。其余如前。

附注：上次就诊第 2 天连进煎剂 2 付，自觉饱胀并腹泻 2 次，当天多困。于是停药 2 天。这是久虚之人服补益药可以有的反应。这种腹泻不严重，也不会有腹痛，减少剂量或暂停一天，一般不再出现上述反应。

8 月 7 日三诊：3 天前阴道出血停止，面色、指甲和睑结膜较前红润，仍不及常人。脉舌象大体如前。煎剂加阿胶 10g（烊），其余如前。

按：患者有明显的贫血，故需要继续治疗，不再记述。初诊即用三七粉和阿胶应该更好。

案 3　生气致月经过多

王某，女，47 岁，威县张霍寨人，2004 年 4 月 21 日初诊。

月经过多一个月，曾服西药并刮宫仅有暂效。神情憔悴，多困而难入睡，上腹不适。脉滑弱，苔白稍厚水滑。发病有生气因素。血压 160/90mmHg。

处理如下：

柴胡 6g，当归 10g，白芍 12g，香附 10g，茯苓 10g，党参 10g，黄芪 15g，五味子 10g，半夏 8g，钩藤 15g，三仙各 10g，甘草 5g。常规水煎，日 1 付。

逍遥丸 6g 日 2 次；人参归脾丸 9g 日 2 次；香砂养胃丸 6g 日 2 次。

奋乃静 2mg 睡前服。自备降压药照常服用。

上方同时照顾肝气郁、心脾气虚和高血压。相信原则上是正确的。患者是老病人，肝气不舒和心脾两虚是她的老毛病，这两种毛病都可以导致月经过多。按西医理论，高血压也可以出现月经过多，所以，必须坚持服用降压药。结果如何，没有反馈。我已经忘记她此次就诊。

2005 年 1 月 6 日再诊：月经过多 10 天。其余不适以及高血压略同前。脉象、舌象无大异常。已经重新开好处方（与上方略同），患者补充说：上次服药 2 日即好，于是剩下 3 付药。2 月后，又出现月经过多，服剩下的药即愈。于是又找出上述记录，照原方取药。我想，效果还是会好的。

或问：该患者可否使用阿胶、益母草、三七等？我想加用有益无害，但不是非用不可。如果上方无效，或出现血崩，则上 3 味药不可不用。

案 4　第一胎产后月经过多

石某，23 岁，威县十里村人，2004 年 12 月 16 日初诊。

第一胎正常产后 80 天。满月后曾经阴道出血半月，近来又阴道出血 11 天。量不多，自觉无大不适。乳水充足，婴儿正常。体形中等，面色晄白，脉象可，舌稍淡嫩。未经他医治疗。处理如下：

当归 10g，白芍 10g，川芎 10g，熟地 15g，益母草 10g，香附 6g，党参 10g，黄芪 12g，柴胡 5g，甘草 5g，三七粉 3g（冲）。除三七粉外同煎，冲服三七粉。

患者迟迟未再就诊，不知疗效如何。2005 年 1 月 19 日患者来看肛裂，说服上方 1 日出血即止，已 40 多天再无月信。言下之意，略不放心。因告知不必介意。

按：确有少数产妇满月即见月经，故产后 80 天有阴道出血不必惊慌。但须知，哺乳妇女产后近一年不见月经亦属正常。此案之两次出血应系月经，虽然无大异常，总嫌经期过长。况且已经略见虚象，还是及时治疗为宜。再诊时患者面色如常人。

案 5　子宫肌瘤月经过多

任某，45 岁，威县王王母村人，2006 年 3 月 16 日初诊。

月经过多 8 个月，每次经期均持续 20 日左右。于是，心慌乏力、食欲不佳逐渐加重。体略丰，明显贫血面容。脉短而欲散，舌淡嫩苔少。20 天前，县医院为之做 B 超诊为子宫肌瘤，让患者住院手术。当时血红蛋白 50g/L。末次月经 29 天前。处理如下：

当归 10g，白芍 15g，熟地 15g，益母草 20g，五味子 10g，山萸肉 15g，党参 10g，黄芪 15g，茯苓 15g，生山药 20g，香附 10g，陈皮 10g，三七粉（冲）5g。常规水煎，日 1 付。

人参归脾丸 9g 日 3 次；力勃隆 4 片日 3 次。

服上方一日血止，至 4 月 5 日，月经来潮，量不大，6 天即干净。精神、体力、食欲、面色均迅速好转。患者不愿意做手术，愿意继续服用上方。B 超报告说子宫肌瘤约 2cm×2cm×2cm 大小，即便报告可靠，也不是非做手术不可，而且很可能服上方治愈。

案 6　郁怒悔恨致月经过多

付某，40 岁，威县东郭庄人，2004 年 11 月 24 日初诊。

40 天前，突然阴道大出血并休克，住县医院输血抢救等治疗后出院。12 天前又见出血，断续至今。一般量不大，稍不如意，量即多。刮宫一次，服中药 4 剂无效。近日作子宫 B 超，报告为内膜增厚。身形中等，面色萎黄，饮食、睡眠可，二便可。脉象沉弦而弱，尺脉尤甚，舌略大，苔略厚。

询问病因得知，患者颇要强。近来因为失算造成较大经济损失，加之子女读书成绩不甚理想，即悔恨交加。又联想旧日的家庭纠纷，郁怒不乐。复因病久不愈，深恐是不治之症，惴惴不安。处理如下：

党参10g，黄芪15g，柴胡6g，当归10g，白芍12g，熟地15g，益母草15g，茯苓10g，香附10g，陈皮10g，甘草5g，三仙各10g。常规水煎，日1付。

逍遥丸6g日3次；人参归脾丸各9g日3次。

服上方3日，效不佳。原方加炒栀子5g，阿胶（烊）15g，三七粉（冲）10g。

服上方1剂血止。继续服5日巩固疗效。

按：若初诊即用阿胶、三七，特别是后者，应该迅速见效。故凡比较顽固的出血患者，应该早用三七。此药极硬，很难手工捣碎，也很难煎，故应该使用药店里加工好的三七细粉冲服。张锡纯先生即喜欢这样用。

案7　惊吓后月经过多

赵某，漏记年龄，威县宋庄村人，2001年3月19日初诊。

一个月前月经期间受惊吓，遂致阴道出血滴沥不止至今。同时有背痛和阵发性双手憋麻。脉沉弱似无，舌苔稍厚腻。处理如下：

柴胡8g，当归10g，白芍15g，白术10g，茯苓10g，连翘10g，黄芩10g，香附10g，党参10g，黄芪15g，升麻5g，陈皮10g，三仙各10g，甘草5g。常规水煎，日1付。

加味逍遥丸6g日2次；人参归脾丸9g日2次。

3月22日再诊：阴道出血停止，仍感胸闷并好太息，脉舌象如前。上方加补中益气丸9g日3次。

案8　生气后月经过多

张某，44岁，威县东街人，2005年10月15日初诊。

自称连续数月月经过多，此次已经近一个月阴道出血滴沥不止。除轻度腰痛外无大不适。未曾正式治疗。患者称，发病与生气有关。一般情况尚好，脉象洪滑有力，舌质稍嫩。血压140/90mmHg。问其有无高血压史。答曰：每冬天略高，夏天正常，故不经常服药。处方如下：

逍遥丸6g日2次；人参归脾丸9g日2次。

复方利血平1片日3次。

川芎10g，怀牛膝15g，党参10g，黄芪15g，当归10g，白芍15g，香附 10g，益母草 15g，陈皮 10g，茯苓 10g，茵陈 10g，五味子 10g，三仙各 10g，甘草 5g。常规水煎，日 1 付。

10 月 20 日再诊：2 日前出血停止。脉象大致正常，舌象略如前。仍守上方巩固。并嘱注意血压。

按：血压与时令有一定关系。大致说来，自谷雨至霜降，人群平均血压较低。自霜降至来年谷雨，人群平均血压较高。故冬天高血压患者普遍加重，部分轻症高血压患者，夏天血压不高，冬天则容易高。此类患者，一般血压不很高，但自觉不适。

附：月经过多伴高血压

张某，38 岁，威县白伏村人，2007 年 10 月 1 日初诊。

月经持续 10 日滴沥不止，又少腹痛、腰痛。饮食、睡眠可。无头痛。体消瘦，面色苍。脉象弦滑。舌象大致正常。血压 170/100mmHg。处理如下：

当归 10g，白芍 15g，川芎 10g，怀牛膝 20g，香附 10g，益母草 15g，桂枝 20g，党参 12g，黄芪 20g，陈皮 15g，茯苓 10g，三仙各 10g，生甘草 5g。常规水煎，日 1 付。

金匮肾气丸、补中益气丸各 9g 克日 2 次

10 月 7 日再诊：病减。仍感腰痛、少腹痛。脉弦滑而见不足。血压 120/80mmHg。

2008 年 2 月 24 日三诊：旧病复发。近一个月 3 次阴道出血。最后一次至今 9 天。又少腹痛、腰痛。血压 140/98mmHg。仍守上方。

按：月经紊乱的最常见原因是情志过度和过劳。故一般应使用舒肝解郁和补益法。此案也可以使用逍遥散与人参归脾合剂。成药也可如此。患者的高血压下降后脉有虚象，故高血压本质上多是虚证。

案 9　剖宫产术后阴道出血 5 个月

白某，34 岁，威县从容村人，2000 年 9 月 17 日初诊。

约 5 个月前做剖宫产手术，术后一直阴道出血不断，量多时如月经。曾经服用多种药物，偶有小效。B 超谓子宫收缩不好——最近仍有 8cm×8cm×7cm 大小。发现糖尿病 3 年，不重。饮食可，睡眠可，大便可，小便时痛，偶有少腹痛。体形中等，贫血貌。脉沉细，舌略大，苔不净。处理如下：

柴胡 6g，升麻 6g，当归 10g，白芍 15g，川芎 5g，熟地 15g，党参

10g，黄芪15g，五味子10g，麦冬10g，阿胶（烊）10g，茯苓10g，白术8g，香附5g，益母草15g，黄柏10g，山楂15g，甘草5g。常规水煎，日1付。

逍遥丸6g日2次；补中益气丸9g日2次。

力勃隆4片日3次。

9月23日再诊：服上方2日阴道出血完全停止。脉舌象略如前，仍服上方。

10月24日三诊：再无阴道出血，近来以头痛为主。下午较重，但终日不清爽。睡眠好，小便可，大便干。脉舌象略如前。血压95/60mmHg。

处理：中药煎剂上方去益母草、麦冬、香附、黄柏，成药和西药如前。

按：现在看来，三诊时还是守前方最好。麦冬尤其不宜减去。又，患者有糖尿病，做剖宫产本应慎重。加之虚弱体质，果然术后阴道出血不止。虽未出现危重情况，却久治不愈。其间西医使用抗生素、子宫收缩药、止血药必然很多。疗效很不好，就是西医没有纠正气血两虚、特别是气虚的手段。血压偏低却头痛，也是因为气虚。故治疗原则如前。

案10 断经前月经过多

任某，47岁，住威县城内，2005年9月8日初诊。

自该年5月阴道出血不止，而且渐多。一周前他医肌内注射西药后，曾经很少一天。又曾服用中西药物多次，无效。自觉头晕眼黑。饮食、二便可。贫血貌，双下肢虚肿，脉沉弦，舌淡。血压130/80mmHg。无月经紊乱史。处理如下：

当归10g，白芍15g，川芎8g，生地10g，熟地10g，益母草20g，香附10g，党参10g，黄芪15g，白术5g，陈皮10g，茯苓10g，三仙各10g，甘草5g。常规水煎，日1付。

补中益气丸9g日2次；人参归脾丸9g日2次。

9月14日再诊：阴道出血完全停止，脉舌象见好，贫血貌略如前。又诉右膝及腰痛。煎剂如前，成药去归脾丸，加金匮肾气丸。西药加力勃隆4片日3次。

此案无明显诱因，可能是断经前月经紊乱。

案11 月经崩漏

姜某，24岁，威县五里台村人，2006年6月7日初诊。

结婚一年半不孕。婚前即月经不调。约每年来月经 3~4 次。婚后曾服乌鸡白凤丸等。此后月经过多。末次月经滴沥不止一个月至今。尤其不能生气，否则出血量大增。食少、乏力、饱胀或有腹泻。体瘦，神可。脉象大致正常，舌苔白略厚。处理如下：

柴胡 6g，当归 10g，白芍 15g，川芎 6g，白术 5g，苍术 5g，茯苓 10g，甘草 4g，党参 10g，黄芪 15g，桂枝 15g，香附 10g，益母草 10g，陈皮 10g，三仙各 10g，生姜 20g。常规水煎，日 1 付。

逍遥丸 6g 日 2 次；香砂养胃丸 6g 日 2 次。

6 月 11 日再诊：阴道出血似有似无。一般情况可。仍食少。脉舌象大体正常。上方去香砂养胃，加人参归脾丸 9g 日 2 次。

6 月 16 日再诊：阴道出血完全停止 4 天，有黄白带。未再腹泻。守前方。

案 12 月经滴沥不止一月

贾某，39 岁，威县陶营村人，2004 年 4 月 20 日初诊。

月经滴沥不止一个月。有既往史。自觉极其乏力，食欲极差。夜间不敢睡。二便可。体形中等，面色苍黄，神情忧郁。脉滑略数，舌稍嫩，苔少。处理如下：

党参 10g，黄芪 15g，五味子 5g，当归 10g，白芍 15g，川芎 6g，熟地 15g，香附 10g，益母草 10g，陈皮 10g，茯苓 10g，三仙各 10g，生甘草 5g。常规水煎，日 1 付。

人参归脾丸 9g 日 2 次；逍遥丸 6g 日 2 次。

9 月 8 日再诊：上方未及服完即好，近日复发。脉稍实，舌可。守前方。

按：患者不大聪敏，但家务繁多，劳累且多不如意。此前也多次因月经过多就诊而且速效。

案 13 月经过多一年

杨某，42 岁，威县东郭庄人，2004 年 4 月 19 日初诊。

近一年月经过多。每来月经都滴沥不止 20~30 天。干净 10 日左右。常自觉乏力，头晕，眼黑，心慌。曾服中药 2 剂好转 2 月。一般情况可。脉滑，舌稍淡嫩。此次月经来 2 天。发病有生气因素。处理如下：

党参 10g，黄芪 15g，当归 10g，白芍 15g，川芎 7g，熟地 15g，香附 8g，柴胡 5g，茯苓 10g，陈皮 10g，益母草 10g，三仙各 10g，生甘草 5g。

常规水煎，日 1 付。

逍遥丸 6g 日 3 次；人参归脾丸 9g 日 3 次；力勃隆 4 片日 3 次。

5 月 14 日再诊：服上方后，干净 20 天。昨天又来月经，量不多。

仍守前方，成药自备，只取煎剂。

按：患者没有高血压，方中却用了川芎。有的读者可能据川芎活血以为此案不宜用。拙见以为，尽管可以去掉它，用上也不必顾忌。凡月经过多，照用四物汤加参芪也是对的。今中药教材或说，孕妇不宜用川芎，尤其欠周到。仲景就主张妊妇宜常服当归散。该方三味药，就有芎芍。又，读者无不知怀牛膝是活血药，而且长于引血下行。但它却是治月经过多的要药。故不可从字面看，想当然地用药。此前我治月经过多少用牛膝，今后会试用观察。

案 14　月经过多伴高血压

魏某，49 岁，威县沙河辛村人，2004 年 8 月 31 日初诊。

2001 年因劳累月经滴沥不止，此后每劳累或气脑即犯。每犯可持续出血 30~40 天。曾做 B 超无异常。服中西药多次无效。出血多时头晕、记忆力不好，可持续数月。此次来潮 10 多天。饮食、二便可。体形胖壮，四肢短粗。右脉滑而有力，左脉沉弱。舌略红。血压 200/90mmHg。此前偶有血压高，从未坚持服药。

处理如下：

钩藤 20g，菊花 10g，白芍 15g，生地 20g，香附 10g，益母草 10g，当归 10g，山楂 30g，柴胡 6g，茯苓 10g，黄柏 10g，生甘草 5g。常规水煎，日 1 付。

逍遥丸 6g 日 2 次；人参归脾丸 9g 日 2 次。

脉通丸 1 粒日 2 次；复方降压片 1 片日 3 次。

9 月 6 日再诊：服上方 4 日血止。血压 170/90mmHg。上方加心痛定 10mg 日 3 次。

按：现在看来，此案最好加用川芎和牛膝。

案 15　室女月经过多

张某，18 岁，威县邵梁庄人，1994 年 7 月 20 日初诊。

14 岁月经初潮，周期 1~2 月，经期 6~7 天，但常常滴沥不止。曾服中西药物，可有暂效。平时无大不适，可以劳动。今年常有发烧、头痛。此次来潮 2 天前，量大。饮食、二便、睡眠可。发育可，面色㿠白。脉滑略数，舌淡嫩。

处理如下：

党参 15g，黄芪 15g，柴胡 6g，当归 15g，白芍 15g，茯苓 15g，白术 12g，香附 10g，益母草 10g，阿胶（烊）15g。常规水煎，日 1 付。

力勃隆 3 片日 3 次（饭后服）

补中益气丸 9g 日 2 次；逍遥丸 6g 日 2 次。

7 月 23 日再诊：近 2 日月经量大减，偶有少腹小痛（每来月经多有）。脉舌象略同前。守前方。

7 月 26 日三诊：月经基本干净，仅大小便时略见。脉舌象接近正常。仍守前方。

煎剂服至 8 月 5 日，即只服成药巩固。此后一年，再无月经过多。患者因此介绍他人就诊。

案 16 更年期月经过多

赵某，51 岁，威县徐古寨村人，2000 年 7 月 8 日初诊。

月经量多且经期长 2 年，近来多先期。此次出血已逾 10 日。食少乏力。无痛，无下坠。一般情况可。脉沉弦，舌略红。

逍遥丸 6g 日 2 次；人参归脾丸 9g 日 2 次。

力勃隆 3 片日 3 次。

7 月 11 日再诊：出血大减，患者服成药困难。改服下方。

柴胡 8g，当归 10g，白芍 10g，白术 6g，茯苓 10g，甘草 5g，连翘 8g，黄芩 10g，香附 6g，益母草 12g，栀子 3g，党参 10g，生山药 12g。常规水煎，日 1 付。

7 月 19 日再诊：服上方 2 日血止。无不适。妇科检查见宫颈陈旧裂伤，不怀疑癌变。上方加增效联磺 2 片日 2 次。

案 17 月经过多

姜某，29 岁，威县十里村人，1995 年 7 月 15 日初诊。

近二月月经周期错乱且经期长、出血多。无既往史。此次经期已逾 10 天。一般情况可。脉弦。血压 130/80mmHg。处理如下：

逍遥丸 6g 日 2 次；人参归脾丸 9g 日 2 次。

1996 年 4 月 29 日再诊：上次一诊即愈。近来月经过多复发。已经 20 多天滴沥不止。稍活动，出血量即多。脉滑，舌可。守前方。

案 18 老年阴道出血

何某，70 岁，广宗刁营村人，2003 年 1 月 23 日初诊。

发现阴道血样分泌物 3 天，量不多，多粉红，偶有鲜红。无不适。一般情况可。脉有洪象，舌可。处理如下：

菊花 15g，黄柏 10g，连翘 10g，怀牛膝 10g，当归 10g，白芍 10g，香附 5g，陈皮 10g，茯苓 10g，山楂 30g，神曲 10g，麦芽 10g，生甘草 5g。常规水煎，日 1 付。

龙胆泻肝丸 6g 日 2 次；逍遥丸 6g 日 2 次。

安络血（即卡巴克洛）片 5mg、维生素片 K$_2$4mg 各日 3 次。

上方服至 2 月 14 日，出血停止。脉象好转。继续服用约 20 天，未见反复。停药。

按：绝经后见阴道出血，首先怀疑宫颈癌。记录上没有妇科检查发现，也许一时疏忽。此类患者，最好做一次妇科检查。不过，有的患者拒绝哪怕女大夫检查。

案 19　更年期月经过多

刘某，女，50 岁，威县马塘寨村人，2003 年 8 月 23 日初诊。

近半年经期常迁延，不能受刺激，常乏力。近来月经过多，不能活动。又自觉腹胀、脐下冰凉。脉弱，舌淡。轻贫血貌。处理如下：

党参 10g，黄芪 15g，当归 10g，白芍 10g，川芎 5g，熟地 15g，五味子 5g，柴胡 3g，升麻 3g，茯苓 10g，山楂 20g，麦芽 10g，神曲 10g，阿胶（烊）15g，生甘草 5g。常规水煎，日 1 付。

逍遥丸 6g 日 2 次；人参归脾丸 9g 日 2 次；力勃隆片 3 片日 3 次。

9 月 1 日再诊：出血已止。面色转红。仍感腹胀满，乏力。原方加陈皮 10g，香附 8g，茯苓 10g，枳实 5g。

案 20　更年期月经过多

李某，48 岁，威县马塘寨村人，2007 年 7 月 6 日初诊。

近 4 个月月经过多，最近一次经期持续 35 天至今不净，中间只有 2 日很少。服两种西药后先是减少，而后更多。自觉少腹酸胀，其余无大不适。饮食、二便、睡眠均可。体形中等，面色灰黄。脉象沉滑而弱，舌稍淡瘦。处理如下：

当归 8g，白芍 15g，熟地 15g，党参 10g，黄芪 15g，益母草 10g，香附 8g，陈皮 15g，茯苓 10g，半夏 8g，桂枝 20g，三仙各 10g，生甘草 4g。常规水煎，日 1 付。

7 月 16 日再诊：自称服上方一日痛苦消失，3 日血止。服完后自觉精神、体力较前好。愿意再服 3 日巩固，并且希望给她保存着方子。

案 21　断经前经漏

本村村民邱某，50 岁，2007 年 7 月 24 日初诊。

近半年来常常阴道出血滴沥不断——干净时很少。今天见蛇受惊吓，立即手足麻木瘫软无力，出血多。饮食、二便可，近来失眠。脉沉缓，舌淡。处理如下：

党参 12g，黄芪 15g，当归 8g，白芍 15g，川芎 8g，熟地 12g，怀牛膝 12g，陈皮 12g，茯苓 10g，香附 8g，桂枝 15g，三仙各 10g，生甘草 5g。常规水煎，日 1 付。

7 月 27 日再诊：诸症悉去，守上方 3 日巩固。

案 22　室女月经紊乱

张某，19 岁，威县张霍寨村人，2007 年 11 月 17 日初诊。

近 4 个月来，每隔七八天阴道出血一次，持续 5 天左右且量比较多，一直在服西药，毫无疗效。又服中药 6 付，亦无效果。自觉日渐乏力、食少，偶有心悸。患者自幼体弱，月经初潮 14 岁，每年来潮二三次。惟自今年夏天开始，突然频繁来潮。正在读中学，无其他明显诱因。曾经患慢性鼻炎就诊治愈。二便、睡眠可。脉弱，舌嫩略淡。末次月经刚干净。处理如下：

党参 12g，黄芪 15g，苍术 5g，白术 5g，五味子 10g，当归 10g，白芍 15g，香附 8g，益母草 15g，柴胡 5g，茯苓 10g，远志 8g，陈皮 12g，生甘草 4g，桂枝 20g，生三仙各 10g。常规水煎，日 1 付。

逍遥丸 6g 日 2 次；人参归脾丸 9g 日 2 次。

12 月 6 日再诊：服上方煎剂 5 付后，一直自购上方成药服用。中间月经干净 15 天。乏力、食少等症悉去。仍处理如前巩固。

按：月经周期 20 天，已经在正常范围，但最好还是 28 天左右。

第三节　闭　经

案 1 刮宫后闭经

王某，24 岁，威县李家庄人，2002 年 6 月 14 日初诊。

上年 7 月 14 日，第一胎胎死腹中刮宫后，一直未见月经。刮宫前偶有月经不规律，除好鼻衄外无大不适。又，近数月迅速发胖，脾气急躁。脉象滑数，舌苔略厚。处理如下：

当归 10g，白芍 10g，川芎 10g，生大黄 6g，枳实 6g，三棱 5g，文术 5
党参 10g，香附 8g，柴胡 5g，红花 5g，牛膝 10g，益母草 10g，甘草 5g。
常规水煎，日 1 付。

逍遥丸 9g 日 2 次；槟榔四消丸 3g 日 2 次。

6 月 19 日再诊：月经已至，微有少腹痛。继续服上方 5 日巩固疗效。

案 2 室女闭经

赵某，21 岁，威县白伏村人，2005 年 10 月 23 日初诊。

闭经 4 个月，无特殊不适，脉舌象大体正常。腹部检查无异常。

这样的病史和脉证，很费解。由于患者是本村人，比较容易了解下述情况。

患者是一个不大聪敏、不大秀丽，也不大健壮的女孩。但是，青年人总喜欢外面的世界。于是，她和同伴先后出外打工一年多。开始闭经，就发生在打工期间。总之，闭经和打工有关——因为这样的女孩在外面必然是弱者。生活起居、工作和人事关系必有不大适应的地方。她不大会生气，但总不如在家心情舒畅。劳动比在家重，饮食休息不如在家周到。处方如下：

当归 10g，白芍 15g，川芎 10g，红花 5g，柴胡 6g，香附 8g，党参
10g，黄芪 15g，桂枝 25g，茯苓 10g，川朴 6g，三仙各 10g，甘草 5g，陈皮
10g。常规水煎，日 1 付。

逍遥丸 6g 日 2 次。

服上方至第 10 天，月经来潮。母女欣喜异常。

按：患者第 2、3 次就诊时补充说，闭经前两个月，月经量即见减少。看来，尽管就诊时没有明显的虚象，闭经还是与气血渐渐不足有关。

案 3 室女闭经

刘某，21 岁，未婚，威县张尺村人，2005 年 3 月 27 日初诊。

月经一直不正常。17岁初潮，此后10月不见。服西药（人工周期疗法）可见，停药后仍不见。其人稍胖，面色㿠白。六脉细弱，舌象可。处理如下：

当归10g，白芍15g，川芎10g，熟地15g，香附10g，柴胡5g，党参10g，黄芪15g，白术10g，茯苓10g，桂枝20g，益母草10g，陈皮10g，三仙各10g，甘草5g。常规水煎，日1付。

金匮肾气丸9g日3次；逍遥丸6g日3次。

服上方20日，久无消息。

2006年4月8日再诊：称服完上方后，月经即至。虽不很规律，却去天津继续打工。自上年12月18日至今又不见月经，自购上述成药服用两周无效，故再次就诊。一般情况及脉舌象如前。仍然如前处理。

案4 室女痛经

朱某，威县李家寨村人，21岁，2006年8月17日就诊。

其母代诉，2年前来看头晕，服中药2付，不但头晕好转，痛经也明显见好。近数月痛经略见加重，欲服中药调理。于是查出上次就诊记录。当时脉象可，舌象稍淡。处方如下：

柴胡8g，当归10g，白芍15g，苍术5g，白术5g，党参8g，黄芪12g，川芎8g，桂枝15g，陈皮10g，茯苓10g，半夏8g，川朴6g，三仙各10g，甘草5g。常规水煎，日1付。

逍遥丸6g日2次。

患者的脉舌象仍如前，上方加香附10g。

案5 产后闭经

李某，20岁，威县白伏村人，2006年9月26日初诊。

第2胎产后13个月，自第9个月开始来月经2次，近2月未至。自觉下腹憋痛不适。其余无大异常。脉弦舌淡、苔薄白。处理如下：

柴胡8g，当归10g，白芍15g，白术8g，茯苓10g，川芎8g，熟地15g，党参10g，黄芪15g，香附10g，益母草10g，三仙各10g，陈皮10g，甘草4g。常规水煎，日1付。

服上方至10月2日，月经来潮。憋胀不适好转。

案6 中药治闭经2年奇验

王某，29岁，威县方家营村人，2007年5月19日初诊。

5年前正常产一女婴，产后月经正常。2年多前怀孕3个月因流产做清宫术。术后4个月闭经，多方求医不效。今年3月去石家庄四院诊为右侧卵巢囊肿，当即做抽吸术。术后月经仍不至。40天前服黄体酮后来过1次。常感脐下隐痛，偶有下腹胀。体形中等，一般情况可。脉缓，舌淡苔白。处理如下：

党参10g，黄芪15g，当归8g，白芍15g，川芎10g，熟地15g，茯苓10g，白术5g，苍术5g，陈皮15g，香附10g，柴胡5g，桂枝15g，三仙各10g，生甘草5g。常规水煎，日1付。

服上方的当天夜间即见月经。次日来人询问：是否继续服药？曰可。

5月24日再诊：称月经已持续4天，量中等，尚未完全干净，无不适。服上方后曾有稀便且肠鸣活跃，又感食欲大增。脉舌象略如前。上方去柴胡、加五味子10g。

按：中药治此类闭经效果颇好（请同时参看案1），但如此奇验似乎费解。患者将信将疑，但还是认为不是巧合，对继续治疗充满信心。

第四节　早孕反应

【概说】

西医又称为早孕反应或早期妊娠中毒，中医称为妊娠恶阻或简称恶阻。恶阻之意就是恶心、呕吐、不能食。即此病的主要症状是恶心、呕吐。治此病首先要解决恶心、呕吐。此外，早孕反应还可见头痛、乏力、多困、少腹不适、尿频等。

平均出现恶阻的时间是怀孕后（自末次月经来之日算起）42 天。持续时间一般不超过怀孕后 3 个月。轻症可以自愈，重症可以持续至生产。笔者年轻时，曾经见过妇女因此死亡。群众都有关于此病的常识。常有人认为此症不宜服药，否则于胎儿不利。其实大误。胎儿的营养只能来自母体，孕妇长期不能正常进食，营养自顾不暇，胎儿岂可正常发育！

西医治疗此症主要使用维生素 B_6，近年有盖胃平可用于烧心严重时。但总的来说疗效不够满意。故不得已时，需终止妊娠——即人工流产。数十年前，支持输液方法不完善而且方便时尤其如此。

总之，西医治疗此证不如中医。笔者从医以来，以中医为主治疗此证应在千例左右，从未见服药无效者，而是绝大部分速效。

我开的方子一般如下：

半夏、生姜、陈皮、茯苓、党参、黄芪、当归、白芍、川芎、桂枝、三仙、甘草。

半夏最好用清半夏，生姜可以用至 30g，其余在常用量范围内即可。

此方大体可以通用，理由如下：

①凡求医者，必有较严重的呕恶，小半夏汤是必用的，即治此证当首选半夏、生姜。小半夏见于《金匮要略·痰饮咳嗽病脉证并治》，是专门治呕而不渴的。此方虽然不见于"妇人妊娠病"，但中医治呕吐，还是首选小半夏。

②《金匮要略》还有生姜半夏汤（生姜汁、半夏两味）、橘皮汤（橘皮、半夏两味）又有橘皮竹茹汤（也用生姜、半夏），都用于呕吐。后世更有二陈汤和温胆汤，都是治痰饮、呕恶的代表方，而且非常常用。不少人喜用此二方治很多病。故治恶阻一般再加上陈皮、茯苓。

③早孕严重呕恶不能食，必然属虚，故一般可以再加用桂枝汤。《金匮要略·妇人妊娠病脉证并治》第一条就是用桂枝汤治不能食。加用参芪

也顺理成章。

④仲景谓：妇人妊娠，宜常服当归散。其中有当归、芍药、芎劳。故后世所谓四物汤也可以加用。盖孕妇尤其需要补血。故上方中虽然没有地黄，用上也无不可。

⑤《金匮要略》有干姜半夏人参丸治"妊娠呕吐不止"，可见，仲景治此证还是重视姜夏，而且用人参补虚。

或问：足下何不照用仲景方？

答：照用也应该比较好，但《金匮要略》所用是丸剂，不但市场上没有，呕吐严重或不能服丸剂者服用会有困难。又，生姜不能入丸散（干姜半夏人参丸要加入生姜汁制作），这应该是仲景为什么用干姜。故煎剂治呕吐，还是最好用生姜。上引其他经方，也证明仲景更多用生姜止呕。

如果嫌药味多，或孕妇不能耐受浓重的气味，可减去气味浓重的当归、川芎和桂枝等。最简单的方子，就是照用小半夏或半夏生姜汤。不过，一旦呕恶缓解，最好再服几剂小半夏、桂枝、四物合剂加参芪，即上述拙拟之方。

教科书上说，恶阻有寒热不同。笔者偶用竹茹或鲜竹沥（偏凉），但从不用其他苦寒药，包括古今人都喜欢用的黄芩。即此证有明显热象者极少。仲景用干姜半夏人参丸治之，也说明不宜寒凉。当然，用上小量黄芩，也没有问题。

又，医家俗语说"产前一盆火，产后一盘冰"。但不要以为这是主张产前应偏重寒凉。怀孕就是腹内有了胎儿的星星之火，偏重寒凉会扑灭他。如此方可理解，为什么仲景治妊娠的第一方是桂枝汤。也才好理解，他治恶阻要用干姜半夏人参丸。

按：上文曾经发到网络论坛里，有的网友问：给孕妇用半夏引起官司怎么办？

答：古人和当代中医确有孕妇忌半夏之说。《名医别录》载半夏堕胎，宋人陈自明《妇人良方》称半夏动胎气约本于《别录》。目前的中药店里且大书孕妇禁忌半夏于壁。于是，半夏成了很危险的药物，尤其不宜用于早孕。

《中药学》（高学敏主编）提及：动物实验证明，半夏会损害遗传物质，用于妊娠呕吐要审慎。《中药药理学》（侯家玉主编）提及：半夏有抗早孕（即引起流产）和抗生育（即引起不育）作用。于是，孕妇忌半夏又有了实验依据。

如何理解此种现状呢?

张元素谓"孕妇忌之,用生姜则无害"。

李时珍举古今用半夏方,照录《金匮》干姜半夏人参丸,可见半夏生姜同用即不必禁忌。

我认为,半夏有毒确实不错。生半夏的毒性还相当大。但是,有毒不是不能治病的理由。如果完全按动物实验标准,朱砂和雄黄岂非完全是毒药,中医为什么还要用呢? 我本人也不相信 10g 以内的半夏会有碍生育。

又,且不说高侯两家说法不一,试看高氏又说:"半夏为止呕要药,各种原因的呕吐,皆可随证配伍用之。"莫非其中单单不包括妊娠呕吐吗!

须知,妊娠呕吐是所有疾病中,呕吐最常见、最顽固的——可以一直呕吐到生产,即持续呕吐七八个月,每天可以呕吐上百次或更多。在所有呕吐中,它也是最需要止呕的。可以说,只有这个病必须止呕。其他很多病,呕吐反而是好事。比如,一切严重腹痛,都可以而且常见呕吐,这种呕吐是保护性反应,不能止呕。更有的病需要催吐。大概不必说为什么了。

【验案】

案 1　早孕呕吐 10 日

郭某,女,24 岁,威县马安陵村人,2006 年 6 月 24 日就诊。

新婚 2 月余,末次月经 50 天前。近 10 日有典型的早孕反应。进食水都迅速呕吐,并有严重的烧心。患者无明显消瘦,但精神困顿。脉滑而弱,舌象大体正常。处方如下:

半夏 8g,生姜 30g,陈皮 10g,茯苓 10g,党参 10g,黄芪 10g,当归 10g,白芍 15g,川芎 8g,桂枝 10g,三仙各 10g,甘草 5g。常规水煎,日 1 付。

维生素 B_6 2 片(0.2g)日 3 次;盖胃平烧心时嚼服 4 片。

7 月 29 日再诊:服上方后病情大好,近 4 日又反复如前。患者要求只服煎剂,说服西药立即呕吐。特别是盖胃平,不能缓解烧心,似乎还加重呕吐。这一点与此药说明书所说很不相符。于是,只取煎剂。

案 2　妊娠中期恶阻

刘某,24 岁,威县五里台村人,2006 年 8 月 4 日初诊。

新婚 7 个月,末次月经约 5 个月前。前 3 个月常恶心呕吐,但吐后可以再食。故虽然一直食少，却未治疗。2 天前呕吐加重，头晕、头痛、乏力，不能起床。体形消瘦，精神倦怠。大便数日一行。脉滑，舌象大体正常。宫底平脐，胎心正常。处理如下：

半夏 8g，生姜 30g，陈皮 10g，茯苓 10g，党参 10g，黄芪 10g，当归10g，白芍 15g，川芎 8g，桂枝 10g，三仙各 10g，甘草 5g。常规水煎，日 1付。

维生素 B_6 片 0.2g 日 3 次。

8 月 9 日再诊：仍有头晕、头痛、心烦，进食后仍欲呕，但呕不出。早已下床，一般情况大好。上方加力勃隆 3 片日 3 次。

2006 年 11 月 10 日，患者的婆婆来看病，称儿媳再诊后 2 日，食量大增，再无恶心、呕吐、头晕、头痛等。

案3　较重的早孕恶阻

张某，29 岁，威县马塘寨村人，2006 年 8 月 26 日初诊。

有一女 5 岁。平时月经正常，末次月经 62 天前。B 超诊为早孕。10余日呕吐不能进食，在家输液 7 天无效。就诊时呕吐数次。体瘦，神可。脉细弱，舌淡略胖。处理如下：

陈皮 10g，茯苓 10g，半夏 8g，党参 10g，黄芪 10g，当归 10g，白芍10g，桂枝 15g，川芎 8g，三仙各 10g，生姜 30g，甘草 4g。常规水煎，日 1付。

患者没有再诊，10 月 2 日介绍他人来诊。说服上方一日呕吐即止，此后进食正常。

案4　轻症恶阻

王某，24 岁，威县白伏村人，2006 年 6 月 18 日初诊。

结婚 14 个月，平时月经正常，末次月经 39 天前。最近恶心呕吐。体形中等，面白，舌有瘀点。脉滑。处理如下：

陈皮 10g，茯苓 10g，半夏 8g，当归 10g，白芍 10g，桂枝 15g，川芎8g，三仙各 10g，生姜 30g，甘草 4g。常规水煎，日 1 付。

维生素 B_6 片 0.1g 日 3 次。

6 月 21 日再诊：呕吐已止，仍食少。脉可，舌略淡。上方加党参 10g。

案5　典型恶阻

王某，22 岁，威县白伏村人，2006 年 3 月 24 日初诊。

新婚 4 个月，平时月经正常，末次月经 43 天前。近日不能食、干呕并白带多且腰痛。脉滑、舌可。处理如下：

陈皮 10g，茯苓 10g，半夏 8g，当归 10g，白芍 10g，桂枝 15g，川芎 8g，三仙各 10g，生姜 30g，甘草 4g。常规水煎，日 1 付。

维生素 B_6 片 0.1g 日 3 次。

服上方次日，自觉大好。

案6 较轻的早孕反应

李某，28 岁，威县白伏村人，2005 年 7 月 17 日初诊。

已有一女 3 岁。停经 3 个月，近日食少、恶心、头晕、乏力。脉滑，舌淡润。处方如下：

当归 10g，白芍 12g，川芎 8g，党参 10g，桂枝 15g，陈皮 10g，茯苓 10g，半夏 8g，川朴 6g，三仙各 10g，甘草 3g，生姜 20g。常规水煎，日 1 付。

维生素 B_6 片 100mg 日 3 次。

7 月 20 日再诊：做 B 超为早孕。服上方至今晨，自觉大好。继续服上方 3 日。

案7 轻症早孕反应

赵某，25 岁，本村人，2006 年 4 月 11 日就诊。

结婚一年多，末次月经 40 天前。近日饱胀乏力，恶心欲呕，背沉。脉滑，舌可。处理如下：

陈皮 10g，茯苓 10g，半夏 8g，当归 10g，白芍 12g，川芎 8g，党参 10g，桂枝 15g，三仙各 10g，甘草 3g，生姜 20g。常规水煎，日 1 付。

维生素 B_6 片 100mg 日 3 次。

一诊即效。数日后，其母说已经大好。

案8 可疑早孕反应

马某，24 岁，威县时家庄村人，2005 年 6 月 26 日初诊。

新婚 8 个月，末次月经约 4 个月前。近半月上腹饱满、打嗝、烧心、食少，喜流食不喜干粮。多困且能睡。婚前有低热史，此次病初也有低热，最高 37.6℃。曾用退热药和维生素 B_{12} 等。体略丰，面色晦暗，神倦。二便可。无水肿，无巩膜黄染。脉滑弱，舌淡嫩，苔不厚。肝脾不可及，无腹水征。子宫不可及。他医说血压低。查血压 100/60mmHg。处理如下：

陈皮 10g，茯苓 10g，半夏 8g，当归 10g，白芍 12g，川芎 8g，党参 10g，黄芪 15g，桂枝 15g，三仙各 10g，甘草 3g，生姜 20g。常规水煎，日

1 付。

香砂养胃丸 6g 日 2 次；补中益气丸 9g 日 2 次。

患者没有再诊，数日后其邻人就诊时说，她服上方次日即大好。

案 9　早孕反应

本村村民郭某，23 岁，2002 年 4 月 28 日初诊。

新婚 4 月余，末次月经 42 天前，近来食少乏力，多头痛。一般情况可。

处理如下：

陈皮 10g，茯苓 10g，半夏 8g，当归 5g，党参 8g，黄芪 10g，五味子 5g，桂枝 10g，三仙各 10g，甘草 3g，生姜 20g。常规水煎，日 1 付。

维生素 B_6 片 100mg 日 3 次。

6 月 10 日再诊：又多头痛，起立则眼黑。一般情况可。舌红苔黄薄。血压 96/56mmHg。上方加柴胡 5g，黄芩 5g。力勃隆 2 片日 3 次。

案 10　早孕恶阻

赵某，33 岁，第二胎怀孕 3 个月，恶心不能食约 2 月。有时腹胀、烧心。体略瘦，脉滑数，舌可。处理如下：

党参 10g，黄芪 10g，陈皮 10g，川朴 5g，茯苓 8g，半夏 8g，当归 10g，白芍 10g，川芎 8g，熟地 10g，桂枝 15g，三仙各 10g，甘草 5g，生姜 15g。常规水煎，日 1 付。

维生素 B_6 片 100mg 日 3 次；食母生 10 片日 3 次；盖胃平烧心时嚼服 4 片。

一诊即愈。

案 11　早孕反应

张某，23 岁，威县王王母村人，2005 年 9 月 14 日初诊。

心慌、乏力不能劳动月余，渐重。饮食、睡眠可，多困。末次月经 100 天前。脉沉滑，宫底脐下 3 指。处理如下：

党参 10g，黄芪 12g，五味子 8g，当归 10g，白芍 15g，川芎 8g，陈皮 10g，茯苓 8g，半夏 8g，桂枝 20g，甘草 5g，生姜 20g。常规水煎，日 1 付。

人参健脾丸 12g 日 2 次；人参归脾丸 9g 日 2 次。

9 月 29 日再诊：近日头痛，不发烧，饮食可。用感冒胶囊不效。脉滑。血压 116/80mmHg。守前方。

按：人参健脾丸说明书上有孕妇忌用之说，不知有何根据。

案 12 孕妇头痛

刘某，28 岁，2002 年 5 月 2 日初诊。

第二胎，末次月经 4 个月前，诉经常头痛。脉滑，舌可，面色略苍白。宫底脐下三指，胎心不可闻及。处理如下：

当归 10g，白芍 15g，川芎 10g，熟地 15g，怀牛膝 10g，陈皮 10g，茯苓 10g，半夏 8g，党参 10g，黄芪 15g，三仙各 10g，甘草 4g，生姜 20g。常规水煎，日 1 付。

7 月 5 日再诊：服上方后头痛大好，故停药 2 月。近日又头痛，脉滑略大，舌稍大，血压 120/90mmHg。上方加逍遥丸 6g 日 2 次，力勃隆 3 片日 3 次。

11 月 30 日四诊：诉右颞部头痛，但轻。患者称，曾经自己服用逍遥丸有效。血压 130/90mmHg。仍服上方。

按：孕妇、特别是妊娠后期，若有头痛，应予特别的重视，首先排除妊娠中毒引起的高血压——最常引起头痛。孕妇的高血压不但危险，而且常常从此留下病根儿。不过，也有不少像此案这样血压不高而头痛比较顽固的孕妇。

按：孕妇头痛比较常见。故乡有谚语谓：头痛钻脑子，不是闺女就是小子。当然，这是对已婚妇女、特别是结婚不久的青年说的。故早孕反应也常见头痛。

案 13 早孕头痛

郭某，22 岁，威县东郭庄村人，2005 年 4 月 13 日初诊。

新婚 3 个月，婚后未来月经。近来自觉前头痛。一般情况可，脉滑，舌可。血压 100/60mmHg。服下方：

川芎 8g，怀牛膝 12g，当归 8g，白芍 12g，柴胡 5g，茯苓 10g，桂枝 15g，陈皮 8g，五味子 6g，三仙各 10g，生甘草 5g。常规水煎，日 1 付。

力勃隆 3 片日 3 次。

4 月 21 日再诊：已大好，因劳累复发。上方加半夏 8g，党参 10g，黄芪 10g。

案 14 怀孕四个月恶阻不止

患者只就诊一次。2007 年 5 月 9 日，她的母亲和嫂子来看病，说她是案 1 患者的姐姐，一诊即愈，已经顺利生产 7 个月。记载如下：

郭某，34 岁，威县五里台村人，2006 年 3 月 28 日初诊。

第二胎怀孕四个月恶阻不止。较重时饮水也立即呕出。另有上腹胀满、烧心等。一般情况可，面红，脉弱。处理如下：

陈皮 10g，茯苓 10g，半夏 8g，当归 10g，川芎 8g，白芍 15g，党参 10g，黄芪 15g，桂枝 25g，川朴 5g，三仙各 10g，生甘草 3g，生姜 20g。常规水煎，日 1 付。

维生素 B_6 片 200mg 日 3 次。

案 15　比较顽固的早孕恶阻

赵某，女，24 岁，威县油坊村人，2007 年 4 月 1 日初诊。

新婚 4 个月，末次月经 50 天前，近一周上腹饱胀不欲食，频繁恶心呕吐。神情倦怠，其余一般情况可，脉滑弱，舌可。处理如下：

陈皮 15g，茯苓 10g，半夏 8g，党参 10g，黄芪 15g，当归 10g，白芍 15g，川芎 8g，桂枝 15g，三仙 10g，甘草 4g，生姜 20g。常规水煎，日 1 付。

维生素 B_6 20mg 日 3 次。

服上方一日即大好，但多次反复。至 5 月 18 日为第 4 次反复。取上方 3 日量，嘱其间断服用。

案 16　顽固恶阻

邢 XQ，女，32 岁，威县时家庄村人，2008 年 2 月 12 初诊。

第二胎怀孕 40 多天，近一周恶心、呕吐且每日见粉红色白带。体瘦，神疲，面苍黄而污秽。自称每次怀孕都有严重的恶心呕吐。又，平时患病即不能服西药，否则不能食，故特意就诊服中药。脉滑弱，舌淡嫩苔略厚。处理如下：

党参 12g，黄芪 15g，当归 8g，白芍 8g，川芎 8g，熟地 20g，陈皮 20g，茯苓 10g，半夏 8g，香附 8g，苍术 5g，白术 5g，桂枝 20g，生三仙各 10g，生姜 30g，甘草 3g。常规水煎，日 1 付。

香砂养胃丸 6g 日 2 次

补中益气丸 9g 日 2 次

按：患者就诊主要是怕流产，而不是为了治恶阻。早孕而见粉红色白带确实应该想到流产。不过，一般说来这不是流产的征兆，而是产道有轻度炎症。尽管如此，还是要高度重视。上方就是治恶阻并固胎。到今天（2008 年 2 月 27 日）为止，患者共服药 15 付。她的面色、精神、体力均大好，粉红色白带也消失，但还是每天下午呕吐——今天除外。就诊时是下午四点尚未恶心。尽管如此，该案还是我见到的比较顽固恶阻。

又，患者的舌象提示她的脾胃虚弱，这样体质的人怀孕后恶阻往往较重。她平时即不能服西药（意思是常用的解热、抗菌等药物），现在更应该以中医为主治疗。

第五节　产后缺乳

【概说】

中医治无乳或奶水不足疗效极好，笔者的经验中没有治疗无效者。西医治此病疗效不如中医。中医治疗要点如下：

1. 古谚谓：穿山甲，王不留，妇人吃了乳常流。故这两味药不必辨证，凡缺乳即用。不过，也不是非用不可。手头无此药，即着重用下述药。

2. 妇女产后——求治者大多是产后不久——即便平素是壮旺之人，也有气血不足，故平补气血之法，可以通用。

3. 产妇缺乳，大约半数因为"生气"引起。即或没有"生气"，缺乳本身也使产妇焦躁愁苦，故疏肝解郁之法大体也可通用。

【验案】

案1　体弱无乳

侄孙媳刘某，消瘦且虚弱体质，第一胎产后缺乳。当时我在远方，孩子基本上是"喂大的"——故乡称无母乳而靠奶粉或其他食物养大的孩子为"喂大的"。第二胎产后6天，完全无乳。检查乳房仅比瘦弱男子略大，脉象细弱稍数，舌瘦略淡苔白。面黄体瘦，一向食少，产后仍然涩于饮食。疏方如下：

党参10g，黄芪15g，当归15g，白芍10g，川芎10g，熟地15g，红花5g，茯苓10g，白术10g，川朴6g，桔梗10g，王不留15g，陈皮15g，桂枝15g，三仙各10g，生甘草4g，山甲珠粉6g（冲）。

山甲珠轧细不入煎,余药共煎,两煎剩药液约400ml,分2~3次将甲珠粉冲服。并嘱咐加强营养。患者想吃肉,嘱搏节与之。

服上方3剂,奶水大见多,仍不足。再服3剂,奶水充足,即停药。2月之后,乳房大于一般哺乳妇女。

又,患者每食肉奶水即多。民间称之为"馋奶",故食补也很重要。其理甚明,产妇尤其需要营养也。一般都知道用猪手炖烂服用,其实只要产妇能多进高营养食物,如肉、蛋、奶等均有好处。

案2 生气后奶水不足

本村村民李某,29岁,2006年5月7日初诊。

第2胎产后5个月,奶水渐少。患者好生气,虽然没有严重家庭纠纷,却常常不如意。一般情况可,脉舌象大体正常。处理如下:

柴胡5g,当归10g,白芍15g,白术5g,茯苓10g,甘草5g,桂枝15g,党参10g,黄芪15g,川芎8g,熟地15g,王不留15g,桔梗8g,三仙各10g,陈皮10g。常规水煎,日1付。

逍遥丸6g日2次;补中益气丸6g日2次。

服上方1日即效,但服用10日后奶水方充足。

案3 剖宫产后奶水不足

孔某,女,24岁,威县东郭庄村人,2006年9月19日初诊。

剖宫产后11天,乳汁不足。一般情况可。脉弦略细,舌淡苔薄黄。

处理如下:

党参15g,黄芪15g,茯苓10g,甘草4g,当归10g,白芍15g,川芎10g,熟地15g,桔梗6g,王不留行20g,陈皮10g,桂枝15g,三仙各10g。常规水煎,日1付。

服上方4日,乳汁充足。

案4 产后缺乳

龙某,27岁,河北中医学院家属,2006年1月14日初诊。

第1胎产后20多天,失眠,缺乳,不断加重。近日食欲日差,时有便秘。体形中等,发育、营养可,神可,脉弦细,舌淡胖,舌尖红,苔白。处方如下:

黄芪12g,党参10g,当归10g,白芍10g,川芎8g,熟地12g,白术10g,茯苓10g,五味子10g,王不留行10g,桔梗6g,陈皮10g,枳壳8g,炙甘草5g。常规水煎,日1付。

1月20日再诊：服上方3剂无不良反应，乳汁明显增多，仍入睡困难、烦躁。脉舌象略如前。上方去桔梗、王不留，加柴胡6g，桂枝12g，炒枣仁10g，远志8g，熟地15g。

1月26日三诊：病情大好，失眠、缺乳、便秘均缓解。服药后略有胞胀感。上方去熟地，继续服用5日巩固。

案5　第一胎产后缺乳

同事王某之儿媳，2007年2月中旬剖宫产后缺乳。因为超过预产期近20天才生产，产程不顺利，临时决定剖宫产。产妇顾虑必多，加之手术打击，产后5日几乎完全无乳。服中药如下：

柴胡6g，当归10g，白芍15g，川芎10g，熟地15g，党参10g，黄芪15g，桂枝15g，路路通15g，王不留15g，山甲珠粉6g（冲）、桔梗8g，三仙各10g，甘草4g。常规水煎，日1付。

服上方三剂奶水见多，共服10付，奶水充足。

第六节　产后乳胀不通

案1　乳胀不通（583）
案2　乳胀不通并乳头内陷（583）
案3　剖宫产后乳胀不通（583）

【概说】

有的产妇——特别是初产妇——并非无乳，其乳房憋胀很大，奶水却流出不畅。加之常伴有乳头内陷，婴儿吸奶不便，于是放弃。产妇憋胀十分痛苦并且容易发生乳腺炎。用吸奶器效果也不好。

这种情况首先需要乳房按摩。同时加用中药，则疗效更好。

产妇胀大的乳房中，必有几处硬结。按摩的要点是：将乳房硬结揉搓变软。按摩时难免有些疼痛，但还是要稍微用力。操作大概如和面，全乳房揉按，局部硬结多次揉搓，面和匀了，奶就通了。

注意！治疗乳胀不通以按摩疗效最好。笔者虽然不是专科，也曾经给十个以上的此种产妇按摩，无不迅速奏效。

按摩后可以再服下方二三付。

柴胡5g，当归10g，白芍15g，川芎8g，王不留15g，桔梗8g，桂枝

15g，党参 10g，黄芪 15g，三仙各 10g，陈皮 10g，甘草 5g。常规水煎，日 1 付。

【验案】

案 1 乳胀不通

本村村民郭某，本是强壮体格，第一胎产后却因为乳胀不通百治不效，结果回乳。孩子是"喂大"的。不但不利于母子健康，而且费时费力，花钱也很多。

第二胎产后仍然乳胀不通，举家惶恐。按摩一次即通，服上方 3 剂，乳多于常人。此后两胎，再未出现上述情况。

案 2 乳胀不通并乳头内陷

侄媳杨某之妹，也是本村的媳妇，2006 年 9 月 1 日初诊。

第一胎产后 6 天，乳房胀大，奶头内陷，婴儿吸奶不便，致奶水减少。内人恰好在籍，让她前去按摩并取上方 3 付。次日即奶水增多而且通畅。

案 3 剖宫产后乳胀不通

郭某，25 岁，威县时家庄村人，2006 年 4 月 23 日就诊。

第一胎剖宫产后 8 天，乳房胀大而奶水不通。近日又有奶头皲裂。一般情况可。脉弱，舌可。立即按摩并服下方。

黄芪 15g，党参 10g，桔梗 6g，当归 10g，白芍 15g，川芎 10g，桂枝 15g，王不留 10g，三仙各 10g。常规水煎，日 1 付。

力勃隆 3 片日 3 次。

当天乳汁即通，5 日后乳头皲裂亦愈。

第七节 产褥热

【概说】

大约 60 年前，产褥热居于产妇四大死亡原因之首。那时，产妇因此而死的可达 3% 或更多。由于旧时妇女多产，大约 10% 的妇女死于此病。故此病曾经对妇女的生命威胁极大。

所谓产褥热，就是生产过程中，产道因化脓性细菌感染所致的热病。新法接生渐次普及后，此病日趋少见。

读者须知，古代中医不接生。西医认识此病，也是在 1870 年之后——此后才有无菌观念。不过，我国推广"新法接生"（主要是贯彻无菌观念）相当晚。1920 年代末，北京等大城市才对旧式的接生婆组织培训并配备必要设备。普遍实行"新法接生"，更是 1949 年后、特别是 1950 年代末以后的事。

目前年过 70 的农民，还有不少人知道，产褥热一般至死神志清楚，就是因为他们对此病比较熟悉。

中医常说：产前一盆火，产后一盆冰。故虽然《内经》说："有故无殒亦无殒"，常医治产后病还是慎用寒凉。对此病来说，这一原则不恰当。盖产后无不气血虚弱，是对的。多数情况下治产后病，须重补。补益药十九甘温。大概因此逆推，产妇多见寒证。其实，产褥热虽然同时有气血虚弱，但绝对有热证，因产道面积甚大，生产中多有损伤，特别利于细菌生长也。一旦有大热，非重用清热之法不可。即便如此，感染严重时，目前不可单用中药。病重时，孕妇每进食困难，必然服药困难。即便可以服药，煎剂也有诸多不便。且恰当用药，也不如抗生素效强。此病关乎两人性命和至少两家人的幸福，必须做到最大的把握。即便如此，也不是百分之百地没有意外。

【验案】

案1　大嫂死于产褥热

大嫂虚龄 15 岁结婚，1949 年 20 岁初产即死于此病。我当时虚龄 5 岁，不可能知道是什么病。因为后来母亲经常说起，自己从医后才知道。

1950 年，农民还不知道或不习惯"新法接生"。大嫂生产是本村一位业余接生婆（她们大都热心且生活经验比较丰富）接的。产程还算顺利。前几天也没有问题。大约产后第 8 天，娘家人来看，她还起床送到大门口。不料，回屋不久，突然冷热发烧。此后一直到出满月数日死亡，再没有停止发烧。死前还出现过偏瘫。注意！这是败血症引发了脑脓肿，旧时不是很少见。

大嫂也曾经西医治疗过，但只请县医院的医生看了一次。中医治疗更多一些，因为邻村就有一位相当有名的中医。但无论怎么治，重症产褥热单用中药很难治好。

总之，大嫂就这样度过短暂的人生，留下侄子和不知道多少遗憾走了。

大嫂少年失去父母，只好跟着兄嫂生活。她的嫂子待她不好。这是她为什么那么早结婚（那时还没有新婚姻法）。然而，她还是对生活充满希望而且感到美好。我清楚地记得，她跑了20多里买来两小块玻璃，是那样兴高采烈。那时的媳妇不可能住在上房，玻璃安在她住的南屋窗户上，室内会明亮一些。我没有年轻的姐姐，她对我这个小弟弟就像姐姐一样。然而，我失去了她。当然，更不幸的是侄子刚满月就失去母亲。我也至今难忘，母亲要半夜里起来为侄子煮一点白面糊糊喂他。那时的县城里也没有奶粉，即便有，农家也消费不起。后来，一位堂姐的哺乳期的孩子死了，侄子是她奶大的。

案2　不该死的初产妇

这是1979年，我正在北京读研究生时死亡的患者。故她虽然是本村的媳妇，我却没有见过。最后请我的妻子去看，可惜，她匆匆赶到病家，未及用药，病人即死亡。

患者也很不幸。她第一次结婚不为男方所爱。离婚后才嫁到我村。新家经济条件不好，没有公婆，男人也不很明白。但她还是愿意好好过日子。怀孕后自然充满希望。没想到，草率的接生和发生产褥热后不积极治疗，使她年纪轻轻就死了。死时大约是产后10多天。死前一直反复高热。她的丈夫只知道去找"善治月子病儿"的业余医生求验方。死前的那一夜，她叮嘱丈夫滴水不漏。然而，孩子在母亲死后不久也死了。

读者必知，1979年抗生素已经相当充足。这个患者即便只找本村的赤脚医生治疗，死亡的可能性也微乎其微。又，尽管那时农村产妇一般不去医院生产，只要她找受过训练的助产士接生，极少可能发生产褥热。而本村和邻村都有很好的接生员。看来，除了完善农村基层保健网，还需要普及卫生知识。

案3　第一胎剖宫产后产褥热

侄孙媳郭某，2006年4月16日初诊。

第一胎剖宫产后6天，出院1天。术后一直体温偏高，就诊前曾经高达39℃。面色萎黄虚胖，舌淡苔白腻，脉滑数，全身多汗而凉。恶露较多色黄。头痛、失眠，饮食尚可。另，术后发现中等贫血。处理如下：

桂枝 15g，白芍 15g，甘草 6g，当归 10g，川芎 10g，党参 10g，黄芪 15g，白术 10g，茯苓 10g，熟地 15g，陈皮 10g，三仙各 10g，甘草 5g，生姜 15g，大枣 10 枚。常规水煎，日 1 付。

上方实则八珍、桂枝合剂。

服上方次日，体温下降至38℃以下。但 3 日后仍然每下午或前半夜可达 37.5℃。于是，同时肌内注射青霉素160 万单位日 2 次，并口服增效联磺 2 片日 2 次。3 日后效果仍然不理想。于是，青霉素改用静脉滴注 800 万单位日 1 次。又 3 日，体温仍如前，于是改用菌必治静脉滴注 2 克日 1 次。又 3 日体温仍如前，于是停用西药。中药上方加附子 10g。2 日后，体温正常，再未反复。

按： 产褥热是产道化脓性细菌感染所致。因为以发热为主要表现，称为产褥热。此病曾经居于产妇四大死亡原因之首。近来十分罕见。此患者却因剖宫产造成产褥热。

女人生孩子是正常现象，很多人连助产也不必要，且莫说剖宫产。剖宫产是有明确指征的。目前极不正常的现象是：某些医生出于经济考虑，特别积极做剖宫产，真是医界的耻辱。

问题是，有严格的无菌观念，又有大量抗生素作后盾，不应该发生感染。此例发生感染，显然是术前没有发现贫血和虚弱体质。这样的患者，即便大量使用抗生素效果也不好。故患者住院期间一直在输液大量使用抗生素，却没有完全控制感染。按说不应该让患者出院，医生催促出院，是严重错误。因为产前从未找我看过，开始我也没有很在意。上述治疗经过证明，贫血伴严重阳虚的患者，大量使用抗生素效果也不好。最后是八珍、桂枝合剂再加附子才彻底控制。

案4 第一胎剖宫产后产褥热

李某，25 岁，威县张庄村人，2002 年 10 月 11 日初诊。

第一胎剖宫产后 18 天，反复低热或中等热不退。多次输液用药无效。稍劳即喘。饮食、二便可。体丰，贫血貌。血压 150/100mmHg。T 37.7℃。脉滑略数，舌嫩。处理如下：

陈皮 10g，茯苓 10g，半夏 8g，党参 10g，黄芪 15g，白术 5g，当归 10g，白芍 15g，川芎 8g，桂枝 15g，三仙各 10g，甘草 4g。常规水煎，日 1 付。

补中益气丸 9g 日 2 次；力勃隆 3 片日 3 次。

每天静脉滴注青霉素 720 万单位。

三日后不再发烧，血压正常。停止输液，继续服中药 1 周。

案 5　第一胎产褥热

罗某，24 岁，威县李家寨村人，1992 年 11 月 21 日初诊。

第一胎产后 2 月余，每天发烧 2 月。曾在县医院住院，并在某市医院做 CT（那时地市级医院刚刚有 CT，但此患者显然没有必要做）。从未间断治疗，肌内注射、服药之外，输液在 30 次以上，但从未停止发烧。近一个月来，发烧夜重日轻。每次均先冷后热，但不出汗（最初 10 多天有汗）。饮食、二便可。全身无疼痛处，但全身浮肿。也曾服中药，无效。乳已回。体丰，神可。面色苍白萎黄。脉象滑数，舌胖苔白。血压 110/60mmHg。体温 38.1℃。处理如下：

党参 10g，黄芪 15g，葛根 30g，白芍 15g，陈皮 15g，半夏 10g，茯苓 15g，桂枝 15g，生姜 20g，生甘草 5g。常规水煎，日 1 付。

发烧至 39℃以上服扑热息痛（即对乙酰氨基酚）0.3g。

11 月 22 日：昨晚最高体温 39.5℃。血红蛋白 70g/L。煎剂加当归 10g，熟地 15g，木香 3g，三仙各 10g。

11 月 24 日：以往二日最高体温 38.5℃。仍无汗。面目和下肢水肿基本消退。大便稍稀。饮食、小便可。就诊时 T 36.5℃。煎剂加连翘 10g，黄芩 10g。西药加力勃隆 3 片日 3 次，饭后服。食母生 10 片日 3 次。成药加补中益气丸 9g 日 2 次。

11 月 28 日：以往四天中，有 2 日夜间最高体温 39℃。食欲好，大便仍略稀，时有轻咳。煎剂加桔梗 10g。

12 月 1 日：近 3 日每晚烧一次，在 37.5℃左右。偶有咳嗽。一般情况大好。饮食、二便好。双臀原来注射处有炎症反应。脉弦数。心肺听诊无异常。T 36.3℃。整理前方如下：

党参 15g，黄芪 15g，白术 15g，桂枝 15g，连翘 15g，桔梗 12g，黄芩 15g，白芍 15g，半夏 12g，当归 12g，熟地 15g，川芎 12g，红花 10g，乳香 3g，没药 3g，陈皮 10g，丹参 15g，川朴 10g，三仙各 15g，生甘草 5g，阿胶 10g（烊）。常规水煎，日 1 付。

补中益气丸 9g 日 2 次。

双臀湿热敷，每日至少 4 次，每次 30 分钟以上。

如此处理至 12 月 15 日，左臀部炎症消散，右臀部形成小脓肿。切开引流后迅速痊愈。

按：本案治得相当艰苦，现在说一下其中的得失。

就诊时显然是虚人虚热，应该一直温补。故初诊处方大方向是对的，只是二诊（即次日）才加上当归、熟地（最好一开始就用上四君、四物）。葛根、连翘、黄芩等无必要。最后的方子虽然有些杂，但还是只有葛根、连翘、黄芩等不妥。去掉半夏、丹参、川朴也可以。又，除急性痢疾外，发热见大便不实，即不利于病愈。患者发病之初是否有贫血不太清楚，就诊时已经贫血较重，单用西药必然疗效不好。此案可以输血，那样会比较好。无奈前医只知道抗菌药可以杀灭细菌，退热药、特别是皮质激素可以退热，不知道消灭任何感染必须靠正气与邪战。此所以每天发烧 2 月，一直有水钠潴留且气血大虚。患者高热无汗，也是因为气血不足。好在食欲一直不错，否则早已病危甚至死亡。此前皮质激素的用量应该不很大，也不是一直用，否则更复杂、严重。

问：最后出现臀部化脓，不是中药治疗不当吗？

答：这正是中医治疗有效的结果。但需说明，患者的长期发热不仅仅是臀部发炎的结果。此前必有菌血症，故长期高热。局部感染连炎症反应也没有，就是正气大虚之故。终于化脓，是中医内托或托里化脓法的结果。凡正气严重不足，化脓性炎症不战不和，就要重用黄芪、当归、熟地等。这是古人很成熟的治法。

再问：是否可以同时使用抗生素并输液给够热量呢？

答：可以的。但病情至此，补益气血必须放在首位。

再问：纯西医遇到这种情况怎么办呢？

答：一定要输血、给足热量和其他营养。禁用皮质激素。这样再选用适当、适量（并非大剂量）抗菌药才能有效。但总的说来，还是中西医结合最好。

第八节 子宫脱垂

【概说】

子宫脱垂是比较难治也相当痛苦的病。最严重的可以脱出阴道如小茄子大小。当然，这时在脱出物最外层的是阴道壁。也有极少见的情况是：子宫内膜完全翻出。那样，在脱出物表层的就不是阴道壁。可想而知，只要子宫脱出阴道略重，患者坐立、走路都很不方便。下衣也必然常常被黏液、血迹等污染。用力劳动会脱出更重，不适自然更重。此症还常常伴有膀胱、直肠脱垂而大小便频急。患者常常自己设法兜起来。多数患者，只能越来越重。她们常常避免在众人前活动。

大约20年前，我国妇幼卫生主管部门，曾经组织过此病的普查普治。当然，以西医治疗为主。

此病多见于多产妇而且生活条件差者，原因是盆底肌肉、韧带、子宫韧带和阴道等，因为多产、营养不良，和产后过早努力劳动等渐渐严重松弛。

目前，严重的子宫脱垂极少见了。不过，对此病的治疗还是要积极一些，因为轻症常常可以用中药治好。发展到比较重，则需要手术。

又须知，子宫脱垂不是指整个子宫脱出阴道。宫颈略出阴道，已经算Ⅱ度脱垂。这时一定要积极治疗。知道此病的原因如上，中医治则就很清楚了。自己拿不准，要动员患者到妇幼保健站或医院的妇产科就诊。

因为近年没有助手，设备简陋，也渐渐疏懒，很少亲自做妇科检查。不过，若患者说有肿物脱出阴道，还是要做的。

【验案】

案1 子宫脱垂并尿频

李某，女，30岁，威县吴王目村人，2002年6月9日初诊。

反复发作尿频、尿急9年，1个月前取出节育环后子宫脱垂，尿频、尿痛加重。直腰困难。饮食可、大便可、月经正常、白带不多。体瘦面白，脉沉弱，舌中心苔少。处理如下：

党参10g，黄芪15g，陈皮10g，当归10g，白芍15g，川芎6g，柴胡5g，升麻5g，茯苓10g，半夏8g，熟地15g，三仙各10g，黄柏10g，苍术6g，甘草4g。常规水煎，日1付。

补中益气丸9g日3次；逍遥丸6g日3次。

6月14日再诊：小便仍有坠痛，但已可以直腰。脉舌象大体如前。煎剂如前，成药去逍遥丸，加金匮肾气丸，另加西药PPA片0.5g日2次。

6月19日三诊：用力时仍有子宫下垂、少腹痛伴尿频。一般情况好。脉舌象大体如前。西药改用呋喃妥因片0.1g日3次。

6月24日四诊：自觉大好，脉仍有沉象。继续服上方5日巩固疗效。

案2 刮宫后子宫脱垂

贾某，女，35岁，威县郭安陵村人，2006年9月16日初诊。

70天前，刮宫后下腹酸痛，阴部坠胀至今不愈。县医院诊为子宫脱垂，建议手术。患者十分恐慌，前往省市医院就诊。那里认为脱垂很轻，不必手术。但又怀疑肝内胆道结石。于是她思想负担愈重，终日惶恐，寝食不安，自觉不久于人世。患者体形中等，精神憔悴。脉象细弱，舌苔白厚。问患者并无肿物脱出阴道。于是给以解释和安慰。用药如下：

柴胡8g，当归10g，白芍15g，白术6g，苍术6g，茯苓12g，党参10g，黄芪25g，五味子10g，益母草15g，香附8g，桂枝15g，陈皮15g，三仙各10g，甘草4g。常规水煎，日1付。

逍遥丸9g日2次；补中益气丸9g日2次。

9月25日再诊：仍有下腹酸坠感，且心烦意乱。舌象大体正常，脉象滑弱。仍守上方。

10月1日三诊：自觉大好，脉舌象接近正常。原来长期有口疮，近日消失。继续服上方一周巩固疗效。

按： 三诊时发现患者有比较严重的心理问题——夫妇感情不好，长期抑郁。这样的患者再听说自己要做手术，必然心理压力很大。故治疗中一直使用逍遥散与补中益气合剂。她的慢性口腔溃疡完全缓解，说明疗效确切。

第九节 更年期综合征

【概说】

妇女平均断经年龄49岁，断经前后即为更年期——从中年进入老年。

由于雌激素等分泌水平迅速降低，这时常出现各种不适，西医称之为"更年期综合征"。中医没有相应的病名。

敏感而且身体较弱的人，出现的不适较多而且比较顽固。有的人可以断续发作四五年。各种症状中，以"轰热"最为典型。其表现是患者突然感到浑身发热，以上半身为主，如有热气上冲。略重的患者会出一阵汗，持续时间自数十秒至数分钟不等。每天发作自一两次至数十次不等。

除轰热外，更年期综合征还常见性情急躁、容易激动、失眠、心悸或伴有高血压等。

值得深思的是，更年期"轰热"给阴阳学说提供了一个典型例证。它说明，女性激素确实是抑制阳亢的重要而且敏感的物质基础。更年期综合征、特别是轰热，就是雌激素分泌低下，出现了典型的阴阳失调。若问：为什么男子极少见更年期"轰热"呢？睾丸分泌雄激素不是一直持续到老年吗？这个问题似乎还没有满意的研究。不过，有一点大体可以肯定。即老年男子体内还是有雌激素分泌。不少失代偿肝硬化老年患者，仍然常见蜘蛛痣，足以证明这一点。据理推，老年妇女，也有雄激素分泌。可是，我亲见的一个案例还是证明，严重缺少雌激素会有明显的阳亢。

我的一墙之隔的邻居老太太，94岁辞世。她很瘦，吃饭也不多，却在逝世前10多年中（我知道的，也许更长）总是怕热不怕冷。冬天她不能在热炕上睡，常常还要把脚伸出来凉凉。对这一现象，最好的解释，就是她体内的雌激素太少了。

不过，性激素毕竟不是维持个体生命所必须，否则，更年期就是接近死亡。

按西医理论，补充雌激素应该疗效较好，但是，单用西药约半数以上的患者疗效不满意。故最好中西医结合治疗。近年西医也常常雌激素和雄激素同时小剂量使用治此证，理论上接近中医。但只用激素还是有的疗效不好。

中医自然要辨证论治，此病最常用滋阴和阳、补益气血法。

【验案】

案1　非典型轰热

张某，女，48岁，李寨油棉厂工人，2000年10月7日初诊。

自汗、发热，即非典型轰热10余日。又自觉胸内不适，心情无大变化，月经欲断，饮食、二便可，脉象沉弱，舌象大体正常。血压130/

90mmHg。

黄芪 15g，防风 10g，桂枝 15g，当归 10g，白芍 12g，五味子 10g，枸杞子 10g，熟地 10g，生地 10g，白术 6g，沙参 10g，知母 6g，枳实 6g，甘草 5g。常规水煎，日 1 付。

补中益气丸、知柏地黄丸各 9g 日 2 次。

10 月 19 日再诊：服上方期间症状明显减轻。自昨天始又自汗、心悸并有头晕。脉沉不弱，血压 145/90mmHg。

处理同上。自备有更年康、脑复康（即吡拉西坦），可以同服。

案 2　咳嗽气短并典型轰热

刘某，50 岁，威县北街人，2002 年 12 月 5 日初诊。

咳嗽、吐痰多年，劳动或快走即气短。数月来出现典型轰热、出汗。输液可以暂时好转，但停药即犯。近 1 年月经不规则，近 3 个月未至。又好腰痛。饮食、二便、睡眠可。体形中等，面色苍白。脉象略见洪滑，舌暗苔黄不厚。血压 180/96mmHg。处理如下：

川芎 10g，怀牛膝 15g，当归 10g，白芍 15g，熟地 10g，生地 10g，桂枝 15g，党参 10g，黄芪 10g，茯苓 20g，五味子 10g，防风 6g，陈皮 10g，甘草 4g。常规水煎，日 1 付。

金匮肾气丸 9g 日 2 次。

己烯雌酚片 0.5mg 日 1 次；复方利血平 1 片日 2 次；双氢克尿塞片 25mg 日 2 次；地戈辛片 0.125mg 日 2 次。

12 月 21 日再诊：轰热减轻，其余略如前。血压 150/70mmHg。仍守上方。

12 月 27 日三诊：诸症悉减，补充说此前常抽筋也大好。

案 3　典型轰热

王某，女，53 岁，平乡河古庙人，2003 年 9 月 1 日初诊。

有高血压 10 余年，自觉轰热 1 年多。不能多食，睡眠可。大腿上好起青紫斑块。曾做多种检查化验，除冠脉供血不足外，无大异常。目前以轰热为主。体瘦，神倦。脉象重按有力，血压 140/100mmHg。正在服降压药。处理如下：

川芎 10g，怀牛膝 15g，当归 10g，白芍 15g，香附 5g，丹皮 6g，党参 10g，黄芪 10g，五味子 5g，陈皮 8g，茯苓 10g，半夏 8g，川朴 5g，三仙各 10g。常规水煎，日 1 付。

香砂养胃丸 6g 日 2 次；人参归脾丸 9g 日 2 次。

谷维素 3 片日 3 次；刺五加 3 片日 3 次。

10 月 14 日再诊：病大好，患者不欲服成药。取煎剂如前。

此后 3 年，患者每年都复发就诊二三次，均照取上方即效。

案 4　典型轰热

本村村民王某，2006 年 47 岁，自春天始，月经不规则，偶有典型轰热发作。服逍遥丸、天王补心丸 10 日，月经规则，轰热消失。初冬，再次月经不规则并轰热，服成药的同时，服煎剂如下方 5 付。

党参 10g，黄芪 15g，当归 10g，白芍 15g，川芎 10g，熟地 15g，香附 8g，茯苓 10g，桂枝 15g，三仙各 10g，生甘草 4g。常规水煎，日 1 付。

服上方后月经再次规则，轰热消失。

2007 年春再次轰热，单服成药效不佳。加服己烯雌酚 0.5mg、甲基睾丸素（即甲睾酮）2.5mg 日 1 次，3 日后轰热消失。

案 5　更年期综合征

张某，44 岁，威县五马坊村人，2005 年 7 月 8 日初诊。

2 年前自关节憋胀不适起病。后又因出汗后冷水洗浴致心悸。近来常常全身游走不适。稍劳即重。饮食、二便、睡眠可。曾在邢台市人民医院诊为更年期综合征。常服丹参制剂等，无明显疗效。体形中等，神可。月经已不规则，自称量多时口服红霉素可以止血。脉稍弱，舌稍大，苔略黄。处理如下：

党参 10g，黄芪 15g，陈皮 12g，茯苓 10g，半夏 8g，苍术 5g，柴胡 5g，当归 10g，白芍 15g，川芎 8g，五味子 8g，山萸肉 10g，桂枝 15g，三仙各 10g，生甘草 5g，川朴 5g。常规水煎，日 1 付。

逍遥丸 6g 日 2 次；人参归脾丸 9g 日 2 次。

刺五加片 3 片日 2 次。

7 月 15 日再诊：病大好。

按：此证没有典型的轰热。各种不适都是气血不足且运行不畅之故。

第十节　妇女不孕

【概说】

尽管我国计划生育的主旨是减少生育，但是，对不孕不育的人来说，盼望后代还是极其重大的问题。

男子不育的治疗较困难，病因诊断却比较简单。社会和医家，也常在妇女方面找不孕不育的原因。

只有灵长类动物有月经。这一直接关乎排卵的周期，为判断妇女生育能力，提供了一个很方便而且直观的依据。

月经正常者，绝大多数人排卵也正常。月经正常，是女方能否怀孕的主要条件。

笔者不是专业妇产科医生，没有处理过输卵管不通（一般是盆腔炎的后果）、不排卵等导致的不孕不育。就诊者大多有月经紊乱。这也是中医治不孕不育的强项。下述病例大都是从调理月经着手的。处方几乎千篇一律。

笔者以为，治妇女不孕无何谬巧，就是补气血、调经脉。

补气血是调经第一法。

有的患者月经也正常，促使怀孕就是进行全身调整。

近2年就诊者大抵10人9效。

数十年前，诊断妇女原发不孕的标准是：结婚三年，夫妇同居，男方原因可排除。近年比较公认的标准是婚后一年不孕。有的患者结婚未满一年，希望早些怀孕，治疗有效，也收入本节。

【验案】

案1 结婚15个月不孕

赵某，女，23岁，威县白伏村人，2005年11月23日初诊。

婚后 15 个月不孕。患者自 15 岁月经初潮之后，月经一直不正常。一般 2 月左右一次，经期 1~2 天，量少。结婚后 7 个月无月经，在县市医院诊治服用西药（人工周期等），仅有暂效。近 2 月又无月经。一般情况好，饮食、二便、睡眠、体力均好，脉舌象大体正常。

按过去的标准（婚后三年不孕），该患者不属于原发不孕。按时下的标准（婚后一年不孕），则为原发不孕无疑。特别是婚前就月经不正常，婚后 7 个月无月经，更应按原发不孕处理。处方如下：

黄芪 20g，党参 12g，当归 10g，白芍 15g，川芎 10g，熟地 15g，五味子 10g，柴胡 5g，茯苓 10g，白术 5g，苍术 5g，香附 8g，桂枝 15g，陈皮 10g，三仙 10g，甘草 4g。常规水煎，日 1 付。

金匮肾气丸 9g 日 3 次。

服上方至 12 月 5 日，月经来潮，但只有一天多且量少。继续服用上方至 2005 年 12 月底，因为我外出，停药 3 个月。

2006 年 3 月 18 日就诊：称此前 4 个月，月经周期为 22 天，经期 4 天。继续服上方至 4 月 5 日。月经大体正常，停药。

9 月 28 日就诊：出现早孕反应，母女皆大欢喜。先后共服药近 60 付，10 多付以后即月经大体正常。应该说怀孕是治疗的结果。

按：患者母女的倾诉，典型地说明了此类患者的心理状态。

原来，停经 40 天时，患者先是在药店里买来怀孕试纸，自己检验阳性。但不敢相信，又去做 B 超。B 超证实怀孕后，大哭一场——喜极而泣。原因是，她结婚一年不孕，婆母有些不满意，关系一度紧张。好在丈夫是个明白人，给她安慰，又做好了母亲的工作，家庭关系没有继续恶化。她和丈夫商定，不生育就抱养孩子。丈夫如此，使她很感动。于是，下决心继续治疗。为了准备治疗费用（按：在我这儿总花费不足 400 元，还不够广告上宣传的那些专科一次就诊花费）她起早摸黑，家务和田间劳动完全靠她自己——丈夫去打工挣钱。此外，她还抓紧卖菜。这么年轻的人，如此勤劳十分罕见。目的是为继续治疗或抱养孩子打经济基础。他们夫妇甚至计划了如何养老。新婚不久就要考虑这些不愉快的问题，足见生育还是大事。

患者是本村的姑娘，她的生育观有些使我震惊。可惜，更使我震惊的是：她怀孕报喜的第二天，本村一位 30 刚出头儿的媳妇自杀了。直接原因是精神病，患精神病的主要原因可能是她只有 3 个女儿，而且做了绝育手术。我不认识这个媳妇，但村民都说她是全村最漂亮的女人。她的精神病不是躁狂型的，多数人不知道她有精神病。

多年来，我看不孕不积极，对有了女儿还想生男孩者更不积极。所以，尽管乡人传说我善治不孕，熟悉的人都知道我不大热心看妇女病。

这并非我歧视妇女，而是我知道，时下的青年妇女，大都得到各方面很好的关爱。现在看来，对妇女不孕还是要充分重视。

案2　结婚7个月不孕

妙某，22岁，威县李庄人，2006年7月18日初诊。

结婚7个月未孕，希望尽早怀孕。一般情况好。无特殊不适。月经正常。六脉弦细。舌淡。处理如下：

当归10g，白芍15g，川芎10g，熟地15g，党参10g，黄芪15g，五味子10g，茯苓10g，陈皮10g，三仙各10g，生甘草3g。常规水煎，日1付。

金匮肾气丸9g日3次。

7月23日再诊：服上方无不良反应。自觉睡眠、食欲较前好。右脉正常，左脉仍见弦细。舌象略如前。守上方。

9月9日四诊：末次月经2月前——初诊后即停经。近来食后饱胀，又夜间小便多，口渴。脉滑，舌象大体正常。按早孕处理如下：

陈皮10g，茯苓10g，半夏8g，党参10g，黄芪15g，当归10g，白芍10g，川芎8g，桂枝15g，三仙各10g，甘草3g，生姜20g。常规水煎，日1付。

维生素B_6 0.2日3次。

按：患者不能算是原发性不孕。就诊后即停经，也不能完全肯定怀孕就是因为上述治疗的结果。但患者是这样认识的，而且介绍别人来看。她的早孕反应不严重，服完上方也自觉大好。这就是现状——结婚数月不孕，就会求治。

案3　服中药一诊怀孕

本村村民贾某，23岁，2001年10月18日初诊。

结婚10个月，月经一向正常。末次月经18天前。左少腹疼痛3天，无既往史，呈间歇酸疼。饮食、二便可，今日欲呕不欲食。脉象沉弱，舌象大体正常。

处理如下：

当归10g，白芍15g，川芎6g，熟地12g，党参10g，黄芪10g，香附

6g，连翘 10g，桂枝 10g，陈皮 10g，三仙各 10g，生甘草 5g，乌药 5g。常规水煎，日 1 付。

2002 年 9 月 13 日再诊：第一胎产后 2 月余，旧病复发。左少腹疼痛时发时止。饮食、二便可。已见月经一次，今已过期 5 天。脉舌象可。上方加逍遥丸 6g 日 2 次。

按：首次就诊时可能刚刚受孕，患者的疼痛可能是排卵表现。有的妇女排卵时有少腹不适。只是，这么早就有早孕表现也很少见。

案 4　结婚 18 个月不孕

赵某，女，24 岁，威县油坊村人，2006 年 10 月 9 日初诊。

结婚 18 个月不孕。除偶有痛经外，平时月经大体正常。末次月经 15 天前。一般情况好。脉舌象大体正常。处理如下：

当归 10g，白芍 15g，川芎 8g，熟地 15g，党参 10g，黄芪 10g，香附 8g，桂枝 10g，陈皮 10g，三仙各 10g，生甘草 5g。常规水煎，日 1 付。

逍遥丸 6g 日 2 次；金匮肾气丸 9g 日 2 次。

连续服上方 36 天，因为我离乡暂停。

2007 年 3 月 7 日就诊：停经 70 天，有轻微恶阻。脉舌象可。患者母女也知道已经怀孕。

案 5　结婚 7 个月不孕

赵某，女，22 岁，威县白伏村人，2007 年 3 月 7 日初诊。

新婚 7 个月未孕。婚前偶有月经痛，月经多先期。其余无不适。一般情况好，脉舌象正常。希望早些怀孕。末次月经一周前。处理如下：

当归 10g，白芍 15g，川芎 10g，熟地 15g，柴胡 6g，白术 10g，茯苓 10g，香附 8g，桂枝 15g，陈皮 15g，三仙各 10g，生甘草 4g。常规水煎，日 1 付。

逍遥丸 6g 日 2 次；金匮肾气丸 9g 日 2 次。

上方连服 20 日，未见月经。又停药两周，仍未见月经。诊为早孕。

案 6　月经先期并不孕

黄某，25 岁，未记里居，2000 年 8 月 2 日初诊。

结婚 1 年不孕，月经周期约 20 日。末次月经刚净。食少、体瘦、神疲、多困。可劳动，有时头痛。希望调理月经，尽早怀孕。脉弱，舌嫩。处理如下：

党参 10g，黄芪 15g，当归 10g，白芍 15g，川芎 8g，熟地 15g，五味子

5g，香附 5g，陈皮 15g，茯苓 10g，益母草 10g，三仙各 10g，生甘草 4g。常规水煎，日 1 付。

补中益气丸 9g 日 2 次；人参健脾丸 12g 日 2 次。

8 月 28 日三诊：月经已经对月。一般情况同前。仍守上方。

12 月 16 日四诊：月经周期稳定，但月经量少。仍守前方。

按：该患者月经先期治疗效果颇好。月经量少可以加用阿胶、鹿角胶、补骨脂或加服成药乌鸡白凤丸。

案 7 结婚两年半不孕

赵某，25 岁，威县李家寨村人，2007 年 3 月 27 日初诊。

结婚两年半不孕。13 岁月经初潮，一直量少。周期 20～30 天，经期 7 至 15 天。婚前多痛经，已好。其余无大不适。曾经在石家庄检查为卵泡发育不全，连续服中药 5 月余不效。一般情况好。脉舌象大体正常。末次月经 9 天前。处理如下：

当归 10g，白芍 15g，川芎 10g，熟地 15g，香附 8g，党参 10g，黄芪 15g，苍术 5g，白术 5g，桂枝 20g，陈皮 15g，茯苓 10g，三仙各 10g，生甘草 3g。常规水煎，日 1 付。

金匮肾气丸 9g 日 2 次；逍遥丸 6g 日 2 次。

上方断续服用 42 付，月经量接近正常。患者希望停服煎剂。改服乌鸡白凤丸 9g 日 3 次。

7 月 23 日再诊：末次月经 45 天前。脉滑、苔白。无明显早孕反应，予上方煎剂 3 日量并嘱去做超声等确诊。次日做 B 超诊为早孕。

案 8 服中药怀第 2 胎

本村村民杨 XH，28 岁 2007 年 6 月 6 日初诊。

16 岁月经初潮。周期、经期正常。6 年前正常产一女婴。产后带节育环至去年 8 月，至今不孕。曾在县妇幼保健站做输卵管通气术，服西药月余。药名不详。目前为经期第 3 天。睡眠可、食欲不佳、多便秘、白带多。多头晕眼黑。体略丰。脉弦细，舌嫩苔白。血压 104/64mmHg。处理如下：

柴胡 6g，当归 10g，白芍 15g，川芎 8g，熟地 15g，五味子 8g，桂枝 15g，白术 5g，苍术 5g，党参 10g，黄芪 15g，陈皮 12g，三仙各 10g，香附 8g，三仙各 10g，生甘草 4g。常规水煎，日 1 付。

金匮肾气丸、补中益气丸各 9g 日 2 次。

服上方后诸症悉减。断续服用至 6 月 19 日共服 18 付。

7月17日再诊：月经过期半月，昨天下午有短时间小量阴道出血。今天中午在县医院做B超诊为早孕约50天。脉滑、舌红、苔白。予上方煎剂3日。

案9 结婚3年余不孕

王某夫妇，同年27岁，威县沙西村人，2007年6月18日初诊。

结婚3年余不孕。曾经在三家不孕不育专科多次、多方检查治疗。花费数千元。男方曾化验精液，据说为精子成活率低。女方曾做输卵管通气等。一般情况好，无自觉不适。女方15岁月经初潮，周期、经期大体正常。最近偶可后期10天，经前有乳房胀痛等小不适。有少量白带。其余无异常。男女双方脉舌象均大体正常。女方末次月经5天前。处理如下：

女方：党参12g，黄芪15g，当归10g，白芍15g，川芎8g，熟地15g，香附8g，益母草10g，陈皮15g，茯苓10g，桂枝20g，三仙各10g，生甘草5g。常规水煎，日1付。

金匮肾气丸9g日3次；逍遥丸6g日3次。

男方：煎剂为上方去益母草，香附，加附子8g，红花4g，怀牛膝15g，补骨脂15g。成药为金匮肾气丸、补中益气丸各9g日3次。

没有改方服至7月18日，女方月经不至。嘱男方停服煎剂，女方做早孕检验。27日月经仍不至，怀孕试纸检验阳性。无特殊不适。

8月11日：3天前做B超为早孕50多天。男方停药，女方间断服原方5日。

按：该夫妇曾经多次就诊于不孕不育专科无效，就诊前几乎已经丧失信心。但是，他们的病情显然不复杂。上方无何特殊——就是补气血。不知道那些不孕不育的专科有何本钱大言不惭地做广告。

案10 结婚6月余不孕

张某，23岁，威县油坊村人，2007年6月10日初诊。

结婚6月余。月经初潮14岁。2年前周期准确，经期正常。自前年始周期大约50天。结婚之初曾经月经过多2次。曾做人工周期2次，周期约20天。又曾做输卵管通气术，无特殊发现。服西药后常感食少、乏力、多困。一般情况可。脉象沉弱，左脉尤甚。舌可。末次月经7天前。处理如下：

党参12g，黄芪15g，白术5g，苍术5g，当归10g，白芍15g，川芎8g，熟地15g，香附8g，益母草10g，陈皮15g，茯苓10g，桂枝20g，三仙各 10g，生甘草 5g。常规水煎，日 1 付。

金匮肾气丸 9g 日 2 次；补中益气丸 9g 日 2 次。

至 7 月 26 日共服上方 20 付，月经 53 天未至。诊为早孕，嘱其做怀孕试纸或 B 超检验进一步证实。

案 11　结婚 16 个月不孕

张某，25 岁，威县张王目村人，2008 年 2 月 17 日初诊。

结婚 16 个月不孕求治。13 岁月经初潮，周期 40 天左右，经期 5～6 天，色红，量中等。婚前有痛经史。已经在他处服中药 3 个月。一般情况可，饮食、二便、睡眠大体正常。脉沉细，尺脉尤甚，舌淡。末次月经 9 天前。处理如下：

党参 15g，黄芪 20g，当归 10g，白芍 10g，熟地 15g，川芎 8g，怀牛膝 12g，茯苓 10g，香附 8g，陈皮 15g，桂枝 15g，三仙各 15g，生甘草 4g。常规水煎，日 1 付。

补中益气丸 9g 日 2 次；金匮肾气丸 9g 日 2 次。

断续服上方至 3 月 10 日，见正常月经一次。至 4 月 14 日诊为早孕。

案 12　服中药后怀孕

本村村民石 JH，怀孕足月待产。今天（2008 年 1 月 10 日）来付前年服中药治不孕的药费——共 316 元。她的怀孕不能完全肯定是服中药的结果，但无疑与服中药有关。情况如下：

她首次就诊于 2005 年 11 月 17 日，当时 34 岁。

主诉是：结婚 10 年，6 年前曾经正常产一男婴，产后 4 个月死亡，原因不详。3 年前在他处治疗曾经怀孕，但怀孕 2 个月因胚胎发育不好不得不作人工流产。此后未孕且月经一直不正常，经期只有 1 天且量少。白带多，常自觉背沉，此外无大不适。一般情况可。两尺脉不可及。舌嫩。处理如下：

黄芪 15g，党参 15g，白术 5g，苍术 5g，茯苓 10g，当归 10g，白芍 15g，川芎 10g，熟地 15g，桂枝 20g，陈皮 20g，香附 8g，附子 6g，益母草 10g，柴胡 6g，三仙各 10g，生甘草 5g，生姜 20g。常规水煎，日 1 付。

金匮肾气丸、补中益气丸各 9g 日 2～3 次。

患者共服上方 38 天，总花费 316 元。此后再没有治疗。此次已做产前检查，谓一切正常。

2008－7－1 附记：患者于 1 月中旬顺利产下一女婴，至今一切大好。

第十一节 其他妇女病

案 1 妻子难产的启示

产前妻子一个人在东北某部队医院工作，产前 3 天才回到威县。那时（1972）东北供应很不好——高粱米是主食，故怀孕期间营养不好。她是虚弱体质，产前早破水，再加上头盆不称，于是难产。当时正值严冬（11 月 17 日），只有火炉取暖，室温不足 10℃。长时间在那样的条件下生产，也非常不利。总之，看见犬子的头发后，六七个小时没有进展。她非常疲惫，宫缩无力且越来间歇越长。天快黄昏，看来再拖一夜她会更疲惫，即不大可能自己生出来。然而，按西医原则，这时不宜再做剖宫产。于是，亲自为她做产钳助产——本院的医生没有人做过。由于经验不足，造成重 Ⅱ 度裂伤。这时，虽然没有直肠和膀胱损伤，胎盘也完整娩出，出血不是很多，妻子却感到心慌不支。特别是，突然出现很严重的腹胀。

当时自己的中医理论和经验还很不足，于是，请中医同事开中药。具体方子记不清楚了，总之是大补气血之剂。我只记得，人参用量大约 30g。服药后迅速好转，不但心慌不支很快缓解，严重腹胀也迅速消失。

《金匮要略》说：妇人妊娠，宜常服当归散。后人重用补益气血之剂治难产的验案非常多。有的地方有产后服用生化汤的习惯。总之，妇女胎前产后，特别是孕产期，服用补益气血之剂，有益无害。如果妻子在怀孕期间断续服用补益气血之剂，甚至在产程开始时服用大补气血之剂，就很可能顺利生产。

妻子生产中虽然出现一点危急情况，她对后果还是很满意，因为大体同时有两个同行非常不幸。一个是邻县县医院的一位医生难产，做剖宫产意外死亡。另一个是，她工作的医院里一位护士足位临产，胎头娩出困难，胎儿窒息死亡。这位护士差不多和她同时生产，接生的还是妇产科主任。

总之，我认为，断续服用平补气血之剂，应该作为孕期和围产期常规。

按：生化汤出自《傅青主女科》，组方为：当归八钱、川芎三钱、桃仁十四粒、炮姜、炙甘草各五钱，黄酒、童便各半，水煎服。有的方剂书上说此方的功用是：活血化瘀，暖宫止痛。其实，此方更有补血之效。拙见以为，其中再加党参、黄芪、桂枝和熟地等更好。

案 2　产后顽固头痛

张某，女，35 岁，住城内，2004 年 4 月 11 日初诊。

自称因产后受风落下"头痛根儿"14 年。头痛时轻时重，至少每月一次，经期或月经刚干净时好犯。一般凌晨 2~4 时疼醒。较重时头痛剧烈欲死。需频频大便并呕吐。约 3~4 小时自行缓解。产前从无严重头痛。月经周期 24 天左右。经常自购"感冒药"服用。从未正式治疗。体形中等，面色萎黄，神情焦躁。怕冷。脉弱，舌略淡。血压 110/80mmHg。处理如下：

陈皮 10g，半夏 8g，茯苓 8g，川芎 10g，钩藤 10g，防风 8g，桂枝 15g，附子 6g，五味子 5g，当归 8g，白芍 10g，党参 8g，黄芪 15g，苍术 6g，羌活 5g，生甘草 5g。常规水煎，日 1 付。

补中益气丸 9g 日 3 次；藿香正气水 1 支日 3 次。

谷维素片 30mg 日 3 次；刺五加片 30mg 日 3 次。

患者服上方至 5 月初，中间加用补中益气丸，再没有出现头痛。一般情况改善。按其表现，颇像"偏头痛"，是很顽固的毛病。

案 3　可疑乳腺增生

张某，女，41 岁，威县七级前古城人，2005 年 5 月 7 日初诊。

自称双乳房乳腺增生数年。2001 和 2004 年两次 B 超均示双乳房血管增粗。乳房胀痛常在月经来潮前一周左右出现。痛时心乱，劳累时亦痛。

但骑车、走路震动时无疼痛。又，近来血压时高时低，常欲叹息。饮食、睡眠、二便可。面色黧黑。神倦。脉弦，尺脉不可及。舌大，质红，苔黄绿略厚。检查乳房未及包块。

处理如下：

柴胡6g，当归10g，白芍15g，川芎8g，香附6g，乌药10g，五味子8g，钩藤15g，菊花15g，红花3g，党参10g，三仙各10g，甘草5g。常规水煎，日1付。

逍遥丸6g日3次；金匮肾气丸9g日3次。

谷维素片30mg日3次；刺五加3片日3次。

5月18日再诊：症状消失，守前方巩固。

按：据体检所见，患者并无乳腺增生。她的表现更像经前综合征。由于两次B超暗示，患者很疑虑，必须尽快缓解症状，并给她解释。

案4 可疑乳腺增生

李某，29岁，漏记里居，2001年1月6日初诊。

上年在他处按乳腺增生治疗一冬，仍自觉乳房阵痛。一般在月经来前数日，乳房胀大如哺乳时的感觉。停经2月，自觉乏力。有一子8岁。一般情况可。查乳房无包块。脉滑，舌可。处理如下：

柴胡5g，当归10g，白芍15g，川芎5g，白术8g，茯苓10g，生甘草5g，连翘10g，桔梗6g，陈皮10g，香附8g，五味子8g，党参10g，三仙各10g。常规水煎，日1付。

逍遥丸6g日2次。

1月12日再诊：病大减。月信仍不至。脉舌象如前。守前方。

按：和上案一样，患者没有乳腺增生，而是经前综合征。她的停经应该是怀孕，但无碍服上方。

案5 产后气血不足

赵某，女，23岁，威县李寨村人，2006年9月29日就诊。

第1胎正常产后一月，诉饭后心慌乏力。平日食少，一般情况可。脉弦略数，舌淡苔白。血压110/80mmHg。处理如下：

党参15g，黄芪15g，茯苓10g，五味子10g，当归10g，白芍15g，川芎6g，熟地15g，桂枝15g，陈皮10g，苍术5g，三仙各10g，甘草4g。常规水煎，日1付。

服上方3剂，诸症悉退。

按：此女是脾肾虚体质，17 岁时曾因脾肾阳虚泻泄就诊，见"慢性腹泻"。

案6　产后气血不足

刘某，女，28 岁，威县姜七里村人，2007 年 5 月 25 日初诊。

第 2 胎正常产后 4 个月，手足肿胀感、乏力 3 个多月，着凉益重，不敢用凉水洗手，否则疼痛刺骨。产后无乳，曾服西药不效。又食欲差，大便溏稀。睡眠欠佳。体形中等，精神倦怠，面色㿠白。手足不见指压性水肿。脉略沉缓，舌淡苔白。处理如下：

党参 10g，黄芪 15g，茯苓 10g，白芍 15g，川芎 6g，怀牛膝 15g，附子 8g，熟地 15g，桂枝 15g，陈皮 10g，三仙各 10g，甘草 4g，生姜 20g。常规水煎，日 1 付。

金匮肾气丸 9g 日 2 次；补中益气丸 9g 日 2 次。

5 月 30 日再诊：病减。可以用凉水洗手。大便正常。脉舌象接近正常。守上方。

6 月 8 日三诊：病大好，诸症悉退。面色红润，精神可。手足较前瘦，可见皱纹。守前方 5 日巩固。

按：患者的产后无乳、食少、便溏和四肢不适，都是气血不足且略有寒凝的结果。煎剂最好加上羌活、独活。

案7　产后脾胃虚寒

蒋某，35 岁，威县王王母村人，2004 年 5 月 6 日初诊。

第 2 胎剖宫产后 45 天，一直多汗、畏风、肠鸣、腹痛、腹泻。近日服西药腹泻略好但虚汗不断。产前最高血压 200/130mmHg。最近 130/90mmHg。体形中等，神可。饮食可，脉滑弱略数，舌淡苔白水滑。正在服用丹参滴丸和尼群地平。嘱停用西药，服中药如下：

陈皮 15g，茯苓 10g，半夏 8g，五味子 6g，桂枝 15g，附子 8g，干姜 5g，川芎 8g，怀牛膝 10g，当归 8g，白芍 15g，党参 10g，黄芪 15g，白术 6g，苍术 6g，三仙各 10g，生甘草 4g，生姜 20g。常规水煎，日 1 付。

藿香正气水 5ml 日 2 次；补中益气丸 9g 日 2 次。

5 月 12 日再诊：虚汗减少，腹痛好转。

按：此案做剖宫产，可能因为先兆子痫。按西医原则无误。但术后的脾胃虚寒最好倚重中医如上。

案8　产后咳喘高热

冯某，32 岁，威县张藿寨村人，2002 年 5 月 2 日初诊。

第1胎正常产后43天，反复咳喘、发热不愈。他医按胸膜炎治不效，按心肌炎治亦不效。体形中等，神可。食少、难睡。脉数，脉率120次/分，舌暗红，苔灰略厚。曾查两次血常规，血红蛋白65g/L。左肺呼吸音弱。自称大便稀，每天五次。T 39.8℃。处理如下：

葛根10g，连翘15g，陈皮12g，茯苓10g，半夏6g，党参10g，黄芪15g，当归8g，川芎8g，熟地15g，五味子10g，山萸肉10g，三仙各10g，生甘草4g，阿胶（烊）15g。常规水煎，日1付。

支持输液，其中加氨苄青霉素5g日1次。

如上处理数日内大好，但贫血完全纠正花了40多天。

按：此证相当危重，诸症皆因气血大虚。此种情况用抗生素基本无效。此前必然大量用过而且会同时使用皮质激素。此所以越治越重。除非中西医结合治疗如上，必然更加大费周折，甚至不治。中医治则就是补气血，敛正气。

案9　先兆子痫

赵某，女，22岁，2007年11月25日就诊。

第一胎怀孕近预产期——末次月经2月28日。孕期一直顺利。约20天前，出现下肢水肿且渐渐加重。近一周颜面及全身肿胀明显，于是就诊。患者无头痛、头晕、恶心、呕吐，亦无其他自觉不适。饮食、二便、睡眠均好。宫底剑下三指。胎儿臀位。脉象弦滑有力。血压200/120mmHg。处理如下：

川芎15g，怀牛膝20g，当归10g，白芍15g，菊花15g，钩藤20g，茯苓15g，黄芩10g，香附10g，生甘草5g。常规水煎，日1付。

复方降压片1片日3次

心痛定片10mg日3次

双氢克尿塞片25mg日3次

脉通丸1粒日3次

嘱其每天来测血压一次。

病情迅速好转，10日后顺利产下1女。

按：患者就诊是因为别人提醒了她的母亲。提醒者就是让患者来测血压。这说明很多群众对此病了解渐多。

妊娠晚期血压很高，就可以诊为先兆子痫。如果再有头痛、头晕、恶心呕吐、视物不清，就是典型的先兆子痫——离癫痫样抽风只有一步之遥。

所谓子痫，就是孕妇出现的癫痫样发作。

子痫是很危险且比较常见的产科疾病，曾经是产妇四大死亡原因之一。即或不死，遗留的高血压也很顽固。患者很难再生存 20 年。故要力争防患于未然。一旦出现，要积极治疗。同时向病家讲清利害。

西医的产前检查，每次都要测血压、体重。这两个指标大体正常，保证不会漏诊先兆子痫。子痫的核心病理是妊娠引起的血压高。妊娠何以会引起高血压，请读者自己看书。此病或此证必然伴有严重的全身水肿，一般也有蛋白尿。故它和急进型高血压、急性肾炎的病理略同。西医处理原则也略同——迅速控制血压到安全范围。

案 10　产后头痛 20 多年

田某，女，44 岁，威县赵藿寨村人，2007 年 12 月 17 日初诊。

经常头痛 20 余年，近日加重。每冬天好犯，特别是不能外出受风。疼痛在两太阳穴，呈憋胀样。起初因第一胎产后数日家中猫狗打架受惊。曾经多方检查——包括脑 CT，未见明显异常。常服各种止痛西药——成瓶、成合地买，三天两头服用，故胃不是很好。发现高血压 3 年，有降压西药，但不是经常服。饮食、睡眠、二便、月经可。体形中等，精神可。脉沉弱，舌略淡润。血压 170/100mmHg。患者说，从未这么高，收缩压达到 160mmHg 时，即头痛难忍。处理如下：

川芎 15g，怀牛膝 20g，香附 8g，红花 5g，当归 10g，葛根 15g，钩藤 15g，黄芪 20g，五味子 10g，附子 10g，桂枝 20g，陈皮 15g，茯苓 10，半夏 8g，三仙各 10g，甘草 5g，生姜 30g。常规水煎，日 1 付。

香砂养胃丸 6g 日 2 次

西药按前医医嘱足量服，下次带来看看是什么药。

12 月 22 日再诊：服上方 2 日，头痛减轻过半。再未服止痛西药。近 3 日偶有小疼。脉舌象略如前。血压 150/100mmHg。带来的西药是：卡托普利、地巴唑和止痛药。嘱停用地巴唑，尽量不服止痛西药。卡托普利片 25mg 日 3 次。另加复方利血平片 1 片日 3 次。中药仍如上方。

按：从病史来看，患者的头痛和高血压还是密切相关。她起病时就很可能有产后高血压，而不仅仅是受惊吓。至今还是血压高则头痛重。只是她的高血压一向不是很高，夏天很可能基本正常（很多轻症患者如此），故头痛 20 多年一直是冬天重。注意，中年妇女长期头痛，多数是高血压所致。

　　该患者的头痛只服降压西药可能效果不好，但患者还是应该把血压控制好。不知道为什么前医没有认真嘱咐。

　　自中医看，患者为血虚、气郁、寒凝头痛，故处理如上。可以再加上细辛、藁本、羌活等。

第十四章　外科病

【概说】

所谓外科病，就是可能需要手术或必须手术的疾病。除手术外，治疗此类疾病和内科治疗方法和原理完全相同。所以，有的病去看内科就被当作内科病，去看外科就被当作外科病。去看或住在外科，也不是一定手术。比如，纯西医治疗典型的阑尾炎，也有保守治疗。总之，内外科没有截然界限。即便中西医都视作外科病的疮疡，也有不少单靠非手术治疗即可痊愈。短骨单纯骨折，也极少需要手术。整骨、推拿、按摩也常常不需要。

当然，有的病非手术不可。如创口很大、大出血和开放骨折必须手术处理。老年性白内障、手外科和其他矫形外科病，手术是治疗的关键措施。不过，即便是此类疾病，也有手术前后以及手术中的药物干预。中国的大夫处理这些问题时，也应该努力做到中西医结合。

中医不是从来不会做手术。比如，我完全相信华佗的开腹和开颅手术是真的。我多次仔细参观过民间兽医阉鸡和阉猪手术。他们手术之熟练、快捷，是我和我见过的外科医生为人做类似手术时，望尘莫及的。手术原理和不少器械，更是和当代外科完全相同。金针拨内障手术，也是直到清末还有专家。至于疮疡、骨伤等更是常做手术或使用外治法。当代中医处理这些问题，已经在很多方面实施了中西医结合。

据说，开腹、开颅和眼科手术自域外传来。无论实际情况怎样，中国古人给人开腹之类的手术，确实早就失传了。

不过，古代医家显然也要处理战伤。其中必然有过值得当代医家借鉴的手术和非手术疗法。目前西医手术很先进。比如，借助内窥镜的微创手术、介入疗法、整容、变性等手术，古人不可能达到现代水平。这正是需要中西医结合的地方。

笔者也曾经做过一些妇产科、骨科、眼科、五官科甚至手外科手术，但经验比较少。所以，本节所举的病案，基本上都属于普通外科（也称小外科）和腹部外科疾病。由于本书的重在中西医结合，绝大多数病案都是中西医结合治疗的。希望这些经验对读者有参考意义。

急性胆道感染和胆石症，也有时要手术。有关拙见和验案，已在消化系统的"胆道病"中介绍。

第一节　阑尾炎

【概说】

当代普通人都知道阑尾炎，而且知道这常常是需要开刀的病。

首先说明，诊断阑尾炎不需要高新尖的仪器检查。至今也没有此种仪器。诊断就靠病史、体检和医生的经验。

阑尾切除手术一般比较简单，笔者曾多次在20分钟之内完成。又，该手术一般局部麻醉即可，常做的斜切口损伤很小，一般患者均能耐受。所以，如果患者愿意接受手术，及时手术是比较好的选择。

不过，即便是医生也不是都愿意挨一刀。有其他选择时，还是有不少人愿意选择非手术治疗。

单靠西医保守治疗阑尾炎也可以有效。笔者曾经见过不少病人，经过输液同时使用抗生素治好，而且不再复发。还有的人复发时口服抗生素也能好。时间长了，阑尾就机化、萎缩，不再复发。即便复发，也很轻。但是，有一个病灶在那里总是不好，而且，多次复发的阑尾炎手术常常比较困难。所以，一旦第二次发病，最好立即手术。

下面介绍几例经验。

【验案】

案1 中西结合治愈急性阑尾炎

患者依某，男，1974年大约30岁，是我当时的同事。初夏的一天，突然剧烈腹痛、呕吐。疼痛先是在上腹和脐周，大约2小时后，局限在右下腹。西医称这种情况为"转移痛"，是典型的急性阑尾炎表现。加之阑尾部有明显的压痛，诊断已经确立。因为他对中西医都了解较多，不愿意手术，于是，立即实施中西医结合保守治疗。

西医方面就是支持输液并使用抗生素。那时最常用青、链霉素，而且不是静脉给大量。链霉素不能静脉给药，那时的青霉素是钾盐，也不宜静脉给药。

中医治疗要辨证论治。

张仲景时代就有脓未成用大黄牡丹汤，脓已成用薏苡附子败酱散固定方剂。照用这两个经方，效果也应该比较好。但是，中西医结合研究成果有些改进。简言之，急性腹痛的时，最好在大黄牡丹汤中加川朴、枳实、芒硝。

注意！这等于大承气汤加味。即用的是急下并清热法。

脓已成——即化脓性阑尾炎时，最好加用后世治疮疡重用的连翘、蒲公英、金银花和活血药。用一次普济消毒饮和大承气合剂也可以。但下法不宜超过2次。已经形成明显的脓肿，特别是脓肿比较大时，可以按中医治疮疡促进破溃的方法治疗。即在清热解毒、活血化瘀的基础上重用山甲、皂刺等。

如果脓肿已经破溃，就如下一个病例那样，在附子薏苡败酱散的基础上加用补益气血的药物。目前常用大量抗生素，败酱草（此药常陈旧）可以不用。

这位同事就是先服了一剂大黄牡丹皮汤加川朴10g，枳实10g，芒硝15g，症状迅速缓解。中医继续治疗，是上方去芒硝、川朴、枳实，减生大黄至5g，加连翘15g，黄芩10g，白芍15g，红花10g，大血藤20g。由于同时使用抗生素，没有用蒲公英、金银花等。

治此病，中药应该服用40天以上，以便保证炎症彻底消散。但应注意，如果出现寒象，特别是腹泻加重，清热药须减量。一般说来，由于早期同时使用足量的抗菌西药，清热解毒的中药可以减量，而着重活血化瘀。

案2 中药治愈阑尾炎

赵某，男，1992 年约 58 岁时患阑尾炎。

患者是我的同村同乡，初病时适逢我不在家。他医治疗 20 多天之后我才返乡。

此前的治疗是中西药同时使用的，也有明显疗效。但是，没有完全缓解。除右下腹深部有一大鸡蛋大小、质硬，有压痛的包块外，食欲仍不好。略不注意，疼痛即加重，体温即略高。

其人体质较好，脉象大致正常，舌苔白厚。嘱其停用西药，为开清热凉血、活血化瘀之剂如下：

丹皮 10g，生大黄 8g，冬瓜仁 10g，青连翘 15g，桃仁 10g，薏苡仁 20g，红花 10g，大血藤 20g，白芍 15g，川芎 10g，乳香 3g，没药 3g，生甘草 5g。常规水煎，日 1 付。

服上方后，包块逐渐缩小。10 日后不可触及。继续服 10 剂，症状完全消失，至 2007 年未复发。

案3 中西结合保守治疗阑尾炎不好终于手术

不是所有的阑尾炎，中西医结合保守治疗的疗效都很好。有时手术是必要的。比如下面这个病例。

患者是上案的妻子，1997 年秋天患急性阑尾炎。病史和体征非常典型，试用中西医结合保守治疗。治疗原则如上述。

但是，患者体质较差，服中药困难。治疗 2 日后，出现明显的腹膜炎。为防病情继续恶化，即予手术。术中见阑尾穿孔，但术后顺利。

案4 阑尾炎失治脓肿溃破致肌肤甲错

上文已经说过，阑尾炎可以形成脓肿。一般说来，较大的脓肿终于要破溃。

中医称阑尾炎为肠痈，说明古人多次见到阑尾脓肿破溃。

见过阑尾脓肿自行破溃的当代中西医同行，大概很少。阑尾脓肿自行破溃者，必然出现"肌肤甲错"。下面介绍笔者的一次经验，供参考。只是时间太久，记不清患者的姓名、确切住址和就诊时间了。

患者为一农村妇女，1976 年住院时大约 40 岁，威县章台附近人。

她给人的第一眼印象，用得着"肌肤甲错"这个差不多二千年之前的中医术语来形容。什么叫"肌肤甲错"呢？用现代语言来说就是：非常消瘦，面目和全身皮肤干黑，全身满布欲脱不脱的鳞甲样表皮。此外，患者还有精神淡漠，语声低微，头发蓬松，蜷卧不动。

为什么会这样，见下文。先说病史。

大约40天前，患者突然剧烈腹痛。当时实行合作医疗，经过村医治疗大约10天，腹痛逐渐减轻，但仍然进食很少，同时高烧反复不退。于是去章台地段医院就诊。地段医院诊为阑尾脓肿，没有做开腹手术，只抽取了部分脓液，让患者继续回家治疗。

在家治疗仍然不好，每天高烧，右下腹日渐饱满，进食情况仍然很差。患者迅速消瘦，面目黧黑。如此拖延至大约两周前，患者的右下腹近腹股沟部和右腰臀部先后有3处破溃。最初脓液较多，粪臭味很大。破溃后，体温下降。但是，每天仍可达38℃左右。患者进食情况无大改善，消瘦益加严重。面色及全身皮肤黧黑之外，还出现鱼鳞样表皮脱落。

这时，患者住进了县医院，由我主治。

简单检查，即如《金匮要略》所说：其身甲错，腹皮急，按之濡，如肿状，腹无积聚，身无热，脉数。

西医辨病：阑尾脓肿破溃。

中医辨证：肠痈肌肤甲错。

患者和家属很惶恐，有关医生也很担心，因为很少见此种情况而且他们有失治的责任。

可能给患者查了一个血常规，此外未做任何辅助检查。

怎么治疗呢？

病情至此，单纯西医治疗不如单纯中医治疗效果好。当然，中西医结合就更好。我的方案是：

西医方面继续抗感染和输液支持疗法一周。

同时服用以下中药煎剂。

党参10g，黄芪20g，当归15g，白芍15g，川芎10g，熟地15g，白术10g，附子10g，薏苡仁20g，生山药20g，甘草5g，陈皮10g，川朴8g，生姜20g。常规水煎，日1付。

经过上述治疗，破溃的窦道中脓液日渐减少，体温迅速正常，食欲迅速好转。大约2周后，窦道愈合，同时患者的精神、体力、面色好转，体重增加。又2周后，面色接近正常，体重继续增加，可以自由活动，痊愈出院。

西医治阑尾炎是主张积极手术的，即在化脓之前尽快手术。为什么呢？就是此病常可出现这个患者的情况。没有抗生素和输液手段之前，西医对此种情况更加没有好办法。

但是，总有治疗不及时的。一旦阑尾炎化脓，开腹手术很容易出现切口感染等不良后果。所以，这时西医做手术顾虑很多。为了解决这个问题，20世纪70年代，我国中西医结合治疗阑尾炎（和其他急腹症）取得很好的疗效。

中西医结合治疗阑尾炎的其他要点，已见上案。这里说一下该患者出现"肌肤甲错"等症状的原因。

1. 关于"肌肤甲错"："肌肤甲错"的原因很简单，就是因为长期高热、进食很少又大量化脓造成的快速消耗，导致快速而严重的营养不良。中医的话叫肌肤失养，和西医意思完全相同。由于患者十分虚弱，精神状态自然不好。

2. 关于脓肿破溃：脓肿破溃，不一定完全像这个患者一样。但脓液总是要找出路。有的可以在脐旁或右下腹、右腰部、右臀上部破溃。也偶尔可以溃入肠管。总之，一旦脓液较多，周围又是炎症组织，完全吸收的可能性很小。一般是越来越大，最后破溃。中医肠痈之说，有多次观察根据。

3. 关于发烧：急性化脓期，必然发烧，而且常呈弛张热。脓成之后，多呈低热。若脓液吸收较快，又会出现高热。

最后，说一下患者的剧烈疼痛为什么会好转。

急腹症的剧烈腹痛一般都不会持续很久。阑尾炎的剧烈腹痛是炎症造成阑尾肿胀，因而张力很高的缘故。这时，肠管也会反射性的痉挛。由于阑尾内张力很高，加之化脓溃烂，就会迅速穿孔。这时剧痛会突然减轻。所以，腹痛减轻不是预后良好的指征。相反，更可能是病情恶化了。即开始变成化脓性阑尾炎——阑尾穿孔而且必然形成局限性腹膜炎。

案5　中药治愈阑尾炎

姜某，男，33岁，威县五里台村人，2003年1月16日初诊。

近1个月发作阑尾炎2次，希望服中药。大便不畅。一般情况可。脉象滑数，舌苔白厚。处理如下：

丹皮5g，生大黄5g，红花5g，白芍15g，当归8g，川芎10g，丹参8g，连翘10g，陈皮10g，茯苓10g，三仙各10g，生甘草5g。首煎20分钟，二煎 40 分钟，每天 2 付。

1 月 19 日再诊：仍有阵发绞痛。脉仍滑数。舌苔白长。上方加川朴 5g，枳实 5g，煎服法如前。

1 月 23 日三诊：病大减。脉仍略数，舌嫩，苔白厚。继续服上方日 1 付，不必快煎。

按： 通下法不效时，病不减。病大减后，即不宜再下。故三诊时虽仍用原方，却是慢煎日 1 付，这样一般不会再有攻下作用。当时未记录患者服中药前的西医治疗，但曾经较大量使用抗生素等应无疑问。

案6　中药为主治愈阑尾炎

董某，男，14 岁，威县王王母村人，1997 年 8 月 13 日初诊。

14 天前开始低热、腹痛，无呕吐腹泻。一直在治疗，包括输液 5 天。目前仍然腹痛。T 37.5℃。饮食可，大便可，小便时少腹酸痛。春天曾有类似发作。形神可。右下腹阑尾处有包块和压痛。面目虚胖。手心发热。脉可，舌暗红。不恶寒。处理如下：

丹皮 10g，丹参 15g，连翘 15g，白芍 12g，当归 10g，川芎 8g，生石膏粉 10g，香附 10g，茯苓 15g，竹茹 10g，川朴 8g，生甘草 5g。常规水煎每天 2 付。

增效联磺 2 片日 2 次。

8 月 15 日再诊：腹痛好转，T 37.2℃。能食，咽喉疼痛。昨天大便 5 次。脉滑数，舌淡，苔黄绿略厚。上方去生石膏。

8 月 20 日三诊：自觉大好，已经到处玩耍。右下腹包块近消失。

8 月 25 日四诊：腹部压痛和包块完全消失。

按： 以中药为主治疗阑尾炎有效，也要服药 40 付左右。这样才能大体上保证炎症完全消散。患者又继续服药 22 付。

案7　慢性阑尾炎

陈洁梅，女，58 岁，1995 年 12 月 14 日初诊。

患慢性阑尾炎 3 年，第 4 次急性发作。已经使用抗生素见好，仍有明显疼痛。体瘦、脉弦、舌多裂纹。面色可。有高血压心脏病，正在服药。处理如下：

当归 15g，白芍 15g，川芎 10g，香附 8g，黄芪 15g，丹皮 12g，乳香 3g，没药 3g，丹参 15g，红花 6g，党参 10g，川朴 5g，生甘草 5g。常规水煎，日 1 付。

2月18日再诊：诸证悉减，局部压痛基本消失。

按：活血中药的作用之一是西医说的"消炎"。盖炎症的主要病理是"瘀血"——没有瘀血怎么能红肿呢！但须记住：急性炎症，红肿非常厉害，在中医主要是使用清热解毒药的同时使用凉血、活血药如生大黄、丹皮、白芍、丹参等。如果是很老的慢性炎症，就要在扶正、甚至温阳的同时使用活血药。翻检旧方，见到如上记录。虽然不能说疗效完全是上方所致，但上方宜于此证应无疑问。

第二节　肠梗阻

【概说】

肠梗阻就是肠管不通了。西医按梗阻原因、部位、全不全、肠管缺血与否四方面分类。详说请参看西医外科书。临床掌握的要点是：有缺血坏死、部位高、梗阻完全三者之一，即属危重，手术要积极。不怀疑这三种情况，手术可以从缓。最好试用中西医结合治疗。

虽然病史、体征（特别是无肠鸣或有高调肠鸣）大多足以诊断，此病的X线诊断还是值得参考。

但应记住，一切急腹症的诊断，都主要靠病史、体检和医生的经验。

【验案】

案1　连用八剂大承气治愈肠梗阻

吴某，男，28岁，威县吴家庄人，因急性阵发性腹内绞痛伴呕吐20多个小时，于1975年12月住院。门诊已经腹透诊为肠梗阻。

病史要点：患者瘦弱，于隆冬时节，人拉板车外出运煤约500kg，往返约150km。中间要露宿公路边，食物只有所带干粮。劳累和受寒之重可想而知。于是，未及到家，即发作腹痛并呕吐。坚持到家，经一夜休息和村医治疗，腹痛呕吐不减，更不能进食水，于是住院。

中医检查：患者不时呻吟，辗转反侧，其余望闻问所得如上述。脉象沉弱，舌苔白而厚腻。

诊断和讨论：

①此例已有西医诊断，但须知，单就西医而言，急腹症诊断也主要不靠辅助检查，而主要靠病史、体检和医生的经验。各种化验都没有帮助。透视只能做出有梗阻的诊断，却不能告知什么原因造成的，更不能告知治疗原则。没有透视手段时，西医就靠病史和腹部体检诊断肠梗阻。单有中医知识，是否能迅速做出诊断呢？一般说来，相当困难。张锡纯先生，有几例肠结治愈案，读者可参看。

②肠梗阻或肠结这个病，倒是中西医认识基本相同的。不但如此，传统的兽医，也知道这个病，而且往往能迅速做出诊断。

③通俗说肠梗阻的病理，就是肠子不通了。肠结也是此意，所以，此病的中医诊断倒是辨病的。治疗上也是辨病论治的。自然也有辨证论治的因素。

④西医治疗此病，辨证论治的内容倒是更多一些。西医说肠梗阻有好几种不同的类型。如完全性与不完全性；机械性与动力性；小肠与大肠；小肠上段与下段；血运性与非血运性等。不同类型的治疗原则不同，即不是只有手术一种办法。这里不便全说，只说要害。

肠梗阻中，以小肠大部扭转最危险，可以在 24 小时内死人。其次是其他血运性的比较危险，一般非手术不可。再其次是小肠上段完全梗阻，一般也要及时手术。此外都不是非手术不可。其中道理，请参看西医外科书。

该患者的诊断和治疗：患者与我有点亲戚关系，所以，在主管医生提出手术时，病家找我哀告是否可以不做手术。我才去看病人。病史如上。诊断是：小部分小肠扭转、不全性肠梗阻。

按说，有肠扭转，外科医生一般主张积极手术。但鉴于病家的要求，而且梗阻不全，我主张中西医结合治疗。西医方面主要是支持输液和胃肠减压，中医方面就是用大承气汤加味——原方加活血药。

第一天服用（通过胃管灌服，1 小时不应，即抽出）两大剂，不应。因为情况无明显恶化，第二天再用两大剂，仍不应。第三天再用，有少量虚恭和稀便。第四天再用，终于见大量多次稀便和虚恭。宣告治愈，停胃肠减压，让患者进流食。又观察两天，腹痛未再发作，进食后无不适，出院。

关于治疗的讨论：

①承气汤就是顺气或通气的方子，方名的含义如此。肠梗阻或肠结就是肠子不通气了。要通气，自然要用承气汤。梗阻是严重的不通气，自然要用大承气。凡是治疗急腹症，用大承气汤时，我大多要加上活血药，因为气滞还容易伴有血瘀，何况气不通！

②连用八剂大承气，就没有顾虑吗？当然要考虑周到些。古人用大承气是有不少禁忌。为什么你敢如此大胆。主要是有输液支持作后盾——服药不应还可以抽出来，不怕过下会出现严重后果。

③不积极手术而大用峻攻法，不怕死人要负责吗？不怕。因为我知道什么时候非手术不可，而且我可以亲自手术。

案2 高年不全肠梗阻

张某，80岁，威县张王母村人，2002年4月15日请出诊。

腹胀、阵发腹痛、食少、大便数日一行两周。查腹部膨隆，叩鼓，肠鸣少，可闻及高调肠鸣。一般情况尚可。脉象大体正常。舌淡苔白厚腻。血压130/70mmHg。按不全肠梗阻处理如下：

①支持输液。

②川朴15g，枳实10g，生大黄10g，生石膏粉10g，桂枝15g，川芎8g，红花5g，香附8g，三仙各10g，陈皮10g。首煎20分钟，二煎40分钟。共剩药液250ml左右。分2次服，每服送下槟榔四消丸3g，大便通下后止后服。一付即愈。

案3 甘温法治愈膈下脓肿

这是一个比较复杂的病案，先后治了近一个月，最后才是用甘温法治膈下脓肿。所以，有必要从头说起。

1975年春一天，中午下班出医院门口时，内科同事请会诊。

患者石JT，男，9岁，威县王庄人，回族。因高热、昏迷于凌晨入院，门诊印象脑膜炎、休克等。询问病史，家属说：已经发烧20多天。入院前数小时突然腹痛，发热加重，不久昏迷。体检发现腹部膨隆，肠鸣消失，腹膜炎征象典型，血压也不好。于是，问题严重了。这种情况，外科医生首先会想到伤寒肠穿孔，而我没有见过伤寒肠穿孔治好的病例。病情紧急，不能等待。要治，只有剖腹探查——西医的急则治标。经病家同意，下午一上班亲自手术。

高度怀疑肠伤寒穿孔，按说手术切口要大一些，以便暴露回盲部大段肠管。我犹豫再三，还是先做的脐右旁正中小切口——只容两个手指，希望万一不是肠伤寒穿孔。果然，一打开腹膜，就见到蛔虫。原来是蛔虫性肠穿孔，真是大幸。切口没有再扩大，取出蛔虫4、5条，都是从一个小肠憩室钻出来的。手术顺利，不必担心切口不愈合或穿孔处再瘘。

次日，情况很好。患者清醒，发热很轻，血压正常。

再次日，我轮换到门诊。因为比较放心，虽然主持外科工作，三天没有去病房。没想到出了问题。

拆线的前一天，患者又有高烧。切口一期愈合，高烧却不退。患者已正常进食，高热仍然每天出现。检查病历并询问接手的医生，才知道术后第4天开始中度发烧，因而使用抗生素的同时用了两天激素。问题就从此难办了。好在虽然发烧，其他情况还好。这样拖了大约一周，出现明显的脾周围脓肿。这个手术出现膈下脓肿，不算很意外。但我相信，不用激素很可能不出现。

出现脓肿，可以再切开引流。但患者其他情况都好，所以，我和病家都犹豫。最后是家属征得我的同意，先出院在家继续由我治疗。不做手术引流，西医治疗仍然是抗生素为主。因为路远，不便每天看病人。这样又拖了大约十天，发现脓肿继续增大，于是让患者再次住院。

这时，有两种办法可选择。若只懂西医，只有手术引流。手术不复杂，也没有什么危险。因为我还略通中医，就还有另一种选择——用中医药治疗。

决定中医治则的依据是：①患者面色苍白；②脉滑大而略数；③舌苔虽然白而稍厚，但舌质淡；④穿刺抽出的脓液很稀薄。

和体表的疮疡一样，这是典型正气不足的表现。于是，停止一切西医疗法，立即用中药。

中医治则就是甘温补气法扶正祛邪，方中没有一味清热药。疗效良好，次日体温接近正常，第三天体温正常。又观察了几天出院。当然，脓肿完全吸收需要20天左右。大约三个月之后，患者复查时，已无任何自觉症状，但仍可摸到脓肿处有较大的硬结。2001年，患者陪同他人就诊，检查左肋下无异常，而且，不仔细看不会发现曾经做过开腹手术。

第三节　上消化道穿孔

【概说】

上消化道指十二指肠及以上。上消化道穿孔大多发生在胃窦部和十二指肠球部。90%以上的此种穿孔是消化性溃疡所致。偶有胃癌或贲门癌引起胃体或贲门穿孔。穿孔都是突然全腹剧烈腹痛发病，必然有典型的腹膜炎。最典型的呈板状腹——稍微严重的胃十二指肠穿孔都是这样。故有经验的外科医生往往一上手就能确诊。穿孔后也就立即有了肠梗阻——腹膜炎导致肠蠕动停止。

单纯西医保守治疗此病，主要是禁食水、持续胃肠减压、支持输液、抗感染。大约2/3的病人要开腹手术。

自中医看，此证属于典型的大结胸证。20世纪70年代，我国发明了中西医结合治法。原则是：胃病病史短、空腹穿孔（一般腹肌紧张较轻）一般不手术。除西医疗法外，开始针刺止痛并使用中药攻下。一旦腑气通，即可停胃肠减压并服用理气、活血、健脾之剂。一般效果很好。

【验案】

案1　上消化道穿孔

王某，女，39岁，威县张庄村人，1987年12月5日初诊。

平时胃不好，常感上腹胀满。当天凌晨突然全腹剧痛难忍并呕吐数次。在家肌注止痛、止呕西药三次无效。体形瘦弱，面色萎黄，蜷曲侧卧。脉象沉细而紧，舌淡苔白厚。腹部检查见全腹肌紧张、压痛、反跳痛明显。肠鸣消失。诊为上消化道穿孔。中西医结合处理如下：

①禁食水。患者的胃病不严重，又是空腹穿孔，不呈典型板状腹，应该穿孔很小，没有下胃管并持续胃肠减压。

②支持输液。

③输液中加青霉素钠320万单位日1次。

④肌内注射链霉素0.8g日1次。

⑤针刺双内关、双手足三里、中脘、双太仓、双太冲。留针1小时。

⑥输液3小时后服煎剂下方：

川朴10g，枳实15g，生大黄8g，芒硝10g，中乌药10g，红花8g，丹参10g，桂枝20g。首煎20分钟，二煎30分钟，各剩药液约150ml。混合后分 2 次服。

当天的治疗是在我的诊所里做的。服中药后 3 小时，排稀便 3 次。腹痛和腹肌紧张大减。不再针刺，回家继续支持输液 4 天。同时服中药如下：

桂枝 15g，吴茱萸 4g，黄芪 12g，生姜 20g，大枣 10 枚、炙甘草 5g，陈皮 15g，茯苓 10g，半夏 8g，当归 8g，白芍 15g，香附 6g，川芎 10g，红花 5g。常规水煎，日 1 付。

如上处理 4 日，腹痛和腹肌紧张消失。开始进流食。又继续如上处理 3 日，可正常进食。停止输液，告愈。

2007 年 7 月 20 日，患者陪同丈夫就诊，主动提及 20 年前的那场病。目前她体形正常。自称体重增加 40 斤（当年只有 80 斤），且 20 年来胃病没有反复。

案 2 上消化道穿孔

本村村民赵某，男，26 岁，1989 年 10 月 5 日初诊。

在外打工数月，老胃病复发，于是回家请当家的医生治疗。当天凌晨 4 时，突然全腹剧痛难忍并呕吐数次。当家的医生给他肌内注射止痛、止呕药无效。早饭前请出诊。患者的消化性溃疡病史和消化道穿孔表现都相当典型——节律性烧心、饥饿疼，进食可以迅速缓解。初诊时呈典型的板状腹且肠鸣消失。于是立即下胃管持续胃肠减压。其余处理略同上案。病情迅速缓解，10 日后痊愈。

第四节 软组织化脓性感染

【概说】

软组织化脓性感染，属于中医所谓疮疡。中西医对某些疮疡都有过不同的名字，中医的名字更多。如疖子、脓包、痈、疽、疔、天疱疮等。更有恶指、蛇头疔、对口、搭背等以疮疡部位取名。凡是有专用病名者，都比较常见或严重。目前很少见严重疮疡。有了西医知识，不必命名很繁琐。总之都是皮肤和（或）皮下组织化脓性感染。最轻的如痱子，也是感染。

自然，感染越大、越深或在要害部位就越严重。

古代中医自然要处理这些问题，中医外科主要处理疮疡，因而称为疡科。

据笔者读书所知，古人处理疮疡的办法相当高明。

只是那时缺少两种手段。一是缺乏疗效卓著的抗菌药；二是手术处理不方便。

所以，那时不但严重的疮疡相当常见（与皮肤卫生和其他生活条件不好关系密切），更有许多疗效不好的。

目前之所以少见严重疮疡，除了生活条件改善外，主要是高效抗菌药的普遍应用，使大多数小的疮疡迅速治愈因而不会发展到严重地步。

绝大多数同行都知道，治疮疡使用抗菌药和中医清热解毒法，不过，很多人生疏了其他处理。有关要点是：①争取不化脓而消散；②不能消散则有控制地促使化脓；③恰当切开引流。

为此举几个验案。

【验案】

案1 热敷促使化脓排尽或消散

一位十五六岁的小姑娘，正当鼻尖上长了一个小疖子，反复数月不愈。她自然很介意，常常哭哭啼啼。家长带她就诊。我告诉她，不必内服、外用任何药物，只需每天多次热敷。原则是不至于烫伤即可。如此大约半月，不再复发，瘢痕和色素沉着也几乎消失。数月后见到她，一米之外，看不出鼻尖上有个小凹陷。

注意，这样的情况外用药（比如那时常用的鱼石脂软膏）效果不好，最好的办法就是湿热敷。

当然，让她同时服用中西医治疮疡的药物也无不可，但是，这样很小的疮疡不必服药。外用药膏也大都不必。湿热敷是最有效而且最简便经济的办法。

比较大一些的慢性炎症包块，最好在热敷的同时使用中药。

比如，下面这例乳房慢性炎症。

案 2　乳头反复发作性炎症包块

郑某，女，53 岁，威县谭庄人，2003 年 11 月 22 日初诊。

左乳头处反复发作性炎症包块约 3 年。每年肿胀破溃二三次，每次先肿胀如大枣，而后破溃，而后愈合。患者体瘦，脉略滑数。局部不见包块或硬结。

这种情况可以考虑乳房全切或部分切除，但是，患者不愿意手术。处理如下：

当归 10g，白芍 15g，川芎 8g，怀牛膝 10g，熟地 15g，红花 5g，桂枝 15g，黄芪 10g，三仙各 10g，生甘草 6g。常规水煎，日 1 付。

补中益气丸 9g 日 3 次。

局部湿热敷，每天 4 次共 3 小时左右。

按：患者共服药 36 付。乳房的炎症包块完全消散。不敢保证不再复发，但须知，上述处理是为了促使炎症组织彻底化脓排尽。大剂量使用抗菌药，达不到这一目的。2008 年 5 月，见到患着的丈夫，他说妻子乳房的毛病再未复发。

案 3　股深部脓肿

在软组织感染中，股深部脓肿常常是脓液量最大的。这种脓肿也始于皮肤感染，只是由于股部有很大的腔隙，才会形成很大的脓肿。我做过一例排脓量大约 1500ml 的股深部脓肿。记在这里是因为术后出现了多数当代同道可能不大熟悉的情况。

1976 年，一位中年妇女患此病。她的发育、营养情况相当好，是比较高大的人。单看面色等不像重病人。她还在发高烧，在家也使用了那时的较大量的抗生素。但是，因为使用晚了，左大腿严重肿胀有右大腿的一个半粗。

手术是在全麻（那时常用开放乙醚）下做的，术后回到病房大约一小时，突然出现了比较危重的情况。主要是患者自觉心慌不支，心率达到每分钟 130 多次。血压也开始下降，一度在 100/80mmHg 左右。

大量的脓液切开引流出来，为什么会出现这种情况呢？

古代医家有这样的经验：很大的脓肿突然溃破，脓液大量流出，可以出现"虚脱"。

如何解释呢？

这是由于，切开或突然破溃之前，脓腔内的张力虽然很大，脓壁却适应了这种情况——脓壁的组织和聚集在那里的免疫细胞形成比较稳固的屏障。于是，脓腔内的毒素不会吸收很多。当然，这种病理平衡不会总是有效，一旦免疫屏障被破坏，脓液又无法排除，就是更危险的情况。

手术切开，脓腔突然变小，破坏了原来的平衡，会导致短时内大量的毒素吸收。上述表现就是较轻的感染中毒性休克。

一般说来，这种情况不会发展到很危险，因为毕竟大量脓液出来了。不会持续大量吸收毒素。这个患者也没有采取紧急抗休克处理，只是输液加快了一些。大约2小后慢慢恢复。

案4 严重臀部化脓性感染

本村村民赵某，1994年农历十一月因臀部肌内注射严重感染。

我于农历十二月九日回乡，次日被请去看。因为肿胀严重，他的右侧臀部看上去比左侧大一倍。仍有高热，局部波动不明显，先服下方：

金银花15g，连翘30g，生大黄15g，乳香5g，没药5g，红花10g，川芎10g，当归15g，桃仁（捣如泥）10g，白芍15g，丹皮15g，地龙10g，延胡索6g，生甘草10g。首煎20分钟，二煎40分钟，剩400ml，分2~4次服完。

按：上方可以加用山甲、皂刺、桔梗等，但非必须。

静脉滴注氨苄青霉素每天3g。

服上方2日，波动明显。脓包直径大约30cm，于是切开引流。手术的要点是：切口要大一些，以保证引流通畅。但是，切口也不宜过长。于是，给他做了两个切口，分别在脓包的内上沿和外下沿。方向都是自内上向外下，大体在一条直线上，各约5cm，而后用比较粗的橡胶管，从上口穿入，下口引出。注意！虽然做了两个切口，也不宜太小。因为这样大的脓包，虽然已经熟了，还是有些组织没有完全变成脓液。结缔组织还有的成条、成块，需要用镊子或钳子夹出来。

患者已经卧床将近一个月，愿意快好。问我：过年时能不能起来拜年？我说：跑遍村子是不行的，在附近拜年没有问题。

这样大的脓肿切开，前几天会渗出很多。更换敷料最多时每天20多次。但我没有给他更换辅料，也不是用的纱布，而是用的卫生纸，让他的妻子给他换。其实就是把吸满脓液的拿下来，换上干的。只是，每天湿热敷3~4次。

又继续静脉滴注氨苄青霉素每天 3g。3 天后停用西药，只服煎剂如下：当归 15g，白芍 20g，川芎 12g，黄芪 20g，红花 5g，连翘 20g，陈皮 15g，甘草 5g。常规水煎，日 1 付。

果然，10 天之后，他下了床。20 天头儿上——即除夕——切口愈合。大年五更，他能够在附近拜年。

案 5　肛门周围脓肿

肛门和附近感觉敏锐，故肛门周围脓肿比较痛苦。患者因为这个地方不雅而很在意，一般求治迫切。

肛瘘几乎是此病的必然后果。主要是因为脓肿大多内通直肠，而直肠内不可能保持干净。肛瘘虽然不是大病，却必然反复化脓破溃，而且极少有自愈的。肛瘘挂线等不是大手术，却比一般腹部手术还要费时费力，而且痛苦。我做过几例肛门周围脓肿切开没有形成肛瘘。下面结合一个病例说一下手术要点。

1995 年，一位毫不相识的威县农民专程到省会找我。他的病就是肛门周围脓肿。在家已经做了充分的抗感染治疗。但须知，一旦症状明显，抗感染治疗不可能阻止化脓。他的肛门周围脓肿在尾骨侧，大小如小鸡蛋。波动感已经很明显。我给他切开了。要点是：①以肛门为中心的放射方向切口；②切口内端尽量靠近肛门。他迅速痊愈，数月后去故乡我的故居复查，没有形成肛瘘。

案 6　复杂肛瘘

患者的肛瘘有 3 个瘘口，分别离肛门大约 3cm、8cm、15cm，而且不在一条直线上——即瘘管出现了分支。最初只有离肛门最近的那个瘘口。已经做过两次手术，不但手术完全失败，病情更加复杂了。可否一次解决他的问题呢？

由于他的一般情况很好。我采取了比较大胆的方案。

挂线手术从离肛门最近的那个瘘口做。具体怎样做，请看外科手术图谱。

同时把通向另外两个瘘口的瘘管完全切开。注意！这么长的瘘管不宜切除，更不要企图缝合。

患者没有住院。他家又在 40km 之外，不便每日就诊。于是教会他自己更换敷料。其实也很简单。敷料就用卫生纸，但每天洗净并热敷伤口 3～4 次。支持输液的同时使用一般剂量的青链霉素，也回家靠村医。同时服中药如下：

当归 15g，白芍 20g，川芎 12g，熟地 15g，黄芪 20g，薏苡仁 20g，桃仁 10g，红花 5g，连翘 20g，陈皮 15g，甘草 5g。常规水煎，日 1 付。

如上处理 20 天，痊愈。

案7　少见的突然严重寒性肿胀

本村村民赵某，男，45 岁，2002 年 8 月 14 日初诊。

左臀和左大腿突然严重肿胀、疼痛 2 小时。

此案颇奇怪，我去看时，离患者所说发病时间只有大约 2 小时。

但是，见左臀部肿胀严重，坚硬如石，又苍白发凉，还波及右大腿外上部。虽然不是剧痛难忍，左髋关节却完全不能动。患者此前略有腰痛。无外伤史。患者也否认受伤。立即处理如下：

①中成药：藿香正气水 1 支日 3 次、香砂养胃丸 6g 日 3 次。

②中药煎剂：川芎 10g，怀牛膝 15g，红花 5g，独活 8g，羌活 8g，防风 10g，桂枝 20g，当归 10g，白芍 20g，熟地 15g，麻黄 5g，乌药 6g，陈皮 10g，半夏 10g，三仙各 10g，生甘草 5g。急煎即服，24 小时内进 2 付。

③输液：培他啶盐水 500ml；盐水 250ml＋50% 葡萄糖 40ml＋青霉素钠 5g；10% 葡萄糖 500ml＋维生素 C1g＋10% 氯化钾 10ml。

④链霉素 1g 肌注日 1 次。0.5% 利多卡因 10ml＋地塞米松 4mg 局部封闭。

⑤局部湿热敷每天 3~4 次，每次 1 小时左右。

8 月 15 日：自觉大好。左髋可半屈。肿胀硬度减半。压痛不明显。仍然发凉。左足背动脉好。脉象略见洪滑，舌苔白略厚。中药煎剂改为日一付。不再封闭。其余处理如前。

如上处理共输液 9 天，服中药 16 付，完全恢复。

按：至此想起另一个病例。

一位中年妇女隆冬发病。主要是一侧下肢大部分皮肤和皮下组织肿胀。治了两天不见大好，怀疑静脉炎，让她去做辅助检查，患者没有再诊。一年后见到她，完全恢复。我反复思考恍然大悟——患者应该是冻伤。因为她和丈夫每天出门做生意。丈夫开三轮车，她就毫无遮掩地坐在车上。下身也穿得不厚。请我看了一次，没有想得这么周全。但是，上面这个患者在盛夏发病，显然不会是冻伤。按中医辨证，治则应该无误。患者发病也许没有那么快，但也不可能在半天以上而毫无感觉。

第五节　切口感染的处理

【概说】

切口感染是比较常见的外科问题。

无菌手术发生术后感染，一般是医生的责任。有污染的手术切口感染则不是很意外。

有的术后感染后果是严重的。如：开放性骨折术后感染意味着慢性骨髓炎因而肢体残废；手外科术后感染意味着手术完全失败并致残；内眼手术感染意味着要摘除眼球；开胸、开颅手术感染常常意味着死亡。

除外上述情况，多数切口感染不是很严重的问题，不会危及生命，也不会致残，处理得当，一般都能迅速愈合。

不过，对患者来说，切口感染总是很严重的问题。只要切口还有一点愈合不好，患者就会战战兢兢。所以，恰当处理感染切口，应该是医生、特别是外科医生的基本功。

但是，笔者常见感染切口数月或数年不愈。长时期治疗加之有的多次手术，给患者造成的身心伤害和经济负担都非常严重。所以，这里结合自己处理的例子，讲一下感染切口的中西医结合处理。

清创缝合后感染的处理原则略同，顺便附上两个病案。

（一）处理原则或要点

1. 保证引流通畅

与处理非切口的软组织感染一样，处理切口感染第一原则就是保证引流通畅。当切口裂开比较宽、又不太深时，不必使用引流物，敷料也不要包扎太紧，因为这样的切口引流本来通畅，包扎太紧或填塞引流物过多反而妨碍引流。如果裂口比较小，又比较深——即形成窦道，最好使用引流物。但引流物不能填塞太紧，太紧就是妨碍引流。如果窦道不太深，比如不超过5cm，也可以不用引流物。每次都紧塞引流物，常因脓液引流不畅导致发烧，而且窦道永远不会愈合。

2. 不妨碍局部血液供应

肉芽增生、坏死组织脱落和正常化脓的首要条件，都是局部血液供应正常。所以，包扎和填塞引流物不要太紧，不仅是为了保证引流通畅，还为了不妨碍局部血供。此外，凡是妨碍局部血液供应的处理都是错误的。

3. 改善局部血液供应

专门提出这一条，是因为不少同道常常不重视。具体办法有三：

一是局部热敷：创面比较大、脓液和渗出比较多时，我常使用大块厚纱布（全棉毛巾也可以，纱布和毛巾都可以多次使用）湿热敷。厚纱布先在自制热生理盐水（1%的食盐水，煮沸5分钟，凉至不太热）内浸泡，稍拧一下即可敷上，热度是不致出现烫伤，凉后重复。每次半小时左右，每天3次左右。创面不大或渗出不多时，在上述厚纱布上用热水袋等热敷即可。天气寒冷，不便长时间暴露热敷时，也这样做。若创面很小，渗出很少，也可以直接在普通敷料上热敷。但最好是湿热敷。

二是红外线局部照射：就热效应改善局部血液供应而言，红外线局部照射和热敷原理完全相同，效果也不相上下。但是，此法需要专门设备，不那么简便易行。当脓液或渗出很多时，此法不如湿热敷好。

三是内服中药：中药可以在改善全身情况的同时，改善局部血液供应。处方见下。

4. 保持创面干净，不要追求无菌

感染切口不可能再无菌，有菌也不妨碍愈合。只有脓液或渗出过多，可以使创面外的正常皮肤感染而且有碍肉芽增生。上述湿热敷，是保证创面干净的最简便易行的可靠办法。大块坏死组织，最好剪除，细微坏死组织一般不必剪除，因为在血液供应良好的情况下，它们会迅速化脓、脱落。

一定不要为了追求无菌，在创面上使用抗生素或其他杀菌药。这种追求不仅是徒劳的，还会因为药物刺激而抑制肉芽生长。这是目前最常见的偏差之一。

5. 改善全身情况

创面愈合靠肉芽增生，肉芽增生靠血液供应。血液内营养成分不足对创面愈合自然不利。所以，还要改善全身情况，增加血液内的营养成分，促进再生。

西医的办法是输液补充能量、补充维生素，必要时还可以输血、输蛋白或给以目前比较先进的静脉营养等。不过，血和蛋白很不经济又可能出现某些不良反应，静脉营养需要特殊设备和专用药物。除非情况很不好，不必使用。患者能进食时，最好使用中药改善全身情况。下面给出一个大体可以通用的煎剂处方。

当归 10g，芍药 10g，川芎 10g，熟地 15g，红花 10g，党参 10g，黄芪 10g，白术 10g，桂枝 20g，陈皮 10g，厚朴 5g，阿胶 10～15g，三仙各 10g。

很陈旧的感染切口可以加上麻黄 5g。

6. 不要轻易再次手术

这里说的再次手术，不是指更换敷料、剪除坏死组织等，而是指切除窦道、瘢痕、老肉芽等再次缝合。

按照上述原则处理，绝大多数感染切口都能较快愈合（有骨髓炎者常会反复破溃，若骨髓炎不严重也可能慢慢不再破溃）。再次手术不但是不必要的，还常常使问题更复杂。

一般而言，只有腹壁全层裂开，内脏（最常见的是肠管）脱出时才需要立即再次手术，全层缝合切口。至于慢性骨髓炎，上述原则也适用，只是还有的需要专科处理，从略。

【验案】

案 1　胃切除术后切口感染 2 年余不愈

褚某，男，56 岁，威县褚家庄人，2003 年 2 月 24 日初诊。

2 年多前，胃切除术后切口感染一直不愈。7 个月前，再次切开缝合，结果再次感染，至今不愈。患者面色萎黄苍白，身体消瘦，神情恐惧。脉象细弱略数，舌淡苔白略厚。切口在剑突下正中，局部瘢痕凹陷，周围皮肤变黑，组织僵硬范围约两侧各 8cm。上端有一窦道，塞着塑料管。自称近数月来，每天用溶有庆大霉素的生理盐水溶液冲洗。又，因为反复发烧，2年多来已经记不清多少次静脉滴注大量各种昂贵的抗生素，但毫无疗效。最近去医院就诊，经治医生提出第三次手术。他十分恐惧，听说笔者善治疑难病症，专程就诊，恳请救治。

这是个相当简单的感染切口。但是，由于处理不当，如此长期不愈合，给患者造成的肉体、精神痛苦以及经济负担相当惊人。

患者是一个颇善经营的人，2年多来花去了大部积蓄——总花费超过5万元，而且生意完全停止。同时，不但自己无一日不担心病情恶化，而且举家恐慌。由于压力很大，寝食不安，日见消瘦。他以为必然还要大费周折，对下述处理将信将疑。处理是：

①立即拔出引流管，不再做任何引流，更不必冲洗，只需坚持局部热敷。盛满烫水的输液瓶外裹上湿毛巾可以热敷半小时以上。每天至少3次。

②口服中药煎剂下方日一剂：

黄芪15g，党参10g，当归15g，白芍10g，川芎10g，熟地15g，茯苓10g，白术6g，陈皮10g，半夏10g，桂枝15g，红花5g，甘草5g。常规水煎，日1付。

③口服补中益气丸9g日3次。

如上处理10日，切口周围硬化组织范围明显缩小，窦道仍有少量稀薄脓液流出，但再没有发烧，食欲明显改善，精神体力好转。一个月后，窦道愈合，硬化组织完全变软，皮肤色泽接近正常。

不久，患者先后丧母、丧兄。因悲痛、操劳和暂停治疗，窦道再次破溃。仍然处理如前，迅速愈合。又2月后，他陪同其他患者就诊时，已经神清气爽，面色光泽，窦道再没有破溃。

或问：此前什么处理不当？

答：一是感染之初，前医必然填塞过紧，否则不会最后形成窦道。二是长期局部使用抗生素，致使肉芽老化。三是总是塞紧窦道，脓液引流不畅，致使反复高烧。四是很可能全身和局部都用过皮质激素，这不但对切口不利，溃疡病患者尤其不宜使用。

总之，此前的一切处理都是错误的。当初不做任何处理，感染切口也早就愈合了。

案2　剖宫产再次切开缝合切口裂开

王某，女，23岁，威县郭安陵村人，1994年11月20日初诊。

首次手术是小剖宫加绝育，术后切口感染 3 个多月不愈合。一周前再次切除瘢痕和窦道缝合。3 天前切口裂开，大量渗血。院方为打腹带，但渗血不止，病家十分恐慌，准备次日赴省城住院。恰好 19 日下午我回乡，村人见我下车，告诉病家，20 日清晨患者即来求治。处理如下：

①暂时保留腹带，不必去医院或找我更换敷料。渗血只需自己更换卫生纸。

②坚持局部热敷。

③服中药煎剂下方：

黄芪 15g，党参 10g，当归 10g，白芍 10g，川芎 10g，熟地 15g，陈皮 10g，茯苓 10g，三仙各 10g，甘草 5g。常规水煎，日 1 付。

3 周之后，切口完全愈合。

2005 年 12 月 5 日：患者陪同丈夫就诊，主动提起上述病史，记录在此。

案 3　肠梗阻术后切口感染

韩某，男，79 岁，威县王王目村人，1994 年 8 月 11 日初诊。

患者的肠梗阻是我出诊诊断的。病家听取我的意见急症住院。院方的医生见患者年高，对手术犹豫不决。我书面告知主管医生，患者是低位梗阻，可以肯定没有肠管坏死。患者已经服用自备的峻攻丸药三次无效，再保守治疗不大可能有效。终于手术。

术中发现梗阻是回盲部肿瘤所致，只做了捷径吻合。由于肠管内还存有部分峻攻的丸药，术后 24 小时即腹泻 3 次。但是，术后第 7 天发生切口感染。由于高度怀疑肿瘤是恶性的。这时院方和病家都对继续治疗失去信心。又住了 3 天就出院了。再次请我出诊（即 11 日）。

切口已经拆线，除腹膜外，全部因感染裂开。病家和患者都很恐慌。我说问题不大，照我说的做，可保 20 天左右愈合。

局部处理就是上文说的大块纱布盐水湿热敷。每天 3～4 次，每次 30 分钟左右。我当场示范如何做，以后都是病家自己做的。

全身处理方面，由于患者可以进食，没有再输液。只服上面提到的那个通用的中药方。

如上处理 3 周，感染切口果然愈合。

患者又活了 3 年，其间还可以做轻体力劳动。

案 4　阑尾炎切口感染

王某，男，78 岁，威县北关人，2001 年 9 月 1 日初诊。

30 多年前，我在县医院工作时，患者曾在那里做杂役。约 1 个月前，他在县医院做阑尾切除术。术后切口感染，治疗 20 多天不见好转。患者年轻时很强壮，目前却因为年高和久病消瘦且面色苍白。

嘱咐他如上热敷、自己更换敷料并服下方：

川芎 10g，当归 10g，白芍 12g，熟地 15g，党参 10g，黄芪 15g，桂枝 10g，陈皮 10g，茯苓 10g，枳实 5g，连翘 12g，三仙各 10g，生甘草 5g。常规水煎，日 1 付。

补中益气丸 9g 日 2 次。

9 月 5 日再诊：感染切口明显变小、变浅。一般情况好。守前方。

9 月 14 日三诊：切口接近愈合。守前方。

案5　胃穿孔术后切口感染

患者董某，女，57 岁，威县董李庄人，2002 年 3 月 11 日初诊。

患者有"老胃病"，50 天前因为胃穿孔在县医院手术。术后切口感染，住院处理约 3 周无效。经他人介绍就诊。

患者面黄肌瘦，脉象洪大，舌苔稍黄厚，舌质色淡。伤口肉芽老化。血压 140/80mmHg。

嘱伤口湿热敷，不必请人换药。同时服下方。

黄芪 15g，当归 12g，川芎 10g，怀牛膝 15g，白芍 10g，茯苓 10g，党参 10g，陈皮 10g，红花 5g，三仙各 10g，三棱 5g，莪术 5g，枳实 5g，甘草 5g。常规水煎，日 1 付。

病家似乎经济困难，上方只间断服，至 3 月 27 日，共服 7 剂，伤口肉芽增生旺盛，面色、精神好转。至 4 月 19 日，又断续服 13 剂，伤口痊愈。

案6　清创不当严重感染

这是我非常遗憾的一次经验。

患者蒋某，男，46 岁，威县东郭庄人。

1997 年盛夏的一天，患者夜间在粪堆旁边小便时不慎跌倒，致使右膝前皮肤严重撕裂伤，黎明时就诊。本来打算亲自给他清创缝合，检查发现撕伤的皮肤可以从膝上翻到膝下，呈一个大袋状。即膝关节前的皮肤完全撕脱，袋内满是烂草、粪便、污泥。患者有多年的高血压和糖尿病，我没有助手，设备、药物条件也不很好。于是让他去医院清创缝合。

两个多月之后，病家请我出诊，情况使我大吃一惊。

原来，两个多月来，患者几乎每天高烧，早已卧床不起，全身水肿伴有严重腹水，还有黄疸。右小腿严重肿胀溃烂，有多个窦道。已经多位医生诊治，并曾住院治疗。花费万余元，越治越重，眼看病情无望，经济已经不支，请我看一下勉尽人事。

详细询问才知道这是一误再误，从来没有得到正确治疗的结果。

原来，最初的医生大概没有清创就缝合了，而且没有在皮袋的底部戳口引流。看来那位"外科医生"没有起码的常识。结果，第3天即开始高烧，同时肿胀往小腿发展，一天比一天严重。而经治的医生只知道使用抗生素。更错误的是，还大量使用激素。患者住过院，又多次找过外县一位以手术著称的"名医"。岂知他也没有打开原伤口，还是一味地使用大剂量贵重抗生素和激素。结果，烂草、污泥、粪便只能从右小腿的多处窦道中出来。小腿的肿胀溃烂自然不可能好。

更为严重的是，全身消耗和紊乱严重。本来很胖壮的人，现在虽然水肿，却严重消瘦——只有肚子很大。

还有一个明显的错误是，输液时只给盐，从来不给糖，理由是患者有糖尿病。似乎糖尿病患者发生低血糖也不能给糖。曾经多次输用白蛋白不能算是错误，但很不经济，也不是最佳选择。

现在是局部严重感染、严重营养不良（凡见低蛋白必已严重营养不良），很可能有菌血症，肝脏功能肯定不好，严重腹水，患者进食很少。加之病家经济情况早已难以支持，继续治疗很困难。不过，患者的血压不高了，尿糖阴性。这样残酷地"治好"了旧病，实在令人哭笑不得。

我很后悔当初的一念之差，于是尽力补救。

局部处理是：切开最初伤口的底部引流——污物和脓液已经很少。肿胀溃烂的小腿湿热敷。

全身处理是：大量给糖和维生素，同时补钾。这不仅由于病家已经无力再大量使用白蛋白或全血，而且因为患者需要糖和维生素。这就是西医的"扶正"。

怎样大量给糖呢？我的做法是：每天输液开始，推注50%的葡萄糖60ml，结束时重复一次。中间用2000ml10%的葡萄糖。只用500ml的盐水中，也加上60ml50%的葡萄糖。这样可以每天给糖300g以上。大量给糖，要注意补钾，用法见"输液要点"。

如上处理10天，患者进食大好，输液逐渐停止。

他是否需要继续使用抗生素呢？

多数同行会毫不犹豫地大量使用，我则认为无关紧要。

就此说一点抗生素使用原则。

这个患者最初没有彻底清创，没有戳口引流，污染物缝在创口内，无论使用什么抗生素，也无论使用多大剂量，都不可能防止感染并扩散。不过，那时使用抗生素还是有用。否则，患者很可能早已因为败血症死亡了。

经过两个多月，肮脏的污染异物已经从窦道中排出。不必再担心异物、污物感染，所以不必再用抗生素。

小腿肿胀溃烂那么严重，也不必使用抗生素吗？

我的看法是：抗生素已经使用太多了，早就该有效了。至今无效，再用也不会有效。即便有菌血症，抗生素也无效。

目前患者主要是全身情况太差，即中医所谓正气不足太严重。除了西医的上述"扶正"方法外，必须同时用中药"扶正"。

总之，当务之急是迅速扶助正气。

顺便说明，多数低蛋白患者——包括肝硬化腹水患者——身上缺的不只是白蛋白。一般而言，给这种患者输全血不但远比白蛋白经济，而且效果更好。这个患者更需要输血，然而他没有条件。

中医治疗：简单说就是要扶正。主要是温阳利水、补益气血、调理脾胃。

处方如下：

党参10g，黄芪15g，附子5g，桂枝20g，茯苓20g，当归10g，白芍10g，川芎10g，熟地20g，阿胶（烊）20g，生山药20g，红花5g，陈皮10g，白术10g，三仙各10g，甘草5g。常规水煎，日1付。

上方煎好，服用不拘量，每次一口，昼夜不停，无不适可以每天连进两付。

就这样，患者于30天后终于基本恢复了。此后他还能做轻体力劳动。可惜，3年后死亡。当时我在国外，确切死因不详，但肯定和这次严重的误治有关。

案7 清创缝合感染1月不愈

王某，男，18岁，威县赵七里人，2001年9月18日初诊。

右大腿内侧伤口月余不愈。现伤口约5cm×10cm大小，为皮肤缺损，原皮肤已经坏死切除。一般情况好，肉芽较新鲜。脉舌象大体正常。处方如下：

当归 10g，白芍 12g，川芎 10g，熟地 15g，党参 10g，黄芪 15g，三仙各 10g，陈皮 10g，甘草 6g，怀牛膝 15g。水煎日一付。常规水煎，日 1 付。

补中益气丸 9g 日三次。

共服上方 12 天，伤口完全愈合。

这个病例我已经完全忘记。2004 年 8 月 2 日，患者的母亲带着女婿来看乙肝，对上面的治疗表示特别满意，我才查出上述简单记录来。

据患者的母亲补充说，伤口是断裂木头戳伤的。这样的伤口有污染，天气还比较热，清创缝合失败不算很意外。但是，感染后的处理是错误的——持续往伤口上滴溶有抗生素的盐水。此外患者还多次输液、肌内注射。

我相信，停止局部使用抗生素，改用湿热敷，不用上述中药也会比较快的愈合。服用中药则愈合更快。中药也不一定完全照上方，原则上是补益气血就好。当归、黄芪两味最好不变，其他均可加减。患者的母亲说，服上方之前 10 多天，伤口没有什么变化。服上方后，"伤口一天一个样"，肉芽长得很快，创面很快缩小愈合。

案 8　链锯伤清创感染

李某，男，35 岁，威县西柳疃村人，2004 年 9 月 6 日初诊。

34 天前，右足背被链锯锯伤，清创缝合后感染，至今不愈。查伤口部分愈合，部分感染裂开处糜烂渗出。四趾屈伸受限，足背明显肿胀。脉舌象可。

处理如下：

①内服方：当归 10g，白芍 10g，川芎 10g，黄芪 10g，桂枝 15g，陈皮 10g，茯苓 10g，半夏 10g，三仙各 10g，甘草 5g。常规水煎，日 1 付。

补中益气丸 9g 日 3 次。

②外洗方：菊花 15g，连翘 15g，茵陈 15g。煎水 1000ml，洗泡伤足，每天 2～3 次，每次 30 分钟。

如上处理 2 周，伤口完全愈合。

附：孙某，男，36 岁，威县东柳疃村人，2005 年 1 月 14 日初诊。一个多月前眼看自己开的三轮车要翻车，他赶快跳车致右足 2、3、4 趾骨骨折。一周后骨折处破溃，至今渗出不止。多方治疗不效。肿胀仍比较明显。足趾屈伸严重受限。一般情况可。处理如下：

①内服方：陈皮10g，茯苓10g，半夏8g，党参10g，黄芪15g，当归10g，白芍15g，川芎10g，怀牛膝15g，红花5g，桔梗10g，生甘草4g。常规水煎口服日一付。

②外洗方：黄芪30g，红花10g，菊花15g，川芎10g，当归10g，生大黄15g。加水1000ml煎一两沸泡洗伤脚，每天3次。2日后弃去。

如上处理至1月26日，破溃处愈合。

案9　大腿外伤术后感染3年不愈

苏某，女，28岁，威县王家陵村人，2001年6月11日初诊。

就诊前一天，她的丈夫开车接送我出诊给别人看病，便中说，妻子大腿外伤后感染近3年不愈，有无好办法。我说：几乎没见过不能治愈的。次日，患者就诊。

原来，3年前，夫妇俩一起因车祸受伤。患者主要是右大腿外侧严重挫伤。皮肤愈合后，大腿外侧形成较大的囊肿样病变——脂肪、瘀血等坏死组织机化的结果。不久，切开引流，却形成窦道2年不愈合。2月前，在临清某医院第3次手术，术后愈合不全。大腿外下三分之一处形成窦道。其中插着细塑料管，用于每天多次用庆大霉素盐水溶液冲洗。每天冲洗数次，已经连续冲洗半个多月。整个大腿外侧瘢痕较多。手术切口几乎和股骨一样长。大腿肌肉明显萎缩。窦道比较深，大约有10cm。处理是：立即拔出塑料管，并嘱不要再插入；切除窦口的瘢痕并沿窦道切开约3cm。其余局部处理就是坚持每天热敷至少2次，每次20分钟以上。中药处方如下：

当归10g，白芍12g，川芎10g，熟地15g，桃仁10g，红花5g，丹参10g，党参10g，黄芪15g，三仙各10g，陈皮10g，甘草6g，怀牛膝15g，连翘15g。常规水煎，日1付。

补中益气丸9g日3次。

上方煎剂断续服用一个半月，此后即只服补中益气丸和人参健脾丸。中间窦道有时再次破溃或须抽取积液，但热敷坚持不断。3个月以后，不再破溃。

附：2007年6月24日，患者的丈夫陪同岳母来看甲亢，再次核实了上述病史和治疗经过。他还提及同村的患者王某外伤后就诊治愈。查出记录如下：

王某，男，34 岁，威县王家陵村人，2004 年 2 月 15 日初诊。

半月前右下肢严重扭伤。照片无骨折。近来步行大腿疼痛且发现右股前用力时明显异常隆起。查无压痛，有明显波动。一般情况可，脉可，舌暗胖水滑。处理如下：

陈皮 10g，茯苓 10g，半夏 8g，川芎 10g，当归 10g，红花 5g，白芍 10g，怀牛膝 15g，熟地 15g，黄芪 15g，桂枝 15g，香附 8g。常规水煎，日 1 付。

补中益气丸 9g 日 3 次；金匮肾气丸 9g 日 3 次。

如上处理至 2 月 24 日，疼痛基本消失，可以快步行。至 3 月 8 日，不再疼痛，隆起明显缩小，步行如常人。

按：患者的股前隆起是机化的死血变成积液。上方是活血化瘀促进吸收的同时加速损伤组织的修复。

案 10　跟腱术后 4 个月切口不愈

王某，女，34 岁，广宗人，2006 年 7 月 16 日就诊。

4 个月前摔伤后双跟腱断裂。据说左侧全断，次日手术，切口一直愈合不全。目前有 3 个小窦道不断流脓水且瘢痕增生。全身虚肿，下肢尤重。用西药利尿有暂效。曾服中药效不佳。饮食、二便、睡眠可。间断腹胀。体略丰，神可。脉象大致正常，舌质略暗。血压 136/88mmHg。处理如下：

川芎 10g，怀牛膝 15g，附子 10g，茯苓 10g，五味子 10g，生山药 20g，红花 5g，桂枝 20g，陈皮 15g，半夏 8g，泽泻 8g，当归 10g，白芍 15g，熟地 15g，党参 10g，黄芪 15g，生甘草 4g。常规水煎，日 1 付。

金匮肾气丸 9g 日 3 次；补中益气丸 9g 日 3 次。

局部湿热敷每天 3~4 次，每次半小时。

按：患者没有再诊。2007 年 6 月 10 日，她的丈夫就诊时说，她的切口迅速愈合。又，患者是在平地上摔倒，没有磕绊。按说不应该跟腱断裂。之所以如此，应该和此前因为跟腱疼痛两次局部封闭有关。这样的封闭无不使用皮质激素，于是使跟腱脆弱。她还很可能长期口服皮质激素，故有全身虚肿。

案 11　轻度创伤误治病危

最后，讲一下自己做医生之前的一次经验。

1960 年，家兄于作业时被炽热的铁块击伤小腿，当即住县医院治疗。

那时的医疗消费很低，又正值困难时期。一般住院病人总花费超过 200 元就是比较多的。家兄住院 3 个多月，共花费 2 万多元，这在当时是天大的花费，相当于现在花数十万元。他工作的那个小修配厂无力再支付，只好出院。出院时伤口不但没有好，比受伤时还要严重得多。出院后请中医看，使用煎汤外洗，20来天就好了。

当时我在县城读中学，常去看他并且曾亲自煎药，所以知道伤情。后来多次闲谈提到此事，基本上清楚治疗情况。

西医治疗除了清创之后的换药外，就是全身使用抗生素和皮质激素。家兄是过敏体质，住院期间，多次因为抗生素过敏，曾发生严重的剥脱性皮炎而告病危。最后，除四环素之外，他不能使用任何抗生素。当时皮质激素只有进口的，一片强地松四块钱，几乎是天价。按现在收费标准，换一次药要几十元或更多。渗出严重时，每天要换三次。就这样还是治不好。出院时伤肢的整个小腿和大腿大部严重溃疡糜烂。

中药外洗方子，大概是清热解毒、活血化瘀的。因为糜烂溃疡面很大，一剂药有1kg多，要用大铁锅煎，剩半脸盆药液洗伤肢。这样洗了20来天，就完全好了。

现在怎样看这个问题呢？我的看法如下：

①家兄伤口并不大，几乎无污染，不一定清创缝合，也不必全身大量使用抗生素。按上述拙见，单用湿热敷也会很快好的。

②当时没有滥用激素的客观条件，所以没有滥用。对他来说，激素是为了对付过敏，不过，这对创面愈合不利。

③出院时那么大的创面，单用湿热敷也有可能较快愈合，但可能不如使用中药外洗效果好。现在看来，两种外治法交替使用，再加上口服上文提及的中药方子，效果会更好。

第六节　手术技巧

【概说】

手术者，手工操作的技术和艺术也。好的外科医生，既要心灵手巧，身体耐力好，还要心理素质好。扎实的医学理论素养自不待言。对整形外科来说，还要有很好的审美修养。我的外科素质只能说是一般。主要缺点是：耐心不够；危急情况时自控能力差。于是，很麻烦的手术做起来不积极，对没有把握的手术比较保守。所以，尽管从来没有稍微严重的失手，还是自觉不是好的外科医生材料。即便如此，自己还是在手术技巧方面费过一点心血。不但做过从来没有见过、更无人带过的手术，并尽量做得巧一些。

下面介绍的是点点滴滴的经验。没有图谱，不做外科的人不大会明白。只能期望它们对熟悉外科的人有些参考价值。

【经验】

经验1　输液的技巧

即便不需要做静脉切开、胫骨穿刺或中心静脉插管，输液也有很多技巧。即所谓手术技巧不仅限于"外科手术"。我做医生以来，最明显的改进是输液技术。最初是用专用的输液筒接上橡胶管、滴壶、橡胶管、玻璃管、普通注射针头输液。即所谓开放性输液。这些部件都可以多次使用，但每次使用都要彻底清洗和消毒。不但笨重麻烦（常常要把输液的肢体绑在专用的板子上），而且经常因为清洗不彻底，消毒不严密，出现热敏反应。加之，1990年之前，大液体质量也常有问题。发生输液热敏反应的概率常可超过10%。头皮针发明之初，只用于小儿输液。1990年之后，才普遍使用。于是，输液时病人比较舒适。1990年之后，普遍使用一次性输液管（含一次性头皮针），不再使用输液筒，加之大液体质量提高，目前很少见输液热敏反应。

总之，输液成了医生目前最常用的手段。似乎人人拿手，其实不然。

输液中常碰到两个问题：一是长期输液时静脉穿刺困难；二是抢救危重病人时，常常需要快速输液。比如，1小时输入1000ml或更多。

怎么办呢？

为了解决穿刺困难，现在有了特制的可保留针头。不但可以保留几天，还可以同时接上 2～3 个输液管。但这不是为了快速输液。

输液要慢很容易，很快则较难做到。

为了快速输液，可以使用输血的大针头，再同时吊上两个瓶子，或者使用输液泵。过去还有过气体加压的办法。

但是，输液泵很不普及，也不能总是使用输血的设备。气体加压和输液泵必须严密监视，一旦疏忽就是不可挽回的事故。有的时候不可能或来不及吊上两个瓶子，这时就要想办法。

在使用橡皮管输液时，我可以双手操作起到泵的作用——30 分钟输入 500ml。其中没有什么奥妙，但需要当面示范才能学会。现在的塑料管不方便那样操作，但可以自制一个简易的手工操作泵。这样虽然费些事，但绝对安全而且不受条件限制。

技术永远需要精益求精，也永远有新问题。比如，一次大冷天输液，半个小时之后，血液居然被吸入"壶"。只好重新穿刺。这一从来没有出现过的问题，我花了半个小时才想到为什么。原来，进气管不太通。大液体预先加热温度较高，室温只有五六摄氏度，液体快速冷却，顶部的空气也快速冷却而体积变小。于是负压很大，就等于往外吸血。在大医院里不会碰到这样的问题，但是，不是所有的医生都在一流医院工作。当年的白求恩，就是从条件最好、最先进的地方来到中国条件最差的地方工作。

经验 2 腋臭手术

腋臭常常使他人不快，不少患者要求手术。此"病"就是腋下汗腺分泌物有难闻的气味。手术原则就是祛除这些汗腺。这些汗腺就分布在有腋毛的部位的皮肤上。故最早的手术是把腋毛部位的皮肤全层切除，而后缝合。由于皮肤切除较多，缝合后张力较大，常常出现裂开或感染。往往需要较长时间愈合。假如患者是瘢痕体质，则会因为愈合后瘢痕太多而严重影响肩关节运动。即便没有这些问题，全层切除腋毛皮肤，也比较麻烦或偶尔有意外。

1980 年代，我对旧术式做了改进，要点是不切除皮肤因而不会形成大瘢痕，也不怕感染，更不必担心损伤深部血管等。具体操作是：在腋毛区做 Z 形或 S 形切口，将皮片向两侧翻开，剪除皮片上的脂肪组织和汗腺，而后缝合。这一术式疗效满意，相当安全，但手术时间较长。我以为是很好的改进，不久，发现早有人发明了更简便可靠的术式。

这一术式是：局麻下在腋毛区外沿做一小切口，而后用血管钳从皮下浅层钝分离腋毛区皮肤。分离完毕后，用比较锐利的刮匙刮去汗腺——一般要刮除一些皮下脂肪。刮完后，再在分离区戳二三个小口以便引流。不必缝合，加压包扎即可。此术简便快速，而且安全。更没有严重感染或形成大瘢痕的危险。只是，一定要注意戳口和加压包扎。所谓加压包扎，不是需要很大的压力，能制止分离的皮片下渗血即可，48 小时后即可不再加压。

经验3 腱鞘狭窄手术

腱鞘狭窄又称"扳机指"或"弹响指"，依次常见于拇、中、食、环指的掌侧掌指关节处，是一种比较痛苦又影响功能的疾病。不做重体力劳动的人，很少见此病。即便得了，也常常可以用局部封闭方法迅速治好。常用手做重体力劳动者——特别是妇女，一旦患此病，很难保守治好。下述手术方法并非我的发明，但是，非手外科医生，会这么做的人很少。手术要点是：盲目切开，一刀解决问题。

狭窄部位就在掌侧的掌指关节处，一般可以摸到增厚的腱鞘。局部有明显压痛。局部麻醉效果很好。最好使用不必做过敏试验的利多卡因。因为用量不大，把2%的利多卡因稀释为1%即可。一般也不必使用止血带。用尽量小号的手术刀沿掌侧患指的正中线从掌指关节处直接切到关节，而后上下各切开0.5~0.8cm，但皮肤切口尽量保持在0.5cm以内。这样只缝合一针即可。总之是盲目切开。掌握上述原则可以避免损伤任何重要构造。是否切开准确而且到位，可以从"弹响"表现是否消失准确判断。这样小的锐利损伤，又在血运丰富的地方，几乎没有感染的可能。我做过百例以上，从未失败过。一般10分钟以内完成。

外展拇肌肌腱腱鞘狭窄（或称桡骨茎突炎）也可以盲目切开，注意避免损伤桡动脉、贵要静脉和附近肌腱即可。不过，此处盲目切开，需要非常熟悉局部解剖，不要轻易试作。手术有效地标志是：局部肿大（腱鞘和周围筋膜增厚所致）于术后一个月左右基本上消散。故这里盲目切开不如上几处手术那么立竿见影。但是，只要基本上切开了，效果是可靠的。

经验4 几例手外科手术

侄孙女七八岁时因玩耍青霉素药瓶，破裂的玻璃瓶碴口刺破左掌心近大鱼际竖纹处。当时我在远方，村医为她缝合了皮肤伤口。伤口愈合后，左中指只能伸到半屈位。显然是外伤造成的血肿瘢痕化之后粘连了屈肌腱。当初中指屈肌腱的腱鞘必然被刺破。

手术目的就是分离粘连。切口在大竖纹上，切开后比较容易找到粘连部位。被动地伸直中指，哪里有张力，就是粘连的地方。一般钝分离即可。中指伸直再无障碍，手术即告成功。日后看不出切口瘢痕。侄孙女的手术就是这样做的，半年后即看不出曾经手术。

又，本村一男孩不慎跌倒时，右手恰好按在破裂的酒瓶子向上的碴口上。造成中指屈曲不全。我亲自为他做了手术。最初效果不很好，数月后见到他，功能也完全恢复。

最复杂的一例是侄孙的手外伤残废。

他是不慎把左手伸进轧花机中导致严重外伤。掌侧近腕部皮肤完全缺损，大鱼际皮肤和肌肉失去大半。拇指掌骨部分背侧皮肤也缺损将近一半。拇指掌骨近腕关节处有部分骨缺损。拇指的神曲肌腱完全撕脱。清创是急诊在县医院由别人做的，因为怀疑桡动脉和尺动脉都损伤，还请来省里的手外科专家做了血管吻合。其实，尺动脉没有损伤，血管吻合也失败。住院一个多月，伤口没有完全愈合。出院后又过了一个多月，伤口才完全瘢痕愈合。这时才找我。

此时手功能完全丧失。这种情况求治于手外科专家，至少需要两次住院手术。总花费要在5万元以上。侄子再三请我尽力，只好勉力设法在家手术。

第一步是：在右胸部做好皮管。

第二步是：把皮管的一端与腕部瘢痕的近端缝合。

第三步是：完成皮瓣转移的同时，切除瘢痕并松解粘连的腕管屈肌腱。

这还不算完。因为受伤手指关节完全僵硬。粘连松解和转移皮瓣成功后，还要帮助他恢复功能。但是，拇指的功能不可能完全恢复了——仅可内收。好在四指伸屈基本恢复。不影响做一般劳动。

另一个效果意外好的手外科手术是：四马坊村一位七八岁的小姑娘，拇指几乎完全离断，清创缝合后，不但成活很好，功能也完全无影响。

小姑娘的右大拇指，被大铁门猛力挤断。当日是先母逝世（1989年农历十月十六日）第二天，还没有出殡。我身带重孝，器械也大多收起来了。天气也相当冷。但是，病家再三恳求。我只好尽力。小姑娘的拇指是在掌指关节处离断的。关节完全暴露。只有背侧有约0.5cm宽的皮肤连接着。

我没有助手，就是在那样的条件下做的手术。虽然拆线时知道伤指不会坏死，却没有料到后来的结果。

大约 2004 年，当年的小姑娘已经结婚来看病，说起旧事。看看她的拇指，居然很难看出曾经受伤。功能也完全正常。

经验 5　上睑板和球结膜血管瘤

这是一例波及球结膜和上眼睑的血管瘤，写在这里也许可供某些同行参考。

患者是一位十五六岁的小姑娘，就诊时血管瘤在上眼睑睑沿有两处下垂如绿豆粒大小。球结膜上的血管瘤发展到外上限。上眼睑睑板已经变薄软化，睑板浅层几乎都是血管瘤。这是相当难处理的问题。患者多次到邢台某医院就诊，那里不收她住院。家属和本人都求治迫切。他们只知道我能做手术，不管我是不是眼外科专家，也不管我有无足够的眼科器械。病家再三恳求，只好想办法。

这个手术可以不成功，却不能损伤容貌，更不能损害视力。然而，在这个部位，又是相当难处理的血管瘤，却非常危险。

专家已经束手，办法只能自己想。

拟定的方案分 4 步。

第一步是：为尽快改善容貌，把上眼睑睑沿上下垂的血管瘤烧去。注意！我没有特殊设备，既要烧掉血管瘤又不能烧毁眼睑，要仔细筹思。我的手段很简单——火炉上烧红的细玻璃棒。

第二步是：烧去球结膜上突出的血管瘤。原则和手段如上。

第三步是：从上眼睑近眼眶处盲目缝扎可能有的血管瘤的主要血管。做过整容手术的人会清楚，这样的缝扎如何做。

第四步是：如果盲目缝扎失败，就从眼眉处切口（这样日后不会看到瘢痕）寻找静脉瘤的主要（一般是一根）血管，而后结扎。

所幸，第三步就达到了目的。没有做第四步。

不过，为了避免烧毁正常而且关键的构造和组织，第一、二步都不是一次到位。实际上做了大约 6 次手术。

按：2007 年患者来看心脏病，三米之外看不出眼部曾经手术。

经验 6　婴儿血管瘤

这是比较常见的毛病，大多不严重。很轻的不必手术。如果发生在颜面或比较大，最好及时恰当手术。患儿的父母也大多求治迫切。

我见过发展到很严重的血管瘤。一位是本村村民，他年轻时只是鼻梁上有一块"红记"，中年之后则发展成多处大大小小的蘑菇样突出的血管瘤，还有的有蒂下垂。60 岁之后，从鼻翼旁下垂的血管瘤像个小茄子。还见过一个 20 多岁的小伙子，血管瘤侵袭了几乎一侧背部和腰部深层。两位很有经验的外科主任给他手术，终于没有做下来而草草收场。

出生时，婴儿的血管瘤大都能发现。较大的却很少见。不过，出生后 4 个月之内，血管瘤长得很快。故求治者一般是在出生 3 个月之后。

很轻的我做过数十例，一般只需烧灼掉突出皮肤的鲜红色血管瘤即可。

比较大的就困难一些。

首先是麻醉问题。因为利多卡因会抑制心跳，而在血管瘤上注射它就是直接注入血管。我见过他医做此手术，使用利多卡因局部麻醉导致患儿猝死。

其次是较大的血管瘤，切除之后很难缝合。

我做的一例较大的血管瘤，恰好长在腘窝上。患儿大约 5 个月，血管瘤占据了整个腘窝。突出部分就像一个小圆形面包。此种情况必须手术。

但是有两个难题。

一是局部麻醉要用较大量的利多卡因。如上所说这是很危险的。

二是假如全部切除血管瘤，切口不可能缝合。

怎么办呢？

我的麻醉方法是：使用 0.2% 的利多卡因大约 5ml，其中加副肾素 1 小滴，沿血管瘤外沿环周注射——尽量避免注入血管瘤内。

手术办法是：用烙铁样的器械烧灼血管瘤——为保护正常皮肤，血管瘤周围预先用湿纱布覆盖。

早就有了冷冻和激光设备治疗此类问题，却不比上述办法好。

经验7　儿童腋下血管瘤

患者是本村的一个小姑娘，手术时大约 5 岁。血管瘤恰好在右腋下。大小如普通馒头。腋窝也有血管瘤突出皮肤。家长说不清何时有的瘤子。

由于瘤子外沿达肩胛骨下，内沿达胸大肌下。瘤子周围和深层都是重要构造，必须把手术考虑得复杂一些。

加之，必须全麻，本来是住了院请专家做的。

不料，第一次准备就绪时，患儿少量进食，麻醉师不敢给全麻；次日，第二次准备就绪，却停了电；再次日，第三次准备就绪，专家的家里出现意外变故。于是，家属和院方力促我来做。还好，我仔细考虑过如何做。

这个手术，暴露是关键。瘤子必须暴露好，重要构造也必须暴露好。这样才能避免完整剥离之前的瘤子被切破而很难止血，也才能避免损伤重要构造如腋下的大血管、神经和胸壁等。于是做了 Z 形切口。这样，皮瓣容易向两侧掀开，必要时还可以从四个方向延长切口，进一步暴露。实在做不下来，也不会因为无法止血等而不可收拾。

还好，这个血管瘤相当规则或完整——没有侵入肌肉和胸壁等处，通向瘤子的较大的静脉只有一条。手术之顺利，出乎所有参与和参观者的意料之外。自然也不可能复发。2006 年姑娘出嫁了。

经验8　最简单的包皮过长并狭窄手术

包皮环切是每一位普通外科医生都做过的。此症需要手术，是因为过长的包皮会引起包皮龟头炎。即便炎症不是经常发作，也会引起包皮口进一步狭窄而排尿不畅。患儿小便时，尿线很细，包皮会鼓起来像吹泡泡糖。

当然，最好是做正规的包皮环切术。只是，有的患儿几个月时就会这样。这时，局麻下不可能做包皮环切，全麻又有危险。我就碰到两例这样的情况。

怎么办呢？

其实也很简单。因为狭窄就在包皮口，于是给一点局麻，从包皮口纵向剪开阴茎背侧包皮约 0.5cm 即可。一般出血很少。不止血也没有问题。愿意止血，可以预先准备好烧红的细玻璃棒烫一下。经过这样的手术，日后一般不必再做环切。这样简化的手术，不必全麻。实际上，不给麻醉也没有多大痛苦。

出现了包皮口严重狭窄，最好及时手术。我见过三四个中年人的包皮完全和龟头粘连，无法再手术。有的因此引起了很难处理的尿道问题。

经验9　囊肿切除不必完全切除囊壁

唾液腺、前庭大腺和不太大的阴道内囊肿，不一定或最好不要切除全部囊壁。关于前庭大腺囊肿，教科书上也有此说。我做过多例上述囊肿，都基本上没有切除囊壁。要点就是把切开的囊壁和黏膜切口缝起来，因而形成人造的大瘘口。这样，不但避免了完全切除囊壁的麻烦，还因为这些地方需要囊内的黏液。即便囊肿相当大，也只需切除很多余的部分。实际上，按上述要点造瘘之后，由于不再有张力，囊壁会很快自动缩回。

第七节 五官病

案1 少年耳聋

张某，男，14岁，威县张王目村人，2000年11月6日初诊。

自上年冬天开始，双耳听力不佳。正在上中学，英语辅音听不清，但对面普通会话无困难。今年5月在临清检查发现低频带听力较差。服其西药曾经大发胖，目前基本复原。但听力无改善。饮食、二便、睡眠均可，无其他不适。脉象、舌象大体正常。面色略见萎黄。

从纯中医来看，这几乎是一个无证可辨的病人。只能根据轻度听力不佳试治。参用西法，发现患者双鼓膜轻度内陷，一般这是感冒导致卡它性中耳炎的后遗症。临清给的西药，显然有皮质激素，所以，不但无效，还一度导致肥胖。

处理如下：

川芎10g，附子8g，五味子10g，熟地15g，生山药15g，柴胡5g，黄芪15g，党参10g，枸杞子10g，茯苓10g，三仙各10g，甘草5g。常规水煎，日1付。

金匮肾气丸、补中益气丸各9g日2次。

服上方至11月26日，听力好转。至12月24日，完全恢复。

2001年6月3日：听力又下降，服上方10日恢复。

案2 龙胆泻肝治牙痛

非牙科医生看的牙科病主要是各种原因导致的牙痛。

俗话说：牙痛不是病，痛起来要了命。其实，牙痛当然是病，而且常是很痛苦的病。站在牙科角度看，牙痛更应该充分重视。

笔者不是牙科医生，也偶尔治牙病，更经常拔牙。如残根、残冠、戴假牙前的清除残牙等。从医以来，至少为1千人拔过牙。拔牙前，一般都有牙痛。不过，一般同行不会去拔牙，这里向读者介绍的还是如何以中医为主治疗牙痛。

1988年初夏，村民赵某之妻牙痛满地打滚，察其牙龈肿胀不很严重，舌苔略黄。于是给龙胆泻肝丸口服。数日后，见赵某，他说：那药真管事儿，她服药后会儿不大，疼痛完全停止，2 小时后即照常下地劳动，至今未犯。

看来治牙痛不必拘于胃火、肝火、心火之说，凡实火用泻火药（必要时寒下）即可。从此我不但多用龙胆泻肝治牙痛，其他实火也常用龙胆泻肝丸，因为此药服用比较方便。

就组方看，黄连上清丸泻火力更强，但该药是大蜜丸。不但比较难服用，其药力也因蜜丸而减。

或曰：龙胆泻肝丸中的关木通可以损害肾功能，需慎用。

答：近来之泻肝丸已不含此药，不必担心。

案3　生石膏治牙疼

本村村民赵某，60 岁，2006 年左上齿龈肿胀疼痛 2 月余颇碍咀嚼。服用西药数次无效。问我有无好办法。我给他生石膏细粉 30g，大黄苏打片 10 片，嘱其分两次服下。结果服药一次大好，服完即愈。

案4　角膜溃疡

李某，女，威县油坊村人，2005 年 7 月 25 日初诊。

近四五年来，反复发作左眼角膜炎。已经记不清发作次数。每感冒或"上火"即易发作。此次发作 20 余日，看眼科数次，无效。患者发育营养可，脉舌象无大异常。发作间隙视力正常。查左眼结膜严重充血，溃疡在左眼角膜左上限。中心呈滤泡样。瞳孔散大。

按：为了预防虹膜与角膜粘连，西医治角膜溃疡、虹膜睫状体炎常规使用散瞳剂。处理如下：

①停用西药。

②菊花 15g，丹皮 10g，白芍 15g，连翘 10g，黄柏 10g，茯苓 10g，茵陈 10g，红花 5g，陈皮 10g，三仙各 10g，生甘草 5g。常规水煎，日 1 付。

③龙胆泻肝丸 6g 日 2 次。

④补中益气丸 6g 日 2 次。

⑤左眼热敷，每天 3~5 次，每次不少于 20 分钟。

7 月 30 日再诊：病情大好，结膜充血基本消退。瞳孔接近正常。一般情况好。处理如前。

8 月 5 日 3 诊：自觉症状消失，左眼视力正常。继续处理如前 5 日停药。

2006 年 6 月 14 日 4 诊：约 10 日前感冒，至今仍有咳嗽。其间曾经肌内注射、服西药，药名不详。热退后，于4日前左眼外眦出现不严重的溃疡。

患者一般情况可，脉滑而有热象。查结膜无充血，角膜等正常。仍守2005年方。

按：由于患者每在感冒发烧使用西药后发生此病，故不能排除药物的不良反应。嘱咐日后感冒不再用西药。

案5 反复扁桃体炎

王某，男，28岁，交警，2001年9月22日初诊。

扁桃体炎反复发作数年，此次发作近2月。输液用青霉素、清开灵，口服阿莫西林无效甚或加重。体丰，神可。脉舌象大致正常。扁桃体肿大充血。

处理如下：

连翘15g，桔梗8g，牛蒡子10g，生石膏粉10g，黄芩8g，当归5g，白芍10g，川芎7g，茯苓12g，半夏8g，陈皮10g，三仙各10g，生甘草6g。常规水煎，日1付。

9月30日再诊：咽部疼痛消失，略感不适。脉滑有力。守前方。

案6 慢性鼻炎中西医结合治法

比较多见而且需要恰当治疗的是慢性肥厚性鼻炎。如果已有滴鼻净依赖——夜间不用滴鼻净影响睡眠，则应积极治疗。

我处理此证也是中西医结合。

中医方面，因为此证患者大多是气虚体质，都给他们服用补中益气丸，有时也同时按补中益气法用煎剂一周左右。

西医处理是用50%的葡萄糖做鼻胛封闭。其原理是：使充血肥大的鼻胛机化变小。1990年之前，我基本上是按耳鼻喉科常规做的。即先用含有半滴副肾素的1%利多卡因0.5ml麻醉鼻胛，而后一侧注射纯酒精0.2ml。后来，不再用酒精而代以50%的葡萄糖0.5ml。也可以用2%利多卡因和等量的滴鼻净混合表面麻醉，同时收缩鼻胛。这样就避免了极小量的副肾素注入鼻胛，也会出现的心悸（鼻胛注射几乎等于静脉注射，必然因注入副肾素而心跳加速且有力）。

如此处理，简便、经济、快速，而且几乎100%的有效。只是要求熟练掌握额带镜和鼻腔镜操作。

案7 内耳眩晕

郑某，女，64岁，威县井胡寨村人，2007年3月10日初诊。

患者自幼耳聋，左耳略好，对面谈话需声音很大。从未生育，自30多岁即多病，以头晕为主，长年服药。发现高血压5年多，一直坚持服药。前年春天曾因双下肢突然瘫软，住院4天检查无异常。上年10月夜间睡醒时突发"心脏病"，表现为严重无力，不能坐起并手足颤抖。急诊住县医院检查无异常。但出院后仍然经常发作。饮食、二便、睡眠均好。最近做两次心电图可疑侧下壁心肌缺血。体形中等，神可。脉洪滑有力，舌可。血压140/80mmHg。处理如下：

川芎10g，怀牛膝15g，五味子10g，山萸肉10g，茯苓10g，钩藤15g，黄芪15g，当归10g，白芍15g，茵陈10g，菊花10g，丹皮10g，香附8g，三仙各10g，生甘草4g。常规水煎，日1付。

龙胆泻肝丸3克日2次；逍遥丸6g日2次。

3月18日再诊："心脏病"再未发作。脉象仍见洪滑。血压120/80mmHg。守前方巩固。

6月5日再诊：近日头晕、耳聋加重。夜间需服西必灵方可睡。脉洪滑，舌红。血压120/80mmHg。仍守上方。

6月10日再诊：服上方一次再未头晕，听力亦较前好。脉略见洪大。血压130/80mmHg。守前方。

按：患者的"心脏病"应是较轻的歇斯底里。盖她虽然耳聋，却性情暴躁，发病前对养女不满意。头晕应该与内耳有关，故头晕好转听力亦好转。况且她的头晕和耳聋一样已有数十年。

案8 中耳积液

王某，男，30岁，2002年5月20日初诊。

感冒后发生右侧中耳积液、头晕目眩、听力不佳月余。曾输液4日。又曾经在县医院五官科就诊，穿刺抽液2次并同时服中药效不佳。食欲不佳，乏力，二便、睡眠可。近10日无发烧。检查外耳正常，鼓膜不见膨隆，但混浊。体形中等，面色萎黄。脉滑弱，舌淡嫩。处理如下：

党参10g，黄芪15g，川芎8g，当归10g，白芍15g，陈皮10g，茯苓10g，半夏8g，桂枝20g，柴胡5g，熟地15g，三仙各10g，生甘草5g，生姜20g。常规水煎，日1付。

补中益气丸9g日3次

5月23日再诊：诸症悉减。守前方。

如上处理两周，大体复原。

按：慢性炎症大多属虚，和其他地方的渗出一样，中耳渗出长期很稀薄且不能消退，就是正气不足。上方就是补气血、升清阳。

第八节　神经性咽炎

【概说】

在笔者的经验中，90%以上的慢性咽炎是精神或心理原因所致。故最好诊断为神经性咽炎。中医称之为梅核气。《金匮要略》中，就有厚朴四物汤治此病。此病的典型表现为：咽部异物感、紧缩感、恶心、干呕、不严重的疼痛，或伴有噫气和胸部满闷。

生气、紧张、害怕、忧愁思虑都可以导致此证，而且只要不良精神刺激比较严重，时间比较长，任何人都可以出现此症。咽部望诊可见多数充血不很严重的滤泡样小结节，也可以没有明显异常。

西医诊断为神经性咽炎，就是知道此证不是感染所致。但是，还是有不少人治以抗生素等。

我治此证，常用逍遥散和厚朴四物汤合剂再随症加减。一般同时使用西药镇静剂。如果睡眠不佳较重，安定之外再加奋乃静。长期咽部不适，患者大多恐惧——担心患食道癌，尽管完全是两回事。故即便最初的精神刺激不再存在，患者又增加了恐惧心理，故解释和安慰的同时，最好使用温和的镇定药。这样大多迅速缓解，有利于患者心态恢复。

【验案】

案1　顽固神经性咽炎

宋某，女，64岁，威县方家营村人，2006年3月21日初诊。

反复发作咽部不适、嗓子疼四五年，近8个月来加重。病初按慢性咽炎割治曾经有效，自前年始割治无效。近8个月来，曾经就诊于县、市、省三级医院，CT就作过3次。服用中西药物不计其数，均无疗效。近来除咽部不适外，又多噫气（打嗝）并胃部不适，不饥，不欲食。正在服用治胃的药物。一般情况尚可，脉象略见洪滑有力。舌干红有裂纹。血压 120/80mmHg。自称有生气因素。咽部充血不明显。处理如下：

柴胡 8g，当归 10g，白芍 15g，白术 5g，茯苓 10g，甘草 5g，薄荷 3g，桔梗 8g，半夏 10g，川朴 6g，枳实 6g，丹皮 8g，三仙各 10g，川芎 10g，怀牛膝 10g。常规水煎，日 1 付。

安定片 0.5mg 每晚服。

3 月 26 日再诊：自称病大减。再无胃部不适，食欲改善。仅偶有小咽疼。

患者继续就诊 4 次。其实，再诊之后，自觉症状即完全消失。但患者深恐有大病，故愿意继续服药。就诊时每婉转问其家庭情况，盖患者 4 年前丧夫，子女多有不能令其满意之处。病即因此而起。于是给以解释和安慰。

案 2　典型神经性咽炎

贾某，女，29 岁，威县姜七里村人，2003 年 10 月 26 日初诊。

自 4 月初开始咽部不适、痛痒至今不愈。曾经在邢台眼科医院、市人民医院诊治无效。近 10 日睡眠不佳，又在县医院多次检查无异常，服药无效。多困但睡不着。食少，月经、二便可。一般情况可，脉滑弱，尺脉尤弱。咽部略见充血。舌淡，苔略厚。处理如下：

陈皮 10g，茯苓 10g，川朴 6g，半夏 8g，当归 10g，白芍 10g，川芎 8g，五味子 6g，党参 10g，三仙各 10g，生甘草 5g。常规水煎，日 1 付。

香砂养胃丸 6g 日 2 次；人参归脾丸 9g 日 2 次。

谷维素片 30mg，刺五加 3 片日 3 次。

11 月 1 日再诊：病大减，仍感两颌下小憋胀。偶有小头痛。大便略稀。守前方巩固。

按：对此类患者，一定要告知，不要怀疑有严重问题。必要时要详细解释。

案 3　慢性咽炎伴 I 期高血压

李某，男，47 岁，威县四马坊村人，2005 年 5 月 7 日初诊。

慢性咽炎反复发作四五年，近 3 个月来持续不好。自觉咽部憋胀、异物感，常欲干呕，下午加重。无吞咽障碍。饮食、睡眠、二便均可。久服西药无效。患者高大肥胖，面色晦暗。脉象弦滑，舌苔灰黑而厚。咽部充血。血压 140/90mmHg。

处理如下：

柴胡 5g，当归 10g，白芍 15g，川芎 10g，怀牛膝 15g，五味子 10g，半夏 10g，川朴 10g，陈皮 10g，枳实 6g，桔梗 8g，连翘 10g，黄芩 6g，龙胆草 5g，茯苓 10g，三仙各 10g，甘草 4g，龙骨粉 10g。常规水煎，日 1 付。

龙胆泻肝丸 6g 日 3 次。

连续三诊，效果不满意。血压一度达到 160/90mmHg。看来，初诊时虽然是临界高血压，也应该同时服用西药。故自 5 月 17 日开始，加用复方降压片 1 片日 2 次。6 月 22 日，又加服心痛定 10mg 日 3 次。血压仍维持在 140/90mmHg 左右，但咽部症状基本消失。

按：患者是彪形大汉，却性情忧郁。初诊时即询问有无恶性精神刺激，患者和家属都说没有实质性问题，但还是常常郁郁寡欢。好在患者的妻子相当明白而贤淑，不但催促坚持治疗约 40 天，还能配合做患者的思想工作。

案 4 神经性咽炎

单某，女，51 岁，威县方家营村人，2006 年 5 月 20 日初诊。

咽痒多干咳 2 年，病初因着急。此后稍紧张即重。曾经在邢台眼科医院诊为慢性咽炎，久用中西药物无效。一般情况可，脉略见沉弦，舌可。处理如下：

陈皮 10g，茯苓 10g，半夏 8g，桔梗 8g，川朴 10g，枳实 5g，五味子 8g，柴胡 5g，当归 10g，白芍 15g，白术 5g，川芎 8g，附子 8g，三仙各 10g，生甘草 5g。常规水煎，日 1 付。

金匮肾气丸 9g 日 3 次；补中益气丸 9g 日 3 次。

5 月 16 日再诊：自觉大好，偶有口干。脉象大体正常。上方加逍遥丸 6g 日 2 次。

按：初诊脉有虚象，故成药以补气为主。

案 5 顽固神经性咽炎

赵某，女，40 岁，住威县城内，2004 年 7 月 18 日初诊。

咽部异物感五六年，经常服用阿莫西林等效不佳。上年服中药后一度大好，但未完全缓解且有时加重。自称有时咽部有溃疡，舌头多裂、多痛。饮食、睡眠可。常乏力，腰部沉重不灵活。常便秘。无吞咽障碍。患者为售货员，说话多。但自觉说话费力。又双手好蜕皮。体形中等，神可。目前咽部无充血、无溃疡。双手脱皮严重。舌淡嫩，苔白厚。脉滑弱。血压 80/60mmHg。处理如下：

柴胡 5g，当归 10g，白芍 12g，茯苓 10g，薄荷 4g，生甘草 4g，香附 6g，全瓜蒌 12g，半夏 8g，川朴 6g，川芎 6g，党参 10g，黄芪 10g，五味子 8g，三仙各 10g。常规水煎，日 1 付。

逍遥丸 6g 日 2 次；人参归脾丸 9g 日 2 次。

刺五加片 3 片日 3 次。

7 月 24 日再诊：精神、体力较前大好。舌痛大好。双手蜕皮已好。说话费力好转。咽部似有阵痛。腰部仍不灵活。查咽部无异常。尺脉仍弱，寸关正常。血压 85/55mmHg。守前方。

此后又就诊 4 次，病情一直见好。

8 月 18 日：自觉咽部不再干涩，异物感很轻。大便正常。不再乏力，腰部已灵活。脉见充实，但稍沉。血压 116/80mmHg。患者满意。

按：患者初诊时所见最明显的异常是血压太低且脉压太小，自西医看也有明显的气血不足。患者的自觉和他觉症状，都可以用气虚并气郁解释。随着症状基本消失，血压也接近正常。

第九节 中药促进骨折愈合

【概说】

中西医结合治疗骨折，是 20 多年前的重要成果。其要点是小夹板外固定。据笔者的经验，中药促进骨折愈合更应该发扬。

目前我国西医方面最常见的偏差是：太过积极地为单纯骨折做钢板内固定。比如，股骨干单纯骨折原则上不宜内固定。适当的牵引和外固定是最简便、经济，也最可靠的疗法。30 多年前，陈中伟大夫就推广这样的家庭病床。可惜，近年来，骨科医生凡见长骨骨干骨折必欲内固定而后快。见短骨骨折，也极力动员病人接受手术。究其实际，不过是出于创收。这实在是西医界的耻辱。

如果说教学医院做这样的内固定——为了向学生示范——情有可原的

话，其他医院"积极地"做这样的内固定都是不可原谅的。短骨单纯骨折做钢板内固定，尤其不可理解。

手术内固定必然不利于骨折愈合。道理很简单：创伤之后，再加上手术创伤和异物，于是，创伤打击、手术打击，加之术后患者更加不便活动，骨折更难愈合。

顺便说明，多数读者可能不清楚中医治疗骨伤初起的原则：通腑气并活血化瘀——止痛在其中。

此后，才是补气血、续骨辅以活血化瘀。

为什么骨伤初起要通腑气并活血化瘀呢？

因为突然较重受伤不得不卧床，于是气血郁滞的同时还常见腑气不通。

以下是两例验案。

【验案】

案1　股骨干骨折内固定8个月不愈合

司某，男，28岁，住威县城内，2000年5月24日初诊。

8个月前因车祸致右股骨中段单纯骨折，当即内固定，至今未完全愈合。最后一次检查为两周前在北京积水潭医院照片。仍需拄杖慢行，且跛行。无假关节。髋、膝关节功能尚好。一般情况可。脉沉弦。舌胖多齿痕。嘱其坚持伤肢不负重锻炼和按摩。其余处理如下：

党参15g，黄芪20g，当归10g，白芍20g，川芎10g，熟地20g，元胡粉4g，丹参10g，红花5g，五味子10g，陈皮15g，白术10g，茯苓10g，杜仲10g，续断10g，补骨脂15g，三仙各10g，生甘草5g。常规水煎，日1付。

补中益气丸9g日3次。

金匮肾气丸9g日3次。

5月28日再诊：脉舌象接近正常，守前方。

6月6日三诊：步行状态明显进步。脉舌象大好。血压110/70mmHg。守前方。

8月15日四诊：离杖步行仍不适。昨天照片示：钢板一端部分脱位。骨折处基本愈合。脉舌象可。守前方。

此后患者没有再诊，2007年8月21日陪同下案就诊，称四诊后病情大好。不久完全康复。

案2 骨折内固定7个月不愈合

张某，男，43岁，威县白果树村人，2007年8月21日初诊。

7个月前，因车祸致右股骨颈和股骨干单纯骨折，当时即做了内固定，至今骨折不愈合。经上案介绍就诊。近来伤肢仍不可着力，仅可勉强扶杖走几步。髋、膝关节功能可。长期嗜烟酒。一般情况可。饮食、二便、睡眠可。脉弱，舌可。嘱其立即戒酒，最好同时戒烟，坚持伤肢不负重锻炼和按摩。其余处理如下：

当归10g，白芍15g，川芎10g，熟地20g，红花5g，党参10g，黄芪15g，白术5g，苍术5g，附子8g，肉苁蓉15g，补骨脂15g，杜仲15g，续断15g，陈皮15g，茯苓10g、生甘草4g。常规水煎，日1付。

金匮肾气丸9g日3次

补中益气丸9g日3次

8月26日再诊：一般情况好。脉象有力，舌可。血压120/90mmHg。步行状态略见改善。守上方。

继续如上处理30天，患者步态接近正常，自觉无大不适，照片显示骨折基本愈合。

第十五章　顽固皮肤病

【概说】

谚云：内科不治喘，外科不治癣，治喘治癣不露脸。

喘者，顽固呼吸困难；癣者，顽固皮肤病。

近年来出现了许多说大话的治癣和治喘的广告。其中大半敢说包治或者自称划时代的革命性成果，上述谚语似乎过时了。

关于治喘，请看呼吸系统疾病的老慢支，和循环系统疾病的慢性心衰的拙见和拙案。这里只说治癣。

治癣的广告是怎么回事呢？

刚刚看到一则整版的广告，是国家中医最高学府的"成果"，连《人民日报》这样权威的媒体都整版刊登了。通栏标题是：

中国 XX 研究院皮肤病研究获重大突破

正文说：银屑病（牛皮癣）、白癜风、神经性皮炎、慢性湿疹、鱼鳞病、顽固性皮肤瘙痒——实质上是一种免疫介导疾病，关键在于粘合素缺损。……已经研制出靶向补充"皮肤粘合素"的×××胶囊。……这是一项革命成果。

这个广告没有说"包治"，也没有说有效率100%，甚至没有说有效率是多少，比某些不太权威的机构的广告留有更多的余地。

不过，这则广告实在四不像。理论方面没有一个字涉及中医，更不要说中西医结合，药物却是纯中药。

我完全不相信上述顽症都是所谓粘合素缺损所致。即便那是关键病理环节，从它入手也是治标不治本。

总之，这个广告虽然漏洞百出，比那些更敢说大话的还是好一些。

我碰到一些在广告专家那里治不好的癣，见下面的验案。从中不难看出，为什么所谓特效药物不可能包治哪怕一种顽固的皮肤病。

列举验案前，先点出拙见要点：①中医治癣还是要辨证论治；②顽固皮肤病的病因是复杂的，其中相当一部分有情志、心理、遗传或行为因素，不是只靠药物能够解决的，更不是只治皮肤就能治好。

第一节　皮肤真菌感染

案1　顽固体癣和股癣

赵某，男，52岁，威县白伏村人，2001年2月2日初诊。

腰部周围和两股内侧体癣并股癣反复发作一年多。在邢台多处专家、专科处治疗一年，中西药物几乎从未停用，或偶好，但不久即犯。自称除痒感外无大不适。一般情况可。目前皮肤病变以骶部为重，腰周围和两股内呈大片色素沉着。脉象洪滑有力，舌多裂纹而苔剥。血压150/90mmHg。

西医辨病：第一期高血压、体癣并股癣

该病的西医诊断不需要任何高新仪器检查。诊断高血压的仪器就靠血压计，也只能靠血压计。CT、磁共振、彩超以及一切复杂的生化检验都不可能诊断高血压。体癣和股癣是一眼就能诊断的——虽然可以做细菌培养，却不必要。

中医辨证：肝胆郁怒化火致皮肤失养。

关于中医辨证需要补充病史。

患者与我是本村同乡而且年纪差不多，按说互相了解。实则不然。我知道他没有明显的高血压遗传倾向，又是一个内向、勤恳、谨慎的人。见其脉象、舌象如上，立即想到应该有精神或心理致病因素。问之，果然。

他原在本县最大的"国营"建筑公司工作，是技术骨干，也是管理骨干。勤勤恳恳地工作了20多年。前年公司破产了，又被拖欠8个月的工资未发，他很想不通，又无处说理，郁怒难解。

这一心理因素是我此前不了解的。

那些广告皮肤病专家，根本不会想到这种因素。他们也从来没有发现患者的高血压。

处理原则：停用一切外用药；治疗高血压以西药为主；中药用清火、解郁、活血、补血之方。处方如下：

①龙胆草8g，连翘20g，黄柏15g，川芎10g，牛膝15g，柴胡6g，白芍15g，当归10g，熟地15g，茯苓15g，甘草6g，苍术6g，黄芪15g，三仙各10g。常规水煎，日1付。

②龙胆泻肝丸6g日2次。

③复方利血平1片日3次；脉通丸1粒日3次。

此后，中药煎剂或略有加减，但清火、解郁之大法不变。共服72付。

服至12付即明显好转，至45付，血压正常，皮肤病变消失，脉象正常，至2007年未犯。

案2 手足癣感染久治不愈

1998年二嫂57岁时于仲春患双足癣合并感染。曾经使用过各种抗真菌、抗感染的外用药膏、洗剂——包括当时宣传最力的"一洗光"等。或偶有小效，不久加重。后来发展至双手。合并感染不很严重——没有大面积糜烂。但是，双足病变过踝，双手过腕，掌背侧均不见正常皮肤，以至于不能做家务，生活也不能完全自理。于是举家恐慌，没有征求我的意见就去邢台和本县多处皮肤专科求治，结果不但无效，且日渐加重。又求我治。这时已经是仲夏，是对手足癣最不利的季节。

治疗之前，我要求她必须戒烟并停止打麻将——这是为什么她开始不找我治。因为我知道她的身体底子很好，但是，经常一天抽两包烟，打麻将6~8小时。早已告诉她这是重要病因，必须戒除。然而，一旦病情稍轻，还是戴着手套打麻将。抽烟虽然减少，但没有戒绝。因此身体抵抗力低下，足癣扩散并感染。

她的不太严重的高血压，也和不良行为有关。嘱咐她要坚持服药控制血压。

在此指出，对国人来说，麻将是传染病菌的"最佳"或"最重要"的媒介之一。

此外，我要求把院子里过多的大梧桐树砍去——因为树木多而高大，居室内几乎没有阳光。

上述致病原因，外地"专家"是不会想到的，他们也不会问及这些情况。而不解决这些问题，这个病就不可能好。

治疗方面停止使用一切西药或外用药，只服中药煎剂。处方如下：

党参 10g，黄芪 10g，当归 10g，白芍 15g，川芎 10g，牛膝 15g，熟地 15g，连翘 10g，黄柏 10g，苍术 6g，茯苓 10g，三仙 10g，陈皮 10g，甘草 5g。常规水煎，日1付。

不难看出，这是一个补气血、除湿气的方子。

上方服用一周，病情明显好转。但是，完全好转共服药将近 200 付。其中有用药方便的一面——用我的药自然是免费并且送药上门。后来我出国了，由门人送药上门。所以，病变完全消失之后她又服用了 3 个月。结果不但皮肤病好了，她的高血压也完全缓解一年多。此后，高血压偶有小反复，手足癣则至 2007 年未复发。

案3　手足真菌感染

孔某，女，20 岁，威县时家庄人，2000 年 5 月 27 日初诊。

患者在外地城市读书、打工期间患手足真菌感染。已经在省市首府治疗将近一年，偶有暂效，不久复发。曾做过细菌培养为真菌感染。已经花费近万元。

肉眼观察患者的手足病变很轻，只有散在微小蜕皮。但患者自觉如有虫爬，尤以手指掌侧为重。脉象略见弦滑，舌质稍暗，苔略厚。

患者回家前在一家纺织厂打工，有接触刺激、污染物质的因素。但是，回家已经两三个月，病情不见好转。所以，这样的脉证很令人疑惑。再三询问有无精神刺激，患者否认。疏方如下：

党参 10g，柴胡 6g，当归 10g，白芍 15g，川芎 10g，生地 15g，连翘 10g，黄柏 10g，苍术 6g，茯苓 10g，三仙 10g，陈皮 10g，甘草 5g。常规水煎，日1付。

逍遥丸 6g 日 2 次；补中益气丸 9g 日 2 次。

煎剂即有逍遥散意且同时使用逍遥丸，是考虑到患者虽然否认精神刺激，但久病不愈就是相当大的压力。

服用上方 15 天，症状明显改善。但是，她还是坚持服用上方（偶有不重要的加减）3 个月，症状才完全消失。

皮肤病变很轻却如此费事，可见不能把顽固的皮肤病只看作局部问题。全身状况调理不好，这样的皮肤病就不可能痊愈。

2002 年 8 月 23 日就诊：患者已经结婚生子，旧病复发。这次双脚有典型的足癣合并感染表现，证实上次诊断无误。又服用略同上方 20 余付痊愈，至 2007 年未复发。

案 4　手足真菌感染

本村村民赵某之次女，20 岁，未婚，2005 年 4 月 3 日初诊。

双手皲裂瘙痒 2 月不愈。皮损以左手小鱼际、右手大鱼际及拇指掌侧干裂为主，有少数疱疹和痂皮。一般情况好。脉舌象无明显异常。

患者称 4 年前曾有类似皮肤病变，服用我给她的中成药等痊愈。我已经忘记了。遂按此前治此证的习惯开成药如下：

补中益气丸 9g 日 3 次。

鱼肝油丸 1 粒日 3 次；维生素 C 片 0.2g 日 3 次。

服上方两周，痊愈。

案 5　高心病心衰伴灰指甲

朱某，女，60 岁，威县王世公村人，2001 年 9 月 12 日初诊。

有高血压十余年，小便频数偶伴尿痛数年。近来乏力、多困，稍动即喘，又有全身游走痛并双手十指灰指甲。饮食、二便、睡眠可。脉有冲击之象，重按有力，舌象可，血压 180/100mmHg。正在服用降压西药。双足水肿。

诊为三期高血压，高心病心衰，灰指甲。处方如下：

川芎 10g，牛膝 15g，红花 5g，白芍 15g，当归 10g，熟地 12g，黄柏 12g，生山药 15g，五味子 10g，黄芪 20g，丹参 10g，丹皮 10g，茯苓 15g，甘草 5g。常规水煎，日 1 付。

金匮肾气丸 9g 日 3 次。

PPA 片 0.5g 日 3 次。

降压药继续服用。

服用上方至 10 月 21 日，灰指甲明显好转。根部长出正常指甲。

上方并无治疗灰指甲之意，但灰指甲很快好转。

笔者以为，此案的灰指甲无论如何进行局部治疗，都不会有满意疗效。全身调整不当，不但灰指甲不会好，其他症状还会加重。

第二节 皮肤病毒感染

案 1   严重多发寻常疣（660）
案 2   多发巨大寻常疣（660）

案 1   严重多发寻常疣

这是在英国时的一次经验。患者是一位 14 岁的男孩，1999 年深秋就诊。

近半年出现大小不等的寻常疣近百个——大的有小手指尖那么大，还在继续增加。分布在面部、颈部、上肢和肩背部，尤以面部位为多。患者和家属都很焦急。

英国实行全民公费医疗，但是，西医久治无效。他的英国保健医生建议他看中医。疗效如何关系到中医在英国的声望，虽然不是有碍生命的疾病，却要尽全力治疗。

然而，患者发育营养等一般情况无异常，脉象、舌象大体正常，又无其他明显不适，无法辨证论治。真是遇到了难题。

西医治疗数目很少又不在面部的寻常疣，多用刮除法。该患者疣子太多，特别是面部较多，不宜手术。中医也有外治法，这么多也不方便。在国内时，可用板蓝根注射液等，多数效果很好。英国不允许中医使用注射药，也不允许使用任何西药，于是勉力疏方如下：

板蓝根 30g，苦参 10g，金银花 10g，连翘 15g，丹皮 10g，红花 5g，三棱 5g，文术 5g，甘草 5g。常规水煎，日 1 付。

这是苦寒清热、活血化瘀的方子，肯定很难下咽。疗效如何，自己也没有多大把握。难为那位英国少年坚持服了一周，疗效居然很好。这时多数疣子萎缩，部分脱落。继续服用一周即全部脱落。病家很高兴，对中医的神奇疗效更是赞不绝口。

但是，希望读者不要照搬上方。多数情况下，中医还是要辨证论治。

请看下面这个病案。

案 2   多发巨大寻常疣

患者是一个患遗传性肌萎缩的 5 岁男孩。已经在省会某广告做得很厉害的专门治疗肌萎缩的医院里多次诊治，病情日趋严重。所以，找我来是看肌萎缩的。但是，患儿的双手和上肢有十多个很大的寻常疣，有的像他的拇指那么大。由于全身肌肉萎缩，患儿看起来很瘦弱。脉象细弱，舌瘦苔少。我没有什么专治肌萎缩的秘方，只觉得按其脉证应该使用补气血、生肌肉、健脾肾的方法。于是疏方如下：

黄芪 20g，党参 10g，当归 10g，白芍 10g，熟地 15g，川芎 5g，茯苓 10g，白术 8g，生山药 20g，五味子 10g，甘草 5g。常规水煎，日 1 付。

服上方 10 剂之后，肌萎缩没有继续恶化，似乎略有好转。但是，疣子明显萎缩。接着又服 10 剂，寻常疣基本脱落干净。

这个患者显然不宜像上一例那样，使用大苦寒并活血化瘀的治法。

第三节　银屑病

【概说】

此病中医又称牛皮癣。此病有的很容易治，但是，多数比较顽固，相当一部分非常顽固。关于它的病因，西医有多种说法，各有部分道理。

比如，此病有比较明显的家族倾向，提示它有遗传或体质因素；多数病人夏天轻，冬天重，提示它有气候因素；免疫抑制剂有效，提示它有免疫因素等等。

但是，恶性精神或心理刺激，往往是诱发此病的重要因素。乡人或称此病为"气毒"。这里的"气"，指各种恶性精神刺激，群众通称为"生气"或"着气儿"。即便发病前没有明显"生气"，病后长期不愈——特别是青年患者——本身就是严重的恶性精神刺激。所以，此病大多难治，而且不能单靠药物防治。

下面举几例。

【验案举例】

案1　银屑病轻症

本村村民某，女，1976年发病时31岁。皮损为寻常型点滴样——散在红色丘疹顶着欲脱的白皮，主要分布在上半身。患者家庭条件很不好，不可能做复杂或昂贵的治疗。当时地塞米松8分钱1片（1mg），算是很贵了。她只用了30片（每天3片，共用10天），就好了。至2007年没有复发。

案2　银屑病轻症

患者是案1的儿子，1979年8岁时发病，表现大致和母亲相同。那时我在北京读研究生，其父特意请人写信问上次给他母亲用的什么药。结果，买了一瓶地塞米松没吃完就好了，而且至2007年没有复发。

按：以上两案提示此病有遗传倾向，但是，生活条件很不好也可能是原因之一。

案3　严重精神打击后银屑病重症

张王目村民某，女，1988年就诊时大约55岁。发病前2年多，家庭失和、不幸，先后丧子、丧媳，十分郁闷而且悲痛，皮肤病变非常严重。除寻常型表现外，耳郭、眼睑、口唇、舌头呈脱皮溃烂样。特别是双手和双足病变严重。初诊时，几乎呈连带指趾甲一起的手套和袜套样全手足皮肤脱落溃烂。

由于其丧子主要因为没有遵照我的嘱咐治疗，而且后果一如我预先所说，这次特别相信我——她也没有更好的选择。口舌溃烂，很难进食，加之长期悲痛失眠，患者一般情况很不好。脉象沉细弦数。前半截舌头溃烂。中西医结合治疗如下：

①西医支持输液，给足能量的同时也给足钾和维生素B、维生素C、维生素K等。

②适量使用地塞米松——开始每天9mg，随着病情好转，逐渐减量。

③中药煎剂如下：

柴胡8g，当归15g，白芍15g，白术10g，茯苓15g，党参10g，黄芪20g，熟地20g，生地20g，川芎6g，沙参10g，麦冬15g，五味子15g，枸杞子15g，山萸肉15g，甘草10g。常规水煎，日1付。

一周后，口舌溃烂好转，可以进食，停止输液。维生素改为口服，地塞米松减至每天3mg口服并继续减量。中药煎剂基本上没有改动，共服用

30 多剂，皮肤病变完全好转，脱落的指趾甲也再生基本完好，至 2004 年没有复发。

案4 顽固头顶银屑病

王某，女，17 岁，威县程志庄人，2004 年 4 月 24 日初诊。

大约半年前，头顶出现二三小块脓痂样皮肤病变，但不痛不痒，痂下亦无脓血渗出，故未在意。但皮损逐渐增大，约 2 月前连成略大于手掌的一片。于是多方求治，并购买多种治头屑的洗剂或外用药。周围头发即将不能覆盖皮痂，患者和家长十分焦急。

头顶皮损呈黄绿色脓痂样，干燥，不平滑，厚度不匀，在 1~8mm 之间。皮损部的头发散在脱落，边沿继续扩张，表现为一线红色皮肤上的白色脱屑。虽然没有其他典型皮损，还是应该按银屑病治疗。

患者发育、营养良好，但表情忧郁、欲哭。脉象、舌象均无异常，除头皮紧束感外，无特殊不适。处理如下：

党参 10g，黄芪 10g，桂枝 20g，当归 10g，白芍 10g，川芎 10g，甘草 10g，生地 15g，熟地 15g，怀牛膝 15g，红花 5g，丹皮 10g，茯苓 10g，陈皮 10g。常规水煎，日 1 付。

逍遥丸 6g 日 3 次；金匮肾气丸 9g 日 3 次；补中益气丸 9g 日 3 次。

地塞米松 0.75mg 日 3 次。

如此治疗一周后，皮痂变薄。2 周后缩小近一半。5 周后，头皮基本恢复正常，但病变部位头发脱落约三分之一，因而稀疏。病家对这样的结果很满意。

在上述治疗过程中，地塞米松用量始终没有超过每天 3mg。明显好转后，即减为每天 1mg。尽管如此，仍可看出患者发胖。

此病的心理治疗也很重要。尽管不是十分把握，第一次就诊时还是说保证治好，这样就解除了她的精神负担。

案5 寻常型银屑病

胡某，女，16 岁，威县程志庄人，2003 年 1 月 7 日初诊。

头皮和四肢散在银屑病 4 年，加重 3 个月。曾经多方治疗，或偶有小效，不久加重。皮损冬天重，夏天轻，但头皮病变顽固，春天尤重。皮损呈寻常型进行期。多数为点滴样，少数为小斑块样——接近圆形的红色皮损上覆白色鳞甲样表皮增生或脱屑。发育营养等一般情况好，脉象、舌象大体正常。处理如下：

白芍 15g，丹参 10g，丹皮 6g，当归 10g，三仙各 10g，茯苓 10g，生地 10g，熟地 10g，陈皮 10g，甘草 5g，党参 10g，川朴 5g，防风 6g，五味子 10g。常规水煎，日 1 付。

逍遥丸 9g 日 2 次；地塞米松片 0.75mg 日 2 次；复合维生素 B 片 3 片 日 3 次；维生素 C 片 0.1g 日 3 次。

服上方后病情不断减轻，至 2 月 14 日皮肤病变完全消退。

停药至 3 月 7 日，病情反复。以头皮病变为主。改方如下。

地塞米松片 0.75mg 日 2 次。

逍遥丸 9g 日 3 次；龙胆泻肝丸 6g 日 2 次。

地肤子 10g，苦参 10g，白芍 15g，丹参 10g，丹皮 10g，生地 15g，黄柏 10g，连翘 10g，菊花 10g，茯苓 10g，龙骨粉 10g，甘草 5g。常规水煎，日 1 付。

服上方 10 日，病情未再反复。

案 6 近期银屑病

王某，男，24 岁，威县王家陵村人，2005 年 9 月 11 日初诊。

前头顶和双下肢银屑病约 3 个月，寻常型点滴状和斑块状皮损并存，渐重。偶有小痒。余无不适。脉可，舌暗。处理如下：

当归 10g，白芍 15g，川芎 8g，生地 15g，丹皮 10g，黄芪 15g，茵陈 10g，菊花 10g，茯苓 10g，桂枝 15g，三仙各 10g，生甘草 5g。常规水煎，日 1 付。

地塞米松片 0.75mg 日 3 次；金匮肾气丸 9g 日 3 次。

10 月 13 日再诊：因故中间停药。曾经明显好转。脉舌象如前。守上方。

10 月 20 日再诊：好转不明显，仍守上方。

服上方至 11 月 3 日：皮损基本消失。

第四节 疥 疮

【概说】

疥疮是寄生于皮肤内的疥虫（一种蜱螨）引起的有传染性的皮肤病。

按说此病与生活条件有关，但是，1980 年之前，国人生活比较艰苦时，笔者从未见过此病（只在实习皮肤科时见过一两次）。1985 年之后，国人的生活水平普遍明显提高，此病反而比较多见了。笔者所治的数十例患者，都是此后就诊的。究其原因，主要是随着经济繁荣，人口大量流动，此病有了更多的传染机会。

认识皮肤病，必须亲眼见过，单靠读文字描述是不够的。笔者还是简单描述一下。

疥虫可以寄生在人体皮肤的任何部位，最容易因而最常见的部位是虎口之外的手指之间的指蹼部。最典型的皮损是此处表皮下许多长短不一的隧道。这是疥虫在表皮下钻营的结果。疥虫很小，但肉眼可以看到成虫。我曾经多次从隧道样皮损中挑出疥虫让门人看。光线好时，视力好的人还可以看到疥虫的足在动。

疥疮不是很严重的皮肤病，也不是很顽固，主要自觉症状是瘙痒，特别是夜间瘙痒严重——因为疥虫主要在夜间钻营。不过，多数有瘙痒的皮肤病都是夜间较白天重。故夜间瘙痒不是诊断疥疮的主要依据。最可靠的依据是：①在皮损中找到疥虫；②有明显的传染性；③典型的皮损。

疥疮的治疗相当容易。5%～10% 的硫黄软膏外用，有很好的疗效。古代中医也用硫黄治此病，只是用香油配制为擦剂。硫黄软膏太便宜又比较少用，市面上常缺，故常需自己配制。因为多次配制，我摸索的办法如下：

购买硫黄极细粉，这样不必自己研细。把适当比例的凡士林和硫黄粉装在塑料袋里，再把塑料袋放入 70℃ 以上的热水中，凡士林会迅速熔化，这样很容易混合均匀。冷却后即可使用。

治疗过程中需要注意以下两点。

一是保证在杀灭身上的疥虫的同时，消灭衣服、被褥上的疥虫。一般做法是：广泛外用硫黄软膏时，不要每天换衣服、床单、被褥等，这样做的目的是衣被上多次沾染软膏，可以同时杀灭皮肤和衣被上的疥虫。如此大约一周之后，将衣被彻底更换并消毒处理（用开水烫过再洗干净即可）。明白这样做的目的，每天更换衣被自然也可以。

二是不止一个家庭成员患此病时，要同时治疗。

三是诊断明确而反复发作者，要确认衣被消毒彻底，必要时同时给以中药治疗。

【验案】

案1 丘疹样疥疮

梁某，女，24岁，威县方家营村人，2001年9月12日初诊。

全身瘙痒性丘疹2月余，或有轻重，从未彻底好转。无既往史，一般情况可。查丘疹多在手指间，自称大腿上也有较多皮损。家属称有传染性。处理：

10%硫黄软膏外用。嘱咐症状基本消失前，不要更换内衣和被褥。

9月15日再诊：病大减，继续处理如前。

患者没有再就诊，肯定是痊愈了。此证诊断确切时，多数病人只需就诊一次。

案2 疥疮反复

张某，男，23岁，威县张庄人，2005年11月13日就诊。

患者在石家庄作保安。数月前，曾因痤疮求治疗效甚好。此次因为近来双手指蹼和大腿上部严重瘙痒求治。查其病变为典型的疥疮表现。询问病史得知，和他同室居住的同事先他患此病。显然是密切接触传染。于是配制10%的硫黄软膏嘱其按照上述方法外用。他和同事使用软膏后都迅速痊愈。

但是，2006年4月他又让亲属来要软膏，说是疥疮复发。看来在大城市中打工的农民容易反复感染此病。

案3 疥疮反复发作

本村村民赵某的舅父，年过80，威县徐古寨村人，2000~2003年疥疮反复发作4、5次。每次都是使用10%的硫黄软膏治愈。如此反复我颇不解。2005年患者91岁时病危请出诊，才发现患者的卫生条件很不好——被褥很脏，大概终年难得一洗。这时我才知道他从未婚娶，过继的侄子对他照顾不周。这样的生活条件，是他的疥疮反复发作的主要原因。

第五节　其他顽固皮肤病

案1 双手足脱皮干裂

王某，男，58岁，威县马安陵村人，2002年8月15日初诊。

手足脱皮干裂一年多。夏季为散在脱皮，冬季则为严重的手足大部皮肤干裂。不活动也颇感疼痛。曾用多种广告宣传的外用药，或偶有小效，不久加重。查患者一般情况尚可，目前以散在脱皮为主。饮食、睡眠无异常。大便常不成形，小便可。脉象沉滑，舌稍干，有少数裂纹。

患者是个很谨慎、随和的生意人，经济条件比较好。除了先天性双眼视力不佳外，没有重病史。除了照顾生意比较忙碌外，没有不利的精神环境因素。

处方如下：

当归8g，白芍10g，川芎10g，熟地20g，丹皮8g，党参10g，黄芪15g，甘草5g，五味子10g，桂枝15g，苍术5g，陈皮10g，茯苓10g。常规水煎，日1付。

补中益气丸9g日3次；人参健脾丸9g日3次。

鱼肝油丸1粒日3次。

一周后，大便成形，皮肤病变见好。20日后，基本痊愈，至2007年未复发。

按：治法着重健脾胃、补气血。凡慢性顽固皮肤病而有虚象，都可以治以此法。

案2　双手脱皮干裂

陈某，男，24岁，威县张王目村人，2003年11月23日初诊。

双手皴裂脱皮数年，掌侧重，夏天轻，春冬重，其余无大不适。体瘦弱，神可，全手掌皮肤嫩、红、干，多裂口。脉沉滑，舌暗红。

当归10g，白芍10g，甘草10g，牛膝12g，生地10g，熟地10g，党参10g，黄芪10g，陈皮10g，桂枝15g，川芎6g，三仙各10g。常规水煎，日1付。

力勃隆3片日3次；鱼肝油1丸日3次。

服上方10剂，病情大好，20剂痊愈。

案3　手指皴裂

陈某，女，20岁，威县吴庄人，2000年10月1日就诊。

双手手背多发掌指关节、指间关节、肘关节和双足踝关节处类似银屑病样皴裂脱皮，第3次发作。其人瘦弱，夏天好犯，此外无不适。脉舌象大体正常。自称首次发作时不足10岁，就诊一次即好。上次就诊为五年前。用药如下：

补中益气丸9g日3次；逍遥丸6g日3次。

力勃隆3片日3次；鱼肝油丸1丸日3次。

肤轻松（即氟轻松）软膏外用。

用上方数日即效，但是，又复发多次。

2001年6月25日再诊的记录是：局部病变类似银屑病，又好像扁平疣。予上方加吗啉胍。

2002年9月23日再次复发就诊，处理仍然如前。至2005年2年多没有复发。

2006年11月16日就诊：旧病复发，脉象沉弱，舌略淡，多齿痕。处理如下：

金匮肾气丸9g日2~3次；补中益气丸9g日2~3次；香砂养胃丸6g日2~3次。

鱼肝油丸1粒日3次；力勃隆2片日3次。

肤轻松软膏外用日2次。

按：2000 年就诊时，脉舌象没有明显虚象，一般望诊还是虚弱体质。又，她正当青春而尺肤松软，必然属虚。故多次就诊，中西药均以补虚为主。患者在他处多次单独使用肤轻松无效，方中用它只是辅助治标。

案 4　严重顽固荨麻疹

特别严重的荨麻疹可以阻塞呼吸道而危及生命，也有的可以出现休克而病危。此时的抢救以西医为主。

难治的荨麻疹，是长期反复发作者。有的病人几乎终生不愈。如果发作较轻（最常见的是在小腿），没有多大痛苦，不算什么大问题。这种情况多次治疗效果不好，患者就常常不再急于求医。若反复发作而且比较严重，则非治不可。

单用一般抗过敏西药，对严重顽固荨麻疹疗效不好。皮质激素近期疗效大都很好，但是，停药之后复发可以更重，而长期用激素又无不产生很难善后的副作用。所以，最好中西医结合治疗。比如下案。

患者赵某，女，37 岁，威县王王目村人，1988 年春天初诊。

原有较轻的荨麻疹偶尔发作数年。10 天前发作较重，他医给以口服西药无效，又输液 5 日，仍无效。前天停止输液，昨天发作更重。全身散在大片风团样荨麻疹，面部和胸背部尤其多。自觉心慌气短、口干。脉沉，舌淡苔白厚。

处理如下：

陈皮 10g，茯苓 10g，半夏 8g，麻黄 5g，连翘 10g，黄柏 10g，生石膏 10g，桂枝 20g，茵陈 10g，菊花 10g，生甘草 6g。常规水煎，日 1 付。

百喘朋 1 片日 3 次；扑尔敏片 4mg 日 3 次；地塞米松片 0.75mg 日 3 次。

如上一诊即愈。但此后 17 年中，患者大概二三年因此就诊一次。治疗原则略同即效。2005 年 7 月和 11 月两次就诊，脉见洪滑，血压 150/90mmHg。加用降压西药。

案 5　全身顽固荨麻疹

王某，女，30 岁，威县宋庄村人，2003 年 8 月 4 日初诊。

全身性荨麻疹加重约 1 个月。最初因多年前食鱼过敏，后来对酵母过敏。前几年服西药可停数月，近来只间隔数日。发病时无咳喘，但有时心慌不支。饮食、二便、睡眠可。一般情况可。脉滑，舌淡，苔白润水滑。处理如下：

陈皮 10g，茯苓 10g，半夏 8g，川芎 8g，当归 10g，白芍 12g，党参 8g，黄芪 10g，苍术 7g，桂枝 15g，麻黄 3g，山楂 10g，麦芽 10g，生甘草 5g。常规水煎，日 1 付。

金匮肾气丸 9g 日 3 次；补中益气丸 9g 日 3 次。

百喘朋 1 片日 3 次。

8 月 11 日再诊：近 6 日症状消失。脉象略如前，舌象好转。守前方。

案 6　顽固湿疹

王某，男，38 岁，住威县城内，2003 年 1 月 13 日初诊。

上半身散在顽固湿疹 10 余年，久治不愈。皮疹以面部最多，手臂和肩背较少。因为严重瘙痒，呈丘疹和血痂混合分布。患者服役近 20 年，最近退役。在部队期间多次诊治，曾用外用药多种，从无明显疗效。查患者体瘦，神可，脉象洪大而弦，舌胖暗红。血压 160/100mmHg。

自中医看，患者的表现属于肝胆实火上蒸。自西医看，皮疹和高血压都应该和长期精神紧张或郁怒有关。但是，患者从不知道自己有高血压。

中西医结合治疗如下：

龙胆草 5g，夏枯草 10g，菊花 15g，钩藤 15g，怀牛膝 15g，茯苓 15g，知母 5g，连翘 15g，丹皮 10g，元参 10g。常规水煎，日 1 付。

逍遥丸 6g 日 2 次；龙胆泻肝丸 6g 日 2 次。

复方降压片 1 片日 3 次。

一周后再诊，皮疹明显变平，血痂减少，瘙痒基本消失。脉象不再洪大，但左脉仍有弦象，舌象接近正常。血压 150/90mmHg。

中药煎剂原方 5 付，嘱坚持服用降压药，皮疹完全消退前继续服用逍遥丸和龙胆泻肝丸。

案 7　严重湿疹

郭某，女，12 岁，威县北郭庄村人，2002 年 6 月 22 日初诊。

全身瘙痒近 3 年。除面部外，几乎全身密布皮疹，其中部分苔藓化，散在血痂。多次外用西药，仅有暂效。饮食、睡眠、二便可。体瘦小，脉弱。舌苔略厚。

处理如下：

当归 8g，白芍 10g，川芎 6g，熟地 10g，丹参 5g，丹皮 5g，党参 6g，黄芪 8g，白术 5g，茯苓 10g，半夏 8g，龙骨粉 6g，甘草 5g。常规水煎，日 1 付。

人参健脾丸 6g 日 2 次。

刺五加片 2 片日 3 次；扑尔敏片 4mg 晚 1 次。

7 月 22 日：家属来诉，皮疹明显减少，但仍有新病变。嘱服上方的同时外用肤轻松软膏。

案 8　婴儿严重湿疹

王某，男，四个半月，威县王家陵村人，2001 年 3 月日初诊。

头面部湿疹 2 月余，渐重。颌面部和眼周围最重。在家用皮炎平效而复发。发育营养好。母子同时用药如下：

黄柏 12g，丹参 10g，白芍 15g，丹皮 8g，当归 6g，白术 8g，五味子 8g，连翘 15g，钩藤 12g，龙骨粉 10g，三仙各 10g，生甘草 8g，。常规水煎，日 1 付。婴儿能分 3 次服 10ml 即可，其余母亲服。

鱼肝油丸 1 粒日 3 次；力勃隆 4 片日 3 次；钙糖片 5 片日 3 次，母亲服。

扑尔敏片 12mg，钙片 3 片、地塞米松片 2mg，共研细，分 14 次让婴儿 7 天服完。

3 月 14 日家属来取药，称病情大好，停药 3 日无复发迹象。守前方。

案 9　大痤疮

赵某，男，22 岁，威县李寨村人，2000 年 12 月 1 日初诊。

面部疖肿样痤疮，不很多，但大，约 3 年。脉舌象可。处理如下：

连翘 25g，白芷 6g，川芎 6g，黄芩 10g，当归 6g，三仙各 10g，柴胡 5g，牛蒡子 8g，桔梗 8g，香附 8g，生石膏粉 10g，陈皮 12g，丹参 10g，生甘草 5g。常规水煎，日 1 付。

逍遥丸 6g 日 2 次。

服上方 10 日后大痤疮几乎消失。又半月后，只剩下瘢痕。

案 10　严重痤疮

石某，女，20 岁，威县时家庄村人，2004 年 1 月 5 日初诊。

双颜面、鼻、口周围严重痤疮一年余，最近加重。无大不适。脉弦滑，舌可。处理如下：

柴胡 6g，当归 10g，白芍 10g，茯苓 10g，连翘 10g，生甘草 3g，黄芩 8g，钩藤 15g，丹皮 8g，红花 3g，生大黄 6g，川朴 6g，枳实 6g。常规水煎，日 1 付。

力勃隆 3 片日 3 次；维生素 C 片 0.1g 日 3 次；维生素 B_6 片 10mg 日 3

次；复合维生素 B 片 3 片日 3 次。

1 月 11 日再诊：痤疮大好。痤疮没有再加重。患者于 2 月份又就诊 3 次，希望消除旧瘢痕。

按：因为此案比较严重，给她用了煎剂。但方意还是接近中成药。

案 11　顽固嘴唇溃疡

王某，男，37 岁，威县黄街人，2006 年 5 月 10 日初诊。

口唇反复溃疡、结痂 12 年，起病因白灰刺激所致。一般情况可，脉弱，舌瘦，苔略黄，面色苍黑。多困。处理如下：

补中益气丸 9g 日 3 次；人参归脾丸 9g 日 3 次。

鱼肝油丸 1 粒日 3 次。

5 月 17 日再诊：病大好，脉象亦较前好。上方加力勃隆 3 片日 3 次。嘱自购坚持服用。

案 12　反甲并甲皱缩

张某，女，14 岁，威县张王母村人，2000 年 6 月 1 日初诊。

双手十指反甲、皱缩且手指脱皮年余。以食指、环指为重。营养稍差，发育可。尚无月经。

补中益气丸 9g 日 2 次；逍遥丸 6g 日 2 次。

力勃隆 3 片日 3 次；鱼肝油丸 1 粒日 1 次。

服上方 10 日见好，20 日好大半。

按：如此少年病好大半，可必其短期内完全好转。

案 13　顽固溃疡

刘某，女，51 岁，威县南郭庄村人，2001 年 8 月 2 日初诊。

右鼻唇沟约中点处一溃疡、结痂交替的皮损约 2 年。不碰则痒，一碰则流血且空疼。疮渐大，目前约直径 1cm。多次使用外用药无效。又曾用激光治疗三次无效。饮食、二便、月经、睡眠可。可以劳动。除腰痛和轻度的痔疮外，无旧疾。脉沉，重按有力。舌苔少。血压 120/90mmHg。处理如下：

党参 10g，黄芪 15g，当归 10g，白芍 15g，川芎 8g，怀牛膝 10g，丹皮 8g，连翘 20g，丹参 10g，五味子 8g，陈皮 10g，三仙各 10g，生甘草 6g。常规水煎，日 1 付。

龙胆泻肝丸 6g 日 2 次；补中益气丸 9g 日 2 次。

8 月 7 日再诊：病情稳定。局麻下烧灼皮损。其余如前。

8月17日三诊：局部结痂欲脱落，无不适。中药如前。

按：此病不是大问题，但在面部久治不愈，对患者有压力——深恐癌变，也确有可能。中药的治则是：温凉并用，补气活血兼施，以温补为主。

案14　顽固湿疹

李某，男，40岁，威县李寨村人，2000年6月14日初诊。

双手湿疹样皮损数月。先自右环指起，稍痒，不痛。始病如干裂，逐渐波及十指及大小鱼际。亦可见小疱疹或小溃疡。服地塞米松有暂效。饮食、二便、睡眠可。体瘦、面黄、神可。脉略大略数，舌淡苔长。

我知道患者长年做水泥预制件，故皮损与长期接触水泥（有烧灼性）有关。他又嗜烟酒，也是不良因素。处理如下：

党参10g，黄芪15g，陈皮15g，茯苓10g，半夏8g，熟地15g，五味子10g，当归10g，白芍15g，黄柏15g，连翘10g，丹皮8g，三仙各10g，生甘草4g。常规水煎，日1付。

人参健脾丸6g日2次；补中益气丸9g日2次。

力勃隆4片日3次。

6月17日再诊：病情好转，皮损变软变薄，不再干裂。脉略大不数。舌苔仍长。守前方。

6月21日三诊：皮损接近正常。仍守前方。嘱戒烟酒，尽量少接触水泥。

案15　全身荨麻疹

穆某，女，54岁，威县五里台村人，2003年11月26日初诊。

除面部、手足外，全身发红、瘙痒、恶寒感5天，渐重。面部轻度虚肿，他处皮肤发红，无明显风团。今日始有心烦欲呕。服西药心烦欲呕加重。脉滑数，舌暗苔灰。处理如下：

葛根15g，连翘15g，牛蒡子10g，丹皮8g，生石膏粉15g，黄芩8g，麻黄5g，茯苓10g，川朴5g，生甘草5g。常规水煎每日2付。

扑尔敏片8mg日3次；地塞米松片0.75mg日3次；百喘朋1片日3次。

11月28日再诊：病大好，诸症悉去。守前方。

按：此证并非痼疾，但比较严重。就诊前必然已经使用过扑尔敏、地塞米松。但效果不好，且有副作用。一般说来，只用上方的西药也有效。

为什么扑尔敏和地塞米松有效不必讲。百喘朋是麻黄素、苯海拉明复方。主治之一就是荨麻疹，但不少同行不知道使用它。其中的苯海拉明抗组织胺大都知道，但不一定知道其中的麻黄素同样抗过敏而且见效更迅速。如果荨麻疹非常严重，就要使用副肾素——见下案。麻黄素的分子结构和药理酷似副肾素，但作用较温和持久。

案 16　严重荨麻疹

赵某之子，威县五里台村人，1989 年十五六岁时夏天发生严重荨麻疹。全身到处都有很大的风团。自觉气短、心慌不支并恶心欲吐，出虚汗。面色苍白，脉细数欲散。于是立即皮下注射副肾素 1mg，肌内注射地塞米松 2mg。用药后不足 5 分钟，风团基本消失，自觉大好。嘱支持输液一天，同时服下方：

陈皮 10g，茯苓 10g，半夏 8g，麻黄 5g，桂枝 15g，生石膏粉 10g，川朴 8g，茯苓 10g，五味子 10g，生甘草 8g，生姜 20g。常规水煎一日 2 付。

一诊即愈。

按：此案还不是非用副肾素不可，荨麻疹而需急用副肾素的情况是：同时有严重呼吸困难——气管、支气管内也有荨麻疹样病变而阻塞呼吸道。

案 17　西药过敏皮炎严重

谷某，男，57 岁，威县贺钊村人，2003 年 9 月 10 日初诊。

服西药后迅速发生口舌、双耳、四肢、外阴皮肤或黏膜散在斑块样肿痒起泡溃烂 5 天，逐日加重。患者知道是服西药所致，前年曾经有一次类似发作。当时县医院怀疑皮肤癌，去省医院才诊为药物过敏。但疗效不好，迁延月余方愈。此次经人介绍求治。体瘦，神可。食欲不佳。脉滑数，舌红苔白厚。处理如下：

丹皮 10g，菊花 15g，白芍 15g，五味子 6g，黄芩 6g，生地 10g，丹参 8g，陈皮 12g，三仙各 10g，生甘草 5g。常规水煎，日 1 付。

地塞米松片 1mg 日 3 次；扑尔敏片 4mg 日 3 次。

肤轻松软膏外用。

9 月 15 日再诊：病大好，守上方。

2007 年 7 月 31 日三诊：近来牙痛，昨天输液用药后旧病复发。输液中曾用青霉素，今天就诊前还输过。经治医生认为是另一种药物所致，患者不知药名。一般情况可，脉滑数。西药如前，中药煎剂加茵陈 10g。

按：此种药物过敏反应不罕见。首次发作一般稍慢，大约出现于用药后 2 小时左右。再次使用同种药物，则发作很快，一般不迟于 20 分钟。先是多处皮肤发红、奇痒，随即肿起如风团。每次反应都在老部位。以四肢、外阴、口腔等部位为多。外阴皮损常常因为肿胀瘙痒而溃烂。不很严重时，单用上述西药即可较快恢复。皮损留下的色素沉着需多半年甚至更长的时间才能消退。严重者最好同时服中药如上。若患者进食很少，还须支持输液。

最常引起此种皮损的药物有：鲁米那（巴比妥）、多种解热镇痛药、多种抗生素。安痛定、止痛片和复方颠茄片都含有鲁米那，它们都很常用，故患者可以多次因为同一种药物过敏。近年患者非常小心，不敢服西药。此次以为输液没有问题，还是严重过敏。虽然不很危重，却大费周折。初次过敏时，县医院竟然怀疑皮癌——毫无道理——数日的皮损岂有癌瘤之理。省医院诊断不错，却疗效不好。

更严重的情况是所谓剥脱性皮炎，可以致命。

皮肤过敏之外，解热止痛药还可以引起严重过敏性溶血。

1979 年我在京时，同学郎某就因为使用非那西汀发生严重过敏性溶血几乎丧命——数日后才确诊而做有效治疗。故使用常用西药也一定要常常警惕严重过敏反应。

第十六章　劳伤虚损

【概说】

劳伤虚损，指过度劳累损伤正气所致的虚证。

古代中医常常把骨蒸、劳瘵之痨病归入虚损，现在不宜再那样看。

关于痨病，见结核病。

过劳指什么呢？

既包括体力劳动过度，也包括脑力劳动过度，而且二者常常并存。

生孩子被称为生产，故妇女多产也是虚损的常见原因。男子不"生产"，但和"生产"相关的房事过度，也容易出现虚损。

其他急慢性疾病，自然也可以出现虚损。比如，曾经很常见的热病，几乎都可以变成慢性而伴有虚损。但这里主要不介绍那些情况。

笔者以为，过劳可以致病是常识。无论古今中外，劳伤虚损都很常见。

西医不是不承认这一点。但是，西医的病因学没有过劳这个因素，西医临床书中也没有"虚劳"或"虚损"这样的病名或诊断。心脏病中，有心肌劳损之说，但不认为和全身过劳有关。外科病中，有肌肉或关节劳损。但这里主要不是讲肌肉或关节劳损。运动医学中自然会涉及有关问题，不过，如上所说，此处所谓劳伤虚损不仅仅指体力劳动过度所致者。

中医的病因是六淫、七情和不内外因，表面上也没有过劳这个病因。

不过，思虑过度，显然是脑力劳动——劳心——过度。

实际上，一切情志过度，都是大脑的超负荷。

中医重视的房劳，更是常识即可理解的身心劳瘁。

因此，中医传统上有"虚损""虚劳"或"劳伤"这种诊断。

过劳只造成功能紊乱吗？显然不是。

过劳必然要大量耗能，于是多器官超负荷。如果过于剧烈或长此以往，必然出现机体的物质基础不足、功能状态低下或（和）构造受损。

只是，除了肌肉或关节劳损之外，过劳导致的病理解剖变化不容易立即发现，因此，西医病理体系中有关概念相当淡薄。

这是西医病因、病理学的一大盲区。

试看，那么多当代人——特别是青少年——戴着眼镜，主要不是用眼姿势不当，而是用眼太多和当代人造光源刺激太强的缘故。视力疲劳，更是西医早就承认的。随着电视和微机的普及，眼的问题会更突出。

再如，某些运动员的心脏肥大，也不总是好现象。

我看，西医说的心肺肝肾脑等一切器官，都可以因为过劳出现病理生理和病理解剖异常。

过劳在当代流行病中的作用，早有定论。

中医所谓五脏六腑的内伤主要是虚损。

实际上，不少"神经官能症"，也应该属于"虚损"。

"神经官能症"中，已经介绍过一些此种病例，只是那边重在以情志过度发病者。

按中医理论，此类疾病的诊断名正言顺。

据笔者的经验，此病主要有四型。即心脾两虚型、脾胃虚型、心虚型和中气不足型。其中尤以心脾两虚和中气不足型最多见。中气不足型的虚证，"补中益气治百病"中会介绍过较多病例。这里只介绍因劳累过度引起的。

从理论上讲，治疗此类疾病很容易——注意休息、营养和恰当使用补益法即可。但是，很多人常常很难做到充分休息。如果是积劳成疾，单靠休息很难恢复，补益法也有时疗效不满意。

第一节　积劳致虚

案 6　积劳致虚（682）

案 7　积劳气血不足（683）

【概说】

指长时期、多方面因素所致的多脏器、多脏腑或多器官虚损。无论自中医看、还是从西医看，都不是某一器官或局部的疾病，只能做出这样比较笼统的诊断。

【验案】

案 1　积劳致气血大虚

吕某，女，71 岁，威县吴庄人，2005 年 6 月 26 日就诊。

食少、乏力、多困、上腹饱满，几乎终日卧床约半月。已经查血，血红蛋白 8g/dl。其人体形高大，但明显消瘦，面色苍白，神情倦怠。脉象沉弱，舌淡苔白略厚。

患者初次就诊于 12 年前，主要表现与此次略同，但更加危重。那次是在家治疗将近半年，去县医院检查多次，越来越重才就诊。之所以如此，是因为她和一位颇有医名的乡村医生住对门，不但就诊方便，那位医生也从来不说放手。于是，一直拖到卧床一个多月，不能自己大小便，几乎完全不能进食才来求治。她对门的医生是中医出身，但更喜欢使用西医手段，特别是输液和大量使用抗生素、皮质激素等，还备有常规检验、心电图等仪器。他治疗将近半年，自然什么手段都用过，但服用他的中药也没有效果。

为什么说这个患者是虚劳呢？

她身材高大，骨骼发达，手比一般人大，口齿发育良好。故一眼望去，虽然明显消瘦，面色苍白，又精神萎靡，却可知她年轻时是很健壮的人。她自己也说，年轻时身体很好。但是，她有 6 个子女，多产会损害她的健康。更重要的是：她年轻时正值困难时期。困难时期前后，也是在集体化时代。她终年积极劳动，还是难以保证全家温饱。目前的虚劳，就是青壮年时多产、长期积劳又饮食不周的结果。

我的中医治则很简单，就是开的十全大补略加理气、消导药和生姜。中成药用了香砂养胃丸和人参健脾丸。还用了西药肝铁片（力勃隆），因为那时她也有贫血。

服用上方第二天，患者就感到明显好转。一周后可以下床，一个月大体康复。12年来，这是第一次复发。

其间，患者的子女和亲友，经常来看病。交谈之中常常流露出对那位对门的医生不满。他们说：第一次到您这儿看过之后，X医生特地到我家看了看您开的药。他说：这些药有什么稀奇！肯定没有效果！

说这些经过，不是为了贬低那位医生从而抬高自己，而是为了说明，中医辨证论治并无深奥不可言传之处。治病处方完全不必追求新奇。这个病人是典型的气虚还有什么难看出的吗！她的贫血也是一望便知。故略有中医理论和经验者，立即可以断为气血大虚之证。照用十全大补原方，也没有问题。只是，久虚之人最好再略加温胃、理气、消导药，这样有利于药物运化。加用力勃隆也是治疗她的贫血必需的。

这次辨证论治还是老一套。处方如下：

党参10g，黄芪15g，白术6g，苍术6g，茯苓10g，桂枝20g，当归10g，白芍15g，川芎8g，熟地15g，陈皮10g，半夏8g，川朴5g，三仙各10g，生甘草5g，生姜20g。常规水煎，日1付。

人参健脾丸12g日2次；香砂养胃丸6g日2次。

力勃隆3片日3次。

共服中药17付再次基本康复。

按：煎剂中加上附子、生山药、五味子、山萸肉、肉苁蓉、菟丝子、阿胶、鹿角胶等补肾、填精的药，可能更好。但非必需。成药也可加用或换用金匮肾气丸、补中益气丸。

又，患者首次就诊时还有手足麻木。感觉缺失呈典型的手套和袜子样分布。故那时还有多发神经炎。原因应该是前医给他用了较长时期的痢特灵。这也是为什么患者食欲越来越差，而且严重乏力，不能起床。除了立即停用痢特灵之外，西医治疗神经炎，是重用维生素B族和地巴唑等，但不如中医疗效好。实际上，上方的中西药物中，都含有比较多的维生素B族。使用上方不用地巴唑也没有问题。自然，加上也好。

案2　积劳致多脏器虚损

蒋某，女，56岁，威县张庄人，2006年7月29日就诊。

近日浇地劳动过重，致左上胸疼，左臂抬举困难。同时有多困、头痛，需卧床休息。特别是下午，起立即心慌、多汗、头痛严重。饮食、二便可。体瘦，精神可。脉象、舌象大体正常。查左胸大肌有压痛，故可以肯定是劳损所致。又，以胸9、10椎为中心脊柱后凸——即明显驼背，显然是长期弯腰劳动的结果。

按：故乡是产棉区，近年 90% 以上的土地种棉花。女性做棉花的田间劳动比男性效率高。故妇女大多负担很重。今年伏天大旱，必须人工浇灌。一般来说，浇地主要靠男人。但患者的儿子在外打工，丈夫搞建筑，都不愿意下地。她只好自己浇。她的身体比较好，但是，这样的年龄，浇地已经力不从心。其他田间管理和摘棉花，自然更靠她。她的满头白发、驼背、肌肉劳损和眼下的心脾两虚等就是这样形成的，尽管脉象、舌象还大体正常。处方如下：

党参 10g，黄芪 15g，当归 10g，白芍 15g，川芎 10g，红花 5g，柴胡 10g，桂枝 15g，香附 8g，陈皮 10g，川朴 5g，三仙各 10g，甘草 5g。常规水煎，日 1 付。

补中益气丸 9g 日 2 次；人参归脾丸 9g 日 2 次。

布洛芬片 0.2 日 3 次。

10 日后患者来说：首次就诊当天下午，丈夫在工地上突发脑血管病，立即住院治疗，因此当天未能服煎剂。服上方 2 日，心慌、出汗、头痛即好，但胸痛不好，自己加用正骨水外用迅即好转。

附记：患者提及 2 年前就诊经过如下：

2004 年 6 月 15 日，患者因为左胸胀痛 7、8 天就诊。当时脉舌象正常，一般情况可，但左第 9 肋骨肋软骨肿大压痛，患者主要因此就诊。当时的煎剂处方就是上方去参芪，同时给逍遥丸、布洛芬口服。患者说：那次我问你，这个疙瘩是什么病？你说：不必问什么病，不难受了就好。吃完药果然不再疼痛，于是忘记了它。过了几个月，有人问我"疙瘩"如何，我摸了摸，没有了。

按：患者的"疙瘩"是肋软骨炎，不是很少见。病因不一，结核是一种可能，和虚劳也有关系。一般不宜做抗结核治疗。因为疼痛和肿大很明显，病人大多比较担心。这时最好把病情淡化，做中西医结合治疗如上。（按：煎剂也可以照用血府逐瘀汤）如果照教科书说得很复杂，病人就增加了心理负担，很可能到处就医，做各种检查化验。他医很可能出于经济目的，把病情说得更重，做更多的检查和治疗。病可能越治越多。

案 3　虚弱体质并积劳

王某，女，55 岁，威县高公庄人，2006 年 9 月 28 日初诊。

双膝肿痛，足背肿胀多年，自上年加重。近年双手中指指间关节、肘关节，甚至全身关节都有轻度不适。又腿酸、乏力，大便常有黏液。饮食、睡眠可，精神可，体瘦，面苍。左脉弦滑，右脉滑弱，舌淡苔白。双足轻度水肿。

这样的脉证很不典型，患者说他医认为是关节炎，但关节肿胀不明显。其实，患者一坐到对面，就听到她有些呼吸急促。于是问她有无气管炎病史。原来，她自幼有支气管哮喘。18 岁月经初潮之后，再没有发作。结婚后五胎五育，子女健在。看来是虚弱体质、多产又长期劳累引起的气血虚弱。胸部检查有典型的桶状胸，但没有颈静脉怒张。全肺呼吸音正常，心音大体正常。总之，尽管她没有肺心病，目前的呼吸急促还是与当年的支气管哮喘有关。血压 150/96mmHg，应该也是多年劳累的结果而且互相加重。处理如下：

川芎 10g，怀牛膝 15g，当归 10g，白芍 15g，党参 10g，黄芪 15g，桂枝 15g，附子 10g，五味子 10g，羌活 6g，独活 6g，陈皮 10g，茯苓 10g，半夏 8g，甘草 4g。常规水煎，日 1 付。

金匮肾气丸 9g 日 3 次；补中益气丸 9g 日 3 次。

10 月 9 日再诊：自觉下肢疼痛减轻，对面坐听不出呼吸急促。脉舌象略如前。血压 144/94mmHg。上方加心痛定、复方利血平各 1 片日 3 次。

10 月 19 日三诊：除膝关节有小痛外，自觉全身舒适。足背肿胀完全消失。血压 120/80mmHg。守上方。患者要求服一段中药巩固疗效。

案 4　壮年过劳致虚

不要以为，只有老年人多年积劳才会成疾。青壮年过劳也可以出现虚损，治疗不当也会久治不愈。比如此案。

王某，男，36 岁，威县四马坊村人，2007 年 5 月 23 日初诊。

胸闷、心悸、乏力、气短感近一年。始自上年盖新房。在县医院做心电图 2 次，其中一次怀疑供血不足。起初断续治疗，近四个月持续治疗，从无效果。近日食少、多困、多睡，乏力益加严重，又常感气不足息。体形中等，面色苍白，神情憔悴。脉弦滑有力而大，舌胖嫩淡紫苔润。血压 138/90mmHg。处理如下：

党参 10g，黄芪 15g，五味子 10g，当归 10g，白芍 15g，川芎 10g，熟地 15g，怀牛膝 15g，白术 5g，苍术 5g，茯苓 10g，桂枝 15g，陈皮 15g，三仙各 10g，生甘草 4g。常规水煎，日 1 付。

人参归脾丸 9g 日 3 次；补中益气丸 9g 日 3 次。

5月28日再诊：患者喜于形色，自称病大好，诸症悉退。脉舌象接近正常。血压120/80mmHg。守前方。

按：农家最大的事是盖新房。患者是拆旧房后立即盖新房，尤其操劳。加之他村是制香（香火之香）专业村，全年昼夜不停也有干不完的活儿，于是难得休息。此次服药期间他还在制香。恢复如此之快，已经很难得了。如果不是正当盛年，疗效不可能这么好。他的妻子，也同时劳损，但比他轻。她只有食少、乏力，上次给她开的药是：人参健脾丸12g日2次，香砂养胃丸6g日2次，服后也自觉大好。又，初诊时的临界高血压，也是虚损，故此次已经完全正常。

案5 壮年过劳致虚

杨某，男，42岁，威县时家庄村人，2006年11月4日初诊。

患者一向身体健壮，很少患病。近10年来经营日用品零售，每天驾车赶会、串乡，早出晚归，因而常年睡眠不足、饮食不周。一月前出现左膝疼痛并左小腿憋胀跛行。按摩并外贴膏药后不见好转，于是服西药。不料服药后复加腹内攻疼并腰痛，夜间尤甚，难以入睡。又，夜间需多次如厕，但不是腹泻。贴膏药处又出现典型的过敏性皮炎。一般情况可，食欲不佳，口唇紫暗。脉象大体正常，血压140/80mmHg。看来，很健壮的壮年人，也可以因为长期过劳虚损。处理如下：

陈皮10g，茯苓10g，川芎10g，怀牛膝15g，香附8g，党参10g，当归10g，白芍15g，乌药10g，桂枝15g，三仙各10g，甘草4g。常规水煎，日1付。

香砂养胃丸6g日3次；逍遥丸6g日3次。

膝部皮肤过敏处热湿覆。

11月9日再诊：再无腿痛、腹痛、腰痛，夜间不再如厕。皮肤过敏处仍未大好。继续处理如前。

案6 积劳致虚

胡某，男，48岁，威县马塘寨村人，2001年7月25日初诊。

双下肢憋胀疼痛渐重数年。立位或坐位稍好，卧位则必须不断活动下肢，否则全身颤抖。严重时每分钟需活动下肢10多次。有时波及上肢。一般天明即好，近日早起也不好，故严重影响睡眠。病情渐重，近一年来几乎天天如此。饮食、二便可，无明显乏力。无生气史。无重病史。体瘦，面色黧黑，神情憔悴。服止痛药、针刺无效。此外未曾治疗。脉象弦滑，舌红苔白。血压 120/86mmHg。

这样的症状很少见。其实，患者知道此病和他的职业、特别是过劳有关。

原来，患者是长途汽车司机。为了多挣钱，近一年来，他跑石家庄到浙江义乌的长途客运。一般 4 天往返一次，行程约七千里，需昼夜不停，两个司机交替。每天 10 多个小时把握方向盘，下肢踩着油门并随时准备踩刹车，像他这样的年龄，必然不支。处理如下：

党参 10g，黄芪 15g，当归 10g，白芍 20g，川芎 10g，五味子 10g，远志 8g，酸枣仁 15g，陈皮 15g，茯苓 10g，知母 8g，半夏 8g，龙骨粉 10g。常规水煎，日 1 付。

逍遥丸 6g 日 3 次；天王补心丸 9g 日 2 次；人参归脾丸 9g 日 2 次。

刺五加片 3 片日 2 次；谷维素片 30mg 日 2 次。

奋乃静片 2mg，安定片 5mg 睡前服。

服上方 10 日症状基本消失。其间患者没有休息。建议患者不再开车，他说自己的任务没有完成，还要再坚持。约一年后复发，再次就诊治愈。此后没有复发。

案 7　积劳气血不足

李某，女，49 岁，威县宋庄村人，2004 年 8 月 17 日初诊。

自农历四月开始，双手不能着凉水，否则疼痛刺骨，又常感四肢无力。身体瘦弱矮小，精神倦怠，双眼先天性视力不佳。无明显手指肿胀，但发凉。饮食、二便、睡眠可。脉沉弱，舌可。处理如下：

金匮肾气丸 9g 日 2 次；补中益气丸 9g 日 2 次；藿香正气水 5ml 日 2 次。

9 月 1 日再诊：精神体力好转，双手仍畏寒，但着凉水不再疼痛刺骨。

2005 年 3 月三诊：上年二诊后即愈，近日复发，处理如下：

金匮肾气丸 9g 日 2 次；补中益气丸 9g 日 2 次；人参健脾丸 6g 日 2 次。

2007 年 6 月 9 日四诊：上年一诊即愈，近日复发。守前方。

按：患者瘦弱、矮小且视力不佳，家庭条件不好。再加上常年勉力劳动，必然虚损。只用金匮肾气和补中益气亦可。按所谓"关节炎"治疗必然无效。患者也说服西药不但无效，还影响食欲。

第二节　过劳致心脾两虚

【概说】

按中医理论，脾主肌肉，心主思虑，故劳倦或劳伤最常出现心脾两虚。此证可有体质因素，但过劳是明显的诱因。此证也是最常见的一种虚损。请看验案。

【验案】

案 1　体质性心脾两虚

马某，女，56 岁，威县东河洼村人，2005 年 11 月 13 日就诊。

近 20 年来，患者多次就诊。首次就诊于 1988 年左右。最后一次就诊为 2003 年 8 月 24 日。脉证大体没有变化。其间偶有我不在籍时发病，只有一位中医曾经治好。故每发病必设法找我。她说：吃您的药一剂即见好，找别人都不管事儿。

脉证如下：

每劳累或不如意日久，即有胸胁憋胀、气短感、严重乏力、多困，虽休息多日不见好转。甚至坐卧半晌仍感气不足息。首次就诊之前，一直按心脏病治疗，但疗效不好。其人面白而瘦，神情憔悴，脉象沉细（前些年不沉，但一直细弱），一般舌质略暗，苔白略厚而润。好在饮食、睡眠尚可，故多年来不见加重或夹杂他病，且每次就诊疗效均好。血压一直偏低，在 100/70mmHg 左右。

自 2000 年使用至今的方子是：

党参 12g，黄芪 15g，茯苓 10g，白术 10g，五味子 10g，麦冬 10g，柴胡 5g，升麻 3g，桔梗 5g，牛子 5g，当归 10g，白芍 15g，川芎 8g，熟地 15g，陈皮 10g，桂枝 20g，三仙各 10g，甘草 5g，生姜 20g。常规水煎，日 1 付。

人参归脾丸 9g 日 2～3 次；补中益气丸 9g 日 2～3 次。

此次患者仍要求服原方，即照取如上。此方曾经三次抄给她，但收藏不久即丢失。这次她虽然还要来取药，却再次要求抄方，于是照书上方给她。此证较轻时，服用上述成药即效。不少类似老病人间断服用。但患者已经服用 2 日效果不好。故较重时仍需服煎剂。煎剂与成药方义相同，即补中益气、人参归脾合剂加减。桔梗、牛子是继承张锡纯先生的发明，但并非必须。加用较大量的桂枝则系本人的经验。参、芪、归、地用量再大一些亦可。若有饱满，最好不用或减量使用白术、芍药。

附：其女孙某，25 岁，2005 年 8 月 8 日因腹泻、乏力、恶寒一周在家按中暑输液数日无效来诊。其人面白、体瘦如其母，右脉沉弦略迟，尺脉不可及，左脉细弱，舌质稍红。血压 105/90mmHg。又自觉咽部憋胀不适。疏方如下：

党参 10g，黄芪 15g，陈皮 10g，茯苓 10g，半夏 8g，五味子 10g，桂枝 20g，附子 8g，干姜 4g，苍术 8g，白芍 10g，川芎 8g，三仙各 10g，甘草 5g，生姜 15g。常规水煎，日 1 付。

藿香正气水 10ml 日 2 次。

补中益气丸 9g 日 3 次。

此次陪同母亲就诊，说上次我告诉她，服上方 1 日必效，3 日即好，果如所言。故查出记录，附记于此。并告知其体质如其母，日后注意节劳。

2006 年 7 月 3 日：患者多半年没有就诊。她转了一大圈，先后就诊于解放军 301 医院、石家庄某广告做得很厉害的专治肌肉萎缩的医院等，花费万余元，不但毫无效果，病情更加复杂。给她的诊断有：肌萎缩、类风湿等。显然医院给她用了皮质激素，故她明显发胖。然而，近来几乎卧床不起，食少多困，又来就诊。由于她过去比较瘦，目前她的体重大概恰好达标。故若只看面色、体形，她的身体不错。但精神很疲惫，脉象益加细弱，舌质转淡。这次开的方子如下：

党参15g，黄芪20g，当归10g，白芍15g，附子10g，桂枝15g，五味子10g，山萸肉10g，川芎8g，熟地15g，茯苓10g，苍术5g，白术5g，陈皮10g，半夏10g，三仙各10g，甘草5g。常规水煎，日1付。

补中益气丸9g日3次

金匮肾气丸9g日3次

方中加用附子、茯苓，成药改用金匮肾气丸，是因为他医给她长期使用皮质激素造成阳虚。

案2 劳瘁致心脾两虚

姜某，女，46岁，威县东郭庄村人，1997年5月24日初诊。

体质不强壮，加之近来侍候久病的母亲而劳瘁过度。自觉心慌、乏力、多困、多梦、头晕、不欲食、头痛、干呕甚或呕吐。身体消瘦，神情困倦，面色㿠白，脉象沉弱，舌胖淡嫩苔白。血压115/90mmHg。处理如下：

党参15g，黄芪20g，柴胡5g，当归12g，白芍12g，麦冬12g，五味子15g，苍术10g，茯苓15g，陈皮10g，半夏10g，远志10g，酸枣仁15g，生姜15g。常规水煎，日1付。

人参归脾丸9g日2次；人参健脾丸6g日2次；朱砂安神丸9g日2次。

服上方5日，诸症悉去。

案3 轻症心脾两虚

患者李某，女，40岁，威县四马坊村人，1994年7月21日初诊。

因家事烦劳，心情不佳，致乏力、嗜睡、食少2月。身体略瘦，面色萎黄，脉有弱象而稍数，舌象大致正常。血压、体温正常。

此证显系较为典型的心脾两虚。于是开人参归脾汤原方，同时服用人参归脾丸9g日3次。3日后诸症悉减，续服3日巩固疗效。

案4 心脾两虚心动过缓

张某，女，50岁，邢台师专教师，2007年10月29日初诊。

常常发作心动过缓四五年——最缓时不足每分钟50次，百治不效。每稍劳、或心情不快，或变天即容易发作。发作时，除心动过缓、心悸外，还极乏力——不能动、不能说话。平时食少。早起多吐粘沫。二便可。睡眠曾经不佳，近日尚可。正在服用益心酮、ATP。体形瘦小，面色苍白发黄。脉象沉弱，舌淡嫩。血压 100/70mmHg。处理如下：

党参 12g，黄芪 15g，白术 6g，当归 8g，白芍 15g，川芎 10g，五味子 8g，茯苓 10g，陈皮 15g，半夏 8g，怀牛膝 15g，甘草 4g，三仙各 10g。常规水煎，日 1 付。

人参归脾丸 9g 日 2 次

补中益气丸 9g 日 2 次

2008 年 3 月 16 日再诊：病情大好。服上方一周后，又服用上方的成药一周，近 5 个月来，心动过缓再未发作。早已停用西药。愿意再服中药煎剂巩固。一般情况可。脉象略见沉弱。舌仍淡嫩。予前方加肉苁蓉 15g。

这次患者说还有大便不畅——不是大便干，便意也很明显，但排出困难。这也是气虚之故。患者又说，每头痛、焦急时，服复方降压片 1 片有效。这不是因为她血压高，而是复方降压片有抗焦虑作用。

案 5　操劳不如意致心脾两虚

郭某，女，38 岁，威县芦头村人，1994 年 7 月 21 日初诊。

患者夫妇都很勤勉，她自己照料一个相当大的综合商店，丈夫做其他生意。又家庭琐事繁多，不能尽如人意。时间过久，常感多困、乏力、头晕、心悸，食后饱胀，精神疲倦。脉象虚弱，舌象大致正常，血压 110/84mmHg。下肢水肿可疑。其余未见异常。

这也是典型的心脾两虚。此证可见脉压偏小。于是开人参归脾汤原方，同时服人参归脾丸和安神补心丸各 9g 日 3 次。

服上方后病情迅速缓解，但因不能避免劳累等，时有复发。

8 月 2 日再诊：其他不适没有反复，此次以食后饱胀为主。脉象稍迟，血压 120/80mmHg。仍守上方迅速缓解。

案 6　轻症心脾两虚

李某，女，37 岁，威县姜霍寨人，1997 年 5 月 10 日初诊。

乏力、心悸、头晕、食少、多睡，形困，神躁，脉弱数，舌嫩，血压 110/90mmHg。

自西医看，除了血压不太正常之外，无有特异诊断价值的依据。而这样的血压——脉压偏小，舒张压反而偏高，又不能诊为高血压。

按中医则诊为心脾两虚无疑。

注意！相当多的心脾两虚患者的血压与此案类似。

处理：人参归脾丸、补中益气丸各 9g 口服日 2 次。

患者没有再诊，但可断言疗效很好。

案 7　体质性心脾两虚

潘某，女，45 岁，广宗丁庄人，1997 年 5 月 16 日初诊。

平素体弱，常好头晕、乏力。此次发作并有身轻、失眠、乏力严重。体瘦，形困，神躁。脉可，舌暗红，血压 110/90mmHg。处理如下：

柴胡 10g，当归 10g，白芍 12g，陈皮 10g，茯苓 15g，半夏 10g，远志 10g，酸枣仁 15g，五味子 15g，麦冬 12g，党参 10g，黄芪 20g，三仙各 10g，甘草 5g。常规水煎，日 1 付。

朱砂安神丸，人参归脾丸各 9g 口服日 2 次。

服上方 2 日，即感大好。

案 8　心气虚为主的心脾两虚

吴某，女，31 岁，威县宋庄村人，2003 年 8 月 3 日初诊。

心悸、胸闷约 10 个月，起初服安神补心丸有效，但不持久，近来服用无效。体形中等，面色苍白，脉弱，舌中心苔少如地图样。睡眠时好时坏。处理如下：

党参 10g，麦冬 10g，五味子 10g，远志 10g，酸枣仁 15g，熟地 15g，黄芪 15g，当归 10g，升麻 5g，龙骨粉 15g，陈皮 10g，茯苓 10g，桂枝 15g，甘草 5g。常规水煎，日 1 付。

人参归脾丸 9g 日 2 次；补中益气丸 9g 日 2 次。

8 月 6 日再诊：心悸好转。脉舌象略如前。守上方。

8 月 12 日 3 诊：仍偶有心悸、胸闷。脉见充实，剥苔范围明显变小。血压 100/60mmHg。上方加金匮肾气丸 9g 日 3 次。

患者再未就诊。2005 年 11 月 12 日，患者的胞姐初诊，谓系其妹介绍其前来，并说其妹停药后从未再犯。

案 9　心脾两虚并中气虚

孔某，女，42 岁，威县宋庄村人，2006 年 7 月 5 日初诊。

四肢酸软无力、多困、多睡、多梦、心悸、气短感数月，多次服药无效。心电图有早搏。又口不和，不欲食。进食后，常有腹痛需如厕。月经正常。脉象沉弱，舌苔白密。处理如下：

党参 10g，黄芪 15g，当归 10g，白芍 15g，川芎 8g，白术 5g，苍术 5g，陈皮 10g，枳实 6g，桂枝 20g，柴胡 6g，三仙各 10g，甘草 3g。常规水煎，日1付。

补中益气丸、人参归脾丸各9g日2次。

7月12日再诊：体力好转，不再心悸，气短感消失。仍多困，食欲不佳。服药后有轻腹泻。脉象仍见沉细。舌苔白厚。煎剂去枳实，加附子8g，生姜20g，成药去人参归脾，加香砂养胃丸6g日2次。

案10　心脾两虚型虚损

吴某，女，59岁，威县吴王母村人，2006年3月30日就诊。

稍劳即心悸，睡眠、食欲不佳4个多月。起初在县医院诊为冠不全，服药无效，近来不劳动也常感心悸。

患者身材比较矮小，但不瘦弱，面色紫红，神情憔悴。脉象大致正常，舌红苔少，有小面积剥苔。血压140/80mmHg。

上年春天曾经因上述症状就诊，一次即大好。此次发病时适值我外出3月。近日听说我回籍，速来就诊。

为什么可以肯定患者是心脾两虚呢？

因为询问病史得知，她有4个儿子，只有一个刚结婚，还有高年的公婆需要照顾。丈夫自幼体弱，又有严重的消化性溃疡不能作重体力劳动。要完成儿子结婚的任务，10年内须花费至少20万元。种地的年纯收入大约不超过6000元，尽管其他3个儿子都出外打工，她还是必须终年心疲力竭地操劳。用她的话说：一年到头，从不歇着，心里总是着急。她自然自奉甚俭。于是，再强壮的人也会心脾两虚。处理如下：

党参10g，黄芪15g，五味子10g，远志10g，酸枣仁15g，麦冬10g，玄参10g，当归10g，白芍15g，川芎8g，怀牛膝15g，茯苓10g，桂枝15g，三仙各10g，甘草5g。常规水煎，日1付。

人参归脾丸9g日2次；天王补心丸9g日2次。

4月5日再诊：病减，前天心悸一次，自称当时脉搏只有每分钟80次。

5月23日三诊：停药后因过劳复发，但较轻。脉证如前。血压120/70mmHg。仍守上方。

5月30日四诊：自觉大好，食欲恢复，偶有睡眠不佳。舌象不见剥苔。

继续服上方巩固。嘱3日后即可停用煎剂，但成药需间断服用。同时加用刺五加和谷维素。

案 11 劳累致心脾两虚

沈某，女，44 岁，威县吴王母村人，2006 年 6 月 16 日初诊。

头晕、心慌、多困、食少、全身沉重乏力月余，在家吃药、输液无效。患者自称一向身体比较好，因为近来过于劳累，先是食量减少，接着出现其他不适。体形中等，精神、面色尚可。脉象沉弱，舌红苔少。处理如下：

党参 10g，黄芪 15g，当归 10g，白芍 15g，川芎 8g，桂枝 15g，五味子 10g，山萸肉 10g，白术 8g，茯苓 10g，川朴 5g，枳实 5g，陈皮 10g，三仙各 10g，甘草 5g，生姜 15g。常规水煎，日 1 付。

人参健脾丸 6g 日 3 次。

6 月 21 日再诊：自觉大好，脉象正常，舌苔略少。继续服上方 5 日巩固疗效。

附记：患者的丈夫陪同就诊。他自幼体弱食少，最近失眠、乏力，求治。其人瘦弱，面色青黄，脉弦、舌大。又称每劳累过度，常需大睡一天，不吃不喝，显然是脾虚之故。近来又见失眠、乏力，也是心脾两虚。嘱其同时服用妻子的煎剂，另外加用香砂养胃丸和人参归脾丸，3 日后也自觉大好。

案 12 严重心脾两虚

本村村民贾某，女，54 岁，2002 年 9 月 10 日初诊。

患者是一位身体强壮又聪慧的妇女，只是没有文化。然而，她的三个儿子都经营汽车客运，一切对外事务大多要她操劳。难免不如意，自己还要跟车。终于支持不住。请我去看时，她瘫软在地上（车刚到家），无力说话。勉强说几个字却无音——气不足息。因为是夜间，看不清面色。脉沉弱细数。血压 120/90mmHg。注意，这不是高血压。立即处理如下：

人参归脾丸 9g 日 3 次；逍遥丸 6g 日 3 次。

安定片 5mg 晚 1 次。

柴胡 5g，当归 10g，白芍 15g，白术 5g，茯苓 10g，党参 10g，黄芪 10g，五味子 10g，龙骨粉 10g，三仙各 10g，生甘草 5g。水煎即服。

9 月 13 日再诊：自觉大好。脉象正常。精神气色如常。停安定，余如上方。

又服药 10 日，4 年没有反复。

案 13 体质性脾虚

王某，男，40 岁，住威县城内，2007 年 3 月 31 日初诊。

自幼体弱，近来食少、乏力。目前以食少、上腹胀满为主，并有睡眠不佳。体消瘦，脉弱，舌瘦。处理如下：

党参 10g，黄芪 15g，五味子 10g，当归 8g，白芍 15g，川芎 10g，白术 5g，苍术 5g，桂枝 15g，陈皮 15g，茯苓 10g，半夏 8g，三仙各 10g，生甘草 4g，生姜 20g。常规水煎，日 1 付。

人参健脾丸 9 日 3 次；香砂养胃丸 6 日 3 次。

谷维素片 20mg 日 3 次；刺五加片 2 片日 3 次。

4 月 15 日再诊：自觉精神、体力、食欲、睡眠均大好。脉稍弱，舌可。守前方。

第三节　过劳致脾胃虚

案 1　过劳后不欲食

吴某，女，漏记年龄，威县油坊村人，2006 年 6 月 22 日就诊。

近来因过劳致口中多黏痰、不欲食约 10 天，同时有不严重的头痛。自称上年曾经比这次更重，就诊 5 次治愈。其余无大不适。其人体瘦，精神、气色尚可。

脉舌象大体正常。有不严重的高血压四五年，一直在服药，血压 110/70mmHg。

处理如下：

陈皮 10g，茯苓 10g，半夏 8g，生姜 15g，党参 10g，黄芪 15g，白术 5g，苍术 5g，当归 10g，白芍 15g，川芎 8g，川朴 5g，三仙各 10g，甘草 3g。常规水煎，日 1 付。

人参健脾丸 12g 日 2 次。

6 月 27 日：家属来取药，称病情明显好转。

案 2　过劳致食少饱胀腹泻

李某，男，33 岁，威县吴王目村人，2002 年 7 月 30 日就诊。

食欲不佳，进食量少，食后饱胀、大便次数多且略稀一年多。患者自己也知道此病可能与过劳有关。他的身体比较瘦弱，常年搞建筑当泥瓦匠。每天骑自行车上班往返20km，工作时间一般在10小时以上。近来天气炎热，自觉体力不支。脉象弦细略数，舌淡苔白略厚。大便时无腹痛和里急后重。血压120/90mmHg。

处理如下：

党参10g，黄芪15g，白术7g，五味子10g，桂枝15g，白芍15g，川芎8g，香附6g，陈皮10g，茯苓10g，半夏8g，三仙各10g，甘草4g。常规水煎，日1付。

补中益气丸9g日3次；人参健脾丸12g日3次。

半年后介绍他人就诊，说服上方后迅速好转。饮食增加，大便正常，体重有所增加。

案3　过劳致头晕乏力食少

沈某，女，44岁，威县时家庄人，2006年10月29日初诊。

约3月前做重体力劳动时突然晕倒，此后即不断出现阵发性头晕并严重乏力。在本村输液7天毫无疗效，反而饱胀不能食，又明显发胖。患者体胖，精神可，脉沉细，舌可。血压130/90mmHg。处理如下：

川芎10g，怀牛膝15g，党参10g，黄芪15g，菊花15g，茵陈10g，钩藤20g，五味子10g，白芍10g，桂枝15g，陈皮10g，茯苓15g，半夏8g，乌药10g，川朴10g，甘草4g。常规水煎，日1付。

香砂养胃丸6g日2次；人参健脾丸12g日2次。

11月3日再诊：乏力、食欲大好，一般情况好。脉略见沉象，舌可。守上方。

11月8日三诊：自称体重下降3kg，诸症悉退。脉舌象大体正常。血压136/90mmHg。上方加复方降压片1片日3次。

按：此证因过劳所致应无疑问，但读者可能不解他医输液为什么使患者迅速发胖。原来，患者所在的村医最喜欢使用地塞米松，试看输液后不但迅速发胖，患者更加乏力又严重饱胀、食欲不好，即可断定是滥用皮质激素之故。服上方后体重迅速下降，是水钠潴留消除。

案4　脾虚纳差

李某，男，44岁，威县油坊村人，2005年3月27日初诊。

食欲不佳断续发作数年，近来加重。无其他不适。自用附子理中丸约

10 日无效。一般情况可。无明显蜘蛛痣。脉弱而迟。舌可。处理如下：

党参 10g，黄芪 10g，陈皮 10g，茯苓 10g，半夏 8g，川芎 8g，白术 5g，苍术 5g，桂枝 15g，川朴 5g，枳实 5g，乌药 5g，三仙各 10g，生甘草 5g，生姜 20g。常规水煎，日 1 付。

香砂养胃丸 6g 日 2 次；人参健脾丸 12g 日 2 次。

多酶片 3 片日 3 次。

4 月 3 日再诊：食欲、脉象均好转。守上方。

第四节　其他虚损

案 1　中气不足并心动过缓

潘某，女，46 岁，威县方家营村人，2005 年 7 月 8 日初诊。

心慌、乏力逐渐加重 7 个月，常欲坐卧或蹲踞。又常感气不足息已经数年。多次做心电图显示心动过缓（约 55 次/分），曾按低血钾、低血钙治疗无效。饮食、睡眠、二便、月经均正常。体形中等，精神疲倦。脉略迟而弱，舌淡略胖。

处理如下：

党参 10g，黄芪 15g，当归 10g，白芍 15g，川芎 8g，熟地 15g，五味子 10g，山萸肉 10g，陈皮 10g，茯苓 10g，桂枝 20g，附子 10g，三仙各 10g，柴胡 5g，甘草 5g。常规水煎，日 1 付。

补中益气丸 9g 日 3 次；人参健脾丸 6g 日 3 次。

按上述脉证，患者的心气虚不重，中气不足比较明显。故治以上方。

当年没有再诊。

2006年4月18日再诊：自称上年服上方3日即自觉大好，故没有再诊。其间也没有复发。近来又感心慌乏力，气不足息而欲卧床。又称，曾经血压略高，但上年一年血压偏低。近来血压曾达160/90mmHg，服降压西药血压下降，但心慌乏力更重。脉舌象略如前，血压120/80mmHg。

这时，患者的丈夫问我是什么病。我说只能是过劳所致。他点头称是。盖农村中年妇女负担最重，患者就是因为前两年过度劳累逐渐发病。

仍然如上年处理。

案2 过劳导致高血压

张某，女，28岁，威县胡家庄村人，2006年3月30日初诊。

自称4个月前发现高血压，不很高，高至140/90mmHg即感头晕心慌不支。发病因过劳所致——正忙于摘棉花。每天服一片复方利血平，血压即正常。但稍劳累即可高至140/90mmHg，而头晕心慌。患者体瘦，面苍，眼周晦暗，皮肤干燥。脉沉略有力，舌嫩红。血压130/80mmHg。处理如下：

川芎10g，怀牛膝15g，党参10g，黄芪15g，当归10g，白芍15g，玄参10g，红花5g，茯苓10g，山萸肉10g，五味子10g，甘草5g，三仙各10g。常规水煎，日1付。

人参归脾丸9g日2次；逍遥丸6g日2次；停用西药。

4月6日再诊：服上方次日即自觉好转。脉象略沉但柔和。血压120/80mmHg。守上方。

4月9日三诊：自觉大好，脉象大致正常，舌象略淡嫩。血压120/80mmHg。原方去玄参加桂枝15g，5日量。嘱服完煎剂后，即可断续服成药。

案3 经商操劳致脾肾虚

胡某，男，60岁，威县马塘寨村人，2006年4月17日初诊。

自述乏力、下肢浮肿、常似轻感冒近3个月。1个月前在白求恩医院检查，怀疑胆道结石。又曾在某省医院怀疑肾结石并甲状腺异常。一直在服用多种中西药物，不但无效，还略有加重。一般情况可。脉有弱象，舌略嫩。食欲、睡眠可。二便大体正常。处理如下：

党参12g，黄芪15g，五味子10g，山萸肉10g，当归10g，白芍15g，川芎10g，茯苓15g，陈皮10g，桂枝15g，甘草5g，三仙各10g。常规水煎，日1付。

金匮肾气丸、补中益气丸各9g日3次。

4月24日再诊：下肢水肿完全消失，体力好转。仍有鼻塞感并补充说有上腹轻度胀满。脉舌象接近正常。原方去补中益气丸，加香砂养胃丸6g日3次。

按：据患者的症状和年龄，自西医看，首先应该怀疑心脏功能不好。辅助检查所得与临床表现毫无关系。不知道为什么会做那些检查。我知道患者是一位小有成功的商人。多年奔波难免过劳，故直接按虚损治疗。

案4　过劳心气虚

李某，女，30岁，威县王王目村人，2003年2月19日初诊。

常感心悸约1年。做轻体力劳动时无感觉，休息或做重体力劳动时感觉明显。紧张时亦心悸。饮食可，但心下满。脉滑稍弱，舌淡嫩而润。末次月经3个月前，腹部未能触及子宫。

处理如下：

党参10g，黄芪15g，川芎8g，白术5g，苍术5g，茯苓10g，陈皮10g，当归10g，白芍15g，熟地15g，五味子10g，三仙各10g，甘草4g。常规水煎，日1付。

人参健脾丸6g日2次；补中益气丸9g日2次。

力勃隆3片日3次。

2月24日再诊：病情好转，继续服上方5日巩固疗效。

案5　心悸并手足麻木

陶某，女，43岁，威县麦子乌营村人，2006年10月30日初诊。

常常手足阵发性麻木四五年，下肢可麻木过膝，劳累则重。又好惊悸，听到巨响、包括他人大声说话即心悸。睡眠可，食少，二便可，月经可。体形中等，气色无异常。右脉不可及，左脉沉细似无，舌淡嫩。处理如下：

党参10g，黄芪15g，白术5g，苍术5g，茯苓10g，陈皮15g，半夏8g，桂枝15g，附子10g，当归10g，白芍15g，川芎10g，五味子10g，三仙各10g，甘草4g。常规水煎，日1付。

人参归脾丸9g日3次；补中益气丸9g日3次。

11月4日再诊：自觉大好，右脉可及，左脉稍弱。继续服上方5日巩固疗效。

案 6 脾肾两虚型阳痿

蒋某，男，45 岁，威县五马坊村人，2006 年 10 月 13 日初诊.

食少、乏力、脱发、多困、腰酸数年，又好饱胀。睡眠可。体瘦，脉滑略数，舌红苔黄。阳痿。处理如下：

党参 10g，黄芪 15g，当归 10g，白芍 15g，川芎 6g，熟地 15g，五味子 10g，茯苓 10g，桂枝 15g，三仙各 10g，陈皮 10g，甘草 4g。常规水煎，日 1 付。

金匮肾气丸、人参归脾丸各 9g 日 3 次。

10 月 17 日再诊：服药后无不良反应。自觉好转。守前方。

按：患者实际上主要看阳痿，但有关症状为典型的脾肾两虚。他仅就诊 2 次。据理推阳痿已经大好。按其脉证，应该使用上方。我不喜用淫羊藿、巴戟天、海马、海狗肾等。该患者也没有使用枸杞子。而且嘱咐他，病减后即可自备方中成药。使用鹿茸是可以的，但须加工成细粉吞服，而且不宜常服。市面上的壮阳药，大多不适于该患者服用。

案 7 中气不足

刘某，女，40 岁，威县时家庄人，2001 年 7 月 8 日初诊。

平素体弱，食少，好腰痛，多虚肿，怕风，常感肩背凉，不敢吹电扇。乏力渐重约 2 周，近一周感冒后乏力尤重。气不足息、时咳一声、眼涩多困。服西药多次无效。体形中等，面色㿠白，脉象沉弱，舌苔白厚。血压 116/70mmHg。处理如下：

党参 10g，黄芪 15g，白术 5g，当归 8g，白芍 12g，川芎 8g，陈皮 15g，柴胡 5g，桔梗 8g，升麻 5g，五味子 8g，茯苓 10g，牛子 5g，枳实 5g，三仙各 10g，生甘草 4g。常规水煎，日 1 付。

补中益气丸 9g 日 2 次；人参健脾丸 12g 日 2 次。

7 月 23 日再诊：病大减，每天可劳动一晌。仍感气不足。脉象较前有力，舌象可。血压 120/80mmHg。守前方。

案 8 过劳脾胃虚

张某，女，58 岁，威县南李村人，2007 年 6 月 10 日初诊。

10 年前曾经做胃镜诊为慢性胃炎。上年秋天因为摘棉花过于劳累，致头晕、乏力、干呕、心下胀满且首次发现血压高。至上年腊月又发作"心脏病"，在邢台人民医院住院 4 天。一个月前因感冒和"鼻旁窦炎"输液用青霉素等 7 天益加食少，且头晕、乏力、干呕、心下胀满加重。曾服中药10余付效不佳，剩下3付未服。又睡眠不好，自觉腹内气不通。体形中等，神倦，面色苍白晦暗。脉沉弱，左脉尤甚。舌胖苔少。血压140/80mmHg。处理如下：

川芎10g，怀牛膝15g，党参10g，黄芪15g，五味子10g，当归10g，白芍10g，香附8g，乌药8g，桂枝15g，陈皮15g，茯苓10g，半夏8g，三仙各10g，生甘草4g，生姜20g。常规水煎，日1付。

香砂养胃丸6g日2次；人参健脾丸12g日2次。

6月15日再诊：诸症大减。脉不再沉。面色好转。守前方。

案9 过劳虚损

张某，女，51岁，威县麻固村人，1996年7月10日初诊。

3月前因过劳及淋雨致右膝痛，后转移至左腿、右肩等处。约一月前高烧，服西药热退，但出现气短、食少、口苦至今不愈。体形中等，神可。脉滑，舌淡苔白。血压150/90mmHg。T 36.4℃。处理如下：

陈皮12g，茯苓15g，半夏10g，葛根20g，桂枝20g，五味子15g，党参15g，白芍15g，川朴10g，羌活15g，三仙各15g，生甘草5g，生姜20g。常规水煎，日1付。

藿香正气水10ml日3次；补中益气丸9g日3次。

7月14日再诊：诸症悉去。脉弦，舌淡。血压120/90mmHg。守前方。

第十七章　补中益气治百病

【理论说明】

补中益气法是易水学派著名传人李东垣发明的名方，见其书《内外伤辨惑论》和《脾胃论》。

我很喜欢使用补中益气法，特别是补中益气丸很经济、口感又比较好，用得很多。在我诊务繁忙的那几年，常常每天给十个以上的病人开补中益气丸，而且几乎无不奏效。门人常问我：先生为什么能用补中益气治百病呢？

这就是本文题目的由来。

治百病者，治很多种病也——因为很多种病都可以因为中气不足引起。

欲知补中益气为什么能够治疗很多种疾病，先须知道补中益气的道理。

"补中益气"四个字中，"补"和"益气"的含义是很清楚的——就是补益正气，从这个意义上说，凡正气不足都可治以补中益气法。

此所以补中益气能治百病之一。

然而，补中益气显然是为了补益中气。什么是中气呢？

"气"与血相对。如何理解"气"，详细解释见旧作《中西医结合二十讲》第一讲。先说"中"。中者，相对于"外"。中医分人体为中外。"外"指皮毛、肌肤、躯壳、四肢、感官等，"中"就是体内的一切脏腑。于是，一切脏腑之气虚，用补中益气法都应该有效。

此所以补中益气法能治百病之二。

更准确地理解"中"，需引用一句经文："根于外者，名曰神机；根于中者，名曰气立。"这句《素问·五常政大论》中的话，大概源于道家。古人把生命现象分作两类，"根于外者"指植物，它们吸收营养的"根"在体外。动物则相反，它们吸取营养的"根"在体内。

所以，后世中医把"中"的含义特化，即指动物的消化系统——中医称为脾胃。于是，特别重视脾胃的李东垣，发明补中益气法就是情理之中的事。

不过，李东垣使用补中益气汤，不是用于治杂病。他自己怎样就此说理，见下文。

常识告诉我们，脾胃为后天之本。这是李东垣的话（按：原话是"人以胃气为本"，见《脾胃论》），意思是动物离开母体之后，无不靠脾胃维持生命。脾胃一虚，全体皆虚。所以，补中益气可以治疗多数虚证——不仅中气虚，也不仅脏腑虚。

此所以补中益气能治百病之三。

总之，补中益气法的适应证极广。

具体说补中益气法有哪些适应证呢？列举如下：

1. 症有虚象：或乏力、或头晕、或多汗、或心下空、或久泻、或尿频非因实热、或胀满而无实证之脉舌象、或常恶风且易感冒。若有气短感而断非西医所谓气管炎或心肺功能不全所致，则最为典型，即中气下陷证。

2. 形有虚象：或面色㿠白、或苍白、或萎黄、或体胖而气不足、或消瘦而气不足、或语怯等。（按：形本来属于"证"，这里特别列出，与"症"区别）

3. 脉有虚象：或弱、或细、或数、或弦、或略大，或兼有二、三脉象。

4. 舌有虚象：或嫩、或淡、或胖大、或多齿痕、或兼而有之。

无论何种疾病，只要具备上述四方面脉证之二，便是补中益气适应证。

读者或问：按照以上尊见，只要具备上述脉证，不必问内伤、外感都可以用补中益气法吗？

答：这本来是不必回答，也不应该有的疑问。

但是，补中益气法关乎中医的重大理论，甘温除热、升阳举陷、大气下陷以及近数十年治内脏下垂等都源于补中益气。今人更多用其治内伤病，甚至只知道它治内伤。

因此，有必要专门就此方治"虚人感冒"，说一下它的来历，和"补中益气汤"治热病的理论问题。

目前最常见的热病是感冒。凡虚人感冒，无论是否用其他中药或西药，笔者常用补中益气法。如此用药，恢复必快，从未见因此而病情复杂者。

然而，如果看一下最新的补中益气丸说明书。"注意事项"的第一点是："本品不适用于恶寒发热表证者。"第二点是："不宜和感冒类药同时服用"。

如此说来，外感初起（自然包括感冒）忌用补中益气法。

说明书和拙见完全不相容。如果拙见正确，当代中医界和中药界对此法的认识就都是错误的。

其实，补中益气治虚人感冒，并非笔者的特识。发明此方的李东垣就是用它热病的，而且是李氏治热病的第一方。

笔者关于热病初起治法的昔日拙见，请看旧作《伤寒论新解》中的"桂枝汤新解"和"麻黄汤新解"。

简单说来，"桂枝汤"的功用就是：补中益气。

只是，这仍不足说明，李东垣的"补中益气汤"也是为"表证"而设，而且是为了治表虚。

为此，把此方的来历，以及李东垣的理论说明和用法的原文引如下：

"脾胃之证，始得之则气高而喘，身热而烦，其脉洪大而头痛，或渴不止，皮肤不任风寒而生寒热。盖阴火上冲，则气高而喘，身烦热，为头痛，为渴，而脉洪大；脾胃之气下流，使谷气不得升浮，是生长之令不行，则无阳以护其荣卫，不任风寒，乃生寒热，皆脾胃之气不足所致也。

然而与外感风寒所得之证颇同而理异。内伤脾胃，乃伤其气，外感风寒，乃伤其形。伤外为有余，有余者泻之；伤内为不足，不足者补之。汗之，下之，吐之，克之，皆泻也；温之，和之，调之，养之，皆补也。内伤不足之病，苟误认作外感有余之病而反泻之，则虚其虚也。《难经》云：实实虚虚，损不足而益有余，如此死者，医杀之耳！然则奈何？曰：惟当以甘温之剂，补其中，升其阳，甘寒以泻其火则愈。《内经》曰：'劳者温之'，'损者温之'。盖温能除大热，大忌苦寒之药泻胃土耳。今立补中益气汤。

补中益气汤

黄芪（劳役病热甚者一钱），甘草（炙）以上各五分，人参（去芦），升麻，柴胡，橘皮，当归身（酒洗）、白术，以上各三分。

右件㕮咀，都做一服，水二盏，煎至一盏，去渣，早饭后温服。如伤之重者，二服而愈，量轻重治之。

立方本指

夫脾胃虚者，因饮食劳倦，心火亢甚，而乘其土位，其次肺气受邪，需用黄芪最多，人参、甘草次之。脾胃一虚，肺气先绝，故用黄芪以益皮毛而闭腠理，不令自汗，损其元气。上喘气短，人参以补之。心火乘脾须炙甘草之甘以泻火热，而补脾胃中元气；若脾胃急痛并大虚，腹中急缩者，宜多用之。经云：'急者缓之'。白术苦甘温，除胃中热，利腰脐间血。胃中清气在下，必加升麻、柴胡以引之。引黄芪、人参、甘草甘温之气味上升，能补胃气之散解而实其表也。又缓带脉之缩急。二味苦平，味之薄者，阴中之阳，引清气上升也。气乱于胸中，为清浊相干，为去白陈皮以理之，又能助阳气上升，以散滞气，助诸甘辛为用，口干嗌干加干葛。……或曰：甘温何能生血？曰：仲景之法，血虚以人参补之，阳旺则能生阴血，更以当归和之。少加黄柏以救肾水，能泻阴中之伏火。如烦犹不止，少加生地黄补肾水，水旺而心火自降。如气浮心乱，以朱砂安神丸镇固之则愈。"

"四时用药加减法"（洪钧按：即不同季节、有不同兼证时使用补中益气汤加减法。文甚长，从略）

以上引自《内外伤辨惑论》。《脾胃论》无"立方本指"，其余略同。其实，方前的理论说明更是"立方本指"。现"本指"重在说明为何这样遣药组方。

洪钧以为，包括李东垣在内，古往今来关于补中益气法治热病的理论说明，都不能令人满意。

为此以问答方式说明如下：

问：李氏创此方的本意到底是治外感，还是治内伤呢？

答：按李氏本意，是治内伤。只是这种内伤，表现为热病。

他说："脾胃之气不足所致……与外感风寒所得之证颇同而理异。内伤脾胃，乃伤其气，外感风寒，乃伤其形。伤外为有余，有余者泻之；伤内为不足，不足者补之。汗之，下之，吐之，克之，皆泻也；温之、和之，调之，养之，皆补也。""内伤脾胃，乃伤其气"就是"补中益气汤"的立方依据。

问：那么，李氏所治是单纯内伤吗？

答：显然不是，而是有寒热、身热、头痛、喘、渴、恶风寒等典型热病表现的病证，见以上引文第一段，不重引。但须知，李氏认为，这种热病的始因是脾胃内伤。治疗时只能补，不能攻；只能温，不能清。

问：那么，此方所治是表证呢还是里证呢？

答：既然李氏认为病因内伤起，补中益气治的就是脾胃气虚（按：还包括肺气虚，见上引立方本指），即治的是里。不过，这不等于此方不宜于表证。李氏用此方所治的就是表虚证。故他说："脾胃一虚，肺气先绝，故用黄芪以益皮毛而闭腠理，不令自汗，损其元气。"

李氏在"加减法"中更说："以手扪之，而肌表热者，表证也。只服补中益气汤一二服，得微汗则已。非正发汗，乃阴阳气和，自然汗出也。"

可见，补中益气正对表虚证。

总之，如果一语中的，此方治的是虚人外感初起。更确切地说是治脾胃虚人外感初起。这种外感的主要矛盾方面是脾胃虚。

问：李氏"用黄芪以益皮毛而闭腠理，不令自汗"，又称："只服补中益气汤一二服，得微汗则已。非正发汗，乃阴阳气和，自然汗出也。"此说有理吗？

答：如果认为自汗是表虚之故，表虚是"肺气先绝"，肺气先绝又是因为脾胃虚，李氏之说就完全无懈可击。

然而，"用黄芪以益皮毛而闭腠理，不令自汗"，没有经典依据。

于是，后人大多不理解此种治法。

问：表虚自汗不是腠理疏吗？这时"益皮毛而闭腠理，不令自汗"，不是完全正确吗？

答：我完全同意李氏的见解，而且认为，这是关于表虚证治疗原理的最本质、最圆满的认识。

不过，古代伤寒家，见发热有汗，除非漏汗不止，不是先止汗。即便桂枝法，多数古人和不少当代人，也认为是发汗法。于是，很难接受李氏的见解。

试看，当代医家、病家见发热就希望而且设法尽快发汗。发热略久——比如半天——无汗，即感恐慌。此所以皮质激素和解热西药被广泛滥用。

故请读者记住：尽管不是发热无汗的时间越长越好，却不必见发热即发汗。汗多确实是"损伤元气"。只要不见昏迷、抽搐等危急情况，热病就应该让它热上一两天。正邪相争必有发热，不发热就是正不与邪争。表证阶段，发热是好现象。即便是骤然腾热甚或寒战，也不宜以退热为首务。

表虚证大多发热不剧，服药后半日内，比服药前热稍高，也应视为佳兆。

问：李氏说："《内经》曰：'劳者温之'，'损者温之'"。他引的经文有据吗？

答：这八个字见于《素问·至真要大论》，李氏所引是对的。有人说："损者温之"，应是"损者益之"。但今通行本《素问》同李氏所引。

问：李氏说："温能除大热"，怎样理解呢？

答：这就是后世说的"甘温除热"或"甘温除大热"。补中益气汤中的药物，除了升柴，都性温或甘温。故"甘温除热"法的创始人就是李氏。代表方就是补中益气汤。李氏还有"调中益气""清暑益气""升阳举经"等方，组方略同补中益气。即都是"甘温除热"的。

不过，所谓"甘温除热"，不是因为补中益气汤中的参芪归草等能直接除热，而是它们辅助正气与邪战，邪去即热退。只是，李氏没有说到这一层。

问：李氏此法前无古人吗？

答：就理论认识而言，可以这样说。即此前从来没有人，如此明白无误地表达过。不过，李氏也不是空绝依傍。桂枝汤就是以温补为用的，桂枝更是性甘温。李氏就是从桂枝汤和小建中汤悟出的甘温除热。试追寻桂枝的功用到《神农本草经》，就很容易发现"补中益气"四个字。

问：凡热病或大热均可用补中益气或甘温除热法吗？

答：显然不是。补中益气既然是补法，适应证就是虚人、虚证。热病初起的虚证，必然是虚人的表虚证，最宜于用此法。

问：如此说来，补中益气汤不是该归入解表方了吗？

答：按李氏的本意，自然应该如此。然而，1949 年后的方剂教材，从来不把此方列于解表方中。今方剂教材中虽然有扶正解表法，却不列此方，也几乎无人知道，补中益气法的发明者是用它治热病初起虚证的，即治所谓伤寒表虚。补中益气法治表证，就是扶正解表。今人也少用扶正解表法。

问：按照尊见，毕竟如何判定虚人感冒呢？

答：遵循上文所述补中益气法的适应证即可。不过，李东垣对此有很详细的论述。以下特别把"辨劳役受病表虚不作表实治之"前半录出：

"或因劳役动作，肾间阴火沸腾，事闲之际，或于阴凉处解脱衣裳，更有新裕，于背阴处坐卧，其阴火下行，还归肾间，皮肤腠理极虚无阳，但风来为寒凉所遏，表虚不任其风寒，自认为外感风寒，求医解表，以重绝元气，取祸如反掌。"

由此可知，东垣所谓表虚，不仅仅根据有汗无汗，脉紧脉缓。他说的"劳役受病"和"脾胃内伤"发热，也不是没有受风寒。故凡气虚体质者感冒，即可用补中益气法。即便不是气虚体质，凡感冒前有劳倦或饮食不周等因素，即可使用此法。只是按照拙见，桂枝汤之用，也是补中益气，故我常用桂枝汤和补中益气汤合剂。

问：可否就尊见给读者一个最简明且提纲挈领的说明呢？

答：拙见在《中西医结合二十讲》中表达如下：

在人体正气、微生物和六淫这三个制约外感病的因素中，中西医认识各有长短……中医辨证，始终抓住正邪斗争状态不放。当正夺为疾病的主要矛盾方面时，辨证论治必然更有效……严格而言，中医治外感的病因疗法，只有补虚一法。

自然，上述拙见不仅限于表虚。

只是，也请读者记住：正夺为主时，也不排除使用西医的病因疗法，补中益气法中虽然已有升柴，也可以再加连翘、黄芩等，但不要喧宾夺主。

【验案举例】

案1　久用补中益气体质改善

赵某，女，61岁，威县辛庄村人，2006年10月31日初诊。

12年前，患者在侍奉病重的母亲时，我发现她的血压为250/150mmHg。于是，立即做抗高血压西医治疗。此后，一直服用复方利血平、心痛定等。但是，患者是中气不足的体质，经常感冒而且迁延不愈。每年因感冒就诊多次，服用补中益气和桂枝汤合剂方愈。二年前，她问我可否预防感冒。我告诉她服用补中益气丸和金匮肾气丸。先连续服用一个月左右，而后可间断服用。也可以每天各服一丸，或者略感精力不佳即连续服几天。就这样，近二年没有就诊。此次因为不严重的头晕就诊。一进诊室就见她气色比二年前大好，体形也比那时精干。过去，她经常面色苍白、虚肿，口唇青紫，说话气不足。对面坐即可闻及她微喘。现在面色略见红润，口唇虽不比常人，但不再明显青紫。她自觉精神、体力均比二年前大好。目前的症状主要是头痛头晕，重时有恶心。脉象略见弦滑，舌象正常。血压140/100mmHg。可见，不但全身情况改善，血压也在临界水平。

患者说，过去很少头痛头晕，包括血压很高的那一次，也不头晕。处理如下：

川芎10g，怀牛膝15g，黄芪20g，葛根20g，红花5g，五味子10g，钩藤20g，菊花20g，当归10g，白芍15g，茯苓10g，甘草3g。常规水煎，日1付。

金匮肾气丸9g日3次；补中益气丸9g日3次。

11月7日：家属来取药，说头痛、头晕均明显好转。

案2　久用补中益气与桂枝汤合剂

梁某，女，36岁，本县干部，2001年8月5日初诊。

感冒一周，在城内就诊服西药多种病益重。目前汗出不止，畏风、畏寒、头痛、骨头痛，面色苍白虚肿。脉象沉弱稍数，舌淡苔白。诊为附子加桂枝汤证，开原方 3 剂。

8 月 11 日再诊：出汗停止，面容仍见虚胖，但颜色好转，舌象可，脉象仍见沉弱。又自觉小便频数，略有尿急感。原方去附子，加党参 10g，黄芪 15g，五味子 10g，黄柏 10g，同时用增效联磺，病愈。

此后，又多次感冒，或可服成药恢复，但是，每年至少有 2 ~ 3 次必须服中药大体如上法方可恢复。如：

2003 年 7 月 22 日：尿频欲复发，同时有尾骨前下坠感，稍劳益重。脉象沉弱。为开补中益气汤加黄柏，同时服补中益气丸、金匮肾气丸。连服 12 剂方愈。

2004 年 3 月 27 日就诊：感冒后，服他医的中药 3 付不愈，自觉口出热气，但怕风，无发烧，脉弱无根，头痛。处理如下：

桂枝 20g，白芍 15g，党参 10g，黄芪 15g，当归 10g，附子 8g，干姜 5g，五味子 10g，茯苓 6g，陈皮 10g，甘草 5g，生姜 20g。常规水煎，日 1 付。

补中益气丸 9g 日 3 次；藿香正气水 1 支（10ml）日 2 次。

煎剂实则桂枝加附子汤、补中益气汤合剂加减。

3 月 30 日再诊：仍然恶风、出汗、骨头痛，脉象细弱似无。上方服至 4 月 3 日，症状基本消失。

此后，患者常服补中益气丸，感冒次数减少，或感冒也较轻。同时应其要求，将桂枝汤、桂枝加附子汤和补中益气汤三方抄给她。告诉她感冒初起即用桂枝汤。2 剂不愈，即用桂枝汤、补中益气汤合剂。若误用发汗成药出现初诊时的情况，即用桂枝加附子汤、补中益气汤合剂。此后，至 2006 年底因消化不好再次就诊，称一直断续服用补中益气丸，每感冒先用桂枝汤，没有出现过迁延不愈的情况。

案 3 体质性中气不足

村人赵某，母亲高而瘦，本人不算高瘦，但切脉查舌均见虚象。每过劳或心情不畅，即感气短乏力。每用补中益气丸一二日，症状即消失。

他的姐姐，即案 1，不赘。

他的外甥，新婚时有阳痿且 2 年不育，用补中益气丸不但阳痿好转而且妻子迅速怀孕生子。后来即自备并常用此药。自购不知多少，我给他开的至少 200 丸。

他的长子，20 多岁，不是高瘦体质，而脉舌有虚象。结婚前后，常感精力不佳，并有失眠。每次发作，用补中益气丸即效。

案4　大气下陷证

大约 1984 年，本村村民赵某之妻，因气短乏力 2 月余多方治疗不效求治。患者年约 50 岁，略胖，面色㿠白，脉弱而略数。听其心肺正常，故气短断非心肺功能不全所致。当即开补中益气煎剂原方一付。约 2 小时后，赵某来找，表情紧张。问有何事？原来是他的妻子服下汤药不久，自觉豁然病愈。但药方被卫生所留下，请再开一纸，以备不时之需。此后，患者服丸药即可见效，唯不如汤药效捷。

从此，我常用补中益气法治大气下陷。拙见以为，补中益气法治大气下陷较之张锡纯先生的升陷汤并无逊色。锡纯先生每于用黄芪的同时用知母。其说以为，黄芪性热，需加用性寒之知母。其实，中气不足或大气下陷者每易出现寒象寒证。其热证亦属虚热，此所以东垣用补中益气法治热病，至今有甘温除热之说。即一般不必顾忌虚人内伤用补中益气法而热盛。

案5　慢性口腔溃疡

只用成药时，笔者多不做文字记录，已记不清多少次用补中益气法治疗慢性口腔溃疡——包括所谓白塞综合征。虽然不是每用必然速效，有时还加用其他中西药，但多数疗效满意。

患者女，15 岁，中学生，其母为李寨中学教师，她就在该校读书。1993 年就诊。

口腔溃疡反复发作二年余，多方治疗不效。或偶尔好转，不久复发。此外无明显不适。察患者面色萎黄，脉象细弱略数，舌胖而嫩。舌沿等处有散在的溃疡。

处方：补中益气丸 9g 日 3 次；力勃隆 4 片日 3 次。

服上方一周口腔溃疡消失，嘱继续服药一个月。一年后，其母陪同其外祖母就诊，说其女的口腔溃疡再没有反复。

这个患者同时用了力勃隆，这也是我很喜欢用的。它是铁剂、肝制剂和维生素的复方，既经济效果又可靠。比近年广告上大肆吹嘘的所有"新"的补血药效果都好而且副作用（主要是胃肠反应）小。可惜，此药太便宜，最近市场上供应不足。

案6　可疑白塞综合征

王某，女，43 岁，威县油坊村人，1995 年 7 月 25 日初诊。

左腮内臼齿咬合处反复糜烂溃疡一年余，久治不效。伴有左半头面疼痛，又偶有外阴疱疹瘙痒。食少，体瘦，乏力，面白，语怯，脉滑数，舌淡紫，苔白厚。

开补中益气汤与生脉饮合剂，同时服用补中益气丸，3 天后明显好转，6 天后溃疡和其他症状消失。

案7 肛门坠胀

赵某，男，60 岁，威县时家庄人，2000 年 9 月 12 日初诊。

肛门坠胀不适伴尿道不适 2 月余，逐渐加重。正在按痔疮、前列腺炎治疗。用马应龙痔疮膏等无效。一般情况可，脉象略见洪滑，血压 120～110/80mmHg，舌稍大，苔黄。

开补中益气汤加大云、生地、连翘、枳实，同时服补中益气丸，金匮肾气丸。一周后症状消失。

案8 尿频尿失禁

凡老年或虚人排尿不畅（如所谓前列腺肥大），无论是否出现尿潴留并留置导尿管，都应该同时服用补中益气丸和金匮肾气丸，见泌尿系统疾病中的尿路病。

中老年妇女多见"一咳嗽就尿裤子"的尿失禁，治疗方法同上。较轻时，单用补中益气法，多数效果也很好。

青少年或儿童的慢性尿频、尿失禁（包括夜间尿床）十九属于中气并肾气不足，故也是补中益气法的适应证。请看下案。

关某之子，7 岁，威县彩寨村人，2004 年 5 月初诊。

关某患丙肝，经治恢复很快。一次他顺便提及儿子自幼几乎每天尿床，而且白天尿频，问有无好办法。恰好其正在服用补中益气丸，即告知让儿子服用必效。但母亲溺爱孩子，长期未服。后来患儿随父亲来看病，即当面嚼服补中益气丸和金匮肾气丸。患儿见无痛苦难咽情状，即可自己嚼服。但在家仍不是坚持每天服用。即便如此，疗效也很好。大约一个月后，关某复诊时，称患儿尿床基本痊愈。

又，此前患儿玩耍很泼，但食欲不佳，因而消瘦且多汗。夜间睡觉很死，催其小便时十次有九次叫不醒。服上方后，诸症悉去。

按：儿童服药不可强灌，否则，即便是白糖，儿童也会以为是黄连而哭闹拒服。最好的办法是大人先当面服用，示以"味道颇佳"。多数儿童见状即可服用。许多哺乳期的婴幼儿，服过我开的中药煎剂或成药，即先教给父母如何让孩子服药。

补中益气丸和金匮肾气丸的口感都比较好，诱导如上，多数儿童可顺利服用。犬子的犬子刚满2周岁时，就常常"偷吃"上述成药，虽呵斥不肯放下。但是，还是有的成年人不能服大蜜丸。此乃天性使然，颇难纠正。

案9　青年尿频并阳痿

王政纲，男，21岁，威县东郭庄人，2004年11月19日初诊。

患者为塔吊司机，自称近一年来尿频至10多分钟一次，在塔吊上颇不方便。虽然尿频，并无尿疼尿血。多次去医院就诊，化验小便大体正常。又称，近一年多来阴茎很少勃起。其人发育营养可，脉象略见弦滑，舌象无大异常。患者未婚，否认冶游史。于是开补中益气丸、金匮肾气丸各9g口服日3次。5天后证大减。

案10　胃下垂饱满

此类患者，十九食欲不佳。稍多食、甚或进食很少即感饱满，故无不消瘦，有时兼有其他内脏下垂。略通中医者即知此证可用补中益气法。

自西医看，此类患者不但胃属于无力型，其他空腔器官以及有关韧带也多松弛，故可有其他内脏下垂。总之，是平滑肌张力不足之故。

拙见以为，补中益气法可增加平滑肌张力。

但是，多数情况下治胃下垂只用补中益气法不是很好，最好略加理气药物。

比如下案。

患者郭某，女，48岁，威县北郭庄人，1997年4月10日初诊。

面黄肌瘦，脉象细弱，舌瘦而淡。自幼食欲不佳，近年来食欲益差且多感饱胀，故消瘦加重。因虚弱无力，几乎不能做日常家务。曾两次做钡餐造影，诊为胃下垂。处方如下：

黄芪15g，党参10g，当归10g，白术10g，陈皮8g，升麻4g，柴胡4g，川朴5g，枳实5g，炙甘草5g。常规水煎，日1付。

上方是补中益气汤原方加川朴、枳实。其理论是在增加胃肠平滑肌张力的同时，增加蠕动的频率和幅度。

服上方1剂，症状明显减轻。续服5剂后，改用补中益气丸9g日2～3次，香砂养胃丸6g日2～3次。数月之后，其夫就诊，称患者病情稳定，体质好转。嘱其断续服用成药，每欲反复，积极服用。

由于此病多为遗传或体质因素所致，病程多已很长，让比较严重的胃下垂患者恢复如常人很困难，必须嘱咐患者注意调摄，主要是少量多食，不可劳累。

案 11 胃下垂术后不愈

王某，女，58 岁，威县北马庄村人，1995 年 7 月 19 日初诊。

患慢性"胃病"十余年，曾诊为"胃下垂"。前年病情加剧。头背攻胀难忍并头晕，失眠，严重乏力。于是，上年正月手术。术后无明显改善。即仍有食后不适，左上腹痛和上述症状，服中西药物多次不效。语怯，二便可，体瘦，神可，脉象细弱、舌淡、苔黄白厚润，无明显贫血。血压 115/85mmHg。处方如下：

党参 15g，黄芪 20g，陈皮 10g，茯苓 10g，白术 10g，当归 10g，柴胡 5g，升麻 3g，桔梗 8g，五味子 15g，文术 5g，香附 10g，红花 5g，三仙各 10g，甘草 5g，川朴 10g。常规水煎，日 1 付。

补中益气丸 9g 日 2 次；越鞠保和丸 6g 日 2 次。

7 月 21 日再诊：腹痛、睡眠、脉象好转，语怯消失，舌象略如前，头晕似稍加重。上方去升麻加山萸肉 8g。

8 月 15 日 3 诊：诸症悉减，仅有脐左小痛。一般情况好转，脉仍有弱象。血压 110/70mmHg。

按：胃下垂和上消化道溃疡稍重时，患者常常夜间胀满疼痛厉害，这时往往攻头、攻脊背（"攻"——使之憋胀、疼痛之意）。患者常不能安卧，需要坐着自己按摩以减轻不适，所以睡眠不好。胃病而攻头，是因为大脑得不到足够的营养，攻后心是由于胃和后心的感觉神经同在相应脊髓节段的缘故。

案 12 中气不足型劳损

李某，女，43 岁，威县方家营村人，2005 年 8 月 24 日初诊。

自述头晕、头空、头沉 20 余日不愈。此前亦不时如此，但稍轻。食欲不佳，腿酸、乏力。有明显劳累因素。面色略显苍白，脉象细弱。舌淡，多齿痕，苔白略厚。处理如下：

党参 10g，黄芪 15g，白术 5g，苍术 5g，茯苓 10g，五味子 10g，当归 10g，白芍 15g，川芎 10g，熟地 15g，桂枝 20g，甘草 5g，生姜 20g，三仙各 10g，柴胡 5g。常规水煎，日 1 付。

补中益气丸 9g 日 3 次；人参健脾丸 6g 日 3 次。

当年患者没有再诊。

2006 年 3 月 27 日再诊：称上年就诊一次即大好。近日又感乏力、气短并胸腹满闷。脉舌象等略如前。仍守上方。

案 13　足部老溃疡

陈某，女，21 岁，威县王王目村人，2001 年 5 月 29 日初诊。

患先天性双足内翻，需扶杖步行。右足外侧趾掌关节处有一 2cm × 3cm 大小的老溃疡（按：长期压迫缺血坏死所致），近来渐大，并有双下肢水肿。患者已婚，有一女。其他一般情况可，脉舌象大体正常。处方如下：

补中益气丸 9g 日 3 次；人参健脾丸 12g 日 3 次。

力勃隆 4 片日 3 次（饭后服）

6 月 14 日再诊：病情无明显改善。上方加鱼肝油丸 1 粒日 3 次。

7 月 11 日三诊：溃疡明显变小，下肢水肿消失。

案 14　脾虚体弱

贺某之母，35 岁，2006 年 10 月 21 日陪同贺某求治慢性鼻炎，主动提及 13 年前服补中益气丸而体质大好。当时她也是陪同别人来看慢性鼻炎，顺便切脉。那时她体瘦、乏力，食少且大便勤。又新婚不久，精力益感不佳。服补中益气丸之后，食欲改善，大便正常，不再乏力，体重迅速增加。

案 15　久泻

本村村民赵某，男，69 岁，2007 年 3 月 7 日就诊。

患者是强壮体质，一向食欲好且体力好。3 月前，因饮食不周、受风寒等腹泻下利。开始服西药有效，但反复发作。近一月来服西药无效且食欲渐差，又明显消瘦。听说我回籍，立即就诊。脉有弱象，舌淡。处理如下：

补中益气丸 9g 日 3 次；香砂养胃丸 6g 日 3 次。

数日后见患者，说服上方次日腹泻即止，食欲完全恢复。

附：中药增加身高方—脾肾双补治疗少年营养发育不良

【理论说明】

已经介绍过补中益气治疗少年营养发育不良和尿床等。不过，对此类患者只用补中益气法不很周到，最好脾肾双补。此法也是理论根据最充分的增加身高的中医治法。盖增加身高不是使人体又细又长，而是全面改善营养、促进发育的结果。自然，高而瘦弱也宜用此法。

脾肾双补者，先后天同时培补也。据理应无不效，实际效果也确实很好。

为了便于读者参考，把此方固定，取名"脾肾双补增高方"。适应证就是少年营养发育不良。患者多数身材矮小。读者但知此意，略作改动或加减亦可。若服煎剂有困难，只服方中成药和西药亦可。

脾肾双补增高方

煎剂：熟地 20g，山萸肉 10g，五味子 10g，茯苓 10g，附子 8g，大云 10g，生山药 10g，枸杞子 10g，党参 10g，黄芪 15g，桂枝 15g，当归 10g，白芍 10g，川芎 8g，陈皮 10g，半夏 6g，三仙各 10g，生甘草 5g，生姜 20g。常规水煎，日 1 付。

中成药：金匮肾气丸、补中益气丸各 9g 日 2~3 次。

西药：力勃隆 3 片日 3 次。

12 岁以下剂量减半，8 岁以下用三分之一。但 12 岁以上剂量减半也有效，8 岁以上服成人量亦无不可。

或问：既然脾肾双补，应该使用健脾法、补肾法，为什么上方中使用补中益气丸而不用人参健脾丸呢？

答：补中益气法的原意就是健脾胃。今市面上的人参健脾丸近似归脾法，阳虚者用之不甚恰当。故上方最好使用补中益气丸。

再问：力勃隆为什么可用于此证呢？

答：患儿的血红蛋白可能在正常范围，但既然是营养发育不良，血液的有形和无形成分都会有某种程度的不足。此药乃肝浸膏、枸橼酸铁铵和多种维生素的复方制剂，适应证是缺铁性贫血、营养不良和食欲不振。与上述中药同用，必然相得益彰。

再问：近来许多广告宣传药物和非药物疗法增加身高，均称疗效如神，可信否？

答：不敢说广告完全不可信，但是，使用拙拟的方法至少在理论上是最佳选择。因为发育离不开营养，且先天之气必须壮旺。营养首赖脾胃，先天重在肾阳。欲使身高增加而无营养支持，恰如无水肥而欲禾苗速长也。无是理也。

再问：服上方可以使任何人达到满意的身高吗？

答：不可能如此。盖身高首先取决于遗传，其次是后天营养等因素。

不能达到先天设计（即遗传）身高的主要原因有四：一是后天营养不良；二是过早地（比如10岁以前）从事重体力劳动；三是前两个原因损害先天，即肾气不足；四是久病失治。据笔者的经验，没有上述不利因素，身高可以比先天设计长10cm，反之短10cm。

请看以下验案。

【验案】

案1　少年营养发育不良

刘某，男，14岁，威县徐村人，2002年8月5日就诊。

身高约130cm，体重约25kg，故非常消瘦且面色苍白粗糙。父母谓其食少乏力，常好感冒。更有甚者——自幼几乎夜夜尿床，恳请施治。脉象、舌象大体正常。予脾肾双补增高方。

患者仅就诊一次，不知效果如何。三年后，其父母又带领其弟弟（见下案）就诊，才知道效果很好并查出上述记录。

原来，患者服上方3日尿床即好，且食欲大增，体力转好，不再经常感冒。2月之后，自觉乳房憋胀，内有硬结，十分恐慌，以为服药不当。父母欲带其前来咨询，恰好祖母得知，告知曰：此乃佳兆，此儿身体将迅速发育，不必再治。于是没有就诊。果然，患儿身高、体重迅速增加，上年身高已经超过父亲，达到165cm。

按：少年男女——特别是男孩子，青春期发动时常见乳房内出现以乳头为中心的硬结而且多见小疼痛。这是身体将迅速发育的可靠指征。

案2　少年营养发育不良

刘某，男，14岁，威县徐村人，2005年1月19日就诊。

患者是上案的弟弟。目前发育营养略同其兄2002年的情况，唯不尿床。为了促进发育，近一年来，父母每天给他准备奶粉、鸡蛋、麦乳精，但患儿进食很少。家常便饭更是吃几口就算。患儿又不喜肉食，不得已前来求治。脉象、舌象大体正常。予脾肾双补增高方。

2007年3月31日，刘某的父母介绍下案来诊，说孩子营养发育明显好转，身高已经接近其兄。面色和皮肤润致，不再干瘪粗糙。

案3　自幼尿床并尿频

刘某，女，6岁，威县徐村人，2007年3月31日初诊。

自幼尿床不愈。每夜尿床2~3次，白天也常常尿频或尿裤子，但也偶尔尿大脖。外观发育营养相当好，但父母说患儿食欲不好。曾经去县医院就诊，做超声和腰骶X光片无异常。医生说尿床不是病，不治也会好。上案刘某的父母介绍其父母带患儿就诊。舌红、有地图样剥苔。

照用脾肾双补增高方。

按：西医泌尿科确有尿床是没有自幼养成习惯而非疾病之说。照腰骶X光片，是为了发现可能有的脊柱裂。但是，脊柱裂和尿床没有必然联系。况且，夜夜尿床数年或十数年，即便没有器质性问题，也不能说不是病。家长必然早已设法纠正（即每夜叫几次），还是不好，岂能不是病。须知，动物也极少见"尿床"——睡眠中不自觉排尿。

案4　少年营养发育不良

张某，男，16岁，威县管安陵村人，2005年4月3日初诊。

因身体瘦弱，头晕乏力，身材矮小求治。患者面白体瘦，身高约145cm，神情忧郁。脉滑弱，舌淡嫩。

照用脾肾双补增高方。

患者就诊两次，服药12天，再未就诊，不知疗效如何。

2006年8月4日，他陪同妹妹就诊（见下案），已经是身材修长、匀称的青年。身高约178cm。

案5　少年身材较矮

张某，女，16岁，威县管安陵村人，2006年8月4日初诊。

患者是案4的妹妹，身高约150cm，不算很矮小。但好头晕、眼黑，食欲不佳，体力不好，特别是希望身材长高一些，故母亲带着她和她的哥哥就诊。其人面白，不消瘦，神情忧郁。脉滑弱，舌淡嫩。予脾肾双补增高方。

2008年8月8日患者的本家弟弟就诊，称张某早已身材修长，身高约170cm。

案6　少年发育营养不良

姜某，男，15岁，威县姜七里村人，2005年8月10日初诊。

发育营养不良，体瘦小，大便频数。脉舌象无大异常。处理如下：

补中益气丸9g，人参健脾丸6g日3次

力勃隆、多酶片各3片日3次

8月19日二诊：大便仍频，上方去力勃隆加藿香正气水半支日2次。

8月30日三诊：大便正常，营养情况明显见好。守上方。

案7　脾肾双补疗效显著

张某，男，17 岁，威县张霍寨村人，2007 年 6 月 2 日就诊。

3 年前，患者两次因营养发育不良就诊，均大体照用脾肾双补增高方。那时，患者食欲不佳，远较同龄的男孩矮小、瘦弱，且面色萎黄晦暗。此次因左腕部良性肿瘤就诊，身高 178cm 且匀称，面色、精神均佳。他父系的上两代都是老病人，没有达到此身高者。

第十八章 老年病

【概说】

老年病不是某种疾病，而是老年人常见病的意思。

患者常有不止一种慢性病再加上衰老。

最容易衰老的器官是心、脑和感官。四肢和脊柱关节、肌肉的功能衰退也很常见。如果65岁算老年，出现性器官功能减退的时间更早。

总之，老年病十九属虚，最宜于中药补益。

有的同行常常问我：为什么您随便凑10多味药，对老年人就疗效很好呢？

我说：就像保养老汽车一样，我是摆布好方向盘、气缸、油路和电路，再往传动系统上到处加润滑油。

当然，这样比喻不是很贴切。不过，即便是某个脏器不好为主，治老年病还是要多方照顾。一般说来，治老年人要重视补益。如果有呼吸困难或大小便不畅，则优先纠正。

实际上，本书其他部分已经介绍了不少老年病。

注意！治老年病不可冒进。群众都知道，老年病明显好转，就是医家有功。

【验案】

案1 老胃病伴高血压

刘某，男，72岁，威县东徐村人，2002年7月26日初诊。

有老胃病多年，近3个月加重，食少，食则上腹饱胀，打嗝，又走路不稳，下肢麻木乏力，明显水肿。在家治疗无效。体形中等，活动僵硬。脉滑弱，舌质深黯，苔不厚。血压170/100mmHg。处理如下：

川芎10g，怀牛膝15g，丹皮6g，熟地15g，当归10g，五味子10g，党参10g，黄芪15g，茯苓10g，桂枝15g，陈皮10g，三仙各10g，川朴6g，枳实6g，甘草5g。常规水煎，日1付。

金匮肾气丸9g日2次；人参健脾丸12g日2次。

心痛定片 10mg 日 2 次；地戈辛片 0.25mg 日 2 次；双氢克尿塞 25mg 日 2 次。

7 月 31 日再诊：病大减，胃纳、走路、精神、下肢水肿均明显好转。血压 130/80mmHg。地戈辛改为每日半片（0.125mg），其余如前。

按：患者自己知道有老胃病，目前以高血压、高心病心衰为主要表现。用较小量的西药降压、利尿、强心是必要的，但是，没有中药补气、健脾、理气血，则效果不会这样好。

案 2　多器官衰竭

王某之母，76 岁，威县时家庄村人，2005 年 6 月 10 日初诊。

因腿痛下肢不能屈伸卧床不起年余，近 8 天来食少，半昏迷，一直在输液无效。患者消瘦苍白，大肉陷下，明显尿潴留。脉结代而迟。处理如下：

①导尿并保留尿管。

②煎剂：党参 10g，黄芪 15g，五味子 10g，山萸肉 10g，当归 10g，白芍 15g，川芎 10g，附子 10g，桂枝 20g，陈皮 10g，茯苓 10g，半夏 8g，三仙各 10g，甘草 4g，生姜 20g。常规水煎，日 1 付。

6 月 13 日再诊：患者已可进食，下肢水肿消退。大体清醒。

病家又取药数次，病情不断改善，但时有间断。

按：患者多器官衰竭，而且大肉陷下，又如此高年，已是不治之症。但上述治疗，还是有明显近期疗效。

案 3　老年气短

罗某之母，86 岁，威县马安陵村人，2001 年 8 月 22 日请出诊。

突然下唇抖动、喘、哼数日。心电图报告为窦性心动过速，心率 130 次/分。服西药 2 日无效。体胖，神倦，下唇和下颌不断抖动。脉弦滑而数。血压 160/90mmHg。处理如下：

党参 10g，黄芪 12g，麦冬 10g，五味子 8g，川芎 8g，怀牛膝 15g，陈皮 10g，茯苓 10g，半夏 8g，白术 6g，当归 10g，白芍 15g，生地 15g，葛根 15g，枳实 6g，川朴 6g，三仙各 10g，甘草 4g。常规水煎，日 1 付。

心痛定片 10mg 日 3 次；安坦片 2mg 日 1 次。

8 月 24 日再诊：病减，下颌抖动基本停止，但自觉痰多难咳出——原有慢性咳嗽。仍守上方。

2002 年 8 月 7 日三诊：旧病复发，家属取药如前。

按：患者下唇抖动的详细机理很难说清，但如此高年，血压略高、气短又心动过速，病属虚且有心脏功能不好是肯定的。故中西医结合处理如上。

案4 高年眩晕

朱某之母，83 岁，威县李寨村人，2005 年 10 月 22 日初诊。

发作性头晕目眩如天翻地覆近一月。其间出现右侧肢体和面部麻木 3 次，每次半小时左右，按脑缺血输液不效。血压高数年，常服西药并每年输液两次（每次多日）预防脑血管病。又食后多烧心、打嗝且稍劳即喘。体形中等，面色苍白，口唇青紫。脉象略见洪大。舌暗苔略黄。血压 120/80mmHg。处理如下：

川芎 10g，怀牛膝 15g，五味子 10g，白芍 15g，黄芪 15g，党参 10g，山萸肉 10g，丹皮 8g，当归 8g，陈皮 10g，茯苓 10g，半夏 6g，三仙各 10g，生甘草 4g，茵陈 10g。常规水煎，日 1 付。

金匮肾气丸 9g 日 3 次；地戈辛片 0.125mg 日 3 次；双氢克尿塞片 25mg 日 3 次。

10 月 30 日：家属来取药，谓诸症大好。

2006 年 1 月 24 日就诊：近日复发气短、腿疼并全身发热如烤火。脉舌象可。守第一方。

按：患者显系第三期高血压。即心、脑血管明显受损。胃肠功能也低下。单用西药控制血压相当有效，但未能缓解症状。结合补益为主的中药，近期疗效很好。该患者的眩晕不是内耳性的，而是椎动脉系供血不足的表现。初诊时用茵陈，是我常用之代菊花。最后就诊时的全身如烤火，是高年妇女雌激素分泌不足的表现。不是很少见。不可按实火治。高年男子，少见此证。

案5 大便失禁

赵某，男，72 岁，威县白伏村人，2005 年 9 月 11 日就诊。

自称近 5 日来，大便不干不稀，无腹痛和里急后重，但来不及上厕所——即要拉到裤子里。此外无大不适。13 年前，曾患脑血栓，基本无后遗症，亦未复发。查脉象、舌象、血压大致正常。于是疏方。这时患者提醒我说，当年春天曾经就诊治此病，一诊即愈。我已经忘记，于是找出旧方，与新方几乎一味不差。患者还说，此方似乎少服一剂也不行，上次就是服完五剂才好的。处方如下：

党参 10g，黄芪 15g，五味子 15g，桂枝 20g，白芍 10g，川芎 10g，白术 10g，生山药 15g，附子 7g，干姜 5g，陈皮 10g，茯苓 10g，半夏 8g，甘草 5g，三仙各 10g。常规水煎，日 1 付。

补中益气丸 9g 日 3 次。

患者又补充说，近年小便频且不畅。这种大小便异常总是脏器衰败的缘故，以脾、肾气虚为主。遵此意组方遣药即效，不必拘于上方的具体药物。成药中加用桂附肾气丸（略同金匮肾气丸）更好。又，首次服药好转不应该立即停服。凡此类高年虚弱，最好间断服用类似补益之剂——成药即可。

案 6 大便后下坠

苏某，男，80 岁，威县东堂村人，2005 年 5 月 22 日初诊。

近 2 年大便后下坠，一般持续 1～4 小时。又自称胃寒、食少、腹胀。体瘦、神可。脉象大体正常，舌略淡。处方如下：

党参 10g，黄芪 15g，五味子 10g，柴胡 5g，当归 10g，白芍 15g，桂枝 15g，川朴 8g，枳实 8g，川芎 8g，怀牛膝 15g，陈皮 10g，茯苓 10g，半夏 8g，三仙各 10g，甘草 5g。常规水煎，日 1 付。

补中益气丸 9g 日 3 次；金匮肾气丸 9g 日 3 次。

服上方 5 日，症状消失。

案 7 心力衰竭并尿频

彭某，男，81 岁，威县姜霍寨村人，2006 年 4 月 27 日初诊。

下肢水肿并尿频，夜间加重 2 月余，同时有拄杖步行困难——乏力且喘。脉象略见有力，舌大色暗，精神倦怠。血压 160/100mmHg。处理如下：

川芎 10g，怀牛膝 15g，五味子 10g，生山药 20g，熟地 15g，山萸肉 10g，党参 10g，黄芪 15g，桂枝 15g，附子 10g，金樱子 10g，大云 15g，当归 10g，白芍 15g，川朴 8g，枳实 8g，甘草 4g，生姜 20g。常规水煎，日 1 付。

补中益气丸 9g 日 2～3 次；金匮肾气丸 9g 日 2～3 次。

双氢克尿塞 50mg 日 2 次；地戈辛 0.25mg 日 2 次。

5 月 24 日家属来取药，称曾经大好，近日复发。取药如前。

此后至 11 月 26 日，共取药 5 次。其中 3 次没有煎剂。疗效一直比较好。

按：此案以心力衰竭为主，单用西药很可能疗效不好——心衰好转但更乏力且食欲不好。最好中西医结合处理如上。

案8　老年呕吐腹泻

苗某，男，78岁，威县苗庄人，2006年10月23日初诊。

2月余前，因跌倒致腰椎骨折。近一周食少、腹胀。近2日恶心呕吐。昨晚腹泻一次——平时2~3日大便一次。未曾发烧。体形精干，精神好。脉象略见沉弦，舌苔略见黄厚。自称约10年前有类似发作，就诊一次即愈。故此次点名前来就诊。处理如下：

陈皮10g，茯苓10g，半夏8g，生姜20g，桂枝15g，白芍15g，香附6g，黄柏10g，连翘10g，三仙各10g，甘草4g。常规水煎，日1付。

藿香正气水1支日2次——只服2次

PPA片0.5g日2次——只服2次

支持输液两天。

11月21日：电话称，按上述处理2日痊愈。

讨论：此案不是危重情况，单用西医或单用中医都可能较快痊愈。但是，如此年高，又诚心求治，还是照顾更周到一些为好。

案9　高年胸腹满闷

苗某之母，75岁，住威县城内，2006年11月21日初诊。

一向体弱，但无大病。无高血压病史。好犯胸腹满闷，服开胸顺气丸有暂效。近日满闷加重，服成药无效，且益加乏力，又自觉痰多。体瘦，口唇青紫，脉象略见弦滑，舌暗苔不厚。血压160/90mmHg。处理如下：

川芎10g，怀牛膝15g，陈皮15g，茯苓10g，半夏10g，川朴8g，香附8g，党参10g，黄芪10g，乌药10g，桂枝15g，甘草4g，生姜20g。常规水煎，日1付。

心痛定片10mg日2次。

11月26日：患者的姑娘来取药，称患者自觉大好。她愿意让母亲多服几剂。问血压情况如何——准备继续使用心痛定，她说患者不愿意服西药。于是，只取煎剂。

按：病家自购开胸顺气治胸腹满闷，可以理解。医家须知，此患者不宜服用开胸顺气——偶有暂效也要中病即止。上方也有理气药，但补气药不可少。

案10　高年冠心病头晕心悸

刘某，男，79岁，威县东徐村人，2006年7月17日就诊。

诊为冠心病约 10 年，近二年自觉心悸较重，自己诊脉即见结代。又好头晕。常服速效救心丸、丹参制剂等。饮食、睡眠、二便可。体形中等，神可。脉迟弱，频见结代。血压 130～120/80～60mmHg。处理如下：

党参 10g，黄芪 15g，五味子 10g，川芎 10g，生地 15g，熟地 15g，当归 10g，白芍 15g，茯苓 10g，陈皮 10g，桂枝 15g，阿胶（烊）15g，三仙各 10g，生甘草 4g，生姜 20g，大枣 10 枚。常规水煎，日 1 付。

天王补心丸 9g 日 2 次；补中益气丸 9g 日 2 次。

服上方 2 日病大好，续服 4 日巩固。

按： 近十年来，这是患者第 6 次就诊，主诉一直是心悸、头晕。用药或有小异，总是不离补益。每次效果均好。他的病一直是心血不足和脑供血不足，故用药如上即效。

案 11　存活较久的老年病患者

张某，男，66 岁，威县徐古寨村人，2002 年 3 月 11 日初诊。

患高血压 10 余年，冠心病 7 年。冬天重，发作时胸部憋胀，不痛。约 15 分钟缓解。每日数次。近来稍好，每天 2 次。已经多年不能劳动。一直在服治高血压和冠心病的西药。饮食、二便、睡眠可。体形中等，神可。面色萎黄苍白。口唇和手掌明显青紫。脉象洪滑有力，舌暗润。血压 180/80mmHg。处理如下：

川芎 10g，怀牛膝 15g，当归 10g，白芍 10g，桂枝 15g，薤白 8g，半夏 8g，五味子 5g，麦冬 5g，黄芪 15g，茯苓 10g，陈皮 10g，乌药 5g，三仙各 10g，生甘草 5g。常规水煎，日 1 付。

心痛定片 10mg 日 3 次；尼群地平片 10mg 日 3 次；脉通丸 1 粒日 3 次。

如上处理 5 日，血压降至正常范围。不足 10 日，面色转红，口唇和手足缺氧（青紫）消失。患者可以自己骑自行车就诊。

不料，4 月 12 日他去看联襟，相聚甚欢，饮酒较多，次日发生左侧偏瘫。

4 月 28 日：偏瘫后 2 周。不能起立行走。脉见结代。血压 140/60mmHg。

处理如下：

川芎 8g，怀牛膝 12g，黄芪 20g，红花 3g，当归 6g，茯苓 10g，丹皮 6g，生地 10g，熟地 15g，生山药 10g，五味子 5g，陈皮 10g，三仙各 10g，生甘草 5g。常规水煎，日 1 付。

此方与前方无大差别。现在看来，黄芪加量至50g，再加党参或人参、葛根更好。

不过，这次疗效也不错。6月17日，他又可以自己骑车就诊了。

此后4年中，他又多次就诊，病情比较稳定。

按：患者的心脑受损都很明显，却没有迅速恶化，关键有二：一是他相当乐观；二是他的血压一直控制得相当好。

案12　老年下肢肿胀

张某之父，74岁，威县徐古寨村人，2001年6月7日初诊。

双足、双小腿皮肤厚硬并色素沉着（发黑）多年，近来疼痛，不能行走。查双股动脉搏动稍弱，但下肢无典型坏死表现。从无下肢静脉曲张。因肿胀皮肤厚硬，未能触及足背动脉搏动。体瘦、脉弱。血压一向偏低。血压100/60mmHg。

处理如下：

川芎10g，怀牛膝15g，当归10g，白芍15g，丹参10g，丹皮6g，党参10g，黄芪10g，香附8g，五味子8g，桂枝15g，陈皮10g，茯苓10g，甘草6g。常规水煎2日3付。

6月11日再诊：病大减，微喘。脉转滑而有神。舌瘦，苔灰不厚。血压100/50mmHg。煎剂如前。加服金匮肾气丸9g日3次，食母生10片日3次。

6月14日三诊：下肢肿硬疼痛大轻，双足背动脉可及，已可扶杖步行。

按：此案应系心功能不全为主的全身衰败。

案13　老年心下痛

赵某，男，78岁，威县头百户人，2000年7月19日初诊。

心下痛2个月，呈发作性。多在晨起疼痛4~5小时。半月前在县中医院检查为慢性胃炎。服庆大霉素、元胡止痛片、逍遥丸、颅痛定（即罗通定）等无效。疼痛无规律。痛时无恶心呕吐。饮食、二便可。无明显诱因。体瘦，神可。脉可，舌苔黄腐稍厚。处理如下：

香附8g，延胡索5g，丹参8g，红花3g，白芍10g，当归6g，柴胡5g，乌药5g，陈皮10g，吴茱萸3g，三棱4g，莪术4g，党参8g，茯苓8g，三仙各10g。常规水煎，日1付。

甲氰咪胍片0.2g日3次。

补中益气丸 9g 日 2 次。

7 月 23 日再诊：疼痛再未犯。患者有右直疝，曾经注射治疗，局部有硬结。守上方。

案 14　高年衰弱

王某之母，77 岁，威县马安陵村人，2007 年 3 月 16 日初诊。

常感心悸，稍劳即重并逐渐加重约半年。其余无大不适。体形中等，面色好。脉沉弦，舌可。血压 160/90mmHg。处理如下：

川芎 10g，怀牛膝 15g，五味子 10g，山萸肉 10g，党参 10g，黄芪 15g，白术 8g，香附 8g，茯苓 10g，钩藤 20g，陈皮 15g，桂枝 15g，三仙各 10g，生甘草 4g。常规水煎，日 1 付。

人参健脾丸 12g 日 2 次。

3 月 20 日：王某来取药，说其母自觉大好——比发病前还好。但希望母亲再服药数日巩固。取上方 5 日量。

按：按西医诊断该患者应是轻度心功能不全，但西药疗效不会这样好。高龄患者都应该有多器官功能衰退，这种情况应中西医结合治疗，且以中药为主调理为好。

案 15　高年感冒

王某之父，88 岁，威县马安陵村人，2007 年 4 月 17 日初诊。

5 年前曾患尿潴留中西医结合治愈，见泌尿系统疾病。此后尿潴留再未复发。近年体力渐差，但仍可勉强自理生活。此次感冒三四天，每下午冷热发烧。体温不超过 38℃。全身不适，食量减少。用非处方西药无效。请出诊。

患者颇见苍老、精神萎靡，但神志清楚。对上次治愈他的尿潴留表示谢意。自称如此高年，不必太过费心治疗。脉象沉滑有力，四肢发凉。舌淡嫩。

处理如下：

党参 10g，黄芪 15g，桂枝 20g，附子 5g，当归 10g，白芍 15g，川芎 8g，五味子 10g，陈皮 15g，茯苓 10g，半夏 8g，三仙各 10g，生甘草 4g，生姜 20g。常规水煎，日 1 付。

补中益气丸 9g 日 2 次。

一诊即愈。6 月底见到王某，他说父亲完全恢复如感冒前。

按：如此高年体弱，患感冒一定要以补益为主治疗。即便有明显的继发感染，也要在抗感染的同时扶持正气。

案16　神经官能症并老年病

魏某，男，68岁，威县魏家寨人，2002年5月25日初诊。

自青年时代即有神经衰弱和消化性溃疡。近2月食欲不佳、食后饱胀、气短胸闷、经常头晕、多梦、视物不清，大便数日一行，小便可。脉有弦象，舌淡苔灰，面色苍白，轻度肝掌。血压170/80mmHg。

患者的诸多症状可以用肝病和动脉硬化解释，不过，按这两种病做西医治疗不大可能迅速见效。

中医辨证为胃寒气滞、肝郁脾虚、胸阳不振，处理如下。

香砂养胃丸9g日3次；人参健脾丸9g日3次。

川芎10g，怀牛膝15g，党参10g，黄芪10g，钩藤15g，陈皮10g，茯苓10g，半夏10g，五味子10g，白芍10g，当归10g，桂枝15g，薤白10g，三仙各10g，甘草5g，生姜20g。常规水煎，日1付。

5月30日再诊：饱胀及头晕均大减，睡眠亦好。面色仍略见苍白，脉象、舌象大致正常。血压150/70mmHg。守原方。

6月4日三诊：症状基本消失，继续服上方5日并嘱坚持服脉通丸、注意血压。脉通丸对动脉硬化和慢性肝病都有效，故特别适于该患者。

案17　高年体弱食少

姜某，女，70岁，威县四马坊村人，2007年5月8日初诊。

每食后即感轻度心慌、气短，夜间尤重。或食后胸胁胀满，多打嗝，又似憋胀，好叹息。此前3年中，多次因此就诊，均一诊即效。此次复发约一个月。她食量很小，一般不吃晚饭。早午食量也只相当于常人的二分之一。体形瘦弱，面色苍白，口唇紫暗。曾做胃造影，示动力差。脉沉弦有力，舌可。血压180/100mmHg。处理如下：

川芎10g，怀牛膝15g，党参10g，白术5g，当归8g，熟地12g，茯苓10g，桂枝15g，陈皮10g，川朴5g，枳实5g，乌药5g，香附5g，三仙各10g，生甘草4g。常规水煎，日1付。

香砂养胃丸6g日2次；人参健脾丸12g日2次。

心痛定片10mg日2次。

5月13日再诊：食欲改善，除夜间外，食后无不适。脉象略见弦滑。血压150/90mmHg。守前方。

按：患者一向比较虚弱，特别是脾胃虚弱为主。她的口唇青紫和食后气短，是心功能不全的表现。但此类患者，正面按心衰用西药效果不好。降压西药也不宜和常人一样用。她食量很少，更要注意胃气受损。中医治则是：补气、健脾、活血、理气。

案18 高年气短食少

赵某之母，74岁，威县白伏村人，2007年5月10日初诊。

患者体瘦小，有8个子女，故一向身体较差。又有轻度老慢支、肺心病五六年，近年常常食少、头晕、气短、乏力。面色苍白，口唇淡紫。脉象弦滑，舌瘦苔白。血压124/70mHg。处理如下：

陈皮15g，茯苓10g，半夏6g，党参10g，黄芪12g，五味子8g，川芎10g，怀牛膝15g，熟地15g，当归8g，白芍12g，桂枝15g，川朴6g，三仙各10g，生甘草4g。常规水煎，日1付。

5月26日再诊：曾经明显好转，近日略有反复。脉舌象如前。仍守前方。

此案与上案治则略同，只是理气药少一些。

案19 高年皮疹瘙痒

某夫妇，男80岁，女81岁，吴王母人，2007年6月5日同时就诊。

病情相同，都是近一周上半身皮肤散发丘疹瘙痒较重致夜间难眠。在家服西药无效。李某是精干体形，一向血压不高，一年前还可以作不太重的体力劳动。但上年8月突患脑出血，经住院手术等治疗，遗留左侧轻瘫——生活可以自理。他的妻子较胖，但血压不高，精神相当好。一般情况可，脉舌象大体正常。血压男：150/80mmHg，女：160/60mmhg。夫妇用药相同，处方如下：

川芎10g，怀牛膝15g，菊花10g，茵陈10g，丹皮8g，白芍15g，生地10g，茯苓10g，黄柏10g，钩藤15g，三仙各10g，生甘草4g。常规水煎，日1付。

龙胆泻肝丸3g日2次；逍遥丸6g日2次。

6月8日：病大减，家属取药如前。

按：这两个老人的皮肤病不是复杂、顽固或严重情况，之所以积极就医服中药，是因为他们都曾经因为比较顽固的皮肤病就诊而疗效甚好。此次治疗虽然用了清热利湿法，却适当照顾正气。牛膝、白芍、生地、甘草都有补益作用，逍遥丸也可以健脾、养血。

2004年，老太太曾经因为带状疱疹就诊，见带状疱疹案5。

　　又，1972 年，李某因为小腿溃疡 2 月余不愈就诊。当时我在威县县医院工作才两年。他的小腿溃疡是外用青霉素过敏所致。因为他医越治越重，他很紧张。我让他用自制的生理盐水（1% 的食盐水烧开晾凉即可）冷湿敷。同时口服略同上方的中药。两周内痊愈。他说自己永远难忘，这次就诊主动说起。

案 20　高年体颤等

　　李某之母，78 岁，威县四马坊村人，2000 年 8 月 19 日初诊。

　　腿酸、身颤、心悸月余。曾经输液好转，近日复发。饮食、二便可。多困。体瘦，形困，神倦。脉象洪滑有力，舌苔白。血压 160/90mmHg。处理如下：

　　党参 10g，黄芪 12g，白术 6g，川芎 8g，怀牛膝 12g，五味子 8g，当归 8g，白芍 12g，大云 12g，酸枣仁 10g，茯苓 10g，陈皮 15g，三仙各 10g，生甘草 4g。常规水煎，日 1 付。

　　人参归脾丸 9g 日 2 次。

　　复方降压片 1 片日 2 次。

　　8 月 26 日再诊：病情大好。仅偶有很轻的腿酸、乏力。一般情况可。脉有弦象。血压 154/70mmHg。守前方。

　　2001 年 8 月 22 日三诊：右眼疼痛、不能睁眼数月，久治不愈。县医院以为是眼底病，不予手术。自称数年来右眼仅有光感。疼在眼球如针刺。疼重时面部发红，但无恶心呕吐。近数月久用消炎止痛药无效。右眼结膜充血，眼压不高，有角膜异物。体形中等，神可。脉沉弦有力。血压 200/90mmHg。处理如下：

　　取出角膜异物。

　　氯霉素眼药水滴眼。

　　川芎 10g，怀牛膝 15g，黄芩 10g，丹皮 8g，菊花 10g，白芍 15g，连翘 15g，五味子 10g，茯苓 10g，丹参 10g，三仙各 10g，生甘草 5g，黄芪 15g。常规水煎，日 1 付。

　　龙胆泻肝丸 6g 日 2 次。

　　复方降压片 1 片日 3 次；心痛定片 10mg 日 3 次。

　　数日后家属来诉，病大好。

　　按：2000 年就是按虚证治——尽管脉见洪滑有力。2001 年的病情开始应该不复杂。但不知道去县医院眼科就诊为什么没有发现角膜异物。假如此前没有角膜异物，此次就是肝火所致。老年人大多动脉硬化，再加上肝火亢盛，出现了很大的脉压。总之，两年两次病，都是以中医为主的中西医结合治疗最好。

案 21　老年心脾肾虚

梁某，男，66 岁，住威县城内，2002 年 5 月 11 日初诊。

神倦、乏力、多困、腿酸、心悸、入睡困难月余。曾服中西药物不效。又有"前列腺肥大"而小便不畅。饮食可，大便次数稍多，日三四次，不稀。一般情况可。脉有濡象，舌苔白润。血压 130/80mmHg。处理如下：

党参 10g，黄芪 15g，陈皮 15g，茯苓 10g，半夏 8g，川芎 10g，当归 10g，白芍 15g，附子 8g，熟地 15g，生山药 15g，三仙各 10g，生甘草 4g。常规水煎，日 1 付。

人参归脾丸 9g 日 2 次；补中益气丸 9g 日 2 次；金匮肾气丸 9g 日 2 次。

5 月 16 日再诊：诸症悉减，唯小便不畅只缓解一日。脉好。守上方。嘱 3 日后即可只服成药。

案 22　高年食少头晕

李某，男，76 岁，四马坊村人，2005 年 3 月 24 日初诊。

原有老胃病。纳差数月，渐重。不欲食且心下满。脉沉滑，舌暗红，苔略长。体瘦、神倦。处理如下：

陈皮 10g，茯苓 10g，半夏 8g，桂枝 15g，党参 10g，黄芪 12g，当归 8g，川芎 8g，五味子 6g，厚朴 5g，枳实 5g，三仙各 10g，生甘草 5g，生姜 15g。常规水煎，日 1 付。

金匮肾气丸 9g 日 2 次；人参健脾丸 6g 日 2 次。

7 月 27 日再诊：上次就诊一次即愈。近一个月来头晕、立不稳。无既往史。食量减少，睡眠、二便可。一般情况如前。脉重按有力。舌胖，苔略长，多裂。血压 106/60mmHg。处理如下：

党参 8g，黄芪 12g，川芎 6g，菊花 8g，五味子 6g，枸杞子 6g，当归 8g，白芍 10g，熟地 12g，陈皮 10g，茯苓 8g，葛根 10g，三仙各 10g，甘草 3g。常规水煎，日 1 付。

金匮肾气丸 9g 日 2 次；补中益气丸 9g 日 2 次。

力勃隆 3 片日 3 次。

8 月 4 日再诊：病大减，脉舌象略如前。守前方。

案 23　老慢支呃逆

张某，男，74 岁，1996 年 10 月 12 日初诊。

有老慢支约 20 年，约半月前发生较重的口腔溃疡，输液 2 日，溃疡好转，但 2 日后食少。又输液 3 天，不见好转，至今仍食少且呃逆严重。在县医院诊为肺气肿、胃下垂。小便可，大便少。频繁呃逆，欲呕。体形中等，神情困倦，不断呻吟。脉细弱，舌红苔黄。肺心病体征典型。血压100/70mmHg。处理如下：

陈皮 15g，茯苓 10g，半夏 8g，党参 5g，麦冬 15g，五味子 15g，山萸肉 10g，桂枝 20g，肉苁蓉 10g，厚朴 8g，当归 10g，白芍 12g，熟地 10g，生山药 15g，生甘草 5g，生姜 30g。常规水煎，日 1 付。

胃复安（即甲氧氯普胺）片 5mg 日 3 次；甲氰咪胍片 0.25g 日 4 次。

支持输液每日 2000～2500ml。

次日无明显好转，第三日白天多睡，呃逆见轻。至 10 月 18 日，呃逆基本停止，可少量进食水。至 10 月 23 日进食大致正常，停止输液。

按：此案之食少和顽固呃逆，都是滥用皮质激素、抗生素和苦寒清解药的结果。严重呃逆食少多日，非恰当输液支持不可。如此高年体弱，不用中药会恢复更慢，尽管中西结合也治了 10 天才大好。

案 24　老年大便频数

杨某，女，71 岁，威县老官寨村人，2000 年 8 月 17 日初诊。

近 2 月终日不食亦不饥，但里急后重，大便频数，昼夜约 10 次——包括夜间 3 次。大便无脓血，亦不稀。曾服中药数付和西药，略轻。往年冬天好犯此病，目前盛夏亦发作。体瘦，形困，神可。脉滑而略述，舌略淡而嫩瘦。处理如下：

党参 10g，黄芪 15g，白术 5g，茯苓 10g，甘草 5g，桂枝 15g，附子 5g，五味子 8g，三仙各 10g，白芍 10g，生山药 10g，陈皮 10g，木香 3g，生甘草 4g，生姜 20g。常规水煎，日 1 付。

补中益气丸 9g 日 3 次。

8 月 26 日再诊：服上方 3 日诸症悉退。停药 6 日至今无反复。食量、大便接近正常。再无里急后重。脉舌象大体正常。一般情况可。守前方。嘱 5 日后即可停药。

按：此案治法颇平常，就是补气健脾。若一见里急后重，大便频数即按西医所谓肠炎、痢疾治，就会越治越重。就诊时食欲很差，应该和服用西药有关。

案 25　高年头晕

赵某，女，72 岁，威县李家寨村人，2000 年 10 月 9 日初诊。

卧位头晕，起立即好，有时立位见周围晃动。近来扭头或夜间起坐亦头晕。两年前偶犯此病。近年余发作日频。饮食、二便可。睡眠偶不好。曾经输液并服中药，仅有暂效。体瘦，神可。脉弦细，舌淡胖润，有齿痕。血压 160/70mmHg。处理如下：

川芎 8g，怀牛膝 10g，葛根 10g，五味子 10g，黄芪 20g，陈皮 10g，白术 6g，茯苓 10g，当归 8g，白芍 10g，钩藤 15g，竹茹 10g，半夏 10g，桂枝 12g，生甘草 5g。常规水煎，日 1 付。

心痛定 10mg 日 2 次；脉通丸 1 粒日 2 次。

10 月 24 日再诊：服上方 3 日，不再头晕。脉稍弱。守前方。

按：患者的头晕显系动脉硬化所致一过性的脑缺血——一般会诊为颈椎病，实则错误。脉证均见虚象，故宜补气血并活血。

案 26　高年上腹胀满发热

戚某，女，80 岁，威县第四营村人，2003 年 5 月 31 日初诊。

近二三年终日上腹胀满不欲食。曾诊为胆囊炎、胃下垂。1 个月前因为丈夫病重而食少不适。主要痛苦为前后心发热如火且胀满。二便可。体瘦，面苍，神躁。脉沉滑，舌苔白略厚。处理如下：

党参 8g，黄芪 10g，柴胡 6g，当归 8g，白芍 10g，陈皮 10g，茯苓 10g，半夏 6g，川芎 5g，豆豉 10g，川朴 6g，枳实 6g，三仙各 10g，茵陈 15g。常规水煎，日 1 付。

补中益气丸 9g 日 2 次；逍遥丸 6g 日 2 次；槟榔四消丸 3g 日 2 次。

8 月 24 日再诊：服上方后病大好，唯余后心稍热。近日因食硬物胸腹胀满加重。脉沉弦细。血压 166/80mmHg。煎剂如前方。成药改服金匮肾气丸 9g 日 2 次，香砂养胃丸 6g 日 2 次。

此后，分别于 2003 年 12 月初和 2004 年 1 月初复发，均如上处理一诊即效。

按：此证是脾胃虚弱并有气郁。高年人虽气郁明显，不可一味理气。此前的西医诊断都有可能，依据也都不很充分。用西药也效果不好。

案 27　高年喘咳

张某，男，78 岁，威县张庄村人，2000 年 8 月 29 日初诊。

患者是精干身材，一向精神很好且勤劳。一年前还几乎和年轻人一样做各种体力劳动。发病于上年冬天极冷时。主要是咳嗽、吐痰、气短。当时没有发烧，但发病可能与感冒有关，因为服感冒药有暂效。稍活动咳喘即重。此外无不适。体略瘦，神可。双肺下呼吸音弱。无下肢水肿。脉略弦，舌苔略黄厚。血压 130/80mmHg。已戒烟。近日曾经服用西药并针刺治疗无效。处理如下：

陈皮 10g，茯苓 10g，半夏 8g，桂枝 15g，五味子 8g，白芍 10g，附子 6g，细辛 2g，麻黄 3g，干姜 5g，生石膏 10g，生山药 15g，生甘草 5g。常规水煎，日 1 付。

金匮肾气丸 9g 日 2 次。

氨茶碱片 0.1g 日 2 次。

9 月 2 日再诊：咳喘、吐痰均大轻。活动时仍感气短。脉可。血压如前。守前方。

9 月 6 日再诊：走路快时仍感气短。原方加地戈辛片 0.125mg 日 3 次。

如此处理至 9 月 21 日，诸症悉退。停用煎剂，地戈辛改为 0.125mg 日 1 次。

按：煎剂是小青龙、二陈合剂，效果明显，但还是加用地戈辛更好。此后患者又继续劳动了五六年。尽管如此，他的心功能不全不可能恢复。2007 年患者 85 岁，不能再劳动，却仍然思路清晰，精神好，行动利落。

案 28　高年脑血管病

闫某之母，87 岁，广宗南琵琶张村人，2003 年 11 月 5 日初诊。

老糊涂多年。近半月出现左侧肢体轻瘫。已经输液多日，因为发现腰臀部多处大片皮下出血改用中药，效不佳。浅昏迷，脉可，舌稍嫩。处理如下：

西洋参 15g，红参 15g，党参 10g，当归 10g，熟地 10g，生地 10g，白芍 12g，黄芪 15g，阿胶（烊）15g，陈皮 10g，茯苓 10g，三仙各 10g，生甘草 5g。常规水煎，日 1 付。

输液：10% 葡萄糖 1000ml、刺五加注射液 60ml、黄芪注射液 10ml、氯化钾 2g，维生素 C 4g，维生素 K 8mg 日一次。

11 月 10 日家属来取药，称病情大好。已可进食，似有轻度吞咽障碍。守前方。

按：此证最后结果如何，不得而知。但初诊疗效明显是肯定的。如此高年，病情又如此严重，疗效如此，已是望外。腰臀部多处大面积皮下出血应是高年血管脆弱又多用活血化瘀药的缘故，一般均系凶兆。

第十九章　运动系统疾病

【概说】

运动功能的重要性是普通人的常识。医生应该全力保护患者的运动功能不言而喻。不过，医生应该比普通人更深刻地理解运动系统的重要性，所以，有必要多说几句。

很多人都知道"生命在于运动"这句话。极言之，不能运动就算不上生命。如果换成生命科学的说法，应该是：运动是生命适应、改造环境的极重要又最立竿见影的手段。

这里所谓生命指什么呢？

宋代人张载说："有息者，根于天，不息者，根于地。根于天者，不滞于用，根于地者，滞于方。此动植之分也。"

显然，古人早就认识到运动是动物生命现象突出特点。中国古人把生命现象分为动物和植物，在很大程度上抓住了本质。失去运动功能的动物就略同植物。

读者可能说：植物也有运动。但植物的运动都是消极的、被动的、缓慢的，范围也很有限。动物的运动则是积极的、主动的、灵活的、准确的，范围常常非常广。

更为重要的是，植物和绝大多数动物的运动不会主动地、有意地改造环境。这种能力是人类特有的。

本书神经系统疾病中说过：人的本质是具有大脑皮层，即具有第二讯号系统或语言、思维功能。大脑皮层是人体随意调节的中枢，而要完成随意调节，必须能随意运动。高位截瘫或其他严重瘫痪就是基本上丧失了随意运动功能。总之，运动对于人这一最高级的动物极其重要。

脑血管病之可怕，就是由于它损害大脑的同时损害运动功能。

还有许多损害运动功能的伤病。现代社会最常见的车祸，除了导致死亡之外，就是常常损害运动系统。此外，最常见的是骨关节疾病。顽固的骨关节疾病，是当代医学面临的难题之一。

我的家乡有一句俗话："手眼为活"。意思是说：手和眼是保证人劳动的最重要的器官，手和眼功能丧失无异于死亡。手是人类最重要的劳动器官，眼是人类最重要的感官。故上述俗话颇能抓住要害。

眼是感官，这里不讲。

手是最重要、最复杂的运动器官，应该特别重视。复杂的手的伤病处理，是专科问题。没有足够的基础知识、技术和设备，对稍微复杂一点的手外伤，不要勉强处理。即或不是外伤，在治疗手的毛病时要时刻注意保护其运动功能。

第一节　慢性骨关节疾病

案1　类风湿关节炎（734）
案2　老年关节炎（735）

【概说】

骨关节疾病中，第一大病是类风湿关节炎。第二大病是关节（包括脊柱关节）劳损或损伤性关节炎。这两大疾病，都很难治。类风湿关节炎尤其难治，而且是世界性的难题。

类风湿关节炎是一种免疫疾病，详细发病机理从略。此病可以始发于从几岁到80岁以上的男女。稍微严重的都会因为畸形等严重影响功能。

关节劳损之所以难治，主要是此类患者因劳损致病却大多必须继续劳动，而且其中部分人有衰老原因或不良行为因素。

【验案】

案1　类风湿关节炎

王某，女，67岁，威县四马坊村人，2005年6月10日就诊。

患者多次就诊，不逐次介绍。她自幼患类风湿关节炎，青春期之后曾经大轻。30岁左右时加重。曾经长期每天服用强地松3片（15mg），否则不能支持。近年改服地塞米松每天1片（1mg或0.75mg）。关节畸形和肌肉萎缩很典型。经常出现散在紫斑和下肢水肿。左足拇趾趾掌关节下有

2cm×3cm 大小的慢性溃疡将近 3 年。脉象洪滑有力，舌红如杨梅无苔。又经常发作下肢肌肉痉挛。处理如下：

金匮肾气丸、补中益气丸各 9g 日 3 次、香砂养胃丸 6g 日 3 次。

每天白芍 40g，甘草 10g 开水浸泡代茶饮。

双氢克尿塞 25mg 日 2 次。

服用上方 3 日，下肢水肿消失，下肢肌肉痉挛好转。约 40 日后，足底溃疡愈合。

按：长期服用皮质激素，无不出现全身水肿，也会加重肌肉萎缩。下肢肌肉痉挛（转筋或抽筋）也和长期服用激素有关。舌红苔少——或像本案这样舌红如杨梅无苔，也是长期或大剂量使用激素的表现之一。

不过，对本案来说，皮质激素还是必要的。服用数十年，没有造成严重后果。若不用激素，大概不会支持这么长的时间。

2006 年 4 月 25 日就诊：这次带着磁共振片子，显示第 3 腰椎轻度向前滑脱。做这一检查是因为腰痛加重。患者出现这种情况，毫不意外。患者显然不宜、也不可能手术治疗。故磁共振对她的西医治疗没有参考意义。

使我难解的是，患者是一位无子女的孤寡老人，却也愿意做这种收费很高的检查，而且把检查结果看得很重。似乎我很有必要参考。其实，她不可能做手术。此种检查结果对中医处理也没有参考意义。

案 2　老年关节炎

张某，女，55 岁，威县油坊村人，2006 年 7 月 21 日初诊。

双下肢膝下肿胀疼痛 8 个月，坐位起立困难。一年前发现高血压，最高 200/？ mmHg。在县医院诊为膝关节炎并且排除了类风湿。曾因服芬必得、双氢克尿塞、氯化钾，出现血压过低、头晕不支。饮食可，小便频数，大便时干。体丰，面色晦暗。脉象洪滑有力，有冲击脉，舌稍嫩。双膝下明显凹陷水肿。血压 160/90mmHg。

处理如下：

附子 10g，桂枝 15g，茯苓 10g，泽泻 10g，川芎 18g，怀牛膝 15g，五味子 10g，黄芪 15g，当归 10g，白芍 15g，生山药 15g，熟地 15g，三仙各 10g，生甘草 5g。常规水煎，日 1 付。

金匮肾气丸 9g 日 3 次；人参健脾丸 12g 日 2 次。

复方利血平 1 片日 3 次；布洛芬片 0.2g 日 3 次。

服上方至 8 月 5 日，情况大好。水肿消退，坐位可以自己站起来。血压 150/90mmHg。至 8 月 20 日，可以自己骑自行车就诊。血压正常。于是停用煎剂改用下方：

附子 2 份、肉桂 0.5 份、茯苓 1 份、川芎 1 份、怀牛膝 1 份、泽泻 0.5 份、熟地 2 份、生甘草 1 份。共为粗末，每天 60g 开水浸泡于热水瓶内代茶饮。

第二节　四肢血管病

【概说】

四肢血管病中最常见的是大隐静脉曲张，其次是血栓性动脉炎。中医称前者为臁疮——出现溃疡之后才认为是病态。血栓性动脉炎属于中医的"脱骨疽"，但须知，脱骨疽还包括其他原因，特别是高血压、动脉硬化和糖尿病等引起的不同程度的肢端坏死。

大隐静脉曲张的病因以体质性或遗传性为主，与长期站立的职业也有一定的关系。患者大多肌肉发达，强壮有力（若不是很强壮则不至于发展到臁疮），故男性多于女性。下肢肌肉运动本来有利于静脉回流，不过，肌肉过于发达，反而可以妨碍回流。一旦造成静脉瓣关闭不全，特别是腹股沟处的股静脉瓣关闭不全，病情即渐渐加重。患者自觉患肢沉重，自远端开始的肿胀，一般自踝内向上逐渐发展的静脉曲张、皮肤和皮下组织僵硬，皮肤色素沉着，由轻到重的难愈溃疡——即臁疮，局部静脉炎等都是静脉血回流受阻造成的。此病一眼就能认出，不存在诊断问题。绝大多数患者，手术效果很好，但是，由于此病不大疼痛，早期对患肢功能影响也不严重，多数人不愿意早期手术。

血栓性动脉炎，也不是很少见。此病疼痛非常剧烈。患者也大多知道它的严重后果——肢体坏死，故大多求治迫切。只是此病非常难治。曾见有的病人，数年中四肢先后交替发病，指趾都有坏死脱落。

【验案】

案1 大隐静脉曲张静脉炎

石某，女，51岁，威县徐古寨人，2005年3月27日就诊。

4年前曾因大隐静脉曲张静脉炎就诊，因疗效甚好，患者颇遵信我。此次补充说，4年来静脉炎没有复发。更使她满意的是：原有的手足常凉，冬天冻手冻脚再没有出现。近年来，虽寒冬手足常温暖。上次就诊前，患者先去省中医院就诊服中药，亦有疗效，但不满意。那时，她的大隐静脉曲张并不严重，静脉炎却比较严重，而且出现了小面积臁疮。此次就诊并无静脉炎，亦无臁疮，唯局部色素沉着及皮肤僵硬（按：坠积性皮炎）比上次面积大。患者身体比较强壮，肌肉发达。脉象洪大有力，舌象正常。血压170/80mmHg。处理如下：

①复方降压片1片日3次。

②龙胆泻肝丸9g日2次。

③中药煎剂：

川芎10g，怀牛膝15g，钩藤15g，丹皮8g，连翘10g，知母10g，黄柏10g，菊花10g，红花5g，三仙各10g，甘草5g。常规水煎，日1付。

除降压药外，处理与4年前大体相同。全方偏于苦寒。但是显然改善了末梢循环。此种效果颇感意外。应该是川芎、牛膝、红花等活血药的作用。

患者仍然不愿意手术，但及时发现高血压是一件好事。于是告诉患者，腿的毛病虽然也需要治，但此病不至于残废，危及生命的情况也极少。高血压则不但可以突然偏瘫，也可以突然死亡，一定要重视。

4月1日再诊：脉象已不见洪大，仍有力。处理同前。

4月6日再诊：脉象接近正常，血压130/70mmHg

11月21日再诊：近来血压升高，曾达200/110mmHg，当时头痛、头晕严重。本村医生给复方利血平、心痛定，但血压仍不稳定。自觉视物昏花。一般情况好，脉象略见洪大有力，舌象正常。血压146/90mmHg。嘱服用降压西药的同时服煎剂原方。

按：大约自立冬前后至来年谷雨，多数高血压患者加重。部分轻症高血压，夏天一直不高。看来，寒冷是影响血压的因素之一。此患者整个夏天没有服药。于是，再次嘱咐坚持服药，特别是紧张、劳累或心绪不佳时，更要坚持服药。

至于为什么基本上服用前方，是因为前方的煎剂和成药都适用于有热象的高血压。

案2 大隐静脉曲张严重臁疮

这是1998年在英国看的一个病人。英国实行全民公费医疗，大隐静脉切除术疗效很好，是西医治疗此病的强项，按说应该得到及时且恰当的处理。然而，大约由于患者未能早期手术和基层医生素质等原因，病情十分严重。

患者布赖顿先生，66岁，退休前为一家细木家具厂的技工。因为右小腿下三分之一和足背大部严重糜烂溃疡，西医处理日重就诊。大隐静脉曲张导致溃疡——臁疮，是略有经验的医生一眼就能看出来的。西医处理的原则也很清楚，这个患者却一再耽误。就诊时，整个小腿包扎着厚厚的纱布。溃疡出现一年多，因为日渐加重，近两个多月英国医生每天派护士上门换药。然而，溃疡还是逐渐扩大，渗出增多。患者血压190/100mmHg，这也是溃疡加重的一个原因。其脉象洪大弦硬，一切脉就知道血压高，英国医生却漏诊了。又，溃疡不很严重时，也可以手术，但公费手术要等很长时间，这是英国医疗制度常有的弊病。除行动困难外，尚无其他危重情况。处理如下：

①嘱白天多卧位并抬高患肢。

②口服降压中成药。在英国不准中医使用西药，当时恰好有一种中成药浓缩丸就叫降压丸。每服10粒日3次。

③中药煎剂：

川芎15g，怀牛膝20g，菊花15g，龙胆草5g，白芍15g，丹皮10g，苦参10g，黄柏10g，黄芩10g，茯苓15g，车前子10g，黄芪20g，当归10g，甘草5g，滑石粉10g。常规水煎，日1付。

此方以降压、清热祛湿为主。黄芪也有降压作用，与当归同用，则为了促进溃疡愈合。

如上处理不足一个月，溃疡基本上愈合，血压也基本上正常。自觉各方面大好。患者及其家属非常感谢，而且介绍了一位病情相似老太太就诊。

老太太的年龄也是60多岁。下肢溃疡渗出不很严重，但面积略大，时间也更久。老太太没有高血压，故没有给她降压药，其余处理如上。使我惊讶的是：当我嘱咐她多抬高患肢时，她说她的英国医生曾嘱咐她避免抬高。看来英国普通医生水平也很不能令人满意。老太太的病情也迅速好转。

按：英国妇女的下肢静脉曲张比较常见。原因是：①因为气候原因，英国人无论冬夏不睡午觉。白天上班者都是连续工作8小时（含吃饭时间半小时左右），家庭妇女一般也不睡午觉。于是连续站立时间比中国人多。②英国人没有蹲踞工作的习惯，需要弯腰的工作，则长跪操作。休息时更不见蹲踞者，这对下肢静脉回流也不利。③英国妇女没有"坐月子"的风俗。上午生产，下午就可能上大街。尽管体质强壮，还是对产后下半身静脉恢复不利。④英国妇女的传统服装是下身穿裙子，虽然寒冬也如此，近20年来才多穿裤子。双腿受寒较多，不利于静脉回流。故虽然大多不很重，英国老年妇女的下肢静脉曲张远比中国人多见。

案3 可疑锁骨下动脉炎

说此案的动脉炎可疑，是因为没有辅助诊断依据。患者于1988年就诊，当时省以下还没有很方便显示血管影像的磁共振。

患者孙某，男，57岁，威县孙家陵村人，1988年9月8日初诊。

头晕、目眩、心烦、乏力、右耳聋1个月，在附近治疗无效。患者一向体健，发病无明显自知的原因。体形比较高大，不肥胖且肌肉比较发达。神志清楚，精神倦怠。右脉沉弦艽迟，左脉沉濡似无。血压150/100mmHg。舌苔黄腻。

这样的脉证无论自中医还是自西医看都很少见。单看头晕、目眩、耳聋、舌苔黄腻，完全可以照用小柴胡汤。参考脉象，则不宜照用。血压高却有上述脉象，自西医看也不便用常见病解释。故高度怀疑锁骨下动脉炎。加之我知道患者是一个柳条编匠，多年冬天在潮湿的地下（挖一个相当大而深的坑，上面封顶，其中比较暖和而潮湿）作业。这种环境很可能使他受潮。又，患者抽烟、喝酒都相当厉害，这也是可能出现动脉炎的重要原因。总之，他患动脉炎并非意外。于是疏方如下：

川芎10g，怀牛膝15g，柴胡12g，茯苓10g，菊花15g，连翘15g，葛根30g，黄连5g，陈皮10g，半夏10g，川朴10g，枳实10g，党参15g。常规水煎，日1付。

继续服用前医开的脑复康和潘生丁。

9月10日再诊：耳聋好转，其余略如前。舌象好转，脉象略如前。血压 140/90mmHg。上方加桔梗 10g，杏仁 10g。

9 月 12 日三诊：耳聋完全恢复，头晕好转，其余脉证略如前。上方加红花 5g，丹参 15g。

大体按上方治疗一个多月，由于血压一度升高至 160/110mmHg，于 11 月 3 日加用复方降压片 1 片日 3 次、降压灵 2 片日 3 次。成药加用人参归脾丸。血压迅速降至 120/90mmHg。但是，右脉沉濡，左脉完全不可及，左肱动脉搏动也很弱。于是停用复方降压片和降压灵，只用地巴唑 1 片日 3 次。

此后开始同时测双上臂血压。12 月 24 日的结果是：左臂 100/80mmHg，右臂 120/80mmHg；1989 年 1 月 18 日的结果是：左臂 80/70mmHg，右臂 110/80mmHg。2 月 17 日的结果是：左臂 70/60mmHg，右臂 100/70mmHg。断续服药至 1989 年 5 月，左臂血压升至 100/80mmHg，左脉象仍然微细。自觉症状基本消失。此后 10 多年中，患者曾经因为他病就诊，脉象一直沉弱无力。2006 年 8 月 8 日，他的姑娘就诊，说他 2 年前发生一次脑血管病，基本上没有后遗症。上次病重时已经戒烟，近 2 年完全戒酒。距第一次就诊已经 18 年，他 75 岁，应该是第一次长时期治疗有效。

案4　大隐静脉曲张静脉炎

石某，男，54 岁，威县徐固寨村人，2002 年 6 月 6 日初诊。

左下肢大隐静脉曲张静脉炎两周。静脉炎主要在左膝内上。局部红肿胀痛。但没有溃疡迹象。静脉炎为首次发作，发病前自觉头晕多困。体形中等，脉濡，舌多齿痕和裂纹。血压 120/80mmHg。处理如下：

川芎 10g，怀牛膝 15g，连翘 15g，丹皮 10g，当归 10g，白芍 15g，柴胡 6g，升麻 6g，丹参 10g，党参 10g，茯苓 10g，甘草 5g。常规水煎，日 1 付。

龙胆泻肝丸 6g 日 2 次。

6 月 11 日再诊：头晕、多困已好，脉象转滑，舌象略如前。红肿疼痛部位明显好转。

按：患者还在家同时输液用青霉素，但不是必须。

案5　血栓闭塞性脉管炎

本村村民张某，女，54 岁，2004 年 6 月 3 日初诊。

发现不很典型的肢端疼痛、间歇跛行约 1 周。患者有高血压四五年，不重。但仔细检查左足背动脉搏动消失，左拇趾色淡紫。左股动脉搏动较右侧弱。面白体胖，脉沉细，舌淡嫩。

处理如下：

川芎 10g，怀牛膝 15g，桂枝 20g，麻黄 6g，熟地 15g，白芍 10g，当归 10g，红花 5g，五味子 5g，茯苓 10g，陈皮 10g，半夏 8g，三仙各 10g，甘草 5g。常规水煎，日 1 付。

金匮肾气丸 9g 日 3 次。

脉通丸 1 粒日 3 次；地巴唑片 10mg 日 3 次；烟酸片 0.1g 日 3 次。

6 月 10 日再诊：不劳动、不走路只有左拇趾轻度憋胀。脉舌象略如前。上方加黄芪 10g。

此后连续服药至 8 月中旬，症状消失，但左足背动脉仍不可及。

附：顽固肌肉痉挛

刘某，女，66 岁，住威县城内，2001 年 10 月 28 日初诊。

双大腿内侧、足部抽筋十七八年。脱衣服时，肘后、臀部、腰部也常抽筋。有时痛不可忍。几乎每天发作，但无规律。每次 10 分钟左右。曾服钙剂及偏方无效。其余无大不适。饮食、睡眠、二便可。血压不稳。最高 180/110mmHg，最低 80/50mmHg。未曾服用降压药。一般情况可。脉沉滑有力，舌淡苔黄略厚。血压 110/70mmHg。处理如下：

川芎 10g，怀牛膝 15g，当归 10g，白芍 30g，熟地 15g，茯苓 10g，甘草 10g，丹参 8g，丹皮 8g，五味子 10g，香附 8g，陈皮 15g，半夏 8g，三仙各 10g。常规水煎，日 1 付。

逍遥丸 6g 日 3 次。

11 月 4 日再诊：一周来只有 2 日发作抽筋。脉象不再沉滑有力。舌嫩苔干。守前方。

11 月 8 日三诊：近 5 日只有一次小抽筋。血压 120/80mmHg。仍守前方。

按：重用白芍、甘草治肌肉痉挛是《伤寒论》成书之前古代中医已有的经验。本案中拙拟之方，又增加了补血、活血等药物。现在看来。再加上桂枝、龙骨、牡蛎等可能更好。

第二十章　癌瘤治验

【概说】

中医认为，肿块、积聚、腹水等都是实证，故癌瘤患者无不有邪盛，而且非常难除掉。但是，此类患者又常常迅速出现正夺，即气血不足。稍微晚期的病人，谁都可以看出严重消耗导致的虚弱。实际上，发生癌瘤的原因之一，就是正夺。所以，癌瘤是非常难处理的问题。如果癌瘤在体表，中医可以用腐蚀性药物消除一部分，偶尔也可以全部腐蚀掉。体内肿瘤则无法腐蚀。这时可以使用活血化瘀以消除积聚。但是，活血化瘀法又会破气。所以，治疗癌瘤常常攻补两难。攻补兼施或交替使用也常常难以奏效。

总之，治疗癌瘤还是中西医结合最好。

西医治癌瘤的办法是：手术、化疗和放疗。这些疗法自有长处。比如：

手术：比较容易切除的肿瘤，可以尽量切除。这比活血化瘀方法见效快捷而且准确得多。

化疗：有些药物对某些病种或病人疗效较好，但总的说来，化疗弊大于利。因为化疗一般是全身用药，而且这些毒药是"草苗儿一齐除"的。于是，化疗常常是把病人治个半死再等待恢复，而后再化疗。不少患者经不起这样的折腾，因而常有癌瘤还不致死，化疗却加速了死亡。

放疗：对比较局限又不在要害部位的肿瘤——比如宫颈癌，疗效很好。可以理解为现代腐蚀法。不过，肿瘤范围太大、太深或处于要害部位，如肺、肝、肾、脑和邻近脑的鼻咽部，就无法放疗或放疗无效反而病情恶化。

现在有了介入疗法，即设法让化疗尽量针对癌瘤局部，但多数情况下还是难以如愿以偿。

中西医结合治疗癌瘤的要点就是发挥两家之长。

简单说就是：祛邪以西医为主，扶正以中医为主。当然，西医的扶正手段如输液和输血等，也常常必须使用。

最后需要注意的是：癌瘤患者无不有沉重的心理负担，他们最需要医家的职业关爱。

以下是几例验案。

【验案】

案 1　两次癌瘤术后用中药恢复

王某，女，威县五里台村人，初次就诊大约于 1994 年，当时大约 54 岁。肺癌手术后出院大约 2 个月，比较虚弱，但可以下床，进食情况也不太差，主要因为失音就诊。在做手术的医院和县城内治疗多次无效。面色苍白，稍微气短，脉象滑弱。舌质淡嫩，苔白稍厚。

西医辨病：肺切除术后失音。

中医辨证：中气不足失音。

简单讨论：自西医看，患者失音就是因为气息不足以鼓动声带。那么，是否肺切除术后一定会出现这种后遗症呢？也不是。切除整个一侧肺，也不一定会这样，而患者没有切除那么多。所以，她的气息不足，还因为虚弱等使肺活量太小。手术对胸壁的破坏、术后的瘢痕等影响呼吸肌运动，也是气息不足的原因。西医处理这种情况，除了锻炼没有什么好办法。

自中医看，恰好用着大气或中气不足之说。不过，我所理解的大气不是张锡纯先生所说的包举肺外的元气，而是上述各种原因影响了肺活量。又，在我看来，张锡纯先生所说的大气下陷可以归入中气不足。它们的治则都是补气升阳。

治疗：按上述理解，治则自然是补气升阳为主，兼顾补血并活血化瘀。

处方如下：

黄芪 20g，党参 15g，柴胡 5g，升麻 5g，桔梗 10g，当归 10g，白芍 15g，川芎 6g，红花 5g，熟地 15g，陈皮 10g，茯苓 10g，厚朴 5g，甘草 5g，生姜 20g。常规水煎，日 1 付。

补中益气丸 9g 日 3 次。

服上方迅速好转。1 周后说话声音接近正常。2 个月后，一切生活自理。此后数年无消息。

2000 年 6 月 12 日就诊。

这次是右脑顶部淋巴癌术后 70 天。

看来，肺癌没有治彻底，又发生了脑转移。自术前开始，左侧肢体轻瘫 4 个月，术后无改善。就诊的原因是：头痛，偏瘫加重，右颈部和枕后出现了不大的包块。其他情况尚可，脉稍弱。血压 110/70mmHg。做手术的医院欲让患者再做化疗，病家犹豫。试服下方：

柴胡 8g，当归 8g，白芍 10g，川芎 6g，怀牛膝 10g，红花 3g，党参 10g，黄芪 10g，五味子 6g，莪术 4g，三棱 4g，陈皮 10g，三仙各 10g。常规水煎，日 1 付。

6 月 16 日再诊：头痛大轻，肢体瘫痪大好，可以自理生活。病家不想再化疗。守前方。

8 月 27 日再诊：中间停药月余。但患者肯定，服上方 6 剂包块完全消失。近日又感左侧乏力，视物不清。守前方。

8 月 30 日：家属来取药，肢体再次恢复。仍视物不清。守前方。

11 月 2 日：8 月 30 日取药 5 日服完即停药。近日左侧僵瘫加重，家属取药 4 付。此后再没有就诊或取药。大约半年后，听说病情反复，因为不再积极治疗而死。

案 2　乳癌中西医结合治疗

这是在英国行医时的一个病例。

患者琳达，女，49 岁，伦敦东区社工，1999 年 3 月就诊。

发现乳癌，准备手术，术后还要化疗和放疗。患者担心化疗后严重头发脱落等，要求同时结合中药治疗。

她是一个文化水平不很高的人，主动要求中西医结合治疗，是听取了英国医生的建议。看来，我国这方面的成果，得到国外医学界的认可。

手术、化疗、放疗自然是英国医生做的。琳达只是坚持服用中药到化疗停止。

我给她开的方子，是补益气血稍加活血化瘀药。结果没有出现化疗的副作用（曾经因为淋巴回流障碍而积液，抽出后迅速好转），患者很满意。所以，就诊时有空常闲聊，以便互相了解，特别是通过她了解英国的社会保障制度。

她的职业是社工。其他病人也有的这样填写职业。我原以为是政治工作人员之类。实际上，这是社会福利工作者的简称，是国家发工资的家政人员。她的工作是给那些老弱病残等，无力自己照顾生活的人提供免费服务。英国自从 1948 年实行全民卫生保健公费制，其中包括全民老弱残疾福利。无父母或父母无力照顾的儿童也由国家包下来，给他们提供一个接近家庭的环境。生活不能完全自理的老年人，可以在家里等社工上门服务，较严重的则进入免费的福利院。这就是英国的社会主义。我还通过琳达了解了不少伦敦下层人的生活和心态。

患者不用中药也不一定出现严重的化疗反应，但是，中西医结合总是更保险。外国人还这样看重中西医结合治疗肿瘤，国人更应该充分利用这一优势。

案 3　胃癌术后恢复

戚某，男，54 岁，威县第十营村人，2001 年 10 月 27 日初诊。

2000 年 11 月底，因胃癌做胃切除术。病理检验为低分化腺癌——即恶性程度较高。术后曾经服用中成药，但一直恢复不好。终日乏力，稍活动即气短，睡眠不佳，近日耳鸣且乏力加重。一般情况可，脉滑弱稍数，舌大质暗。

西医辨病：胃癌术后虚弱、慢性支气管炎。

中医辨证：心脾肺肾俱虚。

处方：党参 15g，黄芪 15g，白术 10g，陈皮 10g，半夏 8g，当归 10g，白芍 12g，川芎 6g，熟地 15g，五味子 15g，茯苓 12g，桂枝 15g，枳实 5g，

甘草5g。常规水煎，日1付。

人参健脾丸12g日2次；补中益气丸9g日2次。

疗效：三日后诸症悉减。此后逐渐好转。患者服药颇认真，没有改方服了100多剂——深恐癌瘤复发也。4个月后，身体比手术前还好。2004年春天来看我，不像病人。其妻说他病退后和常人一样参加田间劳动，甚至又偶尔抽烟、喝酒。当初他的病就与饮酒过多有关。于是，给以耐心解释，希望不要再沾烟酒。

或问：既然是心脾肺肾俱虚，为什么只用人参健脾和补中益气？

答：参芪归地同用，就是心脾肺肾同补。补中益气实际上也是五脏俱补。此案使用十全大补亦可。拙拟煎剂略同十全大补。成药使用人参归脾丸、金匮肾气丸亦可。总之，只要是补气血健脾胃，效果就有保证。

案4 胃癌术后顽固腹泻

赵某，男，60岁，威县苏柳寨人，2004年7月1日初诊。

2003年6月28日因胃癌手术。术后好烧心，但可食，消化亦可。2月前，因上腹胀满服用吗丁啉和西沙必利后，剧烈腹痛。从此腹泻、肠鸣、下坠、多虚恭不愈，且有时大便失禁、尿多，渐渐消瘦。自觉饥饿，但不能多食。又怕冷。体瘦，面黄。脉可，舌略淡，苔白略厚。处理如下：

陈皮10g，茯苓10g，半夏8g，五味子6g，白术4g，苍术4g，党参10g，黄芪15g，香附6g，白芍14g，川芎8g，附子4g，桂枝14g，生山药14g，三仙各10g，生甘草4g，生姜20g。常规水煎，日1付。

补中益气丸9g日3次。

多酶片3片日3次；食母生10片日3次。

7月6日再诊：服上方3日即大好。不再下坠和大便失禁。烧心、恶寒亦好。仍多虚恭，稀大便日1~2次。脉略迟。守上方。

按：此证有可能是癌瘤复发，但不用吗丁啉和西沙必利破气，不至于出现顽固的腹泻。患者只就诊两次。

案5 胃癌术后虚弱食少

郭某，男，邻村郭庄人，45岁，2001年3月16日初诊。

胃癌术后约20天，出院不久，患者十分虚弱，请出诊。据称是做的胃全切（按：不大可能，出院小结不知道哪里去了）。患者严重消瘦，不能食。脉沉细，舌淡瘦。处方如下：

党参10g，黄芪15g，当归10g，白芍15g，川芎8g，熟地10g，桂枝

15g，茯苓 10g，陈皮 10g，半夏 8g，白术 5g，苍术 5g，三仙各 10g，生甘草 5g，生姜 20g。常规水煎，日 1 付。

3 月 19 日：家属来取药，称病情大好。上次见患者颇忧郁，上方加柴胡 5g，并加用成药逍遥丸 6g 日 2 次。

此后没有再诊。大约 2 月后，我看到他放羊，情况还不错。据说，第 2 年癌瘤复发病故。

按：凡癌瘤患者，特别是做了手术而且自己知道诊断者，无不心理负担很重。加之，大多因就医花钱很多，患者会更加忧虑。故中医治此证，除了给以安慰和解释之外，最好同时疏肝解郁。

案6 食管癌术后吞咽困难

本村村民赵某，男，2000 年 67 岁时因贲门癌手术，但术后仍然吞咽困难。这种吞咽困难不同于术前。这里略说一下食管癌的吞咽困难。

食管保证正常吞咽有两个要点。一是通畅，即食水下咽时无障碍。二是贲门控制反流，即许进不许出。所以，除非其他严重问题必须呕吐或打嗝时，胃内容物一般不能反流。

手术前的食管癌吞咽障碍，首先是癌瘤引起不同程度的不通，导致吞咽费力。起初是较硬的食物咽不下去，最后连水也咽不下去。整个消化道都一样，凡是下不去，必须反流出来。下不去又出不来，问题就更严重。所以，食管癌可以看作最高位的消化道梗阻。由于唾液不断分泌，加之食管内、特别是癌瘤部位有黏液分泌，患者无例外的要不断吐出粘沫。

食管癌术前的吞咽障碍，也可以有异常反流，即食水下咽时突然上返，其中少量刺激鼻咽部，引起喷嚏、流泪，即较轻的呛咳。

术后的异常反流——呛咳——是由于控制反流的贲门被切除的缘故。

此患者术后的吞咽困难就是这样。

术后 3 个月他才问我有无办法。我说：服药 3 剂必效。疏方如下：

陈皮 10g，茯苓 10g，半夏 10g，淡豆豉 10g，竹茹 10g，川朴 6g，枳实 6g，当归 10g，白芍 10g，川芎 10g，红花 5g，党参 10g，黄芪 10g，三仙各 10g，甘草 5g。常规水煎，日 1 付。

这是一个很平淡的方子。治法是调理气机、燥湿化痰、平补气血略加活血药。

服此方前，患者经常服吗丁啉。这是近年发明的胃肠动力药，主要作用是促进胃蠕动下行，但是，对该患者无效。

上方的理气药也是胃肠动力药，但比吗丁啉平和而照顾周到。加之平补气血调整了全身情况，燥湿化痰缓解了局部炎症，再加上活血药等软化了手术瘢痕。所以，尽管贲门不可能再生，吞咽障碍得以明显改善。

果然，3 剂后病情大好。

此后，他断续服药 2 年多，病情一直稳定。可惜，因为丧妻以及家庭矛盾等，心情一直很不好，终于在手术后约 3 年死亡。

案 7　贲门癌吞咽困难

杨某，男，70 岁，威县渭上营村人，2004 年 12 月 7 日初诊。

进行性吞咽困难 3 个月，已诊为贲门癌，曾经两次介入疗法无效，服他医中药数剂亦无效。近日饮水也很困难。就诊时不断吐较大量的黏液。消瘦明显，但还不是恶病质，无明显贫血。脉象沉弱，舌苔粘润。

该患者的吞咽困难就同时有呛。处方如下：

陈皮 10g，茯苓 12g，半夏 15g，淡豆豉 15g，三仙各 10g，川朴 6g，枳实 6g，红花 6g，三棱 10g，莪术 10g，党参 10g，川芎 10g，甘草 5g。常规水煎，日 1 付。

煎成药液后，小口慢咽，同时吞服三七粉每天 5~10g。

此方与上案的方义差近，唯遣药略有不同。因为未做手术，破血药用量稍大。一般治此病要用旋覆花、代赭石。但是，旋覆花多是陈货，我很少用。若用代赭石，应该轧成细粉，即不入煎而吞服。

三七自然活血祛瘀，但此方用意还为了让三七粉在癌瘤上停留，略同外敷局部用药。

12 月 14 日再诊：症状明显缓解。脉象接近正常，可以进流食。处理如前，加大三七用量至日 15g。

案 8　膀胱癌术后

李某，男，74 岁，威县柳疃人，2006 年 4 月 28 日其子代其求诊。

3 年内，因为膀胱癌手术 2 次。医院已宣布不治。在当地经中西医药物治疗无效。目前的主要症状是：双下肢严重水肿，左少腹肿痛难忍。不能侧卧。进食很少，尿频并尿失禁。患者病情危重，路途遥远，不能就诊，其子诉说病史如上并求处方。疏方如下：

柴胡 5g，当归 10g，白芍 15g，苍术 10g，茯苓 10g，甘草 5g，党参 10g，黄芪 15g，五味子 10g，山萸肉 10g，附子 10g，川芎 10g，怀牛膝 15g，香附 10g，川朴 6g，桂枝 15g。常规水煎，日 1 付。

金匮肾气丸、补中益气丸各9g日3次

5月6日：患者的儿子来诉，病情减轻，疼痛可以忍受。守上方。

5月10日：患者的儿子来诉，疼痛基本消失，左少腹肿大也大见小。唯双下肢肿胀无明显好转。患者和家属都增强了信心。守上方。

患者又断续服上方月余，曾经恢复到可以下床。假如术前或术后早期即服用上方，效果就会更好。

案9 膀胱癌尿血

陈某，男，76岁，威县麦子乌营村人，2006年10月21日初诊。

患者就诊的前一天，家属带着省会某医院的全部诊疗结果来咨询。医院的诊断是：膀胱癌——膀胱镜活检结果。因为，16年前，患者即查出过陈旧性心肌梗死，院方和家属都放弃了手术。

患者自称，无痛性血尿4个多月。血尿以上午为主。近20天来，每天如此，偶尔有小血块。有明显尿频——就诊时30分钟去厕所3次。但患者说，一向多饮水，小便素频。近来似乎更加频数，但没有尿急、尿痛。以往16年中，患者一直可以做轻体力劳动。体形中等，精神可，食欲可，大便可。自觉其余无大不适。不见贫血面容。脉象沉滑有力，血压200/120mmHg。舌胖多齿痕。处理如下：

川芎10g，怀牛膝20g，黄芪15g，五味子10g，当归8g，白芍10g，菊花15g，黄柏10g，茯苓15g，钩藤20g，陈皮15g，三仙各10g，生甘草4g。以上常规水煎，日1付。三七粉6g（另包冲）。

复方利血平1片日3次；心痛定10mg日3次；复方亚油酸丸1粒日3次。

10月29日再诊：近5日未见血尿。脉不再沉，仍有力。血压160/96mmHg。西药继续服用，中药改方如下：

川芎10g，怀牛膝20g，黄柏15g，黄芩10g，生地10g，白芍15g，菊花20g，茵陈15g，元参10g，三仙各10g，生甘草4g。以上常规水煎，三七粉8g冲。鲜白茅根200g，鲜小蓟200g，单煎代茶饮。

龙胆泻肝丸6g日3次；金匮肾气丸9g日3次。

此后偶有反复，至12月2日，肉眼血尿再次完全消失。

按：患者就诊前完全不知道有高血压。他此前就诊的医生、包括某大医院的医生，都没有发现如此高的血压。而这样的高血压，几乎和膀胱癌同样危险，甚至会更快地危及生命。16年前患者即有心肌梗死，说明他的高血压早在那之前。

案10　胃底癌

王某，男，71 岁，威县姜七里村人，2004 年 6 月 4 日初诊。

20 多年前有肺结核病史，平素食少。近 20 多天来，进行性食欲减退。已经输液 4 天，并用利福平、雷米封、开胸顺气丸等，益重。目前无食欲且胸满。又头部和双眼憋胀。二便可。严重消瘦，神可。脉滑弱，舌淡苔粘白。处理如下：

陈皮 10g，茯苓 10g，半夏 8g，党参 10g，黄芪 12g，五味子 6g，桂枝 15g，川芎 6g，当归 8g，白芍 12g，豆豉 8g，川朴 5g，三仙各 10g，生甘草 4g，生姜 15g。常规水煎，日 1 付。

支持输液每天 2000 ~ 2500ml。

6 月 10 日再诊：食欲大体恢复，仍感食后饱胀。脉弱，舌大而淡，苔白稍厚。上方加香砂养胃丸 6g 日 2 次，人参健脾丸 6g 日 2 次。

2005 年 4 月 14 日就诊：最近诊为贲门、胃底癌。消瘦如前。食欲不佳，食少且饱胀。煎剂原方加三棱 3g、莪术 3g。另加西药多酶片 3 片日 3 次。

按：50 岁以上的人，见进行性食欲减退，要首先排除胃癌——初次就诊 10 个月之后，果然诊为胃癌。前医给该患者用抗结核药，没有根据。如此体弱，用开胸顺气也是错误的，故越治越重。完全不能食必须输液支持。但结合中药更能较快缓解症状。体质如此且年高，不可能手术，中西医结合治疗有助于延长寿命并改善生存质量。

第二十一章　针法举要

【概说】

古人云：针、灸、药三者备方为良医。

故系统学过中医的同行，只注重用药是不全面的。

比如，在英国做中医，必须会针灸和按摩。笔者从医40年，从来没有完全丢掉针刺和按摩。但在英国工作的18个月，做针灸、按摩最多。

笔者较少使用灸法，年轻时常用针刺处理两种情况。那时针灸针不离身。

一是急性疼痛——特别是非外科病的急性严重上腹痛。

二是慢性疼痛——以腰腿痛、头痛和牙痛为主。

第一节　针刺治急腹痛

【概说】

"针刺治急腹痛"指以针刺为主治疗非外科病的急性严重上腹痛。

所谓"非外科病"，即不宜或不必手术治疗的疾病。

于是，非外科病的急性严重上腹痛，就是"不宜或不必手术治疗的急性严重上腹痛"。

20多年前，这种上腹痛相当多见。有的人有这种"老病根儿"。

那时，这样的患者一般不住院，而是请出诊。

出诊碰到这样的病人，对医生是一个严峻的考验。

严重疼痛没有缓解，病人还在呻吟不止，除非承认自己无能为力，请去的医生是不能拔腿就走的。

如果你是西医，可以使用注射剂止痛。

不过，阿托品之类的解痉止痛药，一般在请出诊之前早就用过了。

当然，也能使用吗啡之类的强镇痛药，但那时控制很严——出诊包里一般没有。

即便手中有，用那种药止痛，病家也不认为医生的水平高——因为人人都会用，而且知道那只是治标。况且，有时吗啡和杜冷丁（即哌替定）效果也不好。

我处理这种急性严重上腹痛，常用针刺。

经验中，没有失败过。

取穴是：双内关、双足三里、中脘，往往再加上双太冲。

手法：深刺、强刺激，直至疼痛缓解。

【验案】

案1　堂兄的心里痛根儿

堂兄赵某，自15、6岁时一次严重的急性上腹痛后，留下病根儿。此后，每年发作2、3次。较轻的时候，疼几天可以自愈，严重时会疼得多次昏迷。我回乡从医之前，他每次疼痛严重都是请邻村的一位业余推拿医生治疗，也只有那位医生治他的病最有把握。

1972和1973年，有两次严重发作我恰好赶上，于是给他针刺上述穴位。针刺有效，但也不能除根儿。

1982年堂兄56岁时死于癌瘤。肿块就在中脘深部，没有其他典型的胰头癌或胆总管癌表现。当时国内还极少CT，上消化道造影未能明确诊断。但他的病就在胃窦、十二指肠、胆总管和胰腺这个多事之地是无疑的。最大的可能还是慢性胰腺炎癌变。伴随他大半生的发作性上腹痛，也可据此得到满意的解释。

这样的急性上腹痛，那时常做出所谓"胃痉挛"的诊断。据我看，还是胆道结石症和胰腺炎最多。中医说的寒厥也有道理，有的患者就是严重受寒或食冷物后发病。

案2　严重"胃"痛

患者约30岁。原有老胃病，多次发作上腹急痛。1972年春天的一天，正在上班时上腹痛突然发作。她丈夫的同事请出诊。

我仓促赶到时，见患者面色苍白、呻吟不止。查腹部平坦而柔软，肝脾未触及，肠鸣存在。患者指示疼痛部位为剑突下，但局部无压痛。脉象沉细而弦，舌象大体正常。

于是立即针刺双内关、双足三里和中脘。

患者有点害怕针刺，故没有强刺激，但疗效极好。最后一针——刺中脘刚得气，患者不禁失笑，说：一点儿也不痛了。取针后她立即起立，面有喜色，活动如常人。

案3　严重"心里痛"

1970年9月底，我在威县董李庄为在那里劳动的"五七"干校学员保健，就住在当地赤脚医生家里。

一天午饭后正在小憩，赤脚医生慌忙来喊：快走！有个重病号！

去病家的路上他交代说：患者有"心里痛"的老病根儿。上年连续疼了几乎一个月，附近的医生请遍了，中西医的方法也用遍了，最后还是自己慢慢好的。

到了病家一看，情况果然严重。

患者是40来岁的男子，他体形消瘦、面色苍白、表情痛苦，坐在椅子上一动不动，又几乎不能说话。特别是：大汗淋漓，衣服都贴在身上——几乎全部湿透了。

于是，我和那位赤脚医生把他扶到炕上。

患者四肢冰冷，脉象沉细而弦，舌淡苔白。腹部检查没有发现外科情况，联系上年的病史，也不怀疑心肌梗死。

立即针刺：双内关、双足三里、双太冲、中脘。

疼痛迅速缓解。但还是给患者肌内注射氯丙嗪25mg并输液1000ml。

疼痛再没有反复。

按：当年输液还不是很常用的措施，由于患者上年久治不效，曾经输液半个月，故此次治疗比较积极。

希望读者注意，这种上腹痛是仲景所谓"厥阴病"的一个主要证型——典型的寒厥而且有"气上冲心"。

目前处理这种情况，最好同时输液。这样彻底缓解更快而且一般不会反复。如果疼痛不是很严重，单靠输液也能缓解。加用适量镇静剂，疗效更好。

但总是不如针刺缓解快——因为疼痛严重时要尽快止痛。

如果效果不满意或者曾经反复发作，最好同时服中药煎剂如下：

附子10g，干姜6g，桂枝20g，当归10g，白芍15g，陈皮15g，半夏10g，香附8g，乌药10g，炙甘草5g，生姜20g。常规水煎即付。

第二节　针刺治牙痛

我学医时乃至工作之初（1964～1970），我国农村还相当缺医少药。那时几乎任何疾病都可以用针刺治疗——因为群众欢迎而且习惯接受这种很经济的疗法。那时牙痛很常见，而且常常很严重，我常用针刺治疗。有两次经验很难忘。

一位是本村的中年妇女，她是右上臼齿残冠多年疼痛——常常三天两头儿痛。我给她做针刺时是1966年，即刚学完大学二年级。取穴风池、合谷、列缺、太阳穴、行间等。很快痛止。此后数年，再不牙痛。

另一位是我中学同学的弟弟，1970年我工作不久找我治牙痛。他二十三四岁，也是反复发作的臼齿痛。刺法略如上。大约4年后他再次见到我，说牙痛从未复发。

这样的事实很难解释，完全看作偶然现象也不妥。针刺麻醉就是发端于扁桃体切除术后止痛。拔牙也可以针刺麻醉。

针刺所致气胸的抢救

我曾经多次抢救针刺所致的气胸。

气胸的病理和抢救要点不算复杂，但见过不少科班出身的人对此竟然缺乏常识，所以试作由浅入深而且比较生动地介绍。

为了给读者一点感性知识，首先介绍我年轻时抢救的一例此种气胸。

大约1973年7月，一天上午刚查完房，很忙。突然见几位远亲慌慌张张来请出诊。简单问了一下，得知患者在针刺治疗中突然呼吸困难病危，想到可能是针刺导致气胸，于是立即请人代班，带着氧气和大注射器乘车（自行车也！当时没有120，病人轻易不住院）前往。进村后见胡同里有很多人在交头接耳。进入病家，见院子里人更多，显然是在准备丧事。进屋之后，见患者严重呼吸困难、昏迷。略做检查，发现果然是气胸（患侧叩空，无呼吸音，气管向健侧移位、肋间隙变宽且饱满等）。当即一面给氧，一面抽气，患者迅速清醒。大约2小时后，情况平稳，于是嘱咐注意事项返回医院上班。

病史是在抢救的同时不断询问的。情况大体如下：

患者，男，61岁，有10多年的慢性咳嗽气短，冬季尤重。近日因为姑娘住的邻村来了一位针法"名医"，前一天去就诊。施针大约20分钟，突然严重呼吸困难，迅速半昏迷。家属见其病危，赶快抬回家。请来村医和乡医均告束手，才去请我。

以上是我离开病家之前了解的。

事后得知情况颇离奇。原来，病家见医生不治，患者昏迷且呼吸欲停，半夜里就穿上了殓服，而且上灵床烧纸举哀一次。

按：故乡的风俗是："断气儿"以前要穿上敛服，否则认为是没穿衣服就去了另一个世界。一旦抬上灵床，就要举哀。

不料直到天明气仍不断。再三犹豫才去请我。

此案一时传为远近新闻。患者又活了6、7年。

总之，要知道针刺有严格的禁忌。违规操作，不但可以出现上述危急情况，还可以造成猝死。这都是《内经》明确论述过的。扁鹊说；针不能起死人；王涛说：针可以杀生人。这两句话均见于《灵枢·玉版第六十》。这里把《内经》关于针刺禁忌最重要的一篇全文录下。从中不但能了解古人对针刺意外的忠实记载，也足以说明那些总想把经脉学说神秘化的人是在痴人说梦。

素问·刺禁论篇第五十二

黄帝问曰：愿闻禁数。岐伯对曰：藏有要害，不可不察，肝生于左，肺藏于右，心部于表，肾治于里，脾为之使，胃为之市。膏肓之上，中有父母，七节之傍，中有小心。从之有福，逆之有咎。

刺中心，一日死，其动为噫。刺中肝，五日死，其动为语。刺中肾，六日死，其动为嚏。刺中肺，三日死，其动为咳。刺中脾，十日死，其动为吞。刺中胆，一日半死，其动为呕。

刺跗上，中大脉，血出不止死。刺面，中溜脉，不幸为盲。刺头，中脑户，入脑立死。刺舌下，中脉太过，血出不止为喑。制足下布络，中脉，血不出为肿。刺郄，中大脉，令人仆脱色。刺气街，中脉，血不出为肿，鼠仆。刺脊间，中髓为伛。刺乳上，中乳房，为肿根蚀。刺缺盆中，内陷，气泄，令人喘咳逆。刺手鱼腹内陷，为肿。

无刺大醉，令人气乱。无刺大怒，令人气逆。无刺大劳人，无刺新饱人，无刺大饥人，无利大渴人，无刺大惊人。刺阴股，中大脉，血出不止死。刺客主人内陷，中脉，为内漏为聋。刺膝滚出液，为跛。刺臂太阴脉，出血多立死。刺足少明脉，重虚出血，为舌难以言。刺膺中陷，中肺，为喘逆仰息。刺肘，中内陷，气归之，为不屈伸。利阴股下三寸内陌，令人遗溺。刺腋下胁间内陷，令人咳。刺少腹，中膀胱，溺出，令人少腹满。刺踹肠内陷，为肿。刺匡上陷骨，中脉，为漏为盲。刺关节中液出，不得屈伸。

我不想逐句解释经文。但想指出：自第三段始，文中没有一个字是臆说，而且不知道是经过多少人的亲身实践才总结出来的。文中有三处提到气胸。即："刺缺盆中内陷，气泄，令人喘咳逆。""刺膺中陷，中肺，为喘逆仰息。""刺腋下胁间内陷，令人咳。"

为什么针刺会导致气胸呢？见下文。这里先说一下我学习针刺的经过。

我不是针灸专家，但是，自大学二年级开始就偶尔针刺治病。年轻时，曾经在针刺麻醉下做过大手术，至今还常常使用针刺。

我不是中医世家出身，也不是西医世家出身，考上的大学是原第七军医大学，是要学西医的。但我想，中西医都是治病的，多学一种总比少学一种好。亲友和家里恰好有几本中医书，就带着入学了。后来才知道，带的《伤寒论》还是经典。自学经典很困难，于是也买过《中医入门》（似乎是秦伯未写的）和《针灸入门》自学。没有人教，更没有人带实习，怎样学针灸呢？我就在自己身上练习。凡是自己能够摸到的地方（穴位）——包括少商、人中这种很痛的穴位，我都反复自己体会过针感。但是有一点我清楚：可能刺穿肺脏的胸部我很慎重。因为我学了大体解剖，明白为什么可以"腹肢深如井"而"腰背薄如饼"。就这样，大学二年级就开始针灸治病了——当然只能偶尔一试。年轻时的功夫没有白费，后来——包括在国外行医时——常听人称赞说：他的针法那么"溜"！（迅捷、轻巧、从容之意）其实，我自己知道不能算是系统学过针灸，不敢自称是针灸行家。令人难解的是，我抢救过的针刺气胸病人，有差不多半数是中医学院出身的大夫造成的。

什么是气胸呢？

正如字面所说，气胸指空气进入胸膜腔——脏层胸膜和壁层胸膜之间，简称胸腔。正常胸腔里只有少量润滑液体以减少呼吸时两层胸膜摩擦。

空气对胸腔来说是异物。突然进入胸腔的空气略多以及刺破胸膜小量出血和渗出，会导致剧烈咳嗽和呼吸困难。如果空气不再进入，症状会自行缓解。少量的空气会被胸膜渐渐吸收而病愈。因此，轻症气胸只要求迅速祛除导致气胸的原因。比如立即拔除胸部的针，不需要其他紧急处理。

顺便说明，西医曾经通过"人工气胸"（偶尔也用"气腹"）治疗肺结核。其原理是，被压缩了的肺得以休息且供血情况改善，有利于结核痊愈。白求恩大夫时代，西医没有可靠的抗结核药，他的肺结核主要是靠"人工气胸"和绝对卧床休息、加强营养等治好的。所以，双肺功能良好，有控制的气胸，不会危及生命。

老慢支是双肺有了广泛病变，一旦出现气胸就很严重，针刺对此病也没有可靠疗效，故最好不给此种患者做针刺。

针刺什么地方最容易导致气胸呢？

请读者先仔细读一下上面的经文。简言之，凡是容易刺中肺的地方，就容易导致气胸。古人说的那三处，胸壁都比较薄。瘦人的肋间胸壁可以不足2厘米，针刺稍微深一些，就容易中肺。按今天的解剖知识，胸背部远离中线处都容易刺中肺。如果刺得很深，胸背部都可以造成气胸。详细情况，请复习解剖书。

为什么出现气胸以及气胸为什么危险呢？这要从呼吸生理讲起。

维持正常呼吸的条件是：①呼吸道通畅；②呼吸肌运动正常；③胸膜腔正常；④肺泡功能正常。呼吸中枢的调控作用当然很重要，因为与气胸关系不大，从略。

正常呼吸——特别是吸气，必须依靠呼吸肌运动。这时肋骨上举，膈肌下降，胸腔呈负压，因而肺泡也呈负压。与呼吸道相通的空气压力比肺泡内大，于是空气被"压"入肺。因此，所谓"吸"气，实际上是"压"进去的。可见正常负压的重要性。

气胸就是吸气时负压变小，甚或没有负压而严重影响呼吸。

气胸分为外伤性和自发性两种。针刺气胸属于外伤性。

外伤性气胸又有胸壁受伤和肺脏受伤两种。胸壁受伤导致气胸就是因为胸壁"透气儿"了。肺脏受伤则是脏层胸膜受伤较重，吸气时负压导致空气从肺脏进入胸腔。总之，外伤性气胸都是因为外伤使不该透气的地方透气儿了。

自发性气胸也是不该透气的地方透气儿了，主要由于肺部旧有的疾病所致，因为与针刺无关，从略。

至此，为什么会出现气胸，以及气胸为什么危险应该很清楚了。

一旦出现气胸，吸气时胸腔的负压变小，于是发生呼吸困难。可想而知，胸腔内空气多到一定程度，就完全吸不进气去，结果呼吸停止。

气胸又分为张力性和非张力性两种。前者一般都是肺脏受伤所致。针刺违规，既可造成张力性气胸，也可以造成非张力性气胸。前者更危险。

张力性气胸主要是由于肺脏受伤。比如，刺穿壁层胸膜再穿入肺，在肺的表层造成瓣膜样破损。呼气时，瓣膜关闭，胸腔的气体不能排出。吸气时，瓣膜开放，空气进入胸腔。胸腔内的空气只进不出，压力越来越大，就叫张力性气胸。

严格说来，针刺导致的气胸开始都是张力性的。不过，多数情况下，瓣膜样破损较小，胸腔的压力达到一定程度，肺脏被压缩，瓣膜关闭，胸腔压力不再继续增大，就又变成非张力气胸。

与针刺气胸有关的解剖生理病理基本上说完了。如何抢救可想而知。

严重的气胸，要尽快把胸腔里的空气尽快放出来，一般是抽出来。由于气体总是积聚在高处。抽气时让患者坐位或半坐位（不如坐位好），取患侧锁骨中线第二肋间，用较大的针头（8 号最常用，7 号也可以，最好连带几厘米方便与针管连接的橡皮管，医院里备有专用的）刺入，直到抽出气体。气体太多时，一般不能一次抽完。实际上不可能抽净，这里是说不要一次抽取太多——一般不超过 800ml。很快一次大量抽出，可以出现膈肌摆动（含义从略），也有危险。

本文开头所说的那个病例，我去看时已经是非张力气胸，否则早就死了。

下面介绍一例针刺所致张力性气胸。

此案大约是 1976 年春天的事。患者和做针刺的人都是威县县医院的近邻，但记不清姓名了。患者是一位中年妇女，施针者是一位业余针师。因为紧邻医院，出现事故后住院抢救是及时的。已经抽气数次，只能暂时好转，稍后仍然严重呼吸困难。主管医生提出让病家转院，这时病家找到我。我看病情还不到非开胸手术修补不可的地步，而且患者患有较重的慢性支气管炎（因此而针刺治疗）。这样的患者开胸也很危险，于是试用放气的办法。具体措施都是书上有的。就是在第二肋间刺入一个 8 号或 9 号针头，但不是抽气。针头接针管处捆扎一个通气的安全套，它起瓣膜的作用。患者吸气时，安全套的橡皮膜关闭针末端的孔（接针管处），外界空气不能从针孔进去。呼气时，橡皮膜开启针孔，胸腔内的空气可以排出来。就这样，患者不再出现严重的呼吸困难。大约 4 天后，拔除放气针，病情稳定出院。

抢救很严重的张力性气胸，有时先只穿进一个大针头放气。这是急救当中的急救法。这时胸腔与外界相通，里面的压力大于外界，气体自己就会出来。进一步处理是专科问题，从略。

致　谢

　　本书出版资助由河北中医学院"双一流"建设资金提供。河北中医学院中医诊断学教研室王少贤、方芳协助整理部分内容，特致谢意。对本书给予资助的还有威县友人刘安朝。门人梁小铁、毛延升、王海印、姚宇军、胡小忠、汪海升、赵卫国、谢锦锋、李峰等也给予了力所能及的资助，一并致以衷心感谢！